J. ALBARRAN

MÉDECINE OPÉRATOIRE

DES

VOIES URINAIRES

MASSON & CIE

MÉDECINE OPÉRATOIRE

DES

VOIES URINAIRES

MÉDECINE OPÉRATOIRE

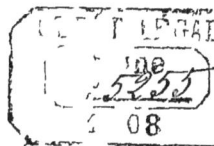

DES

VOIES URINAIRES

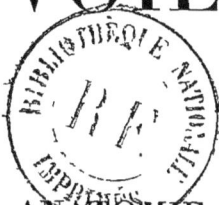

ANATOMIE NORMALE

ET

ANATOMIE PATHOLOGIQUE CHIRURGICALE

PAR

J. ALBARRAN

Professeur de clinique des Maladies des Voies urinaires à la Faculté
de Médecine de Paris, Chirurgien de l'Hôpital Necker

*AVEC 561 FIGURES DANS LE TEXTE EN NOIR
ET EN COULEURS*

PARIS

MASSON ET Cie, ÉDITEURS

LIBRAIRES DE L'ACADÉMIE DE MÉDECINE

120, BOULEVARD SAINT-GERMAIN

1909

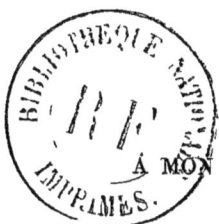

À MON VÉNÉRÉ MAITRE

M. Le Professeur FÉLIX GUYON

HOMMAGE DI MA FILIALE AFFECTION.

J. ALBARRAN.

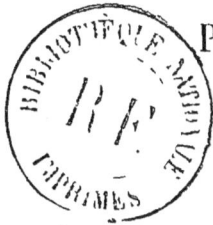

PRÉFACE

Il n'est pas inutile, sans doute, à la première page de ce livre, d'exposer le plan que l'auteur a voulu suivre; ce plan est, en effet, différent de celui des traités de Médecine Opératoire. J'ai eu seulement en vue d'exposer les procédés opératoires employés par moi, pour le traitement des maladies de l'appareil urinaire, qui nécessitent l'intervention chirurgicale. Écrivant pour mes élèves et pour les chirurgiens peu habitués à ce genre d'opérations, je n'ai pas cru utile d'indiquer toutes les variantes qui ont été décrites, j'ai voulu seulement, par sélection, exposer les procédés opératoires, dont j'ai reconnu, à l'expérience, la supériorité.

Pour mieux faire comprendre les raisons de la technique et préciser les manœuvres, il m'a paru utile d'ajouter à leur description l'étude des deux bases sur lesquelles repose toute la médecine opératoire : l'anatomie normale et l'anatomie pathologique.

L'anatomie normale chirurgicale a été suffisamment développée dans ce livre pour dispenser le lecteur d'avoir recours à d'autres ouvrages, et je me suis appliqué surtout à appeler l'attention sur les points qu'il est utile de connaître à fond pour bien opérer.

Je n'ai, à aucun moment, voulu perdre de vue le but pratique de ce livre que j'ai destiné à ceux qui doivent opérer sur le vivant; aussi ai-je évité systématiquement les descriptions schématiques des opérations cadavériques, et je me suis, au

contraire, efforcé d'établir les indications anatomo-patholo-
giques des opérations.

Sous le nom d'anatomie pathologique chirurgicale, j'ai décrit
les modifications que la maladie imprime aux organes et aux
tissus voisins : elles intéressent au plus haut degré le chirurgien,
parce qu'elles commandent le choix des différents procédés
opératoires. La même opération est souvent appliquée à des
maladies déterminant des lésions très dissemblables : aussi, ne
peut-on décrire un procédé général, réellement utile dans la
pratique : on ne fait pas la même néphrectomie dans les traumatismes du rein, dans les pyonéphroses ou dans le cancer, et
la description générale d'un procédé ne saurait indiquer avec
assez de précision les modifications imposées à une même opération par des lésions anatomiques différentes. En décrivant l'opération applicable au groupe de cas particuliers d'une même
maladie, j'ai essayé de me rapprocher davantage de la clinique
opératoire que seule l'expérience pratique peut enseigner.

Je sais, par une expérience personnelle longuement répétée,
l'importance capitale des soins post-opératoires et je n'ignore
pas qu'il y a là pour le chirurgien inexpérimenté une source de
graves difficultés : c'est pourquoi je n'ai pas hésité à donner un
grand et parfois minutieux développement à la description
des soins à donner aux opérés.

Avant de terminer cette brève préface, il me tient à cœur
d'adresser ici tous mes remerciements à MM. Papin, Leuba et
Frantz, qui ont, avec beaucoup de talent et de précision, illustré
cet ouvrage, ainsi qu'à MM. Masson et Bouchez, mes éditeurs, qui
ont consacré un soin tout particulier à l'ordonnance typogra-
phique et à la publication du livre.

TABLE DES MATIÈRES

DEUXIÈME PARTIE

MÉDECINE OPÉRATOIRE

DES

VOIES URINAIRES

PREMIÈRE PARTIE

REIN

—

ANATOMIE CHIRURGICALE DU REIN
ET DU BASSINET

Les reins sont placés à la partie postéro-supérieure de la cavité abdominale, dans les fosses lombaires.

Chaque fosse lombaire est limitée : en haut, par les deux dernières côtes, en bas, par la crête iliaque, en dedans, par les vertèbres lombaires. Cette aire squelettique de la fosse lombaire est comblée par les muscles psoas et carré des lombes. Plane dans sa partie externe, la fosse lombaire se relève en dedans, par suite de la saillie des corps vertébraux, laquelle se trouve exagérée par le muscle psoas.

Placé près du rachis, suivant l'inclinaison même de la partie interne de la fosse lombaire, le rein est incliné en dehors suivant un angle de près de 45°. La face antérieure du rein est en réalité antéro-externe et la postérieure, postéro-interne.

D'autre part, comme l'extrémité supérieure du rein est plus rapprochée du plan médian du corps que l'inférieure, le grand axe de l'organe est oblique en bas, en dehors et en arrière.

La longueur moyenne du rein est de 12 centimètres, mais cette dimension peut s'abaisser pour donner des reins « courts ou globuleux », ou s'élever pour donner des reins « longs », quoique parfaitement sains.

Sa largeur moyenne est de 6 centimètres et son épaisseur de 3 centimètres.

Le tissu glandulaire du rein est immédiatement recouvert par la capsule propre dont l'importance est grande en médecine opératoire.

La capsule propre du rein est une mince membrane conjonctive intimement appliquée sur le parenchyme du rein qu'elle enveloppe complètement ; au fond du hile elle se confond avec la paroi externe des calices et avec la tunique adventice des vaisseaux au niveau des points de pénétration des calices et des vaisseaux dans l'épaisseur du rein. La capsule propre, mince et transparente à l'état normal, laisse apercevoir au-dessous d'elle le parenchyme brun du rein. Par sa face externe elle est en rapport avec la graisse périrénale dont on peut facilement la détacher. La surface interne se sépare facilement du parenchyme du rein auquel elle n'adhère que par de fins tractus conjonctifs et par des vaisseaux peu importants.

RAPPORTS DES REINS

Pour faciliter l'étude des rapports des reins nous les envisagerons successivement :

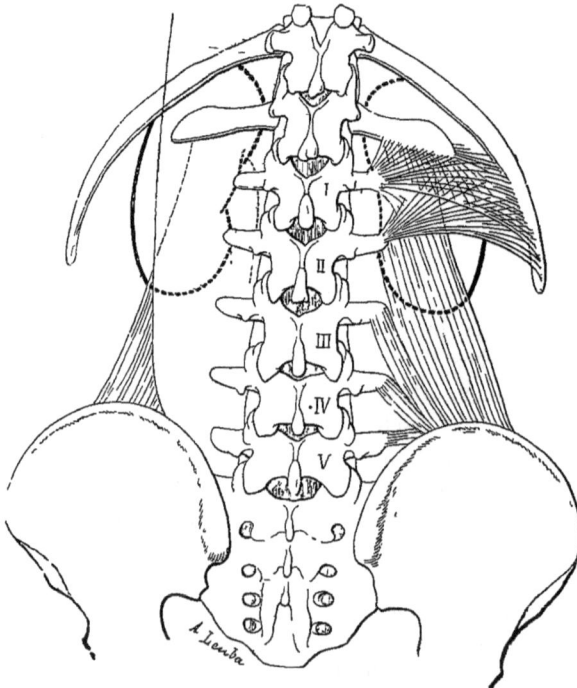

Fig. 1. — Rapports du rein avec la colonne lombaire.
A gauche. masse sacro-lombaire conservée ; à droite. carie des lombes et ligament lombo costal 2ᵉˢ côtes courtes.

1° Avec le squelette ;

2° Avec le péritoine et les fascias qui doublent le péritoine ;

3° Avec les viscères, les vaisseaux et les nerfs voisins ;

4° Avec les parois de l'abdomen et spécialement avec la paroi postérieure, la plus importante à connaître pour le chirurgien.

Ces différents rapports varient un peu suivant le côté, gauche ou droit, envisagé.

I. — RAPPORTS AVEC LE SQUELETTE

Normalement, le bord interne du rein est distant de la ligne médiane du rachis de 2^{cm} 1/2 au pôle supérieur, de 3^{cm} 1/4 au niveau du hile, de 4 centimètres au pôle inférieur et le bord externe de 8 centimètres en haut, de 8^{cm} 3/4 au milieu, de 9^{cm} 1/2 en bas.

L'extrémité supérieure du rein correspond à la partie moyenne du corps de la 11e vertèbre dorsale ; son extrémité inférieure est au niveau du bord inférieur de l'apophyse transverse de la 3e vertèbre lombaire, soit à 5 centimètres environ de la crête iliaque.

Le hile du rein est en regard de la 2e vertèbre lombaire.

Le rein droit s'élève un peu moins par rapport au rachis que le rein gauche, mais il descend un peu plus. En principe, on admet que le pôle inférieur du rein gauche s'arrête au bord supérieur de l'apophyse transverse de la 3e lombaire, tandis que le pôle inférieur du rein droit descend jusqu'au bord inférieur de la même apophyse.

Par la face postérieure de leur pôle supérieur, les reins entrent en rapport avec la 11e et la 12e côte. Le rapport avec la 11e côte est toujours le même, mais celui avec la

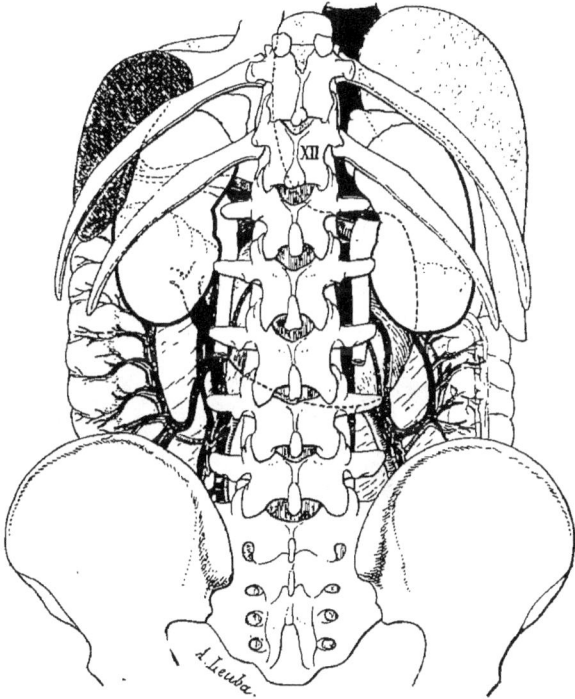

Fig. 2. — Face postérieure des reins. — Rapports avec les viscères et le squelette.

12e côte est variable avec la côte elle-même. La 12e côte peut, en effet, faire défaut, ce qui est très rare, ou elle peut être courte et n'entrer en rapport qu'avec une partie de la face postérieure du rein, ou elle peut être longue, croiser toute la face postérieure et même dépasser le bord externe du rein de 2 ou 3 centimètres. Les côtes courtes sont celles qui ont moins de 7 centimètres de long ; elles sont habituellement horizontales. Les côtes longues sont celles qui ont plus de 7 centimètres de long ; elles sont obliques. Ces particularités de la 12e côte sont importantes à connaître pour le chirurgien, les rapports de la plèvre avec le rein variant suivant la longueur de la 12e côte, comme nous le verrons bientôt.

Au-dessous des côtes, le rein s'appuie, par sa face postérieure, sur les apophyses transverses des 1re, 2e et 3e lombaires. Il n'est pas rare, pour le côté droit, de voir le rein descendre assez près de la crête iliaque et entrer en rapport avec les 3e et 4e vertèbres lombaires.

II. — RAPPORTS AVEC LE PÉRITOINE ET LES FASCIAS SOUS-PÉRITONÉAUX

Le rein est un organe rétro-péritonéal qui n'entre en rapports directs avec la séreuse que par sa face antérieure et en certains points seulement.

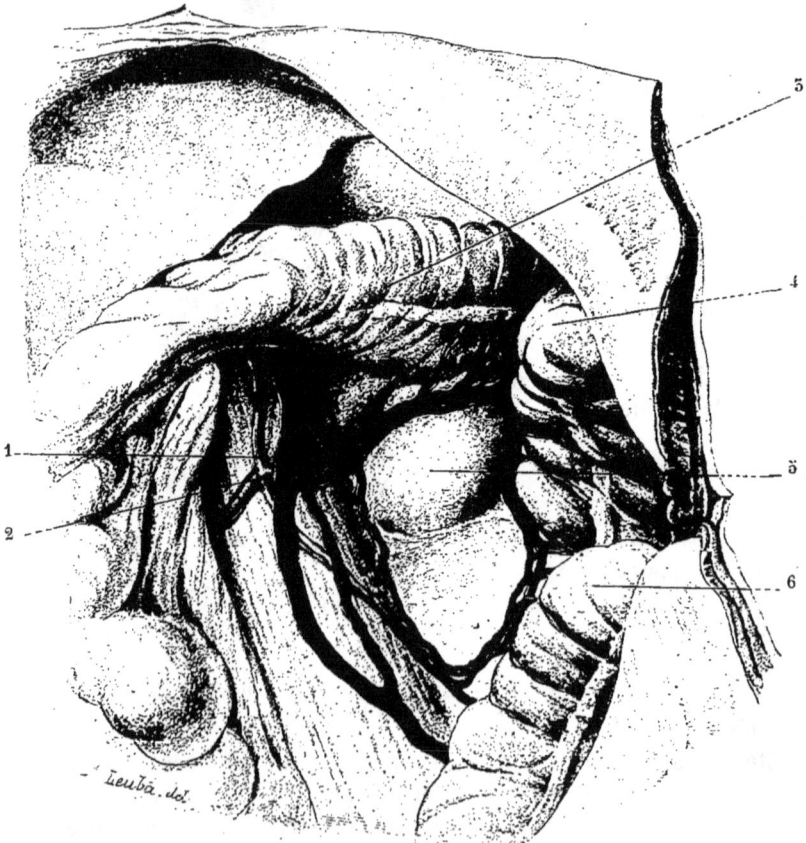

Fig. 3.

1. Veine petite mésentérique. — 2. Artère colique gauche supérieure. — 3. Côlon transverse. — 4. Côlon descendant. — 5. Rein gauche, moitié inférieure. — 6. Côlon iliaque.

A gauche, les 2/3 inférieurs de la face antérieure du rein gauche sont recouverts de péritoine et le reste de l'organe est dépourvu de revêtement séreux (fig. 3).

Ce péritoine qui tapisse le rein gauche se continue en haut avec le feuillet inférieur du mésocôlon transverse, lequel a son insertion pariétale postérieure qui passe en écharpe, à la limite du 1/3 supérieur et du 1/3 moyen du rein gauche.

Vers la gauche, le péritoine rénal gauche se continue, au niveau du bord externe du rein, avec le feuillet droit du mésocôlon descendant, quand le méso existe, et, avec le péritoine de la face droite du côlon descendant, quand le méso fait défaut.

En bas, il se continue avec le péritoine pariétal postérieur qui tapisse la partie inférieure de la fosse lombaire.

A droite, il se continue avec le péritoine qui tapisse la face gauche de l'anse duodéno-jéjunale. Cette anse a son sommet au-dessous du méso-côlon transverse et dans l'espace compris entre le bord interne du rein gauche et le rachis. A gauche de l'anse duodéno-jéjunale, immédiatement au-devant du bord interne du rein gauche, le péritoine forme ordinairement deux fossettes : la fossette duodénale supérieure et la fossette duodénale inférieure. La fossette duodénale inférieure est avasculaire, tandis que la supérieure contient souvent l'arc de la veine mésentérique inférieure (fig. 4).

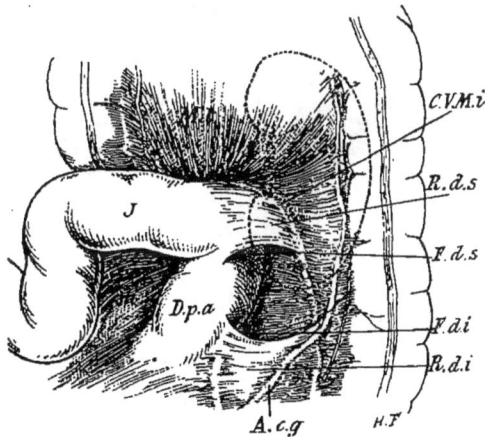

Fig. 4.

J. Jéjunum. — m. Mésentère. — M.t. Mésocôlon transverse. — D.p.a. Duodénum, face retournée. — C.V.M.i. Veine mésentérique inférieure et artère colique gauche (arc de Treitz). — R.d.s. Repli duodénal supérieur. — R.d.i. Repli duodénal inférieur. — F.d.s. Fossette duodénale supérieure. — F.d.i. Fossette duodénale inférieure.

Le rein droit n'est directement recouvert par le péritoine qu'à la partie moyenne de sa face antérieure (fig. 5).

Le péritoine rénal droit se continue en haut avec celui de la face inférieure du foie, en formant un repli, le ligament hépato-rénal de J.-L. Faure.

A gauche, il se continue avec le péritoine de l'hiatus de Winslow en haut, et, au-dessous, avec celui de la face droite de la portion descendante du duodénum. Un repli séreux formé en ce point est appelé ligament duodéno-rénal.

A droite, le péritoine rénal droit se continue avec le péritoine pariétal et en bas avec le feuillet supérieur du mésocôlon transverse. Celui-ci a son insertion pariétale postérieure qui croise le pôle inférieur du rein droit, de la droite vers la gauche.

Dans quelques cas exceptionnels, le péritoine, à droite plus souvent

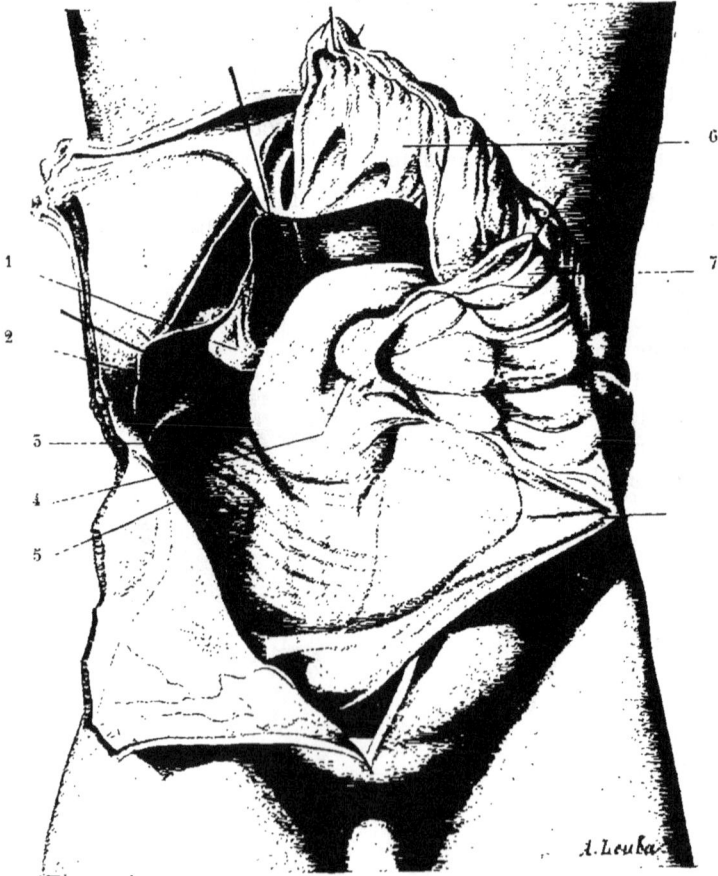

Fig. 5.

1. Vésicule biliaire. — 2. Foie. — 3. Rein droit. — 4. Pancréas. — 5. Fascia d'accolement.
6. Épiploon relevé. — 7. Côlon ascendant décollé et tiré à gauche.

qu'à gauche, revêt non seulement la face antérieure du rein, dans les points indiqués, mais il recouvre aussi, dans la zone correspondante, le bord externe du rein et un peu de la face postérieure de cet organe.

Entre le péritoine et la capsule propre du rein, il existe à droite et à gauche **deux fascias de revêtement** (voy. fig. 6).

L'un enveloppe complètement le rein, c'est le fascia propria qui rend à ce niveau le nom de fascia péri-rénal.

L'autre ne revêt qu'une portion de la face antérieure du rein, c'est le fascia de Toldt.

Le *fascia propria* est une mince lame cellulo-fibreuse qui double le péritoine dans l'abdomen, comme le fascia endothoracica double la plèvre dans le thorax. Pour entourer le rein, il se comporte de la manière suivante :

Il aborde le rein au niveau de son bord externe et se dédouble en ce point en deux feuillets, un antérieur, un postérieur (fig. 6).

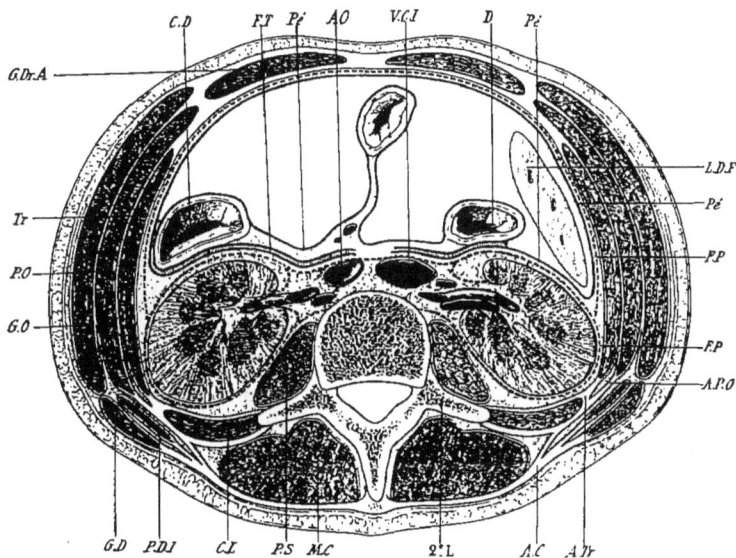

Fig. 6. — Coupe au niveau de la 2e lombaire.

A.O. Aorte. — V.C.I. Veine cave inférieure. — Pé. Péritoine. — D. Duodénum. — C.D. Côlon descendant. — L.D.F. Lobe droit du foie. — F.T. Fascia de Told. — F.P. Fascia propria. — G.Dr.A. Grand droit antérieur de l'abdomen. — Tr. Transverse. — P.O. Petit oblique. — G.O. Grand oblique. — G.D. Grand dorsal. — P.D.I. Petit dentelé inférieur. — C.L. Carré des lombes. — P.S. Psoas. — M.C. Masse sacro-lombaire. — 2e L. 2e lombaire. — A.C. Aponévrose sacro-lombaire. — A.Tr. Aponévrose transverse. — A.P.O. Aponévrose du petit oblique.

Le feuillet antérieur passe au-devant du rein, en contact immédiat avec lui et va gagner la ligne médiane, en passant aussi au-devant des vaisseaux du hile du rein, de la veine cave inférieure et de l'artère aorte.

Arrivé sur la ligne médiane, il se continue avec celui du côté opposé, non sans avoir abandonné en regard du hile, un très mince feuillet qui se porte sur les vaisseaux du rein, entre avec eux dans l'organe et les y accompagne dans le parenchyme.

Le feuillet postérieur du fascia propria revêt la face postérieure du rein, et, au niveau du hile, se réfléchit sur les vaisseaux qui y arrivent, pour les suivre, d'une part dans le rein, d'autre part vers les gros vaisseaux, aorte et cave.

Ce feuillet postérieur est plus épais que l'antérieur. Zuckerkandl en fait un feuillet autonome. C'est le *fascia de Zuckerkandl.*

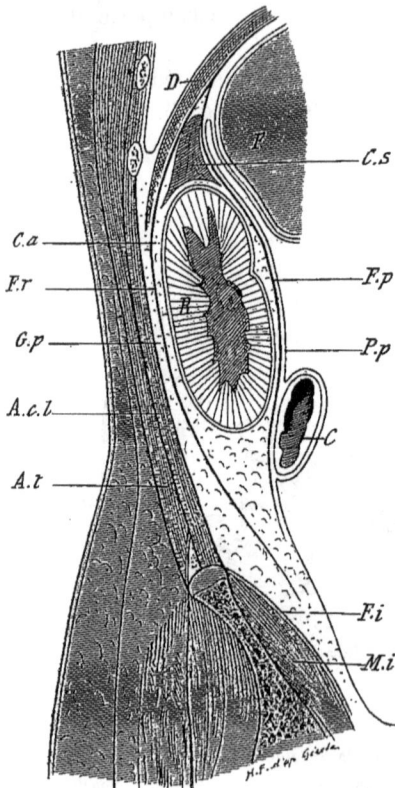

Fig. 7.

D. Diaphragme. — F. Foie. — C.s. Capsule surrénale. — C.a. Capsule adipeuse. — F.r. Fascia rétro-
rénal. — F.p. Fascia pré-rénal. — G.p. Graisse
para-rénale. — P.p. Péritoine. — C. Côlon. —
A.c.l. Carré des lombes. — A.t. Transverse. —
F.i. Fosse iliaque. — M.i. Muscle iliaque.

Les deux feuillets du fascia propria, après avoir tapissé les faces du rein, se rejoignent au niveau des pôles. Au pôle supérieur, les deux feuillets se continuent sur la capsule surrénale, l'enveloppent et l'attachent au diaphragme, lui servant ainsi de ligament suspenseur. Au pôle inférieur, ils se rapprochent sans se rejoindre ; l'antérieur double le péritoine, le postérieur se perd dans le tissu graisseux : il résulte de cette disposition que la loge aponévrotique du rein est ouverte en bas (fig. 7).

Le second fascia de recouvrement du rein ou fascia de Toldt a une disposition différente à droite et à gauche (voy. fig. 6).

Il recouvre les 2/3 inférieurs de la face antérieure du rein gauche et le 1/3 inférieur seulement de la face antérieure du rein droit.

Le *fascia de Toldt* est le résultat de l'accolement au péritoine pariétal postérieur primitif d'une bonne partie du feuillet gauche du mésocôlon primitif, au moment de la migration de l'intestin chez le fœtus. D'après cette donnée, le fascia de Toldt est formé de deux feuillets, dont le plus profond est le péritoine pariétal postérieur primitif, tapissant le rein au point considéré, et le plus superficiel le feuillet gauche du mésocôlon primitif venu se souder avec le premier au même point.

Comme la limite supérieure du fascia de Toldt est marquée par la ligne d'insertion ou racine du mésocôlon transverse, il se trouve que le rein gauche, sur lequel le mésocôlon s'insère suivant une ligne placée près du pôle supérieur du rein, est recouvert par le fascia sur une plus grande étendue que le rein droit, au niveau duquel l'insertion du méso-côlon est placée près du pôle inférieur de l'organe. Dans les points où le fascia de Toldt existe, il est immédiatement appliqué sur le fascia propria (voy. fig. 6).

Un fascia tout à fait analogue, mais moins important que le précé-dent, se constitue aussi au-devant du rein droit, dans les points qui sont recouverts par la portion descendante du duodénum et par le même mécanisme. Il correspond au bord interne de la portion sus-hilaire du rein droit (voy. fig. 6).

Les deux feuillets du fascia propria, doublés en partie par le fascia de Toldt, constituent le fascia périrénal qui forme une loge ouverte en bas dans laquelle est situé le rein (voy. fig. 7).

Entre les parois de la loge et le rein, existe du tissu graisseux dont l'ensemble forme l'atmosphère adipeuse ou capsule adipeuse du rein.

L'atmosphère adipeuse, qui apparaît déjà chez le nouveau-né sous forme de traînées graisseuses isolées, n'est bien établie que vers l'âge de 10 ans. Chez l'adulte, l'atmosphère adipeuse du rein est constituée par une graisse jaune pâle, lâchement fixée au fascia et au rein, par des travées lamelleuses qui la cloisonnent et qui sont surtout marquées vers les extrémités. Elle disparaît presque complètement chez les sujets maigres, mais elle devient énorme et enfouit le rein chez les obèses.

La couche adipeuse est normalement plus considérable sur la face postérieure que sur la face antérieure du rein. Elle est aussi plus con-sidérable autour de son extrémité inférieure qu'autour de son extrémité supérieure. Elle atteint son maximum d'épaisseur au niveau du bord externe du rein.

L'atmosphère adipeuse contient de nombreux vaisseaux artériels et veineux formant autour du rein deux cercles : un artériel, un veineux (voy. fig. 51 et 45).

Les fins vaisseaux, constituant le cercle artériel peu développé qui entoure le rein, viennent des artères capsulaires supérieure et inférieure, urétérique, spermatique et lombaire.

Les rameaux veineux rappellent la disposition des artères et sont tri-butaires des systèmes cave inférieure, cave supérieure et porte, établis-sant ainsi des anastomoses entre ces trois grandes voies veineuses (voy. fig. 45).

Dans la même atmosphère adipeuse, existent des lymphatiques nom-breux, tributaires des ganglions lombaires et anastomosés avec les lym-phatiques sous-pleuraux, au niveau de l'hiatus costo-diaphragmatique.

III. — **RAPPORTS AVEC LES ORGANES VOISINS**

Face antérieure du rein. — Les rapports de cette face diffèrent notablement à droite et à gauche.

A gauche, l'extrémité supérieure du rein est en rapport : 1° avec la portion inférieure du bord postérieur de la rate ;

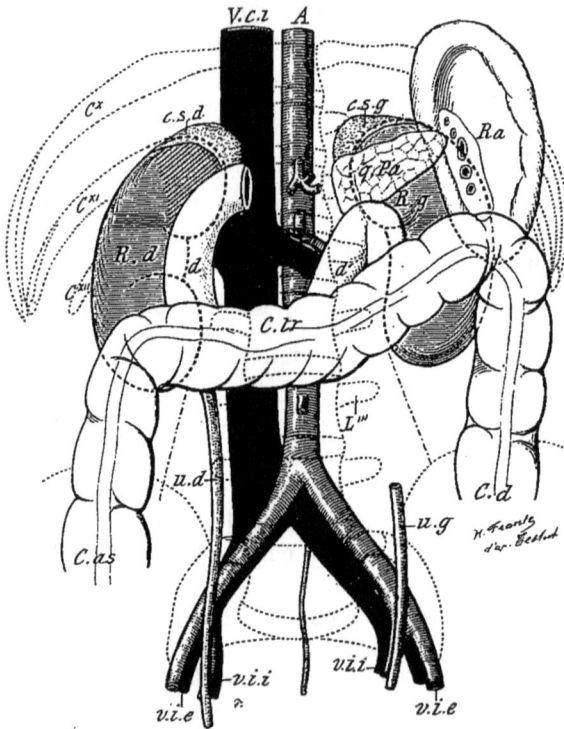

Fig. 8.

C^x.C^{xi}.C^{xii}. Côtes. — *V.c.i.* Veine cave inférieure. — *A.* Aorte. — *C.s.d.* Capsule surrénale droite. — *C.s.g.* Capsule surrénale gauche. — *R.d.* Rein droit. — *R.g.* Rein gauche. — *d.d'.* Duodénum. — *q.Pa.* Queue du pancréas. — *Ra.* Rate. — *C.tr.* Côlon transverse. — *C.a.* Côlon ascendant. — *C.d.* Côlon descendant. — *u.d.* Uretère droit. — *u.g.* Uretère gauche. — *L'''* Troisième lombaire. — *v.i.e.* Veine iliaque externe. — *v.i.i.* Veine iliaque interne.

2° Avec la queue du pancréas, soulevée en ce point par l'artère splénique et ses divisions pour former le ligament pancréatico-splénique ;

3° Avec la grosse tubérosité de l'estomac, dont elle est séparée seulement par l'arrière-cavité des épiploons, qui prend contact avec la portion toute supérieure du bord externe du rein ;

4° Avec l'angle splénique du côlon (voy.fig. 8).Cet angle est attaché au diaphragme, au-dessus et en dehors du rein, par le ligament phrénocolique. De l'angle splénique, le côlon descend en se plaçant au bord externe du rein gauche, suspendu ou non par un méso.

Un peu en dedans du bord interne du rein gauche, on trouve l'**anse duodéno-jéjunale**.

A la face antérieure du rein gauche on trouve les **anses grêles de** l'intestin.

On y trouve également l'arc **vasculaire de Treitz** (voir fig. 5), formé
par la veine mésentérique inférieure qui la parcourt de bas en haut et
l'artère colique gauche qui se porte de droite à gauche.

Dans quelques cas, on a vu la fossette duodénale supérieure acquérir
un développement assez considérable pour que son ouverture se soit

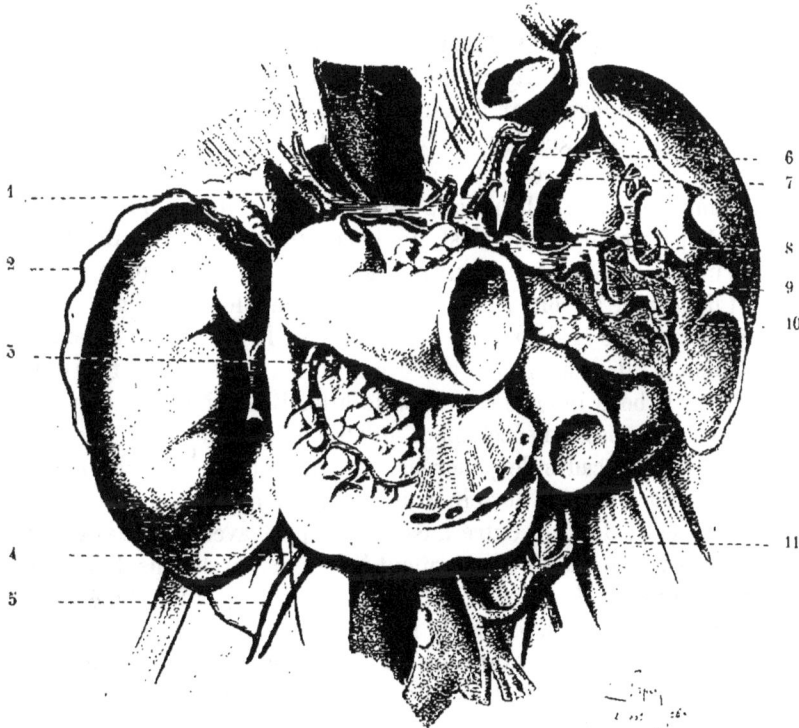

Fig. 9.

1. Cholédoque. — 2. Arc exo-rénal. — 5. Pancréatico-duodénale. — 4. Uretère droit. — 5. Vaisseaux
spermatiques. — 6. Veine diaphragmatique. — 7. Capsule surrénale gauche. — 8. Artère splénique.
— 9. Veine splénique. — 10. Queue du pancréas. — 11. Uretère gauche.

trouvée circonscrite par l'arc vasculaire et pour que des anses grêles
de l'intestin aient pu s'y loger.

De la portion de l'artère colique gauche qui contribue à former l'arc
vasculaire, on voit se détacher des rameaux qui montent vers le côlon
en passant au-devant du rein.

A droite, le rein a son extrémité supérieure en contact avec le foie,
dont le lobe droit porte sur sa face inférieure l'empreinte du rein, qui
forme la **fossette rénale de His** (voy. fig. 5). En avant de cette fossette, la
face inférieure du lobe droit du foie se trouve séparée du rein par
l'angle hépatique du gros côlon et par le duodénum.

L'angle hépatique du côlon recouvre le pôle inférieur du rein et y adhère assez, pour que le rein, augmenté de volume par une tumeur ou une collection liquide, emmène le côlon avec lui vers la paroi abdominale antérieure ; aussi, tandis que du côté gauche le rein augmenté de volume prend contact direct avec la paroi pour y donner la matité à la percussion, à droite, on trouve au-devant de la tumeur la sonorité colique.

Longyear a insisté, en 1905, sur l'adhérence du côlon à l'aponévrose prérénale : il décrit un *ligament néphrocôlique*, formé par des fibres étoilées bien marquées : par l'intermédiaire de ce ligament la descente du côlon, lorsque les matières s'accumulent dans le cæcum, pourrait déterminer la ptose du rein.

Assez souvent, l'angle hépatique du côlon est relié au foie par un **ligament hépato-colique** qui n'est que la continuation vers la droite du ligament hépato-duodénal ou mieux du ligament hépato-gastrique, se prolongeant de gauche à droite sur le duodénum et le côlon (voy. fig. 5 et 16).

Le rein droit est également en rapport avec la portion descendante du **duodénum**. Celle-ci est placée au-devant du bord interne du rein dont elle recouvre le bord interne et un peu le hile. Elle lui adhère par l'intermédiaire d'un fascia d'accolement mentionné plus haut.

Le duodénum encadre le **pancréas**, qui, lui-même, s'avance par sa tête jusqu'au bord interne du rein droit et s'y appuie (voy. fig. 9).

Ce même bord du rein entre aussi en rapport avec le **canal cholédoque**. Celui-ci, placé dans son segment inférieur, en dedans de la portion descendante du duodénum, est au-devant de la portion supérieure du bord interne du rein, et, c'est là, au-devant du rein, après avoir repoussé le duodénum en avant, qu'on va chercher le cholédoque par la voie postérieure (Quénu). Dans le fond de la plaie on aperçoit la veine cave inférieure (voy. fig. 9).

Les rapports de la **veine cave inférieure** avec le rein droit sont plus ou moins intimes suivant les points.

Au niveau de son pôle inférieur, où le rein est distant de l'aorte de 5cm 1/2, la veine est interposée entre lui et l'aorte, mais, au niveau du pôle supérieur, où le rein est plus rapproché de la ligne médiane et n'est distant de l'aorte que de 2cm 1/2, la veine se place au-devant de lui, puisqu'elle ne trouve plus entre eux l'espace nécessaire pour se loger (voy. fig. 8).

Bord interne. — Le bord interne du rein présente une échancrure ou *hile* d'importance capitale, qui représente l'ouverture extérieure d'une cavité intra-rénale appelée sinus. D'après les recherches récentes que j'ai faites avec Papin, voici comment les choses sont disposées (fig. 10).

Le *sinus du rein* présente la forme d'une vaste poche aplatie d'avant en arrière, limitée en bas, en haut et en dehors par le parenchyme

rénal, et s'ouvrant en dedans, au niveau du hile, à l'extérieur. Si l'on a
pris soin de débarrasser le sinus de tout ce qu'il contient, calices,
vaisseaux et graisse, nous voyons que ses parois sont irrégulières, formées de papilles et de colonnes de Bertin séparées de place en place
par des trous qui correspondent aux artères et aux veines coupées au ras
de leur entrée dans le parenchyme rénal. Cette coupe montre déjà que
le sinus envoie deux prolongements ou cornes dépassant le hile en
haut et en bas, vers chacun des pôles.

Considérons maintenant une série de coupes horizontales ; sur les
coupes passant par la partie moyenne, le sinus est une large fente
ouverte en dedans ; au contraire, sur les coupes passant au-dessus et
au-dessous du hile, le sinus est fermé de tous côtés par le parenchyme
rénal. Les coupes nous montrent que les vaisseaux
cheminent entre la paroi du sinus et les colonnes
de Bertin et pénètrent dans le parenchyme au

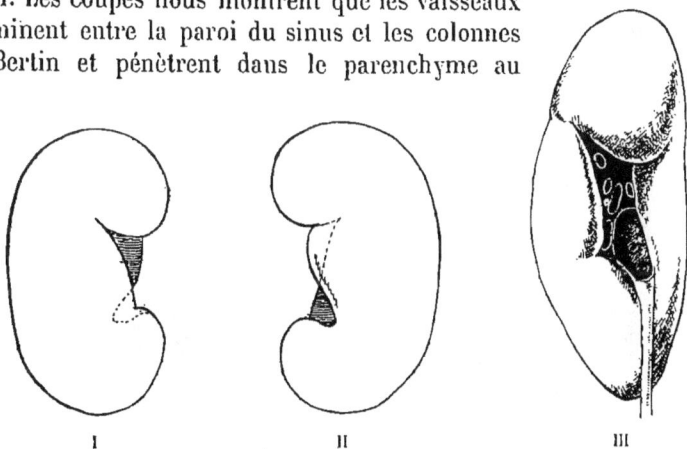

Fig. 10. — Disposition du hile du rein schématisée d'après un grand nombre de figures
sur nature.

I. Face antérieure, avec encoche supérieure.
II. Face postérieure, avec encoche inférieure.
III. — Bord interne, le hile est oblique : en haut et en avant sont les vaisseaux, en bas le bassinet et
l'uretère qui en part et descend sur la lèvre postérieure du bord interne.

pourtour des calices ; le tissu graisseux qui comble le sinus forme de
petits coussinets adipeux entre les colonnes de Bertin et la paroi du
bassinet et des calices.

Le sinus a une hauteur bien plus considérable qu'on ne pourrait
croire et qu'on ne le dit habituellement. Cette vaste poche, quand elle
est bien débarrassée des vaisseaux, de la graisse et des calices qui la
remplissent, apparaît ainsi comme une grande bourse aplatie d'avant
en arrière, dont la hauteur représente à peu près les deux tiers de la
hauteur du rein, et la largeur la moitié environ.

Au hile du rein, on trouve l'artère rénale et ses branches de division,
les branches et le tronc de la veine rénale. Derrière les vaisseaux, se

trouve le bassinet qui se continue par l'uretère. canal qui entre en rapport avec le bord interne du rein sur lequel il s'appuie normalement.

A distance du rein, c'est la veine rénale qui est habituellement au-devant de l'artère, mais près du rein, l'artère et ses branches sont antérieures aux veines.

Autour de tous les organes qui composent le pédicule du rein se

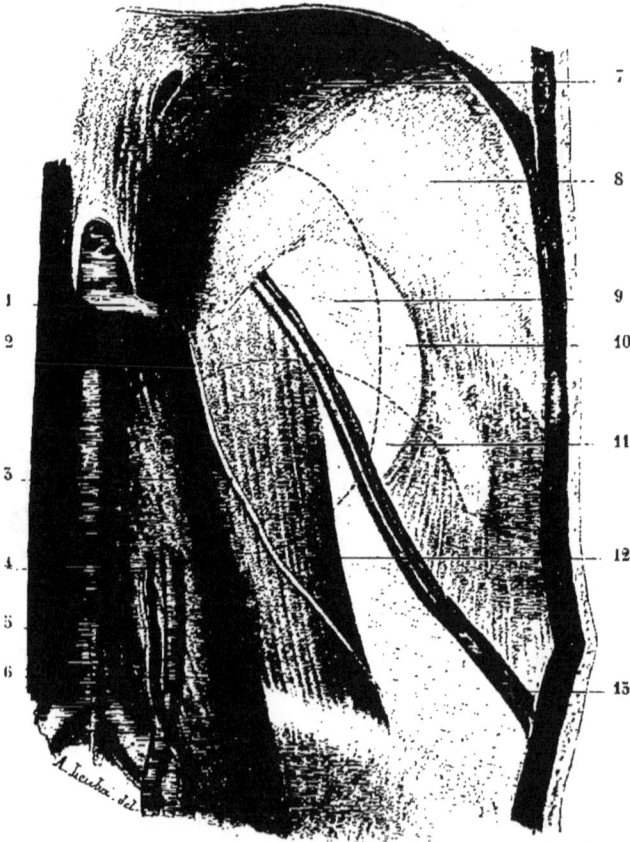

Fig. 11.

1. Artère rénale gauche. — 2. Veine rénale gauche. — 3. Petit abdomino-génital. — 4. Uretère gauche. — 5. Vaisseaux spermatiques gauches. — 6. Psoas. — 7. Orifice œsophagien. — 8. Diaphragme. — 9. Hiatus costo-lombaire. — 10. Douzième côte. — 11. Aponévrose du transverse. — 12. Carré des lombaires. — 13. Grand abdomino-génital.

trouve une couche de graisse assez abondante, tout particulièrement autour du bassinet.

Bord externe. — Le bord externe convexe du rein est en rapport, de haut en bas, avec le diaphragme, la 11e côte, le dernier espace intercostal, la 12e côte, le muscle carré lombaire et l'aponévrose du transverse.

Du côté droit, on trouve, en haut, le foie; du côté gauche, le côlon descendant.

Le bord externe de la masse sacro-lombaire, dont le relief peut être senti chez la plupart des sujets, arrive à 8 centimètres de la ligne médiane : le bord externe du rein le déborde un peu, surtout dans sa partie inférieure, qui s'écarte de 9 centimètres de la ligne médiane (Recamier).

Face postérieure. — Par leur face postérieure, les reins entrent en

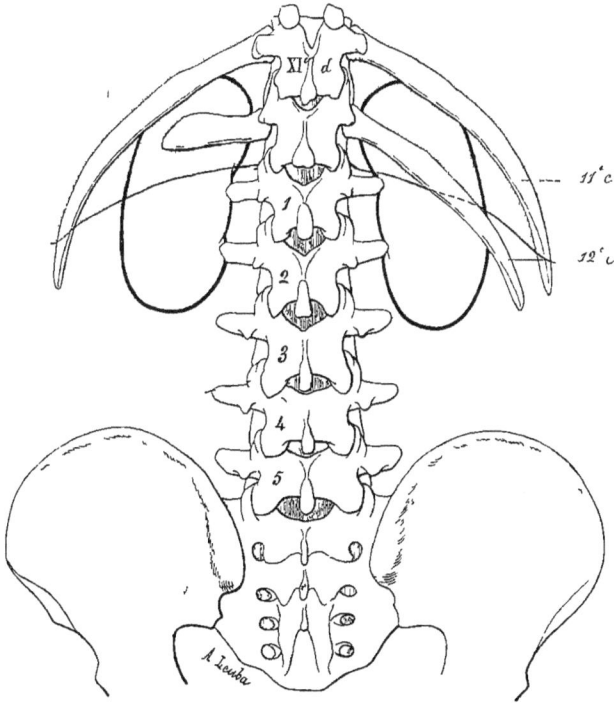

Fig. 12 — Schéma du trajet des plèvres (en gris)
A droite, côte longue ; à gauche, côte courte

rapport avec les piliers du diaphragme, le diaphragme qui les sépare de la plèvre, les muscles psoas et carré des lombes recouverts de leurs feuillets aponévrotiques internes et aussi avec le 12e nerf intercostal et les deux premiers nerfs lombaires.

Près des pôles supérieurs des reins, émergeant des piliers du diaphragme, se trouvent les nerfs grands et petits splanchniques, allant aux ganglions semi-lunaires et au plexus solaire.

Les rapports de la face postérieure du rein avec le **diaphragme** et la **plèvre** ont un intérêt tout particulier. Ils s'établissent au niveau de l'hiatus costo-diaphragmatique (voy. fig. 11). Celui-ci est formé par l'écartement que ménagent entre elles les fibres musculaires diaphragmatiques, détachées d'une part du ligament cintré et de l'autre de l'arcade du psoas, et, à la faveur duquel, on aperçoit la plèvre. En ce point, l'atmosphère adipeuse périrénale se trouve en rapport avec la plèvre, qui y forme son cul-de-sac inférieur costo-diaphragmatique.

Ce cul-de sac pleural descend jusqu'au niveau de la partie moyenne du rein. Il descend le long du rachis jusqu'à 15 millimètres au-dessous de la 12e côte, puis il se porte obliquement en bas et en dehors, presque horizontalement ; étant donnée l'obliquité bien plus grande de la 12e côte, la séreuse, après un trajet de 3 à 4 centimètres, se trouve masquée par elle (5 à 6 centimètres de la ligne médiane). Elle traverse alors obliquement la face antérieure de la côte ; puis le dernier espace intercostal en obliquant toujours en bas et en dehors et atteint la 12e côte à 10 ou 11 centimètres de la ligne médiane. A partir de ce point la ligne de réflexion de la plèvre suit les insertions du diaphragme aux côtes, et prend une direction horizontale d'abord et ensuite obliquement ascendante (fig. 12).

Le trajet de la plèvre étant fixe, il en résulte que lorsque la 12e côte est longue, au niveau du bord externe de la masse sacro-lombaire, c'est-à-dire à 9 centimètres de la ligne médiane, le bord inférieur du cul-de-sac pleural est caché par la côte. Si, au contraire, la 12e côte est courte et horizontale, dans ce même point la plèvre se trouvera en rapport en arrière avec le ligament vertébro-costal : la 11e côte, dernier os du thorax que l'on peut toucher, est au-dessus du cul-de-sac et ne le protège pas.

Ces derniers rapports sont très importants à connaître pour les interventions sur le rein ; ils expliquent la blessure possible du cul-de-sac pleural inférieur costo-diaphragmatique, dans les interventions par la voie lombaire.

Du psoas, on voit émerger, en arrière du rein, les nerfs abdomino-génitaux supérieur et inférieur, les nerfs génito-cruraux externe et interne.

Ce rapport explique les phénomènes douloureux qu'on peut observer dans le territoire de ces nerfs, à l'occasion des affections du rein, ou la possibilité de développer de la douleur par une pression exercée sur leur trajet, quand on soupçonne une collection purulente rénale et surtout périrénale.

L'extrémité supérieure, arrondie, du rein, coiffée par la capsule sur-rénale, est en rapport à droite avec le foie, à gauche avec la rate. Nous insistons à nouveau sur le rapport intime de l'extrémité supérieure du rein droit avec la veine cave ; celle du rein gauche répond à l'aorte dont elle se trouve plus éloignée.

Les rapports des capsules surrénales avec le rein, mal décrits dans les classiques, ont été précisés dans un travail que j'ai publié avec Cathelin (¹).

Les capsules surrénales se trouvent situées sur le flanc des vertèbres, entre le rein et la veine-cave à droite, entre le rein et l'aorte à gauche, tantôt au-dessus du pédicule rénal, tantôt plus rarement et à droite seulement, dans le dièdre hépatico-cave. La forme la plus commune des capsules surrénales est celle d'une grosse virgule renversée dont la tête est au-dessus du pédicule rénal et dont la queue embrasse le bord interne du rein par sa concavité, venant finir à son pôle supérieur : du côté gauche surtout, la base de la capsule surrénale vient appuyer sur le bord supérieur de la veine rénale; elle cache l'artère rénale qui le plus souvent déborde la veine en haut (fig. 14).

La capsule surrénale n'adhère au rein que par un tissu cellulaire lâche tandis qu'elle est fortement fixée au diaphragme, au foie et à la veine-cave ou à l'aorte, suivant le côté, par des faisceaux fibreux qui lui forment des ligaments propres (fig. 15). Il résulte de cette disposition que

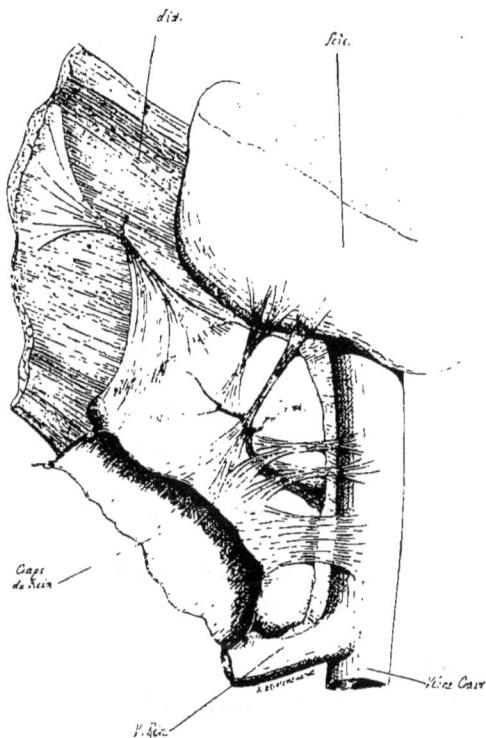

Fig. 15. — Les ligaments de la capsule surrénale.

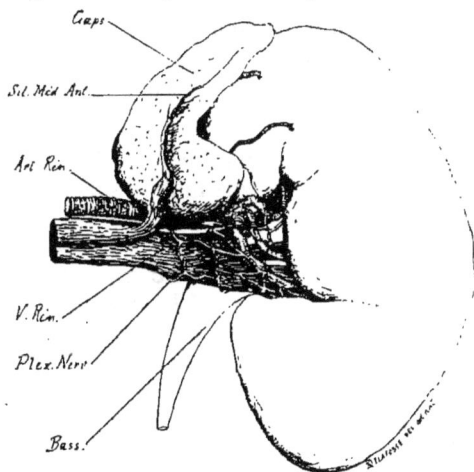

Fig. 14. — La capsule surrénale en place normalement.

1. ALBARRAN et CATHELIN. Anatomie des capsules surrénales. *Revue de Gynécologie et de Chirurgie abdominale*, 1901, p. 973.

ALBARRAN. — Méd. opér. Voies urin.

lorsque le rein se déplace la capsule surrénale ne le suit pas et reste fixée à sa place normale.

L'extrémité inférieure du rein, plus effilée que' son extrémité supérieure, se trouve du côté gauche à 5 centimètres de la crète iliaque ; du côté droit, la distance à la crète iliaque n'est que de 2 ou 3 centimètres. Chez le cadavre du sexe féminin, on voit souvent que l'extrémité inférieure du rein droit touche à la crète iliaque. Chez le vivant, dans la position cambrée sur le côté qu'on donne au malade pour opérer par la région lombaire, on trouve toujours, sauf les cas de déplacement, le rein à deux ou trois travers de doigt de la crète iliaque.

MOYENS DE FIXITÉ DU REIN

Connaissant les rapports du rein, on peut se demander comment il est maintenu dans la position qu'il occupe normalement.

On voit qu'il est soutenu :

1° Par les organes voisins auxquels il adhère plus ou moins fortement.

2° Par ses vaisseaux artériels et veineux.

3° Par le péritoine et les ligaments que le péritoine forme autour de lui.

4° Par le fascia de Toldt.

5° Par le fascia propria qui le soutient de toutes parts.

6° Par ses adhérences avec la capsule surrénale qui est elle-même suspendue au diaphragme.

7° Par la pression abdominale.

Malgré ces nombreux moyens de soutènement, le rein n'en reste pas moins, en raison de son atmosphère adipeuse, « la plus mobile de toutes les glandes » (Bordeu). Il se déplace normalement dans son atmosphère graisseuse, suivant les mouvements respiratoires. Des deux reins le droit est le plus mobile surtout chez la femme.

RAPPORT DES REINS AVEC LA PAROI ABDOMINALE ANTÉRIEURE ET LES VISCÈRES

Pour aborder le rein d'avant en arrière, en dehors du muscle droit de l'abdomen et à travers la cavité péritonéale, on trouve successivement :

La paroi abdominale, comprenant elle-même : la peau, le tissu cellulaire sous-cutané, le fascia superficialis, les muscles grand oblique, petit oblique et transverse, le tissu sous-péritonéal, le fascia propria et le péritoine.

Plus profondément, là paroi abdominale étant rabattue (fig. 15), on voit :

Du côté droit (fig. 15) : en haut le foie, l'angle hépatique du côlon et à travers le grand épiploon, le côlon transverse et des anses grêles

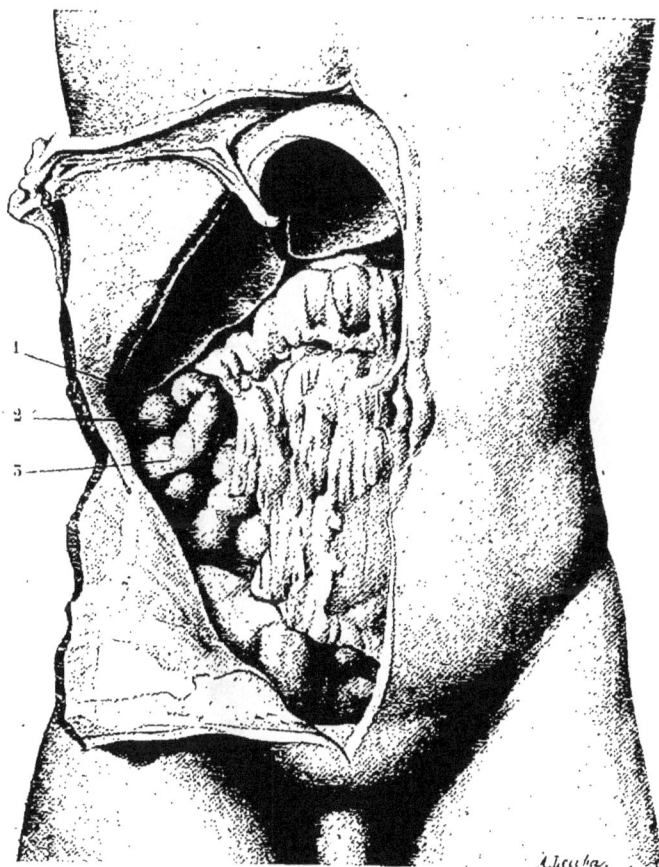

Fig. 15.

1. Foie. — 2. Côlon. — 5. Intestin grêle.

cachant plus ou moins le côlon ascendant. Le niveau du rein est indiqué, dans ce premier plan, par le bord inférieur du foie et l'angle hépatique du côlon.

Rejetant vers la gauche les anses grêles et soulevant (fig. 16) le grand épiploon, on voit bien le côlon ascendant, l'angle hépatique du côlon qui appuie sur le pôle inférieur du rein, et, en dedans de celui-ci, la deuxième portion du duodénum.

Si on rejette le côlon en haut et en dedans, en même temps qu'on soulève le foie (fig. 5), on voit, à travers le péritoine supérieur, la face antérieure du rein et plus en dedans le duodénum qui encadre dans sa concavité la tête du pancréas.

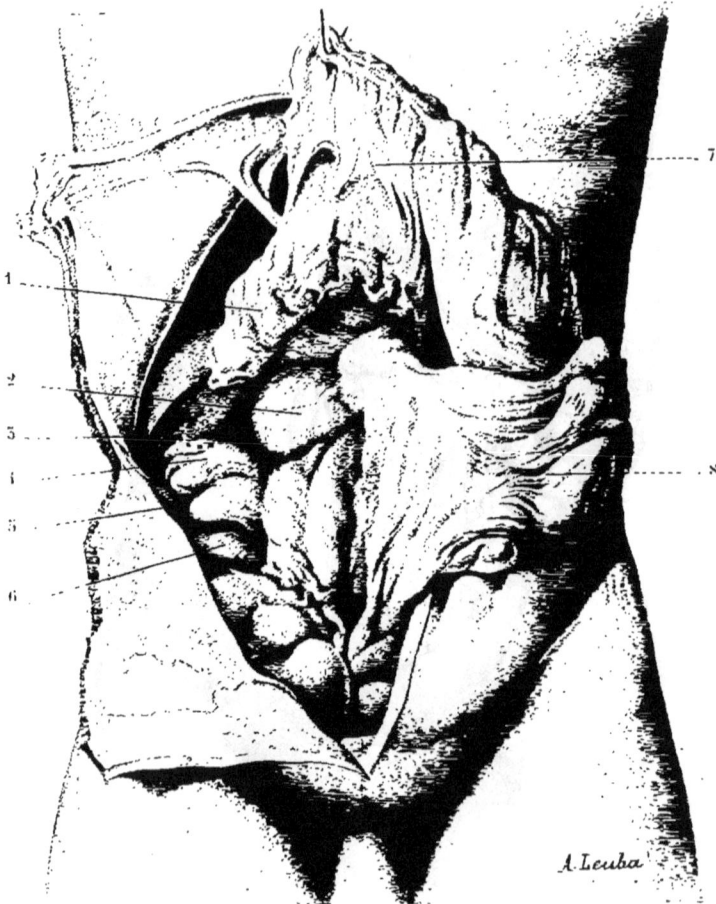

Fig. 16.

Erignant le duodénum qui entraîne le pancréas (fig. 17), on aperçoit le rein avec son pédicule et l'uretère qui longe son bord interne. Plus en dedans, la veine cave croisée un peu plus bas, sur sa face antérieure, par les vaisseaux spermatiques qui se dirigent en bas et en dehors pour se rapprocher de l'uretère.

Du côté gauche. Dans un premier plan se voient la rate, l'angle gauche du côlon, l'épiploon et les anses grêles. La place du rein est marquée par l'angle du côlon.

Plus profondément (fig. 5), on voit le côlon transverse croisant la

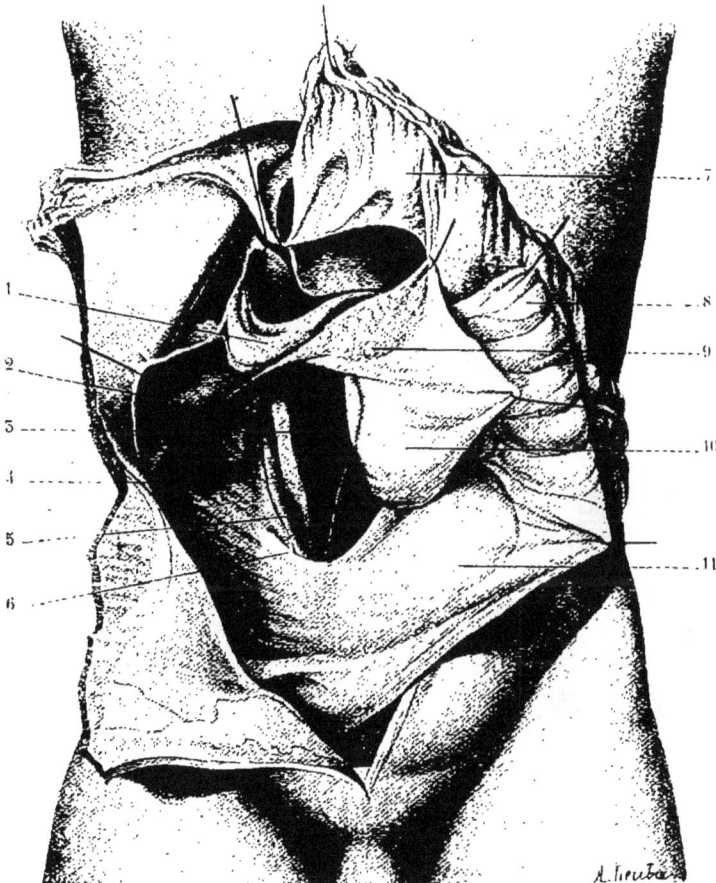

Fig. 17.

1. Vésicule biliaire. — 2. Foie. — 3. Veine cave inférieure. — 4. Rein droit, pôle inférieur. — 5. Uretère droit. — 6. Vaisseaux spermatiques droits. — 7. Grand épiploon relevé. — 8. Côlon transverse tiré à gauche. — 9. Pancréas. — 10. Duodénum décollé. — 11. Côlon ascendant décollé.

face antérieure du rein et le côlon descendant qui encadre son bord externe. En avant et en dedans du rein, la queue du pancréas et l'angle duodéno-jéjunal.

RAPPORTS DES REINS AVEC LA PAROI LOMBAIRE

Les rapports du rein avec la paroi abdominale postérieure ou lombaire sont particulièrement importants à connaître au point de vue chirurgical.

Pour arriver sur le rein par la voie lombaire, on pratique, à 8 centimètres de la ligne des apophyses épineuses, en dehors de la masse sacro-lombaire, immédiatement au-dessous de la 12ᵉ côte, une incision qui divise successivement les plans suivants : la peau, le fascia superficialis sous-cutané, le tissu graisseux sous-cutané, dont l'épaisseur peut atteindre 8 à 10 centimètres, vascularisé par les divisions ultimes des artères lombaires

On traverse ensuite un *premier plan musculaire* composé du grand

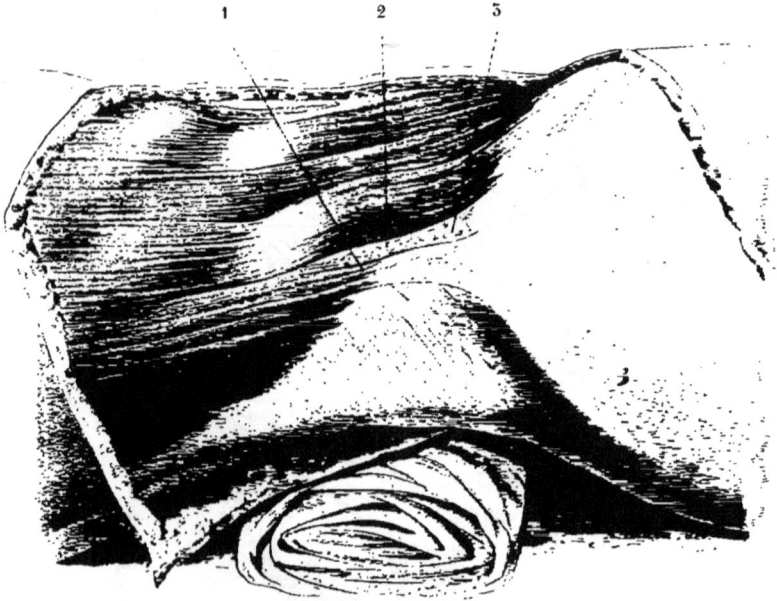

Fig. 18.
1. Grand dorsal. — 2. Grand oblique. — 3. Triangle de J.-L. Petit.

dorsal et du grand oblique recouverts par un mince feuillet aponévrotique. Ce sont ces deux muscles qui s'écartent en bas pour former le triangle de J.-L. Petit (voy. fig. 16).

Celui-ci est un espace dont la base repose sur la crête iliaque. Elle mesure 5 à 8 millimètres, tandis que la hauteur du triangle est de 10 à 12 millimètres. L'aire du triangle est comblée seulement par l'aponévrose d'enveloppe du grand oblique allant s'unir à celle du grand dorsal. Des vaisseaux nourriciers pour les plans plus superficiels traversent l'aire du triangle. Au-dessous de cette aponévrose, il y a dans le fond du triangle un faisceau musculo-tendineux du petit oblique et plus profondément l'aponévrose du transverse.

Au-dessous du premier plan musculaire, on trouve un *deuxième plan* constitué par le petit dentelé inférieur, dont les fibres se dirigent très

obliquement en bas et en arrière, et le petit oblique à fibres presque
verticales, un peu inclinées en arrière (fig. 19).

Entre le petit dentelé inférieur et le petit oblique, on rencontre le
triangle lombo-costo-abdominal de Luschka et Grynfelt, limité par la

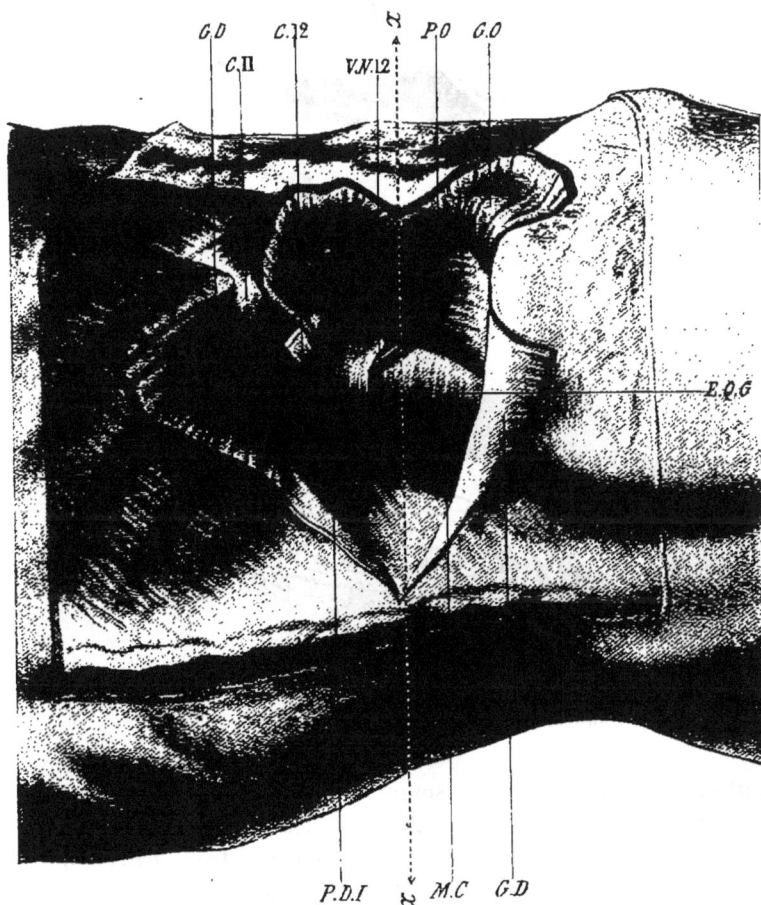

Fig. 19.

G.D. Grand dorsal. — C¹¹. C¹². Côtes. — V.N¹². Vaisseaux et nerfs intercostaux (12ᵉ). — P.O. Petit
oblique. — G.O. Grand oblique. — E.Q.G. Espace quadrilatère de Grynfelt. — P.D. Petit dentelé
postéro-inférieur. — M.C. Carré des lombes. — G.D. Grand dorsal.

12ᵉ côte, le petit dentelé, la masse commune, le petit oblique. Sa forme
est plutôt losangique (voy. fig. 17).

Il est comblé par les adhérences des aponévroses du transverse, du
petit oblique et du grand dorsal. Vers sa partie moyenne, la 12ᵉ artère
intercostale, accompagnée de ses deux veines et du 12ᵉ nerf intercostal, traverse l'aponévrose du transverse et se dirige obliquement

en bas et en avant pour gagner le petit oblique par sa face profonde.

Le *troisième plan musculaire* est constitué par le muscle transverse de l'abdomen.

L'aponévrose du transverse passe entre la masse commune et le carré

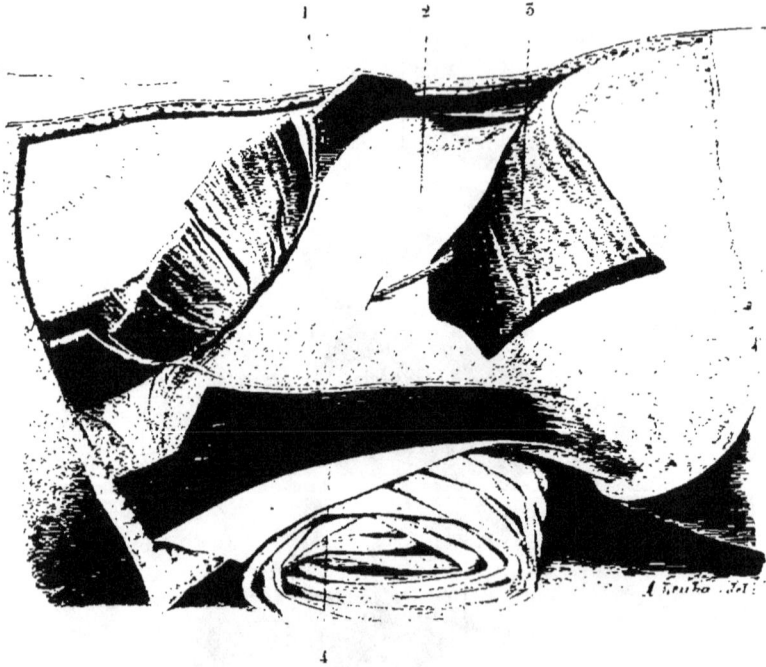

Fig. 20.

1. Petit oblique. — 2. Transverse (aponévrose). — 3. Grand oblique. — 4. Masse sacro-lombaire.

des lombes pour aller se fixer au sommet des apophyses transverses de toutes les vertèbres lombaires (fig. 20 et suiv.).

Cette aponévrose est renforcée en haut par des trousseaux fibreux étendus des apophyses transverses des 1re et 2e lombaires à la 12e côte. Ce trousseau fibreux oblique en haut et en dehors, forme le **ligament transversocostal de Henle** dont le bord inférieur se trouve toujours au même niveau laissant au-dessous de lui à peu près le tiers inférieur du rein. La disposition du ligament de Henle est la même lorsque la 12e côte est courte, mais, dans ce cas, ses fibres passent les unes en avant, les autres en arrière, engaînant la 12e côte pour aller se fixer à la 11e (fig. 1 et 25).

Nous avons vu, en étudiant le cul-de-sac pleural, que sa direction ne varie pas lorsque la 12e côte est courte; il en résulte, dans ces cas, que le cul-de-sac de la plèvre répond en arrière au ligament de Henle qu'on

ne pourrait couper dans toute sa hauteur sans blesser la plèvre, si on
ne prenait la précaution de refouler la séreuse.

L'aponévrose du transverse se continue en avant avec les fibres horizontales de ce muscle : Dans les opérations par la voie lombaire, l'inci-

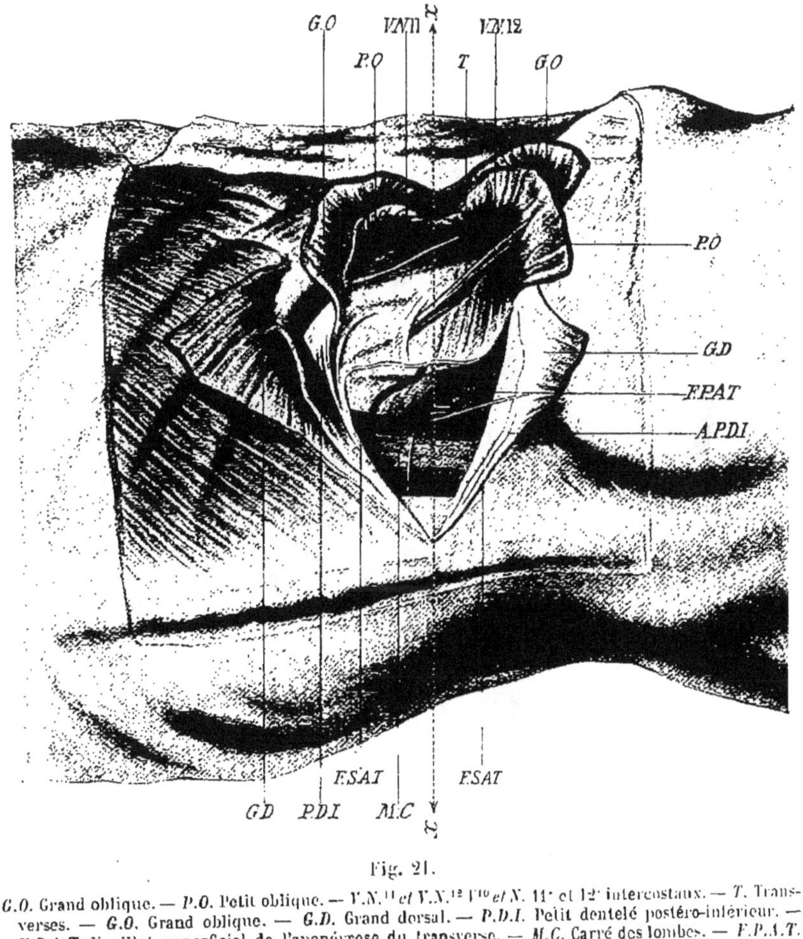

Fig. 21.

G.O. Grand oblique. — P.O. Petit oblique. — V.N.¹¹ et V.N.¹² V¹⁰ et N. 11ᵉ et 12ᵉ intercostaux. — T. Trans-
verses. — G.O. Grand oblique. — G.D. Grand dorsal. — P.D.I. Petit dentelé postéro-inférieur. —
F.S.A.T. Feuillet superficiel de l'aponévrose du transverse. — M.C. Carré des lombes. — F.P.A.T.
Feuillet profond de l'aponévrose du transverse. — A.P.D.I. Aponévrose du petit dentelé inférieur.

sion oblique habituelle intéresse dans sa partie inférieure la portion
musculaire du transverse qui se rétracte fortement et se cache sous les
fibres moins rétractiles du petit oblique.

Sur l'aponévrose du transverse, empiétant en bas sur sa portion musculaire, se voient les vaisseaux et nerfs du 11ᵉ espace intercostal (fig. 21
et 22). Plus en arrière, cette aponévrose est traversée par les 12ᵉ vaisseaux et nerfs intercostaux dont la direction est plus ou moins oblique

en bas et en avant. Tout à fait en arrière, en dehors de la masse musculaire commune, on trouve les vaisseaux et nerfs lombaires, sans importance chirurgicale.

Le 4ᵉ *plan musculaire* (fig. 23) est formé par le carré lombaire qui

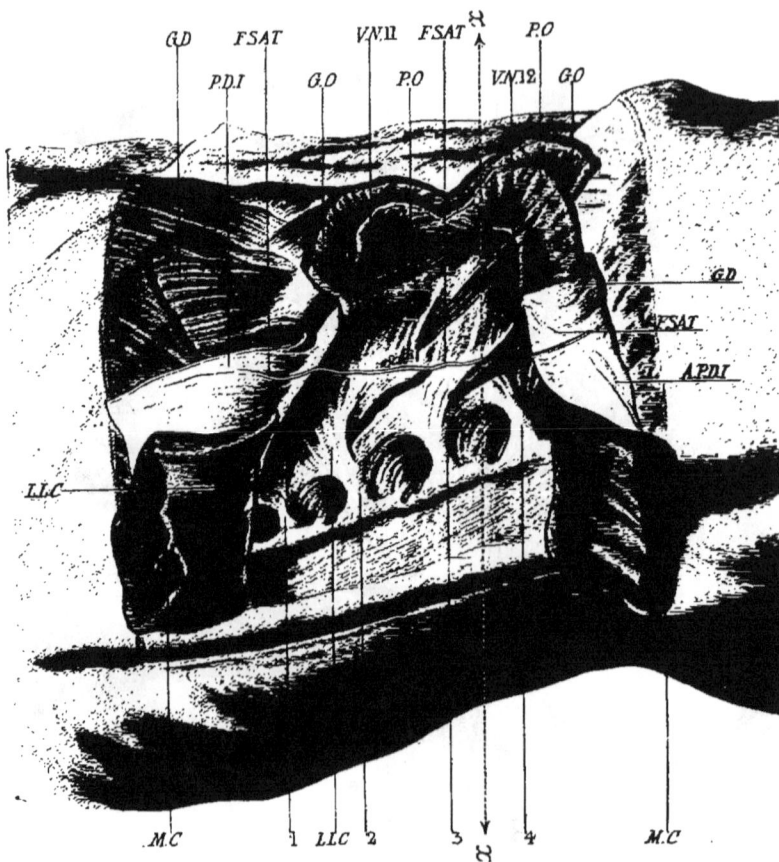

Fig. 22.

G.D. Grand dorsal. — *P.D.I.* Petit dentelé inférieur. — *F.S.A.T.* Feuillet superficiel de l'aponévrose du
transverse. — *G.O.* Grand oblique. — *V.N.*¹¹ *et V.N.*¹². 11ᵉ et 12ᵉ V¹⁰ et N. intercostaux. — *P.O.* Petit
oblique. — *A.P.D.I.* Aponévrose du petit dentelé. — *M.C.* Masse sacro-lombaire. — *L.L.C.* Ligament
lombo-costal. — 1, 2, 3, 4. Apophyses transverses-lombaires.

s'insère en haut sur toute la longueur du bord inférieur de la 12ᵉ côte
et recevant aussi des faisceaux des apophyses costiformès lombaires, se
dirige obliquement en bas et en avant pour gagner la crête iliaque. Le
bord externe du carré se trouve en haut à 6 ou 7 centimètres de la ligne
médiane et disparaît sous la masse commune; en bas il est à 10 centimètres de la ligne médiane et déborde la masse sacro-lombaire.

La face antérieure du carré des lombes est recouverte par une mince aponévrose attachée en dedans aux apophyses transverses et continue en dehors avec l'aponévrose du transverse. Cette aponévrose de recouvrement de la face antérieure du carré des lombes est renforcée à sa partie toute supérieure pour former le *ligament cintré du diaphragme,*

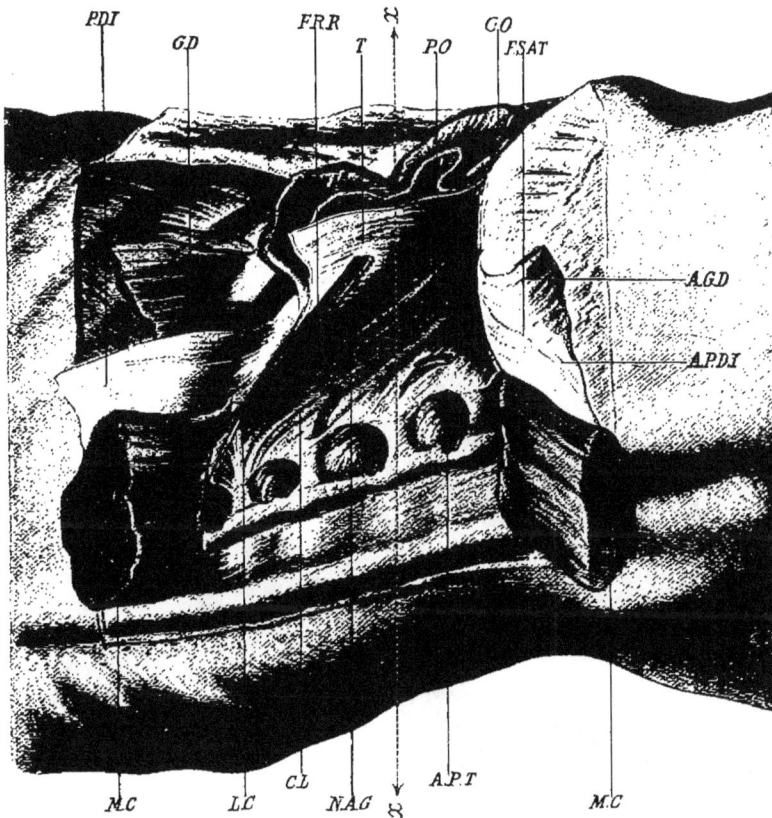

Fig. 25.

P.D.I. Petit dentelé inférieur. — *G.D.* Grand dorsal. — *F.R.R.* Fascia rétro-rénal. — *T.* Transverse. — *P.O.* Petit oblique. — *G.O.* Grand oblique. — *F.S.A.T.* Feuillet superficiel du transverse. — *A.G.D.* Aponévrose du grand dorsal. — *A.P.D.I.* Aponévrose du petit dentelé. — *A.P.T.* Aponévrose du transverse. — *L.C.* Ligament costo-lombaire. — *C.L.* Carré des lombes. — *N.A.G.* Nerf abdomino-génital. — *M.C.* Masse sacro-lombaire.

allant de l'apophyse transverse de la 2e lombaire à la 12e côte.

C'est le ligament cintré qui donne attache au faisceau lombaire externe du diaphragme, tandis que l'arcade du psoas donne attache au faisceau lombaire interne. Entre ces deux faisceaux se trouve l'hiatus dont nous avons parlé plus haut.

Au niveau du bord antérieur du carré des lombes, reposant sur le feuillet aponévrotique rétro-rénal de Zuckerkandl, se trouve le nerf abdomino-génital, toujours facile à reconnaître.

Le 5º *plan* de la paroi lombaire (fig. 24 et 25) est formé par l'aponévrose rétro-rénale, que nous avons déjà décrite, simple épaississement du fascia propria, qui se continue en arrière au-dessous du carré
des lombes et en avant au-dessous de l'aponévrose du transverse. En
arrière de l'aponévrose rétro-rénale, entre cette aponévrose et celle du

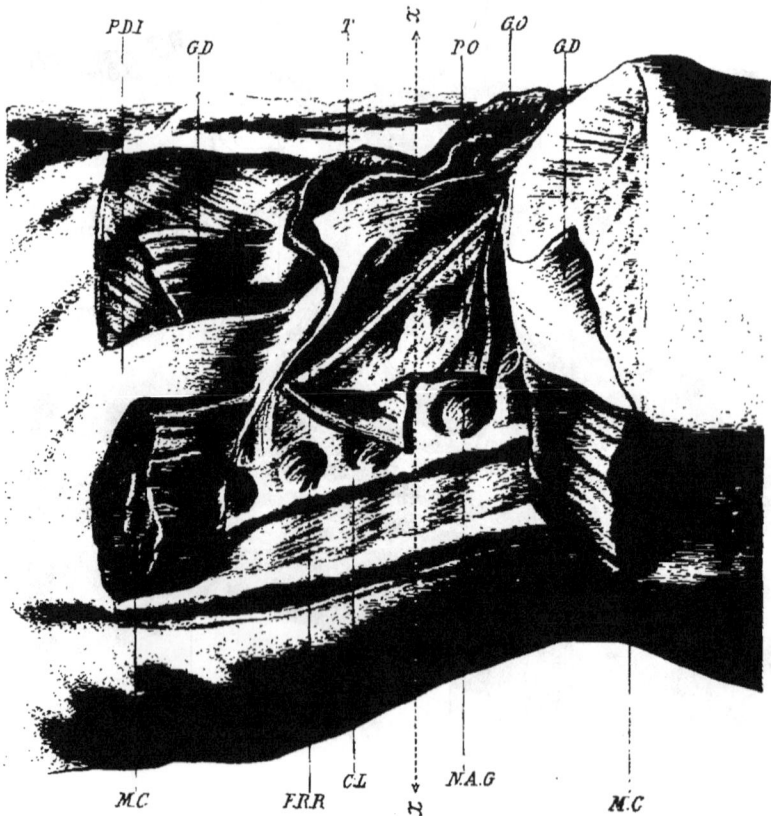

Fig. 24.

P.D.I. Petit dentelé. — G.D. Grand dorsal. — T. Transverse. — P.O. Petit oblique. — G.O. Grand
oblique. — G.D. Grand dorsal. — M.C. Masse sacro-lombaire. — F.R.R. Fascia rétro-rénal. — C.L.
Carré des lombes. — N.A.G. Nerf abdomino-génital.

transverse, on trouve souvent une légère couche de graisse, que je
n'ai pas vue mentionnée par les anatomistes et qui ne doit pas être
confondue avec l'atmosphère graisseuse périnéale, située au-dessous de
la lame fibreuse. Dans ce tissu cellulo-graisseux, le nerf grand abdomino-génital suit son trajet descendant oblique en bas et en avant.

Après avoir franchi l'aponévrose rétro-rénale, on arrive à l'atmosphère adipeuse plus haut décrite (voir page 9) et qu'on reconnaît

facilement à sa diffluence, à sa couleur jaune plus pâle, à sa lobulation moindre que celle de la graisse qui double la face postérieure du fascia

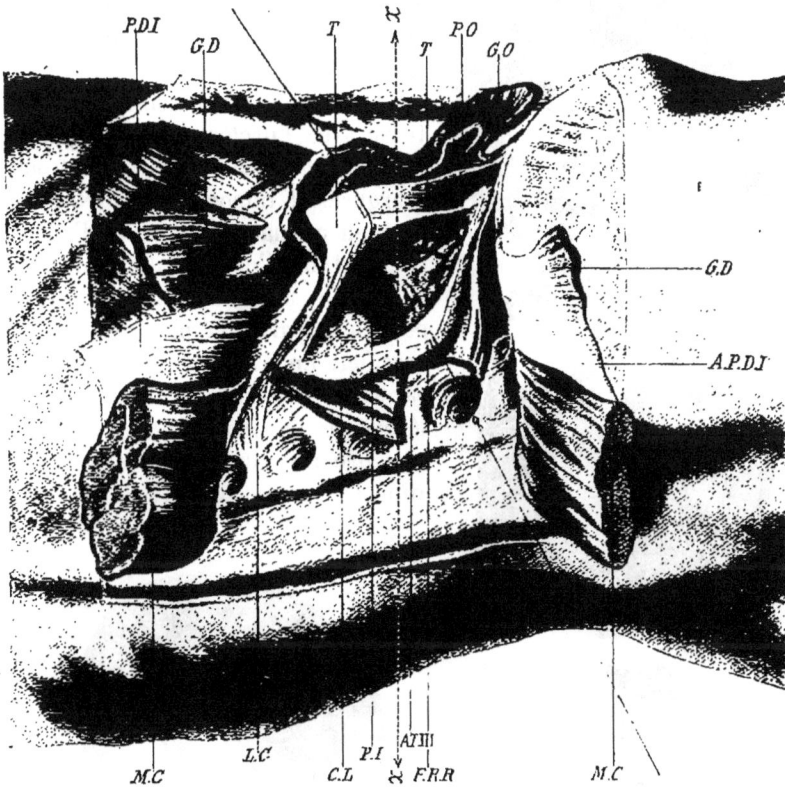

Fig. 25.

P.D.I. Petit dentelé. — **G.D.** Grand dorsal. — **T.** Transverse. — **P.O.** Petit oblique. — **G.O.** Grand oblique. — **A.P.D.I.** Aponévrose du dentelé. — **M.C.** Masse sacro-lombaire. — **L.C.** Ligament lombo costal. — **C.L.** Carré des lombes. — **P.I.** Pôle inférieur du rein. — **A.T.** Aponévrose du transverse. — **F.R.R.** Fascia rétro-rénal.

rétro-rénal. C'est dans cette couche de graisse jaune pâle, plus ou moins épaisse, suivant les sujets, que se trouve le rein.

BASSINET

La forme et la disposition du bassinet et des calices est des plus variables.

Le plus souvent, l'uretère se dilate à sa partie supérieure, en dehors du sinus du rein, formant une poche qui, sur une coupe passant par son grand axe, a une forme triangulaire à base externe regardant le rein et à sommet inférieur et interne correspondant à l'uretère.

Le bord supérieur du bassinet ainsi constitué est rectiligne ou convexe, obliquement dirigé de dehors en dedans ; son bord inférieur un peu concave se moule sur l'extrémité inférieure du rein.

Le sommet du bassinet se continue avec l'uretère par une partie rétrécie nommée collet, souvent peu marquée. Il importe au chirurgien de bien connaître ce point d'abouchement de l'uretère dans le bassinet, qui, à l'état normal, correspond à la partie la plus déclive du bassinet. En examinant le bassinet par sa face externe, la limite qui le sépare de l'uretère est souvent peu marquée : si au contraire on examine le bassinet par sa face interne,

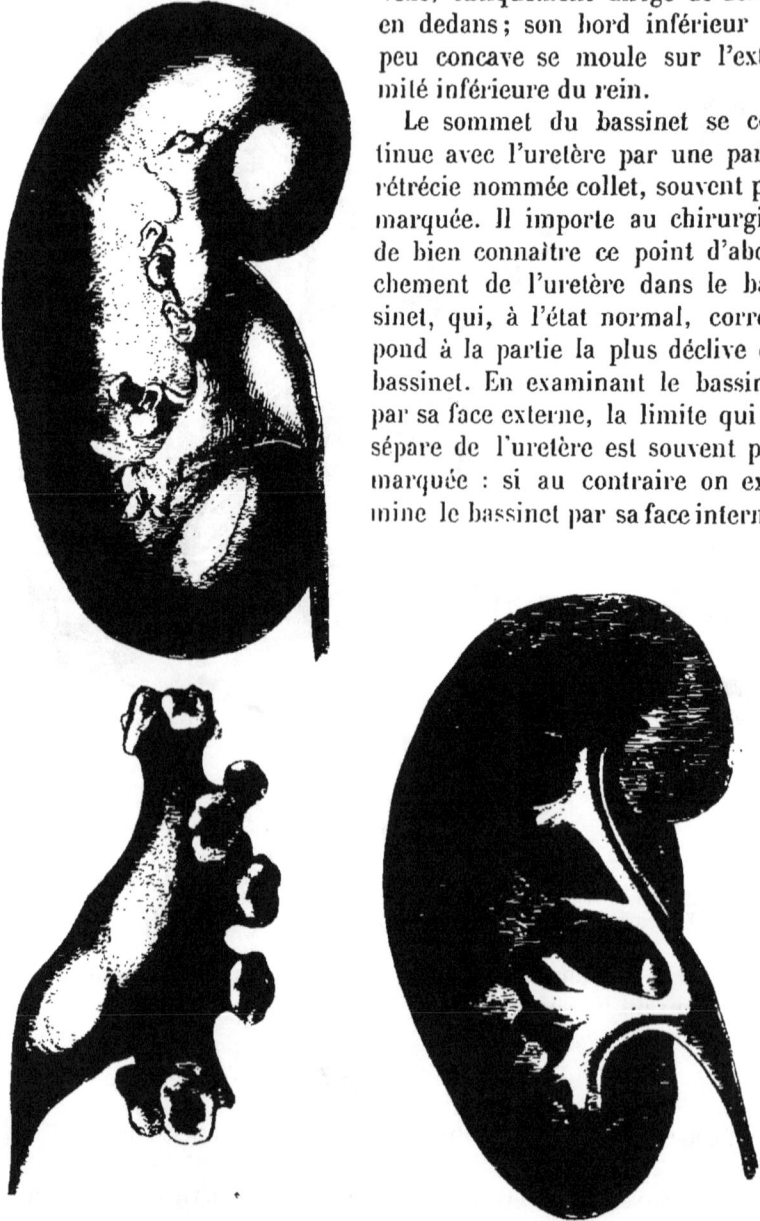

Fig. 26 — Moules de bassinets.
Le moule est vu par transparence au travers du rein.

on voit l'orifice urétéral arrondi, cupuliforme, nettement limité. Le diamètre de l'orifice est suffisant pour laisser passer aisément une bougie n° 14 Charrière.

La base du bassinet, du côté du rein, se divise habituellement en

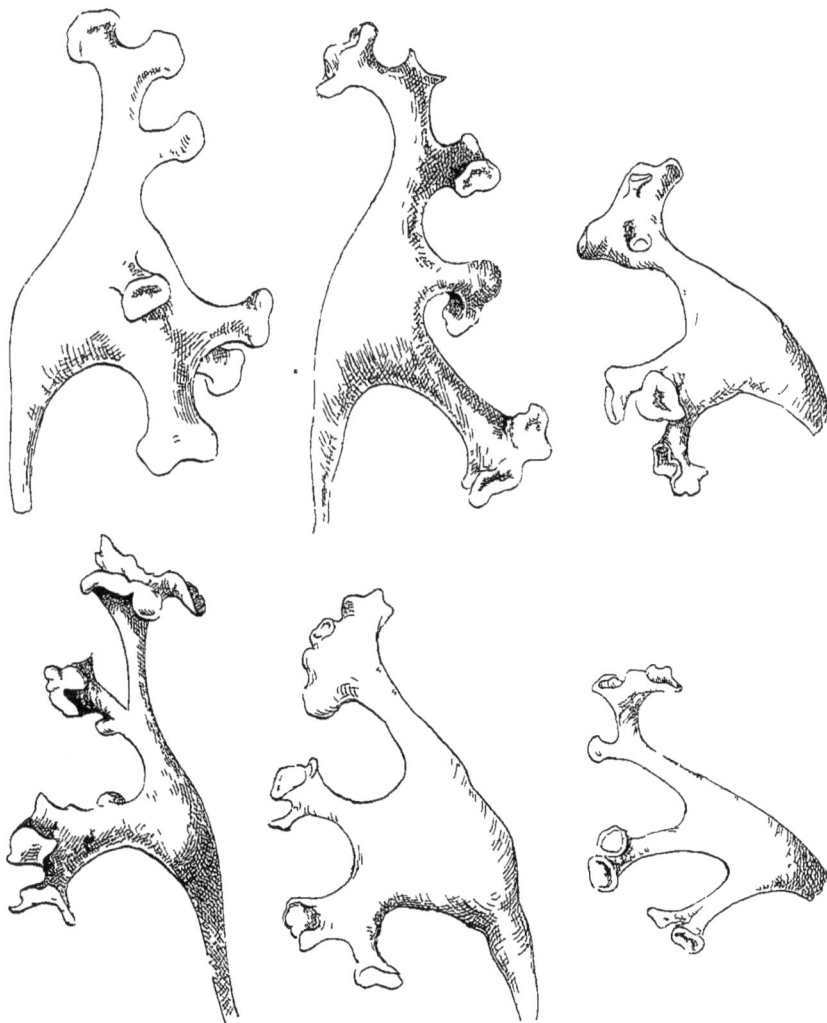

Fig 27 — Moulages de bassinets (paraffine et platre)

deux cavités secondaires qui sont les grands calices supérieur et infé rieur. Habituellement le calice supérieur, plus long et plus grêle, a une direction obliquement ascendante, tandis que le calice inférieur, plus gros et plus court est transversal. Chacun de ces deux grands calices se divise à son tour en deux ou trois calices secondaires qui reçoivent les calices primaires entourant la base des pyramides de Malpighi : au grand calice supérieur correspondent habituellement les petits calices de la moitié ou du tiers supérieur du rein ; les autres petits calices sont tributaires du calice inférieur.

Assez fréquemment, on trouve un troisième grand calice, intermédiaire aux deux que nous venons de décrire : ce calice intermédiaire se jette le plus souvent dans le calice supérieur, parfois dans l'angle de bifurcation des deux grands calices ou encore dans le grand calice inférieur.

Les principales variétés du bassinet dépendent de la division plus ou moins précoce de l'uretère et de la disposition des grands calices. Lorsque l'uretère se divise prématurément, les deux calices naissent

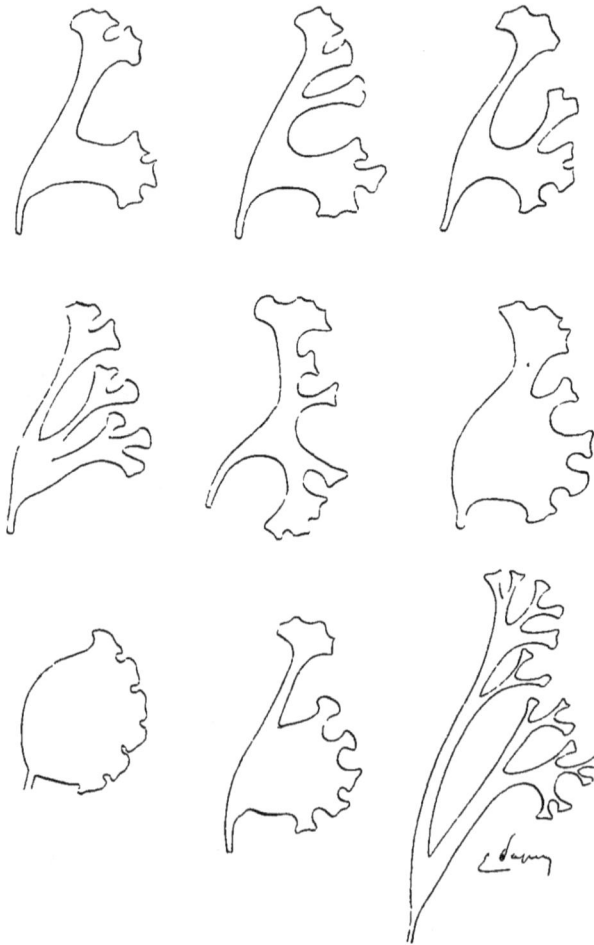

Fig. 28 — Schéma des diverses variétés du bassinet et des calices.

directement à angle aigu de sa bifurcation et le bassinet vrai manque. Cette disposition est ébauche de la duplicité vraie de l'uretère.

D'autres fois les deux branches de bifurcation du bassinet se séparent à angle droit de l'uretère ; le grand calice supérieur se dirigeant directement en haut et le calice inférieur en bas. Lorsque cette bifurcation en T existe, le bassinet peut être très petit ou au contraire se détacher en ampoule et recevoir presque directement par sa concavité les petits calices.

Parfois encore le grand calice inférieur, toujours plus large que le supérieur, forme presque à lui tout seul le bassinet : c'est l'hémi-bassinet de Hyrtl qui reçoit sur son bord supérieur le grand calice supérieur.

Quelles que soient les variétés de forme du bassinet, ce qui domine l'anatomie chirurgicale de cette portion épanouie de l'uretère c'est que, à partir du bord convexe du rein, le chemin le plus court et le plus large pour arriver à l'embouchure de l'uretère, se trouve dans la moitié inférieure de l'organe. Une incision sur la partie supérieure du bord convexe du rein conduit au calice supérieur, long et étroit : l'incision qui intéresse la moitié inférieure du rein pénètre directement dans les bassinets ampulaires ou y conduit facilement dans les autres formes par l'intermédiaire du grand calice inférieur, gros et court.

L'incision la plus mauvaise est celle qui intéresse uniquement le tiers moyen du rein parce qu'elle correspond au point de séparation des deux grands calices et au maximum d'épaisseur de la substance rénale.

Dimensions du bassinet et des grands calices. — Elles sont évidemment très variables. Quand il existe un bassinet vrai et de forme triangulaire, les dimensions, d'après Robinson, sont les suivantes :

Diamètre vertical, à la base	4 à 7 centimètres
— antéro-postérieur	6 millimètres
— longitudinal	4 cent. 1/2.

Les mensurations que nous avons faites avec Papin donnent des chiffres inférieurs à ceux de Robinson, notamment si on mesure le bassinet en place, sans l'injecter. En moyenne, nous obtenons ·

	Bassinets injectés à la gélatine	Moulages	Bassinets en place
Hauteur	25 millim	25 millim.	18 millim.
Largeur . . .	26 —	25 —	20 —

Nos mensurations des grands calices supérieur et inférieur nous donnent, en moyenne, sur les coupes horizontales comme sur les moulages, 7 millimètres pour le grand calice inférieur, 6 pour le grand calice supérieur : il est exceptionnel que le grand calice supérieur soit plus large que l'inférieur.

Ce qu'il importe de savoir, c'est que, sur un rein normal, les dimensions du bassinet ne permettent pas d'habitude d'introduire l'index dans sa cavité et qu'on doit l'explorer, à travers l'incision de sa paroi postérieure, avec la pulpe du petit doigt. Les grands calices sont tous les deux assez étroits pour qu'on ne puisse pénétrer dans leur cavité, même avec le petit doigt.

Nous avons enfin mesuré sur un certain nombre de coupes la *distance qui sépare le bord convexe du rein du bassinet et de l'extrémité de chacun des grands calices*. Les chiffres, intéressants à connaître pour la néphrotomie. sont consignés dans le tableau suivant :

DISTANCE AU BORD CONVEXE

	Grand calice supérieur	Grand calice inférieur.	Bassinet.
1 . .	21 millim.	54 millim.	54 millim.
2 . . .	20 —	50 —	58 —
5 . .	17 —	18 —	42 —
4 . . .	19 —	22 —	55 —
5	29 —	27 —	58 —
6 .	24 —	55 —	48 —
7	20 —	18 —	55 —
8	25 —	22 —	58 —
9 . . .	21 —	26 —	57 —
10	25 —	22 —	47 —

Ces quelques chiffres nous montrent d'abord que le bassinet est toujours plus éloigné de la convexité que les grands calices, donc plus difficile à atteindre. Quant aux calices, le grand calice inférieur est ordinairement le plus éloigné : mais. nous avons mesuré la distance du bord convexe, non pas au premier petit calice rencontré, mais au grand calice lui-même, à sa partie large. Or, pour le grand calice supérieur les calices sont ordinairement sessiles : on tombe tout de suite dans la partie large qui est suivie d'un long canal étroit : au pôle inférieur, la disposition est inverse. les petits calices sont pédiculés, mais quand on arrive au grand calice, il n'y a plus après de point rétréci.

La capacité du bassinet serait de 25 cc d'après les auteurs. Nos recherches cadavériques nous montrent des chiffres variant de 6 à 28 cc ; en moyenne 15 cc. Lorsque par le cathétérisme urétéral, on injecte du liquide dans le bassinet. le sujet normal accuse de la sensibilité doulou- reuse après l'injection de 7 à 10 cc, c'est ce que j'appellerai la **capacité physiologique**.

Asymétrie bilatérale du bassinet. — Robinson a noté que, comme tous les organes dérivant du corps de Wolff, le bassinet présente une asymé- trie bilatérale assez marquée. Ainsi, d'un côté, on a la disposition typique du bassinet vrai. de l'autre une division dichotomique de l'uretère. et ces dyssymétries paraissent encore plus variées chez l'enfant : ceci vien- drait à l'appui de l'opinion qui soutient que le bassinet est une formation secondaire par dilatation.

Diverticules du bassinet. — Parmi les malformations du bassinet, Hyrtl, puis Robinson ont signalé des diverticules de la paroi ordinaire- ment en avant : c'est d'ailleurs une malformation très rare.

Rapports du bassinet. — Le bassinet est situé en partie dans le hile, en partie en dehors du hile, on peut donc lui distinguer deux portions, l'une intra-sinusienne, l'autre extra-sinusienne ou extra-rénale.

1° **Portion extra-rénale du bassinet.** — A moins de dilatation marquée de l'organe, qui peut être considérée comme pathologique, la plus grande partie du bassinet est située en dehors du rein. Elle présente à considérer une face antérieure, une face postérieure, un bord supéro-interne, un bord inférieur, une base qui répond au hile du rein et un sommet qui répond à l'uretère.

La **face antérieure** du bassinet est en rapport avec les vaisseaux, artères et veines, qui, dans cette portion, sont tous en avant. Les artères rénales accessoires sont très fréquentes : elle passent presque toujours devant le bassinet.

Un tissu cellulaire abondant couvre la face antérieure du bassinet, il fait partie de la capsule adipeuse et se continue en dedans autour des vaisseaux et en bas autour de l'uretère, la gaine fibreuse du rein étant ouverte en dedans et en bas.

Les filets nerveux du plexus renal entourent les branches artérielles.

Des vaisseaux lymphatiques, issus du hile rénal, cheminent au milieu des éléments du pédicule pour gagner les ganglions collecteurs du rein situés plus en dedans.

Au-devant du bassinet droit, descend la deuxième portion verticale du duodénum, le feuillet d'accolement rétro-duodénal, dit fascia de Told en permet facilement le décollement. Le côlon transverse (et non l'angle côlique) passe devant le rein et le duodénum.

Au-devant du bassinet gauche, il n'y a pas d'anse fixe, l'angle duodéno-jéjunal, encadré par l'arc vasculaire de Treitz atteint le bassinet, mais ne le couvre pas et c'est la première anse mobile du jéjunum qui s'applique sur lui, en tirant cette anse à droite tandis qu'on relève en haut le mésocôlon transverse on aperçoit sous le péritoine pariétal postérieur les éléments du pédicule rénal gauche.

En arrière du bassinet, il n'y a pas de tronc artériel, on dit en d'autres termes la face postérieure du bassinet est avasculaire : pourtant il faut remarquer que l'arcade artérielle rétro-pyélique, ou sus-rétro-pyélique (Gérard) est située juste à la limite des portions intra et extra-sinusienne, dans l'angle dièdre limité par la lèvre postérieure du hile et la face postérieure du bassinet : si l'on enlève la graisse de la capsule adipeuse on voit très bien cette artère à sa partie supérieure surtout, et elle ne disparaît qu'au bas du hile du rein.

D'autre part, on peut observer une anomalie importante au point de vue chirurgical, c'est le passage derrière le bassinet d'une ou plusieurs branches artérielles. Nous avons vu plusieurs fois cette anomalie dont

Rousseau rapporte plusieurs cas, notamment un cas de Bertaux où 5 artères rénales gauches passaient derrière le bassinet.

La branche artérielle rétro-pyélique est ordinairement accompagnée par une veine satellite.

La capsule adipeuse forme un gros bourrelet derrière le bassinet.

Enfin la face postérieure du bassinet repose sur le psoas : elle en est séparée par la mince aponévrose recouvrant le muscle. Le psoas est appliqué au-devant des apophyses costiformes. D'après Récamier, c'est à la première de ces apophyses que répondrait le bassinet, il est souvent plus bas : Gérard observe que, chez l'enfant, il est le plus souvent devant la deuxième.

2° **Portion intra-rénale du bassinet et calices.** — Ces organes sont logés dans le sinus du rein, sorte de poche ou bourse plate, d'avant en arrière, avec deux prolongements supérieur et inférieur.

Dans cette poche, le bassinet et les calices conservent avec les vaisseaux leurs rapports précédents.

Le plan vasculaire principal reste en avant, il est formé par les branches antérieures des artères rénales et la plupart des veines : les artères sont généralement antérieures aux veines dans l'ensemble.

Derrière le bassinet, descend l'arcade sus et rétro-pyélique : elle est accompagnée d'une veine satellite : cette artère se subdivise, par voie de fausse dichotomie, derrière le bassinet.

VAISSEAUX ET NERFS DU REIN

Nous nous étendrons un peu longuement sur la description des vaisseaux du rein, parce que nous n'avons point trouvé dans les ouvrages classiques d'anatomie toutes les données qui peuvent intéresser le chirurgien.

Nous étudierons successivement :

L'artère rénale ;

Les veines rénales ;

Les lymphatiques du rein.

Puis, dans un chapitre d'ensemble, nous envisagerons le pédicule du rein au point de vue de l'anatomie topographique.

Les anomalies des artères du rein sont d'un intérêt tellement capital pour qui opère sur cet organe, que nous ne saurions les passer sous silence. Nous les résumerons brièvement. Enfin, nous décrirons brièvement l'innervation du rein.

I. — Les artères du rein.

Les artères rénales naissent de chaque côté de la paroi antéro-latérale de l'aorte abdominale, un peu au-dessous de la mésentérique supérieure, à la hauteur de la deuxième vertèbre lombaire. Souvent l'artère droite naît un peu plus bas que la gauche.

Leur calibre est considérable : 8 millimètres en moyenne, d'après Luschka.

C'est à tort que les classiques leur donnent, en général, une direction transversale. En réalité, elles sont obliques en bas et en dehors et cette obliquité varie avec les mouvements d'élévation et d'abaissement du rein : elle est d'ailleurs différente suivant les sujets, et particulièrement marquée chez la femme, surtout dans le cas de ptose rénale : elle coïncide alors avec une plus grande longueur du vaisseau et souvent avec l'état lobulé fœtal du rein. Il est difficile de démêler ce qui est originel ou acquis dans cette disposition. En tout cas l'obliquité à 45° sur l'aorte n'est pas extrêmement rare.

En outre, les artères du rein, pour gagner le hile, doivent contourner le corps des vertè-

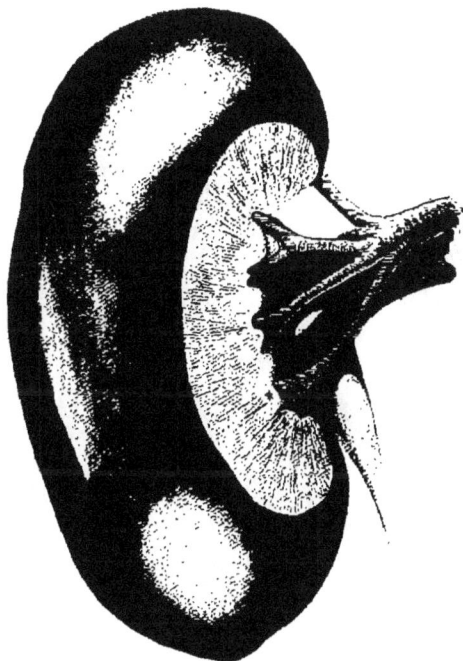

Fig. 29. — Type fréquent de division des artères : deux ou trois branches antérieures pré-veineuses, une artère rétro-pyélique, une artère du pôle supérieur.

bres : il en résulte une convexité en avant, bien plus marquée à droite.

La longueur est inégale, l'artère droite a en moyenne 1 centimètre de plus.

Après un trajet de longueur très variable, tantôt très près de l'aorte, tantôt très près du hile, mais en général plus près du hile que de l'aorte, l'artère rénale se divise ordinairement en trois branches terminales.

Mais, avant cette division, l'artère donne un certain nombre de branches collatérales (quelques-unes de ces branches naissent pourtant des branches terminales).

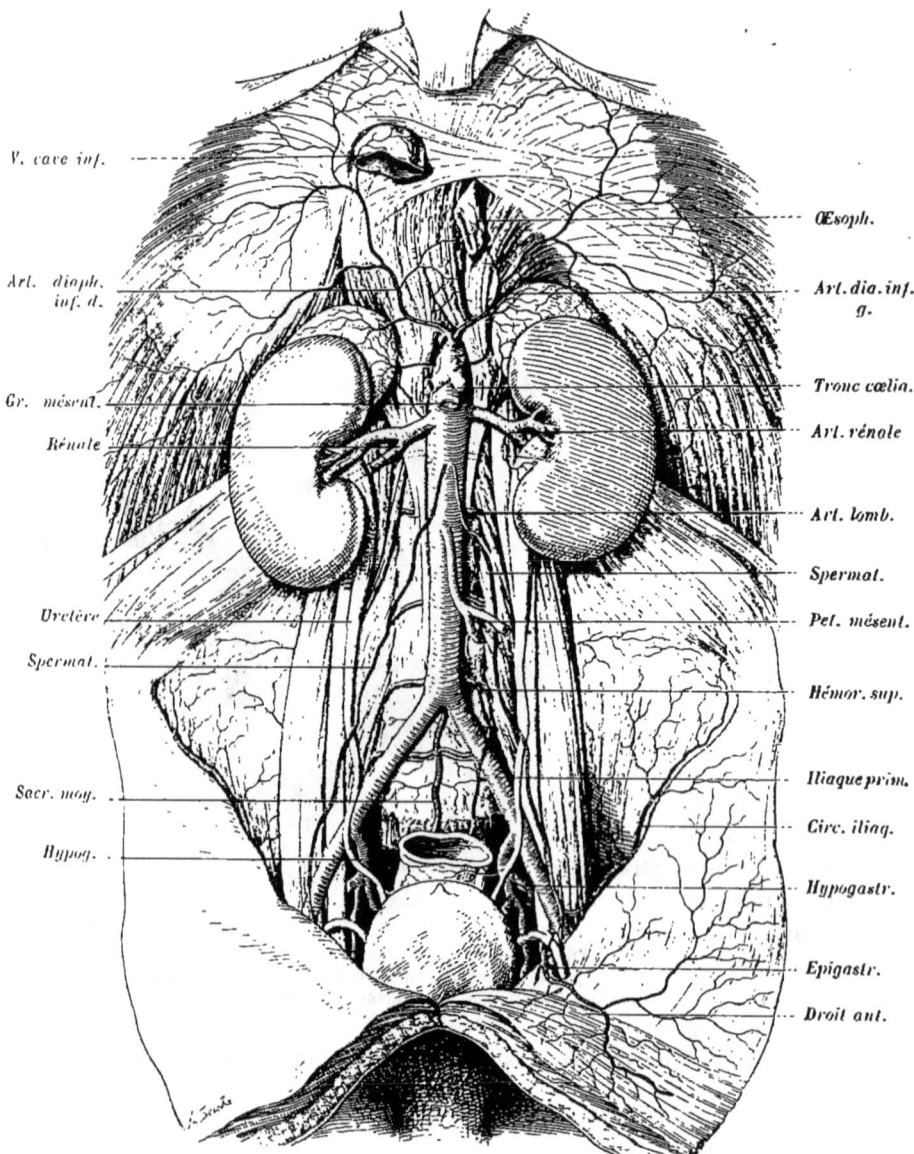

Fig. 50. — Aorte abdominale.

Elles ont été bien étudiées surtout par Schmerber. (*Thèse de Lyon*, 1895.)

Ce sont :

1° Les *artères ganglionnaires*, fins rameaux à trajet descendant allant aux ganglions situés devant les premières lombaires.

2° L'*artère capsulaire inférieure*, qui naît peu après l'origine de la rénale : à 2 centimètres de l'aorte à gauche, à 3 centimètres à droite, et dont le tronc, verticalement ascendant, monte sur les piliers du diaphragme vers la surrénale : elle s'anastomose avec les autres artères surrénales et fournit des branches capsulo-adipeuses.

3° Les *artères urétériques*, au nombre de deux, une antérieure et une postérieure, qui descendent sur le bassinet, puis sur l'uretère paral-

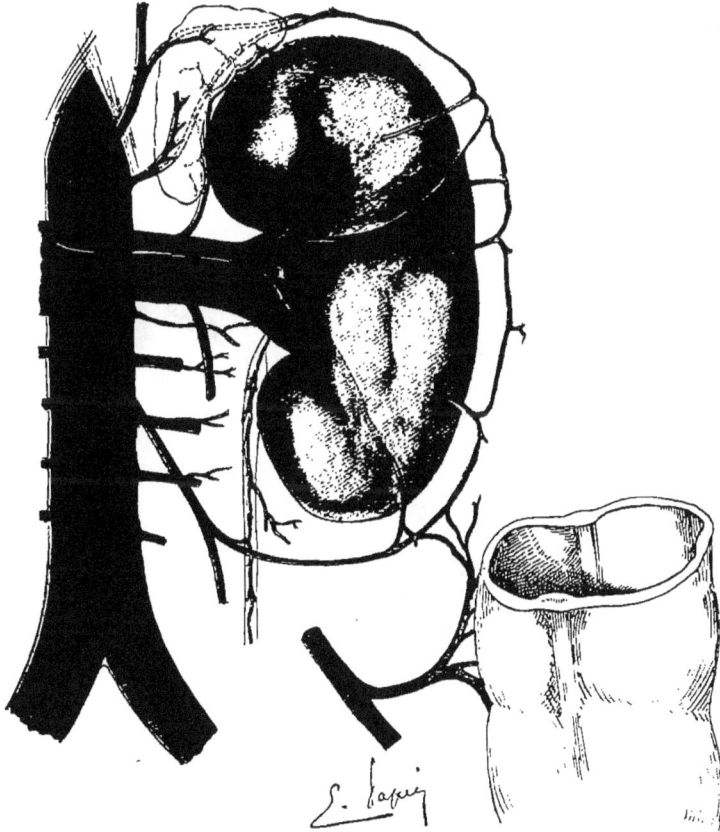

Fig. 31. — Cercle artériel périrénal.

lèlement à son axe, et s'anastomosent avec les autres branches uré-tériques.

4° Les *artères capsulo-adipeuses*, étudiées déjà par Haller, Hyrtl et de nouveau par Schmerber, qui en distingue sept groupes. Un seul, le groupe rénal, appartient à l'artère rénale, mais tout ce système anasto-motique doit être étudié dans son ensemble.

a) GROUPE RÉNAL. — Il est constitué par la branche capsulo-adipeuse de la capsulaire inférieure et par des artères qui perforent le rein de

part en part sans s'y capillariser pour gagner le réseau adipeux : ces
rameaux sont surtout nombreux dans les reins lobulés fœtaux.

b) GROUPE MÉSENTÉRIQUE. — Rameaux issus des deux mésentériques
et gagnant la capsule adipeuse entre les feuillets des mésocôlons.

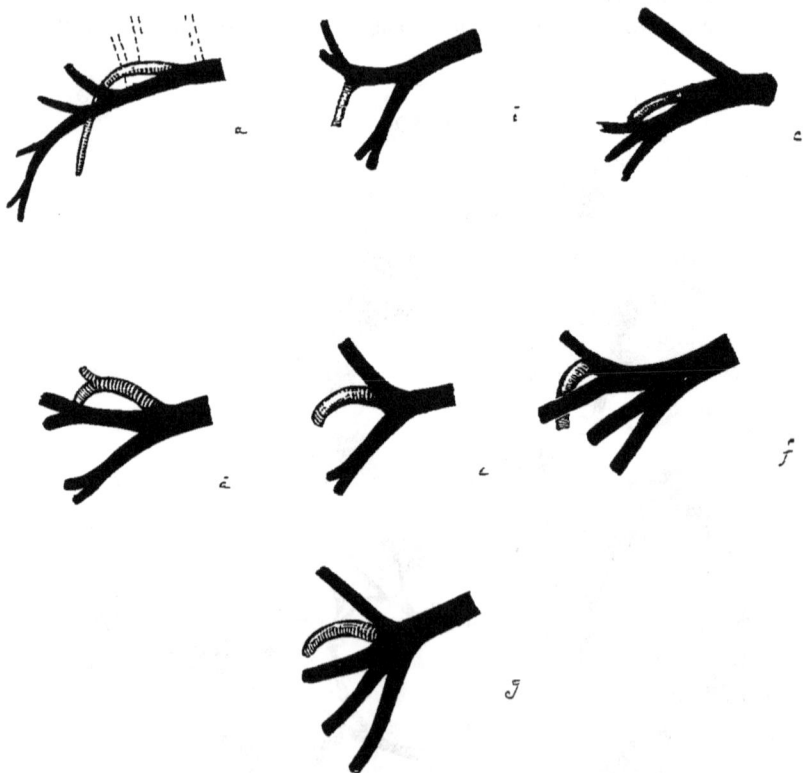

Fig. 32. — Schéma des modes de division de l'artère rénale

a Bifurcation en pré et rétro pyélique. Naissance variable de la polaire supérieure — *b* bifurcation
en pré-pyélique et artère du pôle supérieur qui donne la rétro-pyélique — *c*. L'artère donne la
polaire supérieure et se bifurque en pré et rétro-pyélique — *d* L'artère se bifurque en deux branches antérieures et une rétro-pyélique qui donne la polaire — *e* L'artère se trifurque en polaire
rétro pyélique et pré-pyélique — *f* L'artère se trifurque en deux branches antérieures et une branche qui donne la polaire la rétro-pyélique et une branche antérieure — *g* Épanouissement en
bouquet en une polaire une rétro pyélique, trois branches antérieures.

c) GROUPE SPERMATIQUE. — C'est un rameau volumineux qui contourne toute la convexité pour s'anastomoser avec la capsulaire
moyenne, formant ce qu'on appelle l'arc exo-rénal.

d) GROUPE CAPSULAIRE. — C'est la capsulaire moyenne qui forme la
partie supérieure de l'axe exo-rénal.

e) GROUPE LOMBAIRE. — Ce sont des rameaux venant des trois premières lombaires et gagnant la partie postérieure de la capsule.

f) GROUPE AORTIQUE. — Rameaux inconstants venus directement de l'aorte.

g) GROUPE DIAPHRAGMATIQUE INFÉRIEUR. — Rameaux issus de l'artère de ce nom.

Par l'intermédiaire de ces anastomoses l'artère rénale communique donc avec les systèmes voisins : mais ces anastomoses sont loin d'être suffisantes pour avoir un intérêt pratique et permettre la ligature de l'artère rénale.

Nous avons dit que l'artère rénale se divise ordinairement en trois branches; toutefois, il y a de nombreuses variations, c'est pourquoi les auteurs ne sont point d'accord. Ainsi, les classiques français décrivent trois ou quatre branches, une derrière le bassinet et deux ou trois devant: les classiques allemands décrivent seulement une branche dorsale et une branche ventrale.

Parmi les travaux récents, il faut signaler ceux de Glantenay, Wiart, Gérard, Brödel, Zondek, Grégoire.

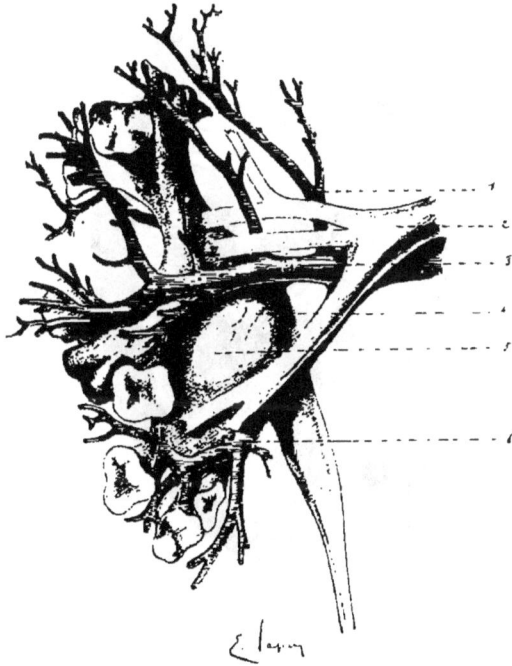

Fig. 55. — Injection du bassinet et des artères à la gélatine. On a conservé les plus grosses branches veineuses.

1. Artère du pôle supérieur.— 2. Veine rénale. — 3. Tronc antérieur de l'artère rénale. — 4. Artère rétro-pyélique (en pointillé). — 5. Bassinet. — 6. Artère rénale, branche antérieure et inférieure. Cette pièce n'a pas été corrodée, mais disséquée simplement.

Nous-même avons repris récemment cette question avec Papin[1] et dans une statistique plus nombreuse que toutes celles des auteurs précédents (dissection complète de 65 reins tous figurés) nous sommes arrivés aux conclusions suivantes :

Dans le cas où il y a une seule artère rénale (les autres cas seront envisagés aux anomalies), elle fournit trois branches essentielles, qui sont :

La prépyélique ou ventrale;

1. ALBARRAN et PAPIN. Anatomie du bassinet. *Revue de Gynécol. et de Chir. abdom.*, 1908.

La rétro-pyélique ou dorsale ;

La polaire supérieure.

L'artère rénale se présentait ainsi sur 49 cas où elle était unique.

1° Bifurcation en pré-pyélique et rétro-pyélique : la polaire supérieure naît tantôt du tronc avant bifurcation, tantôt d'une quelconque des deux branches : 25 cas.

2° Bifurcation en une branche supérieure et une inférieure, toutes deux pré-pyéliques, la supérieure donnant la rétro-pyélique : 7 cas.

3° Bifurcation en une branche polaire supérieure et une prépyélique, d'où se détache la rétro-pyélique : 2 cas.

4° Trifurcation en deux pré-pyéliques et une rétro-pyélique : 8 cas.

5° Trifurcation en pré-pyélique, rétro-pyélique et polaire supérieure : 6 cas.

6° Trifurcation en trois pré-pyéliques dont la supérieure donne la rétro-pyélique et la polaire supérieure : 2 cas.

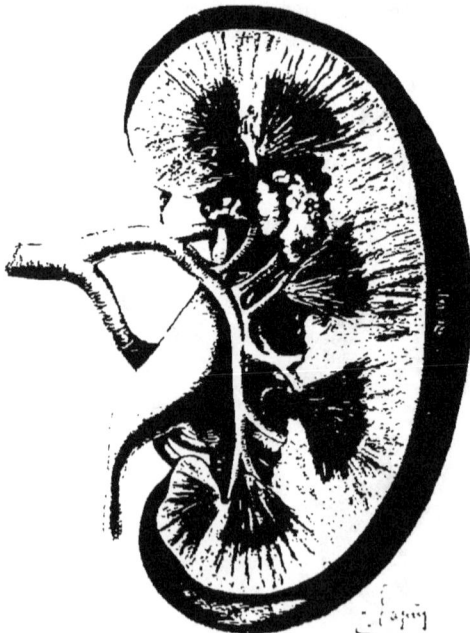

Fig. 34. — Vue d'arrière. Type d'artère rétro-pyélique bien développée descendant en arrière tout le long du bassinet.

7° Épanouissement en un bouquet de trois pré-pyéliques, une rétro-pyélique et une polaire supérieure : 1 cas.

Nous voyons que le mode de ramescence est des plus variables, mais ce qui importe c'est la division en **système ventral**, toujours plus important, et **système dorsal**, et, de plus, l'individualisation d'une branche polaire supérieure.

Les branches antérieures, issues par divisions successives de la ou des **branches pré-pyéliques**, s'étalent au-devant du bassinet, tantôt devant, tantôt derrière la veine (nous reviendrons sur ce point en étudiant le pédicule dans son ensemble), et constituent un éventail dont le sommet répond au point de division du tronc artériel et dont la base occupe toute la hauteur du sinus du rein.

L'artère du pôle supérieur est à peu près constante ; deux fois seulement, au cours de nos recherches, nous ne l'avons pas vue s'individualiser avant l'entrée dans le rein, mais, comme nous l'avons dit, son origine est variable : il s'ensuit que son trajet est tantôt presque horizontal, tantôt fortement oblique. Sa terminaison se fait tantôt dans le hile, tantôt directement à la surface du pôle en avant, en arrière ou en dedans. Son volume est très variable : c'est surtout dans les reins à extrémité supérieure renflée et très volumineuse qu'on voit une grosse artère polaire pénétrant le rein à distance du hile. L'artère polaire peut aussi être double, un rameau provenant de chacune des deux branches pré et rétro-pyéliques.

L'artère rétro-pyélique est des plus intéressantes au point de vue chirurgical et trop peu décrite dans les classiques. Sa constance n'a plus besoin d'être démontrée : la division du système artériel du rein en deux valves ventrale et dorsale par rapport au bassinet est aujourd'hui mise hors de doute. Mais l'artère rétro-pyélique peut présenter des variations d'origine, nous l'avons vu déjà, et des varia-

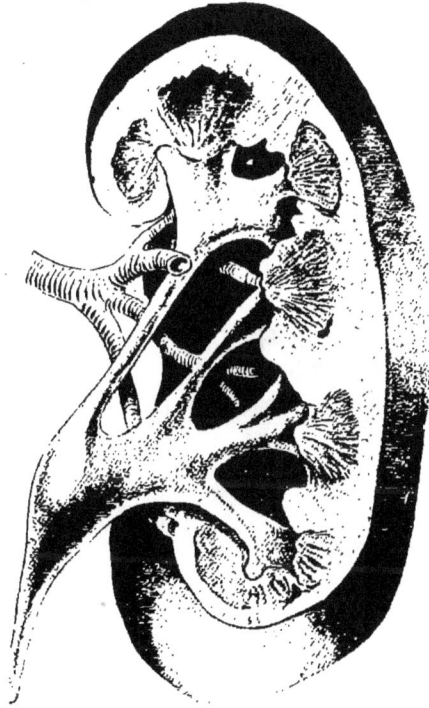

Fig. 55. — Vue d'arrière : rétro-pyélique coupée en haut. Type d'hémi-bassinet ramifié.

tions de trajet : en général, elle passe par-dessus le bassinet et court juste sous la lèvre postérieure du hile et cachée par la saillie de cette lèvre : elle peut pourtant être oblique et croiser la face postérieure du bassinet, qu'on dit avasculaire, ce qui est vrai en général. Enfin, exceptionnellement, nous avons vu la rétro-pyélique passer par-dessous le bassinet ou bien encore une rétro-pyélique passer par-dessus le bassinet et fournir à la moitié supérieure du rein, et un autre passer par-dessous pour fournir à la moitié inférieure. Le calibre de la rétro-pyélique est ordinairement plus petit que celui de la branche antérieure, parfois égal, jamais plus gros : au contraire, il arrive souvent qu'il est deux ou trois fois moindre. L'artère rétro-pyélique, en cheminant dans le sinus, fournit par voie monopodique des branches de

division qui constituent en arrière du bassinet un éventail artériel analogue à celui des branches antérieures. Quant à l'artère polaire supérieure, ses branches se divisent bientôt en deux systèmes qui se rattachent, l'un au plan artériel antérieur, l'autre au plan postérieur.

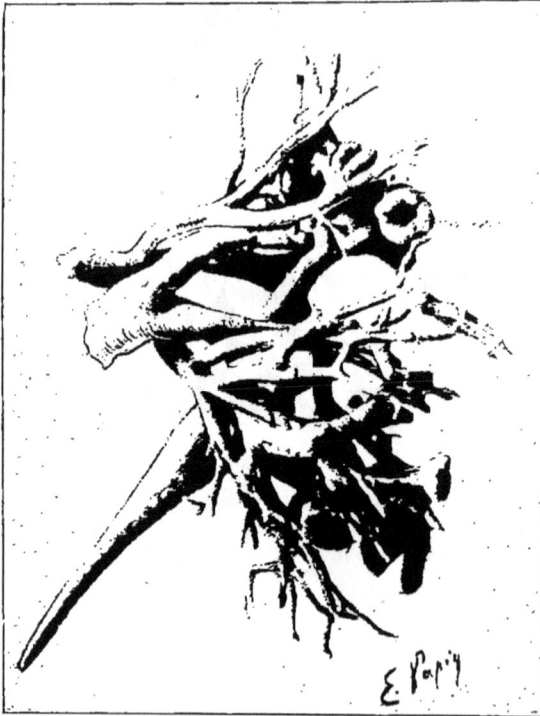

Fig. 56. — Injection du bassinet, des artères et des gros
troncs veineux. Rein gauche vu par devant.

On voit nettement la veine devant les artères, celles-ci au nombre
de 3. une polaire supérieure, une rétro-pyélique et une antérieure
étalée en éventail. Devant les ramifications du bassinet (dans le
sinus), artères et veines s'entrecroisent de telle façon qu'il est
difficile de schématiser leur disposition.

Les branches de
division de l'artère
vont alors pénétrer
dans l'épaisseur du
parenchyme. Le si-
nus du rein est une
poche aplatie d'avant
en arrière dont les
parois présentent
deux sortes de sail-
lies séparées par des
sillons : les unes ont
la forme de cônes
plus ou moins régu-
liers, ce sont les pa-
pilles ou sommet des
pyramides de Malpi-
ghi ; les autres sont
des bourrelets irré-
guliers saillant entre
les papilles, ce sont
les colonnes de Ber-
tin. C'est dans les
sillons qui séparent
les colonnes de Ber-
tin des papilles, que
pénètrent les ra-
meaux artériels. Une
branche, en arrivant

à ce niveau, a subi de trois à cinq divisions.

Les artères peuvent revêtir trois types principaux, d'après Schmerber :

1° L'artère est destinée à une seule pyramide : elle arrive au sommet
d'une papille et se bifurque pour pénétrer dans le sillon qui entoure la
papille : c'est un type infantile, rare chez l'adulte (type lobaire) ;

2° L'artère est destinée à deux pyramides : elle arrive au niveau
d'une colonne de Bertin et se bifurque pour pénétrer dans les sillons
qui séparent la colonne de Bertin des deux pyramides voisines. C'est le
type bilobaire ;

5° L'artère, au lieu de se bifurquer avant d'entrer dans le parenchyme, chemine quelque temps au centre de la colonne de Bertin et s'y divise pour fournir aux deux pyramides voisines. C'est le type interlobaire.

Les artères cheminent alors le long des pyramides, en se creusant une sorte de cannelure, et s'incurvent vers la base des pyramides. Il existe ainsi autour de chaque pyramide quatre ou cinq de ces artères. C'est à tort qu'on les appelle interlobaires, elles sont en réalité intralobaires puisqu'elles cheminent entre la moelle et l'écorce de chaque lobe.

D'après les classiques, ces artères s'envoient des anastomoses tout autour de la pyramide, puis elles s'inclinent les unes vers les autres et forment au niveau de la base de chaque pyramide une sorte de grillage dont chaque maille entoure la base d'une pyramide de l'errein. C'est ce qu'on appelle la voûte artérielle sus-pyramidale.

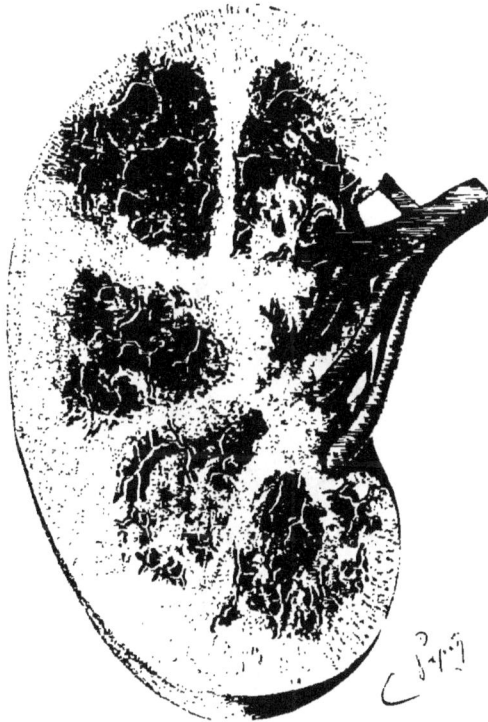

Fig. 37. — Injection des artères du rein à la masse de Hyrtl. Corrosion de la moitié du rein.

On voit les branches artérielles situées à la périphérie de chacune des pyramides (qui apparaissent plus foncées) se recourber les unes vers les autres.

Or, depuis longtemps, Hyrtl a démontré que les **artères du rein ne s'anastomosent ni à la base, ni autour de la pyramide**. Hyrtl se fondait sur des pièces obtenues par corrosion; Bérard et Destot confirment le fait par la radiographie, et depuis, les travaux de Max Brödel, de Gérard, de Zondek, de Dieulafé, de Grégoire et nos propres recherches avec Papin permettent d'affirmer la terminalité des artères du rein.

La description qui répond à la réalité des faits est donc la suivante : Les artères cheminent à peu près parallèlement au plan médian du rein. Les rameaux destinés à l'écorce ne peuvent provenir que d'une de leurs faces, celle qui regarde la surface du rein. La face appliquée sur la pyramide ne fournit aucun vaisseau. Les rameaux corticaux naissent des artères interlobaires à peu près perpendiculairement comme les aiguilles du sapin. C'est seulement près du plan médian du rein qu'ils se continuent directement avec les artères interlobaires. Dans l'écorce, les artères courent perpendiculairement à la surface du rein, en direction radiée : aussi les appelle-t-on artères radiées.

Nous serons bref sur les divisions ultimes qui n'intéressent plus

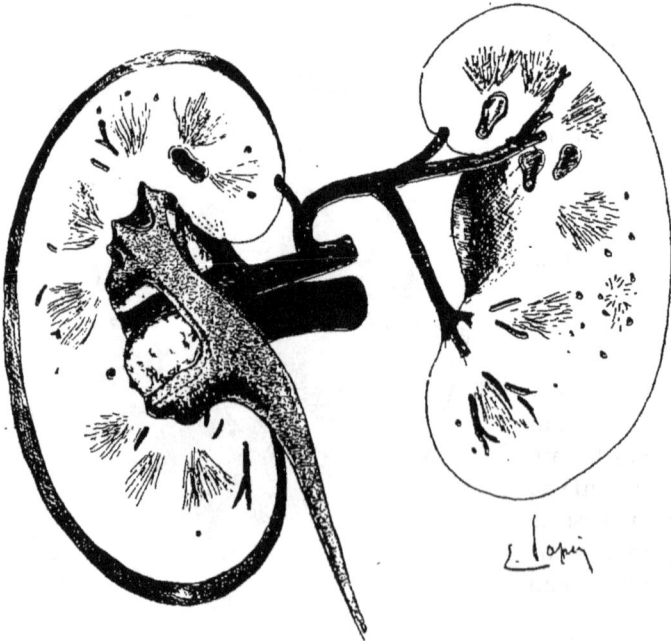

Fig. 38.

Bassinet en jaune. artères en rouge. veines en bleu. Injection à la gélatine. Le rein a été coupé en deux valves : la postérieure, bien plus petite (environ le tiers du rein), représente à peu près le territoire de la rétro-pyélique qui a été entraînée avec elle, la naissance de cette artère servant de charnière.

l'opérateur : on sait que des artères radiées partent latéralement les artérioles afférentes des glomérules; du glomérule se détache l'artère efférente.

Les artères du labyrinthe et celles de la substance médullaire proviennent des artères efférentes des glomérules; en outre, un certain nombre des artérioles qui descendent dans la médullaire (arteriæ rectæ) proviennent directement des branches de l'écorce avant le glomérule; ce sont les arteriæ rectæ veræ, par opposition aux branches issues du glomérule et appelées arteriæ rectæ spuriæ.

Tel est, grossièrement résumé, le mode de terminaison des artères rénales.

Mais il est un point très intéressant pour le chirurgien : c'est l'existence de territoires artériels dans le rein. **Il n'y a pas d'anastomoses entre les artères** du rein : par conséquent, si l'on injecte une branche déterminée de cette artère, on remplira seulement le territoire propre de cette branche et non les territoires voisins : c'est ce qui arrive en effet.

Depuis longtemps Hyrtl avait décrit ce qu'il appelle la division naturelle du rein.

Si on fait une préparation par corrosion des artères du rein, on voit qu'on peut ouvrir cette préparation en 2 valves comme une huître : de ces 2 valves, l'une est antérieure au bassinet et l'autre postérieure. La ligne d'ouverture répond au bord convexe et la charnière à peu près au hile, au point

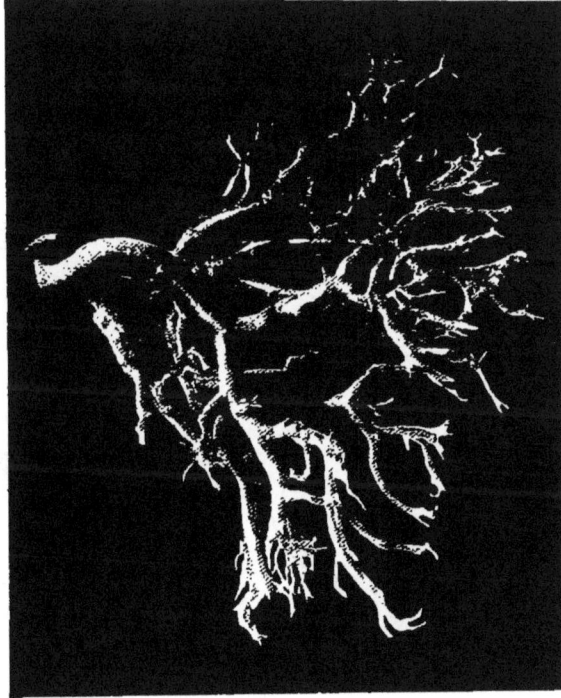

Fig. 59. — Les artères du rein. Pièce injectée et corrodée.
Rein droit vu d'arrière.

Les systèmes antérieur et postérieur très nets naissent ici par bifurcation ; l'artère rétro-pyélique est volumineuse et les deux systèmes antérieur et postérieur ont presque un égal développement.

où l'artère rétro-pyélique se sépare du système artériel antérieur (figure 58).

La ligne de démarcation entre ces 2 systèmes artériels ne répond pas au bord convexe exactement, mais est un peu en arrière et en dedans de lui. C'est une ligne festonnée, *ligne de partage du sang*, ou ligne exsangue de Hyrtl, ligne d'incision de choix pour la néphrotomie.

On voit que la valve postérieure est plus petite, à la fois moins large et moins haute (fig. 40).

D'après Brödel, ordinairement il y a en avant du bassinet les 3/4 des branches artérielles et 1/4 seulement en arrière : mais le rapport peut être :

$$4/5 \text{ devant. } 1/5 \text{ derrière.}$$
$$2/5 \quad - \quad 1/5 \quad -$$
$$1/2 \quad - \quad 1/2 \quad -$$

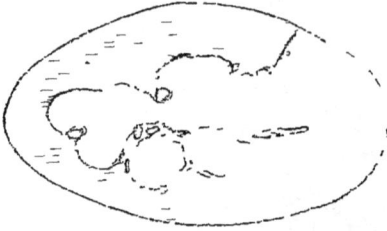

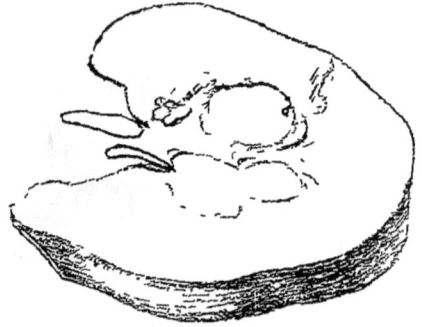

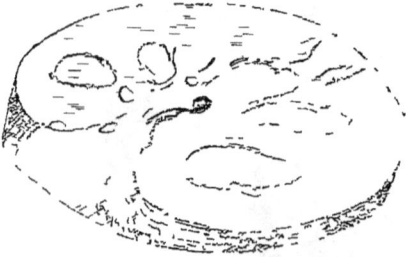

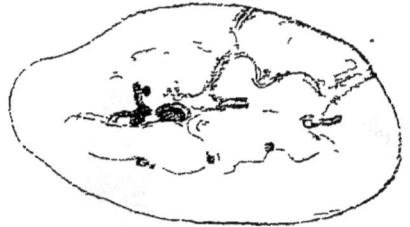

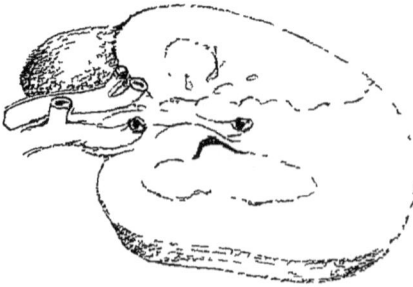

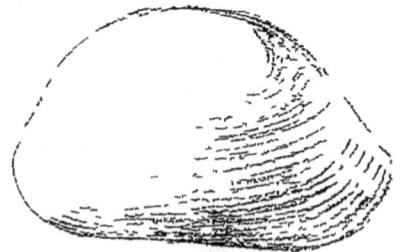

Fig. 40 — Partage des territoires artériels antérieur et postérieur

Pour bien mettre en évidence chacun des deux territoires, nous avons injecté séparément chacun des deux territoires antérieur et postérieur avec des couleurs qui diffusent, par exemple l'éosine ou le bleu de méthylène : on obtient ainsi une véritable imprégnation de chaque territoire, bien visible sur une série de coupes horizontales (fig. 40).

Si l'on considère une de ces coupes passant par la partie moyenne du rein, vers le lieu ordinaire de la néphrotomie, on voit alors ceci : les pyramides sont rangées en deux colonnes antérieure et postérieure : la branche pré-pyélique fournit à toute la pyramide antérieure et à une partie de la pyramide postérieure ; la branche rétro-pyélique fournit au reste de la pyramide postérieure, de sorte que, comme le dit justement Brodel, le plan de division entre les artères rénales répond à peu près à l'axe du rang postérieur des calices.

On a essayé d'aller plus loin et de subdiviser systématiquement chacun de ces deux territoires ; c'est ce qu'ont fait notamment Bérard et Destot, Gérard et Castiaux ; mais ceci nous entraînerait un peu loin et nous renvoyons simplement le lecteur aux travaux de ces auteurs.

Anomalies des artères du rein.

C'est là un chapitre très intéressant et très riche des anomalies artérielles. Nous n'en retiendrons que ce qui peut être utile au chirurgien.

On peut distinguer :

1° Anomalies de nombre ;

2° Anomalies d'origine ;

3° Anomalies de direction et de rapports ;

4° Anomalies de pénétration dans la substance rénale ,

5° Anomalies de distribution.

Nous négligeons une autre catégorie admise par Macalister et Rousseau (*Th. de Paris*, 1894), les anomalies de division, que nous avons suffisamment décrites et qui ne sont en réalité que des variations.

1° **Anomalies de nombre.** — Le seul cas de diminution de nombre, d'ailleurs très rare, consiste dans la naissance des deux artères rénales par un seul tronc au-devant de l'aorte.

Bien plus fréquentes sont les anomalies par excès.

Sur les 65 cas que nous avons étudiés, nous avons trouvé 11 fois 2 artères et 3 fois 3 artères, soit 23,3 p. 100, chiffre un peu moins élevé que celui donné par Gérard.

Le cas le plus fréquent est celui d'une artère supplémentaire pour le pôle inférieur du rein : elle est tantôt et le plus souvent pré-pyélique, tantôt rétro-pyélique ; ce n'est point ici le lieu de discuter sur les conséquences qu'elle peut avoir au point de vue de la pathogénie des hydronéphroses.

Vient ensuite l'artère supplémentaire du pôle supérieur ; il ne faut

pas confondre l'artère supplémentaire du pôle supérieur, assez rare,
avec une branche polaire prématurément bifurquée et pénétrant dans
le rein hors du hile. Cette disposition est très fréquente, comme nous
le verrons tout à l'heure.

Les autres anomalies de nombre sont des raretés ; toutefois, nous

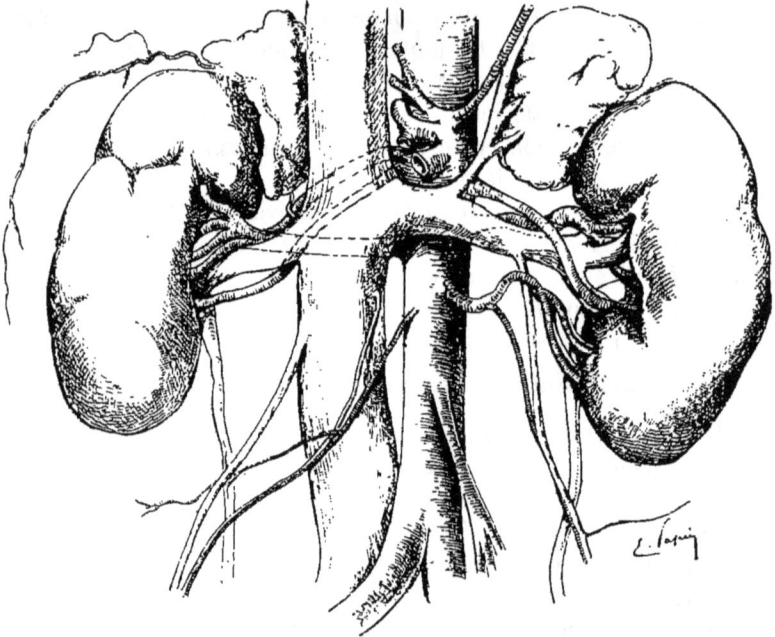

Fig. 41. — Anomalie rare des artères du rein.

Trois artères de chaque côté : à gauche, l'artère inférieure donne la spermatique et la supérieure
surcroise la moyenne ; à droite, l'artère inférieure horizontale passe au-devant des deux autres,
obliquement descendantes.

avons rapporté un beau cas d'artère triple de chaque côté avec deux
reins normaux (fig. 41).

On peut trouver jusqu'à 4 artères.

Mais nous n'envisageons ici que les reins normaux et non les reins
ectopiques ou les reins doubles, qui tous présentent des artères anormales.

2° **Anomalies d'origine.** — Les artères rénales, bien que naissant de
l'aorte, peuvent avoir une origine anormale, qu'elle soit reportée en
avant ou en arrière, ou qu'elle soit déplacée dans le sens de la hauteur.

Les origines extra-aortiques (iliaque primitive, iliaque interne, etc.),
ne se voient que dans les reins dystopiques.

3° **Anomalies de direction et de rapport.** — Nous avons déjà signalé
l'obliquité variable des artères ; nous reviendrons plus loin sur les rap-

ports avec les veines. On a vu l'artère rénale passer derrière le bassinet, et l'artère rénale droite cheminer devant la veine cave.

4° **Anomalies de pénétration.** — Des branches de l'artère rénale ou
des artères anormales peuvent pénétrer dans le rein en dehors du hile ;
le cas le plus fréquent est celui de la polaire supérieure pénétrant le
rein au-dessus du hile à 2, 3 centimètres ou plus. On peut voir une
disposition analogue au pôle inférieur ; enfin, nous avons vu des ra-

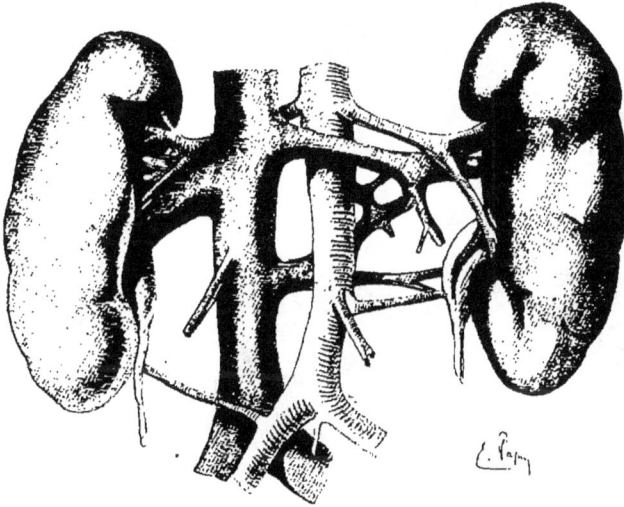

Fig. 42. — Anomalie des vaisseaux du rein.

Disposition intéressante des veines et des artères. — Deux artères de chaque côté : à droite, une grosse
veine ; à gauche, deux veines avec un plexus qui les réunit en passant derrière l'aorte : à gauche, le
bassinet est bifurqué au-dessous du hile.

meaux pénétrer le rein par sa face antérieure ou par sa face postérieure.

5° **Anomalies de distribution.** — L'artère rénale peut donner deux
capsulaires (inférieure et moyenne), rarement trois, la diaphragmatique inférieure, une ou plusieurs lombaires ; enfin même une branche
hépatique à droite, ou pancréatique à gauche.

Mais l'anomalie la plus fréquente, c'est l'artère spermatique fournie
par la rénale.

II. — Les veines du rein.

Le système veineux du rein n'est point calqué sur le système artériel.

A la limite qui sépare la moelle de l'écorce courent de larges veines
parallèles à la surface du rein : veines arciformes ou arcades veineuses.

Contrairement aux artères, ces veines rénales sont anastomosées les unes avec les autres et il existe bien réellement une voûte veineuse sus-pyramidale.

Les arcades veineuses se déversent dans des troncs plus volumineux qui suivent les artères interlobaires et arrivent ainsi au niveau du sinus.

Si l'on en croit la plupart des auteurs, ces veines se divisent en deux systèmes analogues aux deux systèmes artériels : l'un antérieur et l'autre postérieur. Et Disse ajoute même : la division naturelle du rein existe également pour les veines, ce qui est complètement inexact, comme nous le verrons tout à l'heure.

Les veines arciformes reçoivent des affluents des deux côtés : les plus nombreuses et les plus grosses viennent de la substance corticale, les plus faibles de la portion médullaire.

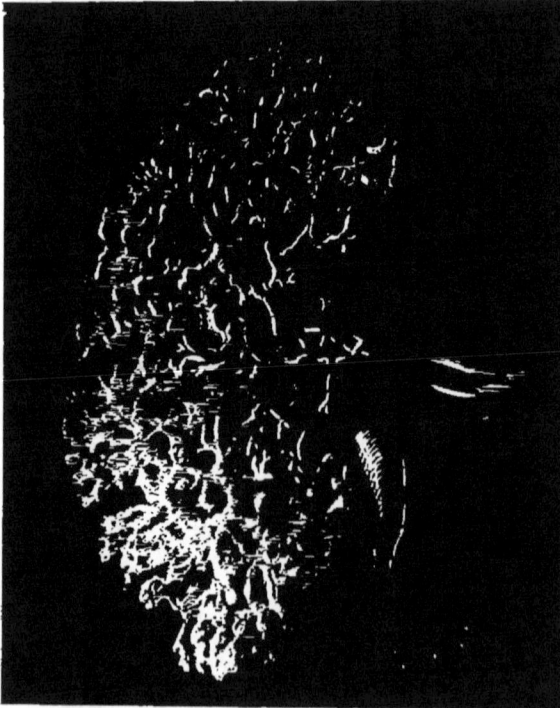

Fig. 43. — Injection des veines du rein et du bassinet avec la masse de Rejsek. Corrosion avec HCl.

Il est difficile de voir sur ce dessin la disposition exacte des veines : mais sur la pièce même on trouve un certain nombre d'anastomoses sus-pyramidales. On voit seulement ici l'importance du réseau veineux du rein qu'on ou coupe nécessairement et largement quelle que soit l'incision de la néphrotomie.

Les veines qui viennent de la surface corticale sont les veines interlobulaires et les veines corticales profondes.

Les veines interlobulaires recueillent le sang des capillaires de l'écorce et descendent vers les veines arciformes, en suivant une direction radiée.

Ces veinules naissent sous la capsule de 4 ou 5 veines horizontales sous-corticales qui convergent en forme d'étoile. C'est l'étoile veineuse de Verheyen.

Les veines interlobulaires, en cheminant vers la voûte veineuse sus-pyramidale, reçoivent de petits affluents venant du réseau capillaire du labyrinthe.

Henle a montré que le sang veineux de la zone corticale ne s'écoule

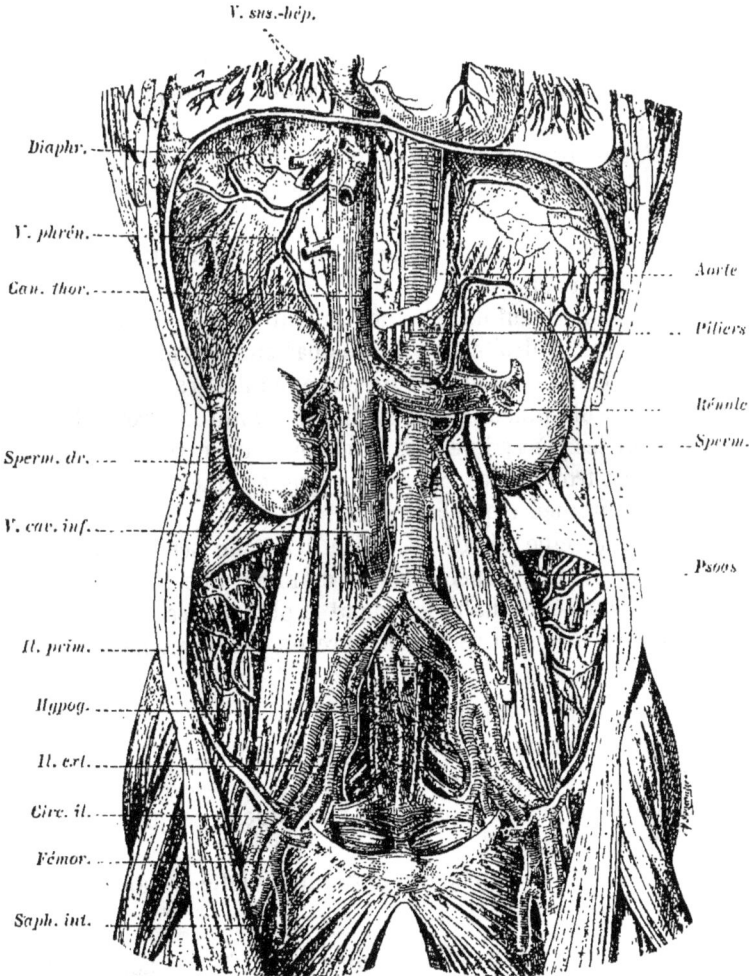

V. sus.-hép.

Diaphr.

V. phrén.

Can. thor.

Aorte

Piliers

Rénale

Sperm. dr.

Sperm.

V. cav. inf.

Psoas

Il. prim.

Hypog.

Il. ext.

Circ. il.

Fémor.

Saph. int.

Fig. 44. — Veine cave inférieure (d'après Bonamy et Beau).

pas seulement par les veines interlobulaires, mais aussi par des veines profondes qui débouchent directement dans les veines arciformes: elles recueillent le sang de la partie profonde de la zone corticale, tandis que le sang de la moitié supérieure remonte en sens inverse pour se jeter dans les veines horizontales qui sont l'origine des veines interlobulaires.

Quant aux veines de la moelle, ce sont les *venulæ rectæ*, petits troncs

4*

ascendants qui cheminent parallèlement aux *arteriæ rectæ* et gagnent la concavité de la voûte veineuse.

Telle est, schématiquement, la disposition des veines dans le rein ; nous voyons déjà qu'elles s'anastomosent largement à la base des pyramides. Revenons maintenant aux veines collectrices des veines interlobulaires.

La disposition des veines dans le sinus est bien moins connue et bien plus compliquée que celle des artères. Nous avons fait déjà à ce sujet quelques recherches avec Papin, injections et corrosions que nous continuerons et qui nous permettent de confirmer dans ses lignes principales la description donnée par Hauch qui s'éloigne notablement de la description classique.

Reprenons, pour plus de clarté, la description en sens inverse, c'est-à-dire en partant de la veine cave.

Les veines rénales naissent de la veine cave inférieure au niveau de la deuxième lombaire, la droite un peu plus bas en général.

Elles se dirigent comme les artères en bas et en dehors.

Leur calibre est volumineux. Charpy dit 7 à 10 millimètres. Mais il nous a semblé, sur les pièces injectées et surtout sur le vivant, que ces chiffres sont un peu trop faibles. Sappey dit que la veine rénale gauche est un peu plus volumineuse que la droite.

Habituellement, la veine rénale se divise avant de pénétrer dans le hile en deux branches, une supérieure ou crâniale, une inférieure ou caudale : la supérieure étant habituellement la plus grosse.

Mais avant sa bifurcation la veine rénale reçoit des branches collatérales :

1° La veine capsulaire inférieure ;
2° La veine urétérique qui monte le long de l'uretère :
3° Les veines capsulo-adipeuses ;
4° La veine spermatique ou utéro-ovarienne gauche se jette dans la veine rénale gauche ;
5° Souvent aussi la veine capsulaire moyenne se jette à gauche dans la veine rénale.

Les veines capsulo-adipeuses, bien décrites par Tuffier et Lejars, sont calquées sur le système artériel et l'on peut distinguer autant de groupes :

1° Groupe rénal : branches qui traversent le parenchyme rénal sans s'y diviser et gagnent la capsule adipeuse ;
2° Groupe mésentérique : rameaux des veines coliques anastomosés avec les veinules de la capsule adipeuse ;
3° Groupe spermatique : c'est l'arc veineux exo-rénal qui en haut se continue avec la capsulaire :

4° Groupe capsulaire : rameaux venus des capsulaires inférieure et moyenne, dont l'un complète l'arc exo-rénal ;

5° Groupe lombaire : rameaux anastomosés avec les lombaires et la lombaire ascendante, origine de l'azygos. A gauche, c'est le tronc réno-azygo-lombaire de Lejars. Ces veines communiquent par des branches perforantes avec le réseau veineux sous-cutané lombaire.

Il faut signaler encore les réseaux veineux qui entourent le douzième nerf intercostal et les abdomino-génitaux.

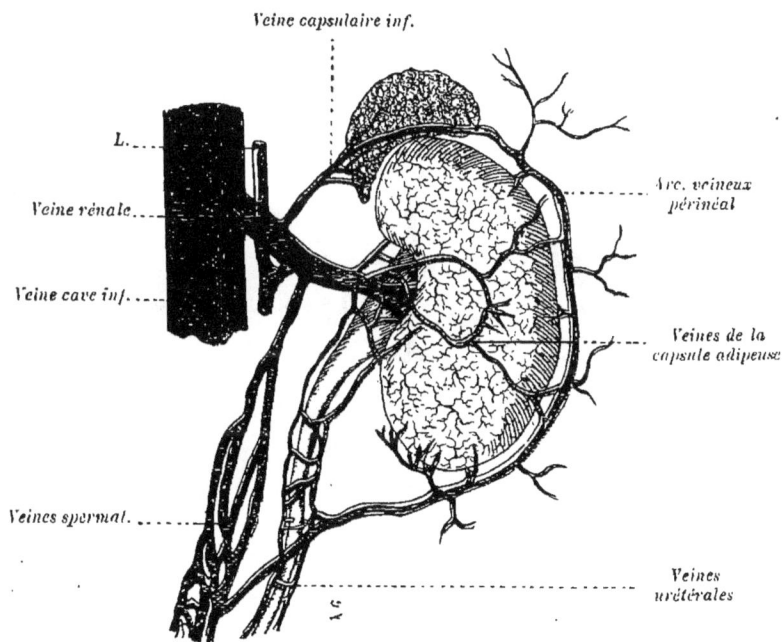

Fig. 45. — Anastomoses des veines du rein avec les réseaux veineux voisins. Étoiles de Verheyen (imité de Tuffier et Lejars).

Les deux branches terminales de la veine rénale se divisent chacune en rameaux de deuxième, puis de troisième ordre qui s'étalent en éventail sur la face antérieure du bassinet et courent dans les espaces qui séparent les calices de la rangée antérieure (voir fig. 46).

Entre ces rameaux il y a ordinairement de petites anastomoses transversales (Hauch, Gérard et Castiaux).

Chacune des veines qui cheminent entre les calices se divise à peu près dans le plan médian en trois branches, une ascendante, une descendante et une postérieure.

Les branches ascendante et descendante s'anastomosent et la série de ces anastomoses forme des arcades dont l'ensemble constitue la veine médiane qui court entre la rangée des calices ventraux et celle des calices dorsaux :

Le rameau postérieur passe entre les deux calices voisins de la rangée postérieure et se bifurque en rameaux ascendant et descendant qui constituent une nouvelle série d'arcades derrière la rangée postérieure des calices.

Les rameaux extrêmes de l'éventail veineux antérieur passent par-dessus et par-dessous le bassinet pour gagner la série des arcades dorsales.

Ce système veineux dorsal est, en outre, drainé par une veine dorsale ou rétro-pyélique, mais, qui n'est pas constante, car Hauch ne la

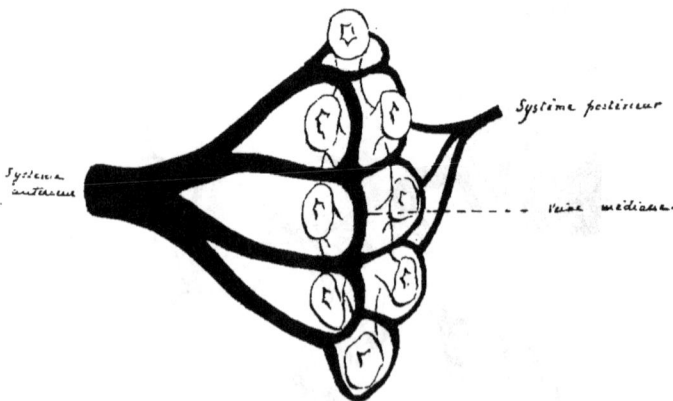

Fig. 46. — Schéma des veines du rein.

Le système veineux antérieur est très développé, le postérieur très grêle. Les deux systèmes s'unissent au niveau de la série d'arcades qui forment la veine médiane.

Le bassinet est vu par son bord externe, le système veineux déployé en avant et en arrière autour de la veine médiane comme charnière.

trouve que dans 5 cas sur 29 et, d'ailleurs, qui est toujours bien plus petite que la veine antérieure. Elle peut pourtant, nous l'avons vu plusieurs fois, être très gênante dans la pyélotomie.

C'est au niveau des arcades veineuses qui circonscrivent les calices que viennent déboucher les veines interlobulaires, issues du parenchyme rénal, dans les sillons qui séparent les papilles des colonnes de Bertin. Le système veineux du rein est entièrement avalvulé.

Les **anomalies des veines** du rein sont nombreuses, mais bien moins intéressantes que celles des artères : si une veine est gênante, on peut la couper entre deux ligatures, les anastomoses sont suffisantes pour qu'il n'en résulte aucun accident. Au contraire, et nous avons maintes fois vérifié le fait sur l'animal, on ne peut lier une branche artérielle du rein, sans déterminer la nécrose de tout le territoire de cette artère.

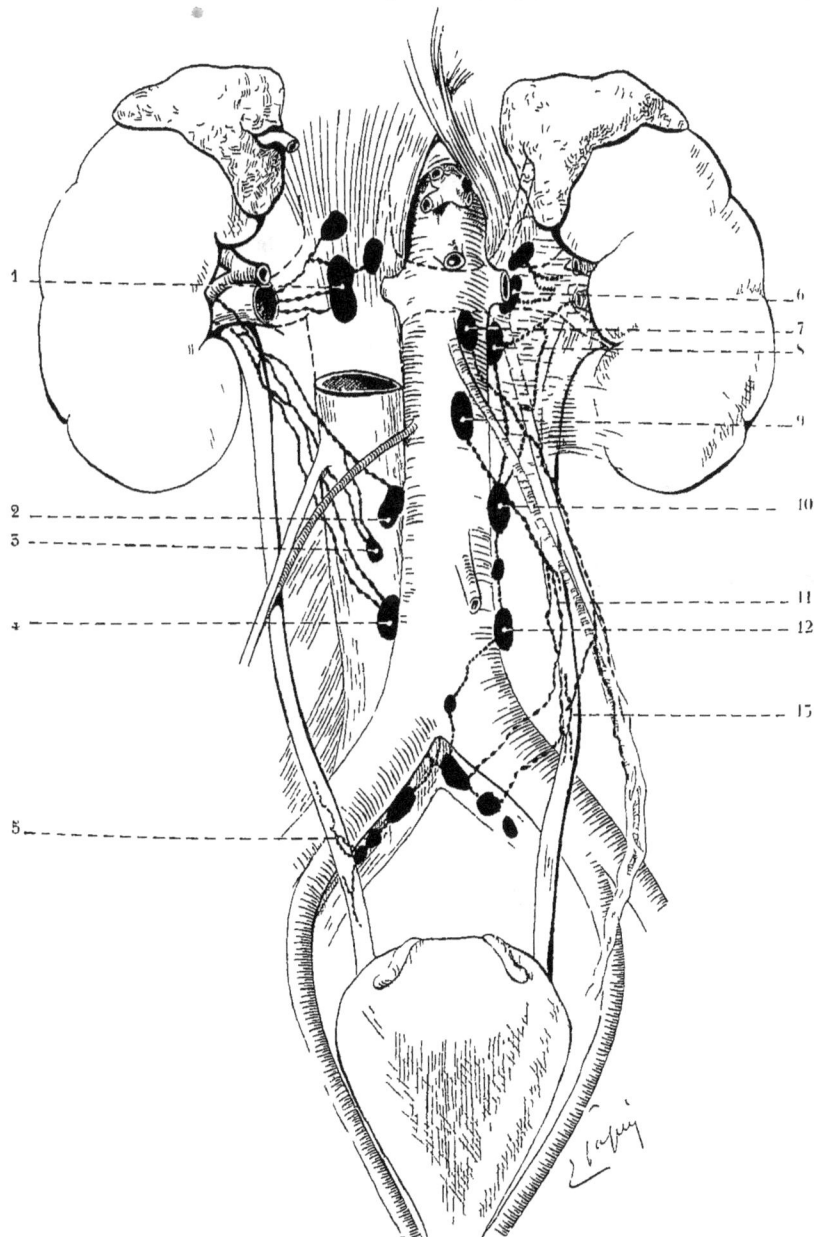

Fig. 47 — Lymphatiques du rein

1 Ganglion juxta-aortique droit retro-veineux — 2 et 3 Ganglions juxta-aortiques droits au dessous des vaisseaux spermatiques — 4 Ganglion juxta-aortique droit pre-veineux — 5 Lymphatiques de l'uretere allant aux ganglions de l'iliaque primitive — 6 Ganglion juxta-aortique retro-veineux — 7 Ganglion juxta-aortique gauche — 8 et 9 Ganglions pre-aortiques — 10 Ganglion juxta-aortique gauche — 11 Lymphatiques ureteraux — 12 Ganglion juxta-aortique gauche — 13 Lymphatiques ureteraux allant aux ganglions de l'iliaque primitive

III. — Lymphatiques du rein.

On les divise en superficiels et profonds. Les profonds cheminent entre les *tubuli contorti* du labyrinthe et entre les tubes collecteurs des pyramides de Malpighi, les superficiels courent sous la capsule fibreuse.

Enfin Stahr, auquel nous devons la description la plus récente et la plus complète des lymphatiques du rein, a pu injecter un réseau spécial de la capsule adipeuse.

Les lymphatiques superficiels se jettent d'une part dans le réseau profond, d'autre part, dans le réseau de la capsule adipeuse.

Les lymphatiques profonds aboutissent à de gros collecteurs au nombre de quatre à sept, qui émergent au niveau du hile et cheminent les uns devant les autres derrière la veine.

D'après Cunéo, les lymphatiques profonds se terminent ainsi : à droite, les troncs se divisent en antérieurs (devant la veine) qui aboutissent aux ganglions juxta-aortiques droits, situés devant la veine cave, et postérieurs, qui cheminent derrière les vaisseaux rénaux et aboutissent aux ganglions situés derrière la veine cave sur le pilier droit du diaphragme.

A gauche, tous les collecteurs se jettent dans quatre ou cinq ganglions du groupe juxta-aortique gauche, qui s'échelonnent sur le flanc de l'aorte.

Souvent on trouve de petits relais ganglionnaires sur le trajet des collecteurs (Stahr, Cunéo).

Le réseau de la capsule adipeuse qui communique, comme nous l'avons dit, avec les lymphatiques superficiels du rein, aboutit aux mêmes ganglions que les lymphatiques du rein.

IV. — Nerfs du rein.

Pappenheim a montré le premier que des filets nerveux pénètrent autour des artères dans le sinus et dans le parenchyme; il a pu les suivre jusqu'aux artères de $0^{mm},05$ de diamètre. Kolliker les a retrouvés sur les artères interlobulaires, et enfin Retzius a vu, par la méthode de Golgi, leurs terminaisons dans la paroi de ces artères et dans le glomérule, autour duquel ils forment un réseau. Azoulau a pu suivre les terminaisons jusque dans le glomérule, sous la capsule de Bowmann, et, récemment, M. d'Évaut les a de nouveau décrites.

En revanche, les terminaisons autour des canalicules sont moins bien connues. Kolliker, Retzius, ont bien vu des filets nerveux entre les tubes. Disse les a vus et figurés dans l'écorce; d'après lui, ils se détachent des réseaux péri-artériels, mais il n'a pu discerner s'ils pénétraient dans l'épithélium. Smirnow est allé plus loin et a décrit les terminaisons entre les cellules.

Dans la moelle, on trouve également deux sortes de filets nerveux qui semblent descendre de l'écorce, les uns autour des vaisseaux, les autres autour des tubes collecteurs.

Tous ces nerfs proviennent du plexus cœliaque.

Étude topographique du pédicule rénal. — Les reins, logés, de chaque côté, dans les fosses lombaires, sont rattachés aux gros vaisseaux par un pédicule vasculaire, qui s'étend de ces vaisseaux au hile du rein et dont les éléments s'écartent alors pour passer les uns devant, les autres derrière le bassinet et pénétrer dans le sinus.

Ce pédicule comprend l'artère, la veine, les lymphatiques et les nerfs du rein, le tout engainé dans une masse de tissu adipeux.

Considéré dans son ensemble, le pédicule a une longueur qui varie suivant les sujets : c'est ainsi que dans les reins abaissés, et surtout dans les reins à lobulation fœtale, le pédicule peut être très allongé et varier presque du simple au double.

Mais de toute façon le pédicule droit est plus court que le gauche : en effet, le bord interne du rein droit est beaucoup plus près de la veine cave que le rein gauche ne l'est de l'aorte. Aussi le rein gauche est, d'une façon générale, plus facile à amener au dehors que le rein droit.

En moyenne, la longueur du pédicule est de 3 à 4 centimètres ; il peut s'allonger, et lorsqu'on tire le rein hors de sa loge pour l'extérioriser, on gagne facilement 3, 4 centimètres et souvent davantage. Cela résulte de plusieurs facteurs.

D'abord, quand le rein est fixé dans sa loge fibreuse, le pédicule est bien maintenu, à l'état normal, par cette loge fibreuse et par la graisse ; les mouvements respiratoires auxquels obéit le rein montrent que le pédicule peut s'allonger et se raccourcir dans une certaine limite, qu'on peut dire physiologique.

Quand on a rompu la loge fibreuse et dégagé le rein de sa graisse, on gagne déjà, sans exercer aucune traction, 1, 2 centimètres et plus : si on tire alors sur le rein, on voit entrer en jeu, d'une part, l'élasticité des artères ; d'autre part, la mobilité de la veine cave ou mieux sa plasticité. En effet, l'aorte bien fixée (piliers du diaphragme, plexus solaire) ne bouge pour ainsi dire pas ; mais les artères rénales, bien qu'appartenant au type musculaire, jouissent d'une assez grande élasticité : elles se laissent étirer. Au contraire, les veines ne s'allongent guère, mais la veine cave inférieure se laisse déformer ; ce n'est pas qu'elle change beaucoup de place, car elle aussi est bien fixée, elle se laisse déformer, s'aplatit et s'incurve du côté où s'exerce la traction. En général, on arrive à gagner 3 ou 4 centimètres et souvent bien davantage.

Enfin, ajoutons que le pédicule est souvent oblique en bas et en dehors : si l'on saisit le rein et qu'on le relève de telle sorte que le pédicule devienne horizontal, c'est encore quelques centimètres de gagnés : ainsi en est-il dans le rein flottant.

Les recherches que nous avons commencées à ce sujet ne nous permettent pas encore de donner des chiffres plus précis ; nous y reviendrons dans un autre travail.

Un autre point qui n'est même pas indiqué dans les traités d'anatomie, c'est la hauteur du pédicule : elle est extrêmement variable. **Il y a des pédicules étroits ou bas et des pédicules larges ou hauts.** Cela dépend à la fois de la largeur du hile et de la précocité de division des vaisseaux. Si le hile est étroit et si les vaisseaux ne se bifurquent qu'au ras du rein, le pédicule peut être très grêle, ne dépassant pas 2 centimètres ; au contraire, dans les reins allongés à large hile, avec vaisseaux prématurément bifurqués, le pédicule est large : entre le vaisseau le plus élevé et le plus bas, il peut y avoir 5, 6 centimètres de distance et même davantage. Mais on peut voir un pédicule large avec un hile étroit ; seulement, dans ce cas, un certain nombre des branches vasculaires pénètrent dans le rein en dehors du hile.

Nous ne reviendrons point sur les rapports du pédicule vasculaire avec les organes voisins, déjà étudiés dans les rapports d'ensemble du rein. Mais ce qu'il nous faut préciser, ce sont les rapports réciproques des éléments du pédicule, c'est-à-dire de l'artère et de la veine.

Il était classique de décrire la veine antérieure à l'artère. Nous avons montré que Winslow avait pourtant indiqué l'autre disposition, c'est-à-dire l'artère passant devant la veine avant d'arriver au hile. Grieg Smith décrit de nouveau ces rapports, qui sont aussi étudiés par Wiart et par Gérard.

Des recherches personnelles auxquelles nous nous sommes livrés, nous pouvons tirer les conclusions suivantes :

A l'origine et jusqu'à sa bifurcation, l'artère est en arrière de la veine : en se rapprochant du hile, les branches de l'artère rénale, sauf la rétro-pyélique, qui est toujours postérieure, présentent des rapports variés avec les veines.

Sur 57 cas examinés à ce point de vue, les veines étaient entièrement devant les artères dans 20 cas (disposition classique) : elles étaient derrière les artères dans 16 cas seulement. Enfin, dans 8 cas, il y avait une disposition complexe, c'est-à-dire une ou deux branches devant les veines et une ou deux derrière.

Anomalies du rein.

Je donne ici une série de dessins représentant d'après des pièces recueillies avec Papin les principales anomalies du rein que l'opérateur doit connaître.

Le rein en **ectopie congénitale**, dont les vaisseaux naissent habituellement des troncs les plus rapprochés (fig. 48).

Le **rein unique**, présentant souvent la forme d'un rein normal agrandi, ayant d'autres fois une forme allongée plus ou moins sigmoïde.

Le rein **unique par fusion**

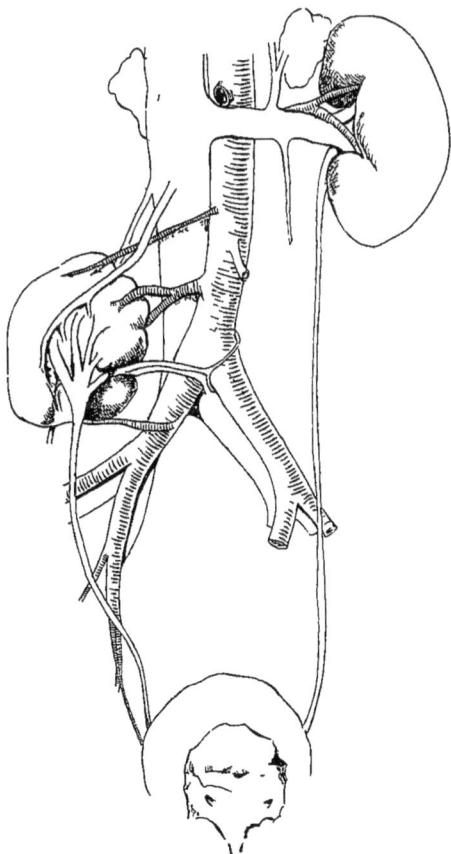

Fig. 48.

A droite, rein ectopique avec trois artères anormales

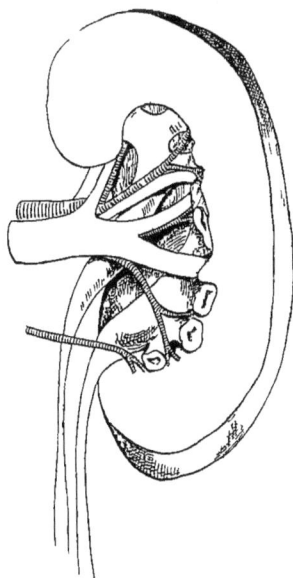

Fig 49

Uretère double deux bassinets, une artériole supplémentaire

des deux reins, ayant le plus souvent la forme en fer de cheval, (fig. 50); situé sur la ligne médiane plus bas que le rein normal; le rein en fer de cheval reçoit ses artères, variables en nombre, par sa concavité ; ces reins ont deux bassinets et deux uretères, qui passent en avant des pôles inférieurs fusionnés.

Le rein unique par fusion peut présenter une forme globuleuse ou irrégulière.

Le rein double, formé par deux reins superposés du même côté: anomalie très rare.

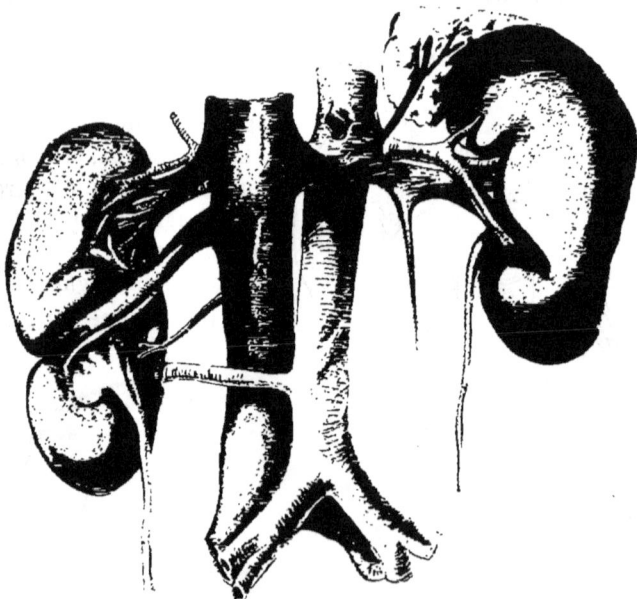

Fig. 50. — Rein dédoublé.

A droite, le rein est dédoublé par un étranglement moyen. Il y a deux bassinets, deux artères, trois veines, dont deux vont séparément à chaque rein superposé et la moyenne se bifurque.

Le rein à **uretère double**, les deux conduits s'ouvrant isolément dans la vessie de l'un ou des deux côtés (fig. 49).

Je n'ai pas reproduit de dessin des deux autres variétés de rein à uretère double :

1° Lorsque les deux conduits se réunissent avant d'arriver dans la vessie.

2° Lorsqu'un des conduits excréteurs s'abouche anormalement au col, à la vulve, dans la portion prostatique de l'urètre, etc.

Je mentionnerai encore le **rein en ectopie croisée** ; dans ce cas les deux reins, le plus souvent fusionnés, se trouvent du même côté de la colonne vertébrale ; leurs uretères s'ouvrent dans la vessie, un de chaque côté du trigone.

Connaissant ces types principaux, on peut aisément comprendre les variétés intermédiaires et les autres anomalies, trop rares pour être mentionnées ici.

OPÉRATIONS SUR LE REIN

Pour éviter des redites, je crois utile d'indiquer, avant l'étude du manuel opératoire de chaque intervention, les règles générales qu'il est utile de suivre avant, pendant et après l'opération. Dans l'étude de chaque opération, je reviendrai plus longuement sur ces différents points lorsqu'ils présentent quelque particularité.

I — PRÉPARATION DES MALADES A L'OPÉRATION

Les opérations rénales sont pratiquées sur un organe déjà malade dont le fonctionnement régulier a une importance capitale. Presque toujours, avant l'opération, le rein fonctionnait déjà moins bien qu'à l'état normal : à la suite du traumatisme opératoire, il va se trouver, temporairement, dans des conditions d'infériorité plus grandes. Simultanément, par action réflexe, le rein du côté opposé subira le contre-coup de l'opération et modifiera sa fonction dans des proportions variables, suivant qu'il est lui-même sain ou altéré. Ces modifications des fonctions rénales se trouvent sous la dépendance de causes variées : le traumatisme direct; les tiraillements des plexus nerveux; les modifications que subit le délicat épithélium des tubuli par la compression temporaire des vaisseaux. A toutes ces causes, s'ajoute encore l'action des anesthésiques employés.

L'importance de l'appareil rénal dans l'ensemble des phénomènes de la vie explique le retentissement sur l'économie entière des opérations rénales : le trouble apporté à la fonction rénale se fait sentir dans tous les grands appareils, et inversement, toute modification préalable du système nerveux, des appareils cardio-vasculaire, digestif ou pulmonaire, aussi bien que les troubles généraux de la nutrition, aura une influence directe sur le rein.

Le chirurgien doit tenir compte de la complexité extrême de tous ces phénomènes et se rendre bien compte que toute opération sur les reins présente une réelle importance. Il doit savoir, avant d'intervenir, qu'il ne lui suffit pas de bien connaître l'état des reins, qu'il doit étudier le malade et le préparer dans son ensemble à l'opération. Voici, au point de vue opératoire, les points de capitale importance.

Nutrition générale. — Deux catégories de malades doivent surtout appeler notre attention, les arthritiques obèses et les grands infectés.

Les **malades très obèses** présentent, au point de vue local, de mau-

vaises conditions opératoires, parce que l'épaisseur de la paroi abdominale, et surtout celle souvent énorme de l'atmosphère graisseuse périrénale, gênent les manœuvres. D'autre part, après l'opération, le cœur
de ces malades fonctionne mal, ainsi que leurs voies digestives; souvent
encore, ils sont sujets à des congestions pulmonaires.

Lorsque les circonstances le permettent, par exemple chez certains
calculeux aseptiques, on essayera de modifier l'état général de ces
malades; le régime sévère, d'où seront exclus les graisses, les féculents,
le sucre, etc., autant que possible l'exercice régulier, pourront parfois
rendre de grands services.

L'infection générale a une influence, sur le résultat des opérations
rénales, qui se comprend sans qu'il soit besoin d'insister. Le chirurgien
devra surtout étudier son malade pour se rendre compte du rôle du
rein malade dans les phénomènes infectieux, pour essayer ou non de
les modifier avant d'intervenir. C'est ainsi que chez un malade profondément infecté, porteur d'une collection suppurée du rein, les phénomènes infectieux ne guériront que par l'incision ou l'extirpation hardie
du rein, pratiquée au moment même où les phénomènes généraux sont
les plus graves. On gagnera, au contraire, à ne pas intervenir de suite
pour une affection rénale, lorsque les phénomènes infectieux paraissent
être surtout sous la dépendance d'une autre lésion de l'organisme :
c'est ainsi par exemple qu'il ne faut pas se hâter d'intervenir dans certaines pyélo-néphrites des jeunes accouchées; des soins préalables bien
compris pourront, soit éviter l'intervention, soit la rendre moins dangereuse et plus efficace.

Voies digestives. — Une attention particulière doit être apportée à
l'examen des voies digestives, tout particulièrement à l'état de l'intestin. Chez certains malades, notamment en cas de rein mobile, les
troubles digestifs que le malade présente sont sous la dépendance de la
maladie du rein et ne pourront être modifiés que par l'opération elle-
même; chez d'autres, les fonctions digestives seront au contraire trou-
blées par l'acte opératoire.

Certains malades nerveux, très impressionables, présentent après
l'opération des **vomissements** prolongés; d'autres ont du **hoquet** qui
persiste parfois avec une ténacité incroyable. Lorsque des opérations
antérieures sur le même malade auront éveillé l'attention du chirurgien
sur ce point, il pourra essayer d'apaiser le système nerveux du malade, avant l'opération, par l'emploi des antispasmodiques tels que la
valériane ou encore par le bromure de potassium. Pour opérer, il
pourra essayer un anesthésique différent de celui qui a déjà été employé.
Après l'opération, il pourra faire administrer des lavements de valériane ou d'asa fœtida, appliquer des révulsifs sur l'estomac, pratiquer
le lavage de ce viscère, comme je l'ai fait avec succès.

Chez les malades obèses, à ventre très développé, il convient avant l'opération, d'assurer la régularité des selles. Chez eux, il faut craindre la paresse et même la **paralysie intestinale**, après l'opération, et il ne faudra pas négliger de leur donner, dès le deuxième jour, une purgation saline.

Chez tous les malades, on devra, comme on le fait d'habitude en chirurgie générale, donner une purgation saline, la veille de l'opération, le matin de bonne heure.

Appareil cardio-vasculaire. — L'état du cœur et des vaisseaux doit toujours appeler l'attention de l'opérateur. Il ne suffit pas, comme on le fait trop souvent, d'ausculter rapidement le malade pour constater qu'il n'existe pas de lésions valvulaires. En réalité, au point de vue chirurgical, la lésion valvulaire, bien compensée, a peu d'importance ; dans ces cas, l'anesthésie est bien supportée et l'état du cœur n'aggrave pas l'acte opératoire. Ce qu'il importe surtout, c'est de **se rendre compte de l'état du muscle cardiaque** : par l'auscultation, par l'état du pouls, par l'étude générale du malade, on déterminera quel est l'état de son cœur. Si on constate quelques défaillances, de l'irrégularité du pouls avant l'opération, de sérieuses complications post-opératoires sont à craindre. Aussi, ne devra-t-on opérer qu'après avoir régularisé autant que possible l'action du cœur par les moyens appropriés à chaque cas, le régime, les toniques cardiaques, la régularisation des fonctions rénales, etc.

La **tension artérielle** devra toujours être mesurée et, lorsqu'elle atteint ou dépasse 19, — ce qui est fréquent chez nos malades — il est nécessaire de l'abaisser par le régime végétarien déchloruré, par la régularisation des fonctions digestives, au besoin par l'emploi des médicaments, qui, comme la trinitrine, ont une action marquée sur la tension artérielle.

J'insiste sur ce point habituellement négligé, non seulement parce que chez les hypertendus le saignement opératoire est plus considérable, mais surtout parce que, souvent, ces malades ont des vaisseaux altérés et on peut craindre des hémorragies cérébrales. Deux fois déjà, dans un cas de néphrolithotomie et dans un autre de prostatectomie, j'ai vu les malades avoir une hémorragie cérébrale le jour même de l'opération. Chez un autre malade, la tension artérielle atteignait 22 ; je l'avais fait entrer dans la maison de santé, pour le préparer à l'opération, lorsqu'il eut une énorme hémoptysie, qui faillit l'emporter : malgré la grande amélioration qui s'ensuivit, je m'abstins d'opérer ce malade du calcul qu'il portait dans son rein.

Poumons. — Tous les malades, qui vont être opérés, doivent être soigneusement auscultés, ceux surtout qui ont déjà un certain âge. Les congestions pulmonaires hypostatiques, favorisées par la position couchée des malades, sont surtout à redouter chez ceux qui ont de l'emphysème et de vieux catarrhes bronchiques. Autant que possible, on n'opérera ces malades que lorsqu'ils sont dans les meilleures conditions; on ne les fera pas anesthésier avec l'éther; on aura soin de leur éviter tout refroidissement. Après l'opération, on les tiendra, le plus possible. assis dans leur lit; on veillera, par des médicaments appropriés, à faciliter l'expectoration, et on emploiera, suivant les besoins, la révulsion sur la poitrine avec des ventouses, des sinapismes, des cataplasmes sinapisés.

Système nerveux. — J'ai dit, plus haut, comment il faut craindre. chez certains malades nerveux, des troubles post-opératoires qui se manifestent, le plus souvent, par des vomissements incoercibles, par du hoquet qui peut être continu, ou par des phénomènes de parésie intestinale, avec météorisme considérable.

Depuis l'année 1896, j'ai appelé l'attention sur la gravité que peuvent acquérir, dans certains cas, ces phénomènes nerveux d'ordre réflexe qui ont déterminé la mort de quelques malades. Pour les prévenir, on s'efforcera, avant l'intervention, d'inspirer au malade pleine confiance dans l'issue de l'opération et on le préparera en employant les calmants nerveux. Après l'opération, les moyens qui réussissent le mieux contre les vomissements et le hoquet prononcé sont les lavages de l'estomac, la révulsion épigastrique ou l'application de la glace sur l'estomac. En cas de paresse intestinale, les grands lavages intestinaux, les lavements purgatifs, les lavements électriques : au besoin, si les phénomènes paralytiques intestinaux s'accompagnaient d'obstruction pour les gaz et les matières, je n'hésiterais pas à pratiquer l'anus contre nature. J'ai vu en effet un opéré de néphro lithotomie succomber brusquement après une obstruction paralytique de l'intestin.

Les phénomènes nerveux consécutifs aux opérations rénales se manifestent plus particulièrement par des phénomènes de **shock prolongé**, accompagné ou non du cortège symptomatique précédent. Dans ces cas, on emploie les injections sous-cutanées de strychnine, de caféine et d'huile camphrée et les injections sous-cutanées de sérum à la dose de 500 à 500 cc., répétées deux ou trois fois dans la journée. Il ne faut pas employer les injections massives intraveineuses de sérum. chez des malades dont les reins n'ont pas un fonctionnement parfait, surtout chez ceux atteints de congestion pulmonaire, par crainte de provoquer une poussée d'œdème.

Fonctions rénales. — Pour favoriser le rapide retour des fonctions rénales à l'état normal après l'opération, pour se mettre en garde contre des oliguries prolongées et contre l'anurie réflexe, qui, elle-même, a pu être observée. il convient de prendre quelques précautions avant l'opération.

Chez les **arthritiques non infectés**, qui éliminent une quantité d'urine insuffisante très chargée en sels, il est utile, pendant quelque temps avant l'opération, de leur faire suivre un régime alimentaire sévère, de leur donner des diurétiques aqueux et même des médicaments qui, comme la pipérazine ou le lycétol (de 1 gramme à 1 gr. 50 par jour en trois fois, avant les repas), diminuent la formation de l'acide urique. Dans ces cas, il est avantageux, pendant les 8 jours qui précèdent l'opération, de faire prendre, le matin à jeun, deux ou trois verres d'eau d'Évian, de Contrexéville, de Vittel, ou une autre eau minérale analogue.

Chez les **malades dont les urines sont infectées**, on s'efforcera, par l'antisepsie interne, de rendre les urines plus propres. Les moyens les plus appropriés sont ici les eaux minérales sus-indiquées prises à jeun ; dans la journée, les tisanes diurétiques, telles que celles de stigmates de maïs, de chiendent, de queues de cerises. En même temps, on donnera, à l'intérieur, de l'urotropine à la dose de 1 gr. 50 à 2 grammes par jour, prise en trois fois.

Dans certains cas particuliers, il y aura grande utilité à faire directement le lavage du bassinet, au moyen du cathétérisme urétéral, pour opérer dans un milieu moins infecté. Ces lavages pourront être pratiqués, suivant les cas, à plusieurs reprises avant l'opération ou au moment même d'opérer. Je reviendrai sur ce point à propos de la néphrostomie et des opérations plastiques urétéro-rénales.

Avant d'opérer sur un rein, **toutes les fois que cela se peut, je pratique le cathétérisme urétéral et je fais l'étude fonctionnelle des deux reins**. Cette exploration ne sert pas seulement à préciser le diagnostic et à mieux guider le choix de l'opération, elle donne encore au chirurgien la sécurité nécessaire pour changer, en cours d'opération, le plan qu'il avait conçu : une erreur de diagnostic, un accident opératoire peuvent commander d'enlever le rein lorsqu'on pensait le conserver.

Voici, par exemple, le cas d'un malade, chez qui je pratiquai la néphro-lithotomie : la pierre contenue dans le bassinet étant enlevée, je sentis, vers le pôle supérieur du rein, une induration suspecte ; je l'incisai pour l'explorer et je constatai l'existence d'un épithéliome intra-parenchymateux de la grosseur d'une noisette. J'enlevai immédiatement le rein, au grand bénéfice de mon malade, qui reste guéri depuis six ans ; or, si je n'avais pas connu d'avance l'état de l'autre rein, je n'aurais pu pratiquer la néphrostomie. D'autres fois, on se proposera de pratiquer la simple néphrectomie et l'examen direct du rein pourra faire pencher vers l'extirpation de l'organe : ici la décision, en cas d'opération, dépendra de ce que l'on sait de l'état de l'autre rein.

Préparation immédiate à l'opération.

La veille de l'opération, on donne au malade une purgation saline — un verre d'eau de Rubinat ou de Carabaña, une limonade purgative, etc.

Dans l'après-midi de ce jour, le malade prend un grand bain simple de propreté.

Après le bain, la région opératoire sera, si besoin est, rasée, puis lavée successivement au savon et à la brosse, à l'éther et à l'alcool. On mettra ensuite des compresses aseptiques, un peu de coton et un bandage de flanelle. Ce pansement restera en place jusqu'au moment de l'opération.

Au moment même de l'opération, le malade sera de nouveau lavé au savon, à l'éther et à l'alcool.

Dans tous les cas, l'asepsie de la peau sera faite, en largeur, de la colonne vertébrale au nombril, en hauteur, depuis les 4 ou 5 dernières côtes, jusqu'à l'arcade crurale et au-dessous de la crête iliaque. Il faut toujours prévoir des difficultés opératoires qui peuvent obliger, en cas d'incision lombaire, à agrandir l'incision du côté de l'arcade crurale ou à pratiquer une résection costale.

Comme d'habitude, le champ opératoire sera largement protégé par des champs aseptiques.

II. — PRÉCAUTIONS PENDANT L'OPÉRATION

Je laisserai de côté toutes les règles connues de chirurgie générale, me limitant à quelques particularités, concernant l'anesthésie et l'emploi des antiseptiques.

Anesthésie. — D'une manière générale j'emploie l'anesthésie générale par le chloroforme, parfois la rachistovaïnisation dont je ne saurais préciser encore les indications. L'anesthésie par l'éther ne me paraît présenter aucun avantage en chirurgie rénale.

Comme on sait, l'anesthésie générale par le **chloroforme** a une action directe sur le rein. La fonction rénale est moins active pendant la chloroformisation et ne reprend que plus ou moins lentement après le réveil du malade. D'une manière générale, après une intervention sur le rein, lorsque tout va bien, le malade urine dans les premières 24 heures de 5 à 600 centimètres cubes d'urine ; deux ou trois jours après, la quantité d'urine atteint ou dépasse un litre et il n'est pas rare de voir une phase de moyenne polyurie. Parfois encore, il se fait, dans les premiers jours, une abondante décharge d'urates. On ne saurait préciser la part du chloroforme, dans ces différents phéno-

mènes, auxquels contribuent le shock opératoire et l'action directe et
indirecte de l'opération rénale.

D'autres phénomènes que l'oligurie plus ou moins prononcée
démontrent l'action du chloroforme sur les reins, tels l'albuminurie
et la cylindrurie transitoires qu'il n'est pas rare d'observer. On a
même dit que l'albuminurie avec desquamation épithéliale plus ou
moins abondante est constatée après la chloroformisation. Dans un
travail, fait avec la collaboration d'Ertzbischoff, je démontrerai pro-
chainement que ces phénomènes manquent souvent lorsque les reins
ne sont pas malades et qu'on ne les observe même pas toujours,
malgré des lésions chirurgicales importantes des reins.

Quoique variable dans ses manifestations, l'action nuisible du
chloroforme sur les reins n'est pas douteuse ; elle nous indique de ne
pas prolonger l'anesthésie au delà du strict nécessaire. Dans ce but,
sauf lorsque le malade est très craintif, je fais endormir le patient sur
la table même d'opération ; la toilette du champ opératoire se fait
pendant l'anesthésie, avant qu'elle soit complète, et je fais arrêter la
chloroformisation avant de finir complètement l'opération, lorsque je
pense que le malade dormira suffisamment de temps pour ce qui me
reste à faire.

D'habitude, je donne le chloroforme avec de l'oxygène, en me servant
de l'appareil de Roth.

Chez les malades très nerveux, on peut faire, avec avantage, une
injection sous-cutanée de 1 *centigramme de morphine* une demi-heure
avant la chloroformisation. Il est classique de dire que l'emploi de la
morphine est dangereux en chirurgie rénale, parce que ce médicament diminue la sécrétion rénale. Une longue expérience m'a au
contraire démontré que l'emploi modéré de la morphine ne présente
aucun inconvénient, soit avant, soit après l'opération.

J'ai essayé systématiquement d'endormir les malades au chloroforme après injection sous-cutanée de 1 centigramme de *morphine* et
de 1 milligramme de *scopolamine* : je n'ai trouvé aucun avantage à ce
mode d'anesthésie ; pendant l'opération, le saignement est plus abondant ; après l'opération, la torpeur du malade est parfois trop grande.

Je ne saurais préciser la valeur de la **rachistovaïnisation** en chirurgie rénale. J'ai employé ce mode d'anesthésie chez 110 urinaires. Sur
ce nombre 7 n'ont pas eu d'anesthésie ou, insuffisamment insensi-
bilisés, ont dû être endormis au chloroforme. Dans les autres cas, l'anesthésie a été bonne, et de durée suffisante, même chez des malades qui
ont subi des résections costales.

A la suite de l'anesthésie, j'ai constaté que les malades n'avaient pas
de shock opératoire, ce dont j'ai eu surtout à me louer chez ceux qui
ont été opérés pour anurie.

D'un autre côté, mes opérés, que nous avons systématiquement étudiés avec Ertzbischoff, ont souvent présenté de l'albuminurie et de la cylindrurie (42 cas sur 62).

Chez de rares malades, nous avons observé une céphalée persistante, malgré l'emploi de la ponction lombaire qui réussit le plus souvent à calmer les maux de tête.

Deux fois, nous avons vu des phénomènes syncopaux pendant l'anesthésie; une seule fois, ils ont présenté un tel caractère de gravité que nous avons cru perdre le malade : dans tous les cas, les injections souscutanées de caféine et l'injection intraveineuse de sérum ont eu raison des accidents.

Il est difficile de porter aujourd'hui un jugement sur la valeur comparée de la chloroformisation et de la stovaïnisation en chirurgie générale ; mais il faut tenir grand compte de la série d'accidents qui ont été signalés à la Société de Chirurgie de Paris, dans la discussion de 1908. Mon expérience personnelle ne me permet pas de préciser la valeur de la rachistovaïnisation en chirurgie rénale. Pour le moment ce procédé d'anesthésie me paraît surtout utile dans le cas d'anurie.

Voici le procédé que j'ai employé : ponction lombaire entre la 3e et la 4e ou la 2e et la 3e vertèbre lombaire ; laisser écouler en moyenne 15 centimètres cubes de liquide céphalo-rachidien (plus, s'il s'écoule en jet montrant une forte tension) injecter 5 à 7 centigrammes de stovaïne Billon, à l'aide d'une seringue à piston en verre. de Luer. La solution injectée est à la concentration de 10 centigrammes par centimètre cube. L'anesthésie est habituellement complète dix minutes après l'injection : elle se prolonge, en moyenne, pendant trois quarts d'heure. Même lorsque l'insensibilité est complète, il n'est pas rare que le malade se plaigne un peu si l'on attire le rein à l'extérieur.

Antisepsie pendant l'opération. — L'asepsie est suffisante dans la presque totalité des opérations rénales, comme elle l'est en chirurgie générale. On ne doit qu'exceptionnellement se servir des antiseptiques : ces médicaments ont ici une action nuisible particulière sur les délicats éléments histologiques du rein. Les antiseptiques toxiques tels que le sublimé, l'acide phénique ou l'iodoforme, peuvent encore présenter de graves inconvénients par la facilité extrême de leur absorption, au niveau du rein et de l'atmosphère périrénale : il y a quelques années, lorsque l'antisepsie régnait en maîtresse en chirurgie. on a eu a déplorer des intoxications graves et des morts en opérant sur les reins.

Lorsque pendant l'opération il est utile de laver le bassinet ouvert et infecté, je me sers habituellement de la solution de nitrate d'argent au 1 pour 1000, efficace et inoffensive. Lorsque après l'opération il est nécessaire de laver la plaie infectée, l'eau oxygénée, non toxique, est le seul antiseptique que j'emploie.

III — SOINS POST-OPÉRATOIRES

Chaque opération nécessite des soins ultérieurs, dont dépend en grande partie le succès, et qui seront exposés pour chacune d'elles. Je n'indique ici que très sommairement les soins qui conviennent à tous les opérés.

Le jour même de l'opération, on commencera à donner de l'eau par cuillerées à café ou de petits morceaux de glace, aussitôt que le malade pourra les supporter, en général quelques heures après l'opération, et on augmentera ensuite graduellement la quantité d'eau, sans pourtant provoquer des vomissements. Il est inutile d'infliger aux malades, comme le font habituellement les infirmières, la torture de la soif.

Les douleurs seront calmées par l'emploi de la morphine, qu'on peut au besoin employer déjà trois ou quatre heures après l'opération. Lorsque la quantité d'urine rendue par le malade dépasse 200 centimètres cubes, je permets jusqu'à 2 ou 3 centigrammes de morphine dans les 24 heures. Je n'ai jamais vu aucun inconvénient à cette pratique.

Quarante-huit heures après l'opération, je fais donner un grand lavement évacuant et le troisième jour, au matin, une purgation saline : s'il y a quelque élévation de la température, la purgation, abondante, est donnée dès le deuxième jour.

Je fais alimenter rapidement les malades : le deuxième jour, si l'état de l'estomac le permet, ils prennent du lait et du bouillon ; dès le troisième de petits potages et des œufs. La boisson préférable est l'eau d'Évian ; si le malade le désire, on peut lui permettre de boire un peu de vin avec de l'eau.

Les accidents post-opératoires, autres que ceux déjà signalés, seront étudiés en particulier après chaque opération.

VOIES D'ACCÈS DANS LES OPÉRATIONS DU REIN

On peut aborder chirurgicalement le rein par la voie extrapéritonéale ou par la voie transpéritonéale.

Le rein étant un organe rétro-péritonéal et la voie d'accès lombaire étant assez large pour qu'on puisse pratiquer à l'aise presque toutes les opérations nécessaires, il est naturel d'opérer, dans la plupart des cas, sans ouvrir le péritoine. Les opérations sont ainsi moins graves, comme le démontrent toutes les statistiques ; elles sont aussi plus faciles, lorsqu'on sait se donner un jour suffisant.

Il y a quelques années, Thornton s'efforça de faire prévaloir la voie transpéritonéale, basant surtout son argumentation, sur ce que l'incision antérieure permet d'explorer avec la main les deux reins. Point n'est besoin aujourd'hui d'insister sur le peu de valeur de cette exploration tactile, qui expose aux erreurs les plus grossières et qui ne peut guère nous renseigner que sur l'existence de deux reins. La clinique moderne a des ressources suffisantes pour que, dans l'immense majorité des cas, nous puissions diagnostiquer avec certitude, non seulement l'existence des deux reins, mais encore la valeur fonctionnelle respective de chaque rein.

Dans la majorité des opérations qui se pratiquent sur le rein, nous avons à faire à des organes infectés et c'est là une considération de premier ordre pour ne pas aborder le rein par laparotomie. Toutes les statistiques étant d'ailleurs d'accord pour démontrer la moindre gravité des interventions par la voie extrapéritonéale, les chirurgiens ont abandonné aujourd'hui la voie abdominale qui n'est plus employée qu'exceptionnellement.

Pour mon compte, je réserve la voie abdominale aux néphrectomies pour volumineux néoplasmes et à certaines néphrectomies de nécessité dans des reins ectopiés. Dans tous les autres cas, j'aborde le rein par la région lombaire.

J'étudierai d'abord les opérations par voie extrapéritonéale et je décrirai en second lieu, les opérations par voie transpéritonéale.

La voie extrapéritonéale comprend les opérations pratiquées par les lombes et celles dites parapéritonéales : dans ces dernières, le rein est abordé par la paroi abdominale latérale, après que le péritoine a été récliné. Je n'emploie la voie abdominale latérale que dans certains cas de néphrectomie, et c'est à propos de cette opération qu'il sera question des opérations parapéritonéales.

OPÉRATIONS PRATIQUÉES PAR LA VOIE LOMBAIRE

Par la voie lombaire, on fait : l'exploration sanglante du rein ; la néphropexie ou fixation du rein ; la néphrotomie et la pyélotomie ; la néphrostomie ; différentes opérations conservatrices dans les rétentions rénales ; la néphrectomie.

Quelle que soit, parmi ces opérations, celle qu'on se propose de pratiquer, les premiers temps opératoires sont les mêmes : dans tous les cas, il est nécessaire d'aborder le rein par une incision suffisante, pour permettre la facile exécution des manœuvres opératoires, et, dans tous les cas aussi, on doit suivre les mêmes règles pour arriver jusqu'à l'atmosphère graisseuse périrénale.

Je décrirai, d'abord, ces premiers temps communs à toutes les opérations, avant de passer à l'étude des manœuvres particulières à chacune d'elles.

I

MANIÈRE D'ABORDER LE REIN PAR LA RÉGION LOMBAIRE

Instruments. — Pour pratiquer une intervention rénale quelconque, il est utile d'avoir dans le plateau, en vue des éventualités possibles :

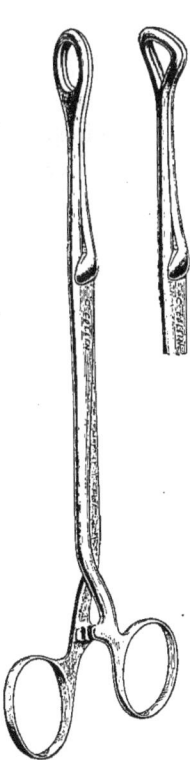

Fig. 50.
Pinces à cadre.

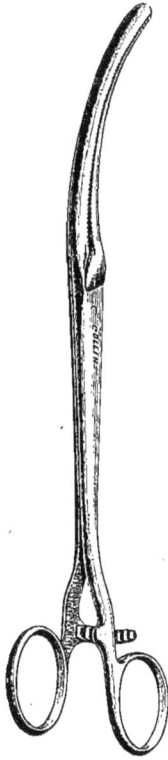

Fig. 51. — Clamp
pédiculaire.

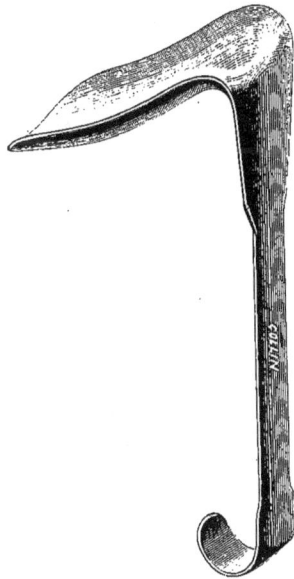

Fig. 52. — Écarteur à valve concave
inclinée à angle aigu sur le manche.

2 bistouris ;
2 paires de ciseaux droits et courbés ;
24 pinces hémostatiques ;

5 ou 4 pinces à cadre (fig. 50).

2 pinces à compression pédiculaire (fig. 51) ;

2 pinces à griffes ;

1 sonde cannelée ;

2 écarteurs du modèle (fig. 52) ;

1 aiguille de Reverdin très courbe, pour pouvoir contourner une côte ;

1 aiguille à très grande courbure pour la suture des muscles ;

1 aiguille de Reverdin droite, pour la suture de la peau ;

1 costotome ;

1 passe-fil pour le pédicule rénal (fig. 55 et 54).

Un seul aide suffit dans presque toutes les opérations rénales ; il est placé en face du chirurgien, de l'autre côté de la table. Lorsqu'on se sert de deux aides. le mieux est encore de les placer tous deux en face du chirurgien.

Tracé de l'incision. — Pour bien tracer l'incision il est nécessaire de déterminer les points de repère.

Points de repère : ce sont le bord externe de la masse sacro-lombaire, la courbe de la crête iliaque et la saillie de la dernière côte (fig. 55).

Le bord externe, vertical, de la masse sacro-lombaire est souvent facile à déterminer. Lorsque le sujet n'est pas trop gras, on voit parfois, et on sent. presque toujours facilement, avec les doigts, le relief des muscles ; il suffit, par une palpation superficielle, de promener d'arrière en avant, les quatre derniers doigts de la main réunis, pour sentir une légère dépression lorsqu'on quitte la masse sacro-lombaire. Chez les individus très gras, le palper est trop défectueux et on se rappellera que le bord de la masse sacro-lombaire se trouve à 9 centimètres de la crête des apophyses épineuses.

Pour jalonner la crête iliaque, il suffit de chercher l'épine iliaque antérieure et supérieure ; puis, cheminant d'avant en arrière, de parcourir, avec les doigts, la saillie osseuse qui indique cette crête.

Seule, la détermination de la dernière côte offre parfois de réelles

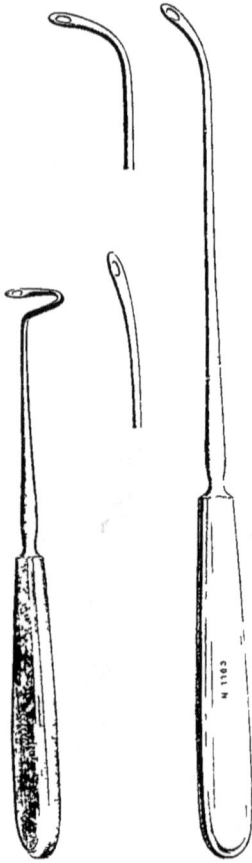

Fig. 55 et 54
Passe-fil

difficultés; or, la détermination précise de ce point de repère est d'autant plus importante que la disposition de la plèvre, sur laquelle nous avons insisté page 15, impose des précautions particulières, en cas de côte courte.

Lorsque la 12ᵉ côte est longue, et par conséquent oblique, elle suit un trajet parallèle à la 11ᵉ et son extrémité antérieure est presque toujours perçue à travers les téguments : en palpant, d'avant en arrière, les doigts perçoivent d'abord le relief formé par le bord cartilagineux du

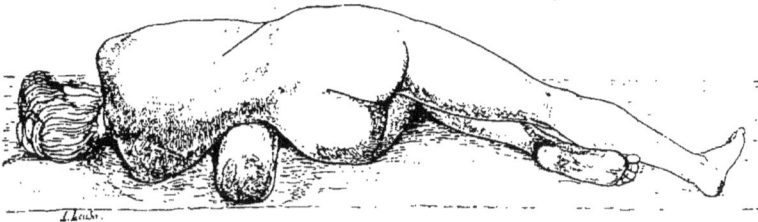

Fig. 55. — Position du malade. Tracé de l'incision lombaire

thorax, puis les extrémités flottantes de la 11ᵉ et de la 12ᵉ côte, séparées par un intervalle variable, suivant les malades. Dans les cas où la 12ᵉ côte est courte, elle est, en même temps, horizontale ou peu oblique; c'est-à-dire qu'elle va à la rencontre de la 11ᵉ, toujours oblique, et qu'elle vient alors s'appliquer, s'accoler au bord inférieur de celle-ci.

Dans ces conditions, surtout chez les malades obèses, on pourrait confondre et prendre la 11ᵉ côte pour la dernière. Pour éviter cette confusion, il suffit de palper très attentivement, d'avant en arrière, le bord inférieur du thorax. En suivant soigneusement avec le doigt, d'avant en arrière, le bord inférieur de la côte oblique et longue, qui limite en bas le thorax — peu importe que ce soit la 11ᵉ ou la 12ᵉ côte — on pourra ne percevoir aucun ressaut et arriver ainsi jusqu'aux muscles des gouttières vertébrales. La côte oblique qui a été ainsi régulièrement suivie par le palper, ne peut être que la douzième. Au contraire, si le doigt qui jalonne la côte oblique perçoit au niveau de son bord inférieur un ressaut osseux, c'est que la côte oblique, palpée à travers les parties molles jusqu'au ressaut, n'est autre que la onzième; au delà, vers la colonne vertébrale, le relief osseux appartient à la douzième, dont on distingue parfois l'extrémité plus ou moins effilée.

Dans ces cas de côte courte, il faut aller prudemment, le cul-de-sac pleural risquant d'être lésé.

Incision. — Les trois reliefs costal, iliaque et sacro-lombaire étant déterminés, il devient facile de tracer l'incision opératoire (fig. 56). Elle doit commencer sur la côte oblique, 11ᵉ ou 12ᵉ suivant les cas, au niveau ou un peu en dehors du bord externe de la masse sacro-lombaire :

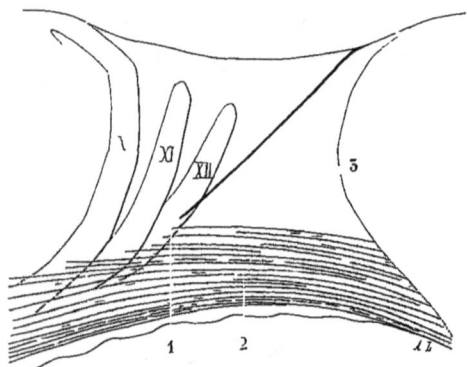

en partant de ce point, l'incision se dirige très obliquement en bas et en avant, pour passer à un large travers de doigt au-dessus du point culminant de la crête iliaque : suivant les cas, l'incision doit se terminer à ce niveau ou se prolonger en bas et en avant, sur la paroi latérale de l'abdomen, jusqu'au niveau et même au delà de l'épine iliaque antéro-supérieure.

Fig 56 — Tracé de l'incision lombaire.
1 12ᵉ côte — 2 Masse sacro lombaire — 3 Crête iliaque

La longueur de l'incision doit varier, en effet, suivant la plus ou moins grande largeur de l'espace costo-iliaque et suivant l'opération qu'on se propose de pratiquer.

Toutes choses égales, d'ailleurs, l'incision doit être plus longue chez les malades très gras ; on a besoin de plus de jour pour bien opérer, non seulement, parce que le pannicule adipeux sous-cutané est épais, mais encore, parce que, profondément, autour du rein, on peut encore rencontrer une énorme masse de graisse. Ces conditions d'obésité qui commandent une longue incision sont fréquentes chez les malades atteints de lithiase rénale.

Lorsque l'espace costo-iliaque est étroit, on est très gêné, pour opérer, avec une petite incision ; en prolongeant, par en bas, la section des parties molles, on gagne beaucoup de jour.

Lorsque la 12ᵉ côte est courte, je fais toujours mon incision plus longue, dans le but de gagner du jour par en bas ; je dirai plus loin que, dans la plupart des cas, il est inutile de vouloir quand même découvrir la côte dans la partie haute de l'incision, manœuvre dangereuse, qui expose aux ennuis de la blessure de la plèvre.

Enfin, et surtout, la longueur de l'incision est commandée par la nature de l'opération qu'on se propose de pratiquer. Je reviendrai sur ce point, en décrivant chaque opération en particulier, sans avoir besoin d'insister ici pour faire comprendre que la même longueur d'incision, suffisante pour une néphropexie, serait trop courte pour l'extirpation d'une volumineuse tumeur rénale.

Section des parties molles. — L'incision de la peau et du tissu cel-

lulaire se fait sans hémorragie notable ; souvent, pourtant, il est nécessaire de placer deux ou trois pinces hémostatiques.

On incise ensuite, dans toute la longueur de la plaie, le premier
plan musculaire (fig. 18, page 22) : en haut, vers la côte, les fibres
obliques du grand dorsal, en bas, séparées des précédentes par le
triangle de J.-L. Petit, qui reste en arrière de l'incision, les fibres presque verticales du grand oblique.

Au-dessous, apparaît le second plan musculaire (fig. 19, page 23)

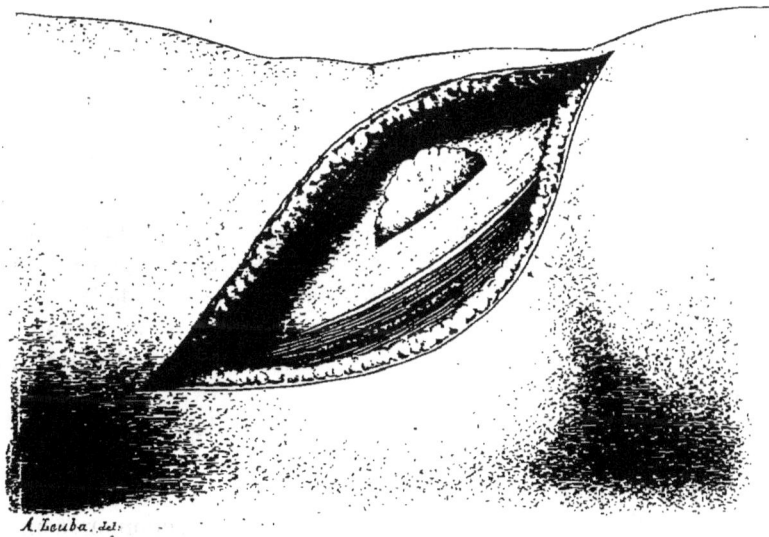

Fig. 57. — Incision du feuillet postérieur de l'aponévrose rétro-rénale ; hernie de la graisse
périrénale à travers l'incision.

formé en haut par le petit dentelé, au milieu par l'aponévrose du
transverse et en bas par le petit oblique traversé par le nerf abdomino-génital. Avant de récliner ce plan musculaire, il est utile de se
rendre compte de la situation des vaisseaux et nerfs de la 12e paire
intercostale qu'on aperçoit souvent par transparence, à travers l'aponévrose du transverse. On sectionne, en haut, le petit dentelé, en bas,
le petit oblique, en coupant avec le bistouri, en arrière de ces vaisseaux
et nerf.

La section des muscles précédents met à nu l'aponévrose du transverse et quelques fibres musculaires de ce muscle dans la partie inférieure de la plaie (fig. 20 à 22). Avant d'inciser cette aponévrose pour
arriver à l'atmosphère périrénale, il faut se rappeler : 1° que la dernière
intercostale se trouve dans l'angle supérieur de la plaie et que, dans un
grand nombre de cas, il est inutile de la couper ; 2° que le nerf

abdomino-génital suit obliquement le bord postérieur de l'incision
opératoire, or, il convient de ne pas couper ce nerf pour ne pas
provoquer des troubles nerveux dans la sphère génitale et pour
éviter l'inutile et ennuyeux saignement des veines qui l'accompagnent
(fig. 25, page 27).

L'incision prudente de l'aponévrose du transverse commencera à un
travers de doigt de la côte et se poursuivra au bistouri, dans toute
l'étendue de la plaie. Vers le haut de la plaie, l'index gauche dépouille
bien la face profonde de l'aponévrose et du ligament costo-vertébral ; on
donne encore un petit coup de ciseaux et, en écartant les fibres aponévrotiques avec les doigts, on arrive à sentir la côte, sans qu'il soit utile
de la dépouiller. En voulant quand même arriver avec le bistouri jusqu'au niveau du bord inférieur de la côte, on ne gagne guère de jour,
on coupe la dernière intercostale, qu'il faut lier, et on risque de blesser
la plèvre. L'ouverture de la plèvre est surtout à redouter, lorsque la
12e côte est courte (voir fig. 12, page 15) : dans ces cas, il faut redoubler de précautions et se souvenir que la plèvre peut-être refoulée avec
la graisse qui la double. Le mieux est de prendre toujours la précaution
indiquée et de ne couper le plan aponévrotique au-dessous de la côte,
que lorsqu'on a bien refoulé, avec l'index, ce qui se trouve en dessous,
de le sectionner prudemment, par petits coups de ciseaux, en déchirant,
en partie, les plans fibreux.

Je répète encore que, dans la très grande majorité des cas, il est inutile, même si la côte est longue, de dépouiller son bord inférieur. Si,
dans la suite de l'opération, on reconnaît la nécessité de se donner du
jour, par en haut, on pourra, en se portant en avant, sectionner complètement le ligament vertébro-costal et, au besoin, réséquer, en la
rasant de près, la côte qui gêne les manœuvres. Il faut bien savoir que
si l'on manque parfois de jour pour opérer, c'est parce que l'incision
n'est pas assez longue en bas, du côté de la crête iliaque : lorsque la
paroi abdominale est fendue dans une suffisante longueur, il est rare
qu'on ne puisse travailler à l'aise, même dans la partie supérieure du
rein : j'ai souvenir de n'avoir pratiqué, que dans quelques rares cas,
une résection costale.

Décortication du rein. — Lorsque l'aponévrose du transverse a été
sectionnée, on voit la graisse jaune qui la double et qui se continue avec
la graisse sous-péritonéale ; le bord, oblique en bas et en avant, du carré
lombaire et le nerf abdomino-génital, qu'il est aisé de rejeter en arrière,
en le cachant sous le muscle carré. La couche de graisse sous-aponévrotique est souvent très peu abondante, parfois même elle existe à peine
et on arrive de suite sur le fascia rétrorénal, d'épaisseur variable, et
ressemblant plus ou moins au péritoine, avec lequel il se continue sans
ligne de démarcation nette (fig. 24, page 28). Pour bien arriver au

rein et ne pas inciser le péritoine **il convient de couper le fascia très
en arrière, au-dessous du carré lombaire,** plus près de la colonne
vertébrale que le bord de ce muscle.

Avec la main gauche, le chirurgien tire, en avant, le fascia, sur lequel
il pratique, avec le bistouri tenu de la main droite, une petite incision de
2 ou 3 centimètres : on voit immédiatement faire hernie, à travers cette
incision, une couche de graisse d'un jaune plus pâle, plus diffluente et

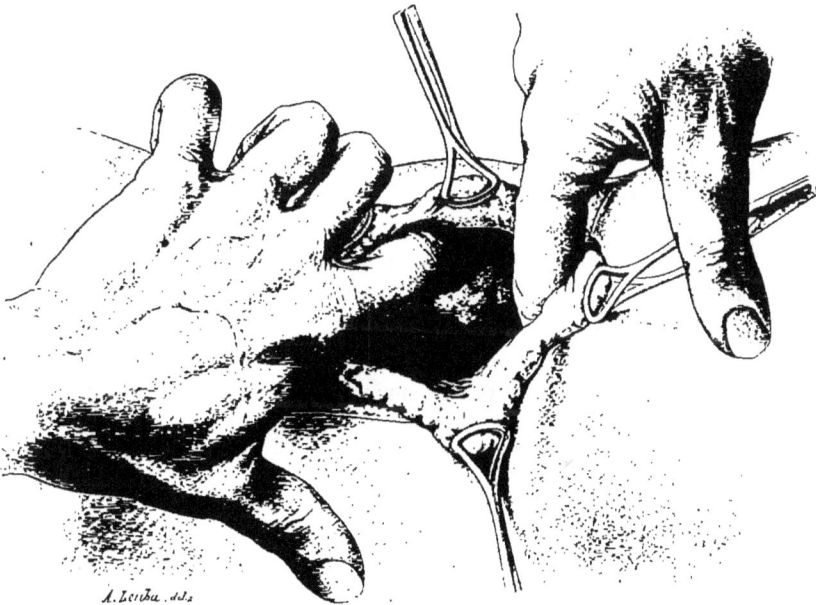

Fig. 58. — Décortication du rein.

moins grenue que la graisse de la couche sous-aponévrotique déjà rencontrée (fig. 57) ; c'est l'atmosphère graisseuse du rein. Introduisant
les deux index dans la section faite au fascia rétrorénal, le chirurgien
le déchire aisément de haut en bas; en haut, le fascia est mince et le
doigt touche aisément la côte ; en bas, on n'arrive pas jusqu'au bord
inférieur de la plaie, un mince cordon aponévrotique formé par les
fibres refoulées résiste au doigt. Il faut un coup de ciseau sur ce léger
obstacle pour bien dégager la partie profonde de la plaie; si l'on néglige
ce détail, on est gêné pour opérer et on ne profite pas de toute la longueur de l'incision.

Il faut ensuite décortiquer le rein.

La lame aponévrotique rétrorénale étant effondrée et complètement déchirée dans toute la longueur de l'incision, les deux index vont à la recherche du rein, en se dirigeant en avant et en dedans, vers le milieu de la plaie; chemin faisant, ils déchirent la graisse molle de l'atmosphère adipeuse et ils arrivent bientôt au contact du rein qu'ils abordent par son bord convexe ou par sa face postérieure. Lorsqu'on arrive sur le rein, on sent sa surface de consistance ferme; si la graisse n'est pas très abondante, on reconnaît même, par la vue, sa capsule propre qui laisse transparaître son tissu brun. S'il y avait quelque difficulté à trouver le rein, on peut se faire aider par l'aide placé en face du chirurgien: il repoussera le rein en arrière avec le poing, en pressant sur la paroi abdominale antérieure; cette manœuvre pourrait encore être utile, si la trop grande mobilité de l'organe rendait difficile la décortication proprement dite, que je vais décrire. Dans la plupart des cas, il est inutile de faire refouler le rein.

Lorsque les deux index de l'opérateur sont arrivés au contact du tissu rénal, on laisse en place l'index gauche, tandis que, avec la main droite, on place sur la graisse périrénale, qui est en avant de cet index, une pince à cadre (figure 58). Cette pince doit prendre largement la graisse et tout ce qui se trouve dans cette partie antérieure de la plaie, entre le rein et l'aponévrose du transverse, c'est dire que souvent le péritoine se trouve, avec la graisse, compris entre les mors de la pince; si on se bornait à prendre une mince épaisseur de graisse périrénale on ne pourrait exercer sur elle aucune traction sans la déchirer.

La première pince à cadre ayant été ainsi placée, on en met une autre en face d'elle, sur la portion de graisse qui se trouve en arrière du sillon que les doigts ont creusé dans la graisse pour aborder le rein.

Ces deux pinces sont alors confiées à l'aide qui les écarte, l'une en avant, l'autre en arrière, mettant ainsi à découvert le tissu du rein. L'aide doit *tirer modérément* sur les pinces pour ne pas déchirer la graisse. L'opérateur continue à travailler avec les deux index dégageant, en haut et en bas, une plus grande étendue de tissu rénal, en déchirant les petites adhérences pathologiques qui existent habituellement entre la capsule adipeuse et la capsule propre du rein. A mesure que le rein est dégagé, la graisse est prise dans des pinces à cadre qu'on place, comme la première, en avant et en arrière et qu'on confie à l'aide; en général, il suffit de placer ainsi deux ou trois pinces à cadre en avant et une seule en arrière pour bien décortiquer le rein.

La décortication du rein doit être complète et les doigts doivent bien suivre la surface de la capsule propre: on dégage ainsi complètement les deux faces antérieure et postérieure du rein, son extrémité supérieure, dont on suit le contour jusqu'à l'échancrure du hile, et son extrémité inférieure jusqu'au bassinet.

Reconstitution de la paroi lombaire. — Quelle que soit l'opération pratiquée par la voie lombaire, il faudra reconstituer la paroi abdominale incisée : suivant les cas, il conviendra de fermer plus ou moins complètement la plaie, employer même des procédés spéciaux pour ce temps de l'opération ; drainer et panser différemment. Nous indiquerons ces détails à propos de chaque opération, mais il est des règles générales qui s'appliquent à tous les cas et que nous devons exposer ici, pour éviter des redites.

Il est indispensable de bien reconstituer la paroi incisée afin d'éviter des éventrations pénibles, difficiles à contenir sans l'emploi de bandages très gênants et qui peuvent nécessiter une opération ultérieure.

Lorsque la plaie a été bien nettoyée, les ligatures faites et le drainage établi, suivant les indications de chaque cas, on procède aux sutures de la paroi, qui réunissent les muscles, l'aponévrose et la peau.

La suture des muscles, soigneusement faite, en un seul plan, avec du catgut n° 2, est suffisante. Armé d'une longue aiguille courbe, le chirurgien commence par la partie inférieure de la plaie, la plus difficile à bien suturer. D'un côté, l'aiguille pénètre à travers l'aponévros superficielle, à un centimètre du bord de la plaie ; elle traverse **toute l'épaisseur de la couche** musculaire et parcourt en sens inverse, de la profondeur à la surface, la lèvre opposée : agissant de même manière, on place, à un centimètre et demi les uns des autres, la série de points nécessaires.

Pour bien placer les sutures, il faut savoir que, dans la partie inférieure de la plaie, *le transverse et le petit oblique se rétractent beaucoup* sous le bord antérieur, sectionné, du grand oblique ; pour que ces muscles soient bien pris dans l'anse du fil, il faut, avant de les traverser avec l'aiguille, les attirer avec une pince à griffes. Pour bien voir ce que l'on fait, il vaut mieux passer les deux ou trois premiers fils sans les nouer : lorsque la partie la plus inférieure de la plaie est fermée, cette précaution n'est plus utile et les fils peuvent être noués à mesure qu'ils sont passés.

Le premier plan de sutures étant fait, on vérifie, avant de passer outre, si les fils sont partout assez rapprochés les uns des autres : en pressant tout le long de la suture avec la pulpe de l'index, on se rend très bien compte de l'existence, entre les points déjà noués, des parties faibles, qui peuvent nécessiter des sutures complémentaires. On peut faire ensuite, avec du catgut n° 0, quelques points aponévrotiques, qui assurent la parfaite continuité de l'aponévrose.

Les sutures profondes ayant été ainsi faites, il ne reste plus qu'à suturer la peau au crin de Florence par des points séparés en affrontant soigneusement les bords de la plaie.

Fautes et incidents opératoires.

Voici les fautes les plus communes dans la découverte du rein par la voie lombaire.

Incision trop postérieure. — Lorsque l'incision a été faite trop en arrière, on ouvre la gaine des muscles de la masse sacro-lombaire, dont on voit les fibres verticales, faciles à distinguer des fibres obliques, en bas et en avant, du carré lombaire. Lorsque cette faute sans importance a été commise, il est facile d'y remédier. en se portant, ensuite, plus en avant.

Incision trop antérieure. — Dans ce cas. il est facile de confondre le péritoine avec le fascia rétrorénal : au-dessous de l'aponévrose du transverse, on voit une couche peu épaisse de tissu graisseux qui double le péritoine, et plus en arrière le fascia rétro-rénal, en écartant cette graisse, on aperçoit la face externe du péritoine qui ressemble au fascia rénal. L'incision trop antérieure a, en outre. l'inconvénient de permettre au côlon (surtout en cas de rein mobile, lorsque l'intestin est abaissé et dilaté) de venir faire hernie dans la plaie.

On doit craindre que l'incision soit trop antérieure lorsque, dans la section du premier plan musculaire, on n'a pas rencontré le triangle de J.-L. Petit, qui sépare le grand dorsal du grand oblique. Plus profondément, on doit encore se méfier, lorsque la partie charnue du transverse est très épaisse et lorsqu'on sectionne la 12e intercostale loin de la côte. Si le chirurgien reconnaît que l'incision est trop antérieure, il doit redoubler de précautions. pour éviter la blessure du péritoine: s'il fait bien la décortication du rein, suivant les règles indiquées, cette faute opératoire n'a pas d'importance.

Ouverture du péritoine. — Je viens de dire comment on peut confondre le fascia rétrorénal avec le péritoine : dans certains cas de foie abaissé, les doigts qui écartent la graisse sous-péritonéale, peuvent même sentir le large bord du foie et le confondre avec le rein. Lorsqu'on incise le péritoine. croyant ouvrir la loge rénale, on s'aperçoit de suite de la faute commise, parce qu'une anse intestinale ou le bord du foie, lisse. humide, de couleur plus foncée que le rein, apparaissent dans la plaie.

D'autres fois. l'épiploon se présente et un opérateur novice peut le confondre avec l'atmosphère périrénale : on se souviendra que l'épiploon est grenu, d'une couleur jaune, bien plus foncée que la couche de graisse, lisse, jaune pâle, qui entoure le rein.

Il est facile d'éviter la blessure du péritoine, en suivant la règle indiquée plus haut, à savoir qu'après avoir prudemment incisé l'aponévrose du transverse, il faut reconnaître sur le bord postérieur de la plaie le

bord musculaire, oblique, du carré lombaire et ne déchirer le fascia rétrorénal qu'au delà de ce bord, plus près de la colonne vertébrale.

Si le péritoine a été ouvert, le mieux est de recoudre la plaie de la séreuse, immédiatement, avec un surjet au catgut double 0 ; de se reporter ensuite bien en arrière et d'effondrer le fascia rétrorénal, comme nous l'avons conseillé.

Blessure de la plèvre. — Nous avons indiqué, dans le manuel opératoire, comment il faut opérer pour éviter cet accident au moment de l'incision de la paroi lombaire. On reconnaît que la plèvre est ouverte, au sifflement caractéristique et aux bulles d'air que l'on voit au niveau de la blessure. Si pareil accident survient, il faut, avec un doigt de la main gauche, appuyer sur la blessure, afin d'empêcher la formation d'un pneumothorax important; ensuite, avec une ou plusieurs pinces hémostatiques, on pince les tissus au niveau de la plaie pleurale, qu'on ne voit pas, jusqu'à ce qu'il n'y ait plus de sifflement. Si on n'y parvient pas, on attire un peu de la graisse périrénale pour former bouchon. Si on le peut, on place ensuite des fils de catgut au delà des pinces et, lorsqu'on ne peut réussir ainsi, on fait, avec une fine aiguille de Reverdin, un fin surjet, comprenant, outre les anses du fil, des fibres aponévrotiques, des fibres musculaires et quelques lambeaux de graisse périrénale. Il ne faut pas s'effrayer de l'ouverture de la plèvre : presque toujours l'accident n'a pas de suites et il n'a guère d'autre inconvénient que de donner lieu parfois à un épanchement pleural qui se résorbe en quelques jours. En cas de lésion rénale suppurée, il faut craindre l'infection de la séreuse et l'opération ne doit être continuée que lorsqu'on est bien sûr de l'isolement de la cavité pleurale, ce qui, d'ailleurs, est de règle dans tous les cas.

Difficultés de la décortication. — Nous avons décrit la décortication du rein dans les cas les plus simples, lorsque l'atmosphère graisseuse périrénale n'a pas subi de modifications pathologiques. Suivant la maladie pour laquelle on opère, et, suivant l'opération qu'on se propose de pratiquer, la décortication du rein doit être faite différemment ou même ne doit pas être exécutée; dans ces différentes circonstances, ce temps opératoire présente aussi des difficultés variables, qui seront signalées à propos de chaque variété d'opérations. Nous signalerons pourtant ici l'ouverture du péritoine et de la plèvre au moment de la décortication.

On ouvre parfois le péritoine, dans la décortication extra-capsulaire, parce que des adhérences intimes de la séreuse au rein facilitent sa déchirure avec les doigts ou sa section avec les ciseaux, lorsqu'on est obligé de sculpter le rein dans le tissu induré qui l'entoure. Si pareil accident arrive, le mieux est d'oblitérer provisoirement, avec des pinces, la déchirure péritonéale, de continuer la décortication et de ne fermer le péritoine que lorsque le rein est enlevé. Si, comme j'ai conseillé de le faire, lorsqu'on a incisé le péritoine non adhérent, on suturait de suite la séreuse, on serait exposé à refaire une nouvelle déchirure qui nécessiterait une nouvelle suture.

C'est encore lorsque des adhérences périphériques fixent le rein, qu'on est exposé à ouvrir la plèvre, pendant la décortication : lorsque les doigts travaillent en haut et en arrière, la plèvre peut être déchirée au niveau de l'hiatus costo-diaphragmatique. On ne s'aperçoit guère de cet accident opératoire que lorsque le rein est enlevé; c'est d'ailleurs, à ce moment, lorsque la place est libre, qu'on peut explorer la plaie, reconnaître la déchirure et la suturer par un surjet au catgut fin.

II

EXPLORATION SANGLANTE DU REIN

L'exploration sanglante du rein peut être rendue nécessaire lorsque, malgré l'emploi de tous les procédés cliniques d'exploration, le diagnostic reste hésitant : presque toujours, dans ces cas, l'opération, d'abord exploratrice, finit par être une intervention curatrice. Chez d'autres malades, le diagnostic est suffisamment précis et l'exploration n'a plus pour but que de fixer certains détails, qui peuvent modifier le procédé opératoire curateur : c'est ainsi, que dans un cas de kyste hydatique, il s'agira de déterminer s'il convient d'extirper la membrane germinative ou d'enlever le rein; que, dans un néoplasme du rein, la recherche des ganglions, celle des adhérences vasculaires permettra de pratiquer la néphrectomie, ou nous conduira à ne pas poursuivre l'opération. Dans ces cas et autres analogues, l'exploration fait partie de la technique opératoire courante de chaque opération rénale.

Dans ce chapitre, je n'envisage que l'exploration rénale ayant pour but de préciser le diagnostic.

Il y a quelques années, un certain nombre de chirurgiens, à la suite de Thornton, préconisaient la voie transpéritonéale, pour explorer le rein; ils s'appuyaient sur ce fait, que, par l'abdomen ouvert, on peut palper le rein droit et le rein gauche et, tout au moins, s'assurer de l'existence des deux organes. Plus récemment, Giordano a préconisé l'incision successive, dans la même séance, des deux régions lombaires.

Les moyens d'exploration dont nous disposons actuellement, notamment la cystoscopie et le cathétérisme urétral, permettent une précision assez grande du diagnostic, pour que l'utilité de constater l'existence des deux reins ne doive plus entrer en ligne de compte dans le choix de l'incision exploratrice.

L'exploration transpéritonéale doit être rejetée d'une manière générale, parce que, si elle permet de s'assurer de l'existence des deux reins, elle ne donne que des notions tout à fait incomplètes sur la nature des lésions et sur la capacité fonctionnelle de ces organes Il faut considérer, en outre, que la voie lombaire étant presque toujours indiquée en chirurgie rénale, il vaut mieux opérer par cette voie, de manière à ce que l'exploration ne soit que le premier temps d'une opération ayant un but thérapeutique.

L'exploration du rein par la voie abdominale trouve pourtant son indication dans les néoplasmes du rein : dans ces cas, elle constitue le temps opératoire qui précède directement la néphrectomie transpéritonéale. Nous la décrirons à propos de cette opération (voir page 342).

EXPLORATION DU REIN PAR LA VOIE LOMBAIRE

Pour bien explorer un rein, il faut pouvoir décortiquer l'organe, l'attirer, le plus possible, hors de la plaie, examiner par la vue et le palper sa surface, l'inciser pour introduire le doigt dans le bassinet et les calices et pouvoir apprécier, *de visu*, la surface de la coupe du parenchyme; il faut enfin vérifier l'état du bassinet et de l'uretère et cathétériser ce conduit. Ce n'est que lorsqu'un rein a été ainsi examiné. que nous sommes en droit de dire que nous l'avons bien exploré.

Manuel opératoire.

L'*incision lombaire* sera assez longue pour pouvoir découvrir aisément la partie supérieure de l'uretère ; c'est-à-dire qu'elle dépassera par en bas, la partie la plus saillante de la crête iliaque.

L'*incision des parties molles* jusqu'à l'atmosphère adipeuse, ne présente rien de particulier (voir page 74).

Décortication. — La décortication du rein, que l'on sépare de l'atmosphère adipeuse, sans entamer sa capsule propre, sera aussi complète que possible, dans le double but de bien voir la surface externe du rein et de pouvoir l'attirer aisément au dehors. On suivra, pour ce temps opératoire, la technique indiquée page 78.

À l'état normal, ce dépouillement du rein se fait facilement; l'atmosphère graisseuse et la capsule propre n'adhèrent l'une à l'autre que par des tractus celluleux lâches, qu'on peut déchirer sans déterminer de saignement appréciable. Lorsque le rein est atteint de néphrite, on remarque des adhérences plus solides et plus saignantes, des tractus blanchâtres qu'on déchire avec plus de peine et la capsule propre

dépouillée présente des irrégularités. Les adhérences sont souvent
plus fortes dans la partie supérieure, sous-costale du rein : le chirurgien doit s'efforcer de bien les détruire pour dépouiller le rein jusqu'au
hile et pouvoir exécuter le temps suivant.

En avant, du côté du péritoine, on trouve parfois des adhérences
assez solides, pour qu'il soit nécessaire de les sectionner au bistouri,
contre la surface du rein, ménageant ainsi la séreuse.

Énucléation du rein. — Lorsque le rein a été bien dépouillé de l'atmosphère graisseuse qui l'entoure, on doit essayer de l'énucléer pour
mieux l'examiner. L'exécution de ce temps opératoire dépend de la
décortication faite auparavant : si la décortication a été aisée et qu'on
ait rencontré peu ou pas d'adhérences, il est facile de faire l'énucléation du rein en attirant d'abord, au dehors, son extrémité supérieure et
ensuite, son pôle inférieur. Lorsque, au contraire, la décortication a été
pénible, le rein étant profondément caché sous les côtes, on a plus ou
moins de difficulté à amener l'organe au dehors, parfois même on ne
peut l'énucléer. De même, lorsque le pédicule rénal est court, il peut
être impossible d'extérioriser l'organe. Dans ces cas, on exposera le rein
le mieux possible et on fera la suite de l'exploration dans l'intérieur
même de la plaie.

Examen extérieur du rein et du bassinet. — Lorsque le rein a
été décortiqué et énucléé le mieux possible, on examine, par la vue, sa
surface externe ; on note ainsi les irrégularités de forme ou les changements de volume et de coloration qu'il peut présenter.

On doit ensuite **palper le rein et le bassinet.** La palpation du parenchyme rénal lui-même ne donne le plus souvent que des renseignements
très vagues : il faut bien savoir que, malgré une grande habitude, on
peut ne rien sentir en palpant le rein intact même lorsqu'un calcul
assez volumineux se trouve logé dans un des calices Parfois pourtant,
on remarque, en pressant le rein entre les doigts, que, en un certain
point, la consistance est plus ferme. D'autres fois, on pourra noter, sur
des reins qui ont été dilatés par la rétention rénale, mais qui, au moment de l'opération, sont vides, que le parenchyme paraît plus mou
qu'à l'ordinaire ; bien souvent, j'ai remarqué sur des reins d'apparence saine, qu'il était possible de plier l'organe sur lui-même, en
avant ou en arrière, sur une de ses faces, ce qu'on ne peut faire à l'état
normal.

La palpation du bassinet donne plus souvent des notions précises
que celle du parenchyme rénal. Il est fréquent de sentir assez nettement
une dureté qui indique la présence d'un calcul, mais il faut savoir aussi
que la palpation externe la mieux faite peut méconnaître l'existence de
pierres assez volumineuses. Il arrive, en effet, qu'on ne puisse bien
décortiquer le bassinet, qu'une couche de graisse indurée ne permette

pas de recueillir par le palper des sensations nettes. Des opérateurs novices peuvent même confondre la sensation de dureté, due à ces pelotons graisseux indurés, avec un calcul, et croire à une pierre qui n'existe pas.

Exploration extérieure de l'uretère. — Il convient de pratiquer cette exploration toutes les fois que la cause originelle des accidents peut se trouver dans l'uretère. Lorsque le rein a été bien décortiqué,

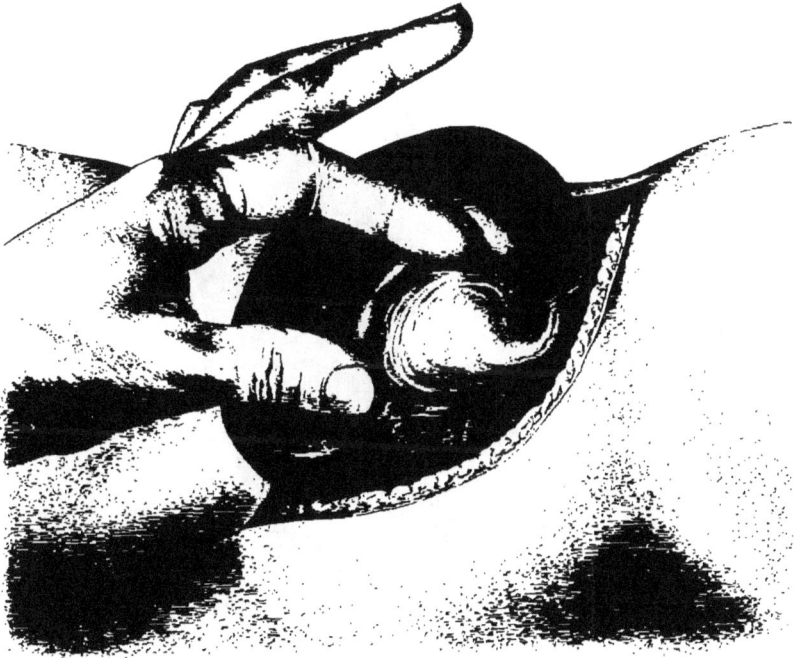

Fig. 59. — Exploration du bassinet et de la partie initiale de l'uretère
Le rein extériorisé a été renversé en avant.

il suffit de placer l'organe en antéversion pour bien dégager l'uretère : on attire en haut, et en dehors, l'extrémité inférieure du rein, tandis que son pôle supérieur plonge dans la plaie. On découvre l'uretère, en le cherchant dans le vaste creux qui reste alors au-dessous du rein et en le dépouillant de la graisse qui l'entoure, sans le serrer de trop près. On cherchera l'uretère un peu au-dessous du rein, contre le psoas et, si on ne le trouve pas à ce niveau, on se rappellera que, **souvent, il est en avant, collé au péritoine**. Cette recherche est généralement facile; dans certains cas de rétention rénale, dont nous parlerons plus loin, il convient pourtant de la rendre plus aisée en plaçant une sonde

6**

urétérale, par le cathétérisme cystoscopique, immédiatement avant
l'opération.

En explorant l'uretère, on se rend compte de l'existence des urétérites,
de la graisse qui entoure le conduit, de l'épaisseur de ses parois, de sa
direction, des coudures mobiles ou fixes qu'il peut présenter et du point
où il s'implante dans le bassinet.

Pour bien voir la face postérieure du bassinet et l'origine de l'uretère,

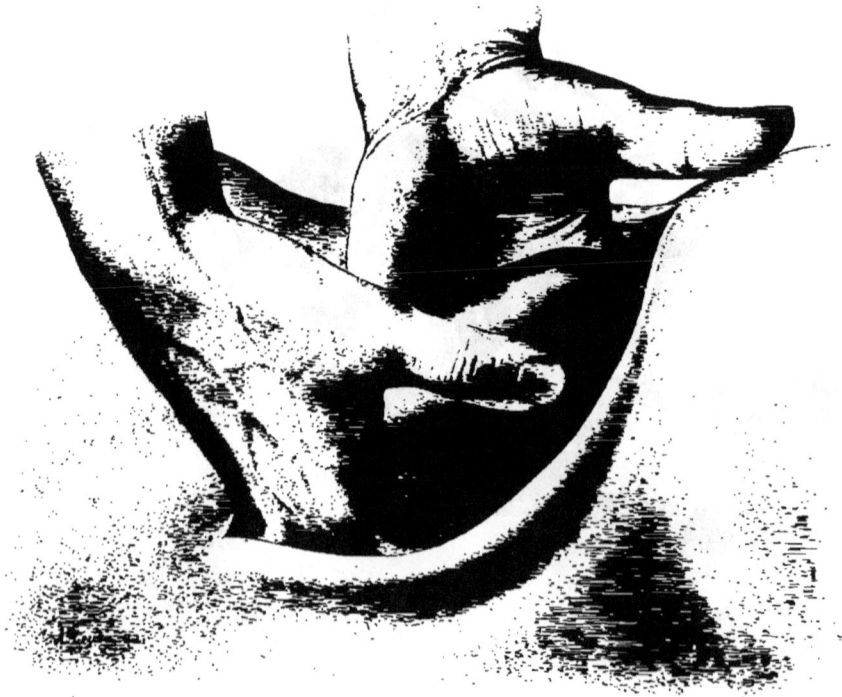

Fig. 60. — Compression du pédicule par les deux mains d'un aide.

il convient de les dépouiller avec la sonde cannelée, en ménageant les
fins vaisseaux qu'on rencontre. On peut alors soulever le bord postérieur du hile du rein et explorer, avec le doigt, la face externe de la portion intra-sinusienne du bassinet (fig. 59).

Compression du pédicule. — Lorsque l'exploration extérieure du
rein, du bassinet et de l'uretère n'a pas suffisamment éclairci le diagnostic, ce qui est la règle, il convient de poursuivre l'exploration, en incisant le parenchyme rénal : cette incision permet d'examiner la tranche
rénale et d'introduire le doigt dans l'intérieur du bassinet. Pour éviter
l'hémorragie, on doit comprimer le pédicule du rein, mais il faut que

la compression soit faite, autant que possible, de manière à laisser libres les deux mains du chirurgien et permettre le facile accès du doigt dans le bassinet. Suivant les conditions anatomiques, la manière de comprimer le pédicule varie.

a) **Lorsque le rein a pu être énucléé** hors de la plaie, on peut faire la compression digitale ou la compression instrumentale.

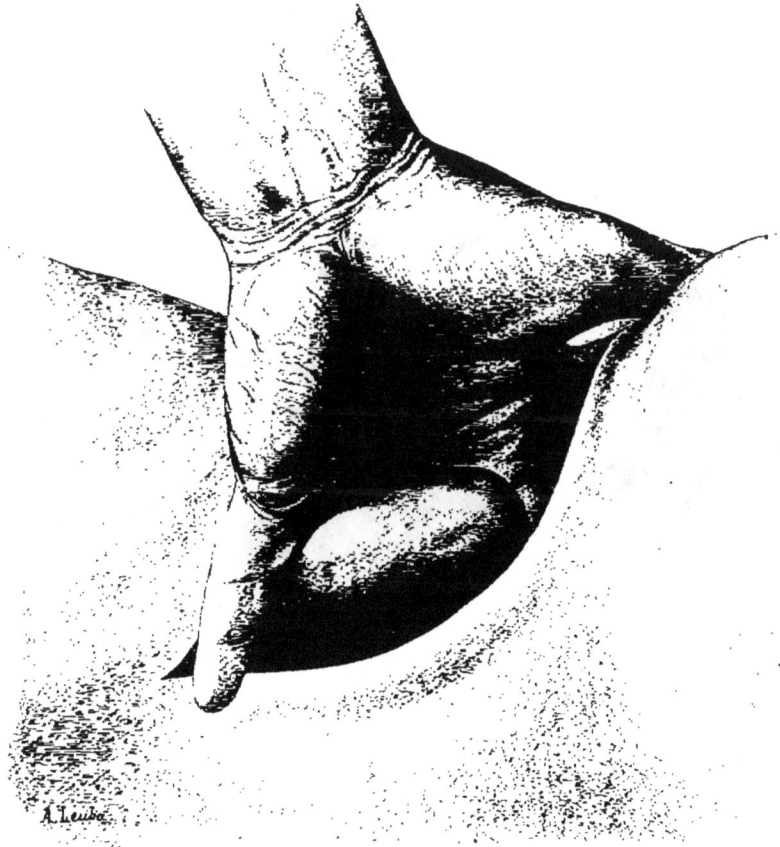

Fig. 61. — Compression du pédicule contre le psoas par une seule main de l'aide, en cas de pédicule court.

La **compression digitale** est exercée par les deux mains d'un aide, placées comme dans la figure 60. Une main étant appliquée en avant, l'autre en arrière et les doigts comprimant le hile, on présente au chirurgien le bord convexe du rein qu'il devra inciser. L'aide doit faire attention et essayer, le mieux possible, de **comprimer les vaisseaux tout en laissant libre la partie inférieure du bassinet,** pour que l'opérateur puisse y introduire son doigt à travers l'incision du rein.

b) **Lorsque le pédicule rénal est court**, et plus particulièrement chez les malades obèses, la manœuvre précédente ne peut être exécutée ; dans ces cas on peut, plus difficilement, comprimer le pédicule, comme il suit :

1° Avec une seule main (fig. 61), l'aide comprime d'avant en arrière le pédicule contre le psoas. Quand on opère sur le *rein droit* et qu'on n'a pu abaisser suffisamment l'organe, il faut se contenter de ce mode

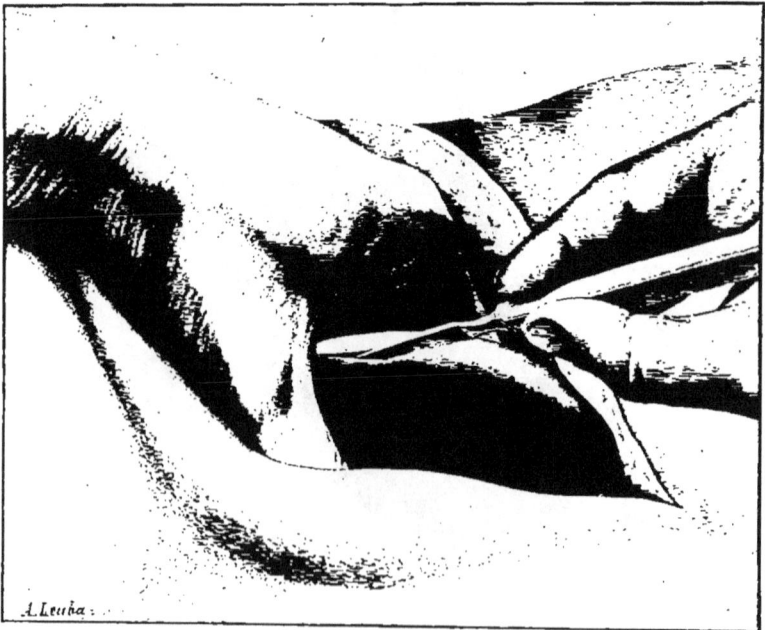

Fig. 62. — Compression du pédicule du rein gauche par la main gauche du chirurgien.

de compression. S'il s'agit du *rein gauche*, on peut encore comprimer le pédicule contre la paroi lombaire postérieure, mais il sera souvent préférable d'opérer comme nous allons dire :

2° Le chirurgien comprime lui-même le pédicule (fig. 62) avec la main gauche, passée au-dessous du pôle inférieur du rein, de manière à serrer les vaisseaux entre le pouce et les autres doigts. La compression est bonne, mais la main gauche du chirurgien se trouve immobilisée pour un temps.

La **compression digitale** que nous venons de décrire est, d'une manière générale, préférable à la compression instrumentale lorsqu'on

peut disposer d'un bon aide et peut être appliquée dans un plus grand
nombre de cas : elle permet de mieux graduer et de modifier au besoin
la pression qu'on exerce sur les vaisseaux, et elle a surtout l'avantage,
lorsque le doigt du chirurgien pénètre dans le bassinet, de ne pas gêner
ses manœuvres, parce que l'aide, modifiant la position de ses doigts,
laisse le bassinet libre. Lorsqu'on comprime le pédicule avec un clamp,
on saisit trop souvent le bassinet avec les vaisseaux, ce qui rend mal-

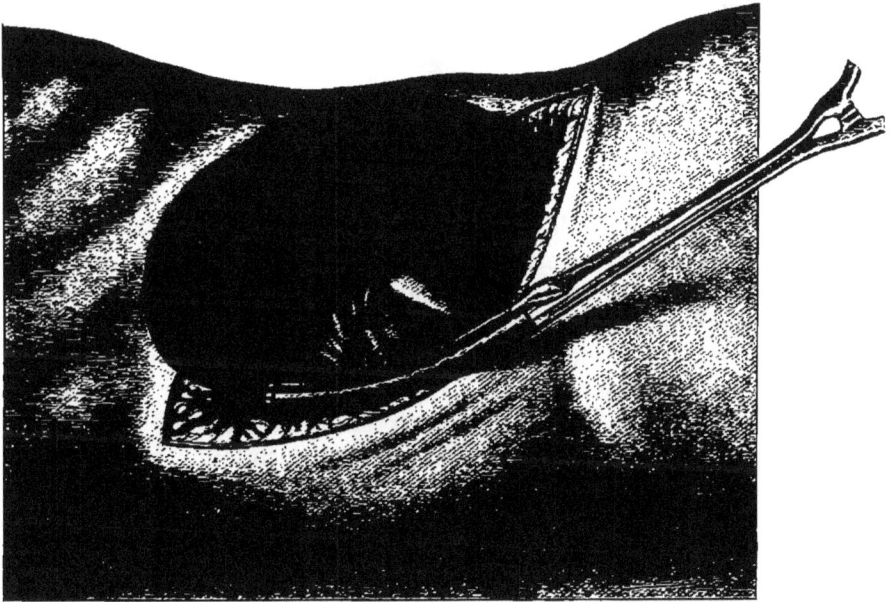

Fig. 63. — Compression du pédicule par une pince dont les mors sont garnis de caoutchouc: l'uretère isolé, n'est pas comprimé.

aisée son exploration et ne permet pas de pratiquer le cathétérisme
rétrograde de l'uretère.

La **compression instrumentale** du pédicule se fait avec un clamp
dont les mors sont garnis de caoutchouc (fig. 63) : ces mors doivent
être souples et, à l'état de repos, se rejoindre par leurs extrémités,
laissant un espace vide au milieu. On évite ainsi de trop comprimer en
bas et pas assez en haut. Pour que la compression avec le clamp soit
bonne, il est nécessaire de **saisir le pédicule au delà du bassinet** : dans
ce but, on dépouillera l'uretère, de bas en haut, en dégageant le bassinet,
avant de passer chacune des branches du clamp, en avant et en arrière
des vaisseaux (fig. 64). Lorsque le pédicule est long et la décortication
du rein complète, la compression ainsi faite est bonne et permet de

manœuvrer à l'aise; dans des conditions contraires, il vaudra mieux faire la compression digitale.

Exploration intérieure du rein et du bassinet. — Pour arriver dans l'intérieur du bassinet, on peut inciser directement ses parois en pratiquant la **pyélotomie**, ou y pénétrer à travers le rein par **néphrotomie**.

La pyélotomie paraît plus séduisante, parce qu'elle ne détruit aucune parcelle du parenchyme rénal; elle peut permettre de voir l'intérieur du bassinet, d'y introduire la pulpe du petit doigt et de sentir les orifices des grands calices. On peut même, à l'aide d'une curette mousse, pénétrer dans les calices et extraire les petits calculs qui peuvent s'y trouver. L'incision du bassinet permet encore de cathétériser facilement l'uretère de haut en bas. Les suites de l'opération sont simples et Delbet et Mocquot, qui l'ont récemment défendue, ont soutenu, avec raison, que l'incision du bassinet n'expose pas à la formation de fistules, comme on le dit trop souvent.

A côté de ces avantages, la pyélotomie présente de réels inconvénients, au point de vue de l'exploration, auquel nous nous plaçons ici. Il faut noter, en premier lieu, que la pyélotomie ne peut être pratiquée dans de bonnes conditions que lorsque le rein a pu être bien énucléé et extériorisé, c'est-à-dire, lorsque le pédicule rénal est long et les adhérences peu considérables. Au point de vue de l'exploration des calices, la néphrotomie est préférable, lorsqu'elle est bien faite : par l'incision rénale, on ouvre le calice inférieur et, s'il en est besoin, on coupe le rein en deux valves, ce qui permet de mieux palper chacune des deux moitiés, entre l'incision chirurgicale et la surface externe. Le bassinet lui-même est exploré facilement, lui aussi, puisqu'on peut y introduire le doigt.

D'autre part, lorsqu'on explore le rein parce que le diagnostic n'est pas établi, lorsqu'on hésite, par exemple, entre une néphrite hématurique, la tuberculose au début et un calcul, il ne suffit pas d'explorer la cavité du bassinet et des calices, il est encore nécessaire d'examiner le parenchyme sectionné comme, seule, la **néphrotomie** permet de le voir. L'exploration du rein par pyélotomie est nécessairement incomplète.

La crainte de détruire une partie du parenchyme rénal ne doit pas arrêter le chirurgien, qui pratique l'exploration sanglante du rein. L'expérimentation et l'observation clinique journalière démontrent la facile cicatrisation du rein; elles montrent encore que la quantité de parenchyme détruit est négligeable : c'est ainsi que je n'ai pu constater de différences fonctionnelles dans le même rein, avant et après la néphrotomie.

C'est donc à travers le rein qu'on pénétrera dans le bassinet, lorsqu'on voudra faire une exploration complète, mais il est nécessaire de se rendre bien compte de ce que l'on fait et de choisir l'incision la plus favorable.

Nous avons dit, page 31, en étudiant l'anatomie du bassinet, que les deux grands calices supérieur et inférieur sont trop étroits pour que le doigt puisse y pénétrer : sauf les cas de dilatation des calices et du bassinet par rétention rénale, **il faudra nécessairement, pour arriver dans le bassinet, couper la paroi même de ce réservoir.** Pour y pénétrer à travers le parenchyme du rein, l'idéal sera de profiter de l'ouverture d'un grand calice et de compléter la section, au niveau de l'angle que forme ce calice en se détachant du bassinet. Ainsi, dans une autopsie, lorsque, le rein en main, on l'incise sur son bord convexe, il est rare qu'on tombe directement sur la partie centrale du bassinet ; ce sont les grands calices supérieur et inférieur qui sont ouverts et, si on veut étaler le bassinet, il faut, avec les ciseaux introduits par ces grands calices, couper leur angle d'insertion.

Au point de vue chirurgical, l'incision du bord convexe sur sa partie moyenne serait la plus mauvaise, parce que, à ce niveau, on ne profite d'aucun des deux grands calices. L'incision du calice inférieur est préférable à celle du calice supérieur, premièrement parce que ce calice inférieur est plus large, et, en second lieu, parce que la plaie rénale se trouvant sur le bord convexe, dans sa partie sous-costale, sera plus facile à drainer.

Il faut en outre tenir compte, dans le choix de l'incision du parenchyme rénal, de la disposition des vaisseaux, non seulement pour opérer avec le minimum d'hémorragie, mais encore parce que les artères du rein sont des artères terminales, non anastomosées entre elles, et qu'il faut craindre, en sectionnant un vaisseau de quelque importance, de déterminer la nécrose du territoire rénal qu'il nourrit.

Nous avons vu, page 47, que le rein de l'homme comprend **deux grands territoires artériels,** l'un antérieur, l'autre postérieur et que la ligne de partage des deux se trouve au niveau du bord convexe du rein, empiétant un peu sur la face postérieure. Pour passer dans la zone la moins vascularisée, sans crainte de couper aucun vaisseau de quelque importance, il conviendra donc d'inciser sur le bord convexe, un peu en arrière de la ligne médiane.

Ces considérations justifient le manuel opératoire suivant.

Incision du rein, exploration du bassinet et des calices — Avec le bistouri, qui plonge d'un seul coup à 3 centimètres de profondeur, le chirurgien incise le bord convexe du rein, empiétant de cinq millimètres sur la face postérieure (fig. 64). L'incision commence à 2 centimètres 1/2 au-dessus de l'union du tiers moyen et du tiers inférieur du rein et se prolonge à égale distance, au-dessous de ce point. Les deux valves du rein sont alors écartées, ce qui permet de voir la section de la muqueuse grise du calice inférieur que l'incision a ouvert dans un point variable : en introduisant les ciseaux par cette ouverture, on l'agrandit suffisamment, pour que le doigt puisse y pénétrer sans déchirer le tissu rénal (fig. 65).

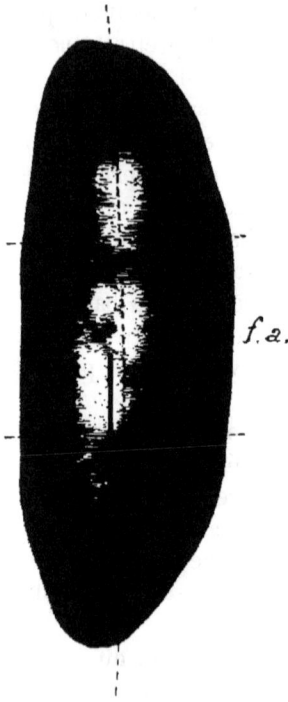

L'index de la main droite est alors introduit dans le bassinet, dont il explore la surface interne; recourbant ce doigt en crochet, le chirurgien pénètre aisément dans la branche supérieure de division du bassinet, lorsqu'elle est dilatée, et reconnaît facilement les inégalités de la surface ou la présence de calculs. Dans certains cas, on pénètre sans difficulté dans les calices dilatés, d'autres fois, on sent un orifice trop étroit pour y engager le doigt, mais, toujours, on peut compléter facilement l'exploration par le *palper combiné, intra et extra-rénal*. Rien de plus simple, que de palper, avec les doigts de la main gauche, la surface du rein pendant que l'index droit est introduit dans le bassinet : ce double palper est réellement précieux et permet de sentir même les petits calculs cachés dans les calices.

Fig. 64. — Incision du rein à l'union du 1/3 moyen et du 1/3 inférieur, à 5 millimètres de la ligne médiane, sur la face postérieure.

Exploration du parenchyme rénal.
— Chez la plupart des malades, les manœuvres précédentes ont suffi à éclairer le diagnostic, mais, dans certains cas difficiles, on pourrait encore hésiter. Soit un cas d'hématurie rénale de cause inconnue : au point où nous avons conduit l'exploration, nous pourrions éliminer les calculs, les néoplasmes du rein ou du bassinet, la tuberculose en gros foyers, ainsi que les rétentions rénales, mais un doute pourrait encore exister entre une tuberculose miliaire discrète et des lésions de néphrite simple ou lithiasique. Dans ces cas, on peut parfois obtenir des renseignements utiles, en incisant plus largement le parenchyme rénal. Lorsqu'on décide de pratiquer cette large incision, l'aide doit s'efforcer de bien comprimer le pédicule, pour que la section du rein ne donne pas de sang et permette de mieux voir le parenchyme. L'incision du rein sera alors longue et profonde coupant nettement, à partir du bord convexe, le rein en deux valves antérieure et postérieure, la tranche sera exa-

minée avec soin, on l'essuiera avec le dos de la lame du bistouri et on
cherchera la petite tache translucide que forment les tubercules crus.

Malgré toutes les précautions indiquées, il peut se faire que des
lésions rénales échappent à l'exploration : les lésions sont dans ces cas
réellement minimes, et si le rein paraît sain, il faut le considérer
comme tel au point de vue opératoire, c'est-à-dire qu'il ne faut pas se
laisser aller à pratiquer la néphrectomie. On pourra, très utilement, prendre un petit morceau de parenchyme pour le soumettre à

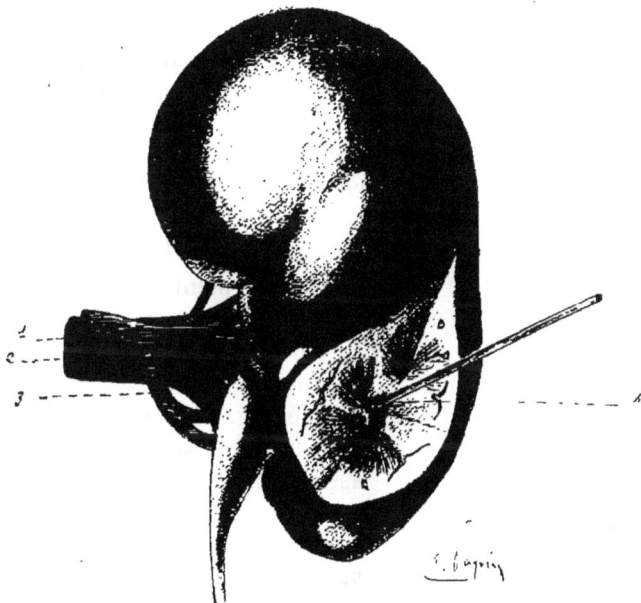

Fig. 65.

1. Artère rénale. — 2. Veine rénale. — 3. Artère rétropyélique. — 4. Calice inférieur ouvert.

l'examen histologique, et inoculer des cobayes avec le tissu rénal
broyé. J'ai pu reconnaître ainsi la nature tuberculeuse d'une néphrite
parenchymateuse hémorrhagique, sans granulations tuberculeuses.

Cathétérisme rétrograde de l'uretère. — Lorsque l'uretère a été
déjà cathétérisé de bas en haut, on peut se dispenser de cette manœuvre,
mais, lorsque ce mode d'exploration a été négligé, il faudra toujours
la pratiquer. Ce cathétérisme rétrograde de l'uretère doit être fait
par le toucher, sans l'aide de la vue. On introduit dans le bassinet
l'index gauche et on cherche à bien sentir, en dedans et un peu en bas,
l'orifice cupuliforme de l'uretère, qu'on trouve facilement lorsque le
rein n'est pas dilaté. L'index gauche, restant en place, sert de guide à
une bougie conique pleine et souple, du calibre 15, que la main droite

cherche à engager dans l'orifice urétéral : lorsque la bougie pénètre
bien dans l'uretère, on la sent glisser sans difficulté et ne s'arrêter
qu'après avoir pénétré dans la vessie; lorsqu'elle bute sur les parois,
elle se replie dans le bassinet.

Comme il peut exister un obstacle dans la partie basse de l'uretère,
il faudra toujours pousser la bougie a plus de 25 centimètres au delà
de l'orifice pyélitique de ce conduit : on aura ainsi la certitude d'être
arrivé jusque dans la vessie.

Suture de l'incision rénale. — Lorsque l'exploration a démontré
l existence d'une lésion déterminée, on agira suivant l'indication qui en
découle. Lorsque l'exploration a été complètement négative, il faut
suturer la plaie rénale, sans faire du drainage intrarénal, lorsqu'on
est absolument sûr de l'asepsie de l'urine, en laissant un petit drain
n° 20, qui plonge dans le bassinet, dans le cas contraire.

Pour fermer la plaie rénale, on place une série de points séparés de
suture, profonds et superficiels.

L'aide tient toujours le pédicule qu'il comprime. Le chirurgien passe
d'abord les points profonds, distants l'un de l'autre de 15 millimètres,
à l'aide d'une aiguille courbe de Hagedorn, enfilée de catgut n° 2
doublé (fig. 66). L'aiguille pénètre par la face antérieure du rein,
assez loin du bord de la plaie, pour traverser profondément la capsule
propre et le parenchyme, *près de la partie la plus profonde de l'incision*
(fig. 67), et ressort sur la face postérieure dans un point symétrique
à celui de son entrée. Cette précaution est indispensable pour que les
deux valves du rein soient bien appliquées l'une contre l'autre et assu-

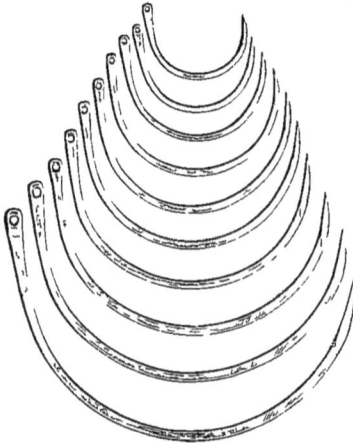

Fig 66 — Aiguilles de Hagedorn

rer une bonne hémostase : on s'expose, en la négligeant, à une hémorrhagie intra-rénale. Le fil double
étant passé à travers le rein, on détache l'aiguille d'un coup de
ciseaux et on noue, dans un seul nœud de chirurgien, les deux chefs
antérieurs aux deux chefs postérieurs du fil (fig. 80, page 152).
Au moment de nouer les fils, l'aide *presse l'un contre l'autre les deux
bords de la plaie rénale* et le *chirurgien serre doucement les fils* sans
déchirer le parenchyme rénal.

Toutes les précautions indiquées ont pour but de ne pas déchirer le
parenchyme friable du rein : c'est pour cela, que l'aiguille traverse la

capsule et qu'on se borne à appliquer l'un contre l'autre les bords de la
plaie, sans les serrer fortement. Je me sers d'un double fil de catgut n° 2,
et non d'un seul fil plus gros, parce que les catguts fins sont plus faciles
à stériliser et qu'ils se résorbent plus facilement; le fil double présente,
en outre, l'avantage d'exposer moins à la déchirure du parenchyme rénal.

Lorsque les fils profonds ont été passés et noués, comme nous l'avons
dit, on place entre eux, s'il en est be-
soin, des fils superficiels, simples, avec
le même catgut n° 2, non doublé; ces
fils traversent le parenchyme rénal à
5 millimètres des bords de la plaie. Ils
doivent affronter le rein sans trop le
serrer. Lorsque toutes les sutures ont
été ainsi placées, on dit à l'aide de lâcher le pédicule; le sang afflue dans le
rein et, gonflant l'organe, rend plus
exacte la coaptation faite par les sutures. On nettoie alors la ligne de suture
avec une compresse de gaze stérilisée
et, lorsqu'on est sûr de l'hémostase, on
remet le rein en place.

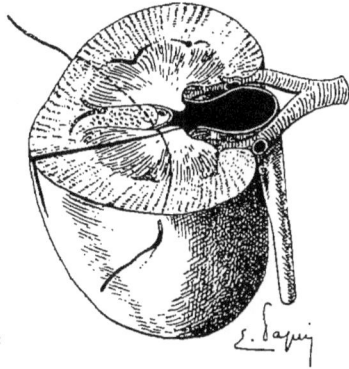

Fig. 67. — Suture du rein. Le fil
traverse profondément le parenchyme ne laissant pas d'espace
mort au-dessous.

Si le drainage du bassinet a été jugé
nécessaire, on doit avoir soin de placer le drain de manière à ce que,
lorsqu'il sera retiré quelques jours après, la plaie rénale se ferme facilement. J'ai l'habitude, dans ces cas, de suturer la plaie, autour du tube
de drainage, de telle manière que celui-ci traverse le parenchyme rénal
par un trajet oblique, de haut en bas, comme le montre la figure 80,
page 132, et je prends la précaution de suturer très exactement le
parenchyme autour du drain, pour que, lorsque celui-ci sera retiré,
l'ouverture du parenchyme se ferme d'elle-même.

Fermeture de la paroi. — Si l'hémostase est bien faite et s'il n'y a
pas lieu de craindre trop de suintement sanguin, on peut se dispenser
de tout drainage périrénal et fermer complètement la plaie musculaire
et la peau. J'ai pourtant l'habitude de placer un drain n° 25, au niveau
de l'extrémité inférieure du rein afin d'éviter la formation d'un hématome. La cicatrice est aussi belle et la guérison aussi rapide que si on
n'avait pas drainé.

La fermeture de la paroi sera faite suivant les règles indiquées page 80.

Pansement. — Comme à l'ordinaire, pansement un peu compressif,
à la gaze stérilisée et à la ouate.

Les drains, sauf incident, sont retirés le 2ᵉ jour; les fils de suture le
10ᵉ jour; purgation, le 2ᵉ ou le 3ᵉ jour.

On ne permet au malade de s'asseoir dans son lit que vers le 15ᵉ jour.

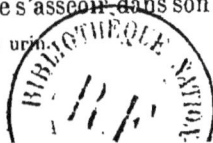

Il ne se lèvera que le 21ᵉ jour. Ces précautions sont nécessaires pour éviter l'éventration possible.

Difficultés et accidents opératoires.

Les difficultés et accidents opératoires qui concernent les premiers temps de l'opération ont déjà été étudiés page 81 et suivantes.

J'ai indiqué aussi, en décrivant le manuel opératoire, les difficultés que peut présenter la **compression du pédicule** : j'insisterai maintenant sur les difficultés de pénétrer avec le doigt dans le bassinet; sur les sensations fausses que peut donner le palper du rein; sur les difficultés du cathétérisme urétéral et de l'exploration du parenchyme; enfin sur les hémorragies immédiates et consécutives à l'opération.

1° *Difficulté de pénétrer avec le doigt dans le bassinet.* — Ces difficultés varient avec la forme et la dimension des calices et du bassinet : pour bien s'en rendre compte, je prie les lecteurs de regarder les figures 27 et 28, pages 31 et 32. Lorsque le grand calice inférieur est large et court, lorsque surtout le bassinet et ses branches de division sont dilatés par la rétention rénale et dans les bassinets de forme ampullaire, on ne risque guère de s'égarer et le doigt pénètre d'emblée dans le bassinet, dont il sent la muqueuse lisse. Dans les cas où ces dispositions anatomiques n'existent pas, surtout lorsque le bassinet est très ramifié, l'incision peut traverser le tissu du rein et conduire directement dans le sinus, en dehors du bassinet. C'est là un accident dont on ne doit pas s'effrayer. Pour l'éviter, ou, s'il arrive, pour reprendre la bonne route, il faut écarter les deux valves de l'incision rénale après l'avoir agrandie en haut et en bas; on demande à l'aide de bien comprimer le pédicule, on étanche le sang et on regarde le rein ouvert, en cherchant la coupe d'un calice, facilement reconnaissable. Si le calice que l'on voit est assez large, on y introduit les ciseaux fermés, pour bien se rendre compte qu'on pénètre dans la cavité du bassinet et, ouvrant ensuite les ciseaux, on coupe, dans le bon sens, l'éperon du calice : lorsque l'ouverture du calice est trop petite, on peut se guider sur une sonde cannelée (fig. 65).

Lorsque le rein n'a pu être bien extériorisé, et la compression pédiculaire bien faite, les manœuvres que je viens d'indiquer peuvent être difficiles à exécuter. Heureusement, dans ces cas, le bassinet est le plus souvent dilaté. Si on a des difficultés, le principe est toujours le même: se donner du jour, en incisant le rein très largement; ne pas craindre le sang et ne pas vouloir, par une ouverture étroite, pénétrer quand même, par effraction, dans le bassinet ; on réussit moins bien et on déchire le parenchyme rénal.

2° *Fausses sensations du palper rénal.* — Par le palper extérieur

du rein il arrive qu'on ne sente pas un gros calcul contenu dans un calice : le tissu ferme de la glande peut, dans ces cas, présenter partout
une consistance pareille. Pour éviter les mécomptes, on conseillait, il
y a quelques années, l'acupuncture du rein, à l'aide d'une aiguille fine,
introduite au hasard dans le rein. Je n'ai jamais eu recours à cette
manœuvre, pour le moins inutile : en effet, si l'aiguille rencontre un
calcul, il faudra inciser le rein pour l'enlever et si elle n'en trouve pas,
il faudra, quand même, pratiquer la néphrotomie pour mieux explorer.

Dans certains cas, on trouve, à la **surface du rein, une partie plus
saillante**, arrondie, dont la consistance paraît augmentée : il peut alors
s'agir, comme je l'ai vu à plusieurs reprises, d'une simple pyramide
normale, faisant saillie à la surface, mais il peut encore se faire que la
saillie soit déterminée par un néoplasme interstitiel ou même par un
calcul contenu dans un calice dilaté. Ces éventualités nous imposent
la nécessité de **toujours inciser les bosselures suspectes** de la surface
rénale.

Le **palper extérieur du bassinet** peut induire en erreur et faire croire
à l'existence d'un calcul absent. Ces fausses sensations sont dues à des
pelotons de graisse indurée, qui doublent le bassinet près du hile : il
suffit d'être prévenu pour éviter l'erreur.

Le **palper intrarénal**, pratiqué entre deux doigts, dont l'un est introduit dans le rein, par la plaie rénale, et l'autre tâte la surface de la
glande, ne décèle pas toujours des calculs contenus dans les petits calices. Les indications positives d'une bonne radiographie peuvent, dans
ces cas, être précieuses, en limitant le champ des recherches : on
pourra parfois forcer, avec le doigt, l'ouverture trop étroite d'un calice,
parfois encore, il pourra être utile de décortiquer, sous la capsule
propre, une partie du parenchyme rénal, pour y chercher une pierre
qui touche à la surface.

L'**exploration intérieure du bassinet** est susceptible, pendant un
moment, de faire croire par erreur à l'existence d'une induration qui
n'existe pas : il en est ainsi, lorsqu'on sent, de dedans en dehors, la
pulpe d'un des doigts de l'aide qui comprime le pédicule.

3° *Difficultés du cathétérisme rétrograde de l'uretère.* — Il
est parfois difficile de sentir avec l'index gauche, qui doit servir de
guide, l'orifice du bassinet, surtout lorsqu'il existe un certain degré de
rétention rénale. On y parvient pourtant, avec quelque habileté, en ayant
soin de **demander à l'aide de déplacer ses doigts**, qui souvent compriment le bassinet et cachent l'orifice.

4° *Difficultés dans l'exploration du parenchyme rénal* — Pour
explorer, avec fruit, la coupe du parenchyme rénal, il est nécessaire de
connaître l'aspect macroscopique des lésions qu'il peut présenter; il
faut encore que la compression pédiculaire soit bonne, pour éviter le

saignement qui cache les lésions. On cherchera surtout à se rendre compte de l'épaisseur de la substance corticale, de l'uniformité de la coloration, de la tache translucide, souvent allongée, des tubercules crus, de la légère saillie des granulations de Bright, de la saillie plus nette des petits néoplasmes.

5° *Hémorragie pendant l'opération.* — Nous avons dit les précautions opératoires, qu'on doit prendre, pour éviter, autant que possible, le saignement, en incisant le rein sur la ligne de partage des vaisseaux, et en comprimant bien le pédicule. Si, malgré ces précautions, le rein saigne abondamment, il ne faut pas s'en effrayer ; **la compression des deux valves du rein, bien appliquées l'une contre l'autre avec les doigts, arrête toujours l'hémorragie.** Pour qu'il n'en fût pas ainsi, il faudrait avoir commis la faute opératoire grossière, en incisant trop profondément, de couper dans le hile du rein une des grosses branches artérielles : dans ce cas, il faudrait pratiquer séance tenante la néphrectomie.

Malgré le saignement, on peut explorer le bassinet et les calices, avec un doigt introduit dans la plaie, en ayant soin, avec l'autre main, de comprimer les deux valves de la plaie l'une contre l'autre, dans l'espace qui reste libre.

III

DECAPSULATION DU REIN

Le manuel opératoire est des plus simples. L'incision des parties molles, proportionnée à l'embonpoint du sujet, doit être de moyenne longueur ; dans la plupart des cas, elle s'arrête au niveau du point le plus saillant de la crête iliaque. On arrive sur le rein, comme nous l'avons décrit (voir page 72) et on dépouille l'organe de l'atmosphère cellulo-graisseuse qui l'entoure : le rein est alors amené dans la plaie. sans qu'il y ait utilité à trop le tirailler.

Le rein étant devenu facilement accessible, on saisit la capsule propre, au niveau de la partie moyenne de son bord convexe, avec une pince à griffes et on pratique une petite incision sur la capsule, sans entamer le parenchyme rénal sous-jacent. Par l'ouverture ainsi faite, on introduit une sonde cannelée mousse, qui détache la capsule du parenchyme tout le long du bord convexe, ce qui permet d'inciser la capsule avec le bistouri ou avec des ciseaux mousses, dans toute sa longueur, sans blesser le rein (fig. 72, page 120). Saisissant alors un des bords incisés de la capsule, on détache cette membrane du parenchyme cortical, à l'aide de la sonde cannelée, délicatement manœuvrée. Lorsque le décollement est amorcé par la sonde, on le continue souvent plus facilement avec les doigts. La mince capsule décortiquée est refoulée du côté du pédicule, sans qu'il soit nécessaire de la réséquer, ce qui peut d'ailleurs être fait sans inconvénient.

La convexité de la surface du rein, oblige, surtout pour contourner ses deux pôles supérieur et inférieur, à déplacer à plusieurs reprises la sonde cannelée : il est d'ailleurs inutile d'inciser la capsule jusqu'au niveau même du hile, la partie de la capsule la plus rapprochée de ce point se déchire d'elle-même pendant la décapsulation.

Le saignement du parenchyme rénal décortiqué est de minime importance ; si, au niveau de quelque adhérence, le rein saigne un peu, il suffit de tamponner pendant quelques instants, **en ayant soin de ne pas frotter la surface du rein.**

Chez quelques malades, la capsule adhère assez fortement au parenchyme et on n'arrive pas à pratiquer aussi aisément la décapsulation ; la membrane se déchire par places, ailleurs, elle entraîne, avec elle, une mince lamelle de tissu cortical : ce sont là des incidents insignifiants et il suffit d'un peu de soin pour arriver, dans tous les cas, à pratiquer une bonne décortication.

La plaie pariétale est fermée comme à l'ordinaire (voir page 80) en laissant, pendant 48 heures, un drain n° 25 lorsqu'il y a eu quelque saignement, sans faire de drainage dans le cas contraire.

Omentisation rénale

La décapsulation du rein dans les néphrites est pratiquée dans le but de détruire les adhérences périrénales et de modifier l'innervation et la circulation du rein. Les résultats, encourageants dans les néphrites douloureuses et dans certains cas de néphrites hématuriques, n'ont pas répondu, dans le mal de Bright, à ce qu'Edebohls en attendait[1], comme le montre bien mon élève Ertzbischoff, dans sa thèse. La capsule propre du rein se reforme rapidement, en sorte que la vascularisation du rein ne se trouve que temporairement modifiée : c'est ce que j'ai vu dans mes expériences avec Léon Bernard.

Dans le but de donner au rein une importante circulation collatérale, on a songé à appliquer au traitement des néphrites un procédé analogue à celui que Talma a préconisé dans le traitement des ascites d'origine hépatique. L'opération de Talma consiste à suturer l'épiploon à la paroi abdominale, pour développer des adhérences vasculaires entre les parties suturées et établir une circulation collatérale entre la veine porte et les veines de la paroi abdominale.

1 ERTZBISCHOFF *Traitement chirurgical des Néphrites.* Thèse de Paris, 1906

L'**omentisation du rein** a été essayée, expérimentalement, chez le chien par Parlavechio, de Palerme, en 1906. Cet auteur a étudié l'omentisation **extrarénale**, en dépouillant le rein de sa capsule et en le recouvrant avec l'épiploon amené au contact du rein à travers le péritoine incisé, et l'omentisation **intrarénale**, en insinuant l'épiploon dans une plaie de néphrotomie. Il a réussi à faire vivre plusieurs jours un chien à qui il avait lié les vaisseaux rénaux d'un côté après une néphrectomie de l'autre côté.

IV

NÉPHROPEXIE

La néphropexie est habituellement pratiquée pour fixer le rein mobile : on fixe encore le rein dans certains cas de néphrostomie et d'opérations plastiques urétéro-rénales. Ces néphropexies complémentaires seront décrites avec les opérations correspondantes; nous ne traiterons dans ce chapitre que de la néphropexie pour rein mobile.

Anatomie pathologique chirurgicale du rein mobile.

Le rein mobile est, comme on sait, beaucoup plus fréquent chez la femme que chez l'homme et s'observe de 85 à 90 fois sur 100, du côté droit.

Les femmes atteintes de rein mobile présentent fréquemment une conformation spéciale : le thorax est étroit dans sa partie inférieure, la taille fine, les hanches fortement saillantes. La fosse lombaire plus étroite en haut, plus évasée par en bas qu'à l'état normal, favorise le déplacement du rein.

Chez ces malades, l'espace qui sépare la dernière côte de la crête iliaque, au niveau du bord externe de la masse sacro-lombaire, est plus grand qu'à l'ordinaire, disposition qui facilite beaucoup toutes les opérations par la voie lombaire.

Le rein descend seul, laissant en place la capsule surrénale qui ne l'accompagne jamais dans ses déplacements. Dans ses mouvements anormaux, le rein glisse dans son enveloppe graisseuse, moins ferme que le tissu adipeux ordinaire, tandis que l'enveloppe fibreuse qui entoure cette graisse reste fixe.

Situation du rein. — Suivant le degré de mobilité, le rein se trouve encore caché, en partie, sous les côtes : c'est le premier degré; dans le deuxième degré, le rein se trouve en entier au-dessous des côtes; dans le troisième, qui constitue le vrai **rein flottant**, la glande n'a plus de rapports avec la paroi lombaire, elle est devenue abdominale et peut descendre jusque dans le bassin et se déplacer au delà de la ligne médiane.

Lorsque le rein descend, il reste d'abord vertical, mais si le déplace-

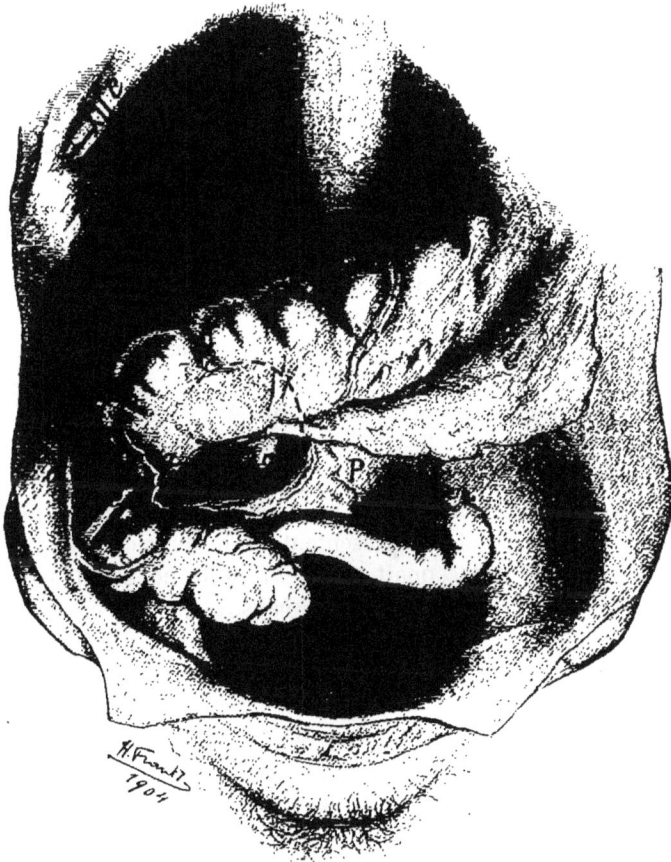

Fig. 68. — Disposition vicieuse du côlon ascendant provoquée par l'abaissement du rein droit chez un sujet du sexe féminin âgé de 45 ans environ.
Aspect que présentait le côlon après dissection de la pièce (d'après P. Alglave).

En *c* se trouve un segment de côlon long de 7 à 8 cm., difficile à montrer par le dessin et qui, courbé en *S* italique et considérablement rétréci, s'avance par un de ses points sous le bord externe du rein, où il est coincé entre le rein et la crête iliaque. — *a. a.* Adhérences levées au scalpel et beaucoup plus épaisses et plus nombreuses que ne le laisse voir le dessin. — *p. i. r.* Pôle inférieur du rein. — *P.* Promontoire. — *e.* Épiploon. — *XII c.* 12ᵉ côte.

ment est très prononcé, la glande, retenue par son pédicule, exécute un mouvement de **rotation sur son axe transversal**, qui amène, en arrière, son extrémité supérieure et, en avant, son pôle inférieur (fig. 68) : le bord convexe devient ainsi oblique, de haut en bas et de dehors en dedans. A côté des cas les plus ordinaires, où les choses se passent ainsi, il existe d'autres déplacements dignes d'être notés.

Le rein exécute fréquemment un mouvement de **rotation sur son axe vertical**. J'ai souvent remarqué, pendant les opérations pour rein mobile, lorsque le malade est couché sur le côté sain, que le bord convexe du rein, à situation normale postérieure, est devenu antérieur, en sorte qu'on arrive directement sur la face postérieure de l'organe.

Il faut noter aussi certains **petits déplacements** qui peuvent donner naissance à tous les symptômes du rein mobile. Potain a appelé l'attention sur un déplacement inverse de celui qui est habituel : l'extrémité antérieure du rein se trouve inclinée en avant et la glande se place en **antéversion**. Dans ces conditions, des adhérences inflammatoires ou post-opératoires peuvent fixer le rein qui sera peu ou pas mobile, mais déplacé. On peut aussi observer des cas de **rétroversion**, avec déplacement minime du rein : l'extrémité inférieure du rein peut alors passer en avant de l'uretère, peut-être même appuyer sur ce conduit et le comprimer.

Altérations du rein déplacé. — J'ai appelé l'attention sur différentes particularités intéressantes qu'on rencontre assez souvent dans les reins mobiles.

Il est très fréquent d'observer des reins qui gardent, en partie, la **disposition fœtale lobulée** et qui présentent un ou plusieurs profonds sillons, congénitaux. On reconnaît aisément qu'il ne s'agit pas de dépressions pathologiques, parce que la capsule propre est mince, saine et non adhérente. Plus rarement, on peut voir différentes anomalies du rein et même un rein unique mobile. En 1904, j'ai opéré un malade du professeur Reclus, ayant un rein unique mobile. J'ai eu depuis occasion d'opérer deux autres cas semblables.

Il est fréquent d'observer, dans le rein mobile, de **petits degrés de rétention rénale** : tous les intermédiaires existent, depuis la rétention de quelques grammes de liquide, jusqu'aux grandes uronéphroses qui peuvent, par infection secondaire, se transformer en pyonéphroses. Dans les petites rétentions, l'opération est, dans bien des cas, pratiquée lorsque le bassinet est vide de liquide : le rein paraît alors à peine plus volumineux qu'à l'état normal, mais on peut souvent constater une particularité, que j'ai signalée, et qui doit faire penser à l'existence de la rétention rénale : le rein est plus mou et on peut facilement le plier en partie sur ses faces antérieure ou postérieure, ce qui est impossible normalement.

Il n'est pas rare de constater quelques **adhérences** anormales dans le rein mobile : elles m'ont surtout paru fréquentes en avant, entre le rein et sa doublure péritonéale, qui se détache moins facilement qu'à l'état normal; il est pourtant exceptionnel qu'on ait de la peine à bien décortiquer le rein. Lorsque le tissu graisseux périrénal est en partie sclérosé, les adhérences peuvent **fixer secondairement** le rein déplacé. La capsule propre peut elle-même, dans certains cas de néphrite, adhérer plus ou moins intimement au parenchyme rénal.

La **pyélonéphrite** légère n'est pas rare dans le rein mobile : j'ai appelé l'attention sur cette complication, en publiant trois observations en 1896; depuis différents auteurs en ont observé et j'ai vu moi-même plusieurs autres cas.

Des lésions de **néphrite**, avec ou sans légère albuminurie et cylindrurie, sont à peu près constantes; je les ai depuis longtemps signalées et Ertzbischoff les a récemment étudiées. Vu à travers la capsule propre, presque toujours plus épaisse qu'à l'état normal, la surface du rein présente, en différents endroits, des **plaques laiteuses**, souvent déformées et adhérentes au parenchyme : de fines parcelles de tissu cortical restent alors collées à la capsule, lorsqu'on pratique la décortication : un grand nombre des succès de la décapsulation dans les néphrites appartient à cette catégorie de reins mobiles légèrement enflammés.

Notons enfin la **coexistence possible de toutes les affections du rein** avec la mobilité de l'organe : j'ai observé les calculs, les kystes, les néoplasmes, etc. : ces faits nous commandent de bien explorer le rein mobile avant de le fixer. J'ai dû, dans un cas, pratiquer une néphrectomie pour cancer du rein quelques mois après qu'un autre chirurgien avait fixé, sans s'en douter, ce rein malade.

Pédicule du rein.— Le pédicule vasculaire du rein est allongé dans les cas de rein mobile : pendant les opérations de néphropexie, on constate que le rein mobile se laisse amener beaucoup plus facilement que les reins normaux, jusque sur les bords de la plaie. L'allongement de l'artère et de la veine rénale a été constaté dans les autopsies de Legueu, de Pasteau et de Glantenay et Gosset : chez le vivant, je l'ai noté un grand nombre de fois. L'artère rénale peut atteindre jusqu'à 12 centimètres de longueur; la veine est généralement plus courte. Dans l'observation de Glantenay et Gosset, la veine rénale avait conservé sa longueur normale, mais le rein, en s'abaissant, avait tiré sur la veine cave qui présentait une convexité marquée au niveau du point de traction.

Dans quelques cas, on a constaté des **anomalies des vaisseaux**; c'est ainsi que, dans la deuxième autopsie de Pasteau, on voyait l'artère rénale droite, naissant plus bas qu'à l'ordinaire, allongée et rétrécie; la veine rénale correspondante était de longueur normale, mais située verticalement, et se jetait dans la veine cave, anormalement placée elle-même; du côté gauche, l'artère était normale, malgré le déplace-

ment d'un rein, mais la veine était anormale — et très longue
(10,5 centimètres).

Dernièrement, j'ai constaté l'existence de deux artères et deux veines
rénales, présentant toutes deux une très grande longueur : ces vaisseaux
passaient en avant du bassinet, séparés les uns des autres par un intervalle
de 2 centimètres et demi.

J'ai aussi observé la division prématurée des vaisseaux, une branche
rétropyélique croisant le bord inférieur et la face postérieure du bassinet : fréquemment, j'ai trouvé une artère indépendante pour le pôle
supérieur ; une seule fois, une artère polaire inférieure. Dans un autre
cas, j'ai vu une grosse veine rétropyélique, croiser la face postérieure
du bassinet, se continuer sur l'uretère et se résoudre en branches
fines, sur la paroi de ce conduit, loin du rein.

Uretère. — Dans le rein mobile ordinaire, l'uretère suit, dans une
certaine étendue, le déplacement du rein, mais, devenu trop long par le
fait de ce déplacement, il présente des plis et des coudures qui sont
mobiles et laissent librement passer l'urine : ces coudures siègent habituellement dans sa partie supérieure ; elles peuvent devenir fixes,
par le développement d'adhérences entre les plis de l'uretère et, à
partir de ce moment, le cours de l'urine est gêné et la rétention rénale commence à se développer. Il peut encore se faire qu'une portion de l'uretère, peu mobile et retenue par des liens celluleux, ne
puisse suivre le déplacement du rein ; il se fait alors une coudure
brusque et la rétention d'urine dans le bassinet se développe avant que
la coudure soit fixée.

Dans un certain nombre de cas de rétention rénale, on trouve une
coudure urétérale, au niveau même où un vaisseau anormal passe en
avant de la partie supérieure de l'uretère : d'aucuns ont dit que le
vaisseau pressant sur l'uretère était la cause de la coudure d'abord, du
développement de l'hydronéphrose ensuite, et, consécutivement, de
l'abaissement du rein. D'autres ont pensé que le rein venant à s'abaisser, l'uretère se coude sur le vaisseau, qui l'empêche de suivre le mouvement de la glande. Cette dernière hypothèse me paraît plus conforme
à la réalité. Il importe au chirurgien de savoir que *ces vaisseaux
anormaux peuvent tenir sous leur dépendance l'irrigation du pôle inférieur du rein* et qu'il est imprudent de les couper, lorsqu'ils sont quelque peu volumineux : leur section peut déterminer la gangrène d'une
partie du parenchyme rénal.

Péritoine. — Les auteurs anglais admettent que dans les reins à
grande mobilité, le péritoine entoure la face postérieure de l'organe
constituant un vrai **mésonéphron.** Dans aucune des autopsies publiées,
cette particularité n'a été remarquée. Dans les nombreuses néphropexies que j'ai pratiquées, je n'ai jamais trouvé de vrai mésonéphron,

mais, à plusieurs reprises, j'ai constaté que le péritoine couvre le bord convexe du rein, et, parfois même, une partie de sa face postérieure. Cette disposition particulière m'a paru plus fréquente, lorsque le rein mobile s'accompagne d'hépatoptose très prononcée; elle expose à ouvrir la séreuse qui peut être confondue avec le fascia rétro-rénal.

Lorsque le rein se mobilise, il ne glisse pas librement dans la graisse qui l'entoure. Nous avons vu que le péritoine adhère à sa face antérieure, et que, dans le tiers inférieur de l'organe, au niveau du fascia de Toldt, l'angle du côlon est fixé au rein: nous savons aussi que des adhérences pathologiques rendent souvent plus intime l'adhérence du rein au péritoine. En se mobilisant, le rein entraîne la séreuse qui forme quelques plis transversaux; il entraîne aussi l'angle colique, comme nous le dirons bientôt.

Capsule adipeuse. — Nombre d'auteurs insistent sur la diminution ou la disparition de la graisse périrénale dans les cas de rein mobile; certains attribuent même un rôle prépondérant à la disparition de cette graisse dans la pathogénie du déplacement. La graisse périrénale peut, en effet, manquer, presque complètement, chez les individus très émaciés, atteints de rein mobile, mais, dans la très grande majorité des cas, la couche de graisse est très abondante : le temps le plus laborieux de la néphropexie consiste souvent à bien dépouiller le rein de la graisse qui l'entoure.

Intestin. — Dans quelques cas, on a signalé des adhérences au côlon, des compressions de cette partie de l'intestin ou du duodénum. D'après Edebohls le rein mobile serait une cause fréquente d'appendicite et cet auteur pratique souvent, dans la même séance, la néphropexie et l'appendicectomie. Je n'ai pas constaté la fréquence particulière de l'appendicite dans des cas de rein mobile, mais j'ai souvent vu, avec d'autres auteurs, des phénomènes de colite plus ou moins accusés. Alglave[1], a bien montré le lien qui relie le rein mobile aux **déplacements et aux lésions de l'intestin.** En s'abaissant, le rein entraîne avec lui l'angle du côlon qui lui adhère et, comme le cæcum et la portion originelle du côlon restent fixes, il en résulte que l'extrémité supérieure du côlon ascendant se trouve transportée vers l'inférieure et qu'une coudure se produit (fig. 68-69-70). Parfois, le côlon se trouve comprimé par le rein et le cæcum se dilate; fréquemment, des adhérences épiploïques, plus ou moins épaisses, fixent les coudures du côlon et les masquent à l'ouverture du ventre.

Longyear[2] a insisté sur le rôle du gros intestin dans la mobilité rénale; d'après cet auteur, la stase fréquente des matières dans le cæcum

1. ALGLAVE. *Revue de Chirurgie*, 1904, page 77
2 LONGYEAR Kidney and colon suspension by the use of nephrocolic ligament *American Journal of Obstetric* Nov 1906

serait la cause la plus commune du rein mobile : le rein s'abaisserait à

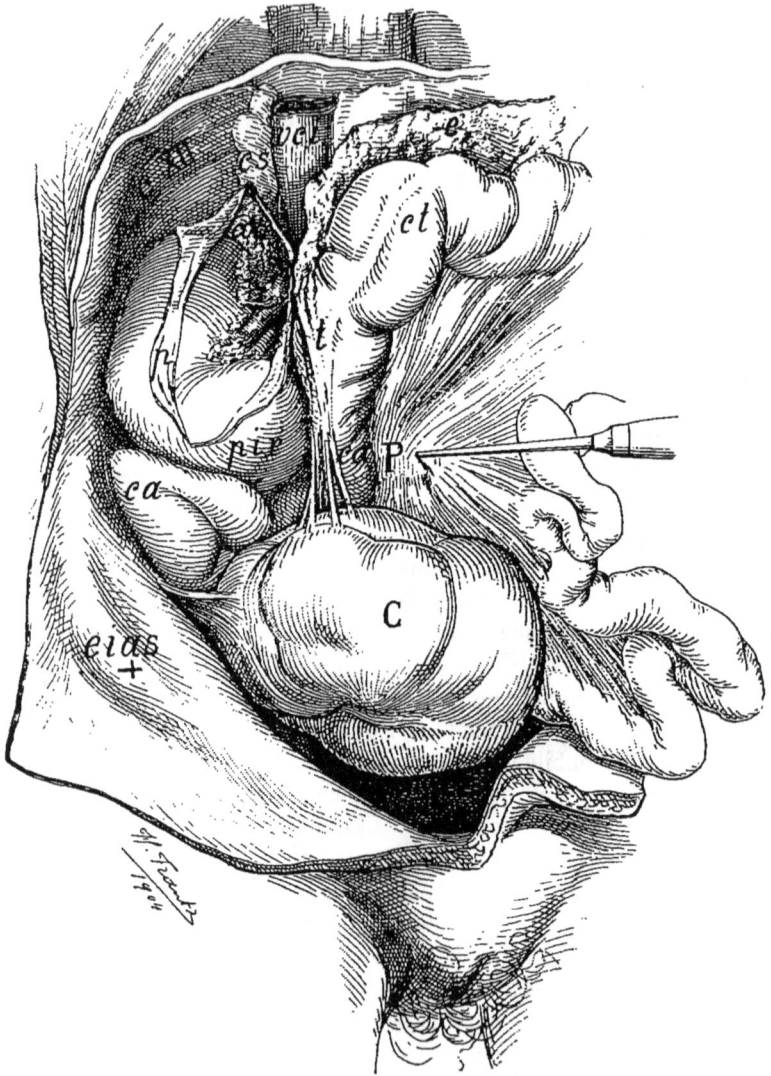

Fig. 69. — Disposition vicieuse du côlon ascendant provoquée par l'abaissement du rein droit et constatée chez un sujet du sexe féminin âgé de 60 ans environ.
(D'après P. Alglave. *Bul. Soc. Anat.*, 20 mai 1904 et *Rev. Chir.* du 10 décembre 1904).

C. Cæcum très dilaté. — *c.a.* Deux coudures du côlon ascendant. — *c.t.* Côlon transverse. — *p.i.r.* Pôle inférieur du rein droit avec *p.*, péritoine qui le recouvre, incisé et écarté. — *a.a.* Athmosphère adipeux du rein. — *c.s.* Capsule surrénale. — *t.* Tractus épiploïque. — *c.*XII. 12ᵉ côte. — *v.c.i.* Veine cave inférieure. — *é.i.a.s.* Épine iliaque antéro-supérieure. — P. Promontoire.

la suite du côlon par l'intermédiaire du ligament néphrocolique. Il déduit, de cette pathogénie contestable, un procédé de néphropexie, consistant à soutenir le rein, en fixant ce ligament néphrocolique à l'angle supérieur de la plaie lombaire.

L'**entéroptose** avec flaccidité des parois abdominales se voit dans un

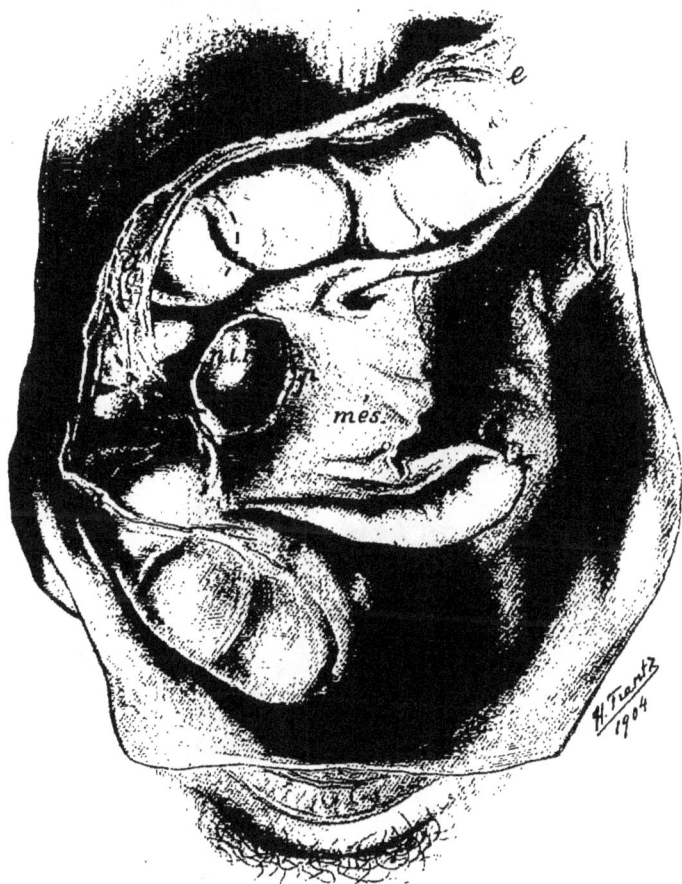

Fig. 70. — Disposition vicieuse du côlon ascendant provoquée par l'abaissement du rein droit sur un sujet du sexe féminin âgé de 55 ans environ.
Aspect que présentait le côlon ascendant après dissection de la pièce (d'après P. Alglave).

Le cæcum est volumineux et s'avance dans la cavité pelvienne. En *s.c.*, sommet de la coudure colique qui s'avance sous le bord externe du rein. — *p.i.r.* Pôle inférieur du rein. — *a.a.* Adhérences. — *més.* Mésentère.

certain nombre de cas, mais elle ne présente pas la fréquence que lui attribue Glénard : beaucoup de femmes atteintes de rein mobile ne présentant pas d'entéroptose.

Foie. — Il est très fréquent de trouver le foie abaissé chez les femmes atteintes de rein mobile : le lobe droit du foie abaissé en même temps que le rein couvre, en grande partie, sa face antérieure (fig. 71).

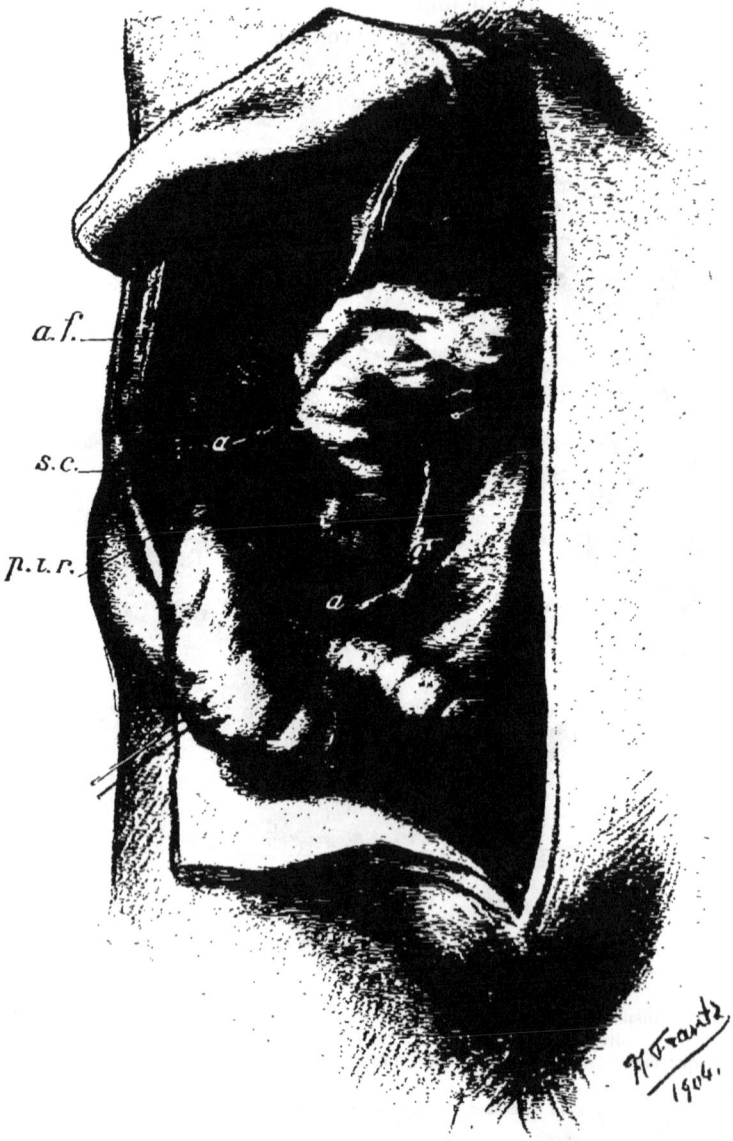

Fig. 71. — Disposition vicieuse du côlon ascendant provoquée par l'abaissement simultané du foie et du rein droit chez un sujet du sexe féminin âgé de 50 ans environ.
Aspect que présentait le côlon ascendant après dissection de la pièce (d'après P. Alglave).

Le lobe droit du foie descend près de la crête iliaque et le pôle inférieur du rein *p.i.r.*, qui se montre au-dessous de lui, descend à la partie supéro-interne de la fosse iliaque interne. — *s.c.* Sommet de la coudure côlique. — *a.f.* Adhérences au foie.

Cliniquement, cette disposition peut faire penser que le rein est augmenté de volume lorsqu'il a conservé ses dimensions normales. Pendant l'opération, on peut confondre le bord épais du foie avec le rein. L'abaissement du foie a pour résultat d'encombrer la fosse lombaire, et de rendre impossible la fixation du rein en position normale.

Conditions que doit remplir une bonne néphropexie.

D'après les détails anatomiques qui précèdent, on comprend facilement que le chirurgien, pratiquant la néphropexie, ne peut se proposer de remettre le rein dans sa situation normale ; la disposition anatomique des viscères s'y oppose. Nous devons essayer de fixer et d'immobiliser le rein, dans une situation qui, tout en se rapprochant le plus possible de la position normale, permette le libre écoulement de l'urine par l'uretère. Ce but doit être atteint en déterminant le minimum de lésions dans le parenchyme rénal. Le chirurgien doit, en outre, conduire l'opération de telle sorte qu'il lui soit possible de pratiquer les modifications opératoires que certaines complications peuvent commander. Nous étudierons ce dernier point, après avoir exposé le procédé pour les cas ordinaires ; nous insistons ici sur les principales conditions d'une bonne néphropexie, à savoir :

1º Explorer le rein et l'uretère,

2º Placer le rein en bonne position ;

3º Bien fixer l'organe ;

4º Altérer le moins possible son parenchyme.

1º *Explorer le rein et l'uretère.* — Avant d'opérer, le chirurgien doit avoir déterminé le rapport qui existe entre les symptômes accusés par le malade et la mobilité du rein ; il doit, notamment, essayer de constater s'il existe de la rétention rénale ; si, avec le rein mobile, il coexiste d'autres affections ; si des troubles digestifs peuvent être mis sur le compte de la ptose du rein. Pendant l'opération, il doit, même dans les cas les plus simples, voir et palper le rein et le bassinet, pour dépister les dilatations dues à des rétentions vidées, il doit, encore et surtout, examiner la partie supérieure de l'uretère, pour rechercher les coudures fixes ou mobiles et les brides celluleuses qui peuvent gêner le cours de l'urine.

Ces explorations ne peuvent être bien faites qu'à la faveur d'une incision suffisante des parties molles et lorsque la décortication du rein est assez complète pour permettre les manœuvres indiquées page 86.

2º *Position qu'on doit donner au rein.* — Si l'opérateur s'efforçait de placer le rein assez haut pour que, comme à l'état normal, son tiers inférieur seul dépassât le bord inférieur de la 12e côte, il risquerait de pratiquer une mauvaise opération : la position du rein serait défectueuse et l'organe mal fixé.

J'ai dit combien est fréquente la descente du foie, dans les cas de rein mobile; il en résulte que l'espace sous-costal est trop peu profond pour loger le rein verticalement placé : lorsque, dans ces conditions, on refoule le rein, en haut, en voulant le cacher sous les côtes, son extrémité supérieure glisse en avant, sous la face inférieure du foie et, si on fixait le rein, on aboutirait à déterminer une antéversion forcée. Pour éviter ce grave inconvénient, **il faut ne cacher sous les côtes que la portion du rein qui peut y tenir verticalement placée,** ce qu'on détermine aisément, en mesurant, avec le doigt, la profondeur de l'espace sous-costal. Un autre grave inconvénient de trop vouloir cacher le rein sous les côtes est le défaut de fixité de son extrémité supérieure après l'opération. Dans toute la partie de sa surface cachée sous les côtes, le rein se trouve en contact avec la lame aponévrotique qui remonte sous le diaphragme; or, cette lame aponévrotique, à structure fibreuse, ne donne pas facilement des adhérences solides. D'un autre côté, la partie sous-costale du rein, n'étant pas directement suturée, suit facilement les mouvements du foie, ce qui contribue à la mal fixer. La portion inférieure du rein, celle qui dépasse les côtes, se trouve au contraire bien fixée aux plans musculaires de la paroi. Dans ces conditions, la partie inférieure du rein étant bien fixée et la supérieure mobile, cet organe tend à se placer en antéversion et les tiraillements sur les adhérences déterminent des douleurs qui peuvent indiquer une opération itérative. Segond et Walther ont dû ainsi opérer une malade pour remédier à l'antéversion consécutive à une néphropexie antérieurement pratiquée.

Ces inconvénients doivent nous mettre en garde contre cette conception naturelle, mais trop simpliste, qui consiste à vouloir fixer le rein dans sa situation normale. Il importe aussi de ne pas tomber dans l'excès contraire et de ne pas croire qu'on peut ne tenir compte que de la bonne fixation du rein, sans se préoccuper de sa situation. Il est indispensable que le rein fixé se trouve dans une situation telle que l'orifice de l'uretère dans le bassinet soit situé au point le plus déclive, de manière à assurer le libre écoulement de l'urine. Nous verrons bientôt que certains procédés, comme celui de Jonnesco et celui de Jaboulay, ne répondent pas bien à cette indication.

5° *Le rein doit être bien fixé.*—Le rein normal jouit d'une certaine mobilité, mais il serait dangereux de ne pas bien le fixer en cas de rein mobile. Nombre de malades chez qui des chirurgiens avaient pratiqué la néphropexie sont venus ensuite me consulter, parce qu'ils voyaient réapparaître les accidents d'avant l'opération; souvent, dans ces cas, j'ai constaté de grandes mobilités. D'autres fois, le retour des douleurs est dû, à ce que le rein n'est que partiellement bien fixé et qu'il se produit, secondairement, un mouvement de bascule sur place, qui détermine de l'antéversion ou de la rétroversion de la glande. Il est donc indispensable, dans la néphropexie, de fixer le rein dans une étendue suffisante, pour éviter les déplacements secondaires du viscère.

De très nombreux procédés opératoires ont été employés, en vue d'obtenir une bonne fixation du rein.

La première opération de nephropexie fut faite par Hahn, de Berlin, en août 1881. Craignant de faire passer les fils dans l'intérieur du rein, cet auteur se contenta de les passer à travers la couche adipeuse qui l'entoure et les premiers opérateurs qui suivirent imitèrent son exemple. Bientôt, les récidives de la mobilité rénale furent si nombreuses, qu'on pratiqua les sutures en comprenant dans les fils non seulement la capsule graisseuse, mais encore la capsule propre du rein : ce fut encore Hahn qui inaugura cette nouvelle opération, à la fin de l'année 1881 ; les résultats obtenus étaient supérieurs à ceux que donnait la fixation de la capsule graisseuse, mais encore trop inconstants pour qu'on ne cherchât pas à améliorer le procédé de fixation du rein. C'est ainsi que, dès 1882, Delhaes et Bassini firent des sutures au catgut qui traversaient la capsule propre du rein et pénétraient dans l'intérieur même de la substance rénale. En 1884, Newmann, puis Braun et Hahn lui-même, adoptèrent la fixation intra-parenchymateuse du rein, qui a été ensuite à peu près universellement pratiquée.

Dans ces dernières années, Edebohls et moi-même, nous avons préconisé la néphropexie du rein décapsulé.

Rôle de la capsule graisseuse. — Les procédés par lesquels on essayait de fixer la capsule graisseuse ne pouvaient réussir parce qu'ils se bornaient à fixer le tissu dans lequel le rein se meut et non pas l'organe mobile lui-même.

En fixant, à la fois, la capsule graisseuse et la capsule propre, on agit bien sur le rein lui-même, mais, l'opération ne détermine que des adhérences insuffisantes pour une bonne fixation. Je me suis efforcé de démontrer que, pour obtenir des adhérences solides du rein, il est **indispensable qu'entre le rein et la paroi abdomino-lombaire, il ne reste pas du tissu adipeux.** Le raisonnement faisait prévoir premièrement, que, pour bien fixer le rein, il faut déterminer la formation d'un tissu conjonctif dense qui le maintienne en contact avec la paroi abdominale postérieure ; et secondement, que la couche de graisse, interposée entre le rein et la paroi lombaire, ne peut avoir d'autre effet que d'empêcher la formation de ce tissu. Expérimentalement, j'ai démontré que partout où il est resté de la graisse interposée, entre le rein et la paroi, il ne se forme que des tractus celluleux minces ; tandis que dans les points où le contact est direct, on obtient un tissu fibreux dense.

J'insiste sur l'importance de la décortication complète de la capsule graisseuse, parce que je crois que ce détail opératoire a une très grande importance, et que c'est pour l'avoir négligé que souvent on n'obtient pas le résultat désiré.

Rôle de la capsule propre du rein. — Craignant de ne pas obtenir une fixation suffisante du rein, en passant les fils à travers son parenchyme, lorsqu'on conserve la capsule propre, du viscère, Lloyd eut l'idée de décortiquer cette capsule, en mettant à nu la substance propre du rein. Cet auteur pratiqua une incision sur le bord convexe du rein, de manière à ne sectionner que la capsule propre, sans entamer le parenchyme, détacha la capsule dans l'étendue d'un pouce, et sutura ensuite le rein, par deux forts catguts intra-parenchymateux.

La nécessité de ce détail technique, la décortication de la capsule propre du rein, paraissait démontrée à certains auteurs qui considéraient cette enveloppe comme une membrane isolante, incapable de proliférer. Les expériences de Paul Delagenière, de Zatti, et celles que j'ai publiées moi-même, démontrent que, sans décortiquer la capsule propre du rein, on peut obtenir des adhérences très solides. L'observation prolongée des nombreux malades opérés sans décortication, qui restent guéris depuis des années, ainsi que les opérations itératives et quelques observations d'autopsie, viennent appuyer ces résultats expérimentaux. La fixation parfaite du rein, après la néphropexie sans décortication, a été constatée à l'autopsie de malades morts d'affections intercurrentes, 52 jours après l'opération par Tillmans, après 4 mois et demi par moi-même, après 6 mois et 4 mois par Duret et Raymond, après 2 ans par Israel. Des constatations directes, pendant des opérations itératives, ont été faites par Mac Cosh, par Bruce Clarke et par moi-même : j'ai pu constater la parfaite fixation du rein. chez une malade opérée par M. Pozzi et chez deux de mes opérés. sur qui j'ai dû pratiquer, ultérieurement, d'autres opérations rénales : dans ces deux cas, la fusion du rein à la paroi était si intime que je n'ai pu reconnaître le tissu rénal que lorsque le bistouri l'avait déjà sectionné en partie. Ces résultats cliniques et expérimentaux montrent bien que la capsule propre du rein est capable de proliférer et de contracter de solides adhérences, ce qui n'est pas fait pour étonner celui qui connaît l'histoire anatomique des périnéphrites. Il faut pourtant savoir que, comme tous les tissus fibreux, la capsule propre du rein prolifère difficilement et que les adhérences sont plus faciles à obtenir lorsque le tissu rénal est mis à nu. Je ne vois pas d'inconvénient à pratiquer la néphropexie en conservant la capsule et, pendant longtemps, j'ai opéré ainsi avec d'excellents résultats; habituellement pourtant, je fais maintenant la décortication, suivant le procédé que je décrirai,

qui me paraît rendre plus sûre et plus rapide la fixation uniforme du
rein, tout en évitant les inconvénients des sutures intra-rénales.

4° *L'opération doit altérer le moins possible le tissu du rein.* —
Les premiers opérateurs craignaient tellement les lésions que le passage
des fils de suture pouvait déterminer dans le rein que, comme nous
l'avons dit, ils s'étaient contentés de suturer la capsule graisseuse ou
la capsule propre. Depuis, l'expérience opératoire et l'expérimentation
chez les animaux, ont démontré à l'évidence qu'on peut sans danger
suturer le rein, mais les sutures parenchymateuses, présentent néanmoins de réels inconvénients.

Les fils de suture qui traversent le parenchyme du rein, de quelque
nature qu'ils soient, déterminent la formation d'une zone de sclérose
au niveau de leur passage : la zone de sclérose est d'autant plus étendue
que le fil est plus gros et peut être assez considérable, si le fil coupe le
tissu friable du rein.

Les sutures parenchymateuses présentent un autre inconvénient :
pour que le fil tienne bien, on doit le passer assez profondément
dans l'intérieur du rein ; or, la disposition variable des calices ne
nous permet pas de savoir, avec certitude, à quelle profondeur, on
peut traverser le rein pour que les fils ne pénètrent pas dans l'intérieur des calices. Il y a pourtant grand intérêt à ne pas traverser les
calices, par ce que, dans ces cas, on s'expose à la formation d'une fistule
urinaire.

Pour éviter ces inconvénients, certains auteurs ont essayé de pratiquer
la néphropexie sans sutures et j'emploie, moi-même, un procédé de
néphropexie capsulaire.

Néphropexie sans sutures. — Dans presque tous les procédés de
néphropexie sans sutures, on essaie d'obtenir la fixation du rein par
réunion secondaire de la plaie, de manière à déterminer la formation
d'une solide cicatrice.

Je mentionnerai d'abord le procédé de Riedel, parce que cet auteur a
le premier essayé d'obtenir une bonne fixation du rein par seconde
intention. Le procédé consiste à dépouiller la face postérieure du rein
de sa capsule propre et à suturer la partie inférieure de cette capsule
au carré des lombes : la partie supérieure du rein est libre sous le diaphragme ; pour provoquer des adhérences, Riedel versait dans la plaie
du bismuth en suspension dans une solution de sublimé et glissait
entre le rein et le diaphragme une bande de gaze iodoformée. Le malade restait de dix à douze semaines au lit.

Dans le procédé de Walhburn et Lane, on sectionne au bistouri la
capsule adipeuse, par trois incisions qui partent en rayonnant, du milieu
du rein, comme les trois branches d'un Y ; on détache de la capsule
propre les trois triangles ainsi obtenus, on les retourne sur eux-mêmes

et on les fixe par des fils de soie aux muscles et à la peau. Ces auteurs obtinrent ainsi un succès.

Hamilton a publié deux succès obtenus par un procédé qui consiste à diviser la capsule propre et à pratiquer des sutures à la soie, comprenant la peau, la capsule adipeuse et la capsule propre.

Dans le procédé de Kocher, qui a eu une certaine vogue en Allemagne, on met à nu une portion de la substance corticale du rein et on traite la plaie à ciel ouvert.

En 1895, Jaboulay ([1]), de Lyon, décrivait ainsi son nouveau procédé, *l'exo-néphropexie* : l'incision classique des parties molles étant faite jusqu'à l'atmosphère rénale, la capsule adipeuse est reconnue et saisie. On l'incise et on l'ouvre, longitudinalement, en arrière; les deux lèvres interne et externe sont, chacune, attirées, vers la plaie opératoire en dehors, le rein vient ainsi avec elles : on le débarrasse encore, en dedans et en dehors, des adhérences de la capsule adipeuse. Ce qui de la capsule dépasse la peau, est réséqué, on la suture ensuite aux téguments voisins. Il en résulte une plaie ovalaire, dont les bords sont formés par la soudure de la peau et de l'enveloppe graisseuse du rein. Celui-ci se trouve situé à une profondeur de 2 centimètres, quelquefois même à fleur de peau. On voit se former sur la capsule fibreuse des bourgeons charnus qui aboutissent finalement à l'édification d'une cicatrice profonde.

Le procédé de Fischer ([2]) est analogue aux précédents : le rein est laissé à découvert au fond de la plaie et maintenu en place par deux lamelles d'os décalcifié qui traversent les bords de la plaie et vont passer au-dessous des deux extrémités supérieure et inférieure de l'organe qui se trouve ainsi couché sur elles sans pouvoir descendre : la réunion de la plaie se fait par seconde intention.

Tous les procédés que je viens de citer, présentent l'avantage de ne pas altérer le tissu du rein, mais. nous verrons tout à l'heure que le même résultat peut être obtenu avec un procédé meilleur et plus rapide. Le petit avantage que je viens de citer est largement contrebalancé par la lenteur extrême de la cicatrisation (de deux à trois mois), et par la diformité de la cicatrice. J'ajoute encore que la plupart de ces procédés opératoires fixent le rein trop bas; il en est qui ajoutent encore à ces défauts, de placer le rein trop superficiellement et sans protection suffisante (procédé de Jaboulay). Je crois que, en bonne chirurgie, la réunion secondaire doit être un procédé de nécessité, qu'on emploie, lorsque seule elle est possible, ou, lorsque ses résultats sont supérieurs à ceux de la réunion primitive. Dans la néphropexie, aucune de ces conditions n'est remplie : la réunion primitive donne des résultats parfaits, point n'est besoin de compliquer inutilement l'opération.

Néphropexie capsulaire — Pour éviter les inconvénients des néphropexies sans suture et des fils parenchymateux, un grand nombre de chirurgiens, parmi lesquels Edebohls, Eve, Werelius, etc., emploient des procédés de néphropexie capsulaire. Par le procédé de néphropexie capsulaire que je décrirai bientôt, je fixe le rein à l'aide de quatre lambeaux capsulaires. On obtient ainsi la parfaite fixation du rein en bonne position, tout en évitant les inconvénients des fils parenchymateux.

Nature et nombre des fils qu'on doit employer. — L'expérimentation démontre que les fils qui traversent le parenchyme du rein déterminent la formation d'une traînée scléreuse qui suit le trajet du fil. Cette lésion se produit avec toutes les variétés de fils employés et se produirait encore si on ne faisait que traverser le rein avec une aiguille. On a employé successivement, pour la néphropexie, les fils de soie, de tendon de kangourou, de catgut et d'argent; on a aussi fixé le rein avec un tendon du long dorsal du malade opéré.

L'expérimentation démontre que la zone de sclérose déterminée par le passage des fils rénaux est à peu près semblable dans tous les cas; peut-être est-ce le fil de soie qui détermine le plus de lésions, parce qu'il coupe plus facilement le parenchyme rénal.

Je rejette l'emploi des fils de soie parce que, souvent, ils ont donné lieu à des douleurs qui ont cessé lorsque, en incisant la cicatrice, on est allé les chercher. Tel est le cas d'une malade de Pozzi que j'ai pu observer; tel encore celui d'un homme opéré par Péan, à qui j'ai dû enlever les fils fixateurs, un an après l'opération. D'un autre côté, j'ai relevé 7 cas de fistules consécutives à la néphropexie pratiquée avec des fils de soie (2 cas de Picqué, 2 de Courvoisier, et trois autres d'Angerer, Rotter et Stonham) tandis que je n'ai vu signalée qu'une seule fistule consécutive à l'emploi des fils de catgut. (Nous insisterons plus loin sur l'existence de fistules dues au passage des fils dans les calices).

Le tendon de kangourou est aujourd'hui abandonné.

Le fil d'argent a été employé par Jonnesco : il traverse les deux bords de la plaie et le rein par deux fils en U, qu'il laisse en place, pendant une dizaine de jours; le rein est, en outre, décortiqué sur son bord convexe et fixé le long de la dernière côte, l'extrémité antérieure en avant. Je crois que la position ainsi donnée au rein est antiphysiologique, et je ne vois pas l'avantage que le fil d'argent présente sur de bons catguts; il paraît plutôt devoir augmenter le traumatisme du parenchyme rénal.

Poullet (¹), de Lyon, a décrit la *nephropexie tendineuse* qui consiste à

1 POULLET. *Société Médicale de Lyon*, 1895

fixer le rein au moyen d'un tendon du long dorsal arraché de son insertion musculaire et passé en anse dans la couche superficielle de la face
postérieure du rein. Ce procédé ingénieux me paraît compliquer inutilement l'opération.

Dans tous les cas où je dois pratiquer des sutures rénales parenchymateuses (j'ai déjà dit que je n'en fais pas dans la néphropexie), je
me sers du fil de catgut ordinaire, en ayant soin de choisir un numéro
faible, pour que la stérilisation en soit aisée, et assez gros pour que le
temps que dure sa résorption permette une bonne cicatrisation de la
plaie (catgut n° 2) : je me suis toujours bien trouvé de cette pratique.

Relativement au nombre des fils employés, il existe des observations
dans lesquelles on n'a traversé le rein que par un seul fil ; tandis que,
dans d'autres cas les chirurgiens ont placé jusqu'à 12 points de suture.

Je crois qu'il faut tenir compte de la légère zone de sclérose que
détermine chaque fil à son passage dans le rein et, si l'on veut pratiquer
des sutures parenchymateuses, employer le minimum de fils nécessaires
pour la bonne fixation de l'organe. L'expérience a démontré que cette
dernière condition est bien remplie, lorsqu'on se sert de trois fils doubles intra-parenchymateux : dans quelques cas où le rein est petit, on
peut se contenter de passer deux fils doubles.

Les considérations qui précèdent justifient le procédé opératoire que
je vais décrire.

Manuel opératoire.

Incision, section de la paroi lombaire, décortication.—Ces premiers temps de l'opération, communs à toutes les interventions par la
voie lombaire, seront exécutés comme il est dit page 75 et suivantes.

L'incision des parties molles doit être suffisante pour qu'on puisse
manœuvrer à l'aise. Il n'est pourtant pas nécessaire de faire une trop
longue incision, parce que le long pédicule du rein mobile permet de
l'extérioriser facilement, ce qui facilite grandement l'exploration du
rein et du bassinet. Il faut d'ailleurs penser que chez la femme, et la
plupart des opérations pour rein mobile se font chez la femme, on doit
toujours avoir soin de faire des incisions le plus esthétiques possible.
La largeur de l'espace costo-iliaque, chez les personnes atteintes de rein
mobile, rend inutiles les incisions très obliques.

Pour ces raisons, l'incision, commençant juste au-dessous de la dernière côte, se dirigera en bas et en avant, moins obliquement que dans
les opérations lombaires ordinaires, sans dépasser le niveau du point
le plus saillant de la crête iliaque ; elle se terminera à un large travers
de doigt au-dessus de cette crête.

En ouvrant la gaine aponévrotique rétro-rénale, on se souviendra de la possibilité d'une réflexion très postérieure du péritoine et on n'incisera cette gaine que *très en arrière*, au delà du bord du carré lombaire.

La **décortication** du rein est presque toujours facile ; dans quelques cas pourtant on trouve, surtout en avant, des adhérences qui fixent le péritoine au rein : il est, d'ailleurs, facile de les détruire avec les doigts, en procédant avec prudence ; au besoin, on s'aidera du bistouri, en ayant soin de diriger le tranchant de l'instrument du côté du rein. En cas de rein mobile, la décortication doit être très soigneuse et très complète pour qu'il soit facile, au moment de suturer le rein, de rejeter toute la graisse dans la partie inférieure de la plaie, sans qu'il reste des lobules adipeux interposés entre le rein et la paroi abdominale.

Inspection du rein. — Il est nécessaire d'explorer le rein et l'extrémité supérieure de l'uretère pour ne pas s'exposer à ce qu'une lésion rénale reste méconnue, peut-être à ce qu'une coudure urétérale persiste après l'opération. Or, pour bien faire, il faut attirer le rein au dehors et l'avoir bien sous la main, manœuvre facile en cas de rein mobile parce que le pédicule vasculaire est habituellement très long.

Pour attirer le rein au dehors, on accroche, avec l'index droit, son extrémité inférieure, en l'attirant vers la plaie, pendant que le médius et l'index gauches, placés au-dessus du rein, accrochant même un peu son extrémité supérieure, contribuent à le pousser en bas et en dehors l'empêchant de basculer sur place.

Le rein étant ainsi luxé, il est aisé de bien le regarder et de le palper dans toute son étendue ; on reconnaîtra facilement les hydronéphroses étendues ; on se rendra compte des petites rétentions, en constatant que l'organe n'est pas aussi ferme que d'habitude, ou encore, en plissant le rein sur sa face antérieure, de manière à rapprocher ses deux extrémités : un rein normal ne se laisse pas plisser ; un rein dilaté et vide forme, en avant, un sillon plus ou moins marqué.

Il faut ensuite regarder et palper le bassinet et l'uretère. La main gauche prend le rein sur ses deux faces, l'attire un peu en haut et en le renversant en avant, dégage le bassinet : la main droite écarte la graisse qui entoure l'origine de l'uretère et dégage ce conduit, en s'aidant au besoin de la sonde cannelée (fig. 59, page 87). Si des adhérences fixent une coudure urétérale on les détruira avec grand soin et, en remettant le rein en place, on s'assurera que, dans la nouvelle position donnée à l'organe, l'uretère n'est plus coudé et suit bien son trajet normal.

Décapsulation du rein. — Pendant que l'aide maintient le rein, le chirurgien pratique une petite ouverture à la capsule propre du rein pour procéder à la décapsulation. Saisissant la capsule, avec une pince à griffes, au niveau du bord convexe du rein, on incise légèrement cette membrane au bistouri, sans entamer le parenchyme sous-jacent. Une

sonde cannelée est alors glissée vers l'extrémité inférieure du rein entre
la capsule et la substance corticale, et on coupe, en long, la capsule soulevée (fig. 72) : la même manœuvre est pratiquée en haut, vers le pôle
supérieur du rein. Saisissant alors, avec la pince, la capsule incisée, on
la détache doucement du parenchyme rénal, d'abord avec la sonde
cannelée, puis, lorsque le décollement est amorcé, avec la pulpe de

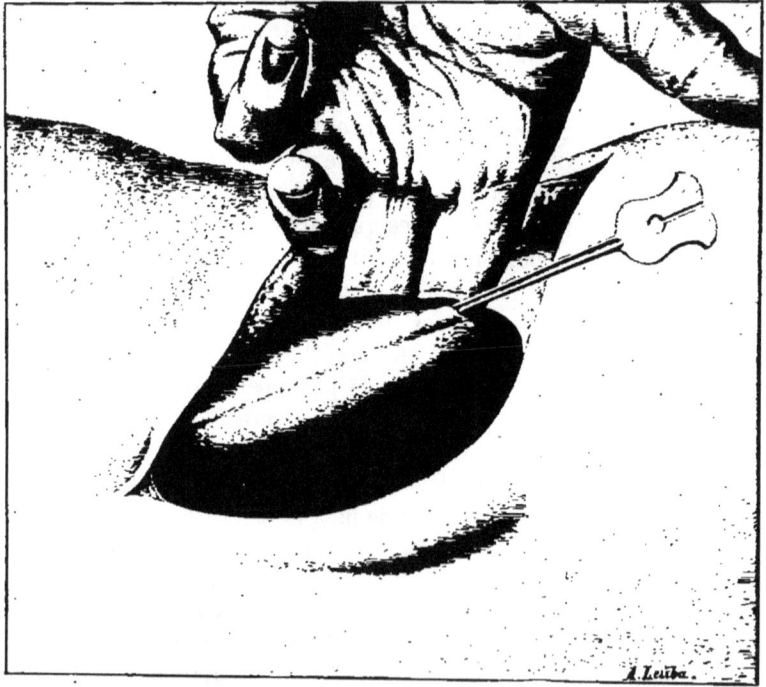

Fig. 72. — Néphropexie. La capsule propre du rein décortiqué est détachée du parenchyme
par la sonde cannelée.

l'index. On détache ainsi la capsule, en avant et en arrière, jusqu'au
niveau du hile, et on dépouille complètement les deux extrémités supérieure et inférieure du rein, en complétant l'incision médiane de la
capsule.

La décapsulation ainsi faite donne parfois lieu à un petit suintement
sanguin qui s'arrête rapidement en appuyant légèrement une compresse sur le rein.

Formation des lambeaux capsulaires. — Pendant que l'aide saisit
entre ses doigts, pour bien l'étaler, la moitié antérieure de la capsule
propre du rein, le chirurgien la coupe en son milieu, du bord con-
nexe vers le hile, la partageant ainsi en deux moitiés, supérieure et
inférieure (fig. 73). Saisissant alors, avec une pince, l'angle coupé de

la capsule, l'aide présente au chirurgien le lambeau supérieur pour qu'il puisse nouer à sa base, près du hile, un fil de catgut double n° 2 : les deux chefs de ce fil sont repérés avec une pince. On lie ensuite, de même manière, le lambeau formé par la moitié inférieure de la face antérieure de la capsule. La moitié postérieure de la capsule est traitée comme la moitié antérieure, c'est-à-dire qu'on la partage en deux lambeaux qui

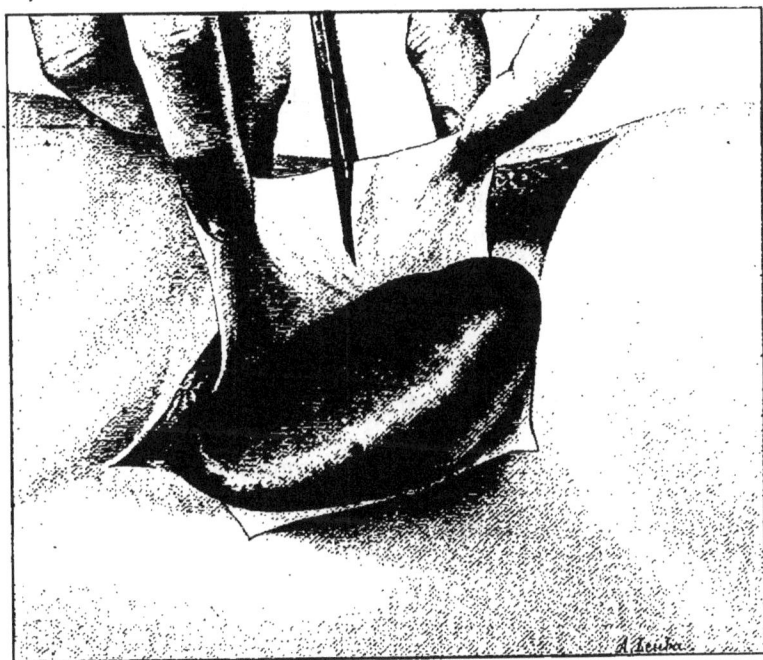

Fig. 73. — Néphropexie. La moitié antérieure de la capsule propre est partagée en deux lambeaux, supérieur et inférieur.

sont liés, à leur base, par un catgut. Les quatre lambeaux capsulaires se trouvent aussi liés, chacun séparément à sa base, par un fil de catgut double, qui servira à les fixer à la dernière côte et à la paroi lombaire.

Refoulement de la capsule graisseuse. — Nous avons vu que, pour que la fixation du rein soit bonne et uniforme, dans toute son étendue, il ne doit pas rester de graisse interposée entre l'organe fixé et la paroi abdominale. Pendant la décortication, le chirurgien s'est déjà préoccupé de bien dépouiller le rein et de refouler en bas l'atmosphère graisseuse; au moment de l'opération où nous sommes arrivé, il faudra remettre le rein en place et compléter le refoulement de la graisse de manière à la tasser au-dessous de l'extrémité inférieure du rein. On pousse le rein dans l'intérieur de la fosse rénale pendant que les pinces à cadre, placés pendant la décortication sur la capsule graisseuse, attirent en bas cette capsule : on enlève alors ces pinces et on refoule la graisse avec les doigts. Lorsque la capsule graisseuse est très épaisse, ou lorsque la traction des pinces a détaché en partie des lambeaux qui pourraient être mal nourris, on peut en réséquer une partie, en l'attirant avec les doigts ; rarement, on devra se servir des ciseaux, et placer un ou deux catguts fins sur des vaisseaux. Que la capsule graisseuse soit totalement refoulée en dessous du rein, ou qu'une partie ait été réséquée, l'essentiel est que, en arrière du rein, il ne reste pas de graisse : on doit voir la face profonde du carré lombaire avec ses fibres rouges parfaitement dépouillées ; sous les côtes, le doigt doit sentir nettement qu'aucune parcelle de tissu adipeux ne restera interposée entre la paroi et le rein.

Lorsque toute la graisse a été enlevée sur la face postérieure du rein, on enlève celle qui, en avant, double le péritoine et se trouverait posée entre les muscles de la paroi et le parenchyme rénal. Dans cette région antérieure, la quantité de graisse est moindre et on réussit facilement, en enlevant les pinces, à la refouler en bas, vers le pôle inférieur du rein. Lorsque cette graisse est trop abondante pour que la face profonde des muscles de la paroi antérieure, qui doit rester en contact avec le rein, soit bien dépouillée, il est nécessaire d'en enlever une partie : dans ce cas, rare d'ailleurs, il vaut mieux arracher la graisse avec les doigts que la couper aux ciseaux, non seulement parce qu'on évite mieux le suintement sanguin, mais encore et surtout, parce qu'on ne risque pas ainsi de blesser le péritoine qui peut se trouver pris entre les mors des pinces-cadre qui soutiennent en avant la capsule adipeuse.

Fixation du premier fil à la dernière côte. — Avec une aiguille de Reverdin très courbe, on pénètre dans le dernier espace intercostal, *immédiatement au-dessus* du bord supérieur de la dernière côte ; on contourne, en la rasant de près, la face profonde de cet os et on fait sortir la pointe de l'aiguille, au niveau de son bord inférieur. On ouvre alors le chas de l'aiguille et on y passe un des deux chefs du 1ᵉʳ fil capsulaire antérieur, que l'aiguille ramène, en suivant, en sens inverse le trajet qu'elle a déjà parcouru (fig. 74). Avant de nouer ce fil, on passe de la même manière, sur la face profonde de la 12ᵉ côte, un des deux chefs du 1ᵉʳ fil capsulaire postérieur. Lorsque ces deux fils, postérieur et antérieur sont passés autour de la côte, on fixe le rein. Pour cela, le chirurgien repousse le rein sous les côtes, avec la main droite, en lui donnant la situation définitive qu'il doit conserver, c'est-à-dire que le tiers supérieur du rein est caché sous les côtes, dans une situation presque verticale, à peine un peu incliné en avant. En tout cas, avant de fixer le rein on se rend compte, avec le doigt enfoncé sous les côtes, de l'espace libre qui reste au-dessous du foie, de manière à ne pas trop pousser le rein en le faisant glisser en avant, sous la face inférieure du foie. Pendant que le chirurgien maintient le rein dans la bonne situation, l'aide noue entre eux les deux fils postérieurs d'abord, les deux antérieurs ensuite. Chacun de ces fils, forme ainsi une boucle complète autour de la côte qu'il entoure et se trouve noué sur sa face externe (Guyon). Je passe d'habitude les fils costaux, un peu en avant

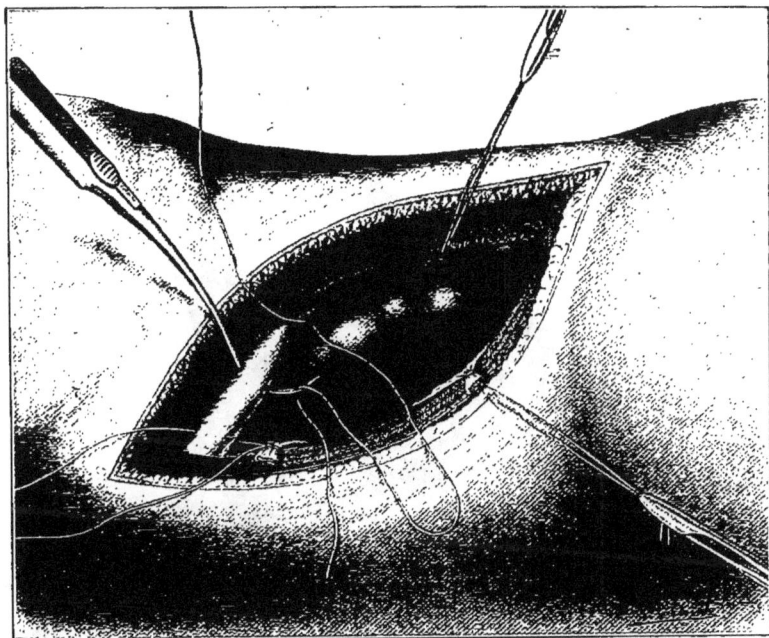

Fig. 74. — Passage, autour de la 12ᵉ côte, des fils qui lient à leur base les lambeaux capsulaires supérieurs.
Dans cette figure, le rein a été extériorisé pour laisser voir l'attache du lambeau capsulaire : en réalité, ce temps opératoire s'exécute le rein étant dans l'intérieur de la plaie.

du point de la côte qui correspond au bord de la masse sacro-lombaire. Si la côte est de moyenne longueur, les deux fils antérieur et postérieur sont placés à une petite distance l'un de l'autre. Si la 12ᵉ côte est très courte, on peut passer le fil autour de la 11ᵉ côte, mais dans ces cas, je préfère ne fixer le rein qu'au périoste externe de la côte et au ligament costo-vertébral, craignant d'intéresser la plèvre avec l'aiguille si on passe celle-ci dans le 10ᵉ espace intercostal. Lorsque ces deux fils supérieurs sont noués, le rein se trouve déjà solidement fixé ; deux nouveaux fils doubles vont encore assurer la fixation.

Fixation du 2ᵉ fil à la paroi musculaire. — En arrière du rein, on traverse avec une aiguille de Reverdin, d'arrière en avant, le muscle carré lombaire, près de son bord antérieur, en ayant soin de ne pas blesser le nerf abdomino-génital, qui doit rester caché plus profondément, en arrière; la pointe de l'aiguille sort par la face profonde du muscle et ramène, après qu'elle a été enfilée, d'avant en arrière, un des deux chefs du 2ᵉ fil : ce chef est noué avec l'autre bout du même 2ᵉ fil formant ainsi une anse qui embrasse le bord du carré lombaire (fig. 75). En avant, l'aiguille de Reverdin traverse, de la surface à la profondeur, le tiers le plus profond de la paroi musculaire, à un centimètre du bord de la plaie. et ramène un des deux chefs antérieurs du

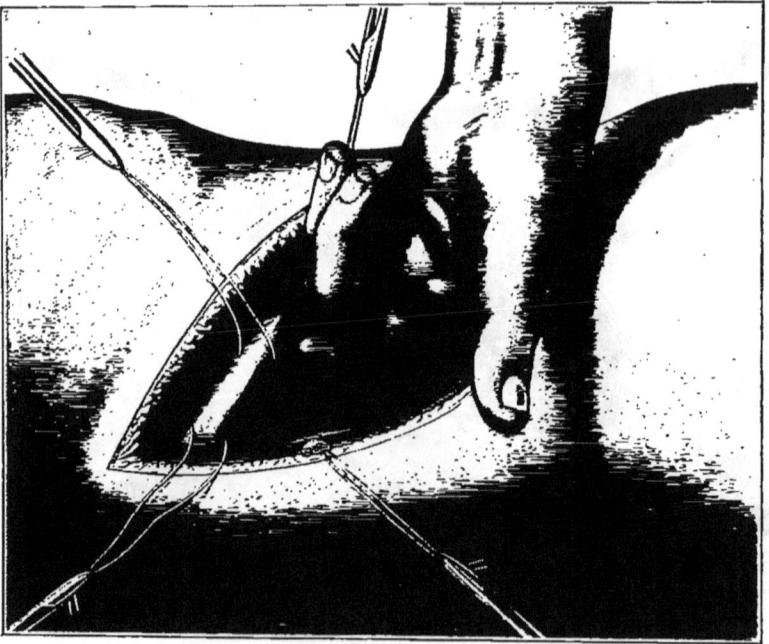

Fig. 75. — Néphropexie. Avant de nouer les fils capsulaires supérieurs autour de la 12ᵉ côte, le rein est mis dans la position qu'il doit occuper.

second fil double qui sera noué avec l'autre chef du même fil, formant ainsi une boucle qui embrasse la partie profonde de la paroi musculaire.

Il convient de passer d'abord à travers la partie profonde de la paroi musculaire les chefs postérieur et antérieur du 2ᵉ fil, avant de faire les nœuds : le chirurgien soutient ensuite le rein en bonne position pendant que l'aide noue les fils.

Lorsque les 2 fils capsulaires ont été noués, le viscère se trouve caché par son tiers supérieur sous les côtes ; sa face postérieure est en contact avec le carré lombaire, et, sa face antérieure, avec la face profonde du transverse de l'abdomen. Le bord convexe du rein et une partie de ses faces apparaissent au fond de la plaie. En dessous du rein, la graisse capsulaire comble plus ou moins la plaie.

Toilette de la plaie. — ***Ligatures.*** — A ce moment de l'opération,
on nettoie bien la plaie avec des compresses, et on place les quelques
ligatures nécessaires ; d'habitude, deux ou trois vaisseaux ont besoin
d'être liés, notamment, dans l'angle supérieur de la plaie, la 1re artère
lombaire, lorsqu'elle a été sectionnée. Il importe de faire soigneusement l'hémostase pour éviter la formation d'un hématome.

Drainage. — Habituellement, je draine dans l'opération du rein
mobile : le suintement sanguin est assez abondant, pour que ce soit là
une précaution utile. Je place un drain n° 25, de la filière Charrière, au-
dessous de l'extrémité inférieure du rein : le plus souvent le drain ne
correspond pas à l'extrémité inférieure de la plaie ; l'opération finie, il
se trouve placé vers le quart inférieur de la plaie suturée au-dessus et
au-dessous de lui.

Suture des muscles. — Dans toute l'étendue de la plaie, les bords

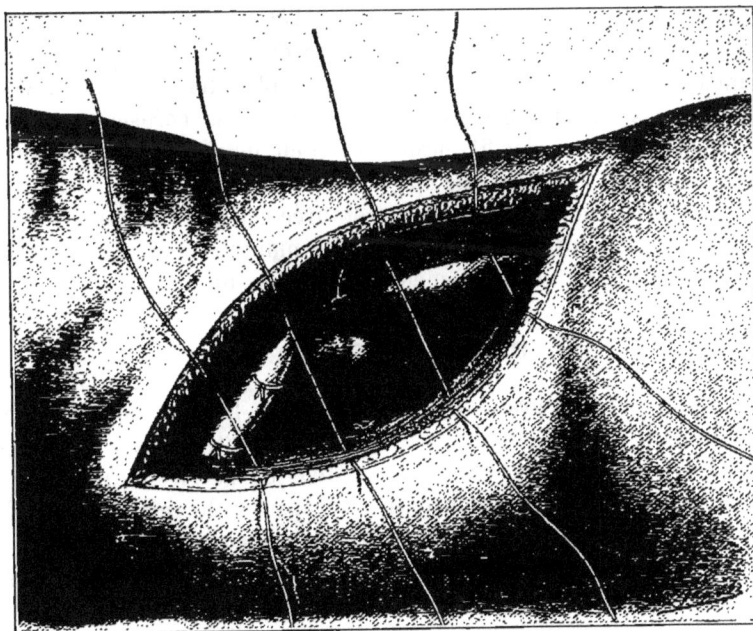

Fig. 76. — Néphropexie. Les fils capsulaires supérieurs sont noués à la 12e côte ; les
inférieurs à la partie profonde de la paroi musculaire. Manière de placer les fils qui
ferment la paroi.

musculaires et l'aponévrose sont soigneusement suturés par des points
séparés, au catgut n° 2. Je commence par l'angle inférieur de la plaie,
parce que, à ce niveau, les muscles profonds se rétractent fortement
en avant, et on ne pourrait les suturer bien, si la portion haute
de la plaie était déjà fermée. Avec une pince à griffes, on prend

et on attire cette portion rétractée du transverse et du petit oblique, de manière à ce qu'elles soient bien prises par une grande aiguille
courbe de Reverdin, qui traverse toute l'épaisseur des deux lèvres
musculo-aponévrotiques de la paroi. Lorsque la paroi est très épaisse,
si on n'a pas une grande aiguille, on est souvent obligé de faire, en
deux temps, ces sutures les plus inférieures. Ce premier fil est noué
par l'aide, pendant que le chirurgien tient, bien en contact, les deux
bords de la plaie. On continue ensuite la série des points séparés qui
réunissent dans toute leur étendue les bords musculaires : au niveau
même du rein, *ces points ne comprennent pas en arrière, le carré
lombaire, ni la partie la plus profonde de la paroi en avant*, parce que
ces muscles ont déjà été fixés au rein ; mais, tout le restant de la tranche
musculaire va se trouver ramené au-dessus du bord convexe du rein,
qui reste ainsi profondément inclus (fig. 76).

Pour que la suture de la paroi musculaire soit bien solide, il convient
de placer les fils séparés, à peu près à 1 1/2 centimètre de distance
les uns des autres : il est nécessaire encore de placer quelques points
intermédiaires, plus superficiels, pour bien affronter les deux lèvres
aponévrotiques antérieure et postérieure qui ne se corespondent pas
très exactement lorsque les fils profonds ont été noués : pour ces sutures
complémentaires, je me sers de fin catgut n° 1.

Suture de la peau. — La peau est suturée comme à l'ordinaire par
des points séparés au crin de Florence, de manière à ce que l'affrontement soit exact. Le drain lui-même est fixé par un crin.

Procédé de Guyon.

J'ai pratiqué un très grand nombre de fois la fixation parenchymateuse du rein, par l'excellent procédé de mon maître Guyon : il donne
d'aussi bons résultats que celui que je viens de décrire, qui est plus
spécialement indiqué lorsqu'on désire décapsuler le rein. Ce procédé
ne diffère du précédent que par la manière de placer les fils.

Manière de placer les fils parenchymateux. — Trois fils doubles
vont fixer le rein ; le premier à la 12e côte ou, lorsque cette côte est
trop courte, au ligament vertébro-costal, le second et le troisième aux
muscles de la paroi.

Avant de passer les fils, il faut déterminer à quelle hauteur sera
placé, dans le rein, le premier de ces fils ; comme la portion du rein,
située au-dessus de ce fil, sera cachée sous les côtes, on mesurera avec
le doigt la profondeur de l'espace sous-costal et on se rendra ainsi
compte de la partie du rein qui doit rester au-dessus du premier fil.
Presque dans tous les cas, ce fil sera placé à peu près à l'union du
1/3 supérieur et des 2/3 inférieurs du rein : dans aucun cas, on

ne le placera aussi bas que la partie médiane du rein dont la portion
supérieure pourrait alors se trouver mal fixée. (Albarran.)

Passage du premier fil. — Lorsque, la décortication finie, le rein
est encore tenu hors la plaie, on place le premier fil intra-parenchymateux.

Avec une longue aiguille de Reverdin, on traverse le rein d'arrière
en avant à 12 ou 15 millimètres de profondeur au-dessous de son bord
convexe et on ramène l'aiguille chargée d'un fil double de catgut n° 2.
Ce fil doit avoir, **étant doublé**, de 40 à 45 centimètres de longueur.
L'anse du fil est alors coupée et l'on a ainsi, passant à travers le rein,

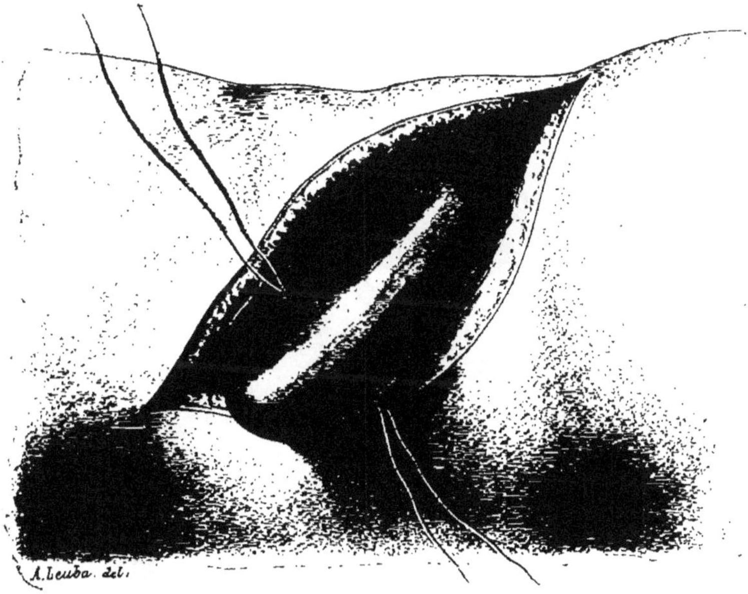

Fig. 77. — Néphropexie. Procédé de Guyon. Passage du premier fil parenchymateux.

à côté l'un de l'autre, deux fils, dont les extrémités se trouvent sur les
faces antérieure et postérieure de l'organe. On fait alors un nœud double,
avec les deux fils qui passent en avant, de manière à ce que le nœud
touche la capsule propre du rein ; on noue, de même, entre eux les deux
bouts de fil qui sortent par la face postérieure ; à ce moment de l'opération, le rein est traversé par deux fils, noués entre eux, sur ses faces
antérieure et postérieure, au moment de leur entrée et de leur sortie
du parenchyme (fig. 77). Les deux chefs libres sont tenus en avant et
en arrière par des pinces hémostatiques.

Suivant l'étendue de tissu rénal qui reste au-dessous du premier fil,
on passe un ou deux autres fils doubles, comme on a placé le premier

et on repère avec des pinces leurs chefs déjà noués. Il est rare qu'on puisse se contenter de placer deux fils, sans que l'extrémité inférieure du rein se trouve trop éloignée de la paroi ; en moyenne, il faut laisser entre chaque fil 2 1/2 centimètres de tissu rénal.

Le second fil, qui correspond aux environs de la partie moyenne du rein, peut être passé à 2 centimètres de profondeur. Le troisième, dont le rôle de soutien est moindre, sera placé, comme le premier, un peu moins profondément.

Il ne faut pas craindre de passer les fils assez profondément pour bien fixer le rein ; la piqûre de l'aiguille ne donne lieu qu'à un saigne-

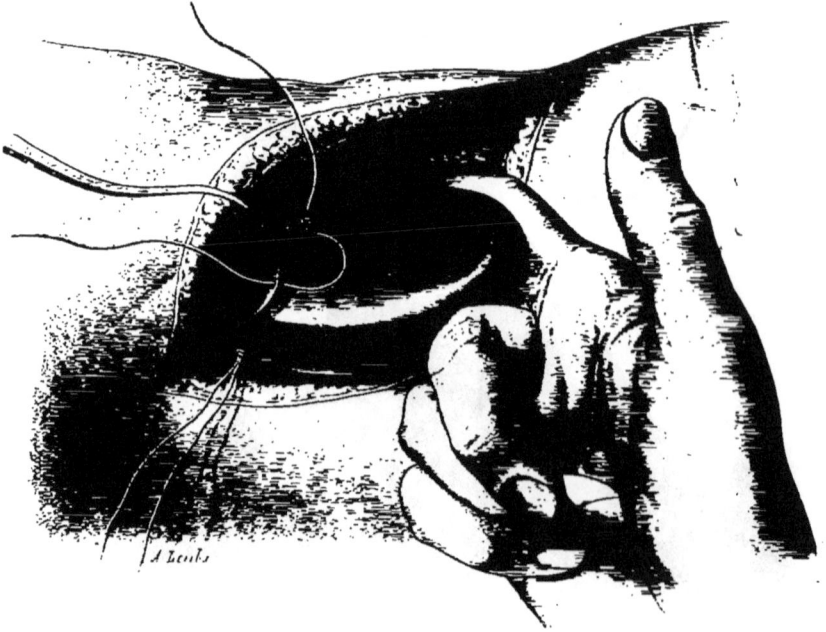

Fig. 78. — Néphropexie. Procédé de Guyon. Passage du premier fil pour entourer la dernière côte.

ment sans importance, qui est facilement arrêté par une douce pression digitale de quelques instants, lorsqu'il se prolonge. D'un autre côté, il ne faut pas passer les fils trop profondément, pour éviter l'ouverture des calices ; lorsque les calices sont ouverts on favorise, comme l'a montré mon élève Gardner, la formation d'une fistule urinaire.

Fixation du rein à la dernière côte et à la paroi musculaire. — Ce temps de l'opération s'exécute comme il a été décrit page 122 ainsi que le reste de l'opération (fig. 78, 79).

Décapsulation partielle du rein. — Ce temps opératoire peut s'exécuter avec le procédé de fixation de Guyon. Lorsque les fils ont été

placés, on fait, sur le milieu du bord convexe du rein, une petite incision à la capsule propre; on introduit une sonde cannelée par cette
incision et on soulève la capsule qu'on coupe sur la sonde jusqu'au
pôle supérieur du rein, puis jusqu'à son pôle inférieur. Saisissant délicatement avec une pince à griffes les bords incisés de la capsule, on
les détache rapidement du rein, avec la sonde cannelée, jusqu'au niveau

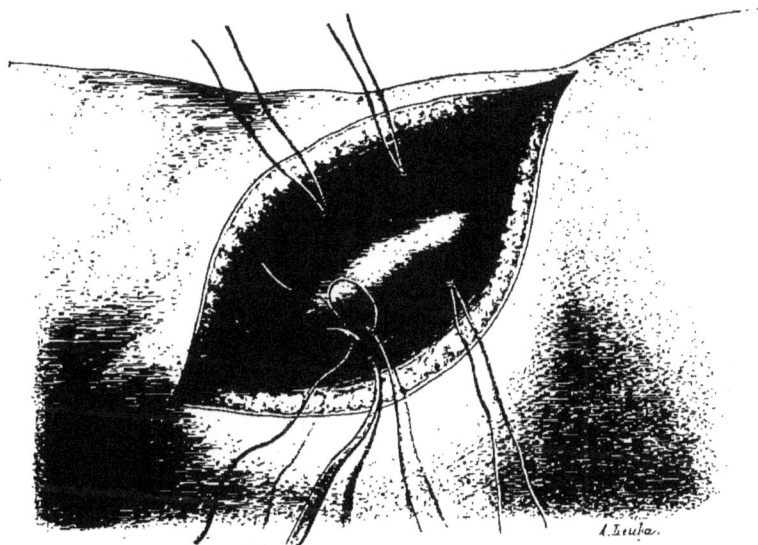

Fig. 79. — Néphropexie. Procédé de Guyon (modifié). Les fils parenchymateux sont passés
à travers la partie la plus profonde de la paroi musculaire.

du passage des fils parenchymateux. Sur l'extrémité supérieure du rein,
la décapsulation est poussée un peu plus loin pour faciliter l'adhérence
du parenchyme rénal à l'aponévrose sous-costale.

Pansement.

On coupe le drain de manière à ce qu'il ne déborde la plaie que de
quelques millimètres et on le fixe à la peau, avec un crin de Florence;
on lave avec soin la région opératoire et, avant de panser, on presse
avec la main au-dessous du rein, en même temps qu'on fait tourner un
peu le malade sur le dos. Cette manœuvre a pour but de faire sortir, par
le drain, la petite quantité de sang qui s'accumule au-dessous du rein.
Le pansement est fait avec plusieurs carrés de gaze stérilisée superposés; on les recouvre de coton hydrophile et de ouate ordinaire. Le tout
est soutenu par un bandage de corps en flanelle, bien serré, assujetti
par des sous-cuisses.

Soins consécutifs à l'opération.

Le malade est traité comme tous les grands opérés. On ne lui permet de boire que trois ou quatre heures après l'opération, en donnant les liquides glacés, par cuillerées d'abord, puis, si l'estomac est tolérant, en plus grande quantité. Les malades opérés du rein mobile ont fréquemment des vomissements assez prolongés ; pendant la première journée, on les laissera la tête basse, sans oreillers, on soulèvera même les pieds du lit.

Les douleurs assez vives, dont ils se plaignent, seront calmées par la morphine en petite quantité ou par de petits lavements contenant de 1 à 2 grammes d'antipyrine et 10 à 15 gouttes de laudanum dans 50 grammes d'eau. Ces opérés ont souvent un peu d'oligurie, le premier jour ; parfois encore, les urines sont un peu teintées de sang lorsqu'on a fait des sutures parenchymateuses. D'habitude, ces symptômes disparaissent rapidement.

Quarante-huit heures après l'opération, le drain est retiré. Les crins sont enlevés le 10e jour. Le séjour au lit, sur le dos, est prolongé pendant 21 jours. Le malade peut alors se lever, portant encore un bandage de corps serré. Quatre semaines après l'opération, il peut sortir, mais il devra encore, pendant deux mois, porter une ceinture hypogastrique, qui soutienne l'ensemble de la masse intestinale. Les pelotes destinées à soutenir le rein sont inutiles, et souvent fort gênantes.

Conduite à tenir dans quelques cas particuliers.

Laissant de côté les erreurs manifestes de diagnostic, les cas dans lesquels on peut se trouver en présence d'une maladie quelconque méconnue du rein mobile (calculs, tumeurs, etc.), je n'envisagerai que les trois cas les plus communs de coudure urétérale simple, de petite rétention rénale et de pyélonéphrite, et la délicate question des complications intestinales du rein mobile.

Coudure urétérale simple. — Lorsqu'on dégage bien, comme je crois qu'on doit le faire toujours, la partie supérieure de l'uretère, on voit parfois que ce conduit présente une coudure près de son extrémité supérieure. La coudure peut être mobile et disparaître lorsque le rein est repoussé en haut, ou se trouver fixée par des brides cellulaires : dans ce dernier cas, que j'ai vu plusieurs fois, il existe, en même temps, un degré variable d'hydronéphrose.

Si la coudure n'est pas fixée, il suffit de constater sa disparition, lorsque le rein est élevé, pour que l'opération puisse être continuée comme d'habitude.

Si la couture n'est maintenue que par quelques brides cellulaires et disparaît lorsque celles-ci ont été déchirées, on peut encore fixer le rein ; mais, dans ce cas, il faut bien constater que le bassinet est très peu dilaté et que la couture ne se reproduit pas, lorsque le rein est remis en place. Si le rein paraît flasque au toucher, si on peut le plier par rapprochement de ses deux extrémités de manière à déterminer un sillon sur ses faces antérieure ou postérieure, c'est qu'il s'agit d'une hydronéphrose ayant déjà acquis un certain développement et il vaut mieux se comporter comme nous allons le dire.

Hydronéphrose. — Il est de notion courante que l'hydronéphrose intermittente doit être traitée par la néphropexie simple qui suffit à guérir les malades. Cette règle est établie parce que l'on considère que l'hydronéphrose intermittente est due à une couture urétérale non fixée, et que la fixation du rein suffit à déplisser l'uretère. Je crois avoir démontré([1]) que cette interprétation est fausse : l'intermittence dans l'hydronéphrose peut se voir en dehors du rein mobile et, lorsque le rein mobile existe, il peut se faire que la couture urétérale soit fixée par des adhérences. Il en résulte que le **caractère d'intermittence ne peut guider le procédé opératoire** et qu'on s'expose en pratiquant simplement la néphropexie à voir les accidents continuer.

A mon avis, la néphropexie simple, dans le rein mobile hydronéphrotique, ne doit être pratiquée qu'à une triple condition :

1° S'il n'existe pas de couture fixée de l'uretère qu'on ne puisse redresser ;

2° Si l'hydronéphrose est très peu développée ;

3° Si pendant l'opération on s'est assuré que le bassinet se vide complètement.

En dehors de ces cas, il faudra agir d'une manière différente suivant les circonstances. Ainsi lorsque l'uretère paraît rétréci au niveau de son insertion au bassinet, on pratiquera l'urétéro-pyéloplastie, que j'ai dû faire deux fois dans ces conditions. D'autres fois, suivant la disposition de l'uretère, il faudra recourir à une des autres opérations plastiques qui seront décrites page 215.

Pyélo-néphrite. — Les petites adhérences entre la capsule propre et l'atmosphère adipeuse du rein ne doivent pas préoccuper l'opérateur : elles sont habituelles dans le rein mobile. Mais, lorsque ces adhérences sont solides et étendues, lorsque le rein paraît gros et congestionné, lorsqu'à sa surface on constate l'existence des irrégularités que déter-

<hr />

1. ALBARRAN *Associat franç d urologie,* 1897 Et aussi *Traité de Chir.* Le Dentu et Delbet vol. VIII

mine la pyélo-néphrite, lorsqu'on a constaté que les urines sont troubles et infectées, la néphropexie simple peut être insuffisante.

Il m'est arrivé deux fois, au début de ma pratique, de trouver des
reins semblables ; je fis d'emblée la néphrotomie et, après avoir constaté
que le bassinet n'était guère dilaté, je suturai la plaie rénale et je fixai
l'organe comme à l'ordinaire. Dans ces deux cas la réunion se fit par
première intention, mais les malades continuèrent à souffrir; ils pré-

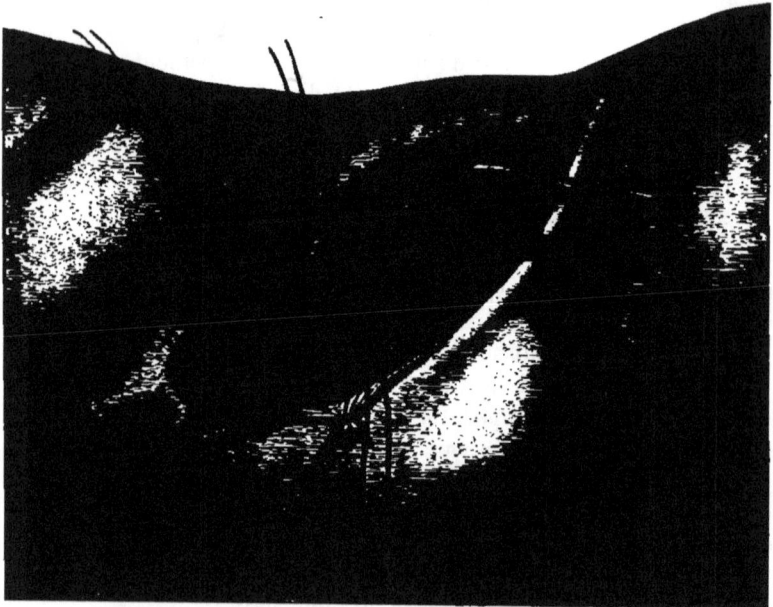

Fig. 80. — Néphropexie capsulaire et néphrotomie. Pour que les fils de suture ne coupent
pas le tissu du rein, on conserve une partie de la capsule propre que ces fils traversent.

sentèrent des accès de fièvre et je dus, quelques mois plus tard, pratiquer
la néphrostomie.

Instruit par l'expérience je n'opère plus les reins mobiles infectés,
qu'après avoir essayé de guérir la pyélo-néphrite par l'emploi simultané
des diurétiques aqueux, de l'urotropine et des lavages du bassinet. Si
on réussit à désinfecter le bassinet, on peut ensuite opérer comme à
l'ordinaire. Si, malgré ce traitement, les urines restent troubles mieux
vaut faire la néphrostomie et drainer le bassinet.

Il faut, dans ce cas, pratiquer en même temps la néphrostomie et la
fixation du rein, ce qui commande un manuel opératoire particulier.
Avant de décapsuler le rein, on l'incise, on met le drain dans le bassinet et on suture, comme dans la néphrostomie ordinaire, le parenchyme rénal : ces sutures ainsi faites, les fils traversant le parenchyme

rénal recouvert de sa capsule, tiennent bien et ne coupent pas le tissu
du rein, comme elles le feraient si l'organe était décapsulé (fig. 80).
Après avoir de cette manière fermé la plaie rénale, on décapsule le
rein seulement dans la partie qui ne correspond pas aux sutures, en
coupant la capsule au delà de l'entrée des fils : on fixe ensuite à la dernière côte la capsule, partagée, comme à l'ordinaire, en deux portions,
antérieure et postérieure. Ces deux points d'attache capsulaires, antérieur et postérieur, suffisent à bien fixer le rein.

Complications intestinales du rein mobile — Ces complications
peuvent parfois conduire à l'exploration directe du cæcum, de l'appendice et du côlon ascendant et nécessiter des opérations complémentaires (résection de l'appendice, côlopexie) que je ne puis décrire ici.
Mais la technique de la néphropexie se trouvant modifiée, je dois indiquer, sommairement, comment il faut conduire l'opération, lorsqu'on
veut, dans la même séance, agir sur l'intestin et fixer le rein.

L'incision de la paroi lombaire sera plus longue que d'habitude et se
prolongera, jusqu'au niveau, ou un peu au delà, de l'épine iliaque
antéro-supérieure. Les premiers temps opératoires, jusqu'à et y compris l'exploration du rein et de l'uretère, seront faits comme à l'ordinaire ; mais, avant de décapsuler le rein, on ouvrira délibérément le
péritoine.

Le rein est provisoirement réintégré dans sa loge, le péritoine pariétal, jusqu'alors refoulé, est attiré avec des pinces et incisé délicatement,
en avant du côlon ascendant, vers la partie moyenne de la plaie. L'ouverture péritonéale est agrandie avec les ciseaux, guidés par l'index de
la main gauche, et ses lèvres repérées avec des pinces. On examine
alors le cæcum, souvent dilaté, qu'on attire dans la plaie, l'appendice
et le côlon ascendant : on se rend compte de l'existence ou de l'absence
d'adhérences, des flexions, des ptoses qui peuvent exister et on y
remédie suivant les indications. Cette partie de la tâche chirurgicale
étant accomplie, on referme soigneusement la plaie péritonéale avec un
surjet au catgut n° 0 et on continue ensuite l'opération interrompue de
la néphropexie.

En opérant comme je viens de l'indiquer, on peut enlever l'appendice par la plaie de néphropexie ; mais on est gêné pour opérer et on
voit mal ce que l'on fait. Pour cette raison, lorsque je dois, chez le
même malade, enlever l'appendice et fixer le rein, je préfère pratiquer
l'incision ordinaire antérieure pour l'appendice et l'incision postérieure
extra-péritonéale habituelle pour le rein.

On peut, au contraire, agir facilement sur le côlon par l'incision de
la néphropexie prolongée ; cette incision permet de relever l'intestin et
de pratiquer la côlopexie extra-péritonéale.

Accidents opératoires.

Les accidents opératoires les plus fréquents sont l'ouverture acciden-telle du péritoine ou de la plèvre.

Ouverture du péritoine. — Les opérateurs novices risquent d'ouvrir le péritoine à deux moments différents de l'opération :

1° Chez un bon nombre de malades atteints de rein mobile, le foie est bas situé; lorsqu'on est arrivé dans la profondeur de la plaie on sent, en avant, un organe ferme qu'on prend pour le rein et qui est séparé du doigt par un mince feuillet laissant entrevoir vaguement sa teinte brune; on incise ce feuillet croyant qu'on ouvre l'aponévrose rétro-rénale et, ce qu'on ouvre en réalité, c'est le péritoine. J'ai vu, à plusieurs reprises, commettre cette erreur qu'on peut toujours éviter. Il suffit, lorsqu'on a reconnu le bord du muscle carré lombaire, de se souvenir que *l'aponévrose retro-rénale doit être effondrée très en arrière*, du côté des muscles de la masse sacro-lombaire, au-dessous et non au-devant du carré lombaire; on arrive ainsi à la couche graisseuse péri-rénale et, en l'écartant, on refoule, en même temps, le péritoine.

2° Le péritoine peut encore être ouvert, lorsqu'on réséque, aux ciseaux, les lambeaux graisseux, soutenus par les pinces à cadre qu'on a mises en avant du rein, pendant la décortication. Il arrive, en effet, que le péritoine, recouvrant le rein dans une plus grande étendue qu'à l'ordinaire, se trouve compris entre les mors de la pince. Il suffit de connaître ce détail, pour éviter l'ouverture de la séreuse.

Lorsque le péritoine a été ouvert, la meilleure conduite à tenir consiste à le suturer de suite, par un surjet au catgut n° 0. On continue ensuite l'ôpération, comme à l'ordinaire.

Ouverture de la plèvre. — Elle est plus difficile à éviter et plus dangereuse que celle du péritoine. Nous avons indiqué, page 82, comment on peut se préserver de cette faute opératoire et y remédier si on l'a commise.

Accidents consécutifs à l'opération.

J'étudierai les vomissements et le collapsus, l'oligurie, l'occlusion intestinale, parmi les accidents prochains; l'éventration, les fistules, la récidive et la persistance des symptômes parmi les complications éloignées.

1° *Vomissements, collapsus.* — Les malades atteintes de rein mobile présentent souvent des troubles nerveux variés, qui les prédisposent au développement de phénomènes réflexes post-opératoires : ces phénomènes peuvent, dans certains cas, acquérir une grande intensité et même une réelle gravité.

Le jour même de l'opération, les malades ont souvent des vomissements plus intenses que ceux que détermine la chloroformisation chez d'autres sujets; il n'est pas rare de voir ces vomissements se prolonger pendant deux ou trois jours, et s'accompagner de collapsus avec petitesse du pouls, facies grippé et abattement général très prononcé. En général, ces phénomènes disparaissent progressivement; d'autres fois leur persistance cause de réelles inquiétudes. Rien ne calme alors les vomissements; les boissons glacées, la potion de Rivière, les applications chaudes sur la région précordiale, les lavements antispasmodiques, qui réussissent d'habitude, n'amènent dans d'autres cas aucun soulagement. Dans deux cas très graves, je parvins à calmer les vomissements, en faisant prendre aux malades du grog très chaud; ce simple moyen m'a réussi chez plusieurs malades. Chez d'autres, j'ai pu calmer les vomissements et le hoquet par de grands lavages de l'estomac; ce moyen m'a paru le plus efficace de ceux que j'ai essayés.

2° *L'oligurie* est habituelle pendant les deux premiers jours, mais rarement la diminution des urines est considérable : la quantité d'urine oscille en général, pendant les deux premiers jours, entre 400 et 600 grammes. Même dans les cas de collapsus prononcé et de vomissements continus, je n'ai jamais vu, après la néphropexie, moins de 350 grammes d'urine dans les premières 24 heures.

3° *Élévation de température.* — Le plus souvent, le malade est apyrétique après l'opération, mais j'ai vu, à plusieurs reprises, lorsque la plaie se réunit par première intention, la température monter le 2° ou 3° jour à 38° ou quelques dixièmes au-dessus de 38°. Une purgation saline, donnée 48 heures après l'opération, suffit dans ce cas à faire tomber la température. Bien entendu, en cas d'élévation de la température, il faut toujours examiner la plaie avec soin, pour s'assurer qu'il n'existe pas d'infection opératoire.

4° *Occlusion intestinale* — Je n'ai jamais observé cette complication, qui a été signalée par Tansini([1]). Ce chirurgien pratiqua chez une femme de 37 ans, atteinte de double rein mobile, une double néphropexie : les deux opérations furent pratiquées à six mois d'intervalle et les deux fois, dès le lendemain de l'opération, apparurent des symptômes d'occlusion intestinale complète : vomissements, obstruction absolue des intestins, tant pour les déjections alvines que pour les gaz, contractions très douloureuses des anses intestinales qui se dessinaient à travers la paroi abdominale, météorisme. Ce syndrome fut rebelle durant sept jours aux lavements et aux purgatifs : passé cette période, les phénomènes cessèrent; soudain la malade alla à la selle spontanément et se rétablit promptement.

1. Tansini in *Chardonnat* Contribution à l'étude de la néphropexie *Thèse de Paris*, 1898, p. 43.

5° *Éventration.* — J'ai dû intervenir chez trois malades, opérées par d'autres chirurgiens, pour remédier à des accidents très gênants d'éventration, au niveau de la cicatrice. Je n'ai jamais observé cette complication chez mes opérés, ce qui est dû au soin tout particulier avec lequel je pratique la suture de la paroi musculaire. Je crois qu'on est à peu près sûr d'éviter l'éventration, en suivant la technique indiquée et en gardant les malades au lit, couchés sur le dos, pendant trois semaines après l'opération.

6° *Fistules.* — Les *fistules urinaires*, consécutives à la néphropexie, sont très rares : elles sont dues à ce que les fils parenchymateux ont traversé des calices, et se voient plus particulièrement dans les reins atteints de pyélo-néphrite. Nous avons indiqué les précautions à prendre pour éviter la formation de fistules, qui ne s'observent d'ailleurs jamais lorsqu'on emploie le procédé capsulaire que j'ai décrit.

Dans la plupart des cas, la fistule se ferme spontanément après quelques jours : si elle persiste, on pourra essayer le cathétérisme urétéral et, au besoin, faire une opération itérative pour explorer le rein et agir en conséquence. Il suffira parfois de retirer un fil non résorbé, il faudra dans d'autres cas pratiquer franchement la néphrotomie, rectifier la position du rein ou de l'uretère, etc.

7° *Récidive.* — Autrefois, les récidives étaient fréquentes par insuffisance des sutures ; aujourd'hui encore, il n'est pas très rare de voir des malades, opérés, dont le rein est redevenu mobile. J'ai dû pratiquer une néphropexie itérative, chez une malade opérée, à Paris et chez deux malades opérées à Lyon. Je n'ai jamais vu de récidive chez les opérés de M. Guyon ou chez les miens ; mais, pour obtenir constamment de bons résultats, il est indispensable de pratiquer des sutures intra-parenchymateuses ou le procédé de décapsulation que j'ai décrit.

8° *Persistance des symptômes.* — Lorsque la néphropexie est bien faite, lorsque le rein reste bien fixé, il peut se faire que certains symptômes de la maladie ne disparaissent pas. Les phénomènes nerveux généraux et ceux qui dépendent d'un état névropathique très accentué sont ceux qui persistent le plus souvent après la fixation du rein. Il est pourtant de règle que ces phénomènes nerveux soient pour le moins améliorés après l'opération. Les troubles digestifs qui accompagnent souvent le rein mobile subsistent dans des cas plus rares : plus rarement encore, on voit la persistance des douleurs. Dans aucun cas, lorsque le rein est resté bien fixé, je n'ai vu les *crises* douloureuses continuer : si ces crises reprenaient, il faudrait penser que la fixation n'est plus parfaite, qu'un des pôles du rein n'a pas été bien fixé, ou qu'il existe encore une couture de l'uretère. Walther et Segond ont publié un cas de persistance des douleurs due à ce que l'extrémité supérieure du rein, mal fixée, s'était placée en antéversion. J'ai vu moi-même, avec Walther, une autre malade, chez qui la persistance des douleurs était due à ce que l'extrémité inférieure du rein, dirigée en avant, comprimait l'uretère. En opérant suivant les règles exposées plus haut, on évitera le retour de ces crises douloureuses.

D'autres fois, les malades conservent une sensibilité particulière et pénible, à peu près constante, de la région rénale; il en est qui souffrent presque autant qu'avant l'opération, et ne peuvent se livrer à aucun exercice fatigant. Ces cas sont heureusement rares et ne se rencontrent que chez les malades très névropathes : comme dans ces cas le rein est bien fixé, on ne peut soulager les malades que par le traitement général : le bromure de potassium, l'hydrothérapie, etc.

V

NÉPHROLITHOTOMIE

La néphrolithotomie est l'opération qui a pour but d'enlever les calculs du rein, en passant à travers le parenchyme rénal. Lorsque des calculs se trouvent dans un rein à peu près normal, l'opération ressemble à la néphrotomie exploratrice; lorsque les calculs se trouvent dans un rein en état de rétention, le manuel opératoire est à peu près celui de la néphrotomie. Le procédé opératoire est imposé par les conditions anatomiques du rein et il nous faut les étudier rapidement, avant de décrire l'opération.

Anatomie pathologique chirurgicale du rein calculeux.

J'étudierai le calcul en lui-même et les lésions rénales consécutives.

I. Etude du calcul. — Les calculs qu'on rencontre d'ordinaire dans les reins pèsent de 20 à 50 ou 50 grammes, mais on peut y trouver des pierres énormes pesant 1 et même 2 kilogr. 1/2. (Cas de Potel.)

La **forme** du calcul est très variable; on peut en voir qui présentent l'aspect le plus bizarre. La plupart, lorsqu'ils sont assez gros, se moulent plus ou moins exactement sur le bassinet; souvent, ils présentent une ou plusieurs branches qui correspondent aux calices (fig. 81 et 82), et certains, très rameux, ont mérité à juste titre le nom de coralliformes. Ces branchements des calculs les rendent parfois très difficiles à extirper; souvent on ne réussit pas à les enlever entiers, surtout lorsqu'ils sont friables. Il est fréquent de voir des calculs présentant un léger mamelon, qui s'engage dans l'orifice urétéral du bassinet; dans certains cas, un prolongement cylindroïde pénètre dans l'uretère, mais il est rare que ce prolongement soit long, lorsque la pierre du bassinet présente quelque développement (fig. 84). Les

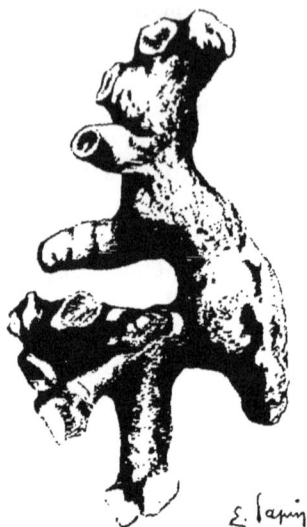

Fig. 81. — Calcul ramifié du rein moulant le bassinet et les calices.

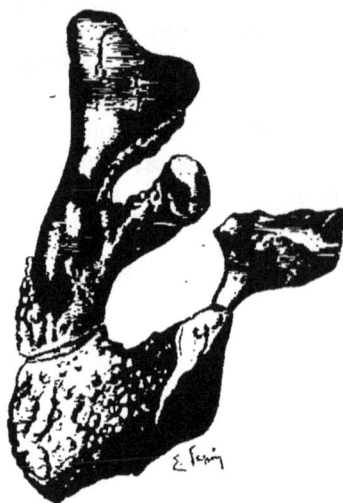

Fig. 82.
Calcul rénal ramifié.

calculs qui moulent l'uretère, et qui présentent parfois plusieurs cen-

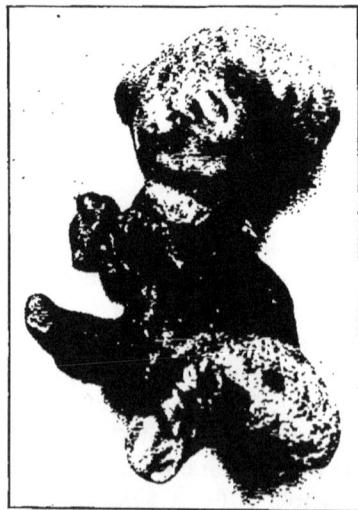

Calcul du bassinet.

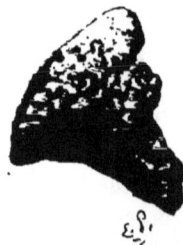

Fig. 83. — Gros calcul urique du rein.

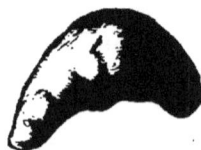

Fig. 84. — Calcul du bassinet pénétrant par sa pointe dans l'uretère.

timètres de longueur, sont souvent purement urétéraux et ne présentent du côté du bassinet qu'une portion peu étendue, en forme de clou.

La **consistance** et l'aspect des calculs varient suivant leur composition chimique. Je me bornerai à dire, d'une manière très générale, que les *calculs uriques* sont durs, lisses ou irréguliers, de couleur fauve plus ou moins foncée; parfois, on les trouve recouverts d'une couche noirâtre, due à du sang décomposé; les calculs d'*oxalate de chaux* sont gris ou bruns, parfois même noirs; leur surface est irrégulière, muriforme, parfois hérissée de pointes; ils sont très durs et difficiles à broyer; les pierres de cystine, qu'on rencontre rarement, sont d'un jaune verdâtre, à demi translucides, légèrement rugueuses au toucher. Les calculs phosphatiques sont blancs ou gris, crayeux, friables, à surface rugueuse. J'ai rencontré deux fois, dans les reins, de gros calculs blancs et mous, à surface brillante, comme pailletée, formés par des phosphates cristallisés. Il n'est pas rare de trouver une semblable couche de phosphates cristallins recouvrant une petite portion de calculs uratiques ou phosphatiques ordinaires.

Le **nombre** des calculs qu'on trouve dans un même rein, est très variable. Dans la moitié des cas environ, il y a plusieurs calculs de différent volume; nous devons retenir, au point de vue opératoire, cette fréquente multiplicité des calculs rénaux. Il faut savoir, d'ailleurs, que la pluralité des calculs varie avec leur composition chimique; les calculs uriques ou phosphatiques sont souvent multiples; ceux formés par des oxalates ou de la cystine sont plus fréquemment uniques

Le **siège** occupé par les calculs du rein est presque toujours le bassinet ou les calices; parfois, un calcul s'engage dans l'uretère et s'arrête en des points variables, le long de ce conduit. En opérant, il faut toujours penser à la possibilité de l'existence d'un calcul urétéral et ne jamais négliger l'exploration de ce conduit.

Dans un assez grand nombre de cas, on trouve le rein, transformé en une série de loges, dont quelques-unes contiennent un ou plusieurs calculs; ces loges représentent des calices dilatés et communiquent habituellement avec le bassinet par des orifices d'étroitesse variable; parfois des adhérences inflammatoires secondaires obstruent l'orifice et la loge calculeuse reste indépendante de la cavité principale du bassinet. Cette possibilité impose, pendant l'opération, de ne pas se contenter de bien explorer le bassinet et les diverticules des calices qui s'y ouvrent, mais encore de bien palper tout le parenchyme rénal entre l'index introduit dans le bassinet, et les doigts de l'autre main promenés à la surface du rein.

II. *Lésions rénales déterminées par la lithiase ou préexistantes à la formation des calculs*. — Il nous faut étudier la lithiase primitive et les calculs secondaires développés dans un rein déjà infecté. Dans la lithiase primitive, il faut considérer d'un côté, les lésions aseptiques et d'un autre côté, les altérations infectieuses développées dans un rein primitivement calculeux.

A. Lésions aseptiques. — J'ai établi ailleurs (¹) que tout rein calculeux, même lorsqu'il paraît sain, présente des lésions de néphrite, c'est la **néphrite lithiasique**. Ces altérations se trouvent sous la dépendance de la cause originelle de la lithiase, mais, par l'irritation qu'il provoque,

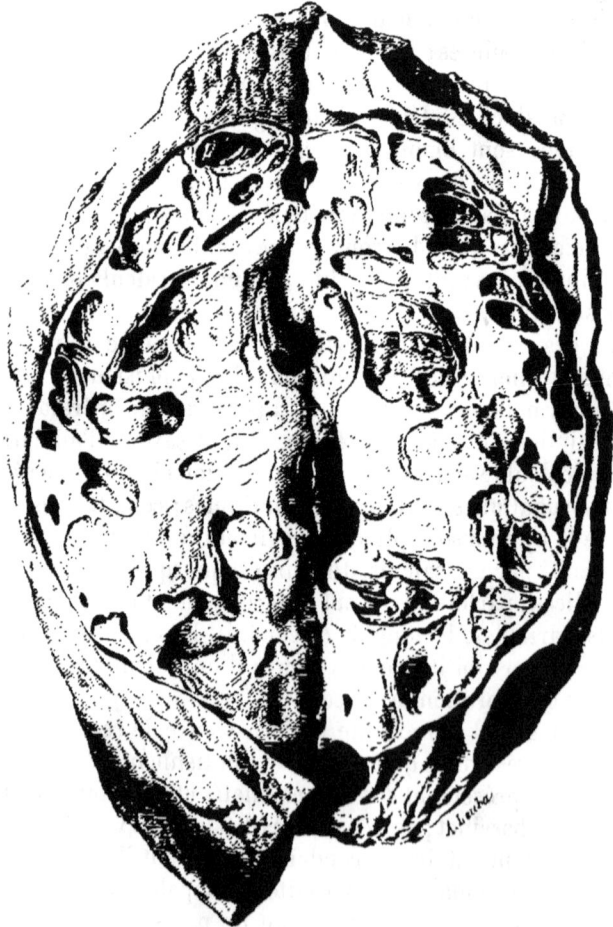

Fig. 85. — Rein calculeux polykystique. Dans un calice déformé en bas et à gauche, on voit un calcul. La capsule propre est confondue avec le tissu graisseux périrénal induré et épaissi.

le calcul une fois formé aggrave les lésions. dues à l'élimination des matières salines par le parenchyme rénal. La néphrite lithiasique est une néphrite diffuse, débutant probablement par des lésions épithéliales qui s'accompagnent bientôt de sclérose interstitielle. Au début, le

1. *Traité de Chirurgie* de Le Dentu et Delbet, vol. VIII, p. 879.

rein peut paraître normal ou augmenté de volume, dans des périodes plus avancées il se rétracte, devient bosselé et prend l'apparence du rein contracte. La capsule propre adhère au parenchyme, qui prend une consistance plus ferme et présente parfois de petits kystes. Dans certains cas, le rein est volumineux et *parsemé de kystes* de volume variable, qui peuvent le faire ressembler à un rein atteint de maladie kystique (fig. 85).

Les lésions de la néphrite lithiasique se trouvent, à degré différent, dans tous les reins calculeux; mais, lorsque les calculs acquièrent un certain volume, ou, lorsque par leur situation, ils gênent le libre écoulement de l'urine par l'uretère, d'autres altérations se surajoutent. Parfois, le processus de néphrite diffuse aboutit directement à l'atrophie du rein; d'autres fois, le calcul obstruant plus ou moins complètement l'uretère, on voit se développer une variété d'hydronéphrose; d'autres fois encore, pendant que le rein s'atrophie, la graisse périrénale peut prendre un développement énorme. La coexistence possible de ces différents processus, leur prédominence parfois dans une partie de l'organe, donnent au rein calculeux une grande multiplicité d'aspects. Je distinguerai quatre types principaux :

a) **Rein d'apparence normale.** — Parfois, surtout chez les jeunes sujets, le rein paraît à peu près normal; le tissu graisseux périrénal est bien peut-être un peu plus dense qu'à l'état normal, la capsule se détache moins bien du parenchyme et, dans son ensemble, le rein paraît un peu plus gros ou un peu plus petit; mais, en somme, la seule chose importante c'est la présence d'une ou de plusieurs pierres dans le bassinet peu ou pas dilaté (fig. 86).

b) **Rein atrophié.** — Sous l'influence des lésions scléreuses, le rein calculeux peut s'atrophier considérablement. J'ai décrit un de ces reins qui ne pesait que 35 grammes.

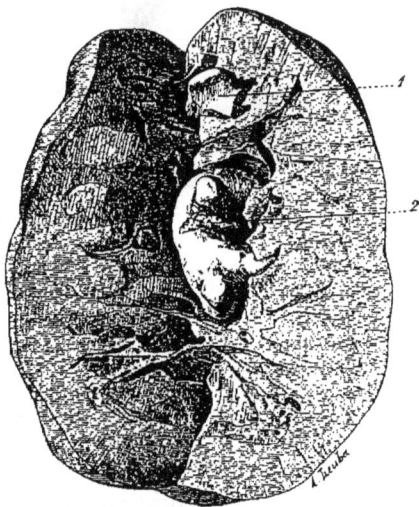

Fig. 86. — Rein calculeux paraissant normal à l'examen extérieur. 1 et 2, calculs uriques.

Dans certains cas, le parenchyme rénal peut disparaître complètement et on peut ne trouver, entourant le calcul, que le bassinet enveloppé de graisse. J'ai déposé, au Musée Guyon, une pièce de ce genre.

c) **Lipomatose périrénale.** — C'est surtout dans les reins calculeux, qu'on observe la périnéphrite lipomateuse (fig. 87). Le tissu graisseux se développe au dehors du rein et pénètre dans l'intérieur du parenchyme en suivant les vaisseaux du hile. Dans la plupart des cas, la périnéphrite lipomateuse se développe surtout, en arrière du rein et au niveau du bassinet ; elle se trouve constituée par une graisse spéciale, de couleur jaune pâle, plus consistante que la graisse des lipomes ordi-

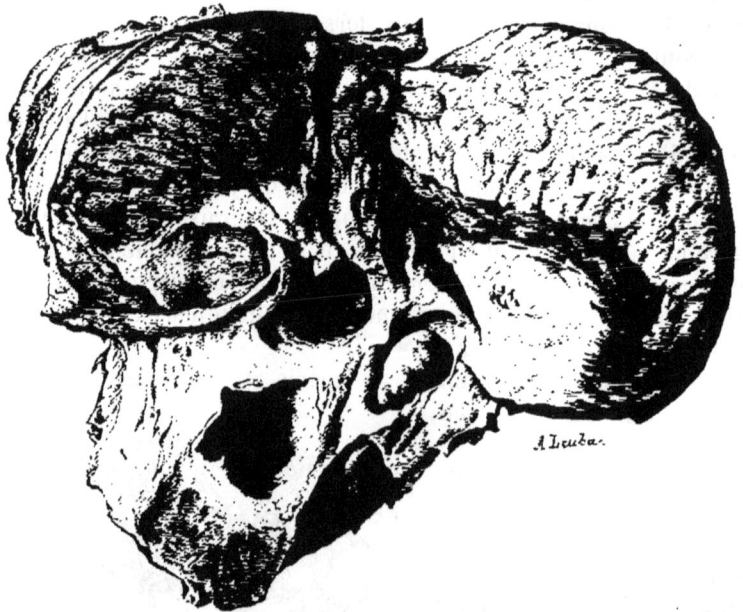

Fig. 87. — Rein calculeux complètement détruit. Énorme lipomatose périrénale.

naires et pourtant *friable*. Lorsque, en opérant, on écarte avec les doigts cette graisse, on voit des fragments qui se détachent facilement ou qui ne tiennent plus à la masse principale que par des tractus peu solides ; si on la prend, avec des pinces à cadre, à la moindre traction la graisse saisie reste dans la pince. Ce tissu graisseux a une nutrition très précaire et les fragments, à moitié détachés pendant l'opération, peuvent facilement se sphacéler ; il est utile de se rappeler ce détail, et si dans les manœuvres de décortication du rein on a dû déchirer une épaisse couche de graisse, il faut avoir soin d'extirper tous les fragments à moitié détachés par la manœuvre opératoire. Il convient aussi de savoir, que la couche de graisse épaissie et indurée, qu'on trouve parfois au niveau du hile, peut faire croire, par erreur de palpation, à l'existence d'un calcul.

d) **Hydronéphrose calculeuse.** — J'ai démontré, contrairement à ce qu'on croyait, que l'uronéphrose calculeuse est fréquente. La rétention rénale est la conséquence de la présence du calcul qui gêne plus ou moins le cours de l'urine dans l'uretère ; elle est due, en outre, d'après moi, dans certains cas, à ce que **le séjour du calcul a pu déterminer des lésions d'urétéro-pyélite, avec rétrécissement de l'uretère.** Cette notion est de la plus grande importance parce que, ces lésions une fois produites, il ne suffira pas d'enlever le calcul pour guérir la rétention rénale, il faudra, en outre, s'adresser aux lésions secondaires. D'où la nécessité de toujours explorer attentivement, en cas de rétention rénale, le calibre de l'uretère.

L'hydronéphrose calculeuse atteint un organe qui est préalablement altéré par des lésions scléreuses dues à la néphrite : lorsque ces lésions sont déjà avancées, au moment où l'hydronéphrose se développe, les phénomènes de dilatation sont moins marqués que dans les autres variétés d'hydronéphrose. Les lésions de sclérose qui accompagnent toute hydronéphrose sont ici plus marquées, la destruction du parenchyme rénal est plus tardive et, dans les cloisons qui séparent les poches de l'uronéphrose, on trouve presque toujours des débris sclérosés des colonnes de Bertin qui résistent jusque dans les périodes ultimes. **Ces cloisons sont peu vasculaires** et les vaisseaux, à parois épaissies, se trouvent dans un tissu assez ferme pour supporter, sans se déchirer, la pression d'une pince.

L'hydronéphrose calculeuse peut acquérir un volume anormal, et détruire complètement le rein ; il en fut ainsi, dans le cas représenté figure 100, page 215, que j'ai récemment opéré. Dans ces cas, justiciables de la néphrectomie, on peut souvent décortiquer le rein en dehors de la capsule et former facilement un bon pédicule, parce que les vaisseaux ne sont entourés que d'une petite couche de graisse. Les vaisseaux rénaux présentent, d'ailleurs, un calibre plus étroit qu'à l'état normal.

B. Lésions septiques de la lithiase primitive. — Les altérations aseptiques que nous venons de décrire, constituent des conditions de réceptivité remarquables à l'infection qui se fait souvent par la circulation sanguine (Albarran, Gosset). On observe des infections rénales et périrénales.

a) **Périnéphrites.** — Les périnéphrites graisseuses et scléro-graisseuses, sont encore plus développées dans les reins infectés que dans ceux qui sont aseptiques. Dans les reins infectés, on rencontre, presque toujours, une **coque épaisse de tissu fibro-graisseux qui adhère intimement à la capsule propre** ; d'un autre côté, ce tissu adhère aussi aux organes voisins, dont il peut être dangereux de vouloir le détacher. C'est ainsi que des manœuvres trop hardies dans des cas d'adhérence à la veine cave, ont déterminé des hémorragies mortelles chez des malades de Billroth et de Braun et que la déchirure de la veine cave obligea Illeresco à lier ce vaisseau. Je viens de dire que le tissu périrénal adhère, d'un côté, aux différents organes et que, d'un autre côté, il se fusionne, plus ou moins complètement, à la capsule propre ; mais, fait très important, **la capsule propre par sa face interne, se laisse presque toujours facilement détacher du rein.** Il résulte de ces données, que lorsque la décortication extra-capsulaire du rein est difficile ou impossible, il

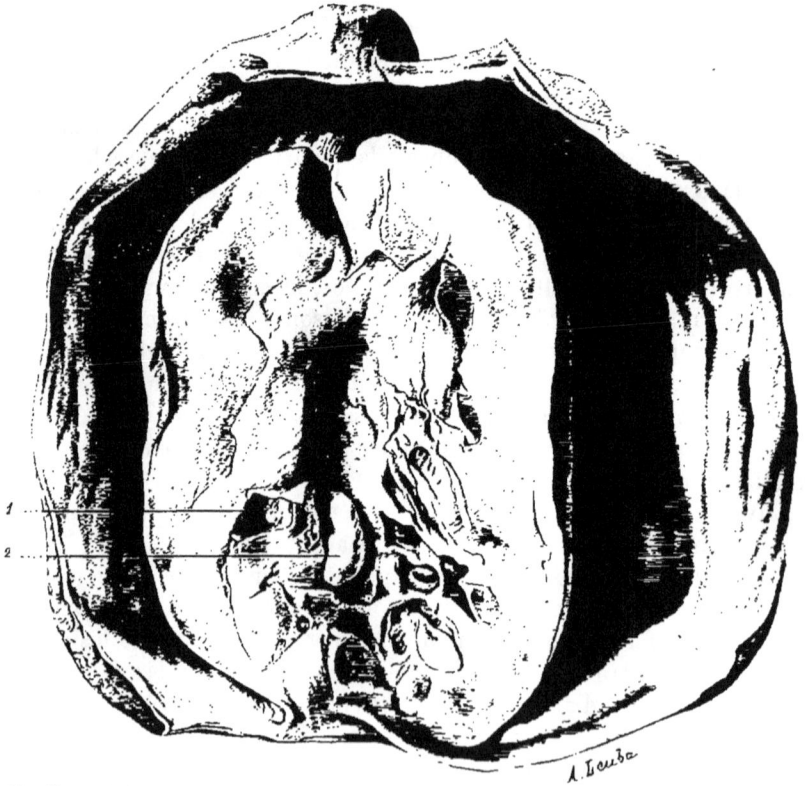

Fig. 88. — Rein calculeux. Le bassinet dilaté contient un calcul dont une branche pénètre dans un calice. La capsule propre est séparée du rein par une forte collection purulente qui ne communique pas avec le bassinet.

sera presque toujours aisé de faire, en partie ou en totalité, la décortication sous-capsulaire. Il m'était arrivé dans plusieurs opérations de rein calculeux, de déchirer, dans une étendue plus ou moins grande, la capsule propre et d'amener à la plaie un rein décapsulé ; j'ai été au début fort inquiet de ce fait, me demandant s'il ne se développerait pas ainsi facilement une suppuration périrénale dans ces reins infectés. L'expérience m'a appris depuis, que cette décapsulation ne présente pas de danger au point de vue de l'infection, mais elle présente de sérieux inconvénients sur lesquels nous insisterons plus loin.

La **périnéphrite suppurée** n'est pas rare dans la lithiase infectée; on ne doit pas igno-
rer qu'elle co-
existe habituelle-
ment avec une au-
tre poche intra-ré-
nale qu'il faudra
ouvrir. Parfois,
mais rarement,
on trouvera un
orifice de commu-
nication entre les
deux poches; le
plus souvent, il
faudra aller cher-
cher le rein en
avant et en de-
dans et l'inciser
pour ouvrir la col-
lection pyélitique.

Dans des cas
exceptionnels, on
peut même trou-
ver une forte *col-
lection purulente,
au-dessous de la
capsule propre*,
entre cette mem-
brane épaissie et
le rein (fig. 88).
En ouvrant cet
abcès sous-cap-
sulaire, le chirur-
gien risque de
croire qu'il a in-
cisé le rein; c'est
ainsi que j'ai dû
intervenir, à nou-
veau, pour inciser

Fig. 89. — Pyonéphrose calculeuse. Le bassinet contient un énorme calcul ramifié dont les branches pénètrent dans les calices. La substance rénale est complètement détruite.

une pyonéphrose qu'un chirurgien avait cru ouvrir quelques jours auparavant.

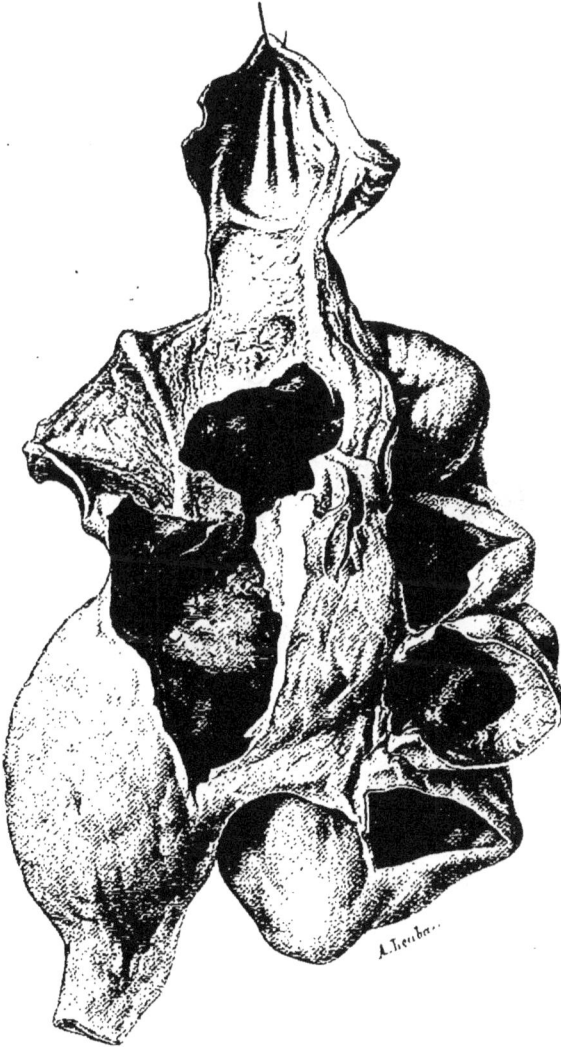

b) **Pyélonéphrite.** — On peut observer dans les reins calculeux toutes
les variétés de pyélonéphrites, scléreuses septiques ou suppurées; elles

ne présentent pas de particularité digne de remarque, si ce n'est que, presque toujours, il existe un certain degré de rétention rénale. On observe d'ailleurs tous les intermédiaires entre ces petites rétentions et les vraies uropyonéphroses ou les pyonéphroses.

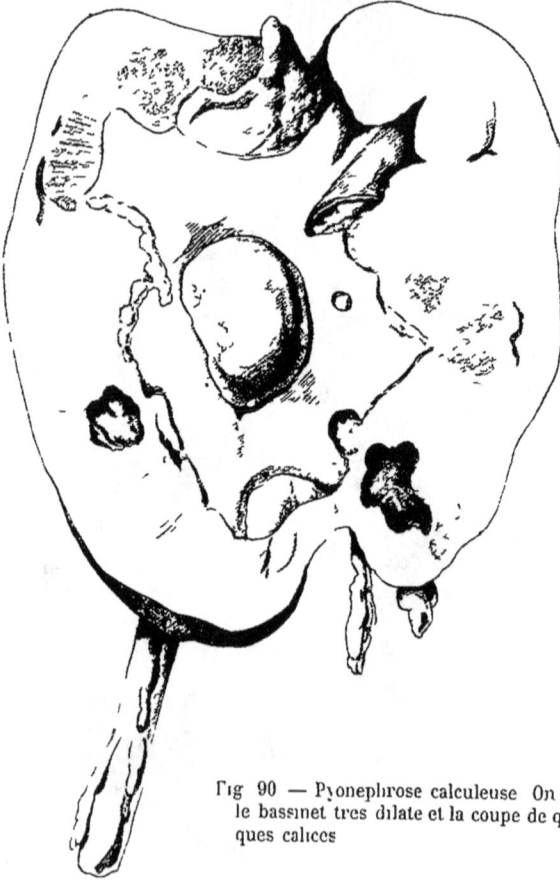

Fig 90 — Pyonephrose calculeuse On voit le bassinet très dilate et la coupe de quelques calices

c) **Uropyoné-phroses.** — Ce ne sont là, que des hydronéphroses légèrement infectées. Je n'insiste pas, me bornant à rappeler que ces lésions septiques des reins dilatés peuvent être limitées à une partie de l'organe; on voit, parfois, un calice isolé contenir du pus, alors que les autres parties dilatées, contiennent de l'urine claire.

d) **Pyonéphrose.** — La pyonéphrose calculeuse peut acquérir un volume très considérable; il est fréquent d'opérer des reins qui dépassent le volume des deux poings; j'en ai vu deux aussi gros qu'une tète d'adulte et Chopart[1] parle d'un rein calculeux qui pesait 68 livres.

Dans ces cas, le rein, complètement détruit, est réduit à une mince coque, remplie de pus et de calculs: parfois, la coque rénale s'applique presque directement sur une énorme pierre (fig. 89). Plus intéressants sont les cas moins avancés, justiciables de la néphrolithotomie. Autour de ces reins, on rencontre, presque toujours, une atmosphère graisseuse indurée; à la coupe, on voit que le rein est formé par une série

1 CHOPART *Maladies des Voies urinaires*. t. I, p. 106.

de loges communiquant entre elles, quelques-unes étant parfois complètement isolées (fig. 90). Ces différentes loges contiennent du pus cré-
meux ou fluide, diversement coloré ; dans quelques-unes, on peut trouver
des calculs de nature diverse ; les uns primitifs, déjà existants lorsque
l'infection de la poche survint, d'autres secondaires à cette infection

même. Mais, c'est surtout
dans le bassinet dilaté qu'on
observe, souvent en grand
nombre, ces concrétions primitives ou secondaires.

Dans certains cas la
poche de pyonéphrose se
développe surtout, ou même
exclusivement, aux dépens
d'un des grands calices
(fig. 91).

Il faut avoir bien présent à
l'esprit l'irrégularité et l'an-
fractuosité des loges dans les
pyonéphroses calculeuses,
car, dans l'opération de la
néphrolithotomie, c'est une
des grandes difficultés que
de vider complètement le
rein des pierres qu'il contient et de régulariser la
poche rénale.

e) **Calculs secondaires à
des lésions infectieuses antérieures.** — Toujours dans
ces cas, il y a pyélonéphrite
suppurée, avec plus ou

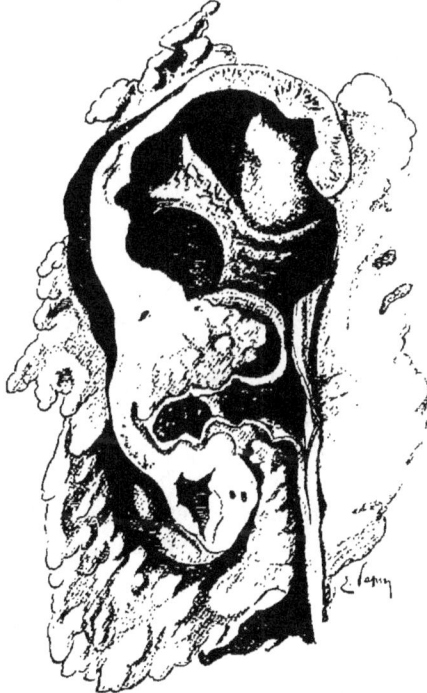

Fig. 91. — Pyonéphrose calculeuse. Une grosse poche
correspond au calice supérieur.

moins de dilatation du bassinet et des calices par rétention rénale ; le
plus souvent, il s'agit d'une véritable pyonéphrose. Ces calculs sont
toujours phosphatiques et, comme tels, friables. Les lésions rénales sont
celles de la pyonéphrose banale (voir p. 177), mais je dois rappeler
que les lésions urétérales sont, dans ces cas, constantes : dans les calculs
secondaires, la rétention rénale préexistait à la formation des calculs, et
cette rétention était sous la dépendance d'une lésion urétérale, qu'on
retrouve. Parfois, les lésions d'urétérite ascendante ont été la cause de
l'infection ; d'autres fois, l'infection est d'origine descendante et atteint
une poche d'hydronéphrose, consécutive elle-même à un obstacle au cours
de l'urine dans l'uretère ; l'infection, elle-même, une fois développée

peut déterminer des lésions urétérales. Dans la lithiase primitive, même
infectée, la cause principale de la gêne mécanique à l'écoulement de
l'urine, c'est le calcul, et souvent l'uretère est sain. De cette différence
dans le mécanisme de la rétention, dans les lithiases primitives et
secondaires, découle, à mon avis, une conséquence pratique importante.
Lorsque, par la néphrolithotomie, on retire les calculs, dans une lithiase
primitive, le cours des urines se rétablit le plus souvent spontanément;
la cause de la rétention est enlevée et la formation d'une fistule est
rare. Lorsque, par une opération semblable, on enlève des calculs secondaires, la cause de la rétention persiste et le rein devient souvent
fistuleux. Je déduis de ces considérations un manuel opératoire différent
dans les deux variétés de lithiase rénale : dans la lithiase primitive,
j'opère, ayant surtout en vue l'enlèvement des calculs : dans la lithiase
secondaire, j'essaye, en outre, d'empêcher la formation d'une fistule
secondaire, en agissant sur l'uretère.

Ces quelques notions anatomiques étaient indispensables, pour aborder
l'étude du manuel opératoire de la néphrolithotomie. Je décrirai les
particularités de l'opération dans les différentes circonstances suivantes ·
   1° Le rein est d'apparence normale ;
   2° La périnéphrite lipomateuse domine avec rein petit ou atrophié ;
   3° Il existe une rétention rénale aseptique ;
   4° La rétention rénale est septique et de moyen volume ;
   5° Il existe une grande rétention purulente.

Préparation du malade.

Dans tous les cas, avant de pratiquer la néphrolithotomie, il convient
de rendre les urines aussi aseptiques que possible, de s'assurer de la
perméabilité de l'uretère et du fonctionnement de l'autre rein.
   Pendant les huit jours qui précèdent l'opération, on fera boire abondamment une tisane diurétique — des stigmates de maïs, du chiendent,
de la queue de cerises — ou simplement de l'eau d'Évian : le matin, à
jeun, le malade prendra deux ou trois verres de cette eau. On donnera,
en outre, si les urines sont infectées, trois fois dans la journée,
50 centigrammes d'urotropine, et, dans les trois derniers jours, deux
ou trois grammes d'une solution aqueuse de chlorure de calcium.
   Le cathétérisme urétéral, fait avant l'opération, peut nous renseigner
utilement sur l'existence d'un rétrécissement ou d'un calcul dans l'uretère et renseigne toujours sur la liberté de l'uretère. Comme la sonde
urétérale peut passer à côté d'un calcul, sans qu'on le sente, il faudra,
quand même, explorer l'uretère, de haut en bas, mais il faut prévoir les
cas difficiles, dans lesquels cette manœuvre peut être impossible, ce

qui rend précieux les renseignements acquis par un cathétérisme préalable.

En nous donnant le moyen d'étudier le fonctionnement du rein du côté opposé et la valeur du rein sur lequel on opère, le cathétérisme urétéral nous permettra, en outre, de prendre, au cours de l'opération, des décisions capitales, en particulier de décider, au cas de rein très altéré, si on peut pratiquer la néphrectomie, ou si on doit, coûte que coûte, conserver le rein.

Manuel opératoire.

Lorsque, en suivant les temps ordinaires des opérations par la voie lombaire (voir page 73), on arrive à l'atmosphère périrénale, on commence la décortication du rein, en écartant, avec les deux index, dirigés en avant et en dedans, la graisse périrénale. On reconnaît alors rapidement à quelle disposition anatomique on a affaire et on agit différemment, suivant les cas.

I — REIN D'APPARENCE NORMALE

Lorsque le rein calculeux a conservé son apparence normale, les premiers temps de la néphrolithotomie sont ceux de l'exploration sanglante du rein décrits page 85. Je me borne à rappeler ici quelques particularités importantes.

Décortication. — Dans ces cas, la décortication extra-capsulaire est facile et régulière, analogue à celle que l'on pratique dans une simple néphrotomie. Il faut décortiquer complètement le rein et le bien isoler pour l'attirer hors de la plaie.

Exploration du rein. — Comme nous l'avons vu, page 86, on explore, par la vue et par le palper, la surface externe du rein et du bassinet. C'est surtout au niveau du hile, du côté du bassinet, que l'exploration externe pourra indiquer une certaine induration révélatrice de la présence d'un calcul. Parfois, on restera dans le doute ; d'autres fois, on pourra soupçonner un calcul alors que la sensation d'induration perçue est uniquement due à de la graisse périnéphrétique un peu indurée ; parfois encore, ce qui est fréquent, on ne sentira rien.

Compression du pédicule. — Qu'on ait, ou non, déterminé l'existence certaine d'un calcul, il faudra comprimer le pédicule, comme il a été dit page 88. Je n'ai à signaler, dans cette compression du pédicule, lorsque le rein à l'apparence normale, qu'une seule particularité. Il faut recommander à l'aide de placer ses doigts le plus loin possible du rein, vers la colonne vertébrale et surtout, s'il sent quelque chose de dur, de comprimer au delà, plus près de l'aorte : si, en effet, la compression s'exerçait sur le bassinet, contenant des pierres, les vaisseaux se trouveraient peu ou pas comprimés et les manœuvres d'extraction seraient difficiles à exécuter.

Incision du rein. — Je fais toujours, dans la néphrolithotomie, l'incision suivante : sur le bord convexe, à 3 millimètres en arrière de la ligne médiane, l'incision commence à deux centimètres au-dessus et se termine à deux centimètres au-dessous de l'union du tiers moyen et du tiers inférieur du rein. J'ai dit, page 94, qu'on pénètre ainsi dans le bassinet par le trajet le plus direct, incisant le grand calice inférieur, qui est le plus large et le plus court, et passant à travers la portion la moins vasculaire du rein.

L'incision sera nette, profonde d'emblée de trois centimètres, pour que l'index puisse pénétrer aisément dans le bassinet.

D'autres modes d'incision rénale ont été recommandés par différents auteurs.

Morris recommande d'inciser sur la face postérieure du rein, parallèlement à son grand axe. Cette incision a le grave inconvénient de sectionner en travers les branches artérielles, qui montent sur la face postérieure du rein, du hile vers le bord convexe. Legueu, voulant pénétrer dans le rein par les deux grands calices, supérieur et inférieur, a recommandé de pratiquer une double incision sur le tiers supérieur et le tiers inférieur, au niveau du bord convexe. L'inconvénient dans ce cas est de faire souvent une incision inutile, celle du tiers supérieur, qui conduit dans le grand calice, le plus long et le plus étroit. Lorsque le doigt est introduit dans le bassinet par l'incision que je recommande, on explore bien, de dedans en dehors, le calice supérieur ; on peut souvent retirer, par la même voie, les calculs qu'il peut contenir et, au besoin, rien n'empêche de l'inciser de dehors en dedans si, l'on ne parvient pas à enlever les calculs. Il ne faut pas perdre de vue que lorsque le bassinet et les calices ne sont pas dilatés, ils sont trop étroits pour que le doigt pénètre dans le bassinet en les suivant ; il est indispensable de couper la paroi du grand calice et celle du bassinet (voyez page 95).

Worwedel a préconisé récemment de sectionner le rein en travers, pour arriver dans le bassinet ; cet auteur croit pouvoir pénétrer entre deux branches artérielles. Il suffit de regarder nos figures 52 à 40 pour se rendre compte de l'impossibilité de passer entre deux vaisseaux. L'incision transversale est mauvaise, parce qu'elle détruit beaucoup de parenchyme rénal ; elle est insuffisante, parce qu'elle intéresse le bassinet, suivant son petit axe et ne donne pas assez de jour pour enlever les calculs, ce qui oblige à pratiquer, en outre, une incision suivant le grand axe du rein.

Exploration du bassinet et des calices. — L'index droit est introduit jusque dans le bassinet, et on reconnaît facilement qu'on suit la bonne route à ce qu'on sent, à nu, des calculs ou la surface interne lisse du bassinet. Parfois, on est dans le doute ; le calice inférieur du rein n'a pas été bien ouvert et le doigt ne parvient pas facilement dans la cavité du bassinet, parce que les doigts de l'aide, trop fortement serrés et placés trop près de l'échancrure du hile, l'en empêchent ; il suffit alors de faire lâcher un moment la compression. Si on ne peut, quand même, pas pénétrer facilement dans le bassinet, on devra inciser plus largement le rein ; écarter, au besoin, de la main gauche, les deux valves rénales et se guider, par la vue plus que par le toucher, pour inciser, plus largement, le calice et le bassinet, en introduisant les ciseaux dans l'intérieur de la cavité, à la faveur de l'incision déjà faite ; il ne faut point oublier que **mieux vaut inciser longuement le rein que de produire, à l'aveugle, des déchirures avec les doigts.**

Lorsqu'on a franchement incisé le rein, *on voit toujours la coupe d'un calice*, ce qui permet d'enfoncer une sonde cannelée jusque dans le bassinet et, se guidant sur elle, d'inciser profondément pour arriver dans la cavité principale. (Voir page 94 et fig. 65.)

Lorsque l'index est parvenu dans l'intérieur du bassinet, il faut procéder à une exploration méthodique, qui varie un peu suivant qu'on trouve de suite ou qu'on ne trouve pas des calculs.

Lorsqu'on ne sent pas des calculs dans le bassinet, il faut de suite diriger le doigt en haut, pour pénétrer dans la branche supérieure de division du bassinet ; si, là encore, on ne trouve pas de pierres, si tout paraît normal, on explorera encore méthodiquement l'extrémité inférieure, puis les deux faces, antérieure et postérieure du rein, entre le doigt introduit dans le bassinet et les doigts de la main gauche, qui palperont la surface rénale. Cette exploration finie, on cherchera, en bas et en dedans, l'orifice de l'uretère et on procédera à l'exploration de ce conduit, comme je le dirai bientôt.

Il est toujours **très utile** d'avoir une **bonne radiographie**, pour se guider, dans la recherche des calculs du rein : la meilleure exploration rénale est susceptible de laisser échapper de petits calculs. La radiographie peut, dans certains cas difficiles, limiter, préciser et encourager les recherches. Dans tous les cas d'ailleurs, même si on possède une bonne radiographie, on fera l'exploration méthodique décrite, qui peut faire trouver d'autres pierres que celles de la plaque radiographique.

Si **l'on rencontre des calculs dans le bassinet**, on essayera immédiatement de se rendre compte de leur mobilité, de leur forme et de leur volume pour juger de la facilité qu'il y aura à les extraire.

Extraction des calculs. — Lorsque les calculs sont **libres et de petit volume**, leur extraction est aisée. On remplace l'index explorateur de la main droite par l'index gauche qui touche le calcul et, se guidant sur ce doigt, on introduit dans le bassinet, une ténette, droite ou un peu courbée, qui saisit le calcul pour l'amener à l'extérieur : on fera ainsi autant de prises qu'il sera nécessaire, pour retirer tous les calculs. Lorsqu'on ne sentira plus rien dans le bassinet, on explorera méthodiquement, comme il a été dit ci-dessus, toutes les parties du rein.

Lorsque le calcul est gros, mais régulier et libre, il pourra être nécessaire d'agrandir l'incision rénale pour qu'il sorte aisément, sans déchirer le parenchyme, et ce n'est qu'en cas de volume extraordinaire qu'on pourrait être autorisé à briser le calcul, pour en sortir les fragments. Autant que possible, il vaudra toujours mieux ne pas briser le calcul par crainte de laisser, dans un calice, un fragment de la pierre.

Si le calcul est irrégulier, coralliforme, avec des branches qui pénètrent dans les calices, on ne saurait l'extraire avec la même facilité. Il faut inciser longuement le rein, coupant franchement, avec le bistouri, les cloisons qui séparent les branches de la pierre, sans craindre de diviser complètement le rein, en deux valves, comme dans une coupe d'autopsie ; on détermine ainsi beaucoup moins de lésions rénales qu'en s'efforçant de sortir la pierre par une incision trop étroite. **Dans aucun cas, on n'essayera d'enlever le calcul, sans l'avoir rendu complètement libre** : le doigt ou la sonde cannelée doivent pouvoir contourner toute sa surface et sentir qu'il est complètement dégagé. Cette conduite est préférable à la lithotritie du calcul, que je ne fais jamais. Les branches coralliformes des calculs du rein sont souvent très ramifiées et tiennent à la masse principale par des attaches très fines, faciles à casser : si on broie le calcul, on risque de laisser, dans un diverticule, une de ces fines branches de la pierre. Il arrive parfois que, sans qu'on le veuille, une branche du calcul se trouve brisée : dans ce cas, il faudra recueillir soigneusement tous les fragments et, avant de considérer le calcul comme complètement enlevé, reconstituer, avec les différents morceaux la pierre tout entière, ce qui permettra de reconnaître s'il manque quelque fragment.

Si le calcul est contenu dans un calice, ou si un fragment de calcul reste dans un calice, *on essayera de l'extraire par le bassinet*, en enfonçant la pulpe du doigt, dans le calice, pour dilater son ouverture ; on aura ainsi l'avantage de ne pas laisser, l'opération finie, une ouverture étroite, communiquant avec une cavité plus grande, formée par le calice dilaté. Lorsque l'ouverture du calice a été ainsi dilatée, on arrive le plus souvent, en pressant, avec l'autre main, sur la partie correspondante de la surface du rein, à faire sortir aisément la pierre : si on n'y parvient pas, on incisera la surface du rein directement, sur la pierre, qu'on enlèvera aisément.

Lavage du bassinet. — Lorsqu'on a trouvé plusieurs pierres, lorsque surtout il se trouvait, dans le bassinet ou les calices, de petits graviers, il faut craindre d'en laisser dans le rein, malgré la soigneuse exploration qu'on doit faire. Dans ces cas, j'introduis, dans le bassinet et dans les grands calices, un tube en caoutchouc, et je fais un grand lavage avec de l'eau bouillie : on voit souvent sortir ainsi de petits graviers qu'on n'avait pas senti.

Exploration de l'uretère. — Lorsque le rein a été bien débarrassé de tous les calculs, il est indispensable d'examiner l'uretère et de le cathétériser dans toute son étendue. Dans le cas supposé de rein ayant à peu près son volume normal, et partant peu ou pas dilaté, il est facile de trouver, avec la pulpe du doigt, l'orifice arrondi et cupuliforme de l'uretère. Laissant le doigt à niveau, on introduit, avec la main droite une bougie n° 13, dans l'intérieur du conduit, qu'on cathétérise ainsi de haut en bas, jusqu'à ce que la sonde ait pénétré dans la vessie ; comme je l'ai dit page 96, *la sonde doit être enfoncée de 25 a 50 centimètres,* au delà de l'orifice pyélitique de l'uretère. Si on avait des doutes sur la pénétration de la bougie dans l'uretère, on s'assurerait qu'elle est en bonne voie, en la palpant, à travers les parois de l'uretère, au-dessous du rein, qu'on relèverait un peu avec la main gauche. La bougie doit parcourir facilement toute la longueur du conduit : en cas de rétrécissement ou de calcul urétéral, on se conduirait comme il est dit page 42.

Il faut savoir que le libre passage de la sonde dans l'uretère ne démontre pas absolument qu'il n'existe pas de calcul arrêté dans ce conduit ; deux fois déjà, j'ai pu faire le cathétérisme rétrograde de l'uretère du rein vers la vessie, avec une bougie n° 13, malgré l'existence d'un calcul urétéral que la radiographie démontrait. L'exploration est toujours utile, parce que, le plus souvent, elle réussit et que, en tout cas, elle nous renseigne sur la perméabilité de l'uretère. On se méfiera de l'existence possible d'un calcul ou d'un rétrécissement urétéral, lorsque l'uretère est dilaté.

Suture du rein. — Lorsqu'on est certain de l'asepsie du rein, c'est-à-dire lorsque l'examen bactériologique de l'urine, pratiqué avant l'opération, a démontré cette asepsie, on peut fermer complètement la plaie rénale, en suivant la technique indiquée page 96.

Lorsqu'il existe un doute sur l'asepsie du rein, il vaut mieux drainer pendant quatre ou cinq jours. Il faudra aussi drainer toutes les fois qu'on aura des raisons de craindre l'accumulation de caillots dans le bassinet.

Depuis plusieurs années, je fais toujours le drainage temporaire du bassinet : le drain est une garantie contre l'infection possible et contre la formation d'une hématonéphrose post-opératoire : il ne présente aucun inconvénient. En cas de drainage, la guérison est aussi rapide et la cicatrice aussi belle que lorsque toute la plaie est suturée.

Drainage du bassinet. — Avant de pratiquer les sutures du parenchyme rénal incisé, on introduit dans le bassinet, en le plaçant au point le plus déclive, un drain de moyen volume (n° 25), ne présentant. outre son ouverture terminale, qu'un œil latéral près de la pointe. Ce drain sort du rein par la partie inférieure de la plaie du parenchyme, qui est suturé **très exactement**, en ne laissant que l'étroit passage nécessaire au tube.

Toilette de la plaie. — Le rein est remis en place, on enlève les morceaux de graisse, à moitié détachés, qui peuvent exister et on fait les quelques ligatures de vaisseaux nécessaires. On suture ensuite les parties molles, comme il a été dit page 80, en laissant un drain n° 30 au-dessous du rein.

II — LE REIN EST AUGMENTÉ DE VOLUME ET ENTOURÉ D'UNE ATMOSPHERE ADIPEUSE ADHÉRENTE

Dans ces cas l'opération s'exécute comme précédemment, avec quelques différences pendant la décortication, la compression du pédicule et la suture du parenchyme rénal.

Décortication. — On parvient presque toujours à décortiquer suffisamment bien le rein dans sa moitié inférieure, pour pouvoir atteindre le pédicule. Il n'en est pas de même en haut, surtout lorsque le rein est profondément caché sous les côtes, et souvent il arrive, lorsque les doigts travaillent dans la partie sous-costale du rein, en essayant de suivre de près les contours de l'organe, que la décortication, jusqu'alors lente et pénible, avance tout à coup rapidement. Dans ces cas les doigts ont déchiré la capsule propre et, **si on avance vite, c'est parce que la décortication est devenue sous-capsulaire**. Il semble à première vue que, puisqu'il est aisé de décortiquer le rein au-dessous de la capsule, mieux vaudrait de propos délibéré inciser cette capsule et pratiquer facilement et rapidement ce temps pénible de l'opération. Il vaut pourtant mieux éviter autant que possible la décortication sous-capsulaire qui présente de sérieux inconvénients.

Un premier et grave inconvénient consiste en ce que, lorsque la décortication est faite au-dessous de la capsule propre, on ne peut attirer le rein, ce qui empêche de bien comprimer le pédicule et de travailler à l'aise.

La capsule propre du rein suit le contour du parenchyme dans toute sa surface extérieure et dans l'échancrure du sinus rénal, s'amincissant de plus en plus, pour se confondre avec la gaine des vaisseaux à leur entrée dans le rein. Il résulte de cette disposition que les grosses branches de division de l'artère et de la veine rénales, ainsi que le bassinet, restent complètement en dehors de la capsule. Lorsqu'on décortique le rein, *en dehors de la capsule*, on arrive directement sur les vaisseaux du rein qu'on peut comprimer au delà du bassinet. comme

le montre la figure 92 et le rein dégagé peut être attiré au dehors.
Lorsque, au contraire, on décortique *au-dessous de la capsule* propre,
on arrive au fond du sinus du rein et on ne peut comprimer les vaisseaux qu'en comprimant, en même temps, le bassinet ; en outre, le
pédicule n'ayant pu être dégagé, le rein ne sera pas mobilisé et on
ne pourra pas l'attirer dans la
plaie.

Un second inconvénient de
la décapsulation du rein, c'est
la difficulté de bien pratiquer les
sutures de l'incision rénale : le
parenchyme décapsulé se déchire facilement, avec l'aiguille,
lorsqu'on veut passer les fils,
manœuvre souvent très difficile,
même avec des aiguilles de Hagedorn de bonne courbure, parce
que le rein est au fond de la
plaie; le tissu du rein risque
encore de se déchirer sous la
pression des fils, lorsqu'on serre
les nœuds même avec douceur.
La difficulté des sutures est souvent si grande qu'on ne réussit
pas à arrêter l'hémorragie et
qu'on doit avoir recours au
tamponnement, dont nous dirons page 163 les sérieux inconvénients.

Il faudra donc, autant que possible, faire la décortication extra-

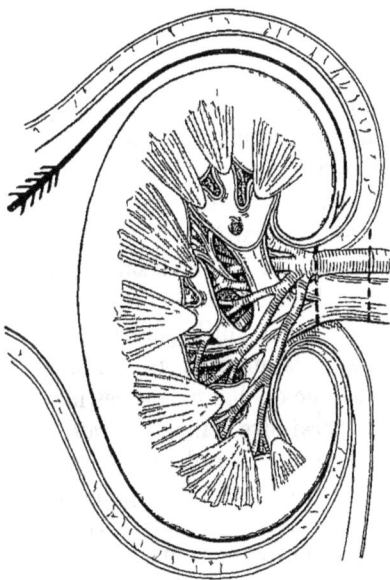

Fig 92 — Schema montrant la différence de la
décortication sous-capsulaire, indiquée par la
flèche, et de la décortication extra-capsulaire

Lorsqu'on a décortiqué au dessous de la capsule pro
pre, la compression du pedicule se fait au niveau
du trait pointillé 2 et comprend le bassinet. Dans
la decortication extra capsulaire, le pedicule est
comprimé en 1, au dela du bassinet, qui reste libre

capsulaire, en s'aidant au besoin des ciseaux, pour suivre le contour
du rein et, on n'aura recours à la décortication sous-capsulaire que
lorsqu'on ne pourra faire autrement. Ce mode de décortication est
pourtant une ressource précieuse, dont il faudra se servir, lorsque le
rein n'est pas trop haut situé et lorsque les adhérences sont trop fortes
et étendues.

Dans certains cas, la décortication est rendue très pénible, parce que
le rein est très haut situé, sous les côtes; on n'arrive parfois qu'à mal
dépouiller, en dehors de la capsule, la partie inférieure du rein et, si, dans
ces cas, on voulait quand même décortiquer sa partie sous-costale, au dessous de la capsule, on aurait à inciser le rein, **qui ne se laisse pas amener**, dans de si mauvaises conditions qu'il est plus prudent de sec-

tionner la dernière, ou même les deux dernières côtes, pour se donner du jour. Chez deux de mes opérés, j'ai dû faire la section de la dernière côte, ce qui m'a permis de faire écarter la partie thoracique de la plaie et de continuer l'opération à ciel ouvert.

Compression du pédicule. — Lorsqu'il existe un certain degré de périnéphrite et que le rein est un peu gros et haut placé, on ne parvient pas toujours à détacher assez bien le rein, pour comprimer facilement le pédicule : il en est de même, lorsqu'on a dû faire la décortication au-dessous de la capsule propre. Dans ces cas, l'aide ne peut pas saisir le pédicule entre ses doigts, mais il peut le comprimer, assez bien, contre le psoas : On le prie de placer les quatre derniers doigts de sa main droite, d'avant en arrière, sur le pédicule rénal et de presser, directement contre la paroi abdominale postérieure (fig. 61, page 89). La compression ainsi faite n'est jamais très bonne, mais elle suffit pour permettre d'inciser le rein sans grande hémorragie. On peut encore faire soi-même la compression pédiculaire, surtout lorsqu'on opère sur le rein gauche, en saisissant le pédicule entre les doigts de la main gauche, tandis qu'avec la main droite on incise le rein (fig. 62, page 90). Suivant les cas, l'une ou l'autre de ces manœuvres sera préférable ; mais, il ne faut pas craindre d'inciser franchement et profondément le rein ; le doigt qu'on introduit dans le bassinet forme tampon et arrête lui-même. en grande partie, le sang, qu'on peut d'ailleurs arrêter complètement, en pressant, avec les doigts, les deux bords de la plaie l'un contre l'autre.

Suture du rein. — Pour éviter que les fils de suture ne coupent le tissu du rein, lorsqu'on a fait la décortication sous-capsulaire, il faut avoir soin de traverser avec l'aiguille, en dehors du rein, les débris de la capsule propre et de la graisse qui l'entoure en les ramenant autant que possible sur le rein ; on prendra soin, en outre, de ne pas trop serrer les fils et de bien comprimer les lèvres de la plaie rénale pendant qu'on les noue.

III — LA PÉRINÉPHRITE LIPOMATEUSE DOMINE ET LE REIN EST ATROPHIÉ

Dans ces cas, au début de la décortication, on ne sent pas la surface ferme du rein. Parfois, les doigts avancent profondément dans la masse graisseuse, qui se déchire sans s'écarter, sans que, pendant un temps, on arrive à voir le rein. Il suffit de continuer méthodiquement, en se dirigeant en arrière et en dedans, pendant qu'on prie l'aide de repousser, d'avant en arrière, la paroi abdominale avec le poing fermé.

Dans ces cas difficiles, les pinces à cadre, destinées à saisir l'enveloppe graisseuse, déchirent souvent le tissu qu'elles essaient d'attirer pour l'écarter, et il vaudra mieux s'aider de larges écarteurs qui refoulent la graisse friable et indurée. A un moment quelconque, on finit par sentir ou par voir la surface du rein ; parfois même, lorque le rein est complètement atrophié, on sentira les calculs avant d'avoir vu le rein. Lorsqu'on est arrivé sur le rein, on poursuivra le mieux possible la décortication, extra ou sous-capsulaire, comme on le pourra, de manière à le dégager le mieux possible ; parfois la décortication digitale sera impossible et c'est avec prudence, à petits coups de ciseaux, qu'on arrivera à dégager le rein. Il n'est d'ailleurs pas nécessaire que la décortication rénale soit très étendue, lorsqu'on n'a pas le dessein d'extirper le rein : il suffit de se frayer une route jusque sur les calculs. La **compression du pédicule** se fera, dans ces cas, en profitant, le mieux possible, des parties décortiquées, mais cette compression sera parfois irréalisable. Dans l'espèce cela n'a pas beaucoup d'importance, parce que, lorsque la périnéphrite lipomateuse est à ce point développée, le rein est lui-même fortement scléreux, ses vaisseaux sont très épaissis, oblitérés même, par places, et l'incision du parenchyme saigne peu. Hardiment, sans aucune compression pédiculaire, on incisera le rein.

IV. — IL EXISTE UNE RÉTENTION RÉNALE ASEPTIQUE

Si le diagnostic de rétention rénale aseptique a été fait avant l'opération, il convient, faisant abstraction du calcul, d'agir, comme dans les cas ordinaires d'hydronéphrose. Lorsque la rétention rénale s'est développée, il faut craindre, en effet, la formation de lésions secondaires (voir page 218), qui peuvent persister lorsque le calcul est enlevé et donner lieu à la formation d'une fistule lombaire post-opératoire. Il est à craindre encore, dans ces cas, si la poche a acquis un certain développement, de ne pas trouver facilement l'orifice d'abouchement de l'uretère dans le bassinet, ce qui empêchera d'exécuter ce temps essentiel de toute bonne néphrolithotomie : l'exploration de l'uretère.

Pour ces raisons, il convient, immédiatement avant d'opérer, d'introduire, par le cathétérisme cystoscopique, une sonde de bas en haut, dans l'uretère, et de l'y laisser, pour la retrouver dans le bassinet, lorsque le rein sera incisé.

Dans les cas d'hydronéphrose calculeuse, lorsque le chirurgien pense pouvoir conserver le rein, le manuel opératoire comporte un temps de plus, le cathétérisme urétéral, des modifications dans la décortication, la compression pédiculaire et l'incision du rein ; enfin, suivant les cas, des manœuvres complémentaires, nécessitées par l'hydronéphrose elle-même.

Cathétérisme urétéral. — Comme il sera dit à propos des hydronéphroses, avant d'endormir le malade, ou, s'il est pusillanime lorsqu'il dort déjà, mais avant de faire la toilette de la peau, on introduit dans l'urelère, par le cathétérisme cystoscopique, une sonde à bout arrondi n° 6, qu'on pousse aussi profondément qu'elle peut monter. Cela fait, le malade est mis dans la position ordinaire, on nettoie le champ opératoire et on commence l'opération.

Décortication et compression pédiculaire. — Lorsqu'il existe une hydronéphrose calculeuse quelque peu développée, on s'aperçoit facilement, dès le début de la décortication, que le rein présente un gros volume et cela d'autant plus facilement que, dans ces cas, l'atmosphère périrénale n'est généralement pas très développée. Lorsqu'on voit ainsi que le rein est très gros, on ne doit pas pousser très loin la décortication : elle serait inutile, parce qu'on ne parviendrait quand même pas à faire une compression régulière du pédicule entre les doigts; elle risquerait même d'être nuisible, en produisant des décollements trop étendus. Il suffira de dégager, en commençant, au niveau de son bord convexe, la partie médiane et inférieure du rein et, si la poche n'est pas d'un très grand volume, de découvrir toute sa moitié inférieure et médiane pour arriver jusqu'au pédicule.

On se guide sur l'apparence du rein et sa grosseur pour juger de l'étendue que doit avoir la décortication. Si on trouve, sous les doigts, un rein franchement dilaté, rénitent ou fluctuant, il est inutile de trop décortiquer : mieux vaut l'inciser, explorer la poche et, si besoin est, continuer ensuite la décortication, en s'aidant de la main gauche, qui peut saisir, en dedans et en dehors, la paroi incisée. Lorsqu'au contraire le rein, quoique augmenté de volume, paraît avoir une grande épaisseur de parenchyme, au niveau de la partie primitivement mise à nu, il vaut mieux poursuivre la décortication de l'extrémité inférieure et de la face antérieure et postérieure de la partie médiane, au besoin de tout l'organe, dans le but de trouver un endroit où le rein paraisse plus mince et plus facile à inciser sans hémorragie, pour tâcher aussi de comprimer le pédicule, si faire se peut. Lorsque rien n'indique une partie plus mince de la poche pour inciser, il faut choisir le lieu d'élection : sur le bord convexe du rein, au niveau de la partie supérieure de son tiers inférieur et de la partie inférieure de son tiers moyen.

Manœuvres complémentaires nécessitées par l'hydronéphrose. — La poche ayant été ouverte et le ou les calculs enlevés, il faut s'occuper de bien assurer le cours de l'urine par l'uretère. Pour cela, il faut : 1° que l'uretère s'insère à la partie la plus déclive de la poche: 2° que son calibre soit normal.

Lorsque la sonde urétérale a pénétré jusque dans l'intérieur de la poche, il est facile de se rendre compte du siège de l'orifice urétéral : s'il est bien placé, au point déclive, on peut retirer la sonde urétérale et explorer encore, de haut en bas, avec une bougie n° 13, le calibre du conduit. Si tout paraît normal, si la poche de rétention rénale est peu considérable, si ses parois sont épaisses, on terminera l'opération, comme dans les néphrolithotomies ordinaires.

Lorsque l'uretère est mal inséré, ou présente des rétrécissements ou des coudures, lorsque les parois de la poche sont volumineuses, il faudra, séance tenante, compléter l'opération comme il sera dit à propos des opérations conservatrices dans les rétentions rénales (page 213). Ce sera le plus sûr moyen d'éviter la fistulisation de la plaie et la nécessité d'une nouvelle intervention.

V. — LA RÉTENTION RÉNALE EST SEPTIQUE ET DE PETIT VOLUME

Lorsque, malgré le diagnostic de rétention rénale septique calculeuse, le rein n'est que moyennement développé, on opérera comme à l'ordinaire, avec cette différence toutefois qu'on ne fera la décortication rénale complète que dans le cas où le volume du rein fera préjuger qu'on pourra l'amener facilement au dehors ; dans le cas contraire, on décortiquera seulement la partie inférieure et les faces antérieure et postérieure du rein, jusqu'au niveau des vaisseaux, ne dégageant en haut que ce qui sera nécessaire pour être à même de comprimer assez bien le pédicule, comme il a été dit page 90.

Incision du rein. — Dans le cas que nous étudions, il convient de garnir la plaie de compresses, avant d'inciser le rein, pour empêcher autant que possible qu'elle soit souillée par le pus. A défaut de point dépressible de la surface du rein, indiquant une moindre épaisseur de tissu à traverser, on incisera l'organe dans le lieu d'élection et on conduira l'opération comme à l'habitude.

Suture et drainage. — Les pierres étant enlevées, et l'uretère reconnu en bon état, on pratiquera, comme à l'ordinaire, malgré la présence du pus, la suture du rein et le drainage de la poche. On pourrait craindre à priori que l'infection ne rendît la suture inutile ou dangereuse ; il n'en est rien et, *à moins d'altérations très graves du parenchyme rénal, la suture tient bien lorsqu'on draine le bassinet.*

La suture présente en outre ce précieux avantage d'être le meilleur moyen qu'on puisse employer pour arrêter l'hémorragie de la plaie rénale.

Drainage extra rénal. — Dans ces néphrolithotomies de reins infectés, il est toujours prudent de placer un drain n° 30, au-dessous du rein et de l'y laisser pendant trois ou quatre jours. Si le décollement périrénal est étendu, on placera, au besoin, d'autres drains. On aura soin, en outre, de laisser la plaie pariétale largement ouverte, en se bornant à la rétrécir un peu.

VI. — LA PYONÉPHROSE CALCULEUSE EST VOLUMINEUSE

Dans ce cas, il faut se comporter comme dans la néphrostomie pour une pyonéphrose ordinaire : on pratiquera le cathétérisme cystoscopique de l'uretère, pour y laisser une sonde en place ; la décortication du rein sera peu étendue ; on incisera la poche dans l'endroit le plus mince ; on enlèvera les calculs de *toutes les loges rénales*, qu'on fera largement communiquer avec le bassinet, en détruisant les cloisons intra-rénales ; on laissera à demeure, après l'opération, une grosse sonde urétérale et on drainera largement le rein par la plaie lombaire (voir les détails opératoires, page 187).

Pansement. — Soins post-opératoires.

Nous avons dit que, dans presque toutes les néphrolithotomies, il est prudent de laisser deux drains : l'un qui plonge dans le bassinet, l'autre au-dessous du rein. Le drain extra-rénal est placé comme à l'ordinaire et enlevé après 48 heures, si tout va bien : laissé pendant plus ou moins longtemps, en cas de suppuration périrénale.

Le drain intra-rénal ne doit pas être perforé ; c'est un simple tube percé, présentant, près de l'extrémité qui plonge dans le bassinet, un orifice latéral fait à l'emporte-pièce : ce drain doit avoir des parois assez épaisses, pour ne pas se laisser aplatir facilement et il devra être assez long, pour traverser toute l'épaisseur du pansement et permettre d'ajouter à son extrémité extérieure un tube en verre, qui s'emmanchera lui-même, dans un autre tube en caoutchouc plus long, allant plonger dans un bassin, placé sur une chaise auprès du lit. Lorsque le drain rénal a été mis dans le bassinet et la surface du rein bien exactement suturée autour de lui, de manière à ce que le tube traverse un peu obliquement le parenchyme et se trouve bien serré par les sutures, il convient de laver le bassinet à travers le tube, avec de l'eau bouillie ; on s'assure ainsi du bon fonctionnement du drain et on débarrasse le bassinet des quelques caillots qu'il peut contenir. Si le rein est infecté, on lave encore avec la solution de nitrate d'argent, à 1 pour 1 000.

Le pansement sera fait, comme d'habitude, avec de la gaze aseptique et du coton hydrophile ; il sera serré par un bandage de corps en flanelle. On aura soin de disposer le pansement de manière à ce que le drain intra-rénal le traverse sans être tordu et, lorsque le bandage de corps, fendu pour le laisser passer, aura été épinglé, on ajustera la grande rallonge en caoutchouc au moyen d'un petit tube de verre (fig. 95).

Si le pansement n'est pas souillé, on ne le défera qu'après 48 heures, pour enlever le drain extra-rénal. Si tout va bien, s'il n'y a pas d'élé-

vation de la température, on retirera le drain intra-rénal le 4ᵉ ou le 5ᵉ jour.
On ne fera des lavages du bassinet que si des phénomènes infectieux
l'exigent.

Après avoir retiré le drain du bassinet, il est prudent de placer, dans
le même orifice cutané, un autre drain plus court qui va de la surface

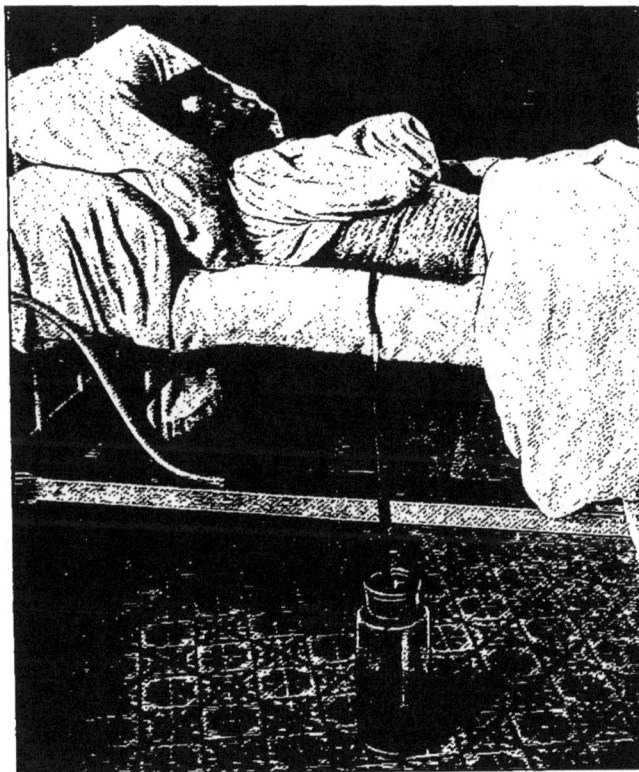

Fig. 93. — Drainage du bassinet.

de la plaie jusqu'au rein sans y pénétrer ; ce drain de sûreté conduit au
dehors l'urine qui peut sortir du rein ; on l'enlève lorsque depuis deux
jours le pansement n'est plus souillé par l'urine.

Habituellement, il ne s'écoule plus d'urine par la plaie dès le lendemain ou le surlendemain de l'enlèvement du drain. Si la persistance de
l'écoulement fait craindre la formation d'une fistule, on pourra hâter la
guérison, en plaçant une sonde urétérale à demeure, comme il est dit ci-
dessous. Les malades opérés de néphrolithotomie peuvent généralement
se lever du 15ᵉ au 20ᵉ jour après l'opération.

Accidents opératoires.

Les accidents opératoires les plus communs dans la néphrolithotomie sont la blessure du péritoine et de la plèvre, étudiés page 81, et tous ceux qui ont déjà été étudiés à propos de l'exploration sanglante du rein, page 98. Je ne m'occuperai ici que de la déchirure du bassinet; de la pénétration du doigt dans le hile, en dehors du bassinet, et de l'hémorragie rénale.

Déchirure du bassinet. — Elle peut être déterminée par une pointe du calcul, lorsqu'on essaie de l'extraire, en agissant avec violence, par une ouverture rénale trop étroite : dans ces cas, on meurtrit en même temps et on contusionne le parenchyme rénal. On évitera cet accident, en incisant le rein, dans une étendue proportionnée au volume du calcul, et en dégageant complètement toutes les branches de la pierre : on ne doit essayer d'extraire le calcul que lorsqu'on a pu le mobiliser et qu'on le sent libre de tous côtés.

Plus exceptionnellement, le bassinet peut être déchiré pendant la décortication, dans des cas difficiles. En décembre 1907, opérant de néphrolithotomie une malade très grasse, les énormes adhérences qui existaient m'obligèrent à faire au fond de la plaie la décortication sous-capsulaire; arrivant en arrière, du côté du hile, je constatai que la capsule propre s'était déchirée ainsi que la paroi postérieure du bassinet puisque je sentais, à nu, un calcul. Je profitai de cette ouverture au bassinet, d'ailleurs dilaté, pour enlever cinq calculs. Ne pouvant même essayer de suturer le bassinet à cette profondeur, je me contentai de réappliquer la capsule sur le rein et d'établir un bon drainage rétro-rénal : la malade guérit sans incident, très rapidement, sans que l'urine s'écoulât, à aucun moment, par la plaie.

Pénétration du doigt dans le hile, en dehors du bassinet. — J'ai dit, page 98, comment, à travers l'incision rénale, le doigt peut arriver dans le hile du rein, sans pénétrer dans la cavité du bassinet. Lorsque pareil accident survient dans un cas simple, alors que le rein a pu être extériorisé et le pédicule bien conformé, il est facile d'y remédier, en incisant, plus largement, le rein, pour chercher la coupe d'un calice qui vous met en mesure de bien inciser ensuite le bassinet, mais, lorsque les adhérences ou le peu de longueur du pédicule rénal obligent à inciser le rein au fond de la plaie et ne permettent pas une bonne compression du pédicule, on ne peut agir ainsi. Dans ces conditions, si on enlève le doigt qui a pénétré dans l'intérieur du rein et forme tampon, le saignement est trop considérable et on ne voit plus rien. On peut, dans ces cas, agir comme je l'ai fait chez deux de mes opérés : laissant en place le doigt qui avait pénétré dans le sinus, et qui, à travers la paroi du bassinet, sentait le calcul et constatait nettement qu'aucun vaisseau ne se trouvait à ce niveau, j'ai conduit, à travers l'incision rénale, en suivant mon doigt, un bistouri avec lequel j'ai incisé directement la paroi du bassinet sur la pierre ; pénétrant ensuite dans le bassinet, par cette ouverture, j'ai pu terminer heureusement l'opération.

Dans ces cas, des conditions particulièrement difficiles m'ont conduit à faire une véritable **pyélotomie transrénale**, lorsque je ne pouvais ni pratiquer la vraie pyélotomie, ni bien faire la néphrolithotomie. Le résultat heureux que j'ai obtenu ne doit pas nous surprendre, parce que, en réalité, dans toute néphrolithotomie, on incise plus ou moins le bassinet, lorsque les calices ne sont pas très dilatés.

Hémorragie rénale. — Lorsque la compression du pédicule peut être bien faite, la néphrolithotomie ne détermine qu'une hémorragie sans importance ; lorsque le pédicule est mal comprimé, l'hémorragie peut être considérable. Dans ces cas de mauvaise compression pédiculaire, il vaut mieux commencer en ne faisant au rein qu'une incision d'étendue suffisante pour permettre l'introduction de l'index dans le bassinet ; le doigt forme bouchon et arrête l'hémorragie. On dégage le mieux possible la pierre avec l'index, et on n'agrandit la plaie rénale que lorsque le calcul est déjà assez mobilisé pour qu'on puisse l'extraire rapidement. Le calcul enlevé, on appuie, par une pression large, faite avec plusieurs doigts, l'une contre l'autre les deux lèvres de l'incision rénale, et **on continue cette compression pendant qu'on suture le parenchyme rénal**, par des points profonds au catgut : lorsque les fils de suture seront noués, on cessera la compression des deux valves rénales ; le sang afflue alors dans le parenchyme, et, en le gonflant, applique plus intimement les bords de la plaie du rein. On évitera de trop serrer ces points de suture pour ne pas déchirer le rein ; l'hémorragie s'arrête lorsque la suture, modérément serrée, applique bien l'une contre l'autre, dans toute leur épaisseur, les deux valves rénales **L'essentiel, c'est de passer les fils profondément à la limite du parenchyme rénal sectionné** pour qu'il ne reste pas du côté du bassinet une partie de la plaie dont les deux valves ne soient pas en contact intime.

Quel que soit le saignement, il ne faut pas s'en effrayer lorsque le sang vient du rein lui-même : la compression d'abord et de bonnes sutures ensuite arrêtent l'hémorragie, sans qu'on ait besoin de pratiquer le tamponnement intra-rénal.

Depuis plus de dix ans, **j'ai renoncé au tamponnement intra-rénal** que j'ai fait souvent autrefois. Ce tamponnement présente un quadruple inconvénient : il impose des pansements fréquents, expose aux hémorragies secondaires et à l'infection, et prolonge la durée de la guérison.

1° Les tampons de gaze, se trouvant en contact avec l'urine, drainent le bassinet par capillarité, en sorte que le pansement, très mouillé, doit

être renouvelé plusieurs fois par jour. 2° Lorsqu'on retire les tampons
vers le 2ᵉ ou le 3ᵉ jour, l'hémorragie abondante est presque constante ;
j'ai même vu un saignement très important en enlevant les tampons le
5ᵉ jour et je sais qu'un malade est mort d'hémorragie pendant qu'on le
détamponnait le 6ᵉ jour. **Lorsqu'il faut détamponner un rein, il est
indispensable d'avoir à portée de la main, déjà préparées, de longues
et étroites mèches de gaze pour, en cas de besoin, tamponner de nouveau rapidement la plaie rénale.** 3° Les tampons de gaze plongeant dans
un milieu infecté, et obligeant à de trop fréquents pansements, favorisent l'infection de la plaie. 4° Toutes ces causes réunies allongent la
guérison opératoire ; lorsque le rein a été tamponné, il est habituel que
l'urine s'écoule encore par la plaie, plusieurs semaines après l'opération.

Lorsque, malgré des sutures profondes bien faites, il persiste un certain saignement, on peut y remédier par le **tamponnement extra-rénal**
recommandé par mon frère, le Docteur Albarran, de la Havane : de larges mèches de gaze sont placées, en avant et en arrière du rein déjà suturé, de manière à appliquer, l'une contre l'autre, les deux valves de la
section rénale. Ces mèches peuvent être enlevées, sans inconvénients,
48 heures après l'opération.

L'hémorragie pourrait encore être due à des manœuvres inconsidérées, qui détermineraient la déchirure des branches de l'artère ou de la
veine rénale, ou encore, par des tiraillements excessifs, de la veine cave
elle-même. Je n'ai jamais observé d'accident de ce genre, mais si l'on
était conduit à lier des branches de l'artère rénale, il faudrait se rappeler que les artères du rein sont pauvrement anastomosées entre elles,
et que le ligature expose au sphacèle d'une partie du parenchyme rénal.
Si l'artère ou la veine rénale ont été blessées, on pourra essayer, sans
chance de réussite, la suture ou la ligature latérale de ces vaisseaux,
mais il y a de grandes probabilités pour qu'on soit amené à pratiquer
la néphrectomie. Nous disons, à propos de la néphrectomie, la conduite
à tenir lorsque la veine cave a été déchirée (voir page 270).

Complications consécutives à l'opération.

Très bénigne dans les cas simples, la néphrolithomie est, parfois,
d'une grande gravité. Les conditions générales et locales contribuent
souvent à faire de la néphrolithotomie une des plus graves parmi les
opérations rénales. Les malades qu'on opère sont, assez fréquemment,
âgés de plus de 50 ans ; la plupart du temps, ils sont obèses, leur
nutrition générale est mauvaise ; fréquemment encore, ils présentent
des lésions pulmonaires anciennes, et leur cœur est prêt à toutes les
défaillances. D'un autre côté, il n'est pas rare que les deux reins soient

plus ou moins profondément atteints; parfois, les calculs sont doubles, d'autres fois, le rein qui n'est pas calculeux est atteint de pyélonéphrite lithiasique. Notons enfin la fréquence d'un terrain infecté et de la purulence, plus ou moins marquée, des urines.

Toutes ces conditions favorisent localement les complications infectieuses et mettent le malade dans des conditions de mauvaise résistance organique.

Nous étudierons la périnéphrite suppurée, la suppuration du rein lui-même, la rétention rénale secondaire, les hémorragies, l'obstruction intestinale et les fistules post-opératoires.

Périnéphrites — On peut observer, après la néphrolithotomie, toutes les variétés de périnéphrite suppurée, depuis le simple abcès qui oblige à désunir, plus ou moins complètement, la plaie pariétale, jusqu'à la périnéphrite gangréneuse. L'infection périrénale est due à ce que la plaie a été souillée par le contenu septique du rein, et à ce que l'infection trouve un bon terrain pour se développer, dans l'atmosphère graisseuse périrénale, souvent indurée et mal nourrie, et, tout particulièrement, dans les lambeaux de graisse, à demi détachés pendant la décortication. Il faudra donc, pour éviter l'infection périrénale, ne pas laisser dans la plaie des parties de la graisse périnéphrétique qui ne tiennent au reste de l'atmosphère périrénale que par des pédicules étroits, et faire soigneusement la toilette de la plaie; il faudra encore, toutes les fois que l'urine est infectée, ne pas se contenter d'opérer aseptiquement, mais bien faire de l'antisepsie : le bassinet sera lavé avec la solution de nitrate d'argent au millième; les parties molles périrénales, déjà bien nettoyées, seront touchées ou lavées avec de l'eau oxygénée.

Lorsque, malgré ces précautions, on voit la température s'élever dans les jours qui suivent l'opération, lorsque les bords de la plaie sont tendus, ou même, lorsque la pression, faite sur les parties molles, à côté de la cicatrice, est douloureuse, il ne faut pas hésiter à désunir la plaie cutanée, et à **couper les catguts qui réunissent les muscles**, pour ouvrir largement la plaie. On lavera ensuite avec de l'eau oxygénée, à 12 volumes, et on fera, avec ce liquide, un pansement humide. Le pansement sera renouvelé tous les jours et, au besoin, s'il y a sphacèle, deux fois par jour.

Néphrite suppurée. — Plus grave que la périnéphrite est l'infection du rein lui-même. Lorsque cette redoutable complication survient, plusieurs symptômes avertissent le chirurgien. Malgré l'ouverture large de la plaie lombaire et le drainage du bassinet, malgré les lavages et les pansements les plus soigneux, et quoique la plaie présente un bon aspect, la fièvre ne disparaît pas, la température oscille entre 38° et 39°, certains jours avec quelques dixièmes en plus ou en moins; parfois encore, pendant deux ou trois jours, la fièvre diminue pour remonter ensuite. Pendant ce temps, les urines continuent à charrier du pus, en plus ou moins grande abondance, et l'état général est mauvais ; la langue est plus ou moins sèche, le malade est abattu, il s'alimente peu, ses forces dépérissent. Les médicaments habituellement employés, tels que les purgations salines, les diurétiques aqueux, les injections sous-cutanées de sérum, n'ont aucune action : dans certains cas, le malade meurt en quelques jours, d'autres fois cet état indécis se prolonge pendant des semaines, et rarement les malades guérissent.

En présence de phénomènes d'une aussi haute gravité, lorsque malgré l'antisepsie locale et l'ouverture large de la plaie on voit les phénomènes morbides continuer, il faut savoir prendre à temps la résolution qui s'impose et pratiquer la néphrectomie. J'ai pu ainsi guérir des malades fatalement voués à la mort.

C'est en prévision de ces accidents redoutables, qui peuvent imposer la néphrectomie secondaire, que je m'assure toujours, chez les calculeux, de la valeur fonctionnelle du rein du côté opposé. La néphrectomie dans ces cas doit être rapidement conduite par la voie sous-capsulaire (voir page 255).

Rétention rénale secondaire. — J'ai vu, deux fois, les choses se passer ainsi. Tout a bien marché pendant les premiers jours ; il n'y avait pas de température, le drain lombaire avait été enlevé comme à l'ordinaire, la plaie lombaire était déjà en bonne voie de cicatrisation. Chez un malade à tendance hémophilique, la température commença à s'élever le 12e jour : il survint des épistaxis et l'état général devint mauvais : du côté opéré, la plaie paraissait normale, mais le malade souffrait spontanément et par la pression directe. J'ouvris de nouveau la plaie et je ne trouvai aucune trace d'infection mais, en incisant le rein, je pus évacuer des caillots récents : je drainai le bassinet et le malade guérit bien. Dans ce cas, j'ai eu affaire à une hémorragie secondaire tardive.

Chez un autre malade, opéré en septembre 1905, il s'agissait d'une lithiase rénale double, avec gros calculs dans les deux reins, et un calcul urétéral, arrêté à 5 centimètres de la vessie, dans l'uretère gauche. Je fis d'abord la néphrolithotomie du côté gauche et, comme, pendant l'opération, le cathétérisme rétrograde de l'uretère permit à une bougie d'aller jusque dans la vessie, le drainage rénal fut retiré au 5e jour. Tout alla bien jusqu'au 15e jour ; la plaie était déjà presque complétement cicatrisée, lorsque le malade commença à avoir de la fièvre et un état général de plus en plus mauvais. Le rein gauche, opéré, ne paraissait pas augmenté de volume, et à la pression il était moins sensible que le rein droit, non encore opéré. Les accidents pouvaient dépendre d'une pyélonéphrite suppurée du rein opéré, d'une rétention secondaire de ce même rein, due au calcul que je savais exister dans l'uretère, ou encore d'une rétention rénale du côté du rein non encore opéré. Après avoir constaté, par le cathétérisme urétéral, que le calcul était toujours à 5 centimètres de la vessie, dans l'uretère gauche, je décidai de réouvrir le rein opéré. Pendant la néphrostomie, je constatai que la plaie était réunie dans d'excellentes conditions ; je remis un tube dans le bassinet, en passant par l'ancien orifice du drainage de la première opération, et j'évacuai ainsi une cinquantaine de centimètres cubes d'urine septique. Lavage du bassinet au nitrate d'argent. Les accidents cessèrent immédiatement, et je pus ensuite opérer, trois semaines plus tard, le calcul urétéral et, un mois après cette dernière opération, pratiquer la néphrolithotomie du côté droit.

Hémorragies. — Après l'opération, les urines sont d'habitude sanglantes pendant deux ou trois jours, mais, si les sutures ont été bien faites, le saignement s'arrête rapidement.

L'hémorragie post-opératoire est due à la mauvaise suture du rein ; elle a obligé plusieurs opérateurs à pratiquer secondairement la néphrectomie. Pour éviter l'hémorragie, il **est essentiel que les points de suture rénale traversent le parenchyme très profondément à la limite du tissu sectionné** : les deux valves rénales seront ainsi bien appliquées l'une contre l'autre sans qu'il reste entre elles, du côté du bassinet, un espace angulaire, non comprimé qui pourrait saigner. La figure 160, page 97, montre la bonne disposition des sutures.

Je n'ai jamais eu à intervenir pour des hémorragies post-opératoires graves, mais je crois, qu'avant d'en venir à la néphrectomie, il faudrait ouvrir à nouveau le rein, enlever les caillots du bassinet, assurer un bon drainage lombaire et suturer à nouveau, avec des fils profonds, le parenchyme rénal. J'ai signalé plus haut, un cas d'**hémorragie secondaire** avec des phénomènes infectieux tardifs : je me suis bien trouvé d'avoir ouvert le rein pour le débarrasser de ses caillots et le drainer à nouveau.

Obstruction intestinale paralytique. — Chez un de mes opérés, très impressionnable et peureux, j'ai observé cette complication dans des conditions étranges. J'avais enlevé, avec assez de difficulté, un gros calcul du rein gauche : le tube rénal fonctionnait bien, et la quantité d'urine réunie des deux reins atteignait, deux jours après l'opération, 2 litres ; la température était normale. Comme d'habitude, je purgeai mon malade le 3ᵉ jour, sans aucun résultat. Les jours suivants, il se développa un météorisme de plus en plus accusé, mais ni les purgations, ni les lavages intestinaux ne purent aboutir à autre chose qu'à faire rendre des gaz. La quantité d'urine restait toujours entre 2 et 3 litres, et l'état général aurait pu être considéré bon, n'était le météorisme et le faciès un peu grippé du malade. Le 6ᵉ jour, la température monta le soir à 38°2 et le météorisme devint plus accusé : le lendemain matin, au moment de prendre une nouvelle purgation, le malade eut une syncope et mourut subitement. Dans ce cas, je me suis trouvé en présence de ces phénomènes nerveux réflexes, post-opératoires dont j'ai parlé page 66 : contrairement à ce que j'ai vu d'autres fois, il n'y a pas eu de vomissements et de l'intolérance gastrique, et l'obstruction paralytique de l'intestin a dominé la scène. Peut-être y aurait-il lieu, dans un cas semblable, de pratiquer un anus contre nature.

Fistules urinaires post-opératoires. — Dans la plupart des cas de néphrolithotomie, lorsqu'on retire le drain du bassinet, il ne s'écoule pas d'urine par la plaie. Parfois, le pansement est un peu mouillé pendant quelques jours. Dans d'autres cas, notamment lorsque, avec les calculs, il existe une rétention rénale septique d'une certaine importance, il est à craindre qu'il ne reste une fistule urinaire qui persiste pendant des mois et même des années. La formation de la fistule ne dépend pas dans ces cas de l'inaptitude du tissu rénal à la cicatrisation, mais bien de ce que l'urine ne peut pas s'écouler librement par l'uretère. Pour éviter la formation des fistules, dans le cas de pyonéphrose, on placera d'emblée, pendant l'opération, une grosse sonde dans l'uretère, comme il sera dit à propos de la néphrostomie. Si la fistule s'est déjà constituée, on la soignera en plaçant à demeure une sonde urétérale et en supprimant le drainage lombaire : si on ne peut placer la sonde, ou si, malgré son emploi, la fistule persiste, il faudra pratiquer une opération itérative qui, suivant les cas, devra être conservatrice ou consister dans l'extirpation du rein (voir page 200).

VI

PYÉLOTOMIE

La pyélotomie, trop négligée en France, est assez souvent pratiquée à l'étranger. Chez nous, Delbet et Mocquot, ainsi que Rafin, l'ont défendue dans des cas déterminés. Moi-même, je n'ai jamais abandonné cette excellente opération que j'ai souvent pratiquée lorsque les conditions anatomiques me paraissaient favorables.

Ce que nous avons dit à propos de l'exploration sanglante du rein (voir page 92) nous dispense de revenir ici sur la valeur comparée de la néphrectomie et de la pyélotomie.

Lorsqu'il existe des calculs dans le bassinet et les calices, la pyélotomie ne doit, à mon avis, être pratiquée que lorsque les conditions suivantes se trouvent réunies :

1° Il doit être possible d'amener le rein suffisamment au dehors pour que la face postérieure du bassinet puisse être méthodiquement dépouillée ;

2° Le ou les calculs ne doivent pas être trop volumineux pour qu'ils puissent sortir par l'incision du bassinet : en aucun cas on ne pratiquera la pyélotomie si le calcul est ramifié ou s'il existe différentes poches rénales contenant des pierres. Ces particularités auront pu être révélées par une bonne radiographie et, dans certains cas, pourront être reconnues par l'exploration extérieure du rein ;

3° Il ne devra pas exister d'infection suffisante pour commander le drainage du bassinet. La pyélotomie peut pourtant réussir très bien lorsque les urines sont légèrement infectées.

Manuel opératoire

Les premiers temps de l'opération sont ceux que nous avons décrits à propos de l'exploration sanglante du rein (voir page 84).

L'incision des parties molles, l'ouverture de l'aponévrose rétro-rénale, la décortication et l'extériorisation du rein ne présentent rien de particulier.

Dégagement du bassinet. — Après avoir bien dépouillé le rein de l'atmosphère graisseuse, on le sort de la plaie le mieux possible et on le renverse en avant : un aide le maintient, avec douceur, dans cette position, tandis que le chirurgien dégage le bassinet, sur sa face postérieure avasculaire. Avec l'aide des pinces et de la sonde cannelée, on dépouille la face postérieure du bassinet et la partie supérieure de l'uretère de manière à bien voir la paroi, en ayant soin de ne pas déchirer les vaisseaux. Le plus souvent, la face postérieure du bassinet est libre et on peut facilement l'isoler du hile à l'uretère, l'artère rétro-pyélique restant cachée sous le bord postérieur du sinus du rein : parfois, on trouve des vaisseaux qu'il faut ménager. Deux fois, j'ai vu une grosse veine rétro-pyélique suivre la face postérieure du bassinet, à quelques millimètres au-dessous du bord postérieur du sinus ; dans un cas, des veines urétérales suivaient la partie postérieure du bassinet pour se jeter dans cette veine rétro-pyélique. On peut encore rencontrer des artères rétro-pyéliques qui croisent les bords supérieur ou inférieur du bassinet et une partie de sa face postérieure.

Lorsque la face postérieure du bassinet a été bien isolée, on peut introduire le doigt entre sa paroi et le bord postérieur du sinus rénal, ce qui permet de palper la partie intra-sinusienne du bassinet et parfois même la face externe des grands calices à leur origine.

Incision du bassinet et extraction des calculs. — Autant que possible, l'incision de la paroi postérieure du bassinet est faite parallèlement à son axe, en ayant soin de ne pas la prolonger jusqu'à l'orifice urétéral, pour ne pas risquer de rétrécir cet orifice, lorsqu'on suturera plus tard l'incision. Il est ensuite facile de saisir le calcul avec une pince et de le faire sortir, suivant son grand axe, pour ne pas déchirer les bords de la plaie.

Dans une de mes dernières opérations de pyélotomie (mars 1908), j'ai eu affaire à un calcul aplati, beaucoup plus large que long ; je n'aurais pu l'enlever par une incision longitudinale et je coupai en travers la paroi du bassinet, près de son bord postérieur, ce qui me permit d'extraire facilement la pierre : le résultat fut excellent.

Exploration du bassinet et des calices. — La dilatation plus ou moins grande du bassinet et des calices facilite cette exploration, d'abord avec le doigt, ensuite avec des curettes minces. Suivant la capacité du bassinet, on introduit, dans son intérieur, l'index ou le petit doigt et on l'explore pour se rendre bien compte qu'il n'y existe pas d'autres pierres. On essaie de faire, si possible, l'exploration digitale des grands calices et, promenant l'autre main sur différents points de la surface du rein, on fait soigneusement le palper bimanuel. Si on sent ainsi qu'un des calices est dilaté et qu'il s'ouvre dans le bassinet, par une ouverture étroite, on peut, avec le doigt, dilater cette ouverture.

Lorsque la longueur des calices ne permet pas de les explorer même avec le petit doigt, on peut introduire dans leur intérieur une petite curette mousse qu'on manœuvre avec douceur et qui renseigne sur l'existence de calculs. On peut encore introduire un drain non troué dans l'intérieur des calices et en faire le lavage lorsqu'on n'est pas certain qu'ils ne recèlent pas de petits graviers.

Cathétérisme de l'uretère. — Avant de suturer le bassinet, il faut explorer le calibre de l'uretère jusque dans la vessie : il est aisé d'introduire dans l'uretère, de haut en bas, une bougie urétérale n° 13 qui doit pouvoir parcourir aisément toute la longueur du conduit.

Suture du bassinet. — La suture du bassinet se fait par un fin surjet de catgut n° 00. Il faut, pendant ce temps opératoire, avoir grand soin de ne pas rétrécir l'orifice de l'uretère.

Lorsque la disposition des parties ne permet pas de faire une bonne suture complète, on peut se borner à rétrécir la plaie du bassinet ou même ne pas faire de sutures. Dans ces cas, on applique contre le bassinet le tissu graisseux périphérique et on soigne particulièrement le drainage : j'ai vu ainsi la cicatrisation se faire aussi facilement que lorsqu'on a suturé.

Réintégration du rein dans sa loge, drainage juxta-urétéral, fermeture de la paroi abdominale. — Ces temps opératoires ne présentent aucune particularité et seront exécutés, comme nous l'avons dit, à propos de la néphrolithotomie.

VII

NÉPHROSTOMIE

Nous avons distingué, M. Guyon et moi, la néphrotomie de la néphrostomie. La **néphrotomie** est la simple incision du rein; la **néphrostomie** est l'opération qui consiste à créer, dans un but chirurgical et de propos délibéré, une fistule rénale cutanée.

Les manœuvres opératoires étant variables suivant les différentes maladies qui peuvent indiquer l'opération, je ne ferai pas de description générale et j'étudierai successivement la néphrostomie dans l'anurie; dans les néphrites; dans l'uronéphrose; dans les pyonéphroses simples et tuberculeuses; enfin la néphrostomie, sur un rein sain pour dériver le cours des urines.

I — NÉPHROSTOMIE DANS L'ANURIE

La presque totalité des cas d'anurie dans lesquels nous devons intervenir par la néphrostomie appartiennent à l'anurie calculeuse. Dans les autres cas d'anurie les conditions opératoires sont analogues. Ne pouvant décrire ici toutes les lésions rénales des différentes anuries d'ordre médical ou chirurgical, je me bornerai à une courte étude macroscopique du rein en état d'anurie calculeuse.

Anatomie pathologique chirurgicale du rein dans l'anurie calculeuse.

L'attaque d'anurie calculeuse est habituellement déterminée par un calcul qui obstrue plus ou moins complètement l'uretère chez un malade, dont l'autre rein peut être complètement détruit, calculeux lui-même, ou ne présenter que des lésions de néphrite lithiasique.

Le calcul siège le plus souvent dans le bassinet ou dans le tiers supérieur de l'uretère; moins souvent, on trouve la pierre au niveau de la portion inférieure de l'uretère et assez rarement dans la partie médiane de ce conduit.

Parfois, il n'existe pas de calcul, mais uniquement de la gravelle fine. Plus rarement encore, on peut observer l'anurie chez des lithiasiques, sans qu'il existe ni pierre ni sable, dans le bassinet ou dans l'uretère. Il peut encore se faire que la pierre se trouve du côté opposé au rein qu'on opère. Chez certains malades, on peut n'avoir aucun indice précis sur le côté calculeux, chez d'autres, on constate la douleur du côté du rein non calculeux.

Un fait extrêmement remarquable c'est que, **en amont de l'obstacle, il ne s'accumule pas d'urine.** Je crois avoir démontré (¹) qu'il ne s'agit pas, dans l'anurie calculeuse, d'une rétention rénale mécanique du côté du rein malade, mais bien d'un phénomène inhibitoire qui supprime la sécrétion urinaire.

Les **lésions pyélo-rénales** qu'on peut rencontrer dans les cas d'anurie calculeuse peuvent être extrêmement variées, et je renvoie à ce qui a été dit, pages 159 et suiv., sur les reins calculeux.

Je ferai remarquer seulement ceci que, dans la plupart des cas qu'on opère, on trouve plus rarement des lésions aseptiques que des lésions septiques et rarement une destruction avancée du rein.

Ces malades anuriques sont souvent gros et gras et leurs reins sont entourés d'une épaisse couche de graisse. Le rein, lui-même, est généralement **très augmenté de volume,** d'un rouge vineux, présentant souvent, à sa surface, des traces évidentes de néphrite. L'augmentation de volume du rein, dans l'anurie calculeuse, est très considérable, dans certains cas; c'est ainsi que j'ai opéré un anurique dont le rein avait 22 centimètres de longueur : cette augmentation de volume est en grande partie déterminée par la congestion de l'organe et indépendante de toute rétention rénale.

A la coupe, sur le vivant, le rein des anuriques saigne beaucoup plus abondamment que le rein normal ou que le rein calculeux lorsqu'il n'y a pas d'anurie. Le *bassinet* peut ne présenter que peu ou pas de dilatation et ne contient le plus souvent qu'une petite quantité d'urine sanglante; exceptionnellement, il existe une hydronéphrose modérée.

Avant d'opérer un anurique, le chirurgien doit bien se pénétrer de la gravité de l'état de son malade. L'état précaire des anuriques doit l'engager à pratiquer une opération simple et rapide, demandant une courte anesthésie et mettant le mieux possible le malade à l'abri des phénomènes de shock opératoire très redoutable en pareil cas. Je ne saurais affirmer l'utilité de la **rachistoraïnisation** dans les cas d'anurie : dernièrement, dans un cas grave d'anurie, au 7ᵉ jour, je l'ai employée, avec plein succès, sans aucun shock opératoire.

En opérant un anurique, il faut surtout ne pas oublier que **le but de l'opération n'est pas d'enlever la pierre, mais bien de permettre au rein de reprendre sa fonction.** Lorsqu'on le peut sans prolonger outre mesure les manœuvres, il vaut évidemment mieux enlever le calcul, mais il faut savoir que, dans un très grand nombre de cas, on a dû se

1. ALBARRAN, *Traité de Chirurgie,* vol VIII, p. 917.

ontenter d'ouvrir le rein sans pouvoir enlever le calcul et que les malades ont guéri. MM. Demons et Pousson ont insisté, avec grande raison, sur l'avantageuse pratique qui consiste à se contenter de faire a néphrostomie, sans trop s'inquiéter du calcul.

Il faut encore savoir que, même si on ne trouve pas de pierres, la onction rénale peut se rétablir rapidement après la néphrostomie. 'oici le résumé d'une de mes observations qui démontre la cessation, près l'opération, du réflexe inhibitoire qui supprime la sécrétion énale. Il s'agissait d'un homme ayant eu de nombreuses coliques néphrétiques du côté droit; les deux dernières fois les douleurs avaient siégé à gauche et, avec la dernière crise, l'anurie était survenue. Je vis e malade au dixième jour d'une anurie complète et je pratiquai la néphrostomie du côté où avaient eu lieu les dernières coliques néphriques, c'est-à-dire du côté gauche; le rein était fort gros, atteint de néphrite diffuse, le bassinet et l'uretère complètement libres jusqu'à la vessie, sans trace de calcul. Une heure après l'opération le malade commença à uriner abondamment par la plaie et par la vessie. J'ai opéré une autre fois, avec succès, dans des conditions analogues.

Manuel opératoire.

L'opération sera conduite comme une néphrolithotomie ordinaire (voir p. 149), mais en tenant compte de la grande congestion de ces reins et de l'abondance du saignement, on s'efforcera de faire, le mieux possible, la compression du pédicule. Même lorsqu'on ne peut bien faire cette compression, on incisera hardiment le rein, au lieu d'élection, et on pénétrera rapidement, avec le doigt, dans le bassinet qu'on explorera.

Extraction du calcul. — Lorsque le ou les calculs se trouvent dans le bassinet, on peut d'habitude les enlever d'autant plus facilement que souvent les pierres ne sont pas grosses. Si on ne trouve pas de pierre dans le bassinet on cherchera le calcul dans l'uretère : si on sent la pierre dans les premiers centimètres du conduit, on pourra parfois la repousser, avec les doigts, de bas en haut, jusque dans le bassinet, ou, si cette manœuvre échoue, l'enlever rapidement par l'urétérotomie externe. Si la pierre se trouve dans l'uretère, loin du rein, le mieux sera de ne pas s'en inquiéter sur le moment : **en aucun cas, on ne doit prolonger les manœuvres**; si on ne peut enlever le calcul, on le laisse; il sortira de lui-même les jours suivants, ou on pourra l'enlever ultérieurement par une opération appropriée (p. 421).

Exploration de l'uretère. — Comme dans toute néphrostomie, l'exploration de l'uretère sera ici pratiquée, même lorsqu'on aura trouvé un calcul dans le bassinet. Le cathétérisme rétrograde de l'uretère est en général facile dans ces cas, parce que, le bassinet étant d'habitude peu dilaté, on peut aisément trouver avec le doigt l'embouchure urétérale.

Fermeture du rein. — Après avoir introduit dans le bassinet un drain n° 25 ou 30, je ferme par des sutures profondes la plaie rénale.

Dans tous les cas d'anurie, je draine le bassinet. — Lorsque l'uretère est libre, Legueu a conseillé de suturer complètement le rein et il a réussi à guérir son malade dans un cas; une autre observation favorable de suture immédiate a été publiée par Loumeau. Leonté et moi-même nous avons perdu chacun un malade opéré dans ces conditions. Ces différents cas étant dissemblables, on ne peut rien conclure de leur étude, mais le raisonnement me porte à ne pas faire la suture immédiate et totale du rein. Le seul avantage de la suture serait d'éviter la formation d'une fistule, mais j'ai déjà dit que, lorsque l'uretère est perméable, la fistule se ferme très rapidement et spontanément. Le drainage n'est pas dans ces cas une simple soupape de sûreté contre les accidents infectieux; il met encore en garde contre les accidents que pourrait déterminer un caillot s'engageant dans l'uretère; je pense enfin que le rein laissé ouvert est plus apte à bien fonctionner que s'il était complètement fermé.

Soins consécutifs à l'opération.

Après l'opération, il faudra continuer les moyens médicaux ordinairement employés, même lorsque la fonction rénale se rétablit rapidement; il n'est malheureusement pas rare de voir des malades qui meurent quelques jours après l'opération, malgré l'excrétion d'une abondante quantité d'urine. Les moyens les plus recommandables sont: dès le premier jour, les injections sous-cutanées de sérum, en n'injectant chaque fois que 250 ou 300 grammes de sérum. Dès le lendemain de l'opération, on reprendra le régime lacté, la tisane de lactose avec le vin diurétique de Trousseau, les purgations, la théobromine, etc.

Le pansement sera fait, comme il a été dit page 160, de manière à recueillir l'urine dans un vase et à empêcher que la plaie ne soit mouillée. Le drain ne sera retiré du bassinet que lorsque la fonction rénale sera rétablie complètement depuis quelques jours et lorsque les phénomènes d'intoxication anurique auront complètement disparu. C'est, en moyenne, du sixième au dixième jour qu'il convient de retirer le drain.

Avant de retirer le drain, il convient de s'assurer que le rein du côté opposé fonctionne bien, en pratiquant le cathétérisme urétéral, notamment lorsque l'analyse chimique des urines, rendues par l'urètre, présente la même composition que l'urine rénale. Chez un de mes malades,

le rein opéré fonctionnait seul, mais il était si polyurique que le malade
urinait plus d'un litre, en même temps que, par le drain rénal, il s'écou-
lait deux litres d'urine.

Le jour même où le drain du bassinet est enlevé, l'urine du rein
opéré commence à passer par l'uretère ; le malade urine davantage et
perd peu d'urine par la plaie. De jour en jour, mais non d'une manière
absolument régulière, l'urine reprend son cours normal : elle cesse de
passer par la plaie lombaire, dans les premiers jours après l'enlèvement
du drain ; parfois, il persiste quelque écoulement pendant trois ou quatre
semaines.

II — NÉPHROSTOMIE DANS LES NÉPHRITES

La néphrostomie a été appliquée au traitement des pyélonéphrites
suppurées et à celui des différentes formes du mal de Bright. Je ne
décrirai pas l'opération dans ces cas, où elle me paraît très exceptionnellement indiquée, et ne présente aucune particularité.

Dans les **néphrites hématuriques**, la néphrostomie trouve, au contraire, des indications fréquentes ; dans certains cas même, l'opération
doit être pratiquée d'urgence pour remédier à des hémorragies graves.

Lorsque le chirurgien intervient dans un cas de néphrite hématurique, il doit avoir en vue d'exercer une double action : arrêter le saignement et modifier, si possible, l'évolution ultérieure de la lésion
rénale. Il est encore indispensable de savoir que le diagnostic est souvent indécis et qu'une opération bien faite doit permettre l'exploration
minutieuse du rein.

Pour arrêter le saignement, il faut inciser le rein, enlever les caillots
que le bassinet peut contenir et le drainer.

Pour essayer de modifier l'évolution ultérieure de la néphrite, on
fera en même temps la décapsulation du rein.

Pour préciser le diagnostic, on explorera le rein, comme il a été dit
page 84, et on se souviendra de la possibilité de l'existence de certaines
lésions rares, telles que les incrustations salines des papilles ou certains
angiomes papillaires qu'il faut essayer de dépister.

Manuel opératoire.

L'opération sera d'abord conduite comme une néphrolithotomie exploratrice ordinaire (voir page 149). Lorsque l'incision du rein au lieu
d'élection aura permis d'introduire le doigt dans le bassinet, on commencera par retirer les caillots qu'il peut contenir ; on finira l'exploration et on suturera la plaie rénale, autour du drain, comme à l'ordinaire. A ce moment, on fera la décapsulation de tout le rein, en déta-

chant la capsule avec la sonde cannelée, manœuvre facile et très rapide, au niveau des sutures rénales, la capsule est retenue par les fils et il convient de la couper aux ciseaux en laissant adhérente au rein la portion suturée (fig. 101). **Il ne faut pas décapsuler le rein avant de suturer la plaie de néphrostomie**, parce que les fils n'étant pas soutenus par la capsule couperaient facilement le parenchyme rénal.

Soins consécutifs. — Ce sont ceux de la néphrolithotomie ordinaire avec rein aseptique (page 159). Le drain rénal sera retiré lorsque, depuis deux jours, au moins, les urines ne contiendront plus de sang; d'habitude l'hémorragie rénale cesse dès le premier ou le second jour et le drain peut être enlevé vers le 5e ou le 7e jour. En cas d'infection rénale, le drainage sera prolongé suivant les besoins.

Accidents post-opératoires.

Dans un seul cas, j'ai vu, chez un de mes opérés, une **hémorragie secondaire**. Le drain avait été retiré le 7e jour, la plaie ne donnait pas d'urine et tout marchait à souhait, lorsque, le 15e jour après l'opération, le malade eut un saignement abondant; les urines devinrent fortement sanglantes et, par l'ancien orifice du drain, il sortit du sang en abondance. Je réouvris la plaie et plaçai, de nouveau, un drain dans le bassinet : le surlendemain, l'hémorragie s'arrêta définitivement.

Dans certains cas d'hémorragie par néphrite infectieuse, on peut voir le saignement s'arrêter, mais d'autres manifestations de l'infection atteindre différents organes : j'ai vu ainsi, dans un cas de néphrite hémorragique post-puerpérale très grave, survenir une péricardite qui faillit emporter la malade. Chez un autre malade j'ai vu, quelques jours après l'opération, d'abondantes hémorragies nasales et gastriques. Dans des cas semblables, il est prudent de prolonger le drainage du bassinet tout en sachant qu'on s'exposera ensuite à la formation d'une fistule urinaire de durée variable : dans ces cas, la fistulisation est due à la mauvaise nutrition générale et la fistule guérit d'elle-même avec le relèvement de l'état général.

III. — NÉPHROSTOMIE DANS LES HYDRONÉPHROSES

L'ouverture simple avec fistulisation de la poche d'une hydronéphrose est si rarement indiquée, à mon avis, que je n'ai jamais eu l'occasion de la pratiquer. L'idéal du chirurgien doit être de conserver le rein, tout en supprimant la cause de la rétention rénale, et ce sont les opérations plastiques, que nous étudierons page 213, qui répondent le mieux à cette indication. La néphrostomie dans les uronéphroses ne me paraît indiquée que lorsqu'il est impossible de rétablir le cours des urines par l'uretère, et qu'on reconnaît en outre : 1° que l'autre rein étant détruit, il est indispensable de conserver ce que la rétention a épargné de parenchyme rénal ; 2° que la lésion est double ; 3° qu'on n'a pu se rendre compte de l'état de l'autre rein ; 4° que des conditions particulières s'opposent à ce que l'obstacle au cours de l'urine soit levé immédiatement, si toutefois l'espoir est légitime de réussir dans une intervention ultérieure.

La néphrostomie dans les uronéphroses n'est, en somme, qu'un pis aller ; on commencera, le plus souvent, l'opération dans le but de rétablir le cours des urines et on devra opérer, comme il est indiqué page 93. Si, pendant l'opération, on reconnaît la nécessité de laisser le rein ouvert, on rétrécira, par des sutures, la plaie rénale et on laissera, suivant le volume de la poche, un ou deux drains qui plongeront dans sa cavité.

Si, par exception, on voulait d'emblée pratiquer la néphrostomie d'une hydronéphrose, on suivrait le manuel opératoire que je vais indiquer à propos des pyonéphroses.

IV. — NÉPHROSTOMIE DANS LES PYONÉPHROSES

La principale indication de la néphrostomie est la pyonéphrose simple.

Anatomie pathologique chirurgicale des pyonéphroses.

J'ai établi ([1]) une distinction absolue entre deux grandes variétés de pyonéphroses : la pyonéphrose d'emblée, consécutive à des lésions infectieuses de l'appareil urinaire inférieur, si bien étudiées par Hallé ([2]), et la pyonéphrose consécutive à l'infection d'une hydronéphrose persistante. Ces derniers cas, très fréquents, ont été très bien étudiés dans la thèse de Gosset ([3]).

a) *Pyonéphroses d'emblée consécutives à des lésions infectieuses de l'appareil urinaire inférieur.* — Lésions des uretères. — Hallé distingue deux types, suivant que domine la dilatation urétérale ou l'épaississement de ce conduit, avec péri-urétérite.

Dans le **premier type,** fig. 94, les lésions urétérales sont doubles. Les uretères sont augmentés de volume et de longueur. Leur calibre peut égaler celui de l'intestin grêle, mais l'uretère n'est pas uniformément dilaté : il présente des bosselures et des points rétrécis constitués par une plicature de la paroi, en forme de valvule ; ces

1. ALBARRAN. *Traité de chirurgie,* vol VII, p 807, 1899
2 HALLÉ. *Thèse de Paris,* 1887
3. GOSSET, *Thèse de Paris,* 1899

valvules sont plus fréquentes aux deux extrémités du conduit, surtout
en haut, près du bassinet. Ces uretères ainsi altérés ont généralement
des parois assez minces et sont entourés d'une atmosphère celluleuse
lâche qui permet de les isoler facilement. Dans le **deuxième type**,
(fig. 95), un seul uretère est ordinairement malade. L'uretère est plutôt
raccourci qu'allongé; il est entouré d'une forte gangue scléreuse ou

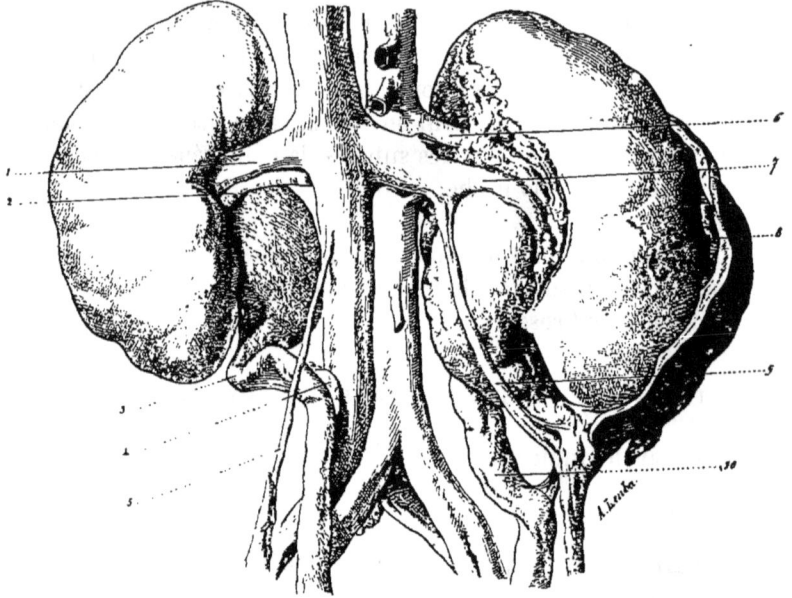

Fig. 94. — Pyonéphrose double par lésion de l'appareil urinaire inférieur
chez un prostatique.

scléro-graisseuse et présente des parois rigides, épaissies, sans plis valvulaires. La dilatation est modérée et ne dépasse guère le volume du petit
doigt. Les points rétrécis que présente l'uretère sont dus, dans cette
forme, à l'épaississement des parois; ces rétrécissements, plus fréquents
près du bassinet, peuvent se rencontrer dans toute la longueur du conduit.

Lésions du rein. — Tous les intermédiaires peuvent exister entre
les lésions de pyélonéphrite avec dilatation légère du bassinet et les
grandes poches de pyonéphrose.

Le **volume** de la pyonéphrose est très variable et présente les mêmes
variations que celui des uronéphroses. Les rapports de la poche sont
analogues à ceux des hydronéphroses (voir p. 216). Je noterai seulement que des adhérences unissent de bonne heure la pyonéphrose
aux organes voisins, et qu'il est plus fréquent ici, que dans les hydro-

néphroses, de voir la poche se développer, en grande partie, sous les côtes : il existe d'ailleurs un grand nombre de pyonéphroses presque entièrement sous-costales. Les **adhérences** que je viens de mentionner

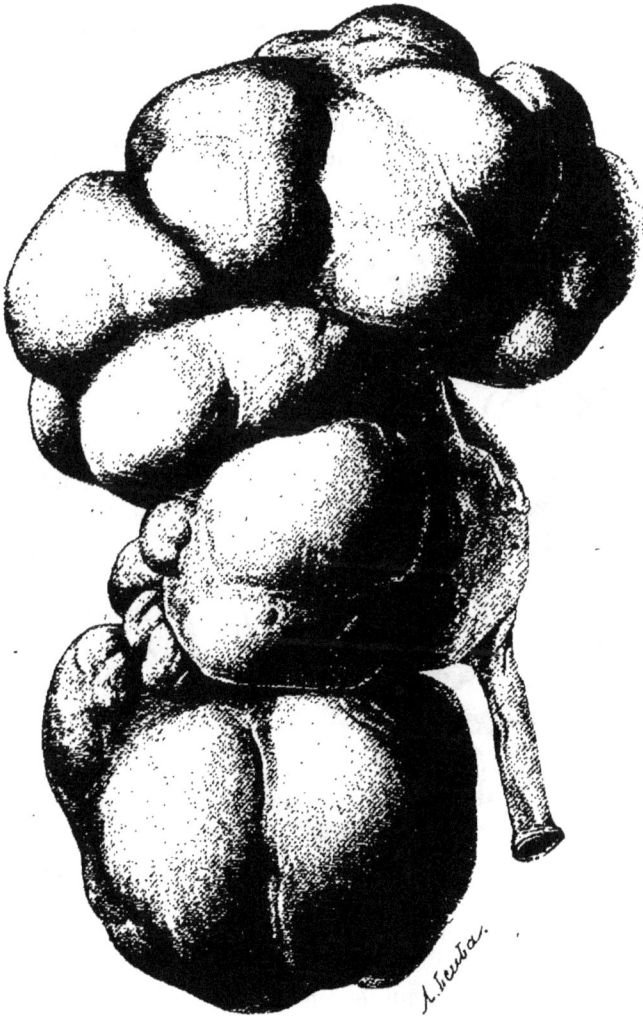

Fig. 95. — Poche de pyonéphrose. Urétérite scléreuse.

ne sont qu'une des formes de la **périnéphrite**, qui, avec des caractères variables, est constante dans les pyonéphroses ; parfois. on ne voit que de la périnéphrite graisseuse ou scléro-graisseuse légère ; d'autres fois, le rein est englobé dans une épaisse gangue scléreuse qui se confond avec sa capsule propre, adhère à tous les organes du voisinage, et rend la décortication extra-capsulaire impossible sans l'aide d'instruments coupants, mais qui permet la décortication sous-capsulaire avec les doigts; d'autres fois encore, il s'agit d'une périnéphrite suppurée. L'abcès périnéphrétique présente ici ses caractères ordinaires, mais je dois insister sur une forme rare d'abcès sous-capsulaire que j'ai décrite p. 210; le pus, dans ces cas, peut former une vaste collection entre le rein et la capsule propre, sans communication avec la poche de la pyonéphrose; on pourrait s'y méprendre en opérant, et se borner à ouvrir cette collection laissant intacte la poche intra-rénale.

La forme des poches de pyonéphrose est généralement globuleuse, plus ou moins allongée; leur surface présente des bosselures, plus ou moins rénitentes ou fluctuantes. Dans certains cas, on distingue bien le sillon qui sépare le rein du bassinet distendu; dans d'autres, ces deux portions de la poche se confondent.

A la coupe, on constate une atrophie variable de la substance rénale. Le parenchyme, plus ou moins épais, présente les lésions variées des néphrites suppurées; il est habituel de ne plus distinguer les deux substances corticale et médullaire du rein.

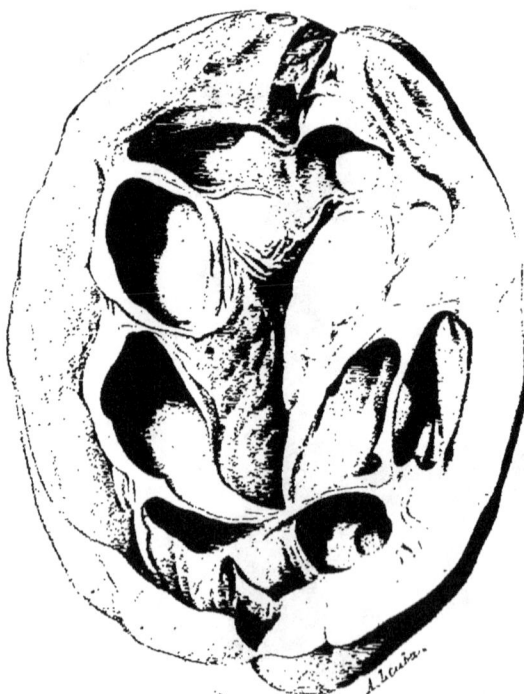

Fig. 96. — Coupe d'une hydropyonéphrose pour montrer les cloisons qui séparent les différentes loges.

L'intérieur de la poche est constitué par un ensemble de cavités, séparées par des cloisons, qui communiquent entre elles par l'intermédiaire d'une cavité centrale correspondant au bassinet dilaté (fig. 96). Ces poches représentent les calices, dilatés eux-mêmes et coiffés par la substance rénale refoulée et atrophiée. La surface interne de ces cavités est lisse ou tomenteuse, de couleur rouge brun; parfois, on la voit tapissée de fausses membranes grisâtres qui peuvent se détacher et présenter des incrustations calcaires. Les cloisons, qui séparent les différentes loges, sont constituées par ce qui reste des colonnes de Bertin : dans

certains points, les cloisons ont été détruites; il n'en reste que des
débris, et les loges voisines communiquent entre elles; dans d'autres,
au contraire, les cloisons sont épaisses, rigides et l'orifice qu'elles
limitent et qui fait communiquer la loge avec le bassinet est fort
étroit, parfois même, cet orifice n'existe plus; il y a fusion des
parois à son niveau et une poche rénale se trouve ainsi isolée de la
cavité principale. Cette combinaison des processus destructifs et adhé
sifs donne aux poches des pyonéphroses les aspects les plus variables: il
est indispensable de connaître tous ces détails pour bien opérer en ne
risquant pas de laisser intactes ou mal drainées des poches qui entre-
tiendraient les accidents.

Je noterai encore que les vaisseaux contenus dans les cloisons qui
séparent les loges des pyonéphroses, sont souvent atteints d'endartérite,
qui peut arriver à oblitérer les artères. Parfois, l'oblitération vasculaire
peut s'étendre jusqu'aux grosses artères du pédicule qui, dans d'autres
cas, ne présentent qu'un léger épaississement de leurs parois.

Le **contenu** des poches pyonéphrotiques est un liquide purulent
variable d'un cas à l'autre et dans les différentes loges d'un même rein.
Souvent, il s'agit de pus, sans apparence de mélange d'urine, qui peut
ne pas contenir d'urée (Guyon et Albarran); le pus est surtout franc dans
les poches isolées. D'autres fois, le pus est mélangé à l'urine; parfois, il
est glaireux, ou se trouve teinté par du sang. Dans les uropyonéphroses,
le contenu de la poche n'est que de l'urine contenant une petite quantité de pus. Avec le liquide purulent, on peut trouver des fausses membranes ou des calculs, le plus souvent secondaires, formés par des sels
calcaires et friables.

b) Pyonéphroses consécutives à l'infection d'une hydroné-
phrose. — A cette catégorie appartiennent la plupart des pyonéphroses
chirurgicales que nous devons opérer : elles reconnaissent pour cause
les compressions et les déviations urétérales, le rein mobile, les calculs
et, d'une manière générale, toutes les causes des uronéphroses. Il s'agit,
en effet, d'uronéphroses infectées.

La description précédente s'applique presque en entier à cette catégorie de pyonéphroses.

Voici les principales différences :

Dans la presque totalité des cas, la lésion ne siège que d'un côté et
l'autre rein est sain, hypertrophié ou peu altéré.

Les **lésions urétérales** sont habituellement limitées à la partie supérieure de ce conduit, ou prédominantes à ce niveau. Il s'agit surtout de
rétrécissements et de coudures semblables à celles des uronéphroses
(voir page 218); il n'y a guère ici que très exceptionnellement ces plis
valvulaires, ces rétrécissements multiples, ces intenses périurétérites
scléreuses, décrites plus haut. Le mode d'abouchement de l'uretère dans

la poche rénale est très important à connaître; on en trouvera la description page 218, et je me bornerai à dire ici que, très fréquemment, l'ouverture urétérale se trouve placée au-dessus du point le plus déclive de la poche.

La poche, elle-même, ne présente rien de bien spécial, si ce n'est que, lorsque l'hydronéphrose était déjà très développée avant de s'infecter, on trouve moins de diverticules; parfois même, sa paroi est très unie, comme une paroi kystique, sans vestiges de cloisons.

Pyonéphroses calculeuses. — Elles sont souvent très cloisonnées et présentent les particularités décrites page 159. Dans certains cas de lésion avancée, le rein peut être complètement détruit (fig. 87).

Le liquide contenu dans les pyonéphroses consécutives à l'infection d'une hydronéphrose présente toutes les variétés, depuis l'urine purulente jusqu'à du pus presque pur. Pourtant, sauf en cas de calcul, on trouve généralement un liquide moins épais que dans la variété de pyonéphrose ascendante.

Conditions que doit remplir la néphrostomie dans les pyonéphroses.

La rétention du pus dans une poche pyélorénale, crée des conditions analogues à celles de la formation d'un abcès en un point quelconque de l'organisme : en ouvrant cette collection purulente par l'incision rénale et en créant un orifice qui permette l'évacuation permanente du pus, c'est-à-dire en pratiquant la néphrostomie, le chirurgien ne fait que se conformer aux règles générales de la chirurgie. Les résultats immédiats de l'opération sont souvent très brillants, les souffrances disparaissent et l'état général s'améliore rapidement, cependant que s'établit une fistule donnant passage à de l'urine purulente ; le malade guéri, la fistule persiste, presque toujours, pendant des mois et des années ; bienfaisante au début, la fistule devient par la suite une infirmité pénible, obligeant à des pansements fréquents ; parfois, la fistule se ferme et on voit apparaître de nouveaux phénomènes de rétention rénale. La crainte de la fistule a conduit un grand nombre d'opérateurs à pratiquer la néphrectomie d'emblée, opération beaucoup plus grave que la néphrostomie et qui supprime un organe, dont le fonctionnement peut être encore très utile.

Est-il possible, tout en conservant le rein, d'empêcher la formation d'une fistule permanente ou de longue durée après la néphrostomie ? On le peut dans un grand nombre de cas, comme je l'ai démontré [1]. Mais

---

1 ALBARRAN. *Revue de Gynécologie et de Chirurgie abdominale*, 1901, janvier. février.

pour bien comprendre le traitement préventif de ces fistules il est indispensable de connaître leur mode de formation.

On peut observer consécutivement à la néphrostomie, la formation de fistules purulentes simples ou donnant passage à du pus mélangé d'urine.

Les **fistules purulentes** simples peuvent être dues à la formation de clapiers périrénaux, préexistants ou consécutifs à l'opération. Le rein, lui-même, joue un rôle secondaire dans leur formation : lorsque le rein est en cause, à moins de destruction très avancée du parenchyme, l'urine se mélange au pus. Si donc la fistule purulente simple dépend de la suppuration du tissu périrénal, on devra, pour l'éviter, avoir soin en opérant, de produire le moins possible de décollements périrénaux, et empêcher, autant que faire se pourra, le pus de contaminer l'atmosphère périrénale. Il faut, pour remplir ces conditions, des précautions spéciales que j'indiquerai à propos du manuel opératoire.

La **fistule uro-purulente**, consécutive à la néphrostomie par pyonéphrose, n'est pas due à ce que le parenchyme rénal altéré par la maladie ne peut se cicatriser ; lorsqu'on suture une partie de la plaie, on voit au contraire la réunion se faire dans de bonnes conditions dans la portion suturée. La fistule persiste parce que les sécrétions de la poche, pus et urine, ne peuvent pas s'écouler facilement par l'uretère : elles trouvent une issue plus facile du côté de la plaie rénale qui leur livre passage et devient ainsi fistuleuse.

Les causes qui déterminent la persistance des fistules sont :

1° L'existence de **cavités intrarenales communiquant mal avec le bassinet**, parce que les cloisons de la poche n'ont pas été bien détruites ; il persiste, dans ces cas, des parties du rein, correspondant à des calices dilatés, complètement isolées ou qui ne communiquent avec le bassinet que par un étroit orifice. Il est toujours possible au chirurgien d'empêcher la formation de ces variétés de fistules ; il suffit, au cours de l'opération, de bien détruire les cloisons qui séparent les différentes loges rénales, de manière à ce qu'elles communiquent largement entre elles et avec le bassinet.

2° La fistulisation peut être due à la **persistance de calculs**, d'un pus grumeleux, de **fausses membranes**, ou des **débris détachés du rein** qui obstruent plus ou moins complètement l'orifice de l'uretère. On évitera presque toujours, la formation des fistules dues à ces causes, en opérant assez largement pour pouvoir explorer à l'aise et enlever les calculs et les fausses membranes des parties les plus anfractueuses de la poche rénale. J'ai vu, dans un cas, plusieurs jours après l'opération, la **nécrose d'une portion de la substance médullaire** du rein, détacher un large fragment de substance rénale qui obstruait l'uretère. C'est là un fait absolument exceptionnel.

Chez certains malades, atteints de néphrite lithiasique, on peut observer la formation de fistules que j'ai vu persister pendant un an. Dans ce
cas, l'uretère est libre, et si la fistule persiste au niveau de l'orifice du
drain, c'est que le tissu rénal atteint par la néphrite a de la tendance
à se cicatriser isolément autour de ce trajet. Parfois encore, il se forme
à ce niveau des **dépôts abondants de sels**, qui empêchent l'accolement
des lèvres de la plaie, lorsque le drain est enlevé.

5° La plupart des fistules consécutives à la néphrostomie pour pyonéphroses, sont dues à des **vices de position ou à des rétrécissements**, avec
ou sans coudure, de la partie supérieure de l'uretère.

Les **vices de position** de l'uretère peuvent, en dehors de tout rétrécissement, amener de la gêne dans l'écoulement naturel de l'urine vers
la vessie, soit lorsque l'uretère s'insère dans la poche rénale trop au-
dessus du point le plus déclive de cette poche, soit encore lorsque son
insertion se fait obliquement dans le bassinet, de manière à ce que
l'accolement des parois de l'uretère et du bassinet forme un repli valvulaire saillant dans la cavité du bassinet distendu.

Rétrécissements et coudures. — Se combinant aux vices de position
que je viens de signaler, ou existant isolément, les rétrécissements de la
portion supérieure de l'uretère sont souvent cause de la persistance
des fistules. Dans les cas les plus simples, le rétrécissement, parfois
même l'oblitération de l'uretère, sont dus à l'urétérite, sans qu'il existe
de coudure de la portion supérieure du conduit. Dans d'autres cas, à
l'urétérite se surajoute la formation d'une coudure sigmoïde de la portion initiale de l'uretère.

Parmi toutes les causes de ce troisième groupe, seule l'urétérite peut
se modifier assez par l'ouverture de la poche rénale pour que la fistule
finisse par guérir spontanément, encore cette guérison spontanée se fera
attendre des mois ou des années, ou pourra manquer si le rétrécissement
inflammatoire devient définitif.

Pour empêcher la formation des fistules consécutives à toutes ces
lésions de la partie supérieure de l'uretère, on a conseillé de pratiquer
en même temps que la néphrostomie une des opérations plastiques que
nous décrivons plus loin. J'ai démontré avec M. Guyon([1]) que **les opérations plastiques pratiquées ainsi d'emblée, dans les pyonéphroses,
réussissent moins bien et sont beaucoup plus dangereuses que lorsqu'on
les fait plus tard**, la fistule déjà établie, lorsque l'état général du malade
et les conditions locales de la poche le permettent. Je ne pratique ces
opérations complémentaires d'emblée que dans les meilleurs cas d'uropyonéphrose, c'est-à-dire lorsque les conditions se rapprochent de celles
des uronéphroses.

1. Guyon et Albarran. Congrès français de Chirurgie, 1898. Rapport.

J'ai proposé et employé avec succès, pour empêcher la formation des fistules consécutives à la néphrostomie pour pyonéphrose, de mettre une sonde urétérale à demeure, qui draine, dès le début, la poche rénale par le bassinet.

Dans un travail, publié en 1901, j'ai montré que, huit fois sur huit malades opérés, j'avais réussi à empêcher, après la néphrostomie pour pyonéphrose, la formation de fistules urinaires; après l'enlèvement de la sonde, six malades sur huit ont été guéris de leur pyonéphrose. J'ai eu un échec chez une malade, dont la pyonéphrose était consécutive au rétrécissement du nouvel orifice vésical de l'uretère après la cysto-urétérostomie: la rétention rénale se reproduisit et je dus extirper le rein. Chez une autre malade, la rétention rénale se reproduisit aussi, et je dus réouvrir la plaie lombaire; après un repos de quelques semaines, une nouvelle application de la sonde à demeure détermina la fermeture spontanée de la fistule et la guérison de la pyonéphrose; dans ce cas, l'échec ne fut que temporaire. Depuis la publication de ces cas, j'ai employé d'une manière courante la sonde urétérale d'emblée.

Lorsqu'en même temps que l'on pratique la néphrostomie, on met une sonde à demeure dans l'uretère, comme il sera dit pages 187 et 190, on voit, le jour même où le drainage lombaire est supprimé, que l'écoulement d'urine, par la plaie, diminue dans des proportions considérables; tout écoulement d'urine par la plaie disparait dans un délai, variant, dans mes cas, de 3 à 17 jours. Ce sont là de très beaux résultats, incomparablement supérieurs à ceux qu'on obtient en traitant les malades par le procédé classique; sauf les cas de pyonéphrose calculeuse peu développée, on voit alors la fistule persister des mois et des années.

La sonde urétérale, appliquée comme je le conseille, ne présente aucun inconvénient; elle est admirablement supportée par les malades et le pis qui pourrait arriver serait que la sonde ne puisse empêcher la formation d'une fistule ou que, la sonde une fois enlevée, la rétention rénale se reproduisît. Dans le premier cas, on n'aurait rien perdu; dans le second, il suffirait de la sonde cannelée, ou d'un simple coup de bistouri, pour ouvrir la fistule et drainer le rein. C'est ainsi qu'il faut souvent agir dans les cas traités d'après la méthode usuelle, sans sonde à demeure, lorsque la fistule finit par se fermer spontanément et que la rétention rénale se reproduit.

Je crois que, même lorsque l'emploi de la sonde à demeure échoue, on se trouve dans de meilleures conditions que si on ne l'avait pas employée. La sonde urétérale permet toujours de mieux préciser le diagnostic. Elle nous indique quel est l'état de l'uretère dans toute sa longueur. Si elle ne peut arriver jusque dans la poche rénale, elle nous renseigne toujours sur le siège de la lésion qui gêne le cours urétéral de l'urine, et si, dans ces cas, nous ne pouvons laisser la sonde pour empêcher la formation de la fistule, nous savons, au moins, à quel niveau du trajet urétéral se trouve la cause qui va la provoquer, ce qui est de première importance pour le traitement ultérieur de la fistule. Si la sonde urétérale pénètre jusque dans la poche de la pyonéphrose, nous avons pendant l'opération cet avantage capital de trouver de suite l'orifice urétéral ; nous pouvons employer la sonde à demeure immédiate et avoir les bénéfices dont j'ai parlé. Enfin, en cas d'échec de la sonde à demeure, il nous a été permis pendant que cette sonde était en place, de recueillir séparément l'urine des deux reins et de faire la recherche scientifique de la valeur comparée des deux reins au point de vue fonctionnel.

Pour apprécier l'avantage qu'il y a à trouver **facilement l'orifice urétéral dans une poche de pyonéphrose**, il faut connaître la difficulté qui existe presque toujours, l'impossibilité dans certains cas, de trouver cet orifice pendant l'opération. Pour découvrir l'insertion urétréale sur la surface extérieure de la poche, il faudrait souvent faire de longues et pénibles décortications qui exposeraient à la formation de clapiers secondaires. Lorsque la poche ouverte, on explore avec le doigt sa surface interne, on ne parvient pas le plus souvent, dans les grandes rétentions, à sentir l'orifice urétéral : il suffit, pour s'en convaincre, d'examiner sur la table d'autopsie ces poches cloisonnées. La pièce en main il est souvent impossible de trouver cet orifice.

Pour démontrer l'importance de l'**examen comparé de l'urine des deux reins recueillie avec la sonde à demeure**, je citerai une de mes observations prouvant que si, chez mon malade, j'avais recueilli l'urine du rein opéré par la fistule et celle de l'autre rein en sondant la vessie, j'aurais commis une grossière erreur, cause possible de graves dangers ultérieurs. Il s'agit d'un homme, chez qui je croyais avoir affaire à une pyonéphrose gauche avec intégrité du rein droit : aucun symptôme n'avait attiré l'attention sur ce rein dont l'exploration par le double palper restait négative. Je pratiquai la néphrostomie et comme le malade, tout en perdant beaucoup d'urine par la plaie, urinait spontanément par l'urètre plus d'un litre en 24 heures, je continuai à penser que son rein droit était bon et qu'il sécrétait l'urine que le malade rendait par l'urètre. Plus tard j'essayai de guérir la fistule consécutive à la néphrostomie et je plaçai, dans ce but, une sonde à demeure dans l'uretère gauche, du côté opéré : ma surprise fut grande de constater pendant plusieurs jours que le meilleur rein de mon malade était celui que j'avais incisé ; il sécrétait de l'urine contenant à peu de différence la même proportion de matériaux solides que le rein droit, mais, tandis que ce dernier, jusqu'alors supposé sain, ne donnait guère que 150 gr. de liquide en 24 heures, le rein opéré sécrétait, pendant le même espace de temps, plus de deux litres d'urine.

Si donc l'emploi de la sonde à demeure, au moment de la néphrostomie pour pyonéphrose, ne présente pas d'inconvénients, si, dans la très
grande majorité des cas, elle suffit à guérir les malades, sans fistule, en
trois ou quatre semaines, et à les empêcher en quelques jours de mouiller leur pansement, si, même lorsqu'elle échoue, l'emploi de la sonde
peut présenter quelque utilité, je suis en droit de conclure en disant :
**Lorsqu'on pratique la néphrostomie pour pyonéphrose, il est très avan-
tageux de placer une large sonde à demeure dans l'uretère.**

Je ne renonce à l'emploi de la sonde à demeure que dans deux circonstances : 1° lorsque le malade est dans de si mauvaises conditions
générales qu'il y a utilité à ne pas perdre quelques minutes pour passer
la sonde ; 2° lorsque je ne réussis pas à placer la sonde, ni de bas en
haut, ni de haut en bas, ce qui est exceptionnel.

Manuel opératoire

Instruments. — En plus des instruments ordinaires de toute opération rénale, il faut :

1° Un cystoscope urétéral ;

2° Une sonde urétérale à bout arrondi n° 6 ;

3° Une sonde urétérale à drainage n° 12 de la filière Charrière (fig. 106,
p. 227). L'extrémité supérieure de ces sondes est coupée en bec de flûte
et présente, dans ses premiers centimètres, quatre larges yeux latéraux
alternés. L'extrémité inférieure de la sonde est un peu conique et peut
recevoir dans son intérieur, à frottement, l'extrémité de la petite sonde
n° 6, de manière, à ce que celle-ci, une fois introduite dans sa lumière,
ne puisse sortir que par une traction assez forte ;

4° Deux bougies urétrales en gomme, de forme conique n°ˢ 11 et 15.

*Placer dans l'uretère par le cathétérisme cystoscopique la
sonde n° 6*. — Avant d'opérer, lorsque le malade est encore éveillé, ou
si la vessie est très sensible, lorsqu'il est déjà endormi, on introduit
dans l'uretère du côté malade, à l'aide de mon cystoscope urétéral, la
petite sonde n° 6. On introduit la sonde jusque dans la poche rénale et
on reconnaît qu'elle y est arrivée à l'écoulement du liquide purulent ; il
ne faut pas arrêter la progression de la sonde aussitôt qu'elle laisse
couler du liquide, parce que son bout supérieur pourrait se trouver trop
peu enfoncé dans le bassinet et se déplacer lorsque, pour opérer, on
changera le malade de position ; mieux vaut enfoncer encore la sonde,
quatre ou six centimètres plus loin.

Lorsque la sonde s'arrête dans sa progression, sans qu'elle laisse couler de liquide, il faut penser, ou que le liquide du bassinet est très épais,
ou que la sonde se trouve arrêtée dans l'uretère, sans pénétrer dans le
rein : on peut, dans ce cas, essayer de déboucher la sonde en y injectant

de l'eau bouillie ; si on ne réussit pas, on laisse la sonde en place. Lorsque la sonde urétérale est placée, on la laisse dans l'uretère en retirant le cystoscope et on la fixe provisoirement, avec un fil, aux poils du pubis.

Incision. — Il est inutile de faire, dans la néphrostomie, une incision trop longue ; en cas de pyonéphrose, on arrive presque toujours facilement sur le rein et on doit éviter les décortications trop étendues.

Décortication. — Dans les cas de pyonéphrose, **il ne faut pas essayer**

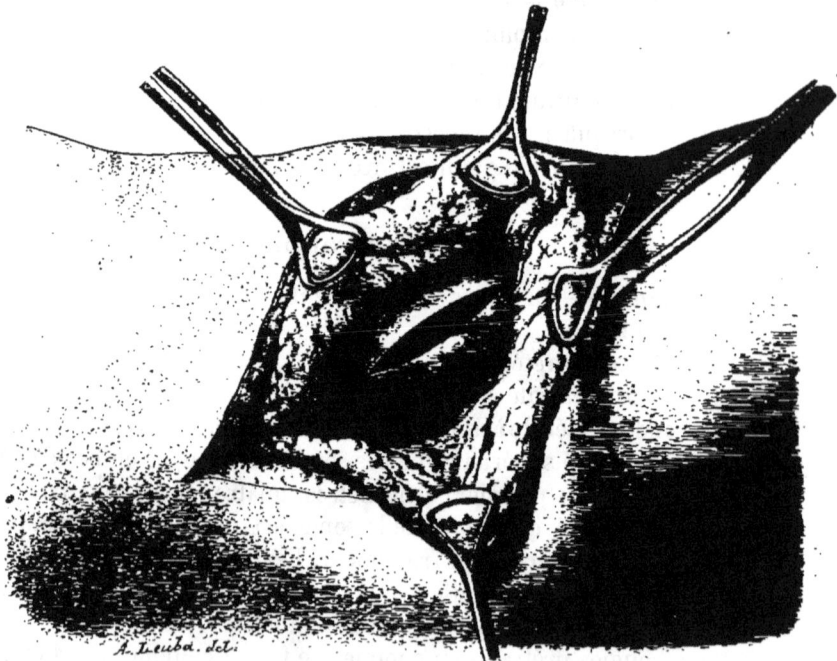

Fig. 97. — Décortication limitée du rein dans la néphrostomie pour pyonéphrose, sans trop détruire les adhérences.

de décortiquer complètement le rein ; la décortication étendue aurait le grave inconvénient de faciliter les fusées purulentes périrénales et de provoquer le sphacèle de certaines portions de la capsule graisseuse indurée et altérée par l'inflammation. La décortication large ne présente d'ailleurs aucun avantage, parce que, dans ces cas, on ne doit pas essayer de comprimer le pédicule. On ne décortiquera donc que ce qui est nécessaire pour arriver sur le bord convexe du rein par le chemin le plus court et, tout en respectant le plus possible les adhérences du tissu périrénal au rein, on mettra bien à nu une certaine étendue de la surface de la tumeur : 6 à 8 centimètres, en longueur, et 3 ou 4, en largeur (fig. 97).

Exploration et incision du rein. — Explorant alors avec les deux index, le bord convexe du rein ainsi découvert, on cherchera s'il existe quelque bosselure, quelque point tendu ou dépressible indiquant qu'à ce niveau la poche est plus mince, afin de choisir comme lieu d'incision le point où le parenchyme rénal est le moins épais.

Lorsque les adhérences du rein à la paroi lombaire sont assez étendues, pour qu'on ne puisse craindre les fusées purulentes périrénales, il suffit de ramener un peu le malade en arrière, pour que le pus s'écoule plus aisément au dehors, et on peut enfoncer hardiment le bistouri dans le rein. La pointe du bistouri doit pénétrer assez pour se sentir libre dans l'intérieur de la poche et on fait une section nette, assez longue d'emblée pour permettre à l'index gauche de pénétrer facilement dans l'intérieur de la poche. Sur l'index servant de guide, on agrandit aux ciseaux, en haut et en bas, la plaie rénale, suivant les besoins.

Lorsque le rein n'adhère pas à la paroi lombaire, il faut commencer par bien garnir toute la plaie, avec des compresses, plus particulièrement sa partie inférieure ; si la poche rénale est peu volumineuse, on opérera alors, comme il vient d'être dit ; si, au contraire, la poche est volumineuse, il convient de commencer par la vider, avec un trocart, et même de la laver largement avec de l'eau bouillie et la solution de nitrate d'argent au 1/1000, avant de l'inciser. L'incision se fait alors en agrandissant l'ouverture faite par le trocart.

Exploration de la poche et destruction des cloisons qui séparent les loges rénales. — Lorsque la poche rénale est incisée, on explore, avec le plus grand soin, les différentes loges que peut présenter le rein et on effondre, avec les doigts, les cloisons qui les séparent, de manière à réunir toutes ces poches en une seule cavité. Cette destruction des cloisons est souvent aisée : le doigt pénètre dans les calices dilatés, en élargissant et déchirant l'orifice qui les fait communiquer avec le bassinet, ce qui donne lieu à peu de saignement. D'autres fois, on trouvera des cloisons épaisses qu'on ne peut détruire, qu'en les coupant avec les ciseaux ; il faudra alors, après avoir bien lavé et nettoyé la poche, écarter les bords de la plaie rénale qu'on agrandira au besoin, et **voir ce qu'on sectionne,** de manière à placer des pinces hémostatiques de Reverdin sur les vaisseaux qui saignent. Nous avons vu que ces cloisons intrarénales sont souvent peu vasculaires, mais elles contiennent parfois, des vaisseaux assez gros pour qu'il soit imprudent de les couper sans les voir. Lorsqu'un vaisseau d'une cloison saigne, on peut le pincer, parce que le tissu qui l'entoure, induré par l'inflammation, est assez ferme : il ne faudrait quand même pas exercer des tiraillements sur la pince.

Lorsque toutes les poches secondaires qu'on sent par l'intérieur, communiquent largement avec le bassinet ; lorsque leur contenu purulent, leurs graviers, leurs fausses membranes, ont été bien évacués, il faut s'assurer que *toutes* les poches secondaires ont été ouvertes, or, il

ne faut pas l'oublier, certaines poches peuvent être complètement isolées. On s'assurera qu'il n'existe plus aucune poche non ouverte par la
palpation bi-manuelle du rein : un doigt est introduit dans l'intérieur
du rein, tandis que l'autre main palpe directement sa surface dans la
partie accessible; en cas d'adhérences, la main extérieure peut encore
faire le palper combiné, à travers la paroi abdominale.

Recherche de l'orifice urétéral. — Lorsqu'on a pu introduire par
le cathétérisme cystoscopique une sonde urétérale, de bas en haut dans
la poche rénale, on trouve la sonde dans l'intérieur du bassinet et
on reconnaît de suite l'orifice de l'uretère. Lorsque le cathétérisme
urétéral n'a pas été pratiqué, il est fréquent de ne pas pouvoir trouver l'orifice urétéral; d'autres fois, surtout lorsque la pyonéphrose est
peu volumineuse, on sentira, avec le doigt, la dépression cupuliforme
de l'uretère.

Lorsqu'on fait la néphrostomie pour une pyonéphrose, on explore
l'orifice urétéral par le toucher et non par la vue; on peut surtout se
rendre compte de la déclivité de cet orifice, en sentant, du doigt, la profondeur de la poche rénale au-dessous de lui. L'exploration par la vue
de l'orifice urétéral nécessite, presque toujours, de larges débridements
du rein qui ne seraient pas utiles, puisque, comme je l'ai dit, on ne doit
pas essayer d'emblée les opérations plastiques en cas de pyonéphrose.
Il y a, au contraire, grande utilité à savoir de suite si, au-dessous de
l'uretère, il reste une grande partie de la poche rénale parce que, si
les adhérences ne sont pas très fortes, à la fin de l'opération, on pourra
essayer de placer le rein de manière à ce que l'orifice urétéral se trouve
dans une position aussi déclive que possible.

Placer une sonde urétérale à demeure. — Lorsqu'on a mis une
sonde urétérale au début de l'opération, on saisit dans l'intérieur de la
poche, avec les doigts ou avec une pince, l'extrémité supérieure de la
sonde et on l'attire en dehors de la plaie. On engage alors à frottement
cette extrémité de la petite sonde nº 6 dans le bout inférieur de la sonde
à drainage nᵒˢ 12 ou 13. Lorsque les deux sondes sont bien fixées l'une
à l'autre, on met, avec un tampon, un peu d'huile à leur point de jonction et on prie un aide de tirer la partie de la petite sonde qui sort par
l'urètre, pendant que le chirurgien pousse directement, de haut en bas,
la grosse sonde. C'est un « cathétérisme à la suite » qui demande de la
douceur dans la manœuvre pour bien réussir : l'aide ne doit pas exercer
de traction violente; il se borne à tirer doucement la petite sonde qui
est repoussée, de haut en bas, par la grosse sonde à drainage; bientôt,
on voit apparaître au méat cette dernière sonde qui doit rester à demeure. L'aide dégage alors et retire définitivement la petite sonde,
pendant que le chirurgien passe un fil de soie en anse à travers l'œil
supérieur de la sonde-drain. Ce fil sera fixé à la peau et servira, au

besoin, à retrouver l'extrémité supérieure de la sonde urétérale les jours suivants. Avant de fixer ce fil à la peau, on place la sonde dans l'intérieur de la poche rénale, de manière à drainer le mieux possible et on essaie, en injectant du liquide avec la seringue, son bon fonctionnement.

Suture des bords de la plaie rénale; fixation du rein à la paroi.
— Lorsque l'incision qui a été faite au rein est très longue, on peut en diminuer la longueur par quelques points de suture, faits avec du catgut n° 2 : il suffit de laisser une ouverture assez large pour le pas-

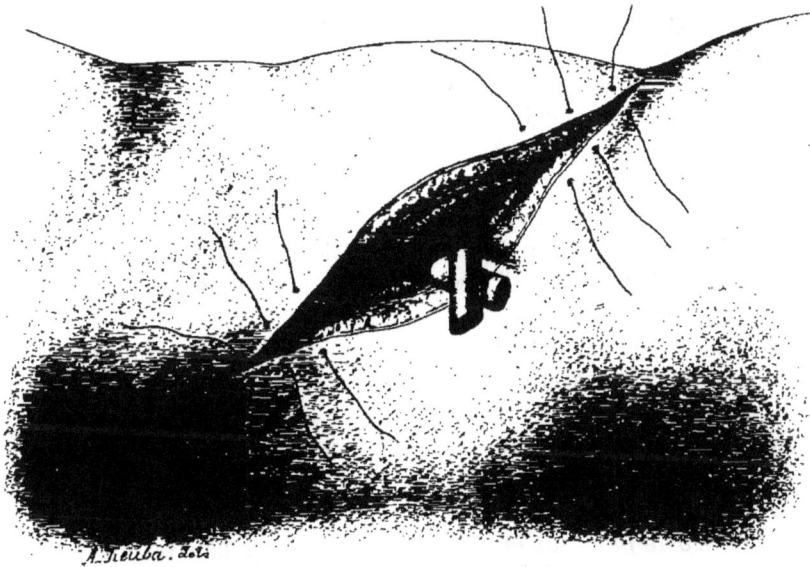

Fig. 98. — Large drainage dans un cas de néphrostomie pour pyonéphrose. Les lèvres de la plaie rénale ont été suturées à la paroi musculaire.

sage à frottement d'un drain, n° 30, dans les poches moyennes, n° 40, dans les très grosses poches.

Lorsqu'il existe des adhérences qui fixent le rein à la paroi lombaire, il est inutile de fixer le rein à cette paroi. Lorsqu'au contraire le rein est encore assez mobile, on peut craindre des suppurations prolongées du tissu cellulaire périrénal : pour les éviter, M. Guyon recommande de fixer la plaie rénale ouverte aux deux lèvres de la plaie musculaire des lombes; deux ou trois points au catgut fixent, en avant et en arrière, les deux lèvres de la plaie rénale aux muscles de la paroi (fig. 98).

La fixation du rein à la paroi lombaire, est surtout utile lorsque l'uretère ne se trouve pas placé à la partie la plus déclive de la poche. Bien souvent, j'ai pu rectifier la déclivité de l'uretère, en fixant le rein à la paroi lombaire par deux points de suture, qui soutiennent relevée son extrémité inférieure. Dans quelques cas, je me suis servi de l'extrémité des mêmes fils qui m'ont servi à rétrécir la plaie rénale ; d'autres fois, j'ai fixé le rein par sa capsule propre suivant le procédé indiqué page 118.

Drainage rénal et périrénal. — Lorsque la poche rénale est de moyenne grandeur, on y introduit un drain n° 30 : si elle présente de grandes dimensions, on peut mettre un seul drain plus gros ou deux drains accolés.

Lorsque le drain rénal est placé, il est utile de vérifier le bon fonctionnement de la sonde urétérale. Dans ce but, on injecte d'abord, avec une seringue, du liquide par l'extrémité urétrale de la sonde ; le liquide coule à flots par les drains lombaires : exerçant alors un peu de compression sur la plaie rénale, avec un tampon, on injecte du liquide par le drain : ce liquide doit alors s'écouler en jet, par la sonde urétérale. Je me sers, pour ces injections, d'une solution de nitrate d'argent au 1/1000 : il s'agit d'une lésion suppurée et l'action antiseptique du nitrate n'est pas à négliger.

Le fonctionnement du drain rénal et de la sonde étant bien assuré, on examine la plaie et, s'il reste un clapier au-dessous du rein, on y met un autre drain.

Fermeture partielle de la paroi. — On finit l'opération par des sutures musculaires et cutanées de la paroi, qui en diminuent la longueur excessive. Il ne faut pas se laisser aller à trop suturer, ce qui obligerait ensuite à désunir : la plaie doit être simplement rétrécie. Toute la portion centrale reste ouverte et bourrée avec des compresses de gaze non tassées.

Antisepsie pendant la néphrostomie. — On peut faire la néphrostomie, en cas de pyonéphrose, sans employer d'antiseptiques et même sans pratiquer aucun lavage. J'ai pourtant l'habitude de faire, dans ces cas, de l'antisepsie et de pratiquer des lavages. L'antisepsie est utile parce que la lésion est suppurée ; parce qu'elle modifie la surface sécrétante de la poche et parce que, dans une certaine mesure, elle prévient les grandes suppurations périrénales. C'est ainsi que je nettoie le tissu périrénal, ainsi que la tranche musculaire de la paroi, avec de l'eau oxygénée.

Je lave la poche rénale elle-même, d'abord à l'eau bouillie, puis, au nitrate d'argent au millième. Ces lavages servent à débarrasser la poche des grumeaux purulents, des graviers, des fausses membranes ou des caillots ; le nitrate d'argent agit encore comme modificateur de la surface de la poche, et présente l'avantage d'être inoffensif et *non toxique*. Il ne faudrait pas employer, en grande quantité, les antiseptiques ordinaires (voir page 71).

Pansement; soins consécutifs à l'opération.

Ainsi que nous l'avons dit, page 160, le drain rénal traverse le pansement et se continue avec un tube de caoutchouc qui déverse l'urine
dans un urinal. Le rein, toujours fort altéré, qu'on laisse ouvert, sécrète
abondamment de l'urine purulente; la sonde-drain, placée dans l'uretère,
ne laisse passer au début que très peu d'urine, presque tout le liquide
sortant plus facilement par le drain lombaire. Dans la plupart des cas,
une certaine quantité d'urine coule autour du drain et le pansement
est mouillé. Aussi, doit-on faire un pansement assez épais, avec de la
gaze et de l'ouate hydrophile et le renouveler tous les jours.

Chaque pansement consiste, à renouveler les compresses et la ouate,
à changer les mèches périrénales et à laver le rein. Il s'agit, en effet,
d'une poche suppurante, qu'on doit essayer de modifier par les lavages, comme on essaie de modifier la muqueuse vésicale en la lavant.
On se servira d'un bock ou d'une seringue; on injecte d'abord de l'eau
bouillie par les drains et par la sonde urétérale, pour débarrasser la
poche de tout le pus. Lorsque le liquide de ce premier lavage ressort
clair, on lave encore, avec une solution de nitrate d'argent à 1/1000 ou
à 1/500. Si d'emblée, sans nettoyer la poche, on lavait avec du nitrate
d'argent, on déterminerait la précipitation d'une grande quantité de
chlorure d'argent et la modification de la paroi de la poche serait moins
intense.

Lorsque tout va bien, le **drain périrénal** est enlevé, le quatrième ou
le cinquième jour et on ne met plus, autour du drain rénal, que de la
gaze aseptique.

Le **drain rénal** reste, plus ou moins longtemps, suivant la nature de la
sécrétion de la poche : lorsque déjà, par les lavages, on ne voit plus sortir
de gros flocons, lorsque le pus diminue et que la plaie donne surtout de l'urine trouble, le drainage lombaire peut être supprimé. En
moyenne, j'enlève les drains du rein après une dizaine de jours, lorsque
j'ai placé **une sonde urétérale** ; en l'absence de sonde urétérale, il faut
habituellement continuer le drainage, pendant plusieurs mois, sous peine
de voir les accidents de rétention se reproduire, dès que l'orifice de la
fistule vient à se fermer.

Lorsqu'on a placé une sonde urétérale à demeure, on voit, dans la
plupart des cas, toute l'urine s'écouler par la sonde, le jour même
de l'enlèvement des drains rénaux; le malade n'est pas mouillé
ou l'est fort peu, et, de moins en moins, les jours suivants. Il suffit
dorénavant d'un pansement journalier, en se bornant à changer
les compresses ; mais il est bon de faire, en outre, dans la journée, un
autre lavage de la poche rénale par la sonde urétérale. Lorsque, déjà

depuis trois ou quatre jours, la sonde-drain fonctionne bien, et que l'urine ne souille plus la plaie, on enlève le fil qui fixait la sonde à la peau et on attache celle-ci aux poils du pubis. Quelques jours après, lorsque déjà depuis trois ou quatre jours, l'urine ne passe plus par la plaie lombaire, on retire définitivement la sonde, en tirant sur son extrémité périphérique.

On ne peut déterminer avec précision le temps pendant lequel le drainage urétéral doit être fait d'une manière continue : dans mes observations, je l'ai prolongé de 18 à 30 jours.

La sonde urétérale, laissée à demeure, est presque toujours très bien tolérée par les malades, même lorsqu'elle est de fort calibre : il faut avoir vu ces malades pour comprendre ce que j'ai souvent entendu dire à M. Guyon, en voyant mes opérés : à savoir que la sonde urétérale est mieux supportée que la sonde urétrale ordinaire. Mais, pour que la sonde fonctionne bien, pour qu'elle donne le résultat qu'on est en droit d'attendre, il est nécessaire de surveiller son fonctionnement : habituellement, je fais, deux fois dans les 24 heures, de grands lavages de la poche rénale avec de l'eau boriquée et avec la solution de nitrate d'argent au 1/1000. Ces lavages sont utiles pour vérifier le bon fonctionnement de la sonde et présentent le précieux avantage d'avoir une action modificatrice directe sur les parois de la poche rénale.

Lorsque la sonde vient à s'obstruer, le malade souffre de son rein, parfois même, il a de l'élévation de température; les lavages seuls dans la plupart des cas, le nettoyage de la sonde, avec le mandrin, passé dans son intérieur, enfin le changement de sonde au besoin, feront cesser les accidents.

Dans certains cas, la même sonde qui a été mise pendant l'opération reste en place jusqu'à la fin; dans d'autres, elle doit être changée, une ou plusieurs fois. Le bon ou mauvais état de la sonde et la manière dont elle fonctionne m'indiquent si je dois la changer : lorsque le liquide sécrété par la poche s'écoule facilement, lorsque la sonde ne s'incruste pas de sels calcaires, lorsqu'elle ne paraît pas altérée, je la laisse en place; en cas contraire, je procède à son changement, par une manœuvre très simple, qui m'a toujours réussi.

Manière de changer la sonde à demeure. — Je me sers d'un long mandrin en gomme, avec armature en crin, dont l'extrémité rénale est très souple; ce mandrin est formé de deux pièces, articulées entre elles par un pas de vis. Lorsque les deux pièces sont articulées, la longueur totale de l'instrument est d'un mètre trente centimètres.

Pour s'en servir, on commence par visser les deux pièces et par enduire d'huile stérilisée toute leur longueur. On introduit alors, de bas en haut, le mandrin dans l'intérieur de la sonde que le malade porte, et qui sort par le méat, et on le pousse, jusqu'à ce qu'il arrive à l'extrémité supérieure de cette sonde. Il est facile de savoir jusqu'à quel point il doit être introduit en repérant sur lui la longueur d'une sonde semblable à celle qui est déjà en place.

Lorsque le mandrin a été suffisamment poussé dans l'intérieur de la sonde, on le maintient en place, pendant qu'on retire la sonde en la faisant glisser, de haut en bas, le long du mandrin, dont la grande longueur permet de pratiquer aisément cette manœuvre. On a substitué ainsi, dans l'uretère du malade, un mandrin à la sonde à demeure. La nouvelle sonde qu'il s'agit maintenant de mettre en place, sera bien huilée à l'intérieur (en y injectant un peu d'huile) et à l'extérieur. Pour l'introduire dans l'uretère jusque dans le bassinet, il suffit de la faire glisser sur le mandrin jusqu'au point repéré d'avance sur celui-ci ; on maintient ensuite la sonde, avec une main, tandis qu'avec l'autre, on retire le mandrin. Il ne reste plus qu'à s'assurer du bon fonctionnement de la sonde en pratiquant des lavages du bassinet.

Difficultés opératoires.

J'étudierai les difficultés opératoires particulières à la néphrostomie pour pyonéphrose : elles résultent de l'existence d'un abcès péri-néphrétique ; d'une pyonéphrose sous-costale ; de la trop grande épaisseur du tissu rénal ; des hémorragies rénales ; de l'impossibilité de passer une sonde urétérale de bas en haut.

1° *Abcès périnéphrétique.* — Nous savons que la pyonéphrose peut se compliquer d'un abcès périnéphrétique ordinaire, ou encore, d'une collection purulente, située au-dessous de la capsule propre, entre cette capsule et le parenchyme rénal. Le grand danger opératoire consiste, dans ces cas, à faire une opération incomplète, à ouvrir l'abcès périnéphrétique, sans inciser le rein : ce danger d'opération incomplète est d'autant plus grand que, lorsque l'abcès est volumineux, le rein se trouve refoulé en dedans et qu'après l'évacuation du pus péri-rénal, on ne voit qu'une cavité inégale, tomenteuse, blanc grisâtre dans lequel on ne distingue pas le rein. Si l'abcès est sous-capsulaire, on tombe dans une cavité lisse, qu'on peut confondre avec le bassinet. On évitera l'erreur, en sachant qu'une néphrostomie bien faite, doit conduire dans l'intérieur d'une cavité, présentant *toujours* des anfractuosités et des cloisons plus ou moins marquées, formées par ce qui reste de tissu entre les calices dilatés : dans les cas très exceptionnels, où la poche de pyonéphrose est tout à fait lisse, la collection est énorme et la poche de si vastes dimensions que l'erreur n'est pas possible.

Lorsque l'on a ouvert, avant de voir le rein, une poche purulente, il faut d'abord bien évacuer cette poche, et en nettoyer le fond avec des compresses. Parfois, on apercevra, dans sa partie profonde, un orifice qui continue à donner du pus pendant le nettoyage ; on a beau essuyer, le pus vient toujours de ce point ; or, si avec le doigt on agrandit l'orifice ou si on y introduit la sonde cannelée, on pénètre à l'intérieur du rein : on avait sous les yeux l'orifice de communication de l'abcès périnéphrétique et de la pyonéphrose. Parfois encore, j'ai pu apercevoir cet orifice, en faisant presser, par un aide, sur la paroi abdominale antérieure.

Dans d'autres cas, on ne voit pas d'orifice de communication, on distingue mal le rein, on hésite craignant d'aller effondrer le péritoine. Le mieux est de bien explorer le fond de la cavité, après l'avoir essuyée, et, au besoin, après avoir agrandi la plaie de la paroi. On essaie, par la vue et par le toucher, de voir et de sentir le rein ; on le cherche en combinant le palper d'une main placée dans la plaie avec celui de l'autre main pressant la paroi abdominale : parfois, on découvrira le rein, en avant et en dedans, plus rarement dans la partie supérieure de la plaie, caché au-dessous des côtes. En procédant avec méthode, on arrive toujours à trouver le rein, ce qui permet de l'inciser et d'évacuer le pus qu'il contient.

2° *Pyonéphrose sous-costale*. — Lorsque la pyonéphrose est en grande partie sous-costale, on peut être assez gêné pour opérer, mais, dans presque tous les cas, la portion qui déborde les côtes par en bas, permet de pratiquer une bonne et large incision. Dans ces cas, il faut très soigneusement s'appliquer à détruire les cloisons pour éviter les clapiers intra-rénaux. On emploiera aussi des drains plus gros qu'on introduira complètement, jusque dans la partie la plus reculée de la poche rénale.

3° *Trop grande épaisseur du tissu rénal ; hémorragies*. — Lorsqu'on n'a pu sentir, à la surface de la poche rénale, ni point tendu, ni portion dépressible indiquant une faible épaisseur de parenchyme favorable à l'incision, on est obligé d'inciser quand même et le bistouri doit, parfois, traverser une assez grande étendue de tissu rénal, qui peut saigner assez abondamment. Cette hémorragie n'est guère à craindre : le doigt, qu'on introduit dans la plaie pour explorer la poche, suffit à l'arrêter. Si l'écoulement de sang persiste, il ne faut pas s'effrayer, mais chercher à bien voir d'où vient le sang pour arrêter l'hémorragie. On agrandira la plaie du rein, avec les ciseaux, en ayant soin de ne pas couper de cloisons et en choisissant la partie la plus mince de la coque rénale, et on écartera les lèvres de la plaie : on verra, parfois, le sang jaillir d'une artériole placée dans une cloison et on pourra la pincer avec une pince de Reverdin : si tout le parenchyme rénal saignait abondamment, on presserait pendant quelques minutes, l'une contre l'autre, les deux lèvres de la plaie rénale, manœuvre très simple qui suffit à étancher le sang.

D'autres fois, l'hémorragie survient pendant qu'on coupe une des cloisons qui séparent les poches rénales : pour être en mesure de s'en rendre maître facilement, il suffit de ne jamais couper ces cloisons sans voir ce que l'on fait : si on coupe une cloison intra-rénale soutenue et tendue par l'index de la main gauche et placée bien en vue, comme on le doit, on aura toute facilité s'il est nécessaire de placer une pince.

Lorsqu'on a dû, pendant une néphrostomie pour pyonéphrose, placer des pinces sur des vaisseaux intra-rénaux, on essayera de les lier, ce que j'ai pu faire souvent avec succès. Si on ne peut placer des ligatures, on laissera les pinces à demeure pendant 48 heures.

4° *Impossibilité de passer par le cathétérisme cystoscopique, une sonde pénétrant jusque dans le bassinet.* — Lorsqu'on n'a pu cystoscoper le malade, ou lorsque la sonde s'arrête dans l'uretère sans pénétrer dans le bassinet, on doit chercher quand même à faire le drainage urétéral, mais il faut, dans ces cas, faire pénétrer d'emblée les sondes de haut en bas.

On commence par chercher, dans la poche, l'orifice urétéral ; lorsqu'on le trouve, on place, à son niveau, l'index gauche, tandis que la main droite, essaie d'y introduire et de faire glisser dans l'uretère jusque dans la vessie l'extrémité périphérique, non percée de trous, de la sonde-drain. Lorsque cette extrémité de la sonde vient buter, après avoir pénétré dans la vessie, contre les parois de ce réservoir, on doit aller à sa recherche, avec un petit lithotriteur, pour la faire sortir par le méat : il suffit d'injecter dans la vessie 200 grammes de liquide en moyenne, d'y introduire le lithotriteur, de placer ses mors en bas et de chercher à saisir la sonde. Je suis facilement parvenu à la trouver dans tous les cas où j'ai dû opérer ainsi.

Il peut enfin se faire que l'orifice de l'uretère dans le bassinet reste introuvable. Dans ce cas, on se contentera de drainer la poche par les lombes et, quelques semaines plus tard, on traitera la fistule.

On pourra suivre la même conduite dans les cas de petite pyonéphrose calculeuse, lorsqu'on aura constaté que l'uretère est libre et bien placé. Dans cette hypothèse, on peut prévoir la fermeture rapide de la plaie rénale sans l'emploi de la sonde urétérale. Si la fistule se prolonge, on la fermera secondairement par l'emploi de la sonde urétérale.

Accidents post-opératoires.

Je signalerai les suppurations péri-rénales, la reproduction des accidents de rétention rénale pendant que la sonde urétérale est encore en place ou lorsqu'elle a déjà été enlevée, enfin la persistance d'une fistule.

Suppurations périrénales. — Les précautions opératoires, que nous
avons indiquées plus haut, sont destinées à empêcher ces suppurations
périrénales ; je rappelle encore qu'il est surtout essentiel de ne pas faire
des décollements trop étendus et de ne pas trop fermer la plaie. Malgré
ces précautions, il peut se former un abcès périrénal qui siège, à peu
près constamment, au-dessous et en arrière du rein ; dans ces cas, la
température s'élève et bientôt la plaie devient tendue. Le traitement est
simple : il faut enlever quelques points de la suture cutanée, et, au
besoin, couper quelques-uns des catguts qui réunissent les muscles,
débrider largement, nettoyer le foyer et faire des pansements humides,
avec de la gaze stérilisée trempée dans de l'eau oxygénée à onze volumes
ou dans une solution de nitrate d'argent au millième.

Dans certains cas, tout particulièrement, lorsque le pus de la pyonéphrose contient les microbes anaérobies que j'ai étudiés avec Cottet[1] et
lorsqu'une forte et dense couche de périnéphrite graisseuse entoure le
rein, on voit, dans la plaie, des phénomènes de sphacèle : les bords de la
plaie deviennent gris, noirâtres, et, parfois, se détachent pendant les
pansements des lambeaux de graisse sphacélée. Si la plaie a été laissée
franchement ouverte, ces modifications locales peuvent avoir lieu sans
élévation de la température. Ici encore, le pansement humide, à l'eau
oxygénée, qu'on renouvellera deux fois par jour, est à recommander ; il
faut bien laver la plaie et y introduire des mèches trempées dans l'eau
oxygénée : en quelques jours, les surfaces cruentées deviennent roses et
la cicatrisation reprend sa marche régulière.

Lorsque surviennent les accidents infectieux locaux dont je viens de
parler, d'une manière plus générale encore, toutes les fois qu'il survient une complication quelconque après la néphrostomie, il faut laisser
en place le drain rénal : ce drain ne sera retiré que lorsque tout sera
rentré dans l'ordre.

*Reproduction des accidents de rétention rénale pendant que
la sonde urétérale est encore en place.* — Voici ce qui peut arriver. Tout va bien pendant que la sonde urétérale est encore en place
et que, en outre, un drain direct pénètre dans la poche lombaire à travers l'incision opératoire. On enlève le drain ; habituellement dès le jour
même, l'écoulement lombaire diminue beaucoup ou se tarit ; le malade
ne souffre pas et la plaie se ferme rapidement, mais, dans d'autres cas,
la région rénale devient douloureuse et il y a un peu de fièvre, la sonde
fonctionne mal et on n'arrive pas à la faire bien marcher ; il ne suffit
même pas de changer la sonde et les accidents ne cessent que si
l'on établit à nouveau le drainage lombaire. Ces accidents sont dus
à ce que la sonde ne draine pas bien la poche rénale, soit parce

---

1. Albarran et Cottet. *Association française d'urologie*, 1898, et *Congrès International
de médecine* août 1900.

qu'elle est mal placée, ou parce que le bassinet forme poche au-dessous de l'orifice de l'uretère, soit encore parce que, malgré son calibre, elle ne peut livrer passage aux flocons purulents et aux débris sphacéliques que la poche rénale peut contenir : c'est ainsi que, chez un de mes malades, il se détacha, quelques jours après l'opération, un large lambeau sphacélique, comprenant toute une pyramide de Malpighi.

Lorsque pareil accident survient, on doit surseoir au drainage urétéral et retirer la sonde; on laisse la fistule lombaire bien drainée établir l'évacuation de la poche et, plus tardivement, on guérit cette fistule soit par un nouvel emploi de la sonde urétérale, soit par une opération plastique.

Accidents de rétention rénale lorsqu'il n'y a pas de sonde urétérale. — Des accidents semblables à ceux que je viens de signaler, s'observent fréquemment dans les néphrostomies faites par le procédé classique, sans sonde à demeure urétérale, lorsque le drain lombaire est supprimé : l'urine ne pouvant s'écouler librement par l'uretère et ne trouvant plus d'issue par le drain, distend de nouveau la poche rénale. Le mieux, dans ces cas, est de rouvrir la fistule rénale, avec une sonde cannelée, au besoin avec le bistouri, et d'établir à nouveau le drainage lombaire : on peut encore dilater l'orifice fistuleux rétréci, avec une tige de laminaire perforée.

D'autres fois, lorsque la néphrostomie est faite suivant mon procédé, avec application immédiate d'une sonde urétérale, on peut voir la plaie rénale se fermer et tout aller bien tant que la sonde urétérale reste en place, mais les accidents de rétention rénale apparaissent lorsqu'on retire cette sonde. Le mieux sera alors de remettre une sonde dans l'uretère et, si on ne peut placer cette sonde, ou si les accidents se reproduisent lorsqu'on l'enlève de nouveau, réouvrir la plaie et drainer directement la poche rénale par les lombes : si les conditions sont favorables, on peut exécuter alors une des opérations conservatrices décrites page 215 et suivantes.

Fistules consécutives à la néphrostomie. — Nous avons vu que ces fistules peuvent être simplement purulentes ou donner issue à de l'urine mélangée de pus.

a) **Fistules purulentes.** — Dans ces fistules, le rein peut être fermé et l'urine qu'il sécrète descendre en totalité dans la vessie par l'uretère; ce rein peut être fort utile et on devra le conserver. Le trajet qui s'ouvre à la peau communique alors profondément avec des foyers et des clapiers fongueux et purulents qui se trouvent en arrière, au-dessus et plus souvent au-dessous du rein, se prolongeant plus ou moins loin. Dans ces cas, il est nécessaire d'intervenir par une large incision pour se rendre compte du siège des foyers suppurants, et des prolongements qu'ils présentent : le grattage bien fait et le pansement par bourrage suffiront, sans qu'il soit nécessaire d'agir sur le rein lui-même.

Dans d'autres cas, le rein est plus ou moins complètement détruit et contribue directement à la persistance de la fistule : la guérison ne peut alors être obtenue qu'en enlevant, par la néphrectomie secondaire, l'organe devenu inutile.

Dans les deux cas, l'opération qu'on doit pratiquer est différente; l'indication est basée sur une notion précise : la valeur fonctionnelle du rein. C'est dire que, avant d'opérer, il faudra, par le cathétérisme cystoscopique de l'uretère, recueillir directement l'urine secrétée par les deux reins et étudier par les procédés appropriés, la valeur fonctionnelle de chaque rein.

b) Fistules uro-purulentes. — J'élimine, dans cette étude, les fistules tuberculeuses qui ne guérissent que par la néphrectomie, ainsi que les cas rares, dans lesquels l'obstacle à l'écoulement de l'urine, cause de la rétention rénale et de la fistule post-opératoire, ne se trouve pas dans le rein lui-même ou dans la partie supérieure de l'uretère. Il me suffira de dire que, dans ces derniers cas, lorsque la cause de la persistance de la fistule se trouve dans la partie inférieure de l'uretère, on pourra essayer d'abord l'emploi de la sonde urétérale à demeure et, si elle ne réussit pas, avoir recours suivant les cas, à la libération externe de l'uretère, à l'urétérotomie (page 405), à l'implantation de l'uretère dans la vessie (page 447) ou enfin à la néphrectomie.

Nous avons vu (page 183) les causes nombreuses qui peuvent expliquer la persistance des fistules rénales consécutives à la néphrostomie; mais, en clinique, il ne nous est pas souvent possible de dire quelle est, chez un malade déterminé, la nature de l'obstacle que nous devons faire disparaître pour guérir la fistule. L'examen soigneux du malade, l'exploration urétérale, les données fournies par l'exploration directe de la fistule, les injections colorées pour vérifier la perméabilité urétérale, les renseignements qu'on peut recueillir sur l'opération qui a été pratiquée, ne doivent, dans aucun cas, être négligés; mais, sauf exception, toutes nos questions et toutes nos explorations ne nous permettront guère de préciser le diagnostic, et ne nous indiqueront pas comment il faut agir.

Lorsque les injections colorées, faites par la fistule, permettent au liquide d'arriver dans la vessie, la perméabilité de l'uretère est démontrée; mais, il nous est impossible de savoir jusqu'à quel point le drainage naturel par l'uretère pourra bien se faire, après fermeture opératoire de la fistule. Fermer une fistule urinaire lombaire par une opération, sous prétexte que l'uretère est perméable aux injections par la fistule, c'est, à mon avis, commettre une grave imprudence: cet uretère perméable peut être rétréci ou mal inséré, et, lorsque la fistule

sera fermée, des accidents graves de rétention pourront se reproduire.
Il y a quelques années, M. Tuffier publia l'observation d'un malade
opéré dans ces conditions, et qui guérit momentanément ; quelques
semaines plus tard, les accidents se reproduisirent, et le malade mourut
à Necker.

Si l'on doit opérer, la seule conduite vraiment logique consiste à
faire une incision assez grande pour explorer à l'aise le rein et l'uretère : rechercher alors quel est l'obstacle au cours de l'urine et y remédier par les moyens appropriés à chaque cas. Mais l'opération n'est pas
de règle absolue pour tous les malades ; bon nombre d'entre eux peuvent guérir par le simple emploi de la sonde urétérale.

A mon avis, lorsque l'indication existe de guérir une fistule rénale
urinaire post-opératoire, on doit, dans tous les cas, essayer le moyen le
plus simple, le cathétérisme urétéral, et son échec seul justifie une
intervention sanglante.

En pratique, on peut se trouver en présence de trois ordres de cas
que nous devons envisager séparément : 1° on ne peut introduire la
sonde dans le bassinet ; 2° la sonde pénètre bien, et le malade guérit
rapidement ; 3° la sonde pénètre bien dans le bassinet, mais la fistule ne
guérit pas, ou, lorsqu'elle se ferme, les accidents de rétention rénale se
reproduisent.

1° On ne peut introduire la sonde urétérale jusque dans le bassinet. —
Pour que la sonde urétérale puisse suffire à guérir une fistule rénale,
il est indispensable que le drainage du bassinet par cette sonde soit
bon. Cette condition primordiale ne peut être obtenue que si l'extrémité
de la sonde peut pénétrer dans l'intérieur du bassinet.

Il va sans dire que, chez certains malades, on ne saurait appliquer la
sonde urétérale parce que, la vessie étant trop malade, on ne peut réussir à pratiquer le cathétérisme.

D'autres fois, le cathétérisme urétéral est possible, il n'existe pas
d'obstacle dans tout le parcours de l'uretère, mais la sonde s'arrête près
du bassinet sans pouvoir y pénétrer. Il n'est pas toujours facile de
savoir si la sonde est arrivée dans l'intérieur du bassinet ou si elle s'est
arrêtée près de son collet. Pour déterminer, si l'extrémité de la sonde
se trouve dans le bassinet, j'emploie la petite manœuvre suivante.
Lorsque la sonde a pénétré aussi loin qu'on a pu la porter, j'injecte par
la sonde de l'eau stérilisée, en même temps, qu'on regarde la fistule lombaire ; s'il ne sort pas de liquide par la fistule, il est évident que la
sonde n'a pas pénétré dans le bassinet, mais le liquide injecté, de bas en
haut, peut ressortir par la fistule, alors même que la sonde reste dans
l'uretère. J'ai vérifié à plusieurs reprises ce fait, qu'il est indispensable
de connaître. Il n'en est pas de même, lorsqu'on fait l'injection de haut
en bas, par la fistule : le liquide ne s'écoule par la sonde, dans ces cas,

que lorsque l'extrémité de celle-ci se trouve bien dans l'intérieur du bassinet. Je ne considère une sonde bien placée dans le bassinet que lorsque, en injectant du liquide par la fistule, je le vois s'écouler librement par la sonde. Si la sonde était restée dans l'uretère, elle ne laisserait passer que peu ou pas de liquide.

Lorsqu'on ne réussit pas d'emblée à bien placer une sonde dans le bassinet, on peut essayer des instruments de forme différente : c'est ainsi que, si la sonde à bout coupé en bec de flûte, la plus communément employée, ne peut être introduite, on essayera une autre sonde de plus fin calibre ou encore une sonde à bout conique ou arrondi. Parfois encore, on pourra introduire et laisser à demeure, au lieu de la sonde, la fine tige du mandrin urétéral qui, à la manière d'une bougie dans les rétrécissements de l'urètre, pourra faire la route pour l'emploi ultérieur d'une sonde.

Tous ces artifices peuvent ne pas réussir, et si la fistule urinaire date déjà de plusieurs mois, on devra penser que, en réalité, le cathétérisme du bassinet par l'uretère n'est pas possible. Si, au contraire, il s'agit d'une fistule récente, il convient d'attendre quelques semaines et de renouveler les tentatives, dans l'espoir que l'ouverture du rein aura permis aux lésions de l'uretère de se modifier suffisamment pour que le cathétérisme devienne possible. J'ai déjà insisté (p. 184) sur la rétrocession des lésions d'urétérite et je puis citer deux remarquables observations personnelles, dans lesquelles il m'a suffi d'attendre quelques semaines, pour réussir le cathétérisme urétéral d'abord impossible, et pour guérir rapidement la fistule par la sonde à demeure.

Lorsque malgré les précautions indiquées, il est impossible de drainer le bassinet par l'uretère, on doit opérer, reconnaître l'obstacle et le faire disparaître. Le plus souvent, l'obstacle à la pénétration de la sonde sera constitué par un rétrécissement avec ou sans coudure de l'uretère, ou même par une oblitération complète de l'uretère, et on sera conduit à pratiquer une opération urétéro-rénale. J'ai dû agir ainsi, chez plusieurs malades, dont j'ai publié les observations à propos des anastomoses urétéro-pyélitiques. D'autres fois, l'obstacle au cathétérisme sera constitué par une pierre oubliée dans le rein : dans ce cas, il pourra suffire d'enlever le calcul laissé en place lorsqu'on pratique la néphrotomie. J'ai eu l'occasion d'intervenir dans un cas de ce genre. Il s'agissait d'un homme de trente-deux ans, opéré par un de nos confrères des hôpitaux pour une pyonéphrose calculeuse : il persista une fistule uropurulente et je constatai que la sonde urétérale arrivait très haut, mais ne pénétrait pas dans le bassinet. Je dus intervenir par la région lombaire, et je constatai alors qu'en croyant ouvrir une poche de pyonéphose, on avait simplement incisé la capsule propre du rein et ouvert une poche sous-capsulaire sans pénétrer dans le bassinet; j'incisai le rein, et je trouvai un très gros calcul ramifié dont l'extirpation suffit à guérir rapidement le malade.

2° On peut introduire la sonde urétrale dans le bassinet ; le malade guérit par le cathétérisme a demeure. — Lorsqu'on réussit à placer une sonde quelconque qui, parcourant tout l'uretère, pénètre, en haut, dans le bassinet et sort, en bas, par le méat, on peut espérer la guérison de la fistule. Voici comment je conseille de procéder dans ces cas :

Si on le peut, le mieux est de placer d'emblée une sonde n° 8, à bout coupé en sifflet, qui peut être introduite directement, avec mon cystoscope, et dont le calibre permet déjà un bon drainage. Quand la fistule se ferme, dès le jour même de la mise en place de la sonde, on peut, sans inconvénient, garder la même sonde, pendant plusieurs jours, en faisant deux fois par jour ; des lavages du bassinet : la sonde est laissée à demeure jusqu'à ce que, depuis 5 ou 6 jours, il ne se soit plus écoulé de liquide par la plaie. Lorsque la sonde est enlevée, le malade reste encore en observation, et on pratique encore deux ou trois fois, à intervalles variables, le cathétérisme urétéral, dans le but de vérifier si la rétention rénale est bien guérie.

Lorsque, le premier jour, on n'a pu introduire qu'une sonde trop petite, du n° 5 ou 6 par exemple, le drainage ne se fait que d'une manière imparfaite : la fistule rénale donne moins, mais le malade continue à perdre de l'urine par sa fistule. Parfois encore, on observe le même phénomène avec une sonde n° 8, qui ne fonctionne pas bien. Dans ce cas il est nécessaire d'augmenter le calibre des sondes. On y réussit facilement, en laissant, pendant quelques jours à demeure, une petite sonde, qu'on remplace ensuite par une autre de plus fort calibre. J'ai pu ainsi, graduellement, aller, chez quelques malades, jusqu'à des sondes du calibre n° 12 et même du n° 14. Il suffit en général d'un n° 10 ou 12 pour que le drainage urétéral soit parfait.

Les sondes sont laissées à demeure, tout en les changeant suivant les besoins, jusqu'à ce qu'à ce que, depuis plusieurs jours, il ne s'écoule plus d'urine par la fistule. Au début, je prolongeais de vingt à vingt-six jours le séjour de la sonde : je crois aujourd'hui, qu'il suffit d'un bon drainage, pendant une dizaine de jours.

Lorsque la sonde est retirée, si tout va bien, le malade ne souffre plus et la fistule reste définitivement fermée. Même dans ce cas, je crois utile de pratiquer ensuite, à des intervalles variables, deux ou trois fois le cathétérisme urétéral dans le double but de bien vérifier qu'il ne persiste pas de rétention rénale et de laver le bassinet. Si on ne trouve pas de liquide dans le bassinet, ou si la rétention n'excède pas 30 ou 40 grammes d'un liquide peu purulent, on peut espérer que le malade guérira complètement : les lavages du bassinet contribueront à ce résultat.

Dans une dizaine de cas, je suis arrivé ainsi, par le simple emploi de la sonde à demeure, à guérir la fistule. Le cathétérisme à demeure de l'uretère peut encore réussir, dans certains cas de fistule uro-purulente, mais d'une manière moins parfaite que chez les malades précédents. Il ne s'écoule plus d'urine par la plaie lombaire, mais la fistule ne se ferme pas complètement et laisse toujours suinter un peu de pus ; dans ce cas, l'orifice fistuleux du rein se ferme, mais un clapier périrénal continue à donner du pus. Chez un de mes malades, qui se trouva dans ces conditions, il me suffit d'un simple grattage périrénal pour amener la guérison définitive.

3° IL EST POSSIBLE D'INTRODUIRE UNE SONDE URÉTRALE DANS LE BASSINET, MAIS LA FISTULE NE GUÉRIT PAS OU ELLE GUÉRIT AVEC REPRODUCTION DES ACCIDENTS DE RÉTENTION.

Au point de vue pratique, je distinguerai deux groupes de cas : le premier, dans lequel la persistance de la fistule et la reproduction des accidents de rétention, lorsque la fistule se ferme, sont dues à ce que l'opération primitive nécessitée par la pyonéphrose a été pratiquée d'une manière incomplète ; le second, dans lequel aucune faute de technique ne peut être incriminée.

A. **Fautes de technique pendant la néphrostomie.** — Il est fréquent de voir des fistules persister après la néphrostomie pour pyonéphrose : 1° parce que, dans l'intérieur de la poche, il persiste des cloisons qui n'ont pas été détruites ; 2° parce qu'il est resté des calculs dans le rein.

1° Lorsque pendant l'opération de la néphrostomie, on n'a pas eu soin de bien détruire les cloisons intérieures de la poche, de façon qu'il ne reste pas de diverticules, il peut en résulter que des parties du rein, correspondant à des calices dilatés, restent complètement isolées ou ne communiquent avec le bassinet que par un étroit orifice.

Ces diverticules de la poche principale peuvent déverser facilement leur contenu au dehors par l'orifice fistuleux. Dans ces conditions, il n'est pas logique que la fistule se ferme spontanément. Une sonde placée dans le bassinet ne réalisera pas non plus le drainage de la totalité de la poche. Pour que la fistule se ferme, le diverticule devra communiquer largement avec le bassinet, et si des cloisons l'en séparent, ces cloisons devront être détruites.

2° Il est souvent malaisé d'enlever tous les calculs que peut contenir une poche rénale ; lorsqu'on a opéré certains reins sacciformes à poches multiples, on comprend que de bons chirurgiens puissent laisser des pierres dans le rein. Or, s'il reste des calculs dans la poche rénale, la fistule se fermera difficilement, même si on parvient à introduire une sonde dans le bassinet. D'un autre côté, si la fistule vient à se fermer, les accidents de rétention ne tarderont guère à se reproduire. J'ai déjà cité l'exemple d'un malade néphrostomisé par un bon chirurgien, chez qui je trouvai un gros calcul dans le rein.

B. **Persistance de la fistule ou retour des accidents de rétention rénale indépendants des fautes de technique pendant la néphrostomie.** — J'envisage ici les cas dans lesquels la poche rénale ne contient pas de calculs et ne présente pas de diverticules indépendants ou communiquant mal avec le bassinet. Si, dans ces conditions, on réussit à introduire jusque dans le bassinet une sonde de calibre suffisant, on voit habituellement la fistule se fermer et rester fermée, tant que la sonde est en place et fonctionne bien; lorsqu'on enlève la sonde urétérale, le malade peut rester définitivement guéri, mais on peut aussi voir revenir les accidents dus à la rétention rénale. J'ai observé ce retour des accidents, dans trois circonstances principales : 1° lorsque des modifications du liquide contenu dans la poche l'empêchent de couler facilement par l'uretère; 2° lorsqu'un rétrécissement de l'uretère a été incomplètement dilaté; 3° lorsqu'il existe un vice d'insertion de l'uretère dans le bassinet.

1° *Le liquide contenu dans la poche peut présenter des grumeaux*, des flocons ou même des débris de substance rénale qui obstruent en partie l'uretère et déterminent le retour des accidents. Pendant que la sonde urétérale était en place, on pratiquait de fréquents lavages de la poche qui assuraient le drainage; lorsque la sonde est enlevée, le liquide peut devenir plus épais, ou encore des parcelles solides peuvent pénétrer dans l'uretère, désormais libre, et l'obstruer plus ou moins complètement.

Dans certains cas, on pourra, en remettant la sonde en place et en pratiquant de nouveaux lavages, modifier les sécrétions de la poche et guérir rapidement le malade. Parfois même, on pourra réussir sans laisser la sonde à demeure, en pratiquant, tous les deux jours, le cathétérisme urétéral et le lavage de la poche. D'autres fois, au contraire, les lavages pourront être insuffisants, comme cela arriva chez un de mes malades dont la poche contenait des fragments de tissu rénal sphacélé.

2° *Un rétrécissement de l'uretère a été incomplètement dilaté*. — Nous avons vu les modifications du contenu de la poche gêner le drainage, pendant le séjour de la sonde urétérale ou, lorsque la sonde est retirée, empêcher le libre écoulement par l'uretère des produits contenus dans la poche de rétention. De même, les accidents de rétention rénale peuvent se reproduire, au moment où on enlève la sonde urétérale, lorsqu'un rétrécissement a été incomplètement dilaté ou encore lorsque l'orifice d'ouverture de l'uretère dans le bassinet est rétréci par son irrégularité.

Il sera souvent nécessaire, dans ces cas, d'avoir recours à une nouvelle opération. Dans les circonstances les plus favorables il pourra suffire de remettre à nouveau la sonde urétérale, pendant quelques jours, pour que la rétention guérisse et que les liquides s'écoulent facilement dans la vessie. C'est ainsi que, chez une malade, j'avais pratiqué, en juillet 1898, une anastomose pyélo-urétérale et laissé à demeure une sonde urétérale ; la plaie lombaire se ferma bien et j'enlevai la sonde le dix-huitième jour après l'opération. Les jours suivants, la malade souffrait de son rein et je constatai, par le palper, l'augmentation de volume de l'organe ; il était incontestable que la poche ne se vidait pas bien et je remis, à l'aide du cystoscope, une nouvelle sonde urétérale qui resta à demeure quatorze jours et servit à pratiquer, deux fois par jour, de grands lavages du bassinet. Lorsque cette nouvelle sonde fut enlevée, la malade était guérie et la poche rénale se vidait bien par l'anastomose urétéro-pyélitique, ainsi que le démontra, à plusieurs jours d'intervalle, le cathétérisme de l'uretère. Je pense que, chez cette malade, il existait encore quelque irrégularité au niveau de l'anastomose au moment où je retirai la première sonde, et que ce défaut de la bouche anastomotique céda au séjour prolongé d'une autre grosse sonde. En juillet 1901, j'ai opéré une autre malade par la néphrostomie ; la sonde urétérale fut retirée pendant mon absence de Paris et la rétention rénale se reproduisit : on dut rouvrir le rein, cinq semaines après la première opération ; j'essayai de placer une sonde urétérale et ne pus y parvenir en raison de l'étroitesse de l'uretère dans sa partie supérieure : j'attendis trois semaines et j'arrivai alors très facilement jusque dans le bassinet ; la sonde fut laissée à demeure et la fistule guérit définitivement en quelques jours ; actuellement, le bassinet se vide normalement par l'uretère.

3° Dans d'autres cas enfin, le retour des accidents de rétention, lorsque la sonde est enlevée, doit être attribué à un *défaut dans l'insertion de l'uretère à la poche rénale*, notamment à l'insertion trop éloignée du point le plus déclive ou à l'insertion oblique avec formation valvulaire. Dans ces cas, lorsque la sonde est en place, les liquides s'écoulent facilement par la sonde ; lorsque celle-ci est enlevée, l'écoulement est insuffisant et la rétention se reproduit.

Dans ces conditions, la sonde urétérale ne peut que vider la poche et donner un répit plus ou moins long ; elle ne peut suffire à guérir la rétention, et on devra pratiquer une opération sanglante capable de modifier directement les conditions anatomiques défectueuses. C'est ainsi que j'ai publié, en 1900, l'histoire d'une malade opérée de pyonéphrose, chez qui, lorsque la sonde urétérale était en place, tout allait bien ; dès qu'on la retirait, la rétention se reproduisait et on était obligé de cathétériser l'uretère, tous les deux ou trois jours, pour vider le bassinet et empêcher les accidents de rétention. Je dus pratiquer la résection orthopédique pour guérir cette malade. J'ai eu plusieurs cas analogues au précédent.

V. — NÉPHROSTOMIE DANS LA TUBERCULOSE RENALE

En règle générale, la néphrostomie est une mauvaise opération dans la tuberculose rénale : elle ne doit être pratiquée que dans des circonstances exceptionnelles. Il suffit de connaître l'anatomie pathologique de la tuberculose rénale (voir p. 291) pour comprendre que l'incision du rein et l'ouverture du bassinet ne peut permettre le drainage des multiples cavernes qu'il renferme. D'un autre côté, lorsque le rein est ouvert, la fistule ne se ferme spontanément que par exception, et il est habituel de voir le tissu périnéphrétique s'infiltrer de fongosités : ces foyers fongueux s'étendent, en bas, le long de l'uretère, en haut, jusqu'au diaphragme et au tissu sous-pleural envahissant même les muscles profonds, le carré lombaire, le psoas, etc.

Malgré ces graves inconvénients la néphrostomie peut se trouver indiquée, lorsqu'il existe de la pyonéphrose tuberculeuse dans un rein unique ou chez un malade, dont les deux reins sont profondément altérés.

Manuel opératoire.

L'opération doit être conduite, dans ses premiers temps, comme la néphrostomie pour pyonéphrose, en ayant particulièrement soin de pratiquer une incision peu étendue et de faire le minimum de décortication, pour éviter les fusées périrénales. L'incision du rein sera elle aussi peu étendue et, sans essayer de vider toutes les poches, ce qui serait presque toujours impossible, on se contentera d'arriver jusque dans le bassinet et de faire communiquer, le mieux possible, entre elles les différentes loges purulentes. Il ne faudra pas prolonger les manœuvres, ni couper les cloisons intrarénales. On s'abstiendra de faire le drainage urétéral, en se contentant de bien drainer par la plaie lombaire qu'on laissera largement ouverte.

VI —NÉPHROSTOMIE SUR UN REIN SAIN POUR DÉRIVER LE COURS DES URINES

Lorsque nous discuterons, à propos de la cystectomie totale et de l'extrophie de la vessie, page 643, les différentes méthodes de dérivation des urines, nous verrons que j'ai été conduit à pratiquer la néphrostomie double, permanente, pour recueillir directement, par une double fistulisation lombaire, les urines des deux reins. La même indication, pour un seul rein, pourrait se poser, lorsqu'il y a nécessité de conser-

ver la sécrétion rénale, et que l'uretère sectionné ou malade ne peu
être anastomosé à la vessie.

Lorsqu'on se propose d'établir une fistule rénale permanente, l'opération doit remplir plusieurs conditions : rendre l'uretère absolumen
imperméable ; altérer le moins possible le parenchyme du rein ; permettre le port facile d'un appareil destiné à recueillir les urines.

1° IMPERMÉABILITE DE L'URETÈRE. — Nous dirons en étudiant la ligature
atrophique de l'uretère, page 480, que, chez plusieurs malades, on a lié
l'uretère, mais que la ligature a lâché et le conduit est redevenu perméable. Pour se mettre en garde contre cette éventualité, **il ne faut pas
pratiquer la ligature de l'uretère avec des fils de catgut**, qui se
résorbent trop vite ; l'uretère doit être lié avec des fils de soie. Je crois
utile, en outre, de détruire la muqueuse au niveau de la ligature, de
manière à mettre en contact avec elle-même la couche musculaire de
l'uretère, plus apte à la cicatrisation.

2° ALTÉRER LE MOINS POSSIBLE LE TISSU RÉNAL. — J'ai longuement insisté,
page 98, sur la difficulté de pénétrer dans le bassinet, à travers le
parenchyme rénal, lorsqu'il n'existe pas de rétention rénale. Souvent on
n'y parvient qu'en pratiquant une longue incision du rein qui permet
de voir un des calices lequel sert de guide. Pour épargner autant que
possible le parenchyme du rein, je crois utile, au moment de l'opération, de distendre le bassinet et les calices avec un liquide qui s'écoulant par l'incision rénale facilite leur recherche.

Dans ce même but d'épargner autant que possible le tissu du rein,
l'incision sera faite de manière à conduire directement dans le grand
calice inférieur qui est le plus large (voir page 93).

3° FACILITER LE PORT D'UN APPAREIL. — Dans ce but, le drain rénal devra
aboutir dans la région lombaire à mi-chemin des côtes et de la crête
iliaque, au niveau du bord externe du muscle carré lombaire.

Manuel opératoire.

Les premiers temps de l'opération, comprenant l'**incision des parties
molles et la décortication du rein**, s'exécutent comme il a été dit à propos de l'exploration sanglante du rein, page 85.

Section de l'uretère, destruction de la muqueuse. — Lorsque le
rein a été décortiqué on l'extériorise, en le renversant en avant (voir
fig. 59) et on va, au-dessous du bassinet, chercher l'uretère qu'on isole
à l'aide de la sonde cannelée aussi bas que possible. Aussi loin du rein
qu'on le peut, on passe un fil autour de l'uretère, on lie le conduit et on
le coupe au-dessus du fil, entre ce fil et un compresseur urétéral placé
au-dessus. Le moignon urétéral est abandonné dans la plaie, après qu'on
a soigneusement détruit sa muqueuse au thermo-cautère.

Le bout central de l'uretère est amené dans la plaie, entouré d'une compresse et sectionné un peu au delà du collet du bassinet, à 4 centimètres de ce collet. Saisissant, avec de fines pinces à griffes, la muqueuse de l'uretère sectionné, on l'extirpe le mieux possible avec de fins ciseaux et on le gratte avec une petite curette; on se propose ensuite de détruire, sur une longueur de 2 à 3 centimètres, cette muqueuse dont on veut priver la lumière de l'uretère dans la portion qui reste attachée au rein.

Injection dans le bassinet. — On introduit dans le bassinet par l'uretère une sonde qu'on fixe à l'uretère par un fil de soie plate. Par la sonde, on injecte, dans le bassinet, de l'eau stérilisée, jusqu'à ce qu'on le voie rempli; 10 à 15 centimètres cubes de liquide suffisent.

Compression du pédicule, incision du rein et drainage du bassinet. — Dégageant bien l'uretère du pédicule rénal on comprime ce pédicule avec une pince dont les mors sont garnis de caoutchouc (fig. 63), puis on incise le rein au lieu d'élection, c'est-à-dire au niveau de l'union du tiers moyen avec le tiers inférieur et, par l'ouverture du grand calice ainsi ouvert, on introduit dans le bassinet un drain n° 30. On ferme de suite la plaie rénale, en ne laissant que l'orifice du drain, et on retire la pince qui comprime le pédicule. (Ces différents temps opératoires sont décrits en détail, pages 88 et suiv.)

Ligature de l'uretère. — On retire la sonde urétérale et on se sert du fil de soie qui la maintenait dans l'uretère pour lier solidement ce conduit. Par prudence on peut encore faire une autre ligature urétérale, au niveau du collet et du bassinet.

Fermeture de la paroi. — Voir page 97.

Soins consécutifs.

Les pansements, le drainage du rein, les soins post-opératoires sont ceux décrits à propos de l'exploration sanglante du rein. mais, dans la néphrostomie permanente que j'étudie ici, le drainage restera à demeure.

Appareil pour recueillir les urines. — L'appareil très simple que j'ai fait construire avec la collaboration d'un de mes opérés, M. Lopès, par M. Collin, est représenté

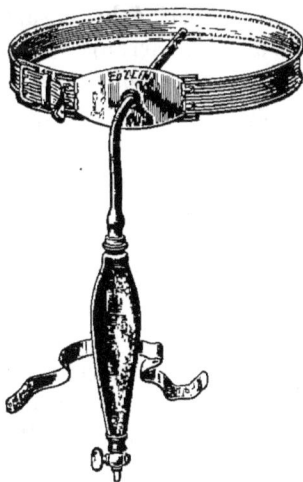

Fig. 99. — Appareil pour recueillir les urines dans les fistules lombaires.

dans la figure 99. Il se compose d'un tube n° 30 percé à son extrémité rénale. outre son orifice terminal, d'un œil latéral. Au niveau où le tube affleure à la peau, il est renforcé dans l'étendue de 3 centimètres; cette partie renforcée traverse une rondelle de caoutchouc qui s'applique sur la peau. Au delà de la rondelle, la partie renforcée du tube s'adapte à un autre tube de caoutchouc souple, qui conduit l'urine dans un réservoir, attaché à la cuisse du malade.

Cet appareil ne présente aucune partie métallique, ce qui permet au malade de se coucher sur le côté où se trouve l'appareil sans se faire de mal. Le malade doit posséder plusieurs tubes rénaux; matin et soir il changera son tube contre un autre stérilisé par ébullition, et il fera un léger lavage du bassinet avec de l'eau bouillie. Si l'urine devient trouble, le lavage sera fait avec une solution de nitrate d'argent au 1 pour 1000.

Si l'orifice du drain tend à trop se refermer, on l'élargira avec des bougies urétrales; au besoin, on y placerait, pendant quelques heures, une tige de laminaire perforée.

IX

INCISION DES ABCÈS PÉRINÉPHRÉTIQUES

Anatomie pathologique chirurgicale.

La périnéphrite suppurée peut être sous-capsulaire ou extra-capsulaire (Albarran).

La périnéphrite sous-capsulaire est parfois constituée par une série de petits abcès, indépendants les uns des autres. Dans d'autres cas, sur lesquels j'ai insisté, il se forme un vaste abcès sous-capsulaire, entourant une grande partie du rein, ou même toute la glande qui baigne dans le pus (fig. 88, p. 144). La capsule propre, toujours très épaissie, forme la paroi superficielle de l'abcès, elle est fusionnée avec l'atmosphère adipeuse indurée, épaissie elle-même et parfois fusionnée avec la paroi musculaire. Dans ces cas, pour arriver à l'abcès, le bistouri traverse une couche indurée, souvent épaisse de plusieurs centimètres. Il importe de bien connaître cette forme d'abcès sous-capsulaire qui peut être confondue avec la pyonéphrose; j'ai déjà dit avoir vu un chirurgien expérimenté ouvrir une collection sous-capsulaire, croyant inciser une poche de pyonéphrose; en réalité, le bassinet dilaté et plein de pus ne fut pas ouvert et je dus pratiquer la néphrostomie quelques jours après.

La périnéphrite extra-capsulaire est la forme commune, banale, de l'abcès périnéphrétique. Ici encore, le pus peut se collecter en foyers petits et indépendants qui infiltrent le tissu cellulaire périrénal. Plus fréquemment, il se forme une collection purulente de siège et de volume variables. Le plus souvent, c'est en arrière du rein, entre cet organe

et le feuillet fibreux du fascia périrénal, qu'on trouve la collection purulente. Le foyer est enfermé dans la gaine fibro-celluleuse qui entoure
l'atmosphère graisseuse périrénale; en arrière, il confine au feuillet
antérieur de l'aponévrose du transverse; en avant, le rein forme sa
limite ; en dehors la collection purulente est contenue par l'adhérence
du péritoine au feuillet fibreux de Zuckerkandl. La collection purulente
s'étend souvent aux deux extrémités du rein ; parfois elle prédomine en
haut ou en bas.

Lorsque l'abcès siège dans la **région supérieure**, il se met en rapport
avec le foie ou la rate et avec le diaphragme, et comme la graisse périrénale se trouve en contact avec le tissu sous-pleural à travers l'hiatus
de Farabeuf, l'abcès peut, dans ces cas, devenir susdiaphragmatique,
former une collection sous-pleurale ou s'évacuer dans la plèvre ou par
les bronches.

Lorsque l'abcès **se développe par en bas**, il a grande tendance à
gagner le tissu cellulaire du bassin ; la loge rénale est ouverte en bas et
le pus fuse facilement le long de l'uretère.

L'abcès ne reste pas enfermé dans ses limites primitives, il progresse
et tend à s'ouvrir dans des points différents suivant les cas. Les fusées
les plus fréquentes ont lieu en *bas*, le long de l'uretère ; en *arrière*,
du côté de la paroi lombaire, au-dessus de l'os iliaque, dans le point
le plus faible de la paroi, constitué par le triangle de J. L. Petit ; le pus
paraît alors suivre la voie tracée par les vaisseaux sanguins qui traversent l'aponévrose du transverse ; en *haut*, vers la plèvre et les
bronches ; en *avant*, décollant le péritoine, ce qui est rare.

Il importe à l'opérateur de bien savoir que, dans les abcès périnéphrétiques, toute l'atmosphère périrénale n'est pas suppurée : une partie
de la graisse périrénale a subi la transformation fibreuse et forme, en
arrière de l'abcès, une couche souvent très épaisse fusionnée avec la
paroi lombaire, qui, elle-même, est plus ou moins infiltrée, épaissie
œdémateuse. La paroi postérieure de l'abcès, sa paroi chirurgicale, celle
par où il faut l'ouvrir, ne présente plus les plans anatomiques normaux.

Manuel opératoire.

**Règle générale : l'opération doit avoir pour but non seulement
d'ouvrir l'abcès, mais encore d'explorer le rein.** Cette exploration
rénale est indispensable toutes les fois que le malade a présenté des
accidents morbides du côté de l'appareil urinaire, parce que, dans ces
cas, on peut trouver une collection sous-capsulaire ou intra-rénale qui
risque de passer inaperçue. Même en l'absence de symptômes-urinaires,
il sera utile d'explorer le rein.

On ouvrira un abcès périnéphrétique en suivant, pour inciser la paroi lombaire, les règles données p. 74 et qui sont communes à toutes les opérations rénales par la voie lombaire, mais les modifications anatomiques de la région imposent de la prudence opératoire. L'incision de la peau sera de moyenne longueur et s'arrêtera au niveau du point le plus saillant de la crête iliaque. Suivant les cas, on trouvera la couche de graisse sous-cutanée normale ou infiltrée, comme œdémateuse. La couche musculaire, elle-même, peut être infiltrée et le bistouri la traverse traçant dans les tissus une voie étroite, sans largeur, par défaut d'élasticité des tissus ; on arrive ainsi, en reconnaissant bien les plans, jusqu'à l'aponévrose du transverse qui est fusionnée avec les tissus profonds épaissis, indurés, lardacés. On voit mal ou on ne voit pas le nerf abdomino-génital qu'on ne peut parfois refouler en arrière qu'en le sculptant dans les tissus indurés. Il faut continuer à inciser prudemment cette atmosphère périrénale méconnaissable pour arriver à l'abcès, en ayant soin d'**inciser plutôt trop en arrière que trop en avant**, pour éviter l'ouverture du péritoine qui est fusionné avec la paroi de l'abcès. Lorsque le bistouri a ouvert la paroi de la collection, on voit jaillir le pus ; il faut alors profiter de l'ouverture pour y introduire le doigt et ouvrir largement la collection purulente, soit en déchirant sa paroi, soit en la coupant avec les ciseaux que le doigt guide.

Dans d'autres cas, on arrive plus aisément à trouver le pus, l'abcès est plus superficiel et, pendant qu'on sectionne méthodiquement les plans de la paroi lombaire, on voit le pus s'écouler d'un point quelconque de la plaie ; dans ces cas, la couche lardacée, que nous avons décrite sous le transverse, n'existe pas.

Lorsque le foyer est ouvert, il faut détruire les cloisons qui peuvent séparer des diverticules et bien nettoyer toute la poche, en l'asséchant soigneusement avec des compresses. On cherchera ensuite le rein : on le trouve parfois très facilement, au fond du foyer purulent ; d'autres fois, on le distingue mal, du côté de la colonne vertébrale, ou profondément caché sous les côtes. **Sans essayer de décortiquer le rein**, on l'explorera par la vue et par le toucher, en essayant de reconnaître si, avec l'abcès périnéphrétique, il coexiste une collection suppurée intra-rénale ; si on reconnaît une pyonéphrose, ce que l'examen clinique aura pu faire déjà diagnostiquer, on pratiquera séance tenante la néphrostomie (Voir p. 177).

Quand le pus aura été bien évacué, tous les diverticules complètement ouverts et le rein exploré, on pourra laver largement le foyer avec de l'eau oxygénée, on placera ensuite de gros drains et on laissera quelques mèches de gaze, non tassées, trempées dans de l'eau oxygénée.

Si besoin est, on poursuivra au loin les fusées purulentes et on établira les contre-ouvertures nécessaires.

Aucun point de suture ne rétrécira la plaie, qui devra rester largement ouverte.

Les **pansements** consécutifs seront faits au début deux fois par jour ; ensuite, tous les jours ; on lavera chaque fois le foyer à l'eau oxygénée et on remplacera les mèches trempées dans le même liquide. Il faudra surtout avoir soin que la cicatrisation se fasse du fond à la surface, en maintenant bien ouverts les bords de la plaie superficielle.

X

OPÉRATIONS DESTINÉES A MODIFIER LE MODE D'ABOUCHEMENT DES URETÈRES DANS LE BASSINET

Dans les cas de rétentions rénales encore intactes ou déjà fistulisées par une opération préalable, les chirurgiens se sont efforcés de conserver les reins qui sont capables d'un fonctionnement utile : les différentes opérations pratiquées, dans ces cas, ont pour but de rétablir le libre cours des urines par l'uretère.

Nous avons déjà dit, en étudiant la néphropexie et la néphrolithotomie, que, dans les cas les plus simples, on peut guérir une rétention rénale et rétablir le cours des urines en redressant une courbure urétérale ou en enlevant une pierre du bassinet. Mais, il existe fréquemment des lésions du rein lui-même, ou de la partie supérieure de l'uretère, qui empêchent le libre écoulement de l'urine par les voies naturelles : avant toute opération, elles déterminent la rétention rénale ; après la néphrostomie, elles sont cause de la persistance de la fistule urinaire. Pour bien comprendre les opérations que nous décrivons ici, il est indispensable de connaître les lésions anatomiques qui commandent l'intervention, c'est-à-dire l'anatomie pathologique chirurgicale des rétentions et des fistules rénales.

Nous décrirons ici l'anatomie pathologique chirurgicale des hydronéphroses, renvoyant pour l'étude des pyonéphroses et des fistules au chapitre consacré à la néphrostomie (page 177). Nous pensons d'ailleurs qu'il ne faut pas entreprendre d'emblée, en cas de pyonéphrose, les délicates opérations dont il est question ici. L'état général des malades atteints de pyonéphrose interdit souvent les manœuvres prolongées et la septicité du milieu n'est pas propice au succès de l'opération, mieux vaut faire la néphrostomie dans un premier temps et, si besoin est, pratiquer ensuite une seconde intervention pour guérir la fistule. A la suite de la néphrostomie, l'état du malade s'améliore e l'opération devient moins grave; d'un autre côté, les conditions locales sont meilleures parce que le rein revient sur lui-même, que les tissus périrénaux s'assouplissent et que la septicité du milieu est très diminuée. Dans certains cas favorables de pyonéphrose, et plus souvent dans les hydropyonéphroses, on peut vider la poche par le cathétérisme urétéral et préparer le malade à subir d'emblée l'opération conservatrice : dans ce but, je laisse à demeure pendant quelques jours une sonde urétérale à bout coupé, n° 8, et je fais pratiquer deux fois par jour des lavages de la poche avec la solution de nitrate d'argent au millième. D'autres fois, sans laisser de sonde à demeure, je fais des lavages journaliers du bassinet avec du nitrate d'argent.

Je crois rendre ce chapitre plus clair et plus profitable au lecteur en adoptant l'ordre suivant dans son exposition :

1° Anatomie pathologique chirurgicale des hydronéphroses.

L'étude anatomique des pyonéphroses et des fistules rénales post-opératoires a déjà été faite page 177. Les opérations que nous devons décrire trouvent leur indication dans ces différents cas ;

2° Technique des différentes opérations pratiquées pour modifier le mode d'abouchement de l'uretère dans la poche rénale. Toutes ces opérations peuvent être utiles, dans des cas déterminés ; ce sont :

a) Section d'éperon pyélo-urétéral ;

b) Pyéloplication ;

c) Urétéro-pyéloplastie ;

d) Anastomose terminale de l'uretère ;

e) Anastomose latérale de l'uretère ;

f) Résection orthopédique pyélo-rénale ;

3° Étude des causes des échecs consécutifs à l'intervention et des conditions que l'opération doit remplir pour les éviter ;

4° Exposé technique du manuel opératoire qu'il convient de suivre avec choix du procédé suivant les lésions.

Accidents et difficultés pendant l'opération.

Soins post-opératoires.

Accidents post-opératoires.

Anatomie pathologique chirurgicale des hydronéphroses.

Étude de la tumeur. — La poche d'hydronéphrose constitue une tumeur presque toujours irrégulière, bosselée, qui, en se développant, remplit la région lombaire et refoule les organes voisins. Cette poche est formée en partie par le bassinet dilaté, en partie par le rein lui-même, dont le parenchyme s'est atrophié, plus ou moins complètement, suivant l'âge de l'uronéphrose ; à l'extérieur, entre ces deux portions pyélitique et rénale de la poche, se voit une ligne de démarcation qui disparaît dans les stades avancés. Dans certains cas, la tumeur est surtout formée par le bassinet distendu, et le rein, dilaté lui-même, est comme refoulé vers la partie supérieure et externe de

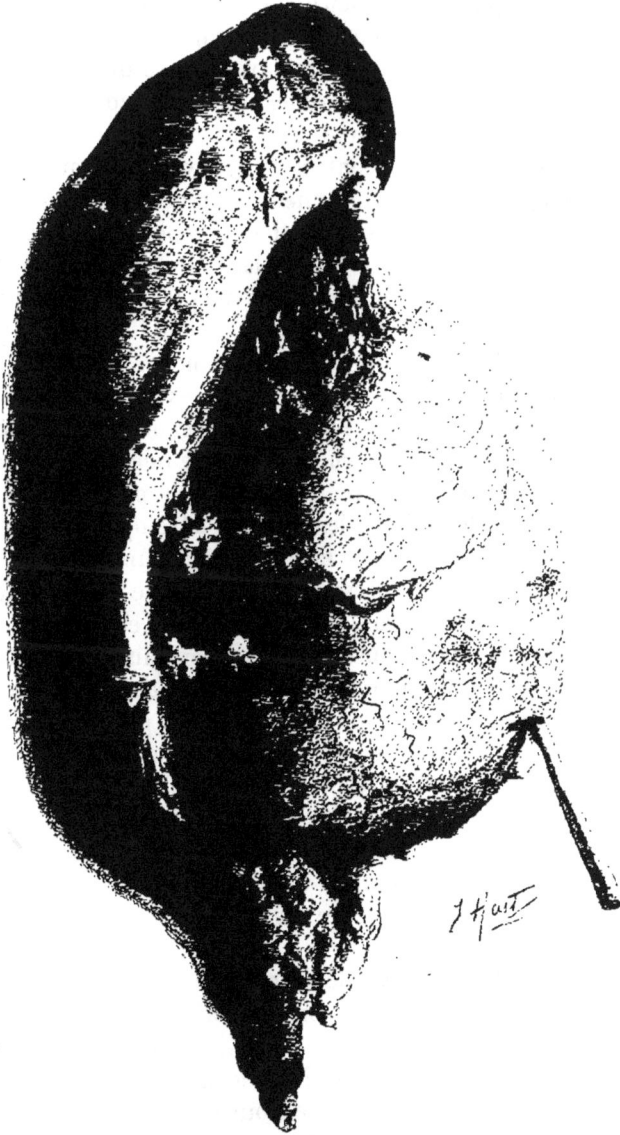

Fig. 100. — Volumineuse hydronéphrose calculeuse.

la poche : d'autres fois, le tissu du rein, distendu et aminci, surtout dans la partie médiane et inférieure de l'organe, prend une plus grande part que le bassinet lui-même à la formation de la tumeur.

La poche pyélorénale présente les dimensions les plus variables ; au début, le rein peut être à peine augmenté de volume ; fréquemment la tumeur atteint le volume des deux poings réunis et, il n'est pas rare de voir des hydronéphroses qui dépassent le volume d'une tête d'adulte ; chez certains malades, la tumeur peut remplir presque tout l'abdomen.

Les rapports de la tumeur varient avec son volume et avec la cause de la maladie : c'est ainsi que l'uronéphrose consécutive au rein mobile, forme une tumeur, qui, souvent, est tout entière située au-dessous des côtes et vient se mettre en contact direct avec la paroi antéro-latérale de l'abdomen ; dans ces cas, la tumeur est plutôt abdominale que lombaire. Dans les cas ordinaires, la poche uronéphrotique présente, dès le début, et conserve, jusqu'à la fin, un large contact avec la paroi lombaire, et une portion plus ou moins considérable de la tumeur se cache sous les côtes : cette partie sous-costale est habituellement plus considérable dans les hydronéphroses du côté gauche.

Une hydronéphrose volumineuse refoule les organes voisins et présente des rapports différents, à droite et à gauche. **Du côté droit**, la tumeur se trouve en rapport : **en haut**, avec le foie et le diaphragme ; **en arrière**, avec la paroi lombaire, dont elle est séparée par l'atmosphère graisseuse périrénale, habituellement peu développée dans ce cas ; **en avant**, le péritoine étalé couvre et adhère à la tumeur par des tractus celluleux qui permettent presque toujours de le détacher facilement, mais, lorsque l'hydronéphrose est très ancienne et présente des parois épaisses, elle peut adhérer intimement au péritoine ; il en est de même, en cas d'infection secondaire de l'hydronéphrose. Vers la partie inférieure de la face antérieure de la tumeur, et plus près de son côté interne que du côté externe, se trouve l'angle que forment le côlon ascendant et le côlon transverse. Le mésocôlon est dédoublé par la tumeur et ses vaisseaux restent sur le feuillet interne ; le côlon lui-même est directement appliqué sur la paroi de la poche. **En dedans**, la tumeur rénale touche aux gros vaisseaux prévertébraux : elle se met en contact direct avec la veine cave à laquelle, exceptionnellement, elle peut adhérer.

Lorsque l'uronéphrose s'est développée du **côté gauche**, il faut signaler, en haut et en dedans, le rapport avec la rate, dont la sépare le péritoine ; **en dedans**, le contact plus ou moins intime avec l'aorte et **en avant**, les rapports avec le côlon. Nous avons vu que, dans les hydronéphroses droites, l'angle du côlon se trouve vers la partie inférieure de la tumeur et rejeté en dedans : lorsque la tumeur siège à gauche, l'angle du cordon transverse et du cordon descendant se trouve sur la face antérieure de la tumeur, plutôt près de son extrémité supérieure que de l'inférieure, et plus près du bord externe que du bord interne de la tumeur. En se développant, la tumeur étale le mésocôlon et vient se mettre en contact direct avec l'intestin : le feuillet interne du méso-côlon, qui recouvre la plus grande partie de la face antérieure de l'hydronéphrose, étale sur elle ses vaisseaux, tandis que le feuillet externe, avasculaire, recouvre une moindre partie de la tumeur et se réfléchit bientôt sur elle pour tapisser la paroi latérale de l'abdomen.

Les **vaisseaux sanguins** présentent des particularités remarquables, dans un grand nombre d'hydronéphroses.

Lorsque les poches ont acquis des dimensions considérables, on note souvent que « les organes du hile, au lieu de pénétrer en un seul faisceau, en un pédicule unique dont les éléments se tiennent intimement, sont dissociés et écartés les uns des autres » (Gosset). C'est ainsi que chez trois malades, il m'a fallu, pendant la néphrectomie, faire deux pédicules différents et que deux fois j'ai dû en faire trois. Il faut noter, en outre, que les branches de l'artère rénale présentent des parois épaissies, avec diminution du calibre intérieur : l'endartérite, plus ou moins oblitérante, s'étend aux vaisseaux intra-rénaux, ce qui diminue beaucoup la vascularisation des cloisons intérieures de la poche.

Il importe de savoir que, dans un certain nombre de cas, on trouve des **branches artérielles anormales** qui constituent des brides sur lesquelles l'uretère se coude, lorsque le poids du liquide accumulé, ou la mobilité primitive du rein, déterminent l'abaissement de l'organe. Ces branches artérielles peuvent avoir sous leur dépendance la nutrition d'une partie du rein, et il est dangereux de les couper parce que, comme on le sait depuis Cohnheim, les artères du rein sont terminales et ne s'anastomosent pas entre elles. Lorsqu'on sectionne une de ces artères qui forment bride vasculaire, on s'expose à déterminer le sphacèle d'une partie du rein; c'est ainsi que, dans un cas d'Helferich, la section d'un vaisseau qui croisait l'uretère à angle droit et se rendait au pôle inférieur du rein détermina, au 8e jour, la nécrose partielle du rein, ce qui obligea à pratiquer la néphrectomie secondaire. Dans des cas analogues, il faut redresser la courbure sans couper la bride. Il existe d'autres brides vasculaires, contenant de petits vaisseaux, qui sont simplement des adhérences secondaires pouvant retenir une courbure urétérale : on peut, sans aucune crainte, les couper entre deux ligatures.

A la coupe, les poches d'hydronéphrose présentent de grandes variétés, suivant leur âge : lorsque la rétention rénale est peu développée, la plus grande partie de la poche est formée par le bassinet qui communique avec les calices distendus, au fond desquels se voient les pyramides aplaties. Plus tard, la substance rénale est refoulée et graduellement atrophiée; le plus souvent, c'est dans la partie moyenne et inférieure que la destruction du rein est plus avancée; en haut, le tissu est mieux conservé.

Lorsque la tumeur a acquis un certain volume, on voit, le plus souvent, une poche centrale, constituée par le bassinet et deux autres poches,
supérieure et inférieure, qui communiquent avec elle et représentent les
deux branches principales de division du bassinet. Souvent, le bassinet
forme une poche considérable, dans laquelle s'ouvrent, séparées par des
cloisons plus ou moins complètes, une série d'autres poches, représentant les calices, dont le fond est formé par le parenchyme rénal plus ou
moins atrophié. D'autres fois, il n'y a plus, à l'œil nu, trace de parenchyme rénal et, dans le dédale des cloisons et des cavités, on ne peut
reconnaître le bassinet. Plus rarement encore, l'uronéphrose est constituée par une poche simple, dans l'intérieur de laquelle on trouve à
peine des vestiges de cloisons.

Il importe de savoir que les cloisons intérieures des hydronéphroses,
représentant les anciennes colonnes de Bertin atrophiées et sclérosées,
sont peu vasculaires. Souvent, on coupe des cloisons assez épaisses sans
déterminer d'hémorragie; d'autres fois, on voit le sang jaillir de petites
artérioles à parois épaissies qu'on peut pincer, parce que le tissu qui
les entoure, devenu fibreux, est résistant.

L'épaisseur des parois de l'uronéphrose n'est pas uniforme : on
trouve souvent des loges dont la minceur extrême fait craindre la rupture; parfois au contraire on voit des parois épaissies et même partiellement incrustées de sels calcaires.

La quantité de liquide dans les hydronéphroses ordinaires, complètement développées, varie de quelques centaines de grammes à plusieurs
litres. Ce liquide est le plus souvent légèrement troublé, parfois san-
glant.

Disposition anatomique de l'uretère. — Le point d'insertion de
l'uretère sur la poche hydronéphrotique est variable, mais il est exceptionnel que cette insertion se fasse au point le plus déclive; dans
presque tous les cas, on voit, au-dessous du point d'abouchement de
l'uretère, une portion plus ou moins considérable de la poche; or, il importe au chirurgien de savoir que, dans cette partie inférieure, l'hydronéphrose est surtout formée par le bassinet distendu et que la partie du
parenchyme rénal qui la continue est elle-même plus amincie que ce
qui reste du pôle supérieur du rein.

Pour arriver à son point d'insertion, l'uretère parcourt ainsi, pendant
un trajet plus ou moins long, la paroi externe de l'uronéphrose et y
adhère par de simples tractus celluleux ou par un tissu ferme et solide;
parfois même il existe une véritable fusion de l'uretère et des parois de
la poche pyélorénale. Dans la plupart des cas, c'est avec la partie antéro-
interne ou antérieure de la poche que l'uretère se trouve ainsi en contact et, souvent, on constate, à ce niveau, un certain degré de coudure
ou même de torsion du conduit. Ces **coudures urétérales**, d'abord mo-

biles, deviennent ensuite fixes; même alors il est souvent facile de les
redresser, et **on peut constater, dans nombre de cas, que, à leur niveau,
le calibre intérieur de l'uretère est conservé.** Si, lorsque la couture
existe, on essaie de passer une sonde dans l'uretère, de haut en bas ou
de bas en haut, on constate que l'instrument est arrêté, ce qui a fait croire
à un rétrécissement vrai, mais si on libère la couture, de grosses sondes
passent aisément. J'ai pu. à plusieurs reprises, vérifier ce fait d'importance considérable pour le choix du procédé opératoire.

Dans son **trajet** le long de la poche et au-dessous d'elle, l'uretère présente souvent des parois un peu épaissies, même lorsqu'on ne voit pas
de péri-urétérite à l'œil nu et lorsque la lésion est aseptique. Le calibre
intérieur de l'uretère peut être rétréci, dans certains points, par l'épaississement des parois ou encore par la formation de plis valvulaires dus
à l'accolement des parois au niveau des coutures : lorsque les parois sont
fusionnées, on ne peut plus défaire ces valvules. Le chirurgien ne doit
jamais oublier la possibilité de lésions urétérales siégeant dans ce conduit,
au-dessous et parfois loin du rein, ce qui impose, dans tous les cas, l'exploration du calibre de l'uretère dans toute sa longueur. Si on néglige
cette exploration, on s'expose à pratiquer inutilement une longue et difficile opération : c'est ainsi que Van Hook, après avoir coupé l'uretère, au-
dessous d'un rétrécissement placé près du collet, fit l'implantation du bout
périphérique dans le bassinet et constata immédiatement après que l'uretère était oblitéré plus bas, ce qui l'obligea à pratiquer la néphrectomie.

L'ouverture de l'uretère dans le bassinet présente des dispositions
variables. Dans certains cas, l'orifice urétéral est rétréci, plus petit qu'à
l'état normal et même complètement oblitéré : très exceptionnellement,
on a vu l'orifice au sommet d'un monticule; assez rarement un
des bords de l'orifice urétéral, constitué par l'accolement de la paroi de
l'uretère et de celle du bassinet, forme une sorte de valvule en clapet à
laquelle on a donné une importance exagérée. **Dans un très grand
nombre de cas, l'orifice de l'uretère dans le bassinet est cupuliforme,
normal ou même élargi.** J'ai appelé l'attention sur ce détail d'anatomie
pathologique, dont l'importance chirurgicale est grande.

On croit trop que presque toujours, la lésion, cause de la rétention,
siège au niveau même de l'orifice urétéral. On se convainc facilement
du contraire, en examinant les pièces anatomiques et en étudiant les
observations publiées avec détails. C'est ainsi que, sur six pièces du
musée Guyon, on ne trouve qu'une fois l'orifice urétéral diminué de largeur. Parmi les observations opératoires, j'ai compté jusqu'à 18 cas, dont
5 personnels, avec orifice urétéral normal. Enfin, chez un grand nombre
de malades, ayant des rétentions rénales septiques ou aseptiques. chez
qui, pour des raisons diverses, je n'ai pratiqué que la néphrostomie,
j'ai pu facilement cathétériser l'uretère avec une bougie n° 15.

Formes rares d'uronéphroses. — Il est utile, au point de vue pratique, de connaître trois variétés rares d'uronéphrose, ce sont : les uronéphroses partielles, les sous-capsulaires et celles constituées par deux poches, l'une rénale, l'autre urétérale.

Dans les **uronéphroses partielles**, la poche ne se développe qu'aux dépens d'une partie du rein parce que l'obstacle siège au niveau de la division du bassinet ou à l'ouverture d'un calice. Dans ces cas, on pourra presque toujours pratiquer une opération conservatrice, avec résection partielle du rein.

Dans l'**uronéphrose sous-capsulaire** le liquide s'accumule au-dessous de la capsule propre du rein : dans ces cas, on trouve presque toujours un orifice de communication entre le bassinet distendu et la poche péri-rénale. J'ai observé chez l'homme, et j'ai pu reproduire expérimentalement chez le chien, cette variété d'uronéphrose.

L'uronéphrose peut s'accompagner d'une seconde poche urétérale, très considérable, séparée de la tumeur rénale par une partie de l'uretère peu dilaté. J'avais vu expérimentalement la possibilité de cette énorme dilatation urétérale (fig. 204, p. 494). J'ai eu occasion de l'observer récemment chez l'homme. Il s'agissait, dans ce cas, d'un jeune égyptien à qui un de nos confrères avait extirpé une volumineuse hydronéphrose : malgré la néphrectomie, la tumeur se reproduisit rapidement, avant même la complète cicatrisation de la plaie. J'opérai ce malade et je trouvai une tumeur du volume d'une tête de fœtus formée par l'uretère dilaté : je l'extirpai et le malade guérit.

Lorsque la cause de la rétention rénale siège dans la partie inférieure de l'uretère, ce conduit se dilate parfois dans des proportions énormes, il s'allonge et présente des flexuosités. La figure 205, p. 499, représente une énorme urétéro-hydronéphrose congénitale, secondairement infectée, que j'ai extirpée chez un enfant de 11 ans.

Trois notions d'anatomie pathologique chirurgicale doivent être bien connues du chirurgien qui se propose de modifier l'abouchement de l'uretère dans le bassinet.

1° L'exploration extérieure de la poche et de l'uretère est souvent insuffisante pour déterminer à quelle variété de lésion on a affaire. Dans les petites rétentions, il est parfois évident, par la simple inspection du rein et de l'uretère, que la cause de la rétention est une coudure ou un rétrécissement. Dans les grosses rétentions, l'exploration extérieure ne permet souvent que très difficilement d'arriver à dégager assez bien l'extrémité supérieure de l'uretère pour voir son point d'insertion ; elle ne nous renseigne ni sur l'existence d'une valvule à l'embouchure de l'uretère, ni sur le calibre de ce conduit ; enfin, il sera impossible de déterminer par l'exploration externe, si, dans l'intérieur de la poche, ne se trouvent pas des cloisons qu'il faudra détruire ou des corps étrangers qu'on devra enlever. Or, il est nécessaire de bien connaître tout cela pour éviter les échecs. Il est indispensable d'explorer l'orifice urétéral par l'intérieur de la poche rénale et seule l'incision large de cette poche permet l'exploration. Pour ces raisons, je considère que la néphrotomie est un temps indispensable de toute opération conservatrice dans les rétentions de moyen ou de gros volume et dans les fistules rénales. Or, l'ouverture large du rein ne devant être faite que par la voie lombaire, je pense que la voie abdominale ne doit pas être suivie pour pratiquer ces opérations.

2° Il est difficile et souvent impossible de trouver l'orifice urétéral, en examinant l'intérieur de la poche. Toutes les fois, au contraire, qu'on a pu introduire, avant l'opération, une sonde urétérale par la vessie et la faire pénétrer jusque dans la poche rénale, on voit immédiatement l'orifice urétéral après la néphrotomie.

5° La recherche de l'uretère au-dessous de la poche de rétention est souvent très pénible. Si, dans les cas les plus simples d'hydronéphrose peu volumineuse, on trouve assez facilement l'uretère, il en est d'autres, particulièrement quand il s'agit de fistule consécutive à une pyonéphrose, où l'uretère, englobé dans des tissus modifiés par l'inflammation, exige de longues recherches. Lorsqu'on a eu soin d'introduire une sonde urétérale avec le cystoscope, la recherche de l'uretère est toujours facile.

La mise en place d'une sonde urétérale, immédiatement avant l'opération, présente, dans tous les cas, de grands avantages. Si la sonde ne pénètre pas jusque dans la poche rénale, elle nous renseigne immédiatement sur le siège de l'obstacle le plus inférieur au cours de l'urine, et nous permet de trouver rapidement l'uretère. Si la sonde pénètre dans la poche rénale, elle conserve toujours l'avantage de repérer l'uretère et nous permet, en outre, de connaître la liberté du conduit et d'étudier l'orifice urétéral. Pour ces raisons, j'emploie toujours la sonde urétérale introduite immédiatement avant l'opération par le cathétérisme de l'uretère.

TECHNIQUE DES DIFFÉRENTS PROCÉDÉS OPÉRATOIRES

Section de l'éperon pyélo-urétéral.

Cette opération, la plus simple de celles que nous étudions dans ce chapitre, fut pratiquée, pour la première fois, par Trendelenburg, en 1886. Applicable aux cas dans lesquels l'uretère est accolé à la poche pyélorénale, dans une étendue plus ou moins considérable, elle se propose de détruire l'éperon formé par cet accolement et d'abaisser, en le rendant plus déclive, l'orifice d'abouchement de l'uretère.

Technique.— Lorsqu'on est arrivé sur le rein et que l'organe a été soigneusement décortiqué, on incise largement la poche d'uronéphrose pour bien explorer sa cavité : en cas de fistule rénale, on agrandit l'orifice de la fistule, toujours dans le but de voir distinctement l'ouverture urétérale.

Si on le peut, il vaut mieux introduire à ce moment, de haut en bas, une sonde dans l'uretère, à moins qu'on n'ait réussi à en placer une, au préalable, par le cathétérisme cystoscopique. Lorsqu'on ne peut introduire une sonde dans l'uretère, on saisit, par l'intérieur de la poche, avec une fine et longue pince à griffes, l'orifice urétéral sur son bord interne, et, avec le bistouri ou avec de fins ciseaux, on incise à la fois la paroi du bassinet et celle de l'uretère. L'incision est prolongée dans toute l'étendue de l'accolement de l'uretère au bassinet. La plaie prend alors la forme d'un V, dont la base correspond à l'ancien orifice urétéral et le sommet au nouvel abouchement de ce conduit (fig. 101).

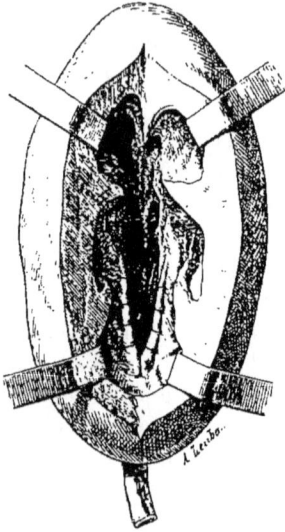

Fig. 101.— Section de l'éperon pyélo-urétéral.

Après la section, les muqueuses du bassinet et de l'uretère sont réunies par des sutures au catgut.

Il faut ensuite, avec une aiguille courbe et fine et du catgut double 0, suturer de chaque côté de la plaie, dans toute sa longueur, les parois du bassinet à celles de l'uretère, de façon que les deux muqueuses se correspondent. Cette suture peut être faite par surjet enchaîné ou par points séparés.

On termine l'opération comme il est dit page 80.

Capitonnage de la poche.

Le capitonnage de la poche de rétention a été d'abord pratiqué par Israel, en 1896, et par moi-même, en 1898. Dans cette opération, on se propose de diminuer le volume de la poche et de la modeler, en quelque sorte, en plaçant l'orifice urétéral au point le plus déclive.

Comme dans toutes les opérations conservatrices, il faut commencer, à mon avis, par une large néphrotomie, qui permet de bien explorer l'intérieur de la poche et de contrôler le résultat opératoire. *On ne doit procéder au capitonnage que lorsqu'on a établi les conditions anatomiques qui peuvent le justifier* : l'orifice urétéral doit être large, l'uretère libre dans toute sa longueur, enfin, la poche doit être surtout développée aux dépens du bassinet.

Pour faire le capitonnage, on passe successivement, en faufilant, une série de fils non perforants dans l'épaisseur de la paroi, comme l'indique le schéma ci-joint : en serrant les fils, on détermine une série de plis en capiton, qui rétrécissent l'étendue de la poche (fig. 102). Chaque fil doit pénétrer dans la paroi antérieure du bassinet, embrasser son extré-

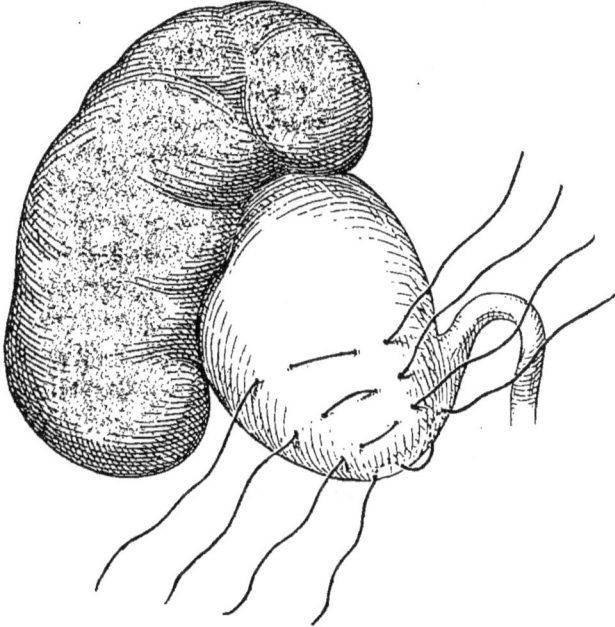

Fig. 102. — Capitonnage de la poche formée par le bassinet (schéma).

mité inférieure et ressortir en arrière symétriquement à son point d'entrée, à la hauteur de l'uretère. On placera ainsi un nombre variable de fils de catgut n° 0 ; il sera utile ensuite, avant de serrer les fils, d'irriter la surface externe du bassinet, pour mieux assurer l'accolement de la partie capitonnée, avec de l'eau phéniquée au 5 pour 100 ou du nitrate d'argent au 2 pour 1000.

Les fils seront ensuite noués et on vérifiera par l'intérieur de la poche que tout bas-fond a disparu au-dessous de l'orifice de l'uretère : au besoin, on placera d'autres fils pour donner à la poche une forme régulière. Si l'uretère suit un trajet ascendant à partir de son point d'insertion dans le bassinet, on peut, à l'exemple d'Israel, le redresser et l'abaisser, en comprenant ses parois dans un des fils du capiton.

Urétéro-pyéloplastie.

Cette opération, que Finger pratiqua le premier en 1892, consiste à diviser longitudinalement l'uretère et le bassinet au niveau du rétrécissement et à suturer l'incision transversalement, de manière à obtenir, comme on le fait dans la pyloroplastie, une cicatrice transversale, en élargissant l'orifice de communication.

Technique. — Suivant ma pratique constante, dans toutes les opérations plastiques urétéro-rénales, une sonde a été préalablement introduite dans l'uretère par le cathétérisme urétéral cystoscopique et l'opération commence par l'ouverture de la poche pyélorénale.

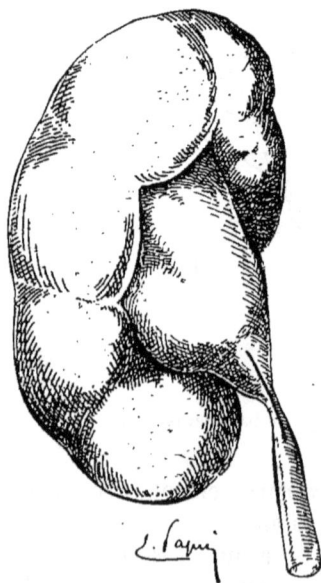

Fig. 105. — Urétéro-pyéloplastie. Incision longitudinale du point rétréci.

Lorsque la sonde mise dans l'uretère avant l'opération n'a pu pénétrer dans l'intérieur de la poche, on essaie de reconnaître l'orifice et on introduit une sonde, de haut en bas, dans ce conduit. Si on ne peut y réussir, on soulève la poche rénale et, au-dessous d'elle, on va à la recherche de l'uretère dans un endroit accessible. On incise ensuite l'uretère dans une petite étendue et on l'explore, avec une sonde, d'abord du côté de la vessie, ensuite du côté de la poche, en essayant d'introduire la sonde, qui servira de conducteur, jusque dans la cavité. Le rétrécissement urétéral étant reconnu, on l'incise longitudinalement, dans toute son étendue, en ayant même soin de dépasser ses limites en haut, du côté du bassinet et en bas, du côté de l'uretère (fig. 105) : l'incision sera longitudinale, si l'uretère est droit; courbe, si l'uretère est coudé, et, dans ce cas, plus proche de la concavité que de la convexité de la courbure.

Les bords de la plaie sont écartés transversalement, avec des pinces fines, et, on commence par suturer, avec du catgut très fin, son angle supérieur à son angle inférieur ; on fait ensuite de chaque côté les points nécessaires, habituellement deux, pour fermer transversalement la plaie (fig. 104). Lorsque l'incision longitudinale est un peu longue on fait une meilleure suture en rapprochant avec des pinces, sans les sutu-

rer, les deux angles de la plaie et en faisant successivement, d'un côté
à l'autre, toute la suture. Autant que possible, les sutures ne seront
pas perforantes. Les sutures finies, une sonde n° 14 doit pouvoir passer par le nouvel orifice.

Dans les petites rétentions rénales, lorsqu'on a bien pu dégager
l'uretère et constater qu'il existe un certain degré de rétrécissement, au

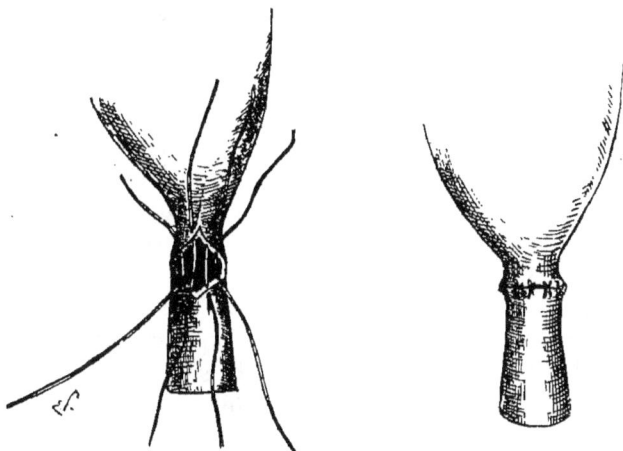

Fig. 104. — Urétéro-pyéloplastie. Suture transversale de l'incision longitudinale.

1. Manière de passer les fils. — 2. Suture terminée.

niveau de son implantation dans le bassinet, on peut opérer sans
ouvrir le rein. Dans ce cas, il suffit de renverser le rein en avant, pour
mettre en vue l'origine de l'uretère, qu'on dégage bien avec la sonde
cannelée : on incise ensuite le bassinet et l'uretère longitudinalement
et on fait la suture dans le sens transversal.

Anastomose terminale de l'uretère.

La section de l'uretère au-dessous du point rétréci et l'implantation
de son bout inférieur à la partie la plus déclive de la poche rénale,
fut pratiquée pour la première fois par Trendelenburg, en 1886. Le
malade ayant succombé, l'opération de Küster, pratiquée en 1891, est
la première intervention plastique urétéro-rénale qui ait donné un
succès.

La plupart des opérateurs ont pratiqué l'implantation terminale de
l'uretère par l'extérieur de la poche; nous croyons préférable de suivre
la technique indiquée par Krogius, qui permet une plus parfaite coaptation des muqueuses de l'uretère et du bassinet.

Technique. — La poche pyélorénale ayant été incisée par une large néphrotomie, on libère l'extrémité inférieure de l'uretère qu'on sectionne franchement, tout à fait en travers au-dessous du rétrécissement et à hauteur de la partie la plus inférieure de la poche. La portion supérieure de l'uretère, rétrécie, coudée, est réséquée. Le bout inférieur de ce conduit est fendu longitudinalement, dans l'étendue d'un centimètre et demi, pour élargir son extrémité supérieure.

On incise alors la poche pyélorénale, au point le plus déclive, en réséquant, dans la paroi, un petit fragment triangulaire, à base supérieure de manière à pratiquer un orifice triangulaire et non une simple fente. Avec une pince fine, on attire par l'orifice ainsi formé l'extrémité supérieure fendue de l'uretère et on la suture soigneusement de manière à bien appliquer l'une contre l'autre les deux muqueuses de l'uretère et du bassinet (fig. 105). On finit l'opération en pratiquant par l'extérieur deux ou trois points de suture non perforants, destinés à renforcer et soutenir la suture principale.

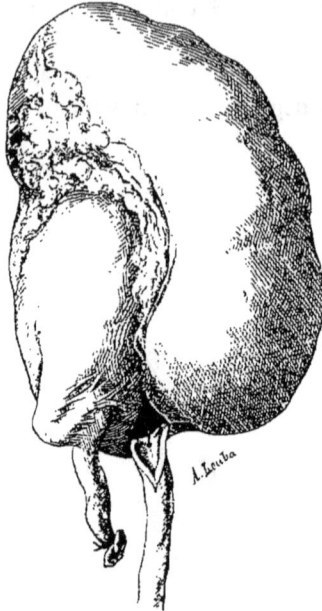

Fig. 105. — Anastomose terminale.

Anastomose latérale de l'uretère.

J'ai, le premier, pratiqué cette opération, en 1888.

Je commence par introduire dans l'uretère, au moyen du cathétérisme cystoscopique une petite sonde à bout arrondi, n° 6 Charrière, dont l'extrémité doit pouvoir s'emboîter à frottement, sur une sonde urétérale n° 12 qui devra rester à demeure. Cette grosse sonde urétérale (fig. 106), présente une extrémité supérieure coupée en bec de flûte et se trouve munie dans ses 4 premiers centimètres de trois ou quatre larges trous latéraux : l'extrémité inférieure de cette sonde-drain est un peu conique, de manière à ce que, dans son calibre un peu rétréci à ce niveau, on puisse introduire, à frottement dur, le bout arrondi et les premiers centimètres d'une sonde n° 6.

La sonde urétérale n° 6 ayant été placée avant l'opération, on commence comme à l'ordinaire et on arrive rapidement jusqu'au rein. Lorsque le rein est intact, en cas d'uronéphrose, on incise largement la poche; si le rein est fistuleux, on commence par agrandir la fistule :

es manœuvres permettent de constater si la sonde urétérale a pénétré
ans l'intérieur de la poche; de savoir s'il existe des cloisons qu'il
aut détruire, enfin d'examiner l ouverture
urétérale dans le bassinet et de décider quel
st le meilleur procédé opératoire à suivre.

La décortication de la partie inférieure
du rein étant faite, j'arrive toujours facilement à sentir le conduit urétéral, grâce à
la sonde qui se trouve dans son intérieur;
il est aisé d'accrocher l'uretère avec le doigt,
de l'attirer du côté de la plaie et de placer
un fil de soie plate, au-dessous du conduit
pour le maintenir facilement a l'endroit
voulu (fig. 107).

En introduisant un doigt dans la poche
rénale, on cherche quelle est sa partie la
plus déclive et on choisit, pour établir la
bouche anastomotique, un point aussi mince
que possible ; ce point doit correspondre aux
parois du bassinet, au dela de la zone conservée de tissu rénal.

Le point où portera l'incision de la poche
étant choisi, et la partie supérieure de l'u-
retère décortiquée le mieux possible, on
cherche à quelle hauteur l'uretère doit être
incisé en amenant ce conduit au niveau du
point rénal et en constatant qu'il n'y a pas
de tiraillement. On procède ensuite à l'incision de la paroi urétérale et de la poche
rénale dans l'étendue de 12 à 14 millimètres.

Si elle n'y pénétrait déjà, la sonde urétérale est introduite dans la poche rénale
à travers les deux ouvertures de l'uretère
et de la poche et on la fait sortir par la plaie
lombaire. Saisissant alors cette sonde, au
niveau de son passage sur la plaie urétérale, on l'attire pour former une anse qui,
rejetée en avant, laisse libre champ aux sutures (fig. 108). Ces sutures, faites avec le fin catgut n° 00, comprennent les lèvres postérieures de l'incision du bassinet et de l'uretère qu'elles appliquent soigneusement l'une à l'autre; les lèvres antérieures ne seront suturées
que lorsque la grosse sonde urétérale, qui doit assurer le drainage, aura
été placée.

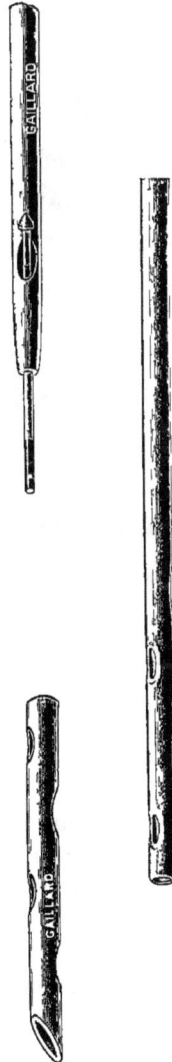

Fig. 106 — Sondes-drain pour le drainage urétéral du bassinet

1 Extrémité supérieure de la sonde coupée en bec de flute et présentant plusieurs yeux latéraux — 2 Extrémité inférieure conique de la sonde recevant à frottement une petite sonde conducteur

Pour placer la sonde-drain, on introduit l'extrémité arrondie de la petite sonde n° 6, dans le bout inférieur conique de la sonde-drain et on

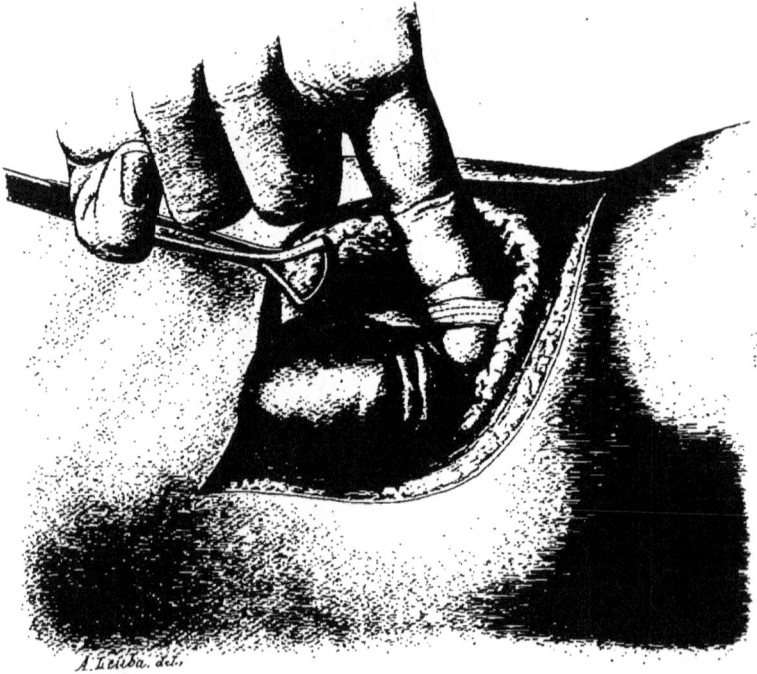

Fig. 107. — Anastomose latérale de l'uretère. L'uretère, garni d'une petite sonde, est soulevé par le doigt.

s'assure avec soin que les deux sondes s'emboitent à frottement forcé : (fig. 109) la petite sonde va servir ainsi de conducteur pour que la sonde-drain puisse être placée, de haut en bas, de la plaie vers la vessie. En poussant la grosse sonde, de haut en bas, et en tirant doucement, au niveau du méat, sur la sonde conductrice, on voit bientôt apparaître au niveau du gland ou de la vulve la sonde qui servira à drainer le rein.

Lorsque la grosse sonde-drain a été ainsi placée et avant de la fixer définitivement, on finit les sutures de la bouche anastomique, en réunissant les lèvres antérieures des deux petites plaies du bassinet et de l'uretère (fig. 109). La bouche anastomotique étant finie, on peut renforcer la ligne de suture avec les débris de tissu cellulo-graisseux qui l'entourent. On peut, en outre, réséquer la portion de l'uretère qui reste au-dessus de la poche, lorsqu'on craint la rétention des produits septiques dans cette portion du conduit.

Il ne reste plus qu'à bien fixer la sonde-drain, en l'empêchant de se déplacer de haut en bas. Dans ce but, on place un fil de soie en anse

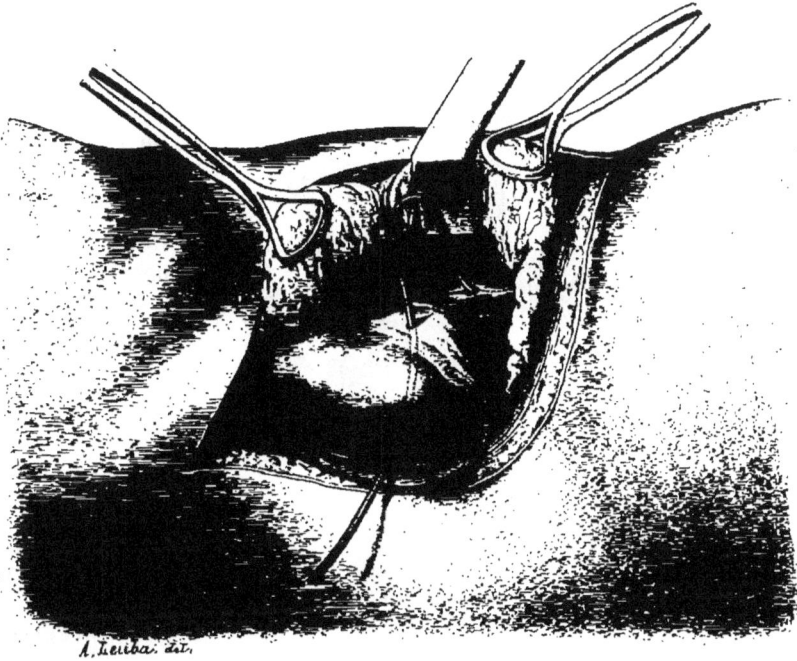

Fig. 108. — Anastomose latérale de l'uretère.

dans l'œil supérieur de cette sonde et on fixe ce fil à la peau, après avoir placé la sonde dans la cavité de la poche, dans une situation telle qu'elle dépasse l'orifice urétéral de 4 à 5 centimètres : la manœuvre s'exécute très aisément, en priant un aide de tirer doucement sur l'extrémité vésicale de la sonde pendant qu'on soutient sa portion rénale.

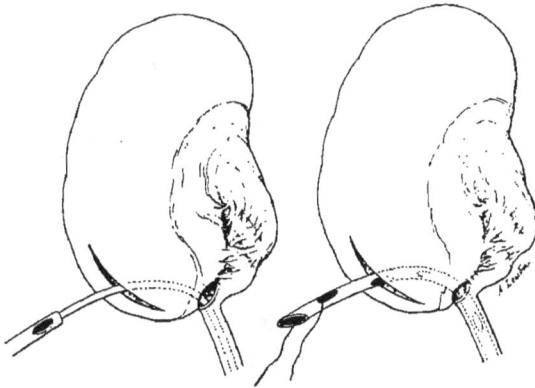

Fig. 109. — Anastomose latérale de l'uretère.

1. La suture des lèvres postérieures de l'anastomose est faite : la petite sonde urétérale qui sert de conducteur est adaptée à l'extrémité inférieure de la sonde-drain.
2. La sonde-drain a été mise en place : on suture les bords antérieurs de la boucle anastomatique.

On ferme ensuite l'incision de la néphrotomie, en laissant, dans tous les cas, un drain intra-rénal de sûreté. La plaie pariétale sera, elle-même, plus ou moins complètement fermée.

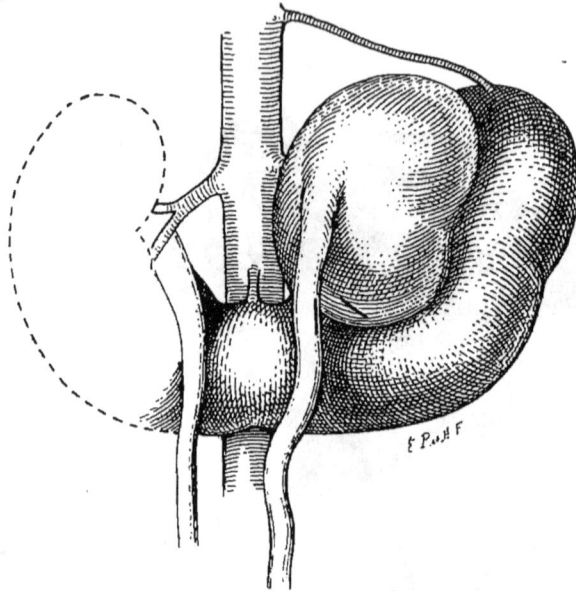

Récemment, j'ai eu occasion de pratiquer avec succès l'anastomose pyélo-urétérale sans laisser de sonde urétérale, et sans drainer le rein. Il s'agissait d'un malade, ayant un rein unique en fer à cheval, dont une moitié était atteinte d'hydronéphrose comme le montre la figure 110. Après avoir constaté que la pyéloplastie ne pouvait donner un bon résultat, je me rendis compte de la facilité

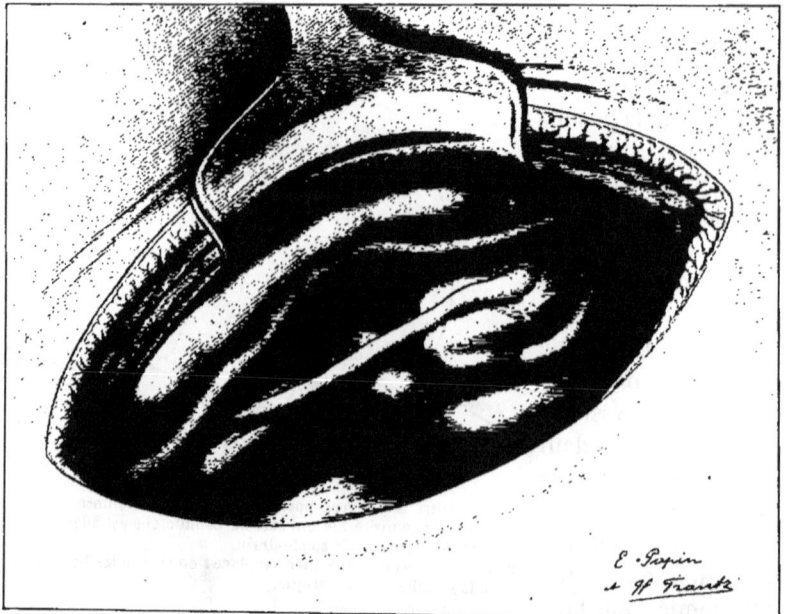

Fig. 110. — Hydronéphrose de la moitié gauche d'un rein en fer à cheval. Tracé des incisions de l'anastomose latérale

111. — Anastomose latérale terminée dans un cas de rein en fer à cheval.

d'accoler l'uretère à la partie la plus déclive du bassinet et je fis l'anastomose latérale (fig. 111). J'obtins la réunion complète par première intention et la parfaite évacuation du bassinet.

Résection orthopédique.

La première opération de ce genre a été pratiquée par moi, en 1898. L'opération consiste dans la résection de la portion du bassinet et, au besoin, du fragment du rein qui forment bas-fond au-dessous de l'orifice urétéral. Elle est applicable dans les cas, assez nombreux, où l'uretère n'est pas rétréci.

La technique comprend :

1° Placer avant l'opération une sonde urétérale n° 6 pénétrant aussi haut que possible ;

2° Découverte du rein et décortication extra-capsulaire aussi complète que possible ;

3° Incision large de la po-

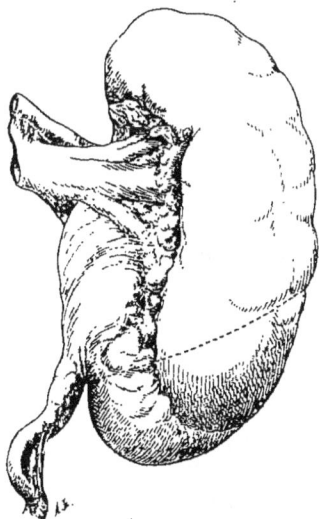

Fig. 112. — Résection orthopédique.
(Demi-schématique.)

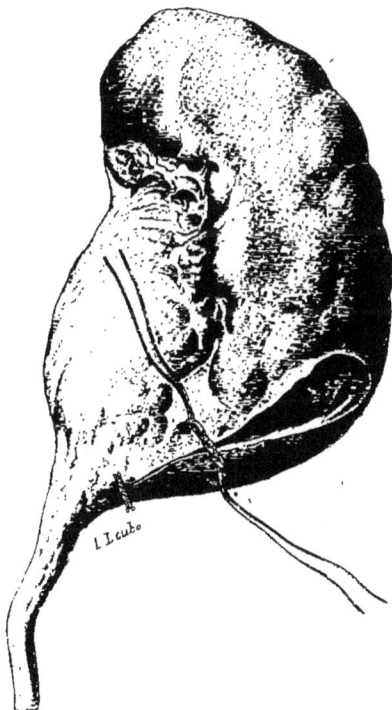

Fig. 113. — Résection orthopédique. Suture des bords de la plaie qui reste après la résection.

che ; destruction des cloisons intérieures, recherche de l'orifice urétéral ;

4° En s'aidant des doigts de la main gauche, introduits dans l'intérieur de la poche, finir très soigneusement la décortication de la partie inférieure de la poche jusqu'à l'uretère.

5° Inspection soigneuse et libération de l'uretère, en vérifiant que les coudures qui peuvent exister se redressent et ne se reforment pas.

6° Passer une sonde-drain n° 12 de haut en bas comme il a été dit à propos des anastomoses latérales (p. 226). Si la sonde joue librement dans l'uretère, on procède à la résection.

7° Examiner soigneusement la portion de la poche qui forme bas-fond au-dessous de l'orifice urétéral et, si, dans cette partie qui doit être réséquée, on constate l'existence de tissu rénal, déterminer dans quelle position, il faudra ultérieurement fixer le rein pour que l'uretère se trouve au point le plus déclive, tout en sacrifiant le moins possible du parenchyme rénal.

8° Abattre avec les ciseaux, de chaque côté de la longue incision faite pour la néphrostomie, la valve pyélo-rénale qui forme bas-fond (fig. 112).

9° Faire un surjet de fin catgut, commençant en bas près de l'uretère et reconstituer le bassinet (fig 113).

10° Placer et fixer la sonde-drain urétérale (voir p. 226).

11° Continuer par des points séparés au catgut n° 2, la fermeture de la portion de la plaie de la poche qui intéresse le tissu rénal, en laissant un orifice, pour le passage d'un drain lombaire. On peut ne pas drainer si la poche est aseptique.

12° Fixer le rein à la paroi lombaire, par deux points de néphropexie capsulaire, en ayant bien soin de vérifier que l'uretère s'implante au point le plus déclive.

13° Fermer plus ou moins complètement la paroi suivant les cas.

CAUSES DES ÉCHECS OPÉRATOIRES

Conditions que doit remplir l'opération ayant pour but de modifier l'implantation de l'uretère.

En étudiant les observations publiées et les 18 opérations plastiques urétéro-pyélitiques que j'ai pratiquées moi-même, j'ai trouvé cinq causes principales expliquant les nombreux échecs opératoires.

1° *Impossibilité d'opérer*. — Dans certains cas difficiles, les adhérences sont telles que l'opération s'exécute dans de mauvaises conditions : c'est ainsi que Morris dut faire une néphrectomie immédiate et que j'ai, moi-même, pratiqué la néphrectomie secondaire, après une anastomose latérale que j'avais dû faire, dans de mauvaises conditions, sur un rein, préalablement opéré par un autre chirurgien de néphrostomie transpéritonéale.

2° *Oblitération ou rétrécissement du nouvel orifice*. — Cette cause d'échec a été observée, avec les sections de l'éperon et les urétéro-plasties, dans les abouchements terminaux et latéraux de l'urètre.

5° *Coudure de l'uretère au-dessous de la néostomie.* — Observée dans deux cas, cette cause d'échec peut être facilement évitée par la fixation du rein en bonne position, temps complémentaire indispensable dans toutes les opérations, lorsqu'il existe de la mobilité rénale.

4° *Persistance d'une partie de la poche* au-dessous de la nouvelle embouchure de l'uretère. — J'ai observé ce fait après une section de l'éperon et après une pyéloplication.

5° *Obstacle à l'écoulement de l'urine siégeant dans la continuité de l'urètre.* — Je signale cette cause d'échec pour rappeler la nécessité de bien explorer tout l'uretère. Van Hock, après avoir fait l'opération conservatrice, constata l'existence d'un rétrécissement urétral situé plus bas, et dut terminer par la néphrectomie.

L'étude des causes déterminant les échecs opératoires nous enseigne les conditions que doit remplir une bonne opération, ce sont : 1° placer le nouvel orifice au point le plus déclive, et : 2° si possible, empêcher que cet orifice puisse se rétrécir ultérieurement. Or, les différentes opérations qu'on pratique ne remplissent pas toujours cette double condition.

a) **Placer l'orifice urétéral au point le plus déclive.** — La section simple de l'éperon pyélo-urétéral et la pyélo-plicature laissent l'orifice urétéral à sa place ou l'abaissent peu, même aidées de la néphropexie. Ces opérations ne conviennent que dans des cas particuliers.

L'urétéro-pyéloplastie permet d'abaisser un peu l'embouchure de l'urètre et remplit mieux, mais souvent incomplètement, l'indication d'ouverture au point le plus déclive.

Les anastomoses terminales ou latérales de l'uretère permettent de bien placer la nouvelle bouche urétérale. Ces opérations sont les seules praticables, lorsque l'extrémité supérieure de l'urètre est oblitérée, ou lorsque l'orifice urétéral rétréci se trouve très haut placé dans la poche.

D'une manière générale, on peut dire que l'anastomose latérale est de plus facile exécution et qu'elle a donné de meilleurs résultats : 70 pour 100 de guérisons, au lieu de 50 pour 100 l'anastomose terminale.

La résection orthopédique, telle que nous l'avons décrite, avec fixation au rein, permet toujours de placer l'orifice urétéral, au point le plus déclive.

b) **Empêcher le rétrécissement ultérieur de l'orifice urétéral.** — Toutes les opérations qui nécessitent des sutures au niveau de l'orifice urétéral exposent à la sténose secondaire. On pourra observer la sténose secondaire avec la section de l'éperon, les urétéro-pyéloplasties et les anastomoses terminales ou latérales. Cet inconvénient grave sera évité si l'on peut conserver l'orifice normal d'abouchement de l'uretère dans le bassinet; or, souvent on le peut.

On croit trop que, presque toujours, la lésion, cause de la rétention, siège au niveau même de l'orifice urétéral. On se convainct facilement du contraire, en étudiant les pièces anatomiques, et en lisant les observations détaillées. C'est ainsi que sur 6 pièces du musée Guyon, on ne trouve qu'une fois l'orifice urétéral diminué de largeur.

Parmi les observations cliniques, nous avons les 5 pyéloplications réussies, le cas de Delbet et mes quatre résections orthopédiques dans lesquelles le succès opératoire démontre que l'orifice urétéral conservé était suffisant. Parmi les malades ayant subi d'autres opérations, nous pouvons citer, comme ayant l'orifice urétéral et tout l'urètre libre de rétrécissement, les cas de Mynter et d'Elliot, un de ceux de Fenger, deux de Bazy, deux de Richardson, un personnel. Dans bien d'autres cas, les auteurs ne donnent pas de détails.

Parmi les opérations qui permettent de conserver l'orifice urétéral, se rangent les procédés de Delbet, d'Israël et le mien. Le procédé de Delbet consiste dans la transplantation de l'orifice urétéral avec une collerette du bassinet, dans la partie la plus déclive de la poche; il a bien réussi dans le seul cas opéré. La suture circulaire de la collerette du bassinet paraît devoir être assez difficile et pouvoir exposer aux fistules.

La pyéloplication échoue trop souvent; la proportion d'échecs est de 50 pour 100, ce qui paraît dû à ce que cette opération ne remplit pas toujours bien la première des deux conditions que nous avons reconnues nécessaires à la réussite : placer l'orifice urétéral au point le plus déclive.

La résection orthopédique remplit les deux conditions qui permettent d'espérer le succès; elle conserve l'orifice normal de l'urètre, toujours préférable, lorsqu'il est large, à une néostomie et le place au point déclive. Sur 4 opérés, j'ai obtenu quatre succès bien vérifiés, l'un d'eux constaté 10 ans après l'opération. On a objecté à cette opération qu'elle supprime une partie du parenchyme rénal, objection plus théorique que pratique. On ne réséque que fort peu de tissu rénal, la presque totalité de la résection parfois même toute la résection, portant sur le bassinet. Il en est particulièrement ainsi lorsqu'on a soin, pour épargner le rein, d'aider à la position déclive de l'uretère par une néphropexie adéquate, sans arriver pourtant à placer le rein dans une position trop irrégulière.

Nous croyons, en somme, que toutes les opérations envisagées ici peuvent réussir dans des cas déterminés, mais qu'il serait préférable d'agir, d'une manière générale, d'après les règles suivantes.

Si l'orifice urétéral est de bon diamètre, l'uretère non rétréci, et inséré trop haut : résection orthopédique.

Si l'orifice est rétréci et se trouve placé près de la partie déclive de la poche : urétéropyéloplastie simple. Si, dans ces conditions, il reste une poche au-dessous de l'embouchure urétérale, il faut y ajouter la résection orthopédique.

En cas d'oblitération de la partie supérieure de l'urètère ou de long rétrécissement : anastomose latérale, si possible, ou anastomose terminale, en choisissant, dans le cas donné, l'opération la plus facile à exécuter.

Quelle que soit l'opération pratiquée, le rein sera fixé en bonne position.

EXPOSÉ TECHNIQUE DE L'OPÉRATION

Choix du procédé suivant les lésions.

Lorsqu'on a décidé de pratiquer une opération conservatrice dans un cas de rétention ou de fistule rénale, on ne peut determiner d'avance quel sera le procédé le mieux approprié au malade qu'on opère et l'intervention doit être conduite de telle façon que, suivant les lésions qu'on trouvera, on puisse agir de manière différente. Dans ce but, je commence toujours par placer une sonde urétérale immédiatement avant l'opération et je fais ensuite l'exploration sanglante du rein, avant de pratiquer l'opération plastique proprement dite.

Instruments. — Il faut avoir à sa disposition les instruments nécessaires pour pratiquer la néphrostomie; en outre, pour si besoin était d'enlever le rein, on aura des pinces à pédicule et du catgut n° 2 enfilé sur le porte-fil de la néphrectomie. Les instruments plus spéciaux pour l'opération plastique sont :

1° Un large écarteur, figure 385, pour opérations urétérales, destiné à refouler le bord antérieur de la plaie pariétale.

2° Deux aiguilles de Reverdin droite et courbe, très fines, semblables à celles dont on se sert pour la suture de l'intestin, ou mieux, plusieurs très fines aiguilles de Hagedorn enfilées avec du catgut, double 0.

3° Deux fines pinces à griffes.

4° Deux pinces à anneaux terminées par trois petites griffes.

5° Un cystoscope urétéral.

6° Une sonde urétérale n° 6.

7° Une sonde à drainage urétéral n° 12, dont l'œil supérieur sera enfilé avec une soie, en anse.

8° Une sonde urétrale et un lithotriteur afin, s'il est nécessaire, d'aller chercher la sonde urétérale dans la vessie.

1° *Placer une sonde urétérale.* — A l'aide de mon cystoscope urétéral, on introduit dans l'urètère une sonde n° 6 qu'on fait pénétrer aussi haut que possible et on la fixe, par un fil, aux poils du pubis (voir p. 226). Lorsque la sonde permet d'évacuer le liquide retenu, on en profite pour laver la poche et la remplir ensuite avec une solution antiseptique non toxique : j'emploie, dans ce but, la solution de nitrate d'argent au 1/1000.

2° *Incision.* — L'incision lombaire doit être très longue pour permettre de manœuvrer à l'aise ; elle descendra en bas et en avant, au delà du niveau de l'épine iliaque antéro-supérieure.

3° *Décortication du rein.* — En profitant bien de toute l'étendue de la plaie de la paroi abdominale, on arrivera, comme d'habitude, jusqu'au rein. Si l'organe est de dimensions restreintes et facile à décortiquer, on aura tout avantage à l'attirer hors de la plaie. Si, au contraire, le rein est volumineux ou très adhérent, il vaut mieux ne pas perdre de temps à une décortication trop minutieuse et se borner à bien dégager l'organe en avant et en arrière et surtout en bas, sans trop s'inquiéter de la partie supérieure du rein.

4° *Recherche et dégagement de l'uretère.* — Lorsque les dimensions de la poche rénale sont très considérables, il vaut mieux inciser le rein, avant de chercher l'uretère qui sera ainsi plus facilement trouvé. Si le rein n'est pas trop gros, il est préférable, avant de l'ouvrir, de trouver l'uretère, pour exécuter cette partie de l'opération dans de meilleures conditions d'asepsie.

Pour trouver facilement l'uretère, il convient de commencer par dégager le mieux possible l'extrémité inférieure du rein, en la décortiquant avec les doigts de la main droite, tandis que la main gauche soulève la tumeur rénale. Dans les cas les plus simples, on arrivera ainsi directement jusqu'à l'uretère, mais il n'en est pas ainsi habituellement ; il arrive un moment où la décortication ne peut plus avancer et si on voulait quand même trouver l'uretère au niveau de son abouchement au bassinet, on aurait de grandes difficultés. Il faut aller plus bas. Avec la main gauche, le chirurgien soulève le rein, en essayant de tendre l'uretère, tandis que, franchement au-dessous du rein, là où les tissus sont souples, il explore la plaie, avec les doigts de la main droite, et sent facilement le cordon que forme l'uretère garni de sa sonde. Si on opère comme je l'ai dit, en ayant mis une sonde dans l'intérieur de l'uretère, la recherche est toujours facile et, sans voir, on sent le conduit et on peut le dégager. On trouve l'uretère sur le psoas, en dedans et en arrière de la plaie ; si on ne le sentait pas, à ce niveau, on le chercherait en avant, contre le péritoine, sachant que, parfois, il se trouve refoulé avec la séreuse. J'insiste sur un détail important : il vaut mieux aller à la recherche de l'uretère, sans placer d'écarteur sur la lèvre antérieure de la plaie pariétale. L'écarteur refoule souvent l'uretère et rend sa recherche laborieuse ; il ne sera utile que si on n'a pas mis de sonde urétérale, parce que, dans ce cas, il faut chercher l'uretère plus par la vue que par le toucher, contrairement à ce qu'il faut faire lorsqu'on a mis une sonde urétérale.

Lorsqu'on a senti l'uretère, on le dégage avec les doigts, on l'attire
vers la plaie et on le repère, en passant, au-dessous de lui, un fil de soie
plate en anse, non noué, dont les deux extrémités sont saisies par une
pince. A ce moment, l'écarteur large est utile ; il refoule la paroi antérieure de la plaie, permet de mieux voir et de suivre, de bas en haut,
l'uretère jusqu'à la poche rénale. On peut ainsi arriver parfois jusqu'à
l'insertion même de l'uretère dans le bassinet ; d'autres fois il n'est pas
possible d'avancer si loin, parce que la portion supérieure du conduit est
fusionnée par des adhérences à la paroi de la poche rénale. Dans tous
les cas, on aura grand soin de **détruire les adhérences capables de cou-
der l'uretère et on s'assurera que le conduit reste redressé après leur
destruction.** J'insiste encore sur ce que les brides épaisses contenant
un vaisseau important ne doivent pas être sectionnées avant de s'assurer qu'il ne s'agit pas d'une artère rénale, ayant sous sa dépendance
la nutrition d'une partie du rein.

5° *Incision du rein.* — Nous avons dit que lorsque la poche rénale
est très volumineuse ou très adhérente, il vaut mieux l'inciser avant
d'isoler l'uretère : on a ainsi plus de facilité pour chercher ce conduit,
lorsque la poche vidée revient, en partie, sur elle-même et on peut mieux
décortiquer la partie inférieure du rein, en saisissant la paroi de la
poche ouverte entre les doigts. Si le rein peut être bien décortiqué et
amené au dehors de la plaie, on ne l'ouvrira qu'après avoir isolé l'uretère.

L'ouverture du rein doit être proportionnée à son volume, mais elle
sera toujours suffisante pour permettre d'explorer à l'aise et de **voir**
dans l'intérieur de sa cavité : il faudra une ouverture de 6 à 7 centimètres, parfois même plus longue. Comme toujours, lorsqu'il s'agit de
pratiquer une néphrotomie pour rétention rénale, on incise le rein dans
l'endroit où la poche paraît plus mince et on agrandit l'ouverture, en
sectionnant toujours les portions les moins épaisses. Lorsqu'on veut
modifier l'insertion urétérale, il est utile de ne pas conduire d'emblée
l'incision de la poche jusqu'à son point le plus déclive, de manière à
se ménager. dans cette partie inférieure, assez de tissu pour que l'incision qui sera nécessitée par le nouvel attouchement urétéral, ne se
confonde pas avec l'incision de la néphrotomie.

6° *Exploration de la surface interne de la poche rénale.* —
La poche étant ouverte, il faut explorer, avec le doigt, toute sa surface
interne, pour enlever, au besoin, les calculs ou les corps étrangers qui
peuvent s'y trouver, et, s'il existe des diverticules, pour détruire les
cloisons qui les empêchent de communiquer largement avec la cavité
du bassinet. Cette exploration sera toujours faite avec le plus grand
soin, non seulement lorsqu'il s'agit d'une hydronéphrose non encore
opérée, mais aussi lorsqu'on opère pour guérir une fistule consécutive

à une néphrostomie antérieure. Dans ce dernier cas, j'ai souvent trouvé
des cloisons intra-rénales, des calculs, une fois même, un drain qui
séjournait dans le rein depuis plusieurs mois. On comprend aisément
qu'il ne suffit pas de faire une bonne ouverture urétérale, il faut
encore que, dans l'intérieur même de la poche, il n'existe pas d'obstacles
au libre écoulement de l'urine.

7° *Exploration de l'orifice urétéral.* — Il faut ensuite explorer
l'orifice urétéral et l'extrémité supérieure de l'uretère pour se rendre
compte de la nature de l'obstacle au cours de l'urine et pouvoir y remédier.

Lorsque la sonde urétérale introduite par la cystoscopie, dès le début
de l'opération, a pénétré jusque dans l'intérieur de la poche, on la sent
facilement avec le doigt et on peut aisément la saisir, avec une pince, et
l'amener au dehors par l'ouverture de la poche; cela fait. on écarte les
lèvres de cette ouverture et on examine, par le toucher et par la vue,
l'orifice urétéral. Si la sonde urétérale n'est pas arrivée jusque dans la
poche rénale, on pourra quand même, dans certains cas, sentir au doigt
ou voir l'ouverture urétérale : d'autres fois, on sera obligé de chercher
l'orifice de l'uretère en pratiquant l'éversion méthodique de la poche à
travers la plaie de néphrotomie.

L'orifice urétéral une fois trouvé, on déterminera si l'uretère est perméable, en introduisant, de haut en bas, une sonde du calibre n° 12.

La conduite à tenir dans la suite de l'opération étant différente, suivant la perméabilité urétérale nous envisagerons les trois cas qui peuvent se présenter : uretère de bon calibre et perméable — uretère
rétréci — uretère imperméable.

A. — **L'uretère est perméable et de bon calibre.** — La conduite à
tenir varie suivant :

1° Que l'orifice urétéral est normal mais inséré au-dessus du point
déclive de la poche;

2° Que l'orifice urétéral, tout en étant placé trop haut, présente une
insertion oblique avec formation d'un éperon.

1° Orifice ureteral normal mais inséré trop haut. — Cette disposition
est, comme nous l'avons vu, assez fréquente; dans ce cas, un nouvel orifice sera moins bon que celui qui existe et il vaut mieux, sans pratiquer
de néostomie, faire en sorte que l'abouchement urétéral, qui est bon, se
déplace pour devenir déclive : on y parviendra parfois par la néphropexie simple, dans d'autres cas, par la résection de la partie de la poche
qui dépasse, par en bas, l'abouchement urétéral, ou encore par le capitonnage du bassinet.

Néphropexie. — Lorsque la poche rénale est peu développée et
qu'on a bien pu décortiquer le rein, on pourra parfois se contenter de
fixer cet organe à la paroi lombaire pour rendre déclive l'orifice uré-

téral. On fait alors une néphropexie ordinaire (page 118), dont le résultat est contrôlé par l'exploration à l'aide de l'incision de la poche. Dans ce cas, qui est le plus simple, on finirait l'opération par la fermeture de la plaie de néphrotomie en ne laissant qu'un étroit passage pour un drain qu'on supprimerait après deux ou trois jours,

Résection orthopédique. — Lorsqu'il n'est pas possible de placer l'orifice urétéral en bonne position déclive par la néphropexie, il faut essayer de faire disparaître le cul-de-sac que forme la poche rénale au-dessous de son insertion, L'opération qui convient le mieux dans ces cas me paraît être la résection orthopédique, décrite page 251.

Capitonnage. — Pour que le capitonnage soit possible, il est nécessaire que la poche rénale soit assez mince, pour pouvoir être plissée dans la portion où elle doit être capitonnée : c'est là une condition préalable qu'on ne rencontrera pas souvent ; aussi, je ne connais que sept opérations de ce genre.

2° L'ORIFICE URÉTÉRAL EST TROP HAUT PLACÉ DANS LA POCHE ; L'URÉTÈRE ET LA PAROI DU SAC RÉNAL SONT CONFONDUS DANS UNE CERTAINE ÉTENDUE. — Dans ces cas, l'uretère présente une insertion oblique et la lèvre inférieure de son embouchure forme un repli plus ou moins saillant. On se rend compte de cette disposition en examinant l'uretère par en dehors et en constatant qu'on ne peut le suivre jusqu'à son embouchure ; l'examen par l'intérieur de la poche montre en outre que la sonde urétérale n'est séparée de la cavité rénale que par des tissus peu épais.

La **section de l'éperon pyélo-rénal** est l'opération qui convient dans ces cas. (Voir page 221.) Si, lorsque l'éperon a été complètement détruit, le nouvel orifice urétéral se trouve encore au-dessus du point le plus déclive, on ajoutera à cette opération la résection de la partie inférieure de la poche.

B. — **L'uretère est rétréci au niveau de son embouchure dans la poche.** — Lorsqu'en conduisant l'exploration comme nous l'avons dit, on constate que l'uretère est simplement rétréci dans son ouverture terminale, on verra s'il est possible de pratiquer dans de bonnes conditions l'**urétéro-pyéloplastie** (voir page 224) ; dans le cas contraire, on décidera l'anastomose latérale ou l'implantation terminale.

C. — **L'uretère est oblitéré dans sa partie terminale.** — Lorsqu'on n'a pu trouver l'orifice de l'uretère par l'intérieur de la poche, on pourra le rechercher, en pratiquant une petite incision, sur la paroi de ce conduit, au-dessous du rein et en essayant le cathétérisme de bas en haut ; mais je ne crois pas cette manœuvre très utile. Lorsque l'orifice de l'uretère se trouve dans de si mauvaises conditions, il vaut mieux ne pas essayer de l'arranger et se décider d'emblée à pratiquer un nouvel abouchement. On ira chercher l'uretère franchement au-dessous de sa portion rétrécie et on pratiquera de préférence l'**anastomose laté-**

rale, au besoin l'anastomose terminale, en choisissant l'opération qui paraîtra plus facile.

8° *Fermeture et drainage du rein.* — Dans tous les cas et quel que soit le procédé plastique employé, nous fermons la plaie rénale en drainant le bassinet par les lombes et par l'uretère.

La plaie de néphrotomie est suturée très soigneusement au catgut n° 2, en laissant un orifice pour le drain qui plonge dans le bassinet : ce drain, n° 25 ou 30, ne présente qu'un seul œil latéral près de son extrémité ; il est long de 30 centimètres pour qu'il puisse facilement traverser le pansement.

Nous avons dit que, en outre de ce drain, nous plaçons une sonde urétérale n° 12, sonde-drain qui sort par le méat : l'extrémité supérieure de la sonde est attachée à la peau par un fil de soie, qui sort du rein avec le drain lombaire. Le drainage ayant été établi, on s'assure du bon fonctionnement des deux drains, en injectant alternativement de l'eau, par la sonde et par le tube lombaire ; le courant doit s'établir facilement de l'un à l'autre.

La sonde urétérale à demeure après l'opération me paraît avantageuse, lorsqu'on peut craindre l'accolement des lèvres de la plaie urétéro-rénale.

Si l'opération a consisté en une simple urétéro-pyéloplastie, la sonde urétérale à demeure ne me paraît pas utile

Lorsqu'on a pratiqué la section d'une valvule ou d'un éperon pyélo-rénal et suturé séparément les deux bords de la valvule, il vaut mieux laisser une sonde à demeure qui écarte les deux bords de la plaie.

Lorsqu'on a greffé l'uretère sur la poche pyélo-rénale, deux cas peuvent se présenter : 1° la suture a pu être faite au bassinet, elle est régulière et sans tiraillement ; il vaut mieux alors ne pas laisser de sonde à demeure pour irriter le moins possible la suture ; 2° dans le cas contraire, lorsque la seule partie de la poche rénale qu'on a pu choisir pour le nouvel abouchement urétéral présente une certaine épaisseur ; lorsqu'il y a des irrégularités dans la suture, lorsqu'il existe un certain tiraillement de l'uretère, en un mot, lorsque les conditions sont telles qu'on craint la désunion partielle de la suture, il vaut mieux laisser une sonde urétérale à demeure qui permettrait, tout en conservant un bon calibre urétéral, la cicatrisation par seconde intention.

9° *Néphropexie complémentaire.* — Lorsque le nouvel orifice urétéral ne se trouve pas à la partie la plus déclive, ou lorsqu'on peut craindre qu'il ne se déplace, il est utile de pratiquer la néphropexie complémentaire pour fixer le rein aux muscles de la paroi lombaire.

Dans ce cas, je fixe le rein à l'aide du procédé de néphropexie capsulaire, décrit page 118, après avoir passé les fils qui ferment la plaie rénale : on n'utilise pour la fixation que la partie de la capsule qui ne sert pas de soutien à ces fils rénaux. Au besoin, si cela est nécessaire pour mieux donner au rein la position qu'il doit avoir, on passe un ou deux points intraparenchymateux, en ayant soin de ne pas pénétrer, avec les fils, dans l'intérieur de la poche rénale.

10° *Fermeture de la plaie lombaire*. — La fermeture de la plaie se fait, comme à l'ordinaire, en plusieurs plans. Il est prudent de placer un drain au-dessous du rein, au niveau de l'insertion de l'uretère.

Difficultés opératoires.

La principale difficulté opératoire est la gêne pouvant résulter des adhérences qui empêchent d'amener au dehors le rein et l'uretère. Dans certains cas, on peut être très gêné et on devra se résigner à opérer au fond de la plaie. J'ai indiqué, dans ma description, les principales précautions qui doivent être prises : j'insiste à nouveau sur l'utilité de faire une longue incision des parties molles et de pratiquer, presque dans tous les cas, la néphrotomie. L'ouverture du rein permet souvent de continuer et d'avancer la décortication qui paraissait impossible ; elle permet toujours d'opérer en sachant ce que l'on fait.

J'ai déjà dit l'avantage qu'il y a, pour trouver l'uretère, à y placer une sonde par la cystoscopie des le début de l'operation ; mais, malgré cette précaution, il arrive qu'on ait quelque peine à trouver ce conduit, parce que la sonde s'est arrêtée trop bas, au niveau d un rétrécissement inférieur. Il faut alors opérer comme s'il n'y avait pas de sonde, mais, aussitôt l'uretère incisé, on cathétérisera ce conduit, de haut en bas, en introduisant une bougie par sa plaie, de manière à se rendre compte de son état et à pouvoir agir, comme il convient, en cas de rétrécissement bas situé (voir page 409). Il peut se faire encore que la sonde urétérale se soit un peu déplacée pendant l'opération et qu'au moment où l'on ouvre l'uretère on ne la trouve pas au niveau de l'incision. Dans ce cas, la sonde se déplace peu et on réussit à la saisir par l'intérieur de l'uretère avec une fine pince. On serait tenté de trouver plus simple la manœuvre consistant à faire pousser par un aide la sonde de bas en haut : cette manœuvre est inutile. Même chez la femme, lorsque le cystoscope n'est plus dans la vessie, si on pousse de bas en haut une sonde déjà engagée dans l'uretère, on ne la fait pas avancer ; elle se plie dans la vessie au niveau de l'orifice urétéral.

Dans la manœuvre qui consiste à pousser la sonde-drain, de haut en bas, pendant qu'on retire la petite sonde qui lui sert de guide, il peut arriver que la petite sonde sorte seule, sans attirer la grande. On évitera cet accident, en ayant soin d'avoir des sondes qui s'emboîtent bien par frottement dur, et en se souvenant que c'est la grosse sonde qui doit pousser la petite et non la petite qui doit tirer sur la grosse. Si, malgré tout, ce petit accident arrivait, on devrait retirer la petite sonde et pousser, de haut en bas, la sonde-drain jusqu'à ce qu'elle pénètre dans la vessie : on injecterait alors 200 grammes d'eau dans ce réservoir et on y prendrait l'extrémité de la sonde avec un lithotriteur de petit calibre. C'est plus simple que de recommencer le cathétérisme cystoscopique de l'uretère.

Soins consécutifs à l'opération.

Pansements. — Pendant que le drain lombaire est encore en place, presque toute l'urine s'écoule par la plaie lombaire et doit être recueillie dans un bassin (voir page 160).

J'ai l'habitude de pratiquer, par la sonde urétérale et par le drain rénal, un ou deux lavages par jour pour me mettre en garde contre l'obstruction de la sonde par les caillots sanguins, et, en cas d'infection, pour modifier la sécrétion du rein. Ces lavages sont faits avec de l'eau bouillie ou de l'eau boriquée si l'urine sécrétée par le rein est claire, et avec une solution de nitrate d'argent au 1/1000, si cette urine contient du pus.

Le drain, placé directement dans le rein par la plaie lombaire, est enlevé dans les hydronéphroses vers le 3e jour; en cas d'hydro-pyonéphrose, vers le 6e jour. A partir de ce moment, on voit la sonde urétérale donner passage à presque toute, souvent à toute l'urine du rein malade. Lorsque toute l'urine s'écoule par la sonde urétérale, depuis 2 ou 3 jours, sans que le pansement lombaire soit mouillé, on coupe le fil de soie qui attachait à la peau de la région lombaire la partie supérieure de la sonde et on laisse encore en place cette sonde pendant un jour. Lorsque les conditions opératoires sont mauvaises, lorsqu'on a lieu de craindre un rétrécissement de la bouche anastomotique, il vaut mieux laisser la sonde en place pendant plus longtemps : chez certains de mes opérés, à qui je faisais des opérations itératives, j'ai laissé la sonde urétérale en place pendant 20 et 40 jours.

La même sonde fonctionne souvent très bien pendant 15 ou 20 jours et on peut la laisser à demeure sans inconvénient : si la sonde s'altère ou ne fonctionne pas bien, on peut la changer, sans avoir besoin de recourir à la cystoscopie : il suffit d'introduire dans la sonde un de mes longs mandrins, de la retirer ensuite et de glisser à nouveau, sur ce mandrin, la nouvelle sonde qui doit remplacer l'ancienne (voir page 194).

Accidents post-opératoires.

Lorsque le drain direct est retiré, les accidents de rétention peuvent se renouveler : le malade souffre de son côté; il perd l'appétit; parfois, il a de la fièvre.

Lorsqu'on a mis une sonde dans l'uretère, on voit que cette sonde donne peu ou pas d'urine. Dans ce cas, il faut par des injections avec la seringue, ou en passant un mandrin dans son intérieur, essayer de mieux faire fonctionner la sonde qui est en place et, si on ne peut y parvenir, la changer.

Lorsqu'on n'a pas mis de sonde urétérale, ou si les accidents surviennent après qu'on l'a enlevée, le mieux est de remettre une autre sonde à l'aide du cystoscope. J'ai réussi ainsi à enrayer les accidents et, après avoir laissé la sonde en place pendant quelques jours, à guérir le malade. Si on ne parvient pas à placer une sonde urétérale, il faut se résigner à réouvrir la plaie rénale et à établir une fistule lombaire. On laissera passer alors 6 ou 8 semaines et on essaiera de nouveau le cathétérisme urétéral et, si on échoue encore, on pourra pratiquer une opération itérative. C'est ainsi que j'ai réussi à guérir deux malades par une seconde opération, après avoir échoué une première fois.

XI

NÉPHRECTOMIE EXTRA-PÉRITONÉALE

La néphrectomie extra-peritonéale peut être faite par la voie lombaire ou par la voie abdominale latérale.

L'extirpation du rein par la voie lombaire peut être **extra-capsulaire** ou **sous-capsulaire** : dans le premier cas, on enlève, avec le rein, sa capsule propre; dans le second, le rein est décortiqué au-dessous de sa capsule propre, qui reste en place. Dans certains cas difficiles, au lieu d'enlever tout le rein d'une seule pièce, on l'extirpe par morceaux : c'est la néphrectomie **par morcellement**.

Dans les trois opérations précédentes, on enlève *tout* le rein, ce sont des **néphrectomies totales** : dans d'autres cas, au contraire, le chirurgien n'extirpe qu'une partie de l'organe, conservant ce qui reste de tissu rénal encore utile; il s'agit alors de **néphrectomies partielles**.

Ces procédés opératoires présentent des indications différentes et comportent des détails particuliers, suivant la maladie du rein, qui commande l'opération. On ne fait pas la même néphrectomie dans les traumatismes, les néoplasmes, les kystes, la tuberculose, l'uronéphrose ou la pyonéphrose. Nous étudierons l'opération dans chacune de ces maladies, mais je crois préférable, pour la commodité de l'exposition, de commencer par décrire, d'une manière générale, les deux méthodes extra-capsulaire et sous-capsulaire, la néphrectomie par morcellement et la néphrectomie partielle.

I — NÉPHRECTOMIE LOMBAIRE EXTRA-CAPSULAIRE

Je suppose un rein droit moyennement augmenté de volume.

Incision de la paroi lombaire. — Sans revenir sur ce qui a été dit page 74, je me contente d'insister sur la nécessité de faire une **longue incision**. Toutes les fois qu'on se propose d'extirper un rein, on doit, pour opérer vite et bien, se donner beaucoup de jour; en haut, les côtes limitent le champ opératoire, mais il suffit d'allonger en bas la section de la paroi pour travailler à l'aise. Dès le début de l'opération, il faudra que l'incision dépasse, en avant, la partie la plus saillante de la crête iliaque de deux bons travers de doigt et il ne faudra pas craindre par la suite, si besoin en est, de couper la paroi abdominale jusqu'au niveau et au delà de l'épine iliaque antéro-supérieure.

Décortication du rein. — L'aponévrose du transverse étant sectionnée et le nerf abdomino-génital refoulé en arrière, on effondre l'aponévrose rétro-rénale, au niveau du bord antérieur du carré lombaire (voir page 79), ce qui laisse voir la graisse jaune pâle qui entoure le rein. Les deux index se dirigent en avant et en dedans, écartant, à longs coups longitudinaux, cette couche de graisse : on sent bientôt le tissu ferme du rein et, comme je l'ai dit, en décrivant l'exploration sanglante du rein, on saisit avec des pinces à cadre, en avant et en arrière de la route que font les doigts, l'atmosphère adipeuse. L'aide soutient ces pinces écartées et le chirurgien dépouille méthodiquement le rein de sa capsule graisseuse : les doigts travaillent d'abord en avant et en arrière, puis, plus péniblement, en haut, pour bien contourner l'extrémité supérieure.

Pour décortiquer le pôle supérieur, il faut suivre de très près la surface ferme du rein, contourner son extrémité supérieure, sentir son bord antérieur et le suivre jusqu'aux environs du hile. On continue ensuite la décortication de l'extrémité inférieure du rein, habituellement facile et qui n'a pas besoin d'être, d'emblée, poussée trop loin : il suffit de bien voir l'extrémité inférieure arrondie de l'organe, sans qu'il y ait utilité à vouloir former de suite le pédicule : à ce moment de l'opération, ce serait difficile; plus tard, lorsque l'uretère sera sectionné, on aura de beaucoup plus grandes facilités.

Section de l'uretère. — Lorsque l'extrémité inférieure du rein est dégagée, on la soulève avec les doigts de la main gauche, en faisant exécuter au rein un mouvement d'antéversion (fig. 114) : c'est chose facile lorsque la décortication a été bien faite, au niveau de l'extrémité supérieure. Le pôle inférieur du rein étant ainsi attiré dans la plaie, il reste, au-dessous de lui, un large champ opératoire, dans lequel on trouvera l'uretère d'autant plus facilement, que le mouvement de

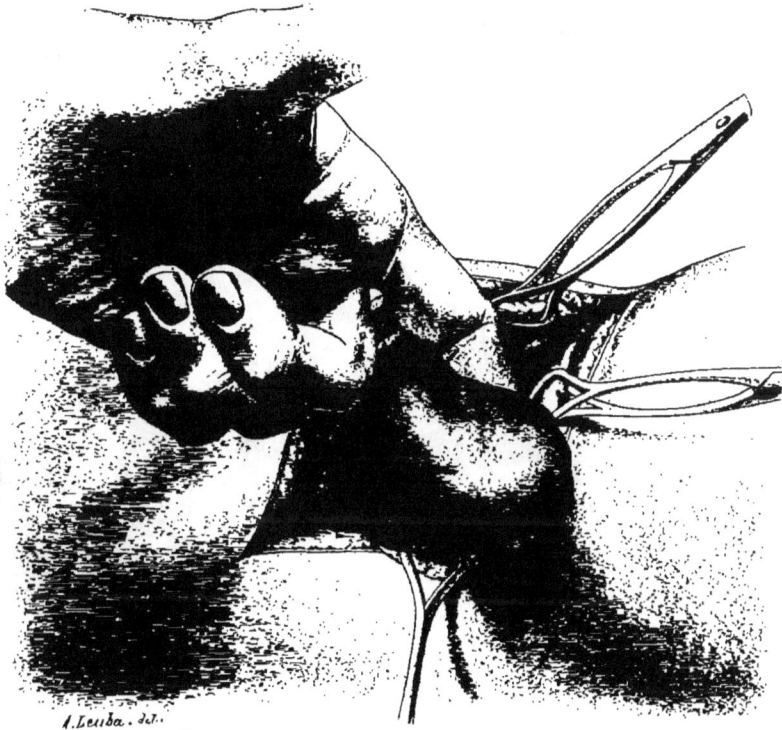

Fig. 114. — Néphrectomie lombaire. Le rein est placé en antéversion pour dégager l'uretère.

bascule, imprimé au rein, tend ce conduit. A un ou deux travers de doigt au-dessous du rein, dans la couche de graisse qui forme le fond de la plaie, les doigts cherchent à sentir le cordon urétéral. En écartant la graisse avec les doigts, on peut **voir** l'uretère ; il est plus facile encore de le **sentir**. Lorsque le rein est bien relevé, la recherche de l'uretère est aisée ; si, pourtant, on ne pouvait le trouver, on se rappellerait que c'est **en avant, du côté du péritoine et, non en arrière, contre le psoas, qu'on trouvera l'uretère.** — En effet, lorsque, pendant la décortication rénale, les doigts ont écarté la graisse péri-rénale, il arrive souvent que l'uretère se trouve refoulé en avant et accolé au péritoine, auquel il adhère davantage qu'à la paroi postérieure.

Lorsque l'uretère a été senti, on l'accroche avec le doigt qu'on passe au-dessous de lui ; on l'attire alors vers la plaie et on l'isole de la

graisse qui l'entoure, dans une étendue de 4 à 5 centimètres. Il est alors
facile de passer, avec un porte-fil ou avec une pince, un fil double de
catgut n" 2, au-dessous de l'uretère (fig. 115); on coupe l'anse du fil
qui servira ainsi à faire une double ligature du côté du rein et du côté
de la vessie, ces deux ligatures étant séparées l'une de l'autre par 3 ou
4 centimètres d'intervalle. On peut encore remplacer la ligature supérieure, du côté du rein, par une pince de Kocher bien serrée. Lorsque
les choses sont ainsi disposées, on passe au-dessous de l'uretère, en
s'aidant d'une pince, une compresse qu'on étale de manière à protéger

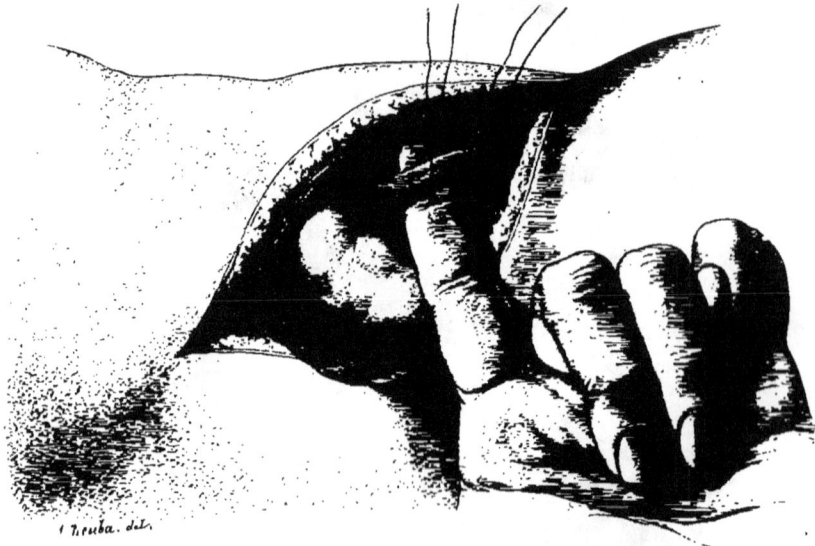

Fig. 115. — Néphrectomie lombaire. Double ligature de l'uretère.

le champ opératoire et à l'empêcher de se souiller si quelques gouttes
de liquide venaient à s'écouler au moment où l'uretère sera sectionné.
On coupe alors l'uretère, entre les deux ligatures, avec le thermocautère lentement manié, et on a soin de bien brûler la section du conduit, en plongeant la pointe rouge dans sa cavité, aussi bien du côté
périphérique que du côté rénal.

Dégagement du bassinet. — Lorsque l'uretère a été sectionné, on
l'attire en haut, avec le rein, et il est facile, en le suivant de près,
avec le doigt, de bien isoler le bassinet de la graisse qui l'entoure
(fig. 116). C'est là une manœuvre importante : si on ne dégage pas
complètement le bassinet, il est impossible de bien former le pédicule et on s'expose, en outre, lorsqu'on sectionne les vaisseaux, à
couper ses parois, ce qui a pour résultat de laisser couler l'urine,
très souvent septique, dans la plaie.

Énucléation du rein. — Lorsqu'on a bien isolé le bassinet de bas en haut, le pédicule est presque fait. Il suffit alors d'énucléer le rein hors de la plaie : l'organe vient avec la plus grande facilité, en manœuvrant, avec les deux mains : la main droite soutient et attire l'extrémité

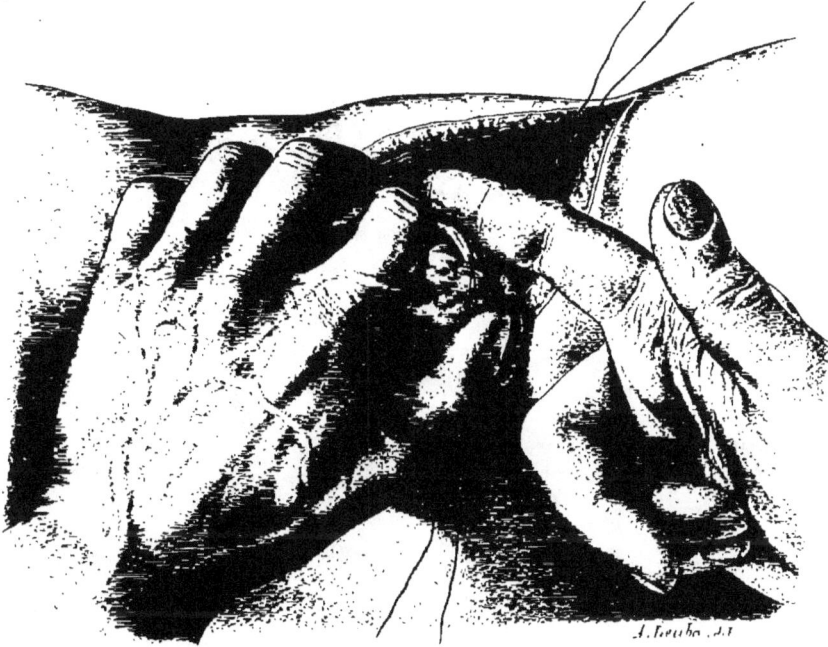

Fig. 116. — Néphrectomie lombaire. Dégagement du bassinet de bas en haut.

inférieure qui sort la première ; les doigts de la main gauche accrochent et tirent sur l'extrémité supérieure.

Lorsque le rein est énucléé, on continue, pour la finir complètement, la décortication : les doigts travaillent en haut, en avant et en arrière du pédicule : bientôt, on sent que l'index passe librement autour des vaisseaux, au delà du bassinet.

Ligature du pédicule. — Je me sers habituellement du clamp peu coudé, représenté figure 51. Lorsque le pédicule est dégagé, on attire le rein luxé, avec la main droite, en bas et en arrière, ce qui permet de passer de haut en bas, en arrière du pédicule, l'index de la main gauche. Cet index étant ainsi bien placé, on se sert des autres doigts de la main gauche pour saisir le mieux possible le rein et l'attirer en dehors, de manière à voir nettement la face antérieure du pédicule (fig. 117). Dans cette position de la main gauche, le pouce se trouve placé en avant et soutient le bout rénal de l'uretère en l'attirant, accolé au rein, vers le haut. La main droite saisit et ouvre le clamp qui doit embrasser, entre ses mors, tout le pédicule. On glisse la branche postérieure sur l'index gauche, en arrière des vaisseaux et on s'assure que la pointe du clamp dépasse bien, par en haut, le bord supérieur du pédicule. La branche antérieure du clamp, largement ouvert, a passé, pendant ce temps, au devant du pédicule et il suffit de basculer le

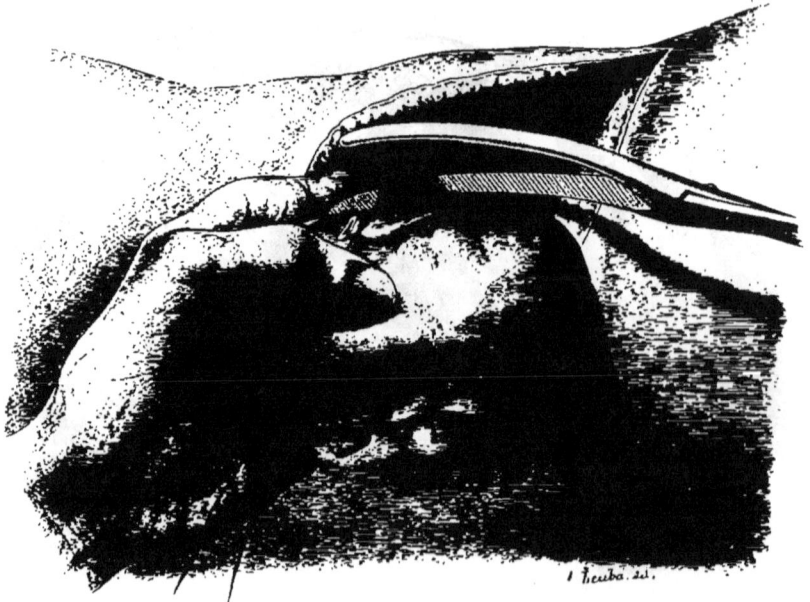

Fig. 117. — Néphrectomie lombaire. Passage du clamp pour comprimer le pédicule avant de le lier.

rein **avec le bassinet**, en arrière pour pouvoir vérifier, *de visu*, qu'on serre le pédicule, **en dedans du bassinet**.

Le clamp étant placé, on procède à la ligature du pédicule que je fais, dans tous les cas, avec du catgut n° 2. Un fil de catgut de 70 centimètres de longueur est enfilé, en double, dans une aiguille mousse courbe ; ce fil sera passé, d'avant en arrière, au milieu du pédicule, et servira à le lier, en deux portions, supérieure et inférieure. L'aide attire le rein en arrière ; le chirurgien passe son index gauche en arrière du rein, au delà du clamp : de la main droite, il passe, **sans violence**, l'aiguille mousse au milieu du pédicule, en l'insinuant entre les vaisseaux au delà du clamp, c'est-à-dire entre le clamp qui reste du côté du rein et la colonne vertébrale. En procédant avec douceur, on arrive très facilement à passer l'aiguille, d'avant en arrière, dans l'interstice des vaisseaux.

Lorsque le doigt, placé en arrière du rein, sent que l'aiguille mousse

chargée de son fil a traversé le pédicule, on prie l'aide de basculer le
rein en avant et on va, avec une pince, saisir l'anse du fil : l'aiguille est
alors retirée. L'anse du fil étant coupée, et **sans entrecroiser les fils**, on
ramène, en avant, l'extrémité postérieure du fil supérieur et on la noue
avec l'extrémité antérieure correspondante. La même manœuvre est
faite ensuite, avec le fil inférieur (fig. 118). Les fils doivent être forte-

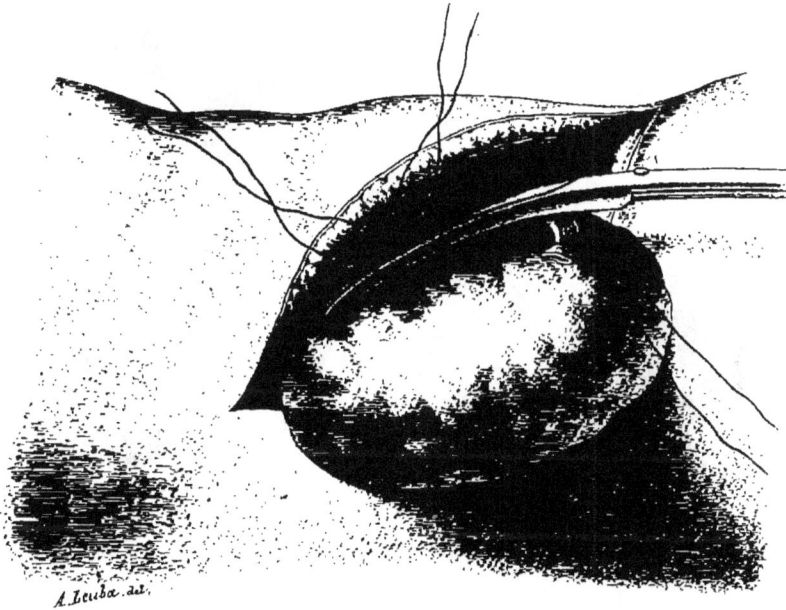

Fig. 118. — Néphrectomie lombaire. Les fils de ligature, passés au delà du clamp, partagent
le pédicule en deux segments qui seront liés isolément.

ment serrés : je fais d'habitude un nœud de chirurgien et un autre
nœud par-dessus, pour éviter le glissement du catgut ; d'ailleurs, en
procédant comme je l'ai dit, on voit parfaitement la ligature que l'on fait.

Lorsque ces deux fils ont été ainsi placés, on les rejette, sans les couper, sur la partie antérieure de la plaie et on extirpe le rein, en coupant
le pédicule entre le bassinet et le clamp ; c'est dire que le clamp reste
en place, lorsque le rein est enlevé. La section du pédicule peut être
faite aussi bien aux ciseaux qu'au thermo-cautère. Le pédicule étant
coupé, on voit sur la tranche quelques vaisseaux béants; on peut ne pas
s'en inquiéter ou les saisir, avec des pinces de Kocher, pour en faire ensuite la ligature isolée.

Le rein enlevé, je place une autre ligature en masse, de renfort, pendant que le clamp est encore en place (fig. 119). Ce nouveau catgut
étreint la totalité du pédicule plus près de la colonne vertébrale que le

fil double primitivement placé. Lorsque ce fil de renfort est placé, on enlève le clamp, tout en laissant en place, sans les couper encore, les fils du pédicule qu'on repère avec des pinces.

Dans les cas faciles, lorsque, par une bonne décortication, on a réussi à façonner un mince pédicule, il est inutile de se servir du clamp. Dans ces cas, on peut faire la double ligature qui partage le pédicule en deux

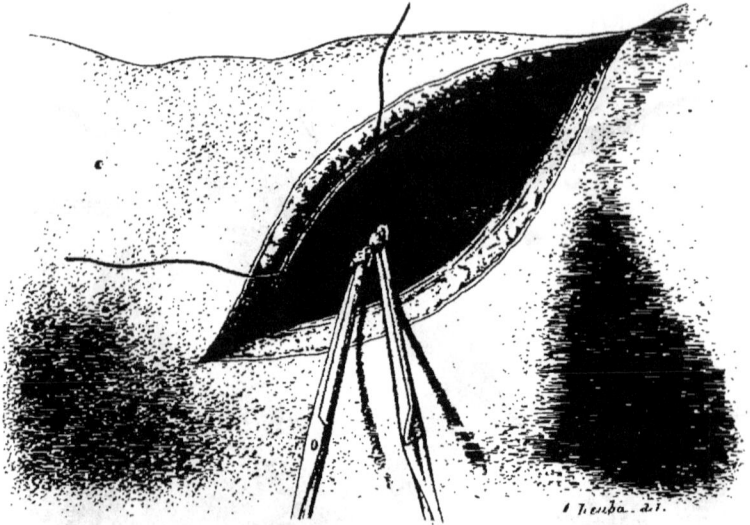

Fig. 119. — Néphrectomie lombaire. Fil total de renfort étreignant le pédicule plus près de la colonne vertébrale que le fil double.
Des pinces de Reverdin saisissent les vaisseaux coupés.

moitiés et placer le fil de renfort, avant d'enlever le rein (fig. 120). Lorsqu'on a l'habitude de la néphrectomie, on peut, dans la grande majorité des cas, lier le pédicule sans se servir de clamp : depuis plusieurs années déjà, je me sers assez rarement de cet instrument.

Toilette de la plaie. — Il ne reste plus qu'à nettoyer la cavité de la plaie avec des compresses et à faire les quelques ligatures des vaisseaux musculaires qui ont été pincés en sectionnant la paroi lombaire.

On enlève les pinces à cadre qui soutiennent la capsule graisseuse et on vérifie qu'il ne reste pas de lambeaux de graisse à demi détachés qui risqueraient de se sphacéler (s'il en reste on les extirpe). On s'assure encore qu'il n'y a pas de saignement du côté du pédicule et on coupe les fils qui l'étreignent.

Drainage. — Un drain n° 30 est placé dans le fond de la plaie, du côté de l'uretère. Si la cavité sous-costale est très grande, on place un autre drain en haut. Il est inutile de placer des mèches de gaze : souvent, au lieu d'aider au drainage, elles retiennent au fond la sécrétion de la plaie; elles présentent, en outre, l'inconvénient de faire souffrir le malade lorsqu'on les enlève.

Suture de la paroi. — La suture de la paroi est exécutée comme il a été dit page 80. Avec du catgut n° 2, on suture les muscles par points séparés : on place encore quelques points aponévrotiques et

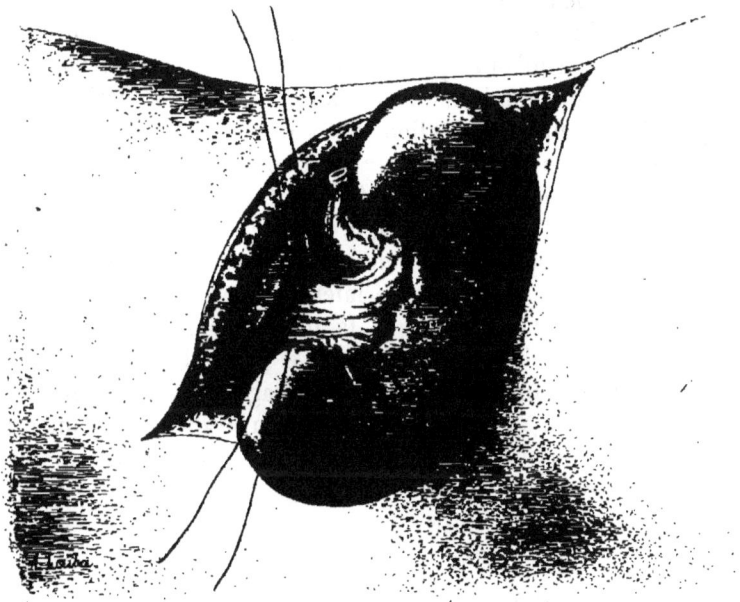

Fig. 120. — Ligature du pédicule sans se servir du clamp.

on laisse, sans sutures, un espace de 2 à 3 centimètres pour le passage des drains. La peau est suturée au crin de Florence.

Pansement aseptique avec bandage de corps bien serré. — La cavité toujours assez étendue que laisse une néphrectomie donne lieu à un suintement sanguin assez abondant, ce qui rend nécessaire un bon drainage et utile un pansement bien serré. Avant de placer les compresses stérilisées du pansement, il convient de bien vider la cavité par le drain en retournant le malade sur le dos et en pressant fortement sur la paroi antérieure de l'abdomen.

II. — NÉPHRECTOMIE LATÉRALE RÉTRO-PÉRITONÉALE

Je n'ai pas cru utile de décrire les innombrables variantes des incisions dans la néphrectomie lombaire, mais je dois une mention spéciale aux néphrectomies extra-péritonéales, par voie latérale. Exécutée d'abord par Czerny, Trélat, Thornton, etc., la néphrectomie latérale a été soigneusement étudiée, dans ces derniers temps, par Grégoire.

En opérant par la voie transpéritonéale de volumineuses tumeurs rénales, j'ai souvent constaté que le point de réflexion du péritoine pariétal sur le rein se trouve reporté si en avant que, en réalité, on aurait décollé aussi facilement le rein, en incisant la paroi abdominale un peu plus en dehors et sans ouvrir la séreuse.

Lorsque le rein que l'on doit extirper est fortement adhérent, lorsqu'il est haut situé, lorsqu'on ne peut diminuer son volume par ponction ou incision, la néphrectomie lombaire, que nous avons décrite, présente des difficultés réelles d'exécution. Nous verrons que, dans ces cas, il peut être utile de se donner du jour par une incision transversale complémentaire et par la résection des 11e et 12e côtes.

Lorsqu'on prévoit les difficultés que nous venons de signaler et notamment en cas de néoplasme du rein, on peut avoir recours, avec avantage, au procédé de néphrectomie latérale que nous allons décrire. Ce procédé donne autant de jour que la néphrectomie transpéritonéale, tout en ménageant le péritoine ; d'autre part, il est inférieur à la néphrectomie lombaire parce que le drainage est moins bien établi. J'en limite l'emploi aux néoplasmes du rein ayant acquis un certain volume, surtout aux tumeurs haut situées et à certains cas de néphro-urétérectomie totale.

Manuel opératoire.

Position du malade. — La position qui donne le plus de jour, cambrant à la fois la colonne vertébrale en arrière et l'inclinant sur le côté, est celle qui a été indiquée par Grégoire. Le malade est couché,

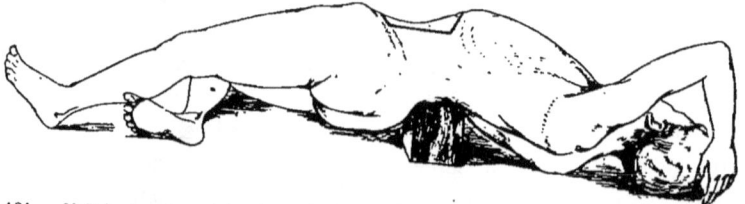

Fig. 121. — Malade dans la position dorso-latérale cambrée. (Tracé de l'incision d'après Grégoire.)

comme le montre la figure 121, sur le dos et incliné sur le côté sain, reposant sur un coussin ferme, de manière à ce que le flanc du côté sain porte à faux. La cuisse du côté opéré est allongée ; celle du côté sain repliée.

Incision. — Partant du rebord costal, immédiatement en avant et au-dessus de l'extrémité antérieure de la 11e côte, l'incision se dirige

verticalement en bas, jusqu'à un travers de doigt, au-dessus de l'épine
iliaque antérieure et supérieure. Si la tumeur est très volumineuse,
l'incision se poursuit, en avant, vers la ligne médiane par ses deux
extrémités ; en haut, elle suit la direction du rebord costal ; en bas,
celle de l'arcade crurale.

Décollement du péritoine. — Après avoir incisé la paroi abdominale, avec précaution, pour ne pas ouvrir le péritoine accolé à l'apo-

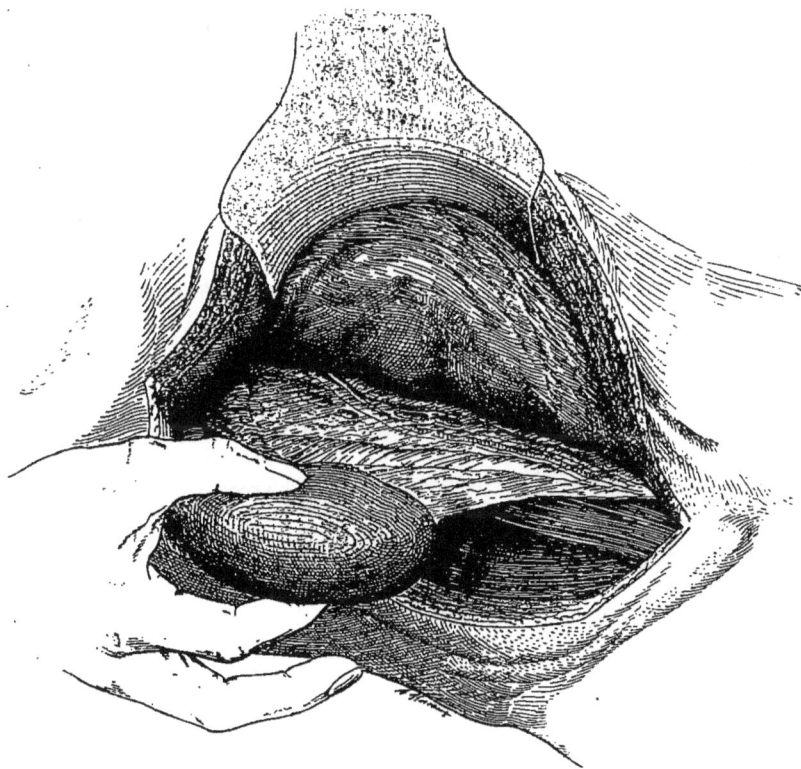

Fig. 122. — Le rein isolé par décollement. Dans le méso étendu du rein à la veine cave, on
voit les ganglions, l'uretère et le pédicule rénal. — A gauche de la figure, la 10e côte ; à
droite, la crête iliaque. (D'après Grégoire.)

névrose du transverse, on décolle, avec les doigts, le péritoine, dans la
partie externe de la plaie. Lorsqu'on opère pour une tumeur volumineuse, le mésocôlon est déplissé et on arrive vite aux limites de ce
décollement. Au niveau du point de réflexion de la séreuse sur la
tumeur, la lame postérieure de l'aponévrose rétro-rénale vient se confondre avec le tissu sous-péritonéal. Si on continue le décollement en
arrière, on passe sur la face postérieure de ce feuillet fibreux et on
voit successivement le carré lombaire et le psoas avant d'atteindre la

face postérieure du pédicule rénal. C'est la manœuvre essentielle du procédé de Grégoire, qui se propose ainsi de laisser adhérente au rein la graisse périrénale (fig. 122).

Pour décoller la face antérieure du rein, il faut inciser, un peu au delà du point de réflexion du péritoine, l'aponévrose rétro-rénale; on arrive ainsi à l'atmosphère adipeuse périrénale, parcourue, en cas de néoplasme, par de grosses veines; pour séparer le rein du péritoine, il convient, autant que possible, de respecter ces vaisseaux et, dans ce but, de suivre la face profonde de la séreuse. On peut parfois atteindre de cette façon le hile du rein, assez facilement; d'autres fois, on est obligé de sectionner des vaisseaux, entre deux ligatures.

Après avoir décollé le péritoine, il faut poursuivre la décortication complète de la tumeur, en haut et en bas. Il vaut mieux commencer par la partie inférieure, toujours plus facile à dépouiller; suivant l'atmosphère adipeuse qu'on laisse adhérente au rein, on se préoccupe ensuite de trouver l'uretère au-dessous de cet organe. On sectionne ce conduit, entre deux ligatures, en détruisant sa muqueuse au thermo-cautère et, l'attirant, en haut, avec le rein, on continue à le suivre de près avec les doigts pour arriver au delà du bord interne du bassinet, jusqu'aux vaisseaux du hile. L'extrémité supérieure du rein est ensuite dépouillée de la graisse qui l'entoure; ici, les adhérences empêchent de s'écarter trop de la tumeur, qu'il est plus prudent de suivre de près; souvent, on est obligé de faire des pédicules accessoires, en coupant des vaisseaux entre deux ligatures.

Énucléation de la tumeur. - -Lorsqu'on a ainsi décortiqué le rein, le mieux possible, on énuclée la tumeur, en l'attirant hors du ventre, avec les mains; on parfait à ce moment la décortication, en s'efforçant de réduire le pédicule, autant que faire se peut, sans se préoccuper des ganglions.

Ligature du pédicule et extirpation du rein. — Ce temps de l'opération se fait comme je l'ai décrit page 247.

Extirpation de la capsule adipeuse et des ganglions.—Lorsque la décortication de la tumeur a été effectuée, ainsi que nous l'avons décrit, il ne reste que des débris de la capsule graisseuse, surtout en haut et du côté du pédicule; on extirpera soigneusement ces débris et on poursuivra, à la sonde cannelée, l'extirpation des ganglions, en avant et sur les côtés de l'aorte. En opérant ainsi, on fait, au grand jour, la partie la plus délicate de l'opération; cette pratique me paraît préférable à l'extirpation en masse, d'une seule pièce, de la tumeur, de la capsule et des ganglions que conseille Grégoire.

Reconstitution de la paroi. — La paroi abdominale est reconstituée par deux plans de sutures, musculaire et cutané, et on laisse deux gros tubes de drainage n° 40 ou 50. En cas de suintement sanguin considérable, on pourra laisser quelques mèches et, au besoin, faire une contre-ouverture lombaire pour drainer en déclivité.

III. — NÉPHRECTOMIE SOUS-CAPSULAIRE

Les premiers temps de l'opération sont semblables à ceux de la néphrectomie lombaire extra-capsulaire. On arrive jusqu'au rein de la même manière, à travers l'atmosphère graisseuse périrénale, mais on n'essaie pas de décortiquer l'organe, en le dépouillant de cette couche graisseuse, on se borne à découvrir le rein dans une petite étendue de 4 à 6 centimètres et on continue alors l'opération de la manière suivante.

Incision de la capsule propre. — Une petite étendue de la sur-face du rein étant découverte, on incise longitudinalement sa capsule

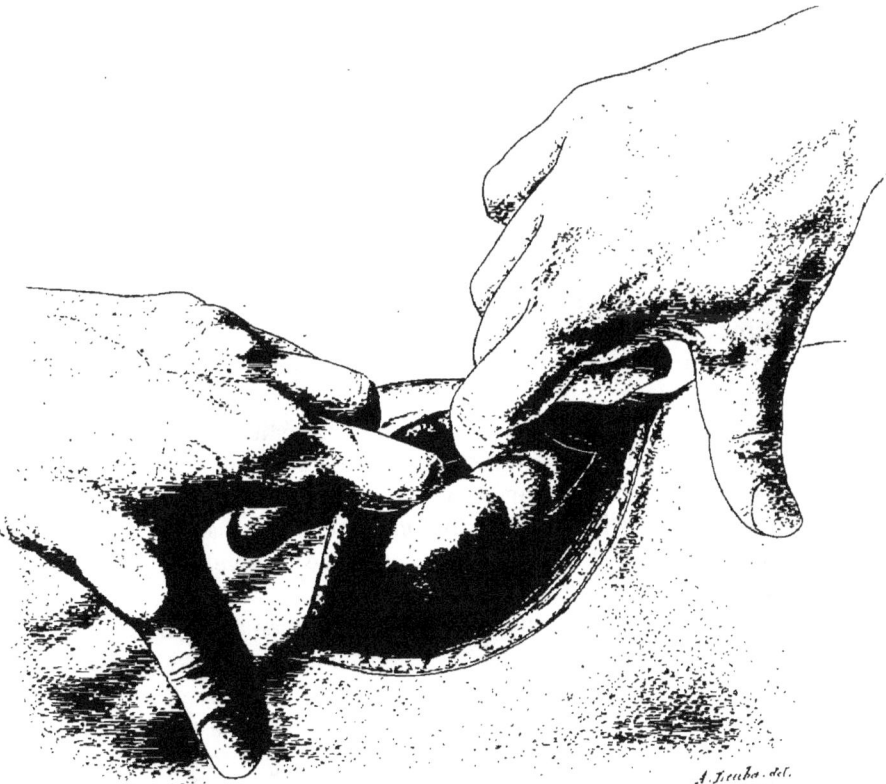

Fig. 123. — Néphrectomie sous-capsulaire. Décortication du rein.

propre sans entamer, ou en coupant le moins possible, le parenchyme rénal. Si la capsule est peu épaissie, c'est chose facile, mais souvent la capsule propre est fusionnée avec les tissus périphériques et on ne reconnaît le rein que lorsque son parenchyme a été sectionné ; la petite hémorragie, qui se produit alors, n'a aucune importance et ne doit pas arrêter l'opérateur.

Décortication. — Dans les cas simples, la décortication sous-capsulaire s'exécute avec la plus grande facilité ; il suffit d'insinuer l'index, entre le parenchyme rénal et la capsule propre, pour que, de lui-même, le décollement s'amorce. Il n'y a point là d'adhérences et, en quelques instants, les deux index de l'opérateur ont fait complètement le tour du rein, en arrivant jusqu'au pédicule (fig. 123). Pendant cette manœuvre, la capsule propre se trouve sectionnée ou déchirée, en haut jusqu'aux côtes, mais son extrémité inférieure, quoique détachée du rein, coiffe toujours son pôle inférieur et bride, en le rétrécissant beaucoup, le champ opératoire. Aussi, convient-il de sectionner avec des ciseaux toute la partie de la capsule qui entoure cette extrémité inférieure du rein.

Énucléation du rein. — Dans la néphrectomie sous-capsulaire, le rein se laisse toujours attirer difficilement au dehors de la plaie, parce que le pédicule est très court ; en outre, la partie antérieure de la capsule propre restant intacte, on ne peut faire basculer le rein. Pour énucléer la glande, il faut accrocher, avec les doigts de la main gauche, son extrémité supérieure et, avec ceux de la main droite, son extrémité inférieure ; en attirant à la fois, avec les deux mains, et en inclinant un peu en avant l'extrémité inférieure, on parvient dans les cas ordinaires à attirer suffisamment le rein, pour que le pédicule puisse être saisi, entre l'index et le pouce de la main gauche ou entre l'index et le médius de la même main.

Formation du pédicule. — Lorsque le pédicule est ainsi saisi, on l'étreint, entre les mors d'un clamp, passé ouvert, de bas en haut. Dans un grand nombre de cas, on ne voit pas ce qu'on fait : on place le clamp en se guidant par le toucher plutôt que par la vue ; parfois même, il faudra placer le clamp sans que le rein, déjà décortiqué, ait pu être attiré au dehors. Quoi qu'il en soit, il faudra toujours bien s'assurer, avant de serrer la pince, que ses deux branches passent bien en avant et en arrière du pédicule et que l'extrémité de ces branches le dépasse largement par en haut.

Pour comprendre les manœuvres qui suivent, il est nécessaire de se rendre compte de la différence du pédicule que le clamp étreint dans les deux variétés de néphrectomie extra-capsulaire et sous-capsulaire. Dans la néphrectomie extra-capsulaire, le clamp est placé au delà du bassinet et ne comprend entre ses mors que les vaisseaux. Dans la néphrectomie sous-capsulaire, le pédicule est formé en deçà du bassinet, dont les branches de division se trouvent comprises, en même temps que les vaisseaux, entre les branches du clamp; il ne peut en être autrement puisque la capsule propre finit au niveau du hile du rein (fig. 124). Il résulte de cette disposition anatomique que, dans la néphrectomie sous-capsulaire, le pédicule est forcément court, difficile à lier et qu'il comprend, avec les vaisseaux, le bassinet : pour éviter ces inconvénients, je me sers d'un petit artifice qui me permet de faire un pédicule extra-capsulaire.

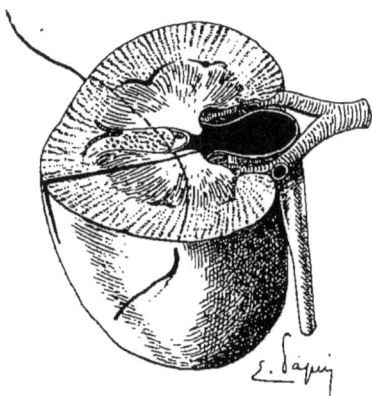

Fig. 124. — Décortication sous-capsulaire.

Lorsque le clamp a été fortement serré, j'attire, avec la main gauche, la face antérieure du rein et, à un bon centimètre en deçà du clamp, je coupe, avec les ciseaux,

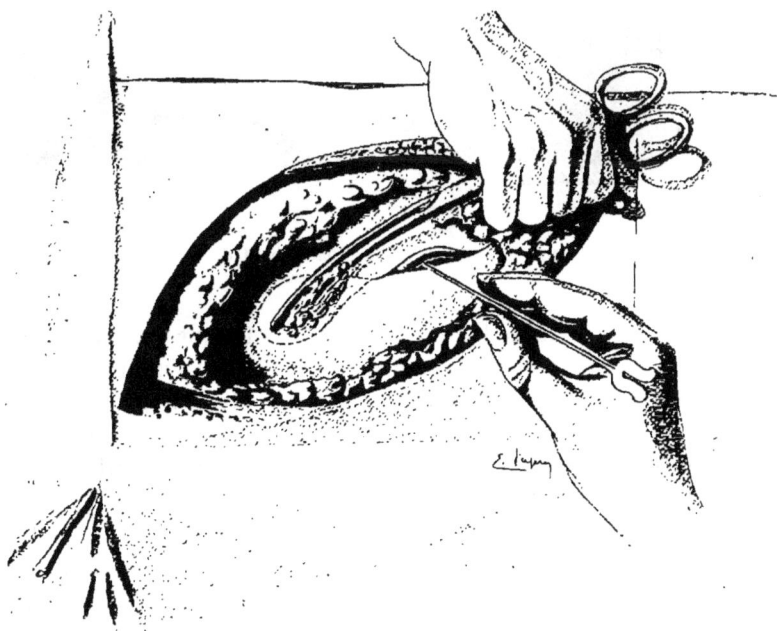

Fig. 125. — Néphrectomie sous-capsulaire. Un clamp étreint le pédicule. Au delà du clamp, suivant la ligne pointillée, en raquette, la capsule est effondrée. En bas, la sonde cannelée dégage l'uretère qui séra lié et suivi ensuite de bas en haut jusqu'au pédicule.

en plein tissu rénal, pour extirper l'organe; on voit alors nettement le

moignon pédiculaire et le clamp courbe qui l'étreint (fig. 125). A un
centimètre en dehors du clamp, on effondre, avec une sonde cannelée
la capsule propre du rein, de dedans en dehors, et on refoule la capsule
avec l'index, formant ainsi une collerette tout autour du clamp. Par en
bas, la capsule propre est également effondrée, dans la direction de l'uretère qu'il est ainsi aisé de retrouver. L'uretère étant découvert, on le
lie avec un fil de catgut n° 2, placé aussi bas que possible, et on le sec-

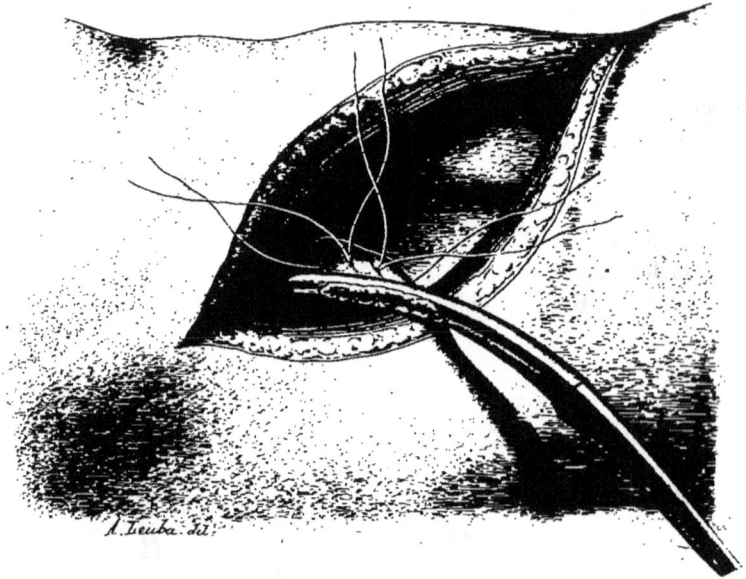

Fig. 126. — Néphrectomie sous-capsulaire. L'effondrement de la capsule permet de faire
un pédicule extra-capsulaire.

tionne, au-dessus de la ligature; le bout central de l'uretère est alors
décortiqué, de bas en haut, jusqu'au pédicule, qui s'allonge de plus en
plus, à mesure que ce travail avance. En définitive, le pédicule ne comprend plus que les vaisseaux qui pourront être liés au delà de la capsule. En réalité, quoique la décortication ait été sous-capsulaire, le pédicule est extra-capsulaire (fig. 126).

Ligature du pédicule. — Dans le procédé que je viens de décrire,
on a pu former un pédicule assez long pour que la ligature puisse se
faire comme je l'ai dit à propos de la néphrectomie extra-capsulaire ;
un premier fil double partage le pédicule en deux parties supérieure et
inférieure; une seconde ligature, en masse, serre le pédicule plus près
de l'aorte.

Extirpation du moignon rénal et du bassinet. — En deçà des
ligatures, au ras de la partie convexe du clamp, on coupe le moignon
rénal comprenant le bassinet et l'uretère.

Résection de la capsule propre. — Lorsque le rein a été enlevé par néphrectomie sous-capsulaire, il reste une cavité, à parois plus ou moins rigides, tapissée par la capsule ; cette cavité ne se comble ensuite que lentement, au prix d'une suppuration prolongée ; parfois même, une fistule purulente persiste. Il y a intérêt à éviter ces inconvénients, en réséquant la capsule, après l'extirpation du rein. On y arrive assez facilement pour toute la portion sous-costale de la capsule, qu'on réséque aux ciseaux, après l'avoir détachée, à l'aide d'une pince à cadre et des doigts. La portion de la capsule cachée sous les côtes peut encore être facilement extirpée, lorsque les adhérences qui l'unissent aux tissus périphériques ne sont pas trop fortes ; dans le cas contraire, il vaudra mieux laisser en place des portions de la capsule que de risquer d'ouvrir la plèvre.

Vérifier qu'on n'a pas laissé des fragments du rein dans la plaie. — Lorsque des adhérences assez intimes unissent le parenchyme rénal à la capsule propre, il peut arriver que des fragments de tissu rénal restent adhérents à la capsule ; même en opérant bien, il arrive que le tissu friable du rein cède dans les parties très adhérentes. Les fragments du rein qui restent ainsi en place se sphacèlent ensuite et la plaie ne guérit que très lentement. Pour éviter ces suites fâcheuses, il convient de regarder le rein enlevé et de vérifier qu'il est intact ; si des morceaux du parenchyme sont restés attachés à la capsule, il faut les enlever, avec les doigts ou avec une curette mousse.

Les temps ultérieurs de l'opération sont les mêmes que dans la néphrectomie extra-capsulaire, mais la variété de néphrectomie que nous décrivons ici, étant surtout applicable à des cas difficiles de lésions septiques (pyonéphroses, tuberculose), il est utile de faire l'antisepsie de la plaie opératoire. Dans ce but, on peut laver largement avec de l'eau oxygénée ou avec la solution de nitrate d'argent, à 2 pour 1000, sans oublier qu'il faut toujours, en chirurgie rénale, être sobre d'antiseptiques toxiques (voir page 70).

Drainage, pansement. — Dans les cas dont nous parlons, on ne peut obtenir de réunion par première intention et la guérison est plus longue lorsqu'on ferme la plaie que lorsqu'on la laisse ouverte ; mieux vaut se résigner, d'emblée, à une réunion secondaire que d'être obligé, dans les jours qui suivent l'opération, de désunir les sutures. On se bornera donc à diminuer un peu l'étendue de la plaie qu'on laissera largement ouverte, à la bien drainer et à la panser à plat, avec des compresses de gaze stérilisée, qu'on enlèvera dès le surlendemain. On fera ensuite, deux fois par jour, des pansements à l'eau oxygénée, en ayant soin d'obtenir une bonne réunion, de la profondeur à la surface.

En suivant cette conduite prudente, on évite des souffrances au

malade et souvent la réunion est presque aussi rapide que dans la
néphrectomie extra-capsulaire : dans les mauvais cas, la plaie est réunie, en 6 ou 8 semaines.

IV. — NÉPHRECTOMIE PAR MORCELLEMENT

Lorsque les difficultés opératoires sont très grandes et qu'on ne
parvient pas à enlever, en une seule masse, la totalité du rein, il peut
y avoir grand avantage à extirper l'organe par fragments, suivant le
procédé général de morcellement de Péan. C'est à Péan ([1]) lui-même,
qu'on doit l'application du morcellement méthodique à la néphrectomie ; les opérations de Barwell ([2]), de Bobroff ([3]), de Trélat ([4]), de Le
Dentu ([5]) n'étaient que des néphrectomies incomplètes.

Comme nous le verrons, dans l'étude de la néphrectomie appliquée
aux différentes maladies du rein, la néphrectomie par morcellement est
particulièrement indiquée dans les cas de lésions rénales inflammatoires ou tuberculeuses, avec des adhérences considérables. Dans les
néoplasmes, la tumeur est trop friable et trop vasculaire pour pouvoir
être morcelée. Le procédé opératoire consiste à placer des pinces
clamps sur la masse morbide et à extirper, aux ciseaux, la partie de la
tumeur située en deçà de la pince ; en plaçant successivement, chaque
fois plus près du hile, les pinces, on arrive à enlever tout le rein. Mais il
faut savoir que le tissu du rein normal ou peu altéré se laisse écraser
par les pinces, qui ne trouvant pas un point d'appui ne peuvent faire de
l'hémostase. C'est dire que, pour faire réellement du morcellement, il
faudra placer les pinces dans les parties du rein qui ont été indurées
par l'inflammation ; c'est dire encore que, dans chaque cas, les détails
opératoires seront différents, en rapport avec les lésions anatomiques
et qu'on ne peut décrire, sans un peu de fantaisie, un procédé régulier
de néphrectomie par morcellement. Voici ce que j'ai fait dans plusieurs
cas.

1° *Constater que la néphrectomie sous-capsulaire est impos-*
sible. — Lorsque des adhérences solides ont fusionné le rein à sa
capsule propre, adhérente elle-même et confondue avec les tissus périphériques, je commence par chercher avec soin, comme je l'ai dit
page 256, un plan de clivage, entre le tissu du rein et sa capsule propre ;
on finit toujours par trouver une zone décollable, plus ou moins
étendue, qui permet de détacher de la capsule une partie du paren-

1. Péan. *In* thèse de *Brodeur*, Paris, 1886, p 385.
2. Barwell. *British Med. Journ.*, 1881.
3. Bobroff. *Wratch*, 1885, n° 42
4 Trélat. *Bull. de la Soc. de Chir.*, Paris, 1885, p. 286.
5. Le Dentu *Maladies chirurgicales du rein*, Paris. 1886

chyme. Si, malgré cette amorce, on ne peut convenablement isoler le rein, ni avec les doigts ni avec les ciseaux prudemment maniés, on se décidera à pratiquer le morcellement, ayant en vue d'arriver le plus rapidement possible à appliquer une pince sur le pédicule.

2° *Détacher l'extrémité inférieure du rein et placer la première pince.* — Au début de l'opération, on essayera de décortiquer l'extrémité inférieure du rein, pour arriver à placer, de bas en haut, une pince clamp sur le pédicule. Je suis toujours parvenu à dégager suffisamment l'extrémité inférieure du rein, pour arriver à placer cette pince, sinon sur le pédicule lui-même, du moins sur la portion du rein qui l'avoisine. A ce niveau, les lésions scléreuses sont toujours plus accentuées et la pince s'appuie sur des tissus solides.

3° *Extirper la partie inférieure du rein.* — Si on est arrivé à placer une pince étreignant la partie inférieure du hile, on peut, sans inconvénient, couper hardiment en travers, avec des ciseaux, la partie inférieure du rein et l'enlever. Le saignement est nul ou minime, parce que les vaisseaux du rein sont des artères terminales, c'est-à-dire ne s'anastomosant pas par leurs branches, et que la pince étreint les artères de la partie inférieure du rein. D'un autre côté, dans ces cas d'adhérences inflammatoires considérables, les vaisseaux rénaux sont sclérosés et la tumeur est peu vasculaire.

Si on ne parvient pas à placer une pince pédiculaire, on peut placer un clamp, de dehors en dedans, du bord convexe vers le hile, serrer le tissu rénal et enlever ensuite, au-dessous de la pince, le pôle inférieur du rein. On place alors, de bas en haut, par la brèche ouverte, la pince pédiculaire.

4° *Placer une seconde pince sur le pédicule.* — La partie inférieure du rein, ayant déjà été enlevée, on peut mieux voir et approcher du pédicule. On arrivera à l'isoler assez bien, en plaçant de nouvelles pinces et en enlevant successivement de nouveaux fragments du rein, profitant toujours autant que possible des parties où le rein se laisse décoller de la capsule propre. Souvent, on trouve de grands obstacles pour enlever la partie supérieure du rein, cachée sous les côtes et qu'on abaisse mal. J'ai dû parfois déchirer le rein, avec les doigts, et en arracher des fragments, pour arriver rapidement au moignon pédiculaire; cette manœuvre hardie n'est pas bien dangereuse, parce que, en somme, le rein malade saigne peu; elle permet d'arriver rapidement à placer des clamps, en formant un pédicule plus ou moins régulier.

5° *Enlever ce qui reste du tissu rénal.* — Lorsque le pédicule est suffisamment pris dans des clamps, on inspecte à nouveau toute la plaie et, comme presque tout le rein est enlevé, on peut avec les doigts, avec des pinces et les ciseaux, finir d'enlever les fragments de l'organe qui peuvent rester encore. En aucun cas, on ne se livrera à des tractions faites avec force, parce qu'on s'expose à déchirer les gros vaisseaux ou l'intestin. C'est ainsi que Braun (¹) parle de la déchirure de la veine rénale; que Billroth (²) a vu la déchirure étendue de la veine cave; que Lawson Tait (³) déchira la veine rénale. C'est ainsi encore que Barker (⁴) mentionne une déchirure du côlon. Mieux vaut se résigner à laisser des fragments du rein que de produire de pareilles lésions.

Étant donné que les adhérences dangereuses siègent toutes en avant, depuis longtemps Le Dentu (⁵) a conseillé de pratiquer dans ces cas très difficiles l'**hémi-néphrectomie postérieure**. « Cette opération, qui se définit d'elle-même, consiste à enlever totalement, par des dissections convenables, toute la moitié postérieure du rein, comme si on le fendait de son bord externe vers le hile, et à évider ensuite, aussi complètement que possible, la moitié antérieure. »

6° *Toilette du pédicule, ligatures ou pinces à demeure.* — Lorsque la plaie a été bien nettoyée, on reprend l'examen du pédicule qu'on a pu former : on se rend alors compte de la possibilité de faire, ou non, un pincement meilleur que celui qui a été déjà exécuté; on voit surtout s'il est possible d'isoler suffisamment ce pédicule pour pouvoir y placer des ligatures, par mon procédé de néphrectomie sous-capsulaire (voyez page 255).

Lorsqu'on ne peut lier, on se résignera à laisser à demeure les pinces clamps qu'on ne retirera que le troisième jour. On aura quand même grand soin, dans ces cas, d'inspecter le pédicule et de rechercher les vaisseaux sectionnés, pour y placer des pinces hémostatiques et, si possible, des ligatures au catgut.

7° *Pansements* — Lorsque le pédicule a

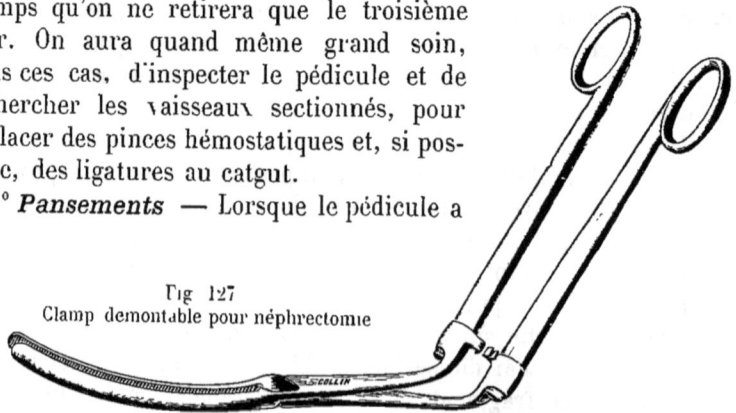

Fig 127
Clamp démontable pour néphrectomie

été lié, le pansement se fait, comme dans la néphrectomie sous-capsulaire (voir p. 259). Lorsqu'on a dû laisser des pinces à demeure, la plaie doit être mollement bourrée avec de la gaze et les pinces soigneu-

1. Braun. *Centr f Chir..* 1881, vol. V. p. 56.
2. Billroth In *Berlin Med. Woch*, 1896, n° 52 à 34.
3 Lawson Tait. *British Med Journ..* 1882, vol. II.
4 Barker. *Centr f. Chir..* 1881, p. 50.
5. Le Dentu. *Revue de Chirurgie*, 1881, p 21.

sement isolées des bords de la plaie : dans ces cas, le pansement ouaté
sera très épais.

Pour faciliter le pansement et ne pas être gêné par la trop grande
longueur des pinces, on a proposé différents modèles de clamps dont le
manche peut se désarticuler. Je me sers, dans ce but, du clamp désar-
ticulable figure 127, très facile à retirer.

Il arrive parfois, qu'on ne peut se rendre maître du saignement que
par le tamponnement de la cavité. Or, dans les jours suivants, comme
il s'agit d'une opération septique, ce tamponnement peut provoquer de
la fièvre; parfois encore, des tissus sphacélés peuvent donner une mauvaise odeur à la plaie. On évitera ces accidents, en enlevant le tamponnement, après quarante-huit heures, et en pratiquant des pansements à
l'eau oxygénée à 12 volumes.

Les pinces à demeure ne seront retirées que le deuxième ou troisième jour après l'opération.

V. — NÉPHRECTOMIE PARTIELLE

Dans certains cas de lésions rénales très limitées, il peut être utile de
n'extirper qu'une partie de l'organe : on fait alors une néphrectomie
partielle. Dans d'autres cas, on peut extirper une partie du rein et
du bassinet, pour supprimer la portion d'une poche rénale, située
au-dessous de l'abouchement urétéral. (Voir *résection orthopédique*,
page 231.)

La néphrectomie partielle peut avoir pour but d'enlever un des deux
pôles supérieur ou inférieur du rein ou un fragment central du parenchyme.

Les premiers temps de l'opération sont ceux de toute néphrectomie,
jusqu'à y compris la décortication complète du rein et sa luxation hors
de la plaie. Il faut ensuite faire comprimer le pédicule par un aide,
comme il a été décrit page 88, ou le serrer dans une pince à mors
garnis de caoutchouc.

Lorsqu'on désire réséquer un des pôles ou un fragment quelconque
du rein, on coupe franchement avec le bistouri le tissu rénal sur les
deux faces antérieure et postérieure, de manière que le morceau
de parenchyme enlevé présente la forme d'un coin, à base périphérique. La plaie rénale ainsi creusée sera suturée, comme toutes les
plaies du rein, avec un fil de catgut n° 2 doublé : chaque fil pénètre
et sort à 1 centimètre et demi des bords de la plaie, traversant profondément le parenchyme rénal, au niveau de la partie la plus profonde
de la plaie. On place ainsi, à 15 millimètres l'un de l'autre, le nombre
de fils nécessaires : ces fils étant liés en appliquant bien exactement

l'une contre l'autre les deux valves rénales, on fait lâcher la compression du pédicule. La plaie rénale ne doit pas saigner : au besoin, on placerait quelques fils complémentaires (fig. 148, p. 325).

Les temps ultérieurs de l'opération sont semblables à ceux décrits dans la néphrectomie totale page 247.

VI. — HÉMINÉPHRECTOMIE

J'entends par héminéphrectomie l'extirpation de la moitié d'un rein. Lorsque le rein présente la disposition habituelle, l'héminéphrectomie n'est qu'une opération partielle très étendue ; dans ce cas, il pourra être nécessaire de lier les branches de l'artère rénale qui irriguent la partie réséquée.

Dans d'autres cas, on peut avoir affaire à des anomalies rénales : j'ai dû intervenir dans deux cas différents.

Chez un malade, un autre chirurgien avait pratiqué la néphrostomie

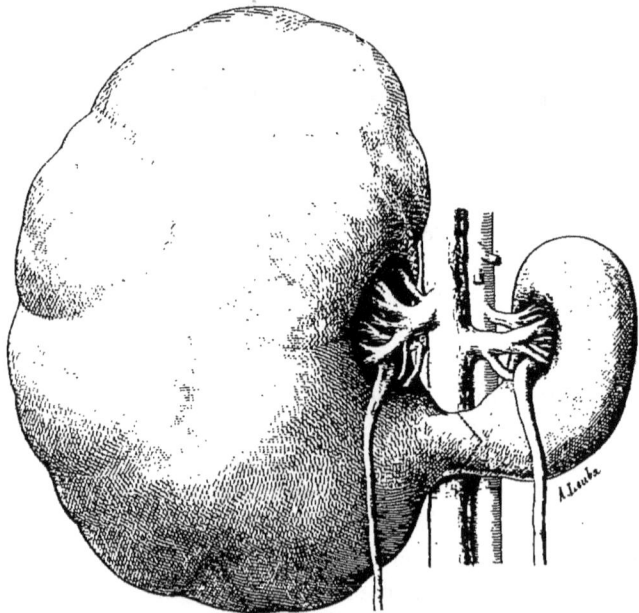

Fig. 128. — Héminéphrectomie pour hydropyonéphrose dans un rein en fer à cheval.

du côté droit : la plaie était restée fistuleuse et j'avais constaté, par le cathétérisme urétéral, que le rein du côté opéré donnait de l'urine peu infectée et dont la composition chimique était peu différente de celle de l'urine du rein gauche ; je notai, en outre, en injectant du liquide par la

sonde urétérale que le bassinet n'était pas dilaté et que le liquide ne
sortait pas par la fistule. Je pensai que la fistule correspondait à une
partie isolée du rein et j'opérai. Il s'agissait de deux reins superposés,
ayant chacun un bassinet et un pédicule indépendants : le rein supérieur, atteint de pyonéphrose, avait été opéré ; le rein inférieur était normal. Ces deux reins étaient unis l'un à l'autre, par un large pont de
substance rénale : je coupai ce pont comme dans une néphrectomie
partielle, en forme de coin, et je suturai la plaie. Ce malade guérit très
régulièrement.

L'anomalie dont je viens de parler est rare : mon malade doit être
rapproché d'une pièce d'autopsie analogue, décrite par Nicolich.

Dans un autre cas, j'ai eu affaire à un rein unique, dont une moitié
était atteinte d'hydronéphrose (fig. 128). Chez cette malade, j'ai extirpé
l'hydronéphrose, en coupant le pont rénal, comme le montre la figure,
mais, après avoir suturé la plaie, je constatai que le moignon rénal
se dirigeait directement en bas, ce qui pouvait gêner le cours de l'urine
dans la moitié restante du rein unique. L'uretère passait en effet en
avant de la face antérieure du rein pour aboutir au hile qui regardait
en haut. Dans le but de laisser la moitié du rein unique dans la même
situation qu'il avait avant l'opération, je fixai au psoas la partie sectionnée du rein. La malade guérit très facilement et continuait à bien se
porter, trois ans après l'opération.

Soins consécutifs à la néphrectomie.

Comme tous les grands opérés du rein, ces malades doivent rester
couchés sur le dos et suivre le régime diététique ordinaire déjà indiqué
page 71.

J'ai déjà dit le peu de danger que présente l'emploi de la morphine
dans les opérations rénales. Après la néphrectomie, il ne faut pas
craindre son emploi modéré, suivant les indications données page 69.

Le drainage de la plaie sera prolongé, plus ou moins de temps, suivant
les circonstances. Dans les cas aseptiques, on peut enlever les drains le
2e ou le 3e jour, mais il est utile, pendant quelques jours encore, de
faire un pansement journalier et de désunir, avec la sonde cannelée, la
plaie qui tend à se fermer : on évitera souvent ainsi des désunions forcées, tardives. Lorsqu'on a laissé des mèches, il est bon de les enlever,
après 48 heures, en les humectant fortement, avec de l'eau oxygénée,
pour ne pas faire souffrir le malade.

Une purgation est donnée le deuxième jour après l'opération.

Lorsque la plaie cicatrise par première intention, le malade se lève
du seizième au vingt et unième jour.

Accidents et difficultés opératoires.

Ce sont : l'ouverture de la plèvre ou du péritoine; l'ouverture de poches rénales ou du bassinet dont le contenu souille la plaie ; l'hémorragie par une artère rénale accessoire; l'hémorragie par le pédicule, enfin, des difficultés opératoires tenant au volume de la tumeur ou aux adhérences, ainsi que la déchirure de la veine cave, la formation d'un pédicule trop épais ou trop court.

Ouverture du péritoine. — Parmi les accidents opératoires communs à toutes les opérations par la voie lombaire, j'ai étudié l'ouverture du péritoine qui est le plus souvent une faute opératoire. En cas de néphrectomie, on est parfois obligé d'ouvrir la grande séreuse abdominale. L'adhérence du péritoine à la tumeur rénale est parfois si intime, que la décortication extra-capsulaire est impossible sans ouvrir la séreuse; si, dans un certain nombre de cas, on peut, pour éviter cet accident, avoir recours à la néphrectomie sous-capsulaire, il en est d'autres où cette méthode doit être proscrite (cancer) ou ne peut être exécutée (kystes hydatiques, rein polykystique, certaines pyonéphroses).

Le plus souvent, c'est sans que l'opérateur le sache que le péritoine est ouvert, pendant la décortication pénible de la face antérieure du rein ; la séreuse se trouve déchirée et on s'en aperçoit parce qu'une anse intestinale ou l'épiploon viennent faire saillie dans la plaie ou parce qu'on voit, à travers la brèche, la surface interne lisse du péritoine. Plus rarement, on ouvre la séreuse de propos délibéré : c'est ainsi que, pour détacher un kyste hydatique du rein qui adhérait à la rate, j'incisai le péritoine.

Lorsque le péritoine a été ouvert accidentellement ou intentionnellement, dans un cas de néphrectomie aseptique, le mieux est de repérer de suite les bords de l'ouverture, avec des pinces à cadre, qui prennent à la fois les deux lèvres de la déchirure; on continue ensuite la décortication et, lorsque celle-ci est terminée, on suture la séreuse.

Lorsque la déchirure du péritoine a lieu dans une néphrectomie pour lésion septique, il est plus prudent d'arrêter la décortication et de suturer immédiatement la séreuse, avant de passer outre.

Je dois ajouter, pour la tranquillité de ceux qui n'ont pas encore beaucoup fait d'opérations sur le rein, que j'ai ouvert le péritoine 5 fois et que les suites opératoires ont toujours été, dans ces cas, aussi simples que d'habitude.

Ouverture de la plèvre. — Dans la néphrectomie, on peut ouvrir la plèvre au début de l'opération ou au moment de la décortication.

L'ouverture de la plèvre, au début de l'opération, est une faute opératoire due à ce que, surtout dans les cas de 12e côte courte, l'incision a été trop postérieure ; et à ce que le bistouri est allé trop haut, contre le bord même de la côte, sans que les tissus, qui se trouvent au-dessous du ligament costo-vertébral, aient été bien refoulés. J'ai déjà dit, page 82, les précautions à prendre pour éviter cet accident. Au cas de néphrectomie, en particulier, il faut se donner du jour, en allongeant autant que cela sera nécessaire la partie inférieure de la plaie. Il est inutile, dans presque tous les cas, d'inciser exactement jusqu'au bord de la dernière côte : on peut se contenter d'inciser la partie intérieure du ligament vertébro-costal, de bien refouler les tissus sous-ligamentaires, et de déchirer, plutôt que de couper, la portion juxta-costale du ligament. Cette manière de faire est recommandable, au cas de 12ᵉ côte courte. Si, malgré tout, la plèvre est ouverte au début de l'opération, le mieux est de fermer l'ouverture, avec des sutures au catgut, après avoir placé quelques pinces, pour empêcher la pénétration de l'air dans la plèvre : il ne faut pas essayer, comme on le fait pour le péritoine, de voir l'ouverture : on prend en masse les tissus, en comprenant, entre les mors des pinces, une partie de la graisse périrénale.

On peut aussi ouvrir la plèvre pendant la décortication du rein, lorsqu'il existe des adhérences. Je n'ai vu cet accident que deux fois : il s'agissait, dans ces cas, d'un kyste et d'une hydronéphrose très adhérents : un petit sifflement m'avertit de l'ouverture de la plèvre qu'une pince ferma facilement.

Lorsque l'ouverture de la plèvre a été momentanément fermée ainsi qu'il a été dit, il convient de poursuivre l'opération, comme à l'ordinaire. On fermera ensuite définitivement l'ouverture pleurale, en pratiquant une suture en bourse, ou des ligatures au catgut, au delà de l'extrémité des pinces ; on ajoutera encore, si besoin est, des points de suture embrassant les tissus périphériques y compris la graisse capsulaire qui forme bouchon.

Les opérateurs qui ont ouvert la plèvre ne signalent pas des accidents consécutifs habituels : j'ai vu deux fois des opérateurs ouvrir la plèvre en pratiquant la néphropexie, les deux malades ont bien guéri ; moi-même je l'ai ouverte, dans les deux cas déjà cités, sans que le malade s'en ressentît par la suite. Dans une néphrectomie pour tuberculose rénale, je fis aussi accidentellement une ouverture pleurale que j'eus de la peine à fermer : le malade eut un peu d'épanchement pleural séreux du côté opéré, mais l'épanchement se résorba rapidement et la guérison se fit sans encombre.

L'ouverture des poches rénales ou du bassinet est toujours un accident fâcheux, parce que l'urine septique et le pus viennent souiller la plaie. Pour éviter, pendant la décortication, d'ouvrir les poches rénales qui peuvent exister, il faut opérer avec prudence et attention, en ayant soin de passer les doigts qui décortiquent un peu au delà du rein, lorsqu'on sent les poches fluctuantes : il arrivera pourtant, malgré tous les soins possibles, que l'issue de pus dans la plaie vienne avertir de la rupture du rein au niveau des adhérences.

On peut plus facilement éviter de déchirer ou de couper le bassinet, en procédant comme je l'ai dit plus haut : couper d'abord l'uretère et décortiquer le bassinet de bas en haut ; avoir grand soin, en plaçant le clamp, d'étreindre le pédicule au delà du bassinet.

Lorsque le pus vient souiller la plaie de la néphrectomie, on fera, le mieux possible, la toilette du champ opératoire, au moment même où l'accident se produit et, lorsque le rein aura été enlevé, on lavera largement toute la surface cruentée avec de l'eau oxygénée. Il faudra surtout prendre la précaution de bien drainer et ne pas se laisser aller à trop fermer la plaie : lorsqu'on la ferme trop dans ces cas, on est obligé ensuite de la désunir et la guérison est plus longue que si, d'emblée, la plaie reste largement ouverte.

Hémorragie par une artère rénale accessoire. — Dans la plupart des cas d'anomalie des artères rénales, les vaisseaux pénétrent dans le parenchyme du rein au niveau du hile, sans s'écarter beaucoup les uns des autres. Il en résulte, au point de vue de la néphrectomie, que le pédicule se fait comme à l'ordinaire, que tous les vaisseaux se trouvent étreints par le clamp et bien serrés par les ligatures. Dans certains cas pourtant, une artère pénètre dans le rein, sur son bord interne, assez loin des autres vaisseaux, vers son extrémité supérieure ou inférieure. J'ai rencontré à plusieurs reprises cette disposition, dont on se rend bien compte en pratiquant la décortication, et qui oblige à placer un fil de catgut supplémentaire. Chez deux malades, j'ai vu les vaisseaux pénétrer dans le hile, les uns en avant, les autres en arrière du bassinet et tellement séparés les uns des autres, que j'ai dû faire deux pédicules, un antérieur et un postérieur.

Dans la néphrectomie extra-capsulaire, il est ordinairement facile de reconnaître les dispositions anormales des artères et de faire la ligature des vaisseaux ; il n'en est pas de même, lorsqu'on fait la néphrectomie sous-capsulaire. Dans un cas de néphrectomie sous-capsulaire, fort difficile, je vis, pendant la décortication, une assez forte hémorragie, venant de la partie supérieure et interne de la plaie : je plaçai un clamp sur le pédicule et j'enlevai rapidement le rein, avant de mettre les ligatures, pour bien voir la source de l'hémorragie. Je constatai alors que le sang venait d'un vaisseau qui traversait la capsule, à trois centimètres au-dessus du pédicule et qui irriguait le pôle supérieur du rein ; il me fut impossible de lier ou de pincer ce vaisseau et je dus me contenter de tamponner fortement la plaie. J'enlevai ce tampon 48 heures après et les suites opératoires furent normales. Chez d'autres malades, ne pouvant faire de bonnes ligatures de vaisseaux anormaux, j'ai laissé des pinces à demeure : on enlève ces pinces 48 heures après l'opération.

Hémorragie par le pédicule. — Lorsque des difficultés opératoires particulières empêchent de bien dépouiller et amincir le pédicule, il peut arriver que le clamp ne dépasse pas suffisamment son bord supérieur et qu'une branche artérielle se trouve en dehors de la ligature. C'est un accident qu'on évitera, en ayant bien soin de ne serrer le clamp qu'après s'être assuré que son extrémité supérieure dépasse nettement, par en haut, le bord supérieur du pédicule. Pour éviter que les branches artérielles supérieures du pédicule soient incomplètement serrées, il convient d'employer, dans ces cas, des clamps à mors élastiques, dont les branches ne se mettent en contact à l'état de repos que par leur extrémité, l'accolement complet n'étant obtenu que lorsqu'on serre fortement les anneaux. Lorsque, malgré l'emploi de ces clamps, l'épaisseur du pédicule est trop grande pour que sa partie supérieure soit bien serrée, on placera un second clamp de haut en bas.

L'hémorragie peut encore être due à ce que, lorsque le rein est enlevé, le clamp dérape. Plusieurs opérateurs ont vu cet accident, qui ne peut arriver, lorsqu'on fait le pédicule ainsi que je le conseille : c'est-à-dire lorsque, avant d'enlever le rein, le clamp étant encore en place, on fait une première ligature qui partage le pédicule en deux segments supérieur et inférieur. Cette précaution me paraît d'autant plus utile que le dérapage du clamp dans la néphrectomie se fait facilement, parce que, entre la pince et le rein, il reste habituellement très peu d'espace.

Dans d'autres cas, l'hémorragie est due à ce que le fil qui étreint le pédicule glisse, lorsqu'on enlève le clamp. J'ai vu cet accident arriver à un opérateur qui se servait de soie plate pour lier le pédicule : j'aidais et je n'eus que le temps de comprimer, avec mes doigts, le pédicule qui avait donné, en quelques instants, une énorme quantité de sang ; on ne pouvait songer à replacer les pinces et nous dûmes nous contenter de glisser, sur ma main, un tamponnement à la Mikulickz ; cette malade guérit. D'autres opérateurs ont pu repincer le pédicule après le glissement du fil.

Je n'ai jamais eu moi-même d'hémorragie pédiculaire dans la néphrectomie extra-capsulaire, ce que j'attribue au soin avec lequel j'amincis le pédicule et à ma manière de le lier (voir page 248).

Dans la néphrectomie sous-capsulaire, lorsque, après avoir décortiqué le rein, on essaie de le dégager, pour placer le clamp pédiculaire, un gros vaisseau peut se rompre et donner lieu à une forte hémorragie. Récemment, en présence de cet accident, je mis rapidement un clamp et, comme l'hémorragie continuait, j'enlevai rapidement le rein avec les ciseaux ; le champ opératoire était ainsi dégagé, ce qui me permit de tamponner fortement, d'enlever ensuite les tampons et de saisir,

avec des pinces hémostatiques, les vaisseaux qui saignaient. Ce malade
guérit normalement.

La conduite que j'ai suivie, dans ce cas, me paraît être la meilleure :
lorsqu'une hémorragie inquiétante vient du pédicule non encore lié,
il faut d'abord essayer de l'arrêter avec des clamps ou avec des pinces,
et, si on ne réussit pas, enlever rapidement le rein, pour se donner du
jour.

Hémorragie par la veine cave. — La déchirure de la veine cave
au cours de la néphrectomie est un accident redoutable, mais dont les
conséquences sont moins funestes qu'on ne pourrait le penser de premier abord. Cet accident a été observé dans des néphrectomies labo-
rieuses pratiquées par la voie lombaire et par la voie abdominale : le
plus souvent, il s'agissait de cancer du rein : dans quelques observations l'opération était faite pour pyonéphrose ou pour tuberculose.

La conduite suivie par les différents opérateurs a varié suivant les
circonstances : on a essayé le tamponnement simple de la plaie, le
pincement de la déchirure, la ligature latérale, la suture des parois
veineuses et la ligature totale de la cave.

Le **tamponnement** simple a été employé par Lindner ([1]) dans un cas de
néphrectomie pour tuberculose rénale ; le malade guérit. Ce fait
est à rapprocher de l'hémorragie pédiculaire dont j'ai parlé page 269,
chez une malade qui guérit aussi par ce simple moyen.

Le **pincement de la déchirure** en laissant des pinces à demeure a été
fait chez le malade de Socin ([2]), opéré pour pyonéphrose, qui succomba
peu après, et chez celui d'Israel ([3]), atteint d'hypernéphrome du rein
gauche, qui mourut le onzième jour de thrombose de la veine cave.

La **ligature latérale** a été faite pour la première fois par Lücke ([4]) en
1881, puis par Helferich ([5]). Ces deux cas furent suivis de mort.

La **suture de la veine cave** déchirée accidentellement a été faite par
Billroth ([6]), Busse ([7]), Grohé ([8]), Schede ([9]), Pousson et Chavanaz ([10]). Dans
ces cinq cas, les malades succombèrent. Intentionnellement, pour extirper la veine cave envahie par des tumeurs, Zœge von Manteufel ([11])
et Giordano ([12]) ont réséqué une partie de la paroi veineuse, suturant
ensuite la déchirure ainsi produite. Le premier de ces malades guérit,

1 Lindner. *Munchener Med. Woch*, 1901, n 43
2. Socin in Braunwager *Beiträge z. Khn. Chir..* XVIII, p. 486.
3. Israel *Chirurgische klinik der Nierenkrankheiten.* Berlin 1901, p. 506.
4 Lucke *Deutsche Zeitsch. f Chir* . 1881, p 578
5 Helferich und Enderlen *zu* kuster.
6. Billroth. *Wiener. Med. Woch.*, 1885. nos 32-34.
7. Busse *Virchows Arch* , vol. 157, p. 555.
8. Grohe. *Deuts . Zeits. f Chir* , vol. 60. p. 51.
9. Schede. *Arch. f. Klin Chir.*, vol. 43, p. 558.
10. Pousson et Chavanaz *Bull. Soc. Chir.*, Paris, 1905. p. 12
11. Zœge von Manteufel. *Centr . f. Chir.* 1899. nº 27.
12. Giordano. *Chirurgia renale.*

malgré la résection de 9 centimètres en longueur et de 2 1/2 en largeur de la paroi veineuse. L'opéré de Giordano succomba.

La **ligature totale** a été faite cinq fois avec succès par Bottini ([1]), Houzel ([2]), Heresco ([3]), Hartmann ([4]) et Delaunay ([5]); deux fois, elle fut suivie de mort, chez les malades de Kuster ([6]) et de Lindner ([7]). Kuster extirpa un volumineux cancer du rein et s'aperçut, en examinant la pièce, qu'il avait enlevé un morceau de la veine cave : le malade mourut seize heures après. Chez le malade de Lindner, la ligature ne porta que sur l'extrémité distale de la veine; la mort survint par pénétration d'air dans le bout proximal.

Comme on peut en juger par cette rapide revue des cas publiés, le procédé qui a donné les meilleurs résultats est la ligature totale de la veine cave. La circulation de retour se fait en pareil cas avec une remarquable facilité par les veines azygos et les veines vertébrales. Les expériences de Purpura ([8]), sur le chien, montrent que l'animal peut survivre, lorsque la ligature de la veine cave est faite entre le confluent des iliaques et le foie. La survie est plus fréquente quand la ligature porte sur le segment compris entre les iliaques et les rénales, plus rare lorsqu'elle siège sur la portion située au-dessus des veines rénales. Plus récemment, Gosset et Lecène ([9]) ont montré, chez le chien, que la ligature de la veine cave, au-dessous des veines rénales, ne détermine aucun trouble pathologique. La ligature au-dessus des veines rénales est suivie de mort avec lésions graves des reins.

Chez l'homme, dans les cinq cas cités plus haut, la guérison s'est faite sans aucun trouble important; à peine signale-t-on un léger œdème des membres inférieurs.

Ces faits et ces expériences nous indiquent la conduite à suivre, en cas de déchirure de la veine cave. On devra tout d'abord s'assurer de l'endroit où porte la déchirure : si elle se trouve au-dessous de la veine rénale gauche, qui est la plus haute des deux, on peut hardiment lier le vaisseau entre deux ligatures. Si la déchirure veineuse est située au-dessus de ce point ou à son niveau, il faudra suturer la veine, si on le peut, faire la ligature latérale ou enfin laisser des pinces à demeure. Si la soudaineté de l'hémorragie ne permettait pas de faire autrement, on aurait recours au tamponnement.

Difficultés opératoires tenant au volume de la tumeur. — On

1 Bottini. *Clinica chirurgica*, 1893, p. 529
2 Houzel *Bull. Soc. Chir.*, Paris, 1902, p. 568.
3. Heresco. *Ibid* , 17 decembre 1902
4. Hartmann. *Ibid* , 13 janvier 1904.
5 Delaunay. *Bull. de la Societé de l'Internal des Hôpitaux*, Paris, 26 mai 1904
6 Kustln. *Die Chirurgie der Nieren*, Stuttgart, 1896-1902, p 614
7 Lindner *Loc. cit.*
8. Purpura *Riforma Medica*, 1899, n° 195.
9 Gosset et Lecène *Tribune medicale*, 1904, p. 215.

peut enlever, par la voie lombaire, des tumeurs très volumineuses, même lorsqu'elles sont solides; il est pourtant préférable, à mon avis, d'extirper par la voie transpéritonéale les très gros néoplasmes. Les difficultés de la voie lombaire sont tout particulièrement accrues, lorsque l'espace costo-iliaque est étroit ou lorsque le néoplasme se trouve, en grande partie, caché au-dessous des côtes.

Losque l'espace costo-iliaque est large, il suffit de prolonger, en bas et en avant, l'incision de la paroi abdominale, pour enlever aisément de très volumineuses tumeurs : l'incision ainsi prolongée donne autant de jour que l'incision franchement transversale ou que l'incision combinée en Y, que certains opérateurs se sont crus obligés de pratiquer. Mais lorsque la dernière côte, très oblique, ne laisse qu'un étroit espace entre elle et la crête iliaque, lorsque surtout le rein se trouve adhérent en haut et en grande partie situé au-dessous des côtes, l'incision oblique de la paroi peut devenir insuffisante. Dans ces cas assez rares, **il peut être utile d'avoir recours à la résection d'une partie de la dernière côte.**

Lorsqu'on aura constaté que malgré l'incision oblique très prolongée, le champ opératoire est trop étroit pour manœuvrer à l'aise, on découvrira, en haut de la plaie, la dernière côte, dont on incisera longitudinalement le périoste sur la face externe; dépouillant ensuite une partie de la face interne de la côte avec un grattoir, on fera la section de l'os, en arrière, pour dépouiller ensuite, d'arrière en avant, toute sa face interne et l'enlever. La nécessité de ce procédé opératoire est si rare que, sur plusieurs centaines d opérations rénales, je n'ai dû faire que quatre ou cinq résections costales.

Difficultés opératoires dues aux adhérences. — L'extirpation d'un rein de moyen volume et libre d'adhérences est chose facile, mais, lorsque la tumeur rénale adhère fortement de tous côtés, les difficultés opératoires peuvent être grandes. La conduite à tenir dans les différents cas varie trop pour qu'il soit utile de donner ici des règles générales et je renvoie à l'étude de la néphrectomie dans chaque cas particulier : néoplasmes, tuberculose, etc.

Formation d'un pédicule trop gros. — Chez certains malades, les lésions dues à la périnéphrite scléro-lipomateuse sont telles que la décortication se fait très péniblement du côté du pédicule et aboutit à la constitution d'un large et épais moignon ; or, un pédicule ainsi constitué, se prête mal à une bonne et solide ligature. Lorsqu'on se trouve en présence de pareille difficulté il ne faut pas désespérer trop tôt et il faut savoir que, avec un peu de patience, on arrive à beaucoup réduire le pédicule. C'est surtout en bas et en dedans, en s'attachant à bien suivre l'uretère et le bassinet, qu'on peut gagner du terrain ; on travaille ensuite en arrière, puis vers la partie antérieure et supérieure, en revenant sur un point déjà dépouillé, après avoir avancé le travail dans une autre partie. Il arrive souvent que lorsqu'on dépouille ainsi minu-tieusement le pédicule, on ouvre de petits vaisseaux qui doivent être pincés.

Lorsque le travail dont je viens de parler a été bien conduit, on arrive toujours à constituer un pédicule assez mince d'avant en arrière, mais, parfois, quoi que l'on fasse, ce pédicule garde encore une hauteur trop grande, pour qu'une ligature le partageant en deux portions, supérieure et inférieure, présente des garanties suffisantes. S'il en est ainsi, si le pédicule est trop haut, il peut être nécessaire de le lier en le partageant en trois portions, comme le représente la figure 155, page 347.

Pédicule trop court. — Dans presque toutes mes néphrectomies extra-capsulaires, je suis arrivé à pouvoir former un pédicule assez mince pour pouvoir le lier avec sécurité, mais j'ai dû quelquefois, dans des néphrectomies sous-capsulaires, laisser un clamp à demeure. Dans un cas, auquel j'ai déjà fait allusion, une hémorragie abondante pro-venant d'une rénale accessoire m'obligea à tamponner la plaie avant d'avoir pu former le pédicule. D'autres fois, il m'a semblé plus sûr de laisser les pinces que de lier le pédicule.

Lorsque le pédicule est trop court pour pouvoir être lié, on est forcé de laisser des pinces à demeure. Dans ces cas, je crois qu'il faut, après avoir enlevé le rein, essayer, autant que possible, de placer un second clamp, plus près de la colonne vertébrale que le premier ; on se met ainsi en garde contre le dérapage possible de ce premier clamp Lorsque des pinces ont été laissées à demeure, je crois prudent de ne les enle-ver que trois jours après, parce que les vaisseaux sont de large calibre. Dans les cas où j'ai employé les pinces à demeure, je les ai laissées pen-dant trois jours.

Accidents consécutifs à l'opération.

Après la néphrectomie, il faut surtout craindre l'hémorragie, l'anu-rie et les accidents d'infection ; je signalerai en outre les décharges uratiques, les fistules urinaires, les fistules purulentes et l'éventra-tion.

Hémorragie. — Il faut savoir que certains opérés de néphrectomie saignent assez abondamment le premier jour de l'opération, sans qu'il y ait lieu de s'inquiéter. Lorsque les adhérences sont nombreuses, on déchire, pendant la décortication, un grand nombre de petits vaisseaux qu'on ne voit pas saigner sur le moment ; plus tard, lorsque la circula-tion de la région devient plus active, ces vaisseaux peuvent saigner assez abondamment. A plusieurs reprises, il m'est arrivé de voir le pansement assez trempé de sang, dans l'après-midi du jour de l'opéra-tion, pour qu'il fût utile de le changer ; une fois même, le suintement

de la plaie me parut assez abondant pour que je fisse un tamponnement, en introduisant une lanière de gaze, à côté de celle qui déjà était
dans la plaie.

Si l'hémorragie paraissait plus inquiétante, si un tamponnement
comme celui dont je viens de parler était insuffisant, il ne faudrait pas
hésiter à faire sauter quelques points de suture pour tamponner vigoureusement toute la cavité de la plaie.

Anurie. — C'est là un accident redoutable et assez rare après la
néphrectomie. Je ne l'ai jamais personnellement observé, parce que je
n'extirpe jamais un rein sans être sûr du bon fonctionnement de celui
qui doit rester en place. J'ai vu des oliguries assez prononcées, des
malades n'urinant, pendant les deux premiers jours, que de 150 à
200 grammes d'urine. D'autres auteurs ont observé l'anurie complète.
En cas d'anurie, comme en cas d'oligurie prononcée, il convient de
mettre d'abord en pratique les moyens médicaux. Parmi ceux-ci, les
plus efficaces sont les grandes injections sous-cutanées de sérum artificiel pratiquées assez prudemment pour ne pas déterminer une rétention chlorurée nuisible; on peut injecter sous la peau, par ampoules de
250 grammes, un litre de sérum dans les vingt-quatre heures. On
peut aussi, avec avantage, donner, dans la journée, un lavement purga-
tif d'eau salée. Lorsque l'estomac le permet, on peut encore faire
prendre, dans la journée, trois cachets de 50 centigrammes de théobromine, ou encore deux à trois cuillerées de vin diurétique de Trousseau,
dans un litre de tisane de lactose (50 gr. de lactose pour un litre
d'eau). On pourra enfin essayer de provoquer la sécrétion urinaire, en
faisant un lavage du bassinet du rein qui reste, par le cathétérisme
urétéral. Ce moyen a réussi à Imbert, dans un cas d'anurie opératoire.

Si, malgré ces différents moyens, l'anurie persiste complète, il faut,
avant que les phénomènes d'intoxication apparaissent, pratiquer sans
hésiter la néphrostomie du rein qui reste en place. Les plus précoces,
parmi ces phénomènes d'intoxication sont, les soubresauts pendant le
sommeil, le rétrécissement pupillaire et la céphalalgie : si on les observe
en même temps que l'anurie, il faut intervenir séance tenante. Lorsque
l'anurie se prolonge, pendant trois jours, après la néphrectomie, je
crois qu'il faut intervenir par la néphrostomie, même en l'absence
de phénomènes d'intoxication.

Infection de la plaie. — La suppuration de la plaie est à peu près
fatale, dans les cas de fistules antérieures à l'opération; lorsqu'il
existe de la périnéphrite infectieuse; lorsque pendant l'opération, il
s'est écoulé, dans la plaie, du pus ou de l'urine septique. J'ai renoncé,
dans ces cas, à essayer la réunion primitive. Je préfère chercher, d'emblée, la réunion secondaire et je me borne à rétrécir un peu la plaie,
par en bas et par en haut, en pansant la cavité par bourrage : cette pra-

tique a l'avantage de donner une guérison plus rapide que celle qu'on obtient après avoir été obligé de désunir la plaie.

En dehors des cas que je viens d'énumérer, la suppuration peut encore avoir lieu lorsqu'il était légitime d'espérer une réunion primitive; quelle qu'en soit la cause, faute de technique dans l'asepsie opératoire, ou petit foyer infectieux périrénal inaperçu, le fait existe.

La température est le meilleur guide dans ces cas, mais je répète ici ce que j'ai dit à propos du rein mobile; pour qu'une élévation de température de 38° à 38°5 le soir ait une signification vraie, au point de vue de l'infection, il faut qu'elle persiste après l'emploi d'une purgation. De toute manière, lorsque l'élévation de la température fait craindre la suppuration, il faut examiner la plaie, et chercher soigneusement s'il existe des points sensibles à la pression : lorsque la zone voisine des bords de la plaie est sensible à la pression, surtout lorsque la plaie paraît tendue et légèrement rosée, il faut enlever quelques points de suture. Si on ne trouve rien du côté de la plaie, il sera prudent, si on ne l'a pas fait déjà, d'enlever la mèche de gaze qui a pu être mise et de retirer le drain qu'on remettra en place, après l'avoir bien lavé : il arrive, en effet, parfois qu'une légère rétention derrière la mèche, ou l'obstruction du drain, suffisent à donner un peu de température.

Lorsque la suppuration de la plaie est abondante, lorsque surtout elle est fétide, comme cela arrive quelquefois après la néphrectomie sous-capsulaire, le pansement le meilleur, à mon avis, est le pansement humide à l'eau oxygénée à 12 volumes renouvelé deux fois par jour. Sous l'influence de ce pansement, on voit rapidement la plaie perdre son mauvais aspect et devenir rosée. J'ai souvent employé aussi, avec avantage, le pansement avec de la gaze stérilisée trempée dans une solution de nitrate d'argent au 1/1000 ou au 1/500.

Shock opératoire. — J'ai déjà indiqué, dans les généralités, la gravité des phénomènes de shock et de collapsus après les opérations rénales; j'insiste, à propos de la néphrectomie, en particulier, sur l'importance du shock et sur les précautions à prendre pour l'éviter. Il faut que le malade reste le moins longtemps possible sous l'influence des anesthésiques; tout doit être prêt pour commencer à opérer aussitôt le malade endormi, et la chloroformisation doit être arrêtée 5 à 10 minutes avant la fin de l'opération de manière à faire coïncider le réveil du malade avec la fin des sutures. Il faut, en outre, opérer vite, sans précipitation : la plupart des néphrectomies lombaires peuvent être faites en 20 ou 30 minutes; j'en ai fait plusieurs en moins d'un quart d'heure.

Hématurie après la néphrectomie. — Dans quelques cas de néphrectomie, les premières mictions sont légèrement sanglantes; cette petite hématurie, consécutive aux manœuvres pratiquées sur le rein extirpé, avant la ligature de l'uretère, n'a aucune importance. Exceptionnellement, j'ai observé des hématuries se prolongeant pendant plusieurs jours et, dans ces cas, le saignement provenait du rein qui restait en place. Ces hématuries, complexes dans leur pathogénie, paraissaient dues, principalement, au surcroît de circulation du rein qui reste, et qui, lui-même, peut présenter des lésions de néphrite plus ou moins latente. Dans les cas que j'ai vus je me suis borné à mettre le malade à la diète lactée, pendant quelques jours, et le saignement a disparu.

Décharges uratiques. — Beaucoup plus fréquentes que les hématuries, les décharges uratiques s'observent souvent 'dans les premiers jours qui suivent les différentes opérations rénales. L'aspect boueux des urines n'a aucune importance, pas plus d'ailleurs que les phénomènes d'irritation vésicale, dont quelques malades se plaignent. Il est utile en pareil cas de faire boire abondamment de l'eau d'Evian ou une tisane diurétique quelconque.

Fistules urinaires urétérales. — Chez certains malades, opérés de néphrectomie, on voit le pansement souillé par de l'urine qui reflue de la vessie dans l'uretère sectionné. Dans les néphrectomies sous-capsulaires, lorsque l'uretère n'a pas été lié isolément, on peut observer ce reflux des urines, dès les premiers jours; dans les néphrectomies ordinaires, on ne le voit guère que plusieurs jours après l'opération, lorsque la ligature de l'uretère tombe.

J'ai observé ce phénomène chez plusieurs malades opérés pour tuberculose ou pour pyonéphrose et, dans tous les cas, j'ai vu l'écoulement d'urine diminuer graduellement et disparaître à mesure que la cicatrisation de la plaie avançait. S'il s'établissait une fistule urinaire permanente de cette catégorie, il faudrait, imitant la conduite de Hartmann, pratiquer la résection complète de l'uretère (voir page 489).

Fistules purulentes — Il n'est pas rare d'observer, à la suite de la néphrectomie, des fistules purulentes, dues à l'infection partielle de la plaie. Ces fistules peuvent être entretenues par trois ordres de causes : par des fils de ligature placés pendant l'opération; par des fongosités; par le moignon urétéral.

Lorsqu'on a employé des fils de soie pour lier le pédicule, il est fréquent d'observer des fistules; cela est aisé à comprendre parce que, rarement, une néphrectomie est absolument aseptique, notamment dans les cas de tuberculose et de pyonéphrose. Chez la plupart des malades, on peut opérer par la voie extra-capsulaire et extirper le rein sans souiller la plaie avec le contenu du bassinet; mais, même dans ces cas, il peut y avoir passage de microbes dans le tissu périrénal, et l'infection légère de la plaie est d'autant plus facile que la décortication de l'atmosphère graisseuse détermine de petites anfractuosités et un suintement sanguin favorable à son développement. Avec les ligatures au catgut, la résorption du fil rend la fistule persistante moins fréquente, mais encore possible. Chez quelques malades, on ne trouve plus de fils dans la fistule, mais de simples fongosités qui, partant du pédicule, tapissent le trajet; il est probable que, dans ces cas, le point de départ a été la ligature du pédicule déjà résorbée.

Dans les cas les plus simples, la fistule ne présente pas de diverticules et ne conduit pas à une large cavité : d'autres fois, au contraire, on arrive à une cavité plus ou moins développée, le plus souvent sous-costale. Cette dernière disposition est à craindre, dans les néphrectomies sous-capsulaires, lorsqu'on n'a pas, secondairement, extirpé la capsule; entre cette membrane indurée et la paroi costale, il reste un espace qui se comble difficilement par bourgeonnement.

Chez les tuberculeux, la fistule est tapissée de fongosités contenant des granulations; souvent, dans ces cas, le trajet fistuleux est anfractueux, avec des diverticules multiples. Les fongosités se concentrent surtout au niveau du pédicule; il est fréquent aussi d'en trouver plus bas, entre la paroi musculaire et le péritoine, et dans la partie supérieure de la plaie, au-dessous des côtes.

Dans les cas les plus simples, chez les malades non tuberculeux, il suffit parfois, pour guérir la fistule, de faire un simple grattage à la curette par l'orifice fistuleux : si on essaie cette manœuvre simple, on peut se servir, avec avantage, des curettes à long manche qu'on emploie pour le curettage de l'utérus, notamment de la curette fenêtrée de Sims.

Dans des cas plus compliqués, et notamment chez les tuberculeux, il faut pratiquer une véritable opération. Le malade étant endormi, on incise largement l'ancienne cicatrice, de manière à se donner du jour; il faut, dans ces cas, aller avec prudence, **sans se porter trop en avant**, pour ne pas ouvrir le péritoine. De même, lorsque, avec les curettes, on nettoie largement la plaie, il faut avoir soin de ne pas agir trop brusquement sur la lèvre antérieure de la plaie; à ce niveau, les fongosités doublent la séreuse épaissie. J'ai toujours réussi à guérir ces fistules avec une seule intervention largement conduite et en laissant la plaie, soigneusement pansée, se réunir par bourgeonnement. Si, malgré tout, il se formait une nouvelle fistule, avec cavité sous-costale, on pourrait avoir recours à la résection des dernières côtes afin de permettre l'accolement des parois de la cavité.

Éventration. — Je n'ai pas observé d'éventration chez mes opérés, mais j'en ai vu, à plusieurs reprises, chez des malades, opérés par d'autres chirurgiens. On évitera l'éventration, en reconstituant, avec grand soin, la paroi lombaire, suivant les indications données page 86 et tout' particulièrement, en suturant solidement les couches musculaires profondes. D'un autre côté, il est prudent de ne permettre aux malades de se lever que lorsque la paroi est suffisamment solide : vers le vingtième jour après l'opération, dans les cas ordinaires.

XII

NÉPHRECTOMIE EXTRA-PÉRITONÉALE
DANS LES DIFFÉRENTS CAS PARTICULIERS

J'étudierai la néphrectomie lombaire dans les traumatismes du rein, dans la tuberculose, les néoplasmes. les kystes hydatiques, les hydronéphroses et les pyonéphroses.

I. — NÉPHRECTOMIE DANS LES TRAUMATISMES DU REIN

Nous étudierons rapidement les contusions et les plaies par instruments piquants, tranchants ou par armes à feu.

A. — Contusion du rein.

On peut distinguer 3 groupes de cas :

1er GROUPE : **La capsule propre est intacte.** — On peut voir, la capsule propre restant intacte, un épanchement sanguin, au-dessous de la capsule, dans l'intérieur du parenchyme ou dans le bassinet. Ces faits n'intéressent pas l'opérateur qui ne doit pas intervenir.

2e GROUPE : **La capsule est déchirée.** — Le caractère dominant de cette catégorie de cas est l'hémorragie périrénale, et, si la déchirure du rein est assez profonde, la possibilité d'une communication, à travers le rein, entre le bassinet et les calices d'une part, et l'atmosphère périrénale d'autre part. Le rein présente une ou plusieurs déchirures, presque toujours transversales ou obliques, plus fréquemment placées sur la face postérieure et généralement assez régulières. Même lorsque les calices ou le bassinet ont été atteints et que le sang s'épanche dans le bassinet, l'hématonéphrose, qui en résulte, n'est jamais très considérable. Dans certains cas, un des pôles du rein, surtout l'inférieur. se trouve complètement détaché; parfois, le parenchyme est comme broyé et partagé en morceaux qui tiennent encore par des liens plus ou moins solides au pédicule.

Dans tous les cas de ce deuxième groupe, il se fait un **épanchement périrénal**, constitué uniquement par du sang ou, lorsque le bassinet ou les calices sont ouverts par un mélange de sang et d'urine, qui peut, secondairement, s'infecter.

3° GROUPE : **Les organes du hile, bassinet, uretère ou vaisseaux sont arrachés.** — Le rein peut être complètement détaché du hile, et, séparé par la violence du traumatisme, flotter dans une cavité remplie de caillots. Dans certains cas. la rupture n'atteint qu'une branche secondaire de l'artère rénale. La rupture complète du bassinet ou de l'uretère sans plaie extérieure n'est connue que par une observation de Polland ([1]).

Manuel opératoire en cas de rupture du rein

Dans l'impossibilité de formuler d'avance un diagnostic anatomique précis, on doit avoir pour but d'explorer minutieusement le rein et, en second lieu, d'appliquer le moyen approprié à chaque cas. Il ne faudra jamais perdre de vue que la néphrectomie totale est une ressource ultime, qui n'est indiquée que lorsqu'il est impossible de conserver le rein.

L'incision des parties molles sera assez longue pour pouvoir manœuvrer à l'aise et examiner le rein, le hile et l'uretère.

Arrivé à l'atmosphère graisseuse péri-rénale infiltrée de sang, parfois d'urine et de pus, on commence par enlever rapidement les caillots, sans crainte de l'hémorragie qui peut en résulter : pour bien étancher le sang, le mieux est encore de voir nettement la source de l'hémorragie.

Lorsqu'on est arrivé sur le rein, si l'hémorragie n'est pas très abondante, on décortique l'organe en dehors de sa capsule propre, pour se rendre exactement compte des lésions. Si le saignement est considérable, il vaut mieux arriver rapidement au pédicule, pour le comprimer entre les doigts, ce qui permettra de mieux explorer le rein et parfois de placer, directement, des pinces sur les vaisseaux qui saignent. Si la compression digitale est insuffisante, on essaiera de placer provisoirement, sur le pédicule, une pince clamp dont les mors seront garnis de caoutchouc.

Avant de se décider à extirper le rein, il faudra s'assurer de l'impossibilité de suturer les déchirures ou de pratiquer une néphrectomie partielle. Parfois encore, l'hémorragie vient d'une branche de l'artère rénale qu'on peut lier : dans un cas de ce genre, Kuster réussit à arrêter l'hémorragie, en incisant le rein par la néphrotomie et en tamponnant directement le bassinet. Lorsqu'on a placé des pinces du côté du hile et qu'on ne peut les enlever sans que l'hémorragie se reproduise, il n'est pas toujours possible de savoir si les pinces qui doivent rester à demeure n'étreignent pas un trop grand nombre de vaisseaux, pour que le rein continue à vivre. On pourrait, dans ces cas, suivre la conduite conseillée par Kuster : les pinces mises en place, on tamponne ; le lendemain, sur la table d'opération, on enlève la gaze qui tamponne et on pique le rein ; si l'organe saigne, on le laisse avec le tamponnement ; dans le cas contraire on l'extirpe.

On réussit parfois à conserver des reins qui présentent des lésions considérables. Lorsque l'hémorragie vient du rein lui-même, sans rup-

1. POLLAND. *Guy's Hosp Rep.* 3e serie, vol. XIV. p. 85

ture des vaisseaux pédiculaires, et lorsque les délabrements sont si grands qu'on ne peut faire de bonnes sutures parenchymateuses, on

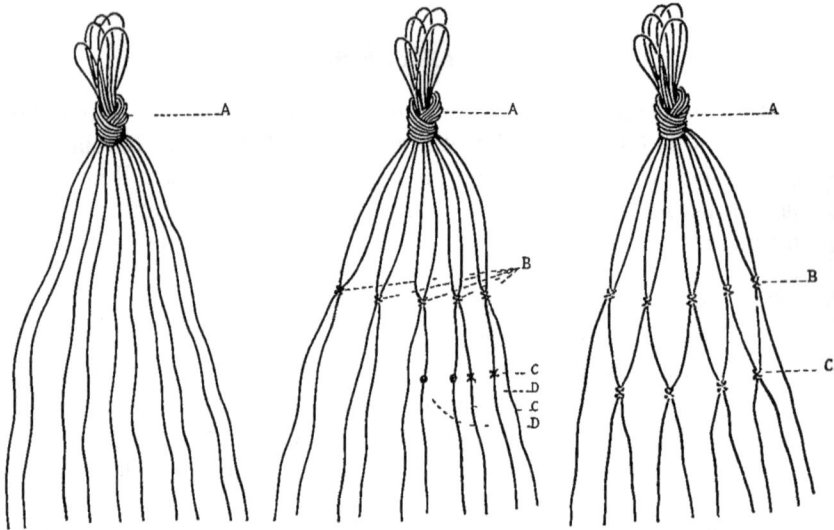

Fig 129 — Maniere de faire le filet de Marcille pour les déchirures du rein.

peut essayer l'ingénieux filet de Marcille, qui permet de serrer les uns contre les autres les fragments du rein et d'arrêter ainsi l'hémorragie sans pratiquer de sutures (fig. 129 et 130). Voici comment l'auteur décrit son procédé, qu'il a appliqué avec succès, chez le chien :

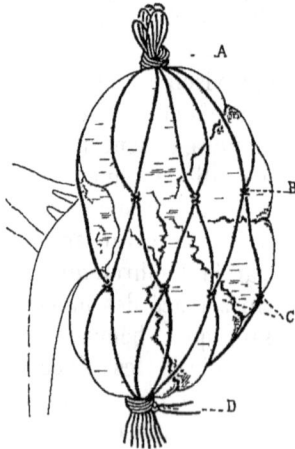

Fig 130 — Filet de Marcille pour les déchirures du rein : le filet est mis en place, entourant complètement le rein

« Pour fabriquer le filet, dans un premier temps, on taille 10 à 12 morceaux de catgut, mesurant 20 centimètres chacun. Dans un deuxième temps, on les noue tous ensemble, par une de leurs extrémités A (fig. 129.) Dans un troisième temps, on confie cette extrémité A à un aide. Puis, on réunit les fils deux à deux par un nœud, de façon que le fil 1 soit uni au fil 2 et que le fil 3 soit jonctionné au fil 4.

La série des nœuds B (fig. 129) doit se trouver à cinq centimètres environ du point de jonction A.

On a ainsi réuni deux par deux les 10 ou 12 fils de catgut.

Dans un quatrième temps, on devra unir entre eux les cinq couples de catgut. Pour y arriver, il suffit de nouer le fil C au fil D, le fil C′ au fil D′ et ainsi de suite; c'est cet écheveau de catgut, ainsi préparé, que l'on utilise.

On coiffe le rein blessé avec le filet, comme il a été déjà dit, en ayant soin de placer l'extrémité A de l'écheveau sur l'extrémité supérieure du rein. On dispose soigneusement les diverses mailles du filet sur toute la périphérie de l'organe, de telle façon que les deux fils extrêmes du réseau de catgut se placent, l'un en avant, l'autre en arrière du hile.

Puis, on groupe l'extrémité libre des fils sous le pôle inférieur de l'organe et on les maintient réunis l'un à l'autre, en les enserrant de plusieurs tours de catgut. »

B. — Plaies par instruments piquants ou tranchants ou par armes à feu.

La plaie du rein peut présenter toutes les variétés imaginables au point de vue du siège, de la profondeur, de la forme, etc. Lorsque le trajet de la plaie est long et sinueux, il peut se faire un épanchement de sang ou d'urine autour du rein, mais, dans la plupart des cas, ces liquides s'épanchent librement au dehors. Ce qu'il importe de retenir, c'est que l'urine ne s'écoule au dehors ou ne s'épanche dans le tissu péri-rénal que lorsque la plaie pénètre jusqu'aux calices à travers le rein, ou lorsque le bassinet ou l'uretère sont blessés.

Les règles de conduite, formulées à propos de la contusion, sont applicables aux plaies du rein : la néphrectomie totale pourra souvent être évitée, si on a soin de se donner beaucoup de jour, pour agir en connaissance de cause.

Lorsque la plaie de la paroi abdominale est large et qu'il y a procidence du rein, il faudra l'agrandir encore, en suivant le mieux possible la direction de l'incision ordinaire de la néphrectomie. Si le rein ne présente pas de lésions irrémédiables, on réduira l'organe après avoir fait, soigneusement, le nettoyage de la plaie qu'on laissera béante, largement drainée et tamponnée. Cette conduite est surtout recommandable, lorsque la plaie est de date récente : il ne faudra enlever le rein que lorsque sa conservation partielle ou totale sera impossible.

II — NÉPHRECTOMIE DANS L'HYDRONÉPHROSE

Anatomie pathologique chirurgicale. (Voir page 214.)

Je pense que la néphrectomie n'est indiquée dans les uronéphroses que dans deux conditions : 1° lorsque le parenchyme secréteur du rein est si complètement détruit que sa valeur fonctionnelle est négligeable; 2° lorsque, malgré la conservation d'une petite partie du parenchyme,

on reconnaît l'impossibilité de pratiquer une opération plastique co 
servatrice : à condition, bien entendu, que le fonctionnement de l'aut 
rein soit suffisant.

D'après ce qui précède, on ne doit extirper une hydronéphro 
qu'après avoir pratiqué une double exploration, physiologique et anat 
mique.

L'**exploration physiologique**, seule capable de déterminer la valeu 
comparée des deux reins, ne peut être bien faite sans le secours d 
cathétérisme urétéral ([1]).

L'**exploration anatomique** détermine les conditions de la poche rénal 
et de l'uretère; elle seule nous permet de dire si une opération conser 
vatrice est encore possible. Mais, pour que cette exploration soit com 
plète, il ne suffit pas, même après incision des parties molles, d'exa 
miner la poche rénale et l'uretère par leur surface externe, à l'aide d 
la vue et du toucher : il faut inciser la tumeur, pour apprécier l'épais 
seur du parenchyme, pour constater la disposition intérieure des cloi 
sons et celle de l'insertion urétérale; il faut encore explorer le calibr 
de l'uretère par le cathétérisme. Il en résulte que toute néphrectomi 
pour hydronéphrose sera précédée, avant l'opération, de l'exploratior 
fonctionnelle des deux reins: pendant l'acte opératoire, de la néphro 
tomie ou incision de la poche : l'extirpation de la tumeur rénale n'es 
que le dernier acte des manœuvres opératoires.

Dans certains cas de tumeur rénale uronéphrotique, lorsqu'il est 
avéré que la valeur fonctionnelle de la poche est nulle et que l'autre 
rein fonctionne convenablement, on peut, dès le début, commence 
l'opération comme une néphrectomie ordinaire. Plus souvent, la déci 
sion d'enlever le rein ne sera définitivement prise que par l'exploration 
directe de l'organe.

Manuel opératoire.

Incision. — Comme dans la néphrectomie pour uronéphrose, la 
poche doit être, à mon avis, vidée avant d'être enlevée, l'incision opé 
ratoire n'a pas besoin d'être aussi considérable que pour extirper une 
tumeur solide de même volume. D'un autre côté, le sacrifice du rein 
n'étant souvent décidé que lorsque des lésions urétérales rendent toute 
opération conservatrice impossible, il est bon d'inciser assez longue 
ment pour pouvoir examiner à l'aise la partie supérieure de l'uretère.
Pour cette même raison je place, avant l'opération, une sonde urétérale,
comme si on devait pratiquer une opération plastique.

Comme règle générale, l'incision, commencée à la 12ᵉ côte, se ter 
minera en bas, à deux travers de doigt au-dessus de la partie la plus 

1. Voir Albarran. *Exploration des fonctions renales*, Paris, 1905, Masson.

saillante de la crête iliaque ; au besoin, dans le cours de l'opération, on agrandira l'incision par en bas.

Ouverture de la poche. — Après avoir incisé le fascia rétro-rénal, on écarte rapidement le peu de graisse qui se trouve en arrière du rein et on arrive sur la poche de l'uronéphrose. Par le procédé habituel, on décortique facilement une partie de la poche, sans qu'il soit besoin de poursuivre d'emblée la décortication de tout le rein. Lorsqu'une large surface de la tumeur se trouve à découvert, on l'explore avec les doigts pour chercher l'endroit où la poche paraît plus mince, là, où la fluctuation est la plus nette. A ce niveau, on ponctionne la poche avec un trocart, assez long pour que le liquide qui s'écoule puisse être facilement recueilli ; on incise ensuite la paroi de l'uronéphrose, dans une étendue de 3 à 4 centimètres, en ayant soin de garnir la plaie de compresses, parce qu'il reste toujours du liquide dans la poche. Après avoir bien épongé, on introduit dans le sac les doigts de la main gauche, et sur l'index de cette main, qui sert de guide, on agrandit aux ciseaux l'ouverture, en ayant soin de ne pas couper des cloisons.

Exploration du rein et de l'uretère. — Je répète qu'avant de se décider à extirper un rein hydronéphrosé, il faut être convaincu de l'inutilité ou de l'impossibilité de le conserver. Sauf dans des cas exceptionnels, l'exploration minutieuse du rein et de l'uretère s'impose.

On examinera la tranche du rein ; on explorera l'intérieur de la poche ; on sentira, par la palpation bimanuelle, l'épaisseur des différentes parties, pour bien se rendre compte de ce qui reste encore de tissu rénal.

On tâchera ensuite de trouver l'orifice urétéral, ce qui est très facile lorsque la sonde urétérale a pu pénétrer dans l'intérieur de la poche, souvent très difficile ou même impossible, au cas contraire. Puis on explore l'uretère. Les doigts de la main gauche introduits dans l'intérieur de la poche rénale, pendant que le pouce de la même main reste en dehors d'elle, on saisit la paroi de l'uronéphrose et on l'attire en haut et en dehors ; la main droite finit, par en bas, de décoller la surface extérieure de la tumeur, jusqu'auprès de l'uretère. Si on n'arrive pas ainsi à trouver l'uretère, on peut toujours le sentir aisément avec la main droite, surtout lorsque la sonde urétérale est dans son intérieur, et l'accrocher pour l'attirer vers la plaie. On dégage un peu l'uretère et on se rend compte de ce qu'on peut faire. Si l'extirpation du rein est alors décidée, on passe, au-dessous de l'uretère, un catgut n° 2 qu'on lie, après avoir prié un aide de retirer la sonde urétérale. Au-dessus de la ligature, on place une pince sur le morceau d'uretère qui doit rester avec le rein et on coupe le conduit avec le thermocautère, entre la ligature et la pince, en ayant soin de bien cautériser les deux bouts, central et périphérique, de l'uretère.

Formation du pédicule. — Saisissant l'uretère de la main gauche,

suivant de près, d'abord ce conduit et ensuite le bassinet, on arriv
bientôt à finir le décollement de la partie inférieure du rein. Reprena
ensuite la poche rénale, avec la main gauche, dont les doigts, en parti
intra-rénaux, en partie extra-rénaux, la saisissent, on tire sur cette poche
en décollant à mesure. Le peu d'adhérences de la poche rend presqu
toujours la manœuvre facile, et on arrive rapidement à constituer u
pédicule, qu'on traitera, comme il a été dit page 247. Assez fréquemmen
les vaisseaux dissociés peuvent être liés isolément. Si la poche présent
des adhérences, impossibles à décoller du côté du péritoine, on pourra, s
elles sont peu étendues, couper la séreuse qu'on suturera immédiatemen
après. Si les adhérences se trouvent du côté de la veine cave, il pourr
être nécessaire de laisser adhérente une partie de la poche rénale.

Derniers temps de l'opération. — Ils ne présentent aucune particularité. Comme l'opération est aseptique, on peut fermer à peu près
complètement la plaie, ne laissant qu'une étroite ouverture pour le passage des drains.

Suites opératoires.

La néphrectomie pour uronéphrose est la plus bénigne des néphrectomies. Cela est dû à ce que l'opération est aseptique, à la rapidité des
manœuvres et surtout à ce qu'on n'extirpe qu'un rein qui est lentement
devenu inutile au point de vue fonctionnel, ce qui a donné au rein du côté
opposé le temps nécessaire pour le développement d'une bonne hypertrophie compensatrice. Pour cette raison, l'oligurie post-opératoire manque ou est peu importante au cas de néphrectomie pour uronéphrose.

III — NÉPHRECTOMIE DANS LES PYONÉPHROSES

La néphrostomie étant souvent indiquée dans les pyonéphroses
simples et la néphrolithotomie dans les calculeuses, c'est dans les chapitres consacrés à ces opérations que j'ai exposé les notions utiles
d'anatomie pathologique; la pyonéphrose tuberculeuse sera étudiée
avec la tuberculose rénale.

Je décrirai ici la néphrectomie dans les pyonéphroses simples et calculeuses.

Lésions anatomiques
dans les cas où la néphrectomie est indiquée.

Sans entrer ici dans les détails déjà étudiés, page 177, il est indispensable de dire la grande étendue des lésions qu'on rencontre dans les
cas justiciables de la néphrectomie primitive.

Très rarement, on pourra se trouver en présence d'une grande poche,

peu ou pas cloisonnée, ressemblant à celles de quelques hydronéphroses ;
dans ces cas, qui sont les plus simples, la pyonephrose n'est qu'une
hydronéphrose volumineuse secondairement infectée.

Presque toujours, on a affaire à une volumineuse poche multilocu-
laire, avec de nombieuses cloisons, séparant, plus ou moins complètement, des loges remplies de pus et parfois de calculs. Le parenchyme
rénal sera détruit, sclérosé, méconnaissable et, par places, bosselant la
surface de la tumeur, des loges, à paroi très mince, risqueront d'être
déchirées pendant les manœuvres de décortication.

La tumeur rénale sera fortement adhérente aux organes voisins, par
un tissu scléro-graisseux dense, qui s'émiette et se déchire entre les
doigts, sans qu'on puisse bien le séparer de la capsule propre du rein.
Cette atmosphère graisseuse, dure, épaisse, s'étend jusqu'au pédicule
rénal, dont la hauteur et l'épaisseur se trouvent augmentées. Dans certains cas, toute l'atmosphère adipeuse constitue un bloc scléreux, adhérent à la paroi lombaire d'un côté, au rein de l'autre, englobant le pédicule et même la veine cave ou l'aorte. Parfois encore, on trouve de la
suppuration périrénale, plus ou moins abondante.

Le plus souvent, on peut décoller facilement le rein de sa capsule
propre, mais parfois, surtout en cas de calcul, la capsule adhérente est
fusionnée avec le rein, sans qu'on puisse la séparer du parenchyme.
D'autres fois, on peut, en partie, décoller le rein sous la capsule qui, ailleurs, est fusionnée avec lui. Parfois encore, entre le rein et la capsule
existe une collection purulente.

L'uretère peut être peu altéré dans certains cas, tandis que, dans
d'autres, il est large, à parois épaissies, plus ou moins tortueux, avec des
plicatures valvulaires, et entouré lui-même d'une epaisse gangue sclé-
ro-adipeuse.

Manuel opératoire

Lorsque la pyonéphrose a détruit le rein, à ce point que la néphrectomie puisse être décidée d'emblée, les lésions périrénales sont si développées et les adhérences si grandes que la néphrectomie sous-capsulaire
s'impose. Rarement, il y aura avantage à suivre la voie extra-capsulaire, qui expose à des hémorragies redoutables du côté du pédicule et
à la déchirure de la veine cave.

Nous savons que toute néphrectomie sous-capsulaire est forcément
septique. D'un autre côté, il est très avantageux d'inciser le rein, avant
de l'extirper, pour les raisons que nous allons indiquer, et cette néphrotomie préalable ne présente d'autre inconvénient que celui de souiller
la plaie. **Deux raisons militent en faveur de l'incision de la poche
rénale avant son extirpation :**

1° L'évacuation du pus et des calculs que la poche peut contenir réduit considérablement son volume et facilite grandement son extirpation.

2° En incisant la poche on se rend compte exactement de l'épaisseu de tissu rénal qui peut encore exister. Même dans des poches complète ment fermées, lorsque l'examen fonctionnel indiquait que le rein ma lade ne fonctionnait pas, il m'est arrivé de trouver une assez grand épaisseur de parenchyme pour limiter mon intervention à la simpl néphrostomie, alors que j'avais l'intention d'extirper le rein : j'ai pu ains conserver des reins encore utiles. Pour ces raisons, **en cas de pyoné phrose simple ou calculeuse, l'opération doit être presque toujour commencée comme une néphrotomie, qu'on transformera, au besoin en néphrectomie.**

Comme il est dit, page 76, l'incision lombaire oblique s'arrêtera au dessus du point le plus saillant de la crête iliaque et on arrivera direc tement sur le rein, en exposant bien la surface rénale, en rapport ave la plaie, mais sans faire, dès le début, de larges décollements périrénaux La plaie sera garnie de compresses et **on ponctionnera le rein** sur so bord convexe, en choisissant, pour enfoncer le trocart, le point où le rein paraîtra le plus mince. Lorsque le pus sera écoulé au dehors, on laver largement la cavité rénale avec la solution de nitrate d'argent au millié me. Le milieu étant ainsi rendu moins septique, on incisera le rein au niveau de la ponction, pour pouvoir introduire aisément l'index gauche dans l'intérieur de sa cavité, et on agrandira suffisamment l'ouverture avec des ciseaux pour pouvoir explorer le rein par le toucher et par la vue. Il convient, avant de passer outre, de bien nettoyer la poche rénale, d'enlever les calculs avec des tenettes ou avec les doigts, de laver encore à grande eau l'intérieur du rein. Ce **lavage** se fait commo dément avec un tube en caoutchouc, qu'on introduit dans l'intérieur de la poche, adapté à un laveur quelconque ou à des seringues vésicales.

Lorsque la poche est nettoyée le mieux possible, on peut se rendre compte de son épaisseur dans ses différents endroits, des cloisons et diverticules qu'elle présente, ainsi que de sa profondeur au-dessous des côtes, point important parce que l'extirpation sera d'autant plus difficile que la tumeur sera plus haut située.

Si on juge devoir extirper le rein, on pourra, dans la plupart des cas, pratiquer la **néphrectomie sous-capsulaire** décrite page 255. Lorsque la capsule se laisse détacher du rein, ce procédé est préférable, parce qu'il épargne les grandes difficultés de la décortication extra-capsulaire, dans l'atmosphère périrénale scléreuse, épaissie et adhérente.

Si la néphrectomie sous-capsulaire est impossible, on pratiquera avec grand soin la **décortication extra-capsulaire** : tantôt les doigts des deux mains travailleront à la surface du rein qu'ils suivront toujours de très près, tantôt profitant de l'incision du rein, on prendra les parois de la poche, entre les doigts d'une main, pendant que l'autre décortique la face externe.

Lorsque la décortication de la poche rénale a été conduite aussi loin que possible, on cherche à **dégager l'uretère au-dessous du rein**. Quel que soit le volume de l'uretère, quelque avancées que soient les lésions qu'il présente, on se bornera, pendant ce temps de l'opération, à le sectionner, entre deux pinces ou au-dessus d'une ligature, dont on laissera les fils longs. Ces fils seront pris dans une pince pour repérer et retrouver plus tard le conduit.

Le bout rénal de l'uretère est alors soulevé et on continue, de bas en haut, la décortication, pour arriver le plus près possible des vaisseaux : cette décortication inférieure, une fois faite, permet souvent de mieux compléter le dégagement des parties antérieure et postérieure du rein.

Formation du pédicule. — Lorsque la décortication extra-capsulaire a été menée aussi loin que possible, il peut se faire que le pédicule soit assez bien dégagé pour qu'on puisse lier directement les vaisseaux ou placer un clamp et enlever le rein, comme à l'ordinaire. D'autres fois, il restera encore trop à faire pour que le pédicule soit en état d'être lié : alors on placera, le mieux possible, de bas en haut, un clamp, et on enlèvera aux ciseaux une partie du rein, pour dégager ensuite et enlever, après placement de nouvelles pinces, la partie supérieure de l'organe : c'est la néphrectomie par morcellement décrite page 260.

Dans ces opérations difficiles, **l'essentiel est de diminuer le volume de la poche en la vidant de son contenu, pus et calculs;** il importe surtout de ne pas laisser, dans son intérieur, des pierres qui gêneraient beaucoup lors du placement des pinces. Il faut, en outre, procéder avec méthode, décortiquer successivement les différents points de la poche et lorsqu'on a avancé d'un côté autant qu'on le peut, continuer dans un autre endroit, pour revenir de nouveau aux portions primitivement attaquées.

Extirpation du rein. — Lorsqu'on a réussi à bien placer le ou les clamps pédiculaires, on extirpe le rein, en coupant le pédicule, avec des ciseaux, en deçà des clamps. Souvent la section portera en partie sur le tissu rénal lui-même, parce que, en coupant trop près des clamps, on s'expose à les faire déraper.

Ligature du pédicule. — Le rein enlevé, on examine avec soin le pédicule, en le nettoyant avec des compresses : on reconnaît ainsi s'il est possible de placer les ligatures, comme à l'ordinaire ou si l'on peut allonger le pédicule, en le dégageant, comme il a été dit page 272 pour pouvoir le lier. Si toute ligature est impossible, on laissera à demeure les clamps pédiculaires.

Traitement du bout périphérique de l'uretère. — Lorsque le rein a déjà été enlevé, lorsque le pédicule a été lié ou lorsqu'on reconnu la nécessité de laisser des pinces à demeure. il faut reven au bout périphérique de l'uretère.

Si la portion d'uretère qui reste est peu altérée, on réséquera ce qu'« pourra, sans causer de nouveaux dégâts, on placera une ligature au ca gut et on abandonnera le bout vésical, dans la plaie, après avoir détru sa muqueuse au thermocautère.

Si l'uretère est très enflammé. très large, à parois épaissies, rigid et béantes, son abandon dans la plaie exposerait le malade à une su puration interminable. Si l'état du malade permet encore de prolonge pendant quelques minutes, l'opération, on agrandira la plaie, par en ba et on pratiquera l'urétérectomie totale, décrite page 488. Si le malac est trop affaibli pour que l'opération puisse être continuée, on fixera par un point de suture au catgut, le bout vésical de l'uretère à la parti inférieure de la plaie, ayant toujours soin de détruire sa muqueuse, e la brulant avec le thermocautère.

Pansement. — Dans toute néphrectomie pour pyonéphose, la plai est plus ou moins souillée. Avant de panser, il convient de bien nettoye la cavité et de la débarrasser des morceaux de graisse épaissie, à den détachés, qui peuvent rester. Il est utile aussi de faire de l'antisepsie « de laver la plaie avec de l'eau oxygénée.

La plaie sera laissée largement ouverte, un drain de fort calibr (n° 55) sera placé au niveau de l'uretère; un autre drain semblable plongera jusqu'au-dessus du pédicule et le restant de la cavité ser garni d'autres drains placés côte à côte, en flûte de Pan, ou bourr avec de la gaze stérilisée, non tassée, de manière à drainer par capil larité.

Soins consécutifs.

Règle générale, les mèches de gaze seront retirées après quarante huit heures, les drains quelques jours après; on pansera en lavan à l'eau oxygénée et en laissant dans la plaie des mèches de gaz trempées dans ce liquide. Ce pansement. renouvelé deux fois par jour suffira pour obtenir la guérison dans un délai moyen de quatre à si semaines.

Accidents opératoires et post-opératoires.

Je me borne à signaler, ayant déjà étudié, en détail, ces différent accidents, que, dans les néphrectomies pour pyonéphrose, opération souvent difficiles, il faut surtout craindre l'ouverture des séreuse pleurale et péritonéale, les hémorragies pédiculaires et la déchirure d la veine cave.

Après l'opération, le shock et l'anurie sont les dangers les plus proches, puis, comme ennuis allongeant le temps de la guérison plutôt que comme dangers réels, la suppuration de la plaie, la mortification de lambeaux graisseux, enfin la persistance d'une fistule d'origine urétérale, pouvant conduire à pratiquer ultérieurement l'urétérectomie. La portion vésicale de l'uretère, laissée en place pendant l'opération, peut donner lieu à une fistule purulente; elle peut aussi être le point de départ d'une fistule urinaire, l'urine vésicale refluant dans l'uretère (voir page 300).

IV — NÉPHRECTOMIE PARTIELLE DANS LES PYONÉPHROSES

L'extirpation partielle du rein a été pratiquée dans trois conditions différentes : tantôt, ne pouvant mieux faire, on a enlevé le rein incomplètement, en en laissant une partie : tantôt encore, et de propos délibéré, on n'a extirpé qu'une portion du rein, parce que, seule, elle paraissait malade. J'ai enfin pratiqué la résection partielle des pyonéphroses pour supprimer les portions trop déclives de la poche.

Chez un malade, Waitz[1] essaya de pratiquer la néphrectomie sous-capsulaire et, ne pouvant y parvenir, il dut faire, en plein parenchyme, plusieurs ligatures à la soie. Ce malade guérit, mais l'opération ne servit point à conserver une partie utile du parenchyme rénal. En pareil cas, on ferait mieux de pratiquer la néphrectomie par morcellement.

Kummel[2] et Bardenheuer[3] ont trouvé des pyonéphroses calculeuses, dans lesquelles une grande partie du parenchyme rénal étant saine, ils ont pu se borner à extirper une portion d'un des pôles du rein. Ces deux malades guérirent.

Les cas sont rares dans lesquels cette conduite pourra être imitée avec avantage, parce que les lésions ainsi localisées sont exceptionnelles. Si on se trouvait en présence d'une lésion suppurée, limitée à l'un des pôles du rein, on pourrait, sans inconvénient, réséquer la partie malade, en arrêtant l'hémorragie par la suture du parenchyme rénal ou par le tamponnement. Il va sans dire qu'en pareil cas la prudence commande de drainer le rein.

Chez une de mes malades, je trouvai, pendant l'opération, une poche d'hydropyonéphrose, située dans la partie médiane du rein et communiquant avec le bassinet : le cas me parut favorable et je pratiquai une résection partielle du rein, avec suture du parenchyme. Malgré le drain que je laissai dans le bassinet, des phénomènes infectieux graves, qui menaçaient d'emporter la malade, m'obligèrent à pratiquer, dans la suite,

1. WAITZ Deutsche Med. Woch 1891, p. 398
2. KUMMEL 22e Congres des Chirurgiens allemands, 1893, 12 avril
3 BARDENHEUER. Deutsche Med. Woch , n° 45, 1894

la néphrectomie secondaire qui amena la guérison. Le rein enlevé présentait des lésions diffuses de pyélonéphrite suppurée, secondaire à la néphrectomie partielle.

Chez deux de mes opérés de pyonéphrose, j'ai trouvé une disposition anatomique qui m'a paru indiquer la résection partielle de la poche. Il existait au-dessous de l'embouchure de l'uretère une portion déclive et isolable de la poche trop considérable pour qu'elle pût jamais se bien vider par l'uretère. Dans les deux cas je prévins la formation de la fistule en réséquant d'emblée, au moment même où je pratiquai la néphrostomie, cette portion trop déclive de la poche rénale (voir page 251).

V — NÉPHRECTOMIE PRIMITIVE DANS LA TUBERCULOSE RÉNALE

La néphrectomie primitive pouvant être indiquée à toutes les périodes et dans toutes les formes anatomiques de la tuberculose rénale, il est indispensable de bien connaître l'aspect macroscopique des lésions.

Anatomie pathologique chirurgicale.

Le rein tuberculeux se présente sous des aspects très variables : on peut distinguer, en plus des néphrites tuberculeuses, la forme **miliaire**, les formes **nodulaire** et **caverneuse**, souvent associées, et les formes **à rétention rénale** prédominante, hydronéphroses ou pyonéphroses ouvertes ou fermées.

Tuberculose miliaire. — Elle est caractérisée par la présence, dans le parenchyme rénal, de petites granulations jaunes ou translucides qui peuvent se rencontrer dans toutes les parties de l'organe, mais, plus particulièrement, dans la substance corticale, près de la capsule, ou dans la voûte sus-pyramidale.

Lorsque les granulations sous-capsulaires sont abondantes, on les voit, formant une ou plusieurs plaques irrégulières, qui se détachent par leur couleur plus claire, sur le fond rouge sombre du parenchyme du rein, ou déterminant, par leur confluence, la formation d'un véritable tuberculome qui vient faire saillie à la surface du rein. Au niveau de ces lésions, le tissu rénal est plus ferme au toucher. La capsule propre se laisse détacher, quoiqu'elle adhère davantage au rein au niveau des granulations.

Dans la **tuberculose miliaire discrète**, il arrive souvent que, vus à travers leur capsule propre, les reins paraissent absolument sains : la forme, le volume, l'apparence extérieure sont conservées. D'autres fois, on distingue, à peine, la petite tache translucide du tubercule. Dans ces cas, où le diagnostic macroscopique hésite, j'ai recommandé de faire comprimer le pédicule et d'inciser le rein sur son bord convexe : on regarde attentivement, pendant que, avec le dos du bistouri, on gratte légèrement la surface de section ; sur la surface rouge sombre du rein, on peut distinguer alors quelques points plus pâles qui sont des tubercules. Ces taches présentent parfois, dans la substance corticale, la forme d'un coin à base périphérique, sous-capsulaire ; d'autres fois, elles ont des contours indistincts ou paraissent allongés, dans le sens des tubes.

Lorsqu'on examine ces reins, après leur extirpation, on est souvent étonné de très bien voir, sur l'organe exsangue, des tubercules qu'on ne pouvait distinguer lorsque le rein était en place.

Dans deux cas, la section du parenchyme ne m'avait révélé que des lésions très discrètes, mais j'ai pu sentir avec le doigt introduit dans le bassinet qu'il était élargi et que sa surface interne présentait des irrégularités.

Tuberculose nodulaire — Le rein, dans ces cas, est toujours plus ou moins augmenté de volume et présente un ou plusieurs noyaux arrondis, dont le volume varie de celui d'un petit pois à celui d'une noix. Ces nodules sont tantôt constitués par un dépôt tuberculeux cru, grisâtre et ferme, qu'on sent par le palper, même lorsqu'il est enfoui dans le parenchyme, tantôt par une masse caséeuse, qui se détache à la coupe. La surface du rein peut être lisse et régulière si les nodules sont profonds et discrets ; plus souvent, elle est irrégulière et marbrée de taches grises, sur un fond rouge sombre.

Tuberculose caverneuse. — Presque toujours, cette forme coexiste avec la forme nodulaire. Les cavernes du rein peuvent se former de deux manières différentes : 1° les noyaux caséeux s'agrandissent et s'ouvrent dans les calices ou le bassinet, qui peuvent être indemnes de tuberculose, mais qui, le plus souvent, sont eux-mêmes malades ; 2° la lésion bacillaire atteint les pyramides par la pointe et progresse vers la périphérie ; les portions caséifiées s'éliminent à mesure et tombent dans le bassinet : dans ce cas, l'uretère est toujours plus ou moins rétréci, d'où la dilatation constante des calices et du bassinet. Ces lésions se voient dans la tuberculose primitivement ascendante ou dans la tuberculose hématogène. lorsque le bassinet et l'uretère, secondairement contaminés, présentent des lésions qui gênent le cours des urines. Quel que soit leur mode de formation, les cavernes du rein sont presque toujours multiples et anfractueuses, séparées les unes des autres par du tissu rénal relativement peu altéré. Le centre de la caverne contient un liquide caséeux et purulent ; la paroi est formée par une portion centrale caséeuse, qui se continue, plus en dehors, par une zone vitreuse, limitée, elle-même, par un liséré sinueux, très élégant et caractéristique. Il est fréquent de voir des cavernes très superficielles, qui ne sont plus recouvertes que par une mince couche de tissu rénal et bombent à la surface du rein ; pendant la décortication, on risque d'ouvrir ces cavernes avec les doigts et de souiller la plaie avec leur contenu. Il n'est pas

rare de trouver une ou plusieurs de ces cavernes, dont la couche
caséeuse a disparu et qui se trouvent limitées par du tissu fibreux.

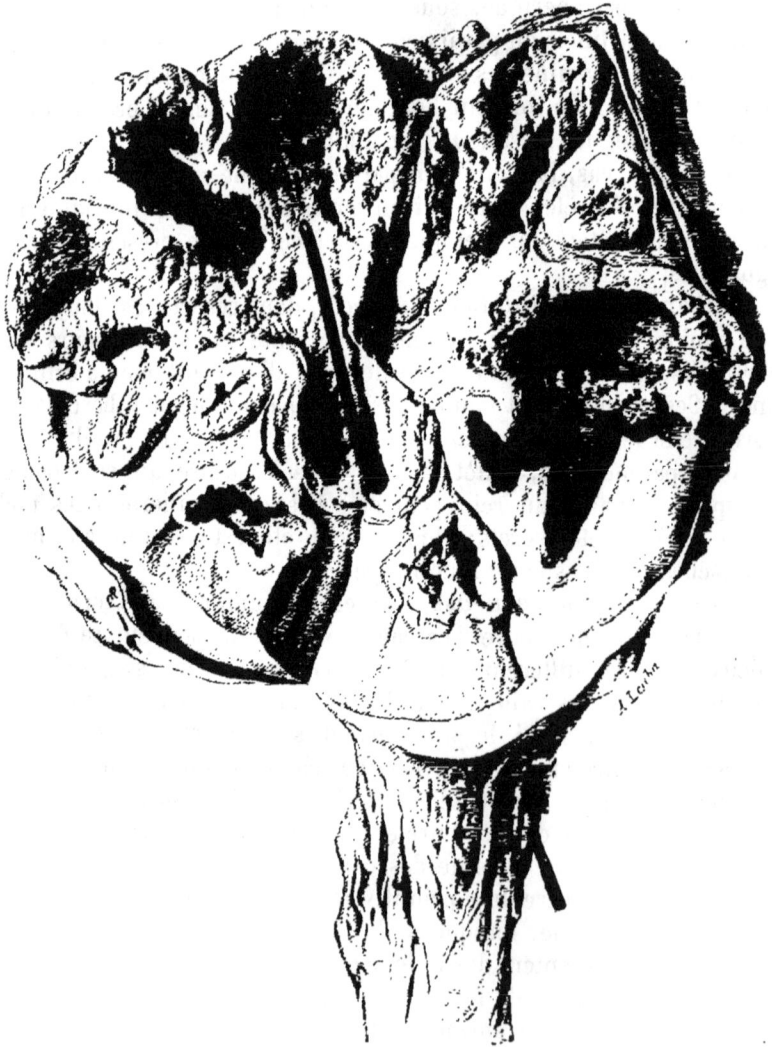

Fig. 151. — Tuberculose caverneuse. Grosse périurétérite.

C'est par un processus analogue que le rein tout entier peut être
transformé en une masse polykystique, dont l'examen microscopique
seul révèle l'origine tuberculeuse.

Hydronéphrose tuberculeuse. — Je n'ai jamais vu d'hydronéphrose tuberculeuse vraie. Dans des cas rares, on peut rencontrer, sur

un rein tuberculeux, une caverne isolée à paroi fibreuse contenant un liquide clair avec quelques débris caséeux. D'autres fois, on observe une hydronéphrose partielle, par oblitération d'un calice, coexistant avec des lésions tuberculeuses : c'est ainsi que j'ai publié un cas [1], dans lequel le rein présentait dans ses deux portions, supérieure et inférieure, des cavernes remplies de pus caséeux; presque tout le rein était détruit et, dans les zones conservées, on voyait des tubercules à différents stades d'évolution : sur la partie médiane de la convexité du rein, faisait saillie une poche de la grosseur d'un citron, transparente, contenant un liquide clair; elle contrastait avec les bosselures opaques des cavernes remplies de pus. Il s'agissait d'une poche d'hydronéphrose partielle, due à l'oblitération d'un calice par des calculs uriques primitifs. Dans certains cas, on peut voir aussi des lésions tuberculeuses récentes se greffer sur une ancienne hydronéphrose, comme le montre une pièce de Legueu [2].

Pyonéphrose. — La pyonéphrose est fréquente dans les formes de tuberculose nodulaire et caverneuse : il y a obstacle au cours de l'urine dans l'uretère, le bassinet et les calices se distendent et communiquent avec les poches anfractueuses des cavernes. Le caractère dominant de ces pyonéphroses tuberculeuses, c'est la coexistence des cavernes rénales avec la dilatation du bassinet; ces cavernes sont parfois isolées ou ne s'ouvrent dans le bassinet que par le conduit rétréci des calices : cette disposition fait comprendre comment la simple incision du bassinet ne permet pas la bonne évacuation du pus. Le liquide contenu dans la poche rénale peut être du pus presque franc; souvent, il est mélangé de grumeaux caséeux. Il faut savoir que si, dans quelques cas, on ne trouve, dans ce pus, aucun microbe, si même, parfois, on n'y peut déceler la présence du bacille de Koch, il est habituel d'y reconnaître les agents des infections secondaires : j'ai surtout trouvé des staphylocoques et le coli-bacille; j'y ai vu aussi, avec Cottet, des microbes anaérobies.

Tuberculose massive. — Dans cette forme, le rein forme une poche, constituée par une coque fibreuse, plus ou moins cloisonnée, contenant une matière pâteuse et blanche analogue à du mastic de vitrier. Dans la tuberculose massive totale, l'uretère est oblitéré. Dans la forme massive partielle, plusieurs nodules caséifiés se réunissent, formant une masse considérable, qui reste dans le rein, sans se vider dans le bassinet.

Lésions concomitantes consécutives à la tuberculose rénale. — Dans le rein lui-même, on peut observer la formation de calculs secondaires de phosphate et de carbonate de chaux, analogues à ceux des pyonéphroses banales. J'ai observé un cas remarquable de coexistence de tuberculose unilatérale et de néoplasme du rein.

1. Albarran. *Bull et mém. Soc de Chir.*, 1901, p 947
2 Legueu *Bull. et mem. Soc de Chir*, 1901, p 854

Dans la forme miliaire, les tissus périrénaux sont habituellement indemnes ; dans les autres cas, la **périnéphrite** est de règle.

Par sa surface externe, la capsule est plus ou moins fusionnée avec le tissu périrénal, qui présente les différentes altérations des périnéphrites.

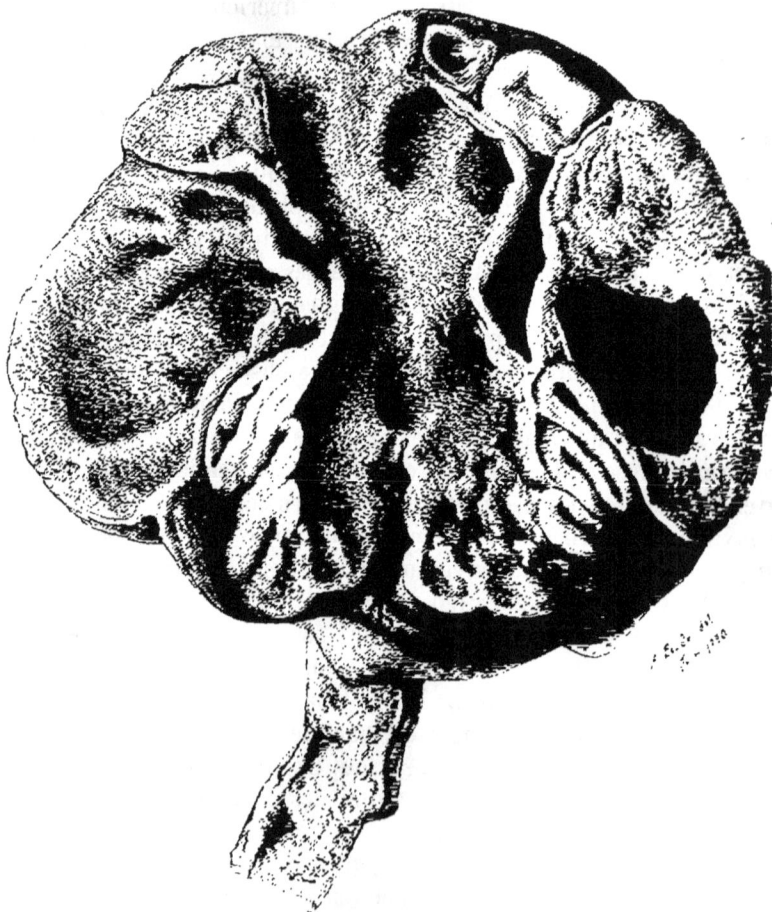

Fig. 132. — Pyonéphrose tuberculeuse. L'uretère très dilaté.

scléreuses, lipomateuses ou suppurées. Par sa surface interne, **la capsule propre, quoique adhérente au rein, se laisse presque toujours décortiquer facilement** ; c'est là une notion de la plus grande importance, parce que, dans les cas les plus graves, les plus difficiles au point de vue opératoire, la néphrectomie sous-capsulaire sera une ressource précieuse.

La périnéphrite scléreuse constitue souvent autour du rein des masses énormes, plus ou moins feuilletées qui adhèrent aux organes voisins. Ces adhérences intimes, solides, constituées par un tissu dur à la coupe, qui ne se laisse pas écarter, lorsque le bistouri l'entame, doivent être bien connues du chirurgien ; elles fusionnent parfois le rein avec la veine cave, avec l'aorte et peuvent être la cause des plus graves dangers, en cas de néphrectomie extra-capsulaire.

La **périnéphrite lipomateuse** est fréquente autour du rein tuberculeux : la graisse jaune, ferme, grenue, parsemée de tractus fibreux, forme une enveloppe souvent épaisse au rein, au bassinet, aux vaisseaux du hile. Pendant la décortication, la graisse ne se laisse plus écarter comme à l'état normal ; elle se déchire plutôt et se fragmente sous les doigts.

Les **abcès périnéphrétiques** peuvent être dus à l'ouverture des cavernes dans le tissu périrénal, ou à la contamination tuberculeuse du tissu périrénal sans ouverture des collections rénales, et présenter la structure des abcès froids. D'autres fois, il s'agit d'un abcès simple, par infection pyogène. Ces abcès se propagent souvent du côté de l'uretère ; d'autres fois, ils disséquent les muscles des lombes et s'insinuent dans leurs interstices ; parfois encore, ils peuvent remonter du côté du diaphragme et de la plèvre.

Le **hile du rein** est souvent épaissi, difficile à bien isoler. La périnéphrite scléro-lipomateuse entoure les vaisseaux, formant une masse indurée ; parfois encore, les **ganglions** du hile constituent des masses adhérentes et présentent les altérations variées de la tuberculose ganglionnaire. Les **vaisseaux** eux-mêmes sont altérés : souvent leurs parois sont épaissies et leur calibre diminué. C'est là une lésion favorable au point de vue opératoire : **les reins tuberculeux très altérés saignent relativement peu.** Nous verrons le parti que l'on peut, en opérant, tirer de cette notion.

Lésions du bassinet. — Dans la plupart des cas, les altérations rénales sont si développées que le bassinet, plus ou moins atteint lui-même par la tuberculose, épaissi, ulcéré par places, ne frappe guère l'observateur. Dans des cas plus rares, les lésions du parenchyme sont encore peu importantes, alors que déjà le bassinet est profondément altéré. Parfois, le bassinet, peu élargi, présente encore sa surface muqueuse polie, mais comme granitée, par les petites élevures des tubercules miliaires. D'autres fois, on voit des ulcérations irrégulières, et souvent alors l'orifice de l'uretère est plus ou moins oblitéré et les lésions de rétention rénale prédominent.

L'urétérite tuberculeuse accompagne habituellement le rein tuberculeux. Dans certains cas pourtant, l'uretère est indemne de toute lésion. D'autres fois, on ne voit que des tubercules miliaires ou encore des ulcérations superficielles, dans un conduit peu épaissi. Chez certains malades, l'uretère, largement dilaté, présente des parois épaissies et vascularisées limitant un calibre régulier : dans ces cas, les lésions de périurétérite sont souvent peu marquées et on isole facilement le conduit. D'autres fois, on trouve l'uretère englobé dans des masses de périurétérite scléro-lipomateuse d'épaisseur variable, sans que pourtant il y

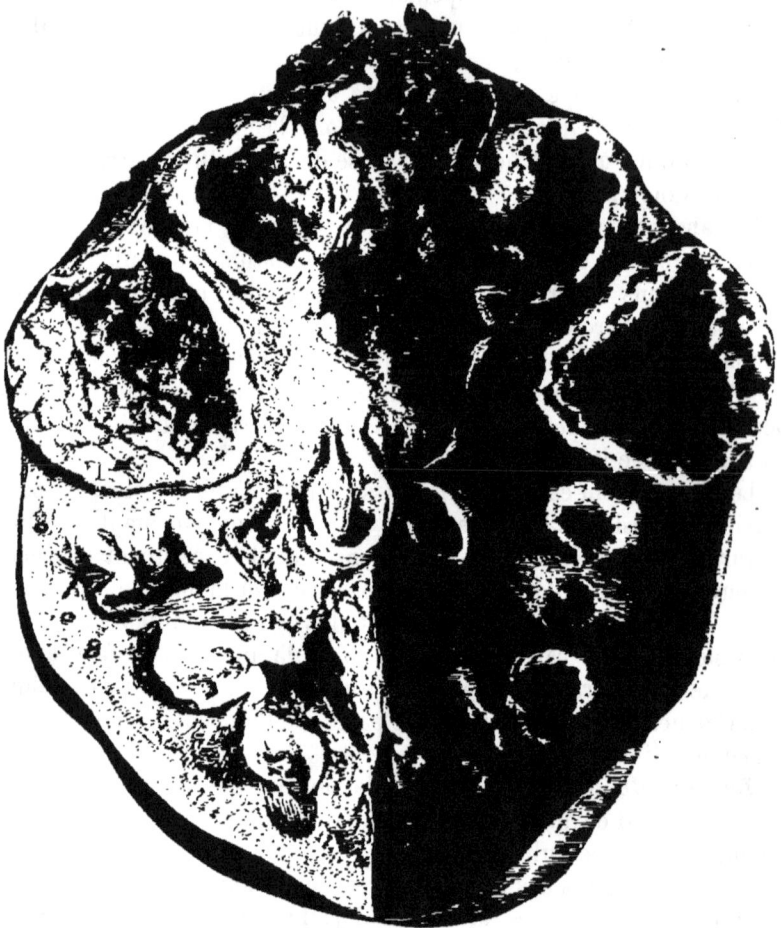

Fig. 155. — Tuberculose rénale. Néphrectomie lombaire.

ait grande difficulté à le dégager du tissu qui l'entoure : parfois encore, l'uretère est fusionné à la partie postérieure de l'abdomen. Dans les cas de périurétérite scléro-lipomateuse, l'uretère est habituellement transformé en un cordon dur, rigide, irrégulier, à parois épaissies : il peut parfois acquérir un énorme volume et j'en ai vu qui dépassaient la grosseur du pouce. A la coupe, on voit que l'épaisseur de l'uretère est due à l'épaississement de ses parois et à la périurétérite : le calibre irrégulier du conduit est rétréci par les saillies et les ulcérations tuberculeuses. Dans d'autres cas, l'uretère, dont les parois sont épaisses et irrégulières, est largement dilaté ; lorsqu'on le sectionne, ses parois rigides laissent largement béant un orifice énorme. Rarement, l'uretère est complètement oblitéré.

Les lésions urétérales peuvent être limitées aux premiers centimètres du conduit ; souvent, elles s'étendent à toute sa longueur, aussi bien dans la tuberculose ascendante que dans la tuberculose descendante.

Manuel opératoire.

La préoccupation constante du chirurgien doit être de ne pas souiller le champ opératoire : on doit éviter d'ouvrir les poches rénales ; on doit empêcher l'infection de la plaie, au moment de la section de l'uretère ; on ne doit pas ouvrir le bassinet, en sectionnant le pédicule. Le contenu du rein tuberculeux est doublement à craindre : 1° comme source d'inoculation tuberculeuse ; 2° comme pouvant donner lieu, s'il souille la plaie, à d'interminables suppurations post-opératoires.

Cette considération primordiale nous engage, **toutes les fois que faire se peut, à pratiquer la néphrectomie extra-capsulaire.** La néphrectomie sous-capsulaire ne doit être qu'un procédé d'exception, dans des cas difficiles. Il en est de même de la néphrectomie par morcellement. La néphrectomie partielle n'est, à mon avis, jamais indiquée en cas de tuberculose, parce qu'il est impossible de dire, avec certitude, que les lésions sont limitées à une partie du rein.

On commencera donc l'opération en vue d'une extirpation extra-capsulaire, tout en sachant que les circonstances peuvent exiger des modifications opératoires.

Incision — L'incision sera toujours assez longue pour permettre de bien explorer l'uretère et de facilement décortiquer le rein : elle sera d'autant plus étendue que l'exploration clinique aura fait reconnaître l'existence d'une périnéphrite plus développée.

Décortication du rein. — Dans les cas ordinaires, lorsque les lésions de périnéphrite ne sont pas trop développées, la décortication du rein peut être faite méthodiquement et facilement. Même dans ces cas faciles, on trouve souvent du côté de l'extrémité supérieure du rein des adhérences qu'il est nécessaire de détacher avec grande précaution : on ne doit jamais oublier, en décortiquant les reins tuberculeux, qu'il ne faut pas crever des poches rénales, si on ne veut pas allonger outre mesure les suites opératoires. Pour éviter l'ouverture des poches, la décortication sera prudente et extra-capsulaire.

Ligature de l'uretère. — La ligature de l'uretère doit être pratiquée avant ou après l'énucléation du rein de la cavité abdominale suivant le volume que présente la tumeur. Lorsque le rein est de dimension moyenne et qu'on peut, en soulevant son extrémité inférieure, voir assez l'uretère, pour le lier à l'aise, il vaut mieux faire, de suite, cette ligature qui permet de bien finir, par en bas, la décortication du pédicule. Lorsqu'au contraire le rein est très volumineux, on serait trop gêné pour lier l'uretère d'emblée et il vaut mieux commencer par énucléer le rein. Dans tous les cas, il est indispensable de prendre les plus grandes précautions pour ne pas souiller la plaie, au moment de la section de l'uretère. On suivra la technique indiquée page 246 : l'uretère ayant été isolé aussi loin que possible par en bas, on placera une ligature au catgut, bien serrée, sur la partie périphérique, près de l'extrémité inférieure de la plaie; un autre fil semblable sera placé trois ou quatre centimètres plus haut, du côté du rein, mais ne sera pas encore noué. Au-dessous de la portion de l'uretère qui va être coupée, on placera une compresse, puis, sur le bout rénal du conduit, au-dessous du fil supérieur et seulement à 1 centimètre de la ligature inférieure, on enserrera l'uretère, dans une pince de Kocher, qui refoule vers le rein le contenu urétéral, et on lie, au-dessus d'elle, le fil déjà placé. Tout ceci a pour but de ne laisser que le minimum de liquide possible dans l'intérieur du canal urétéral, au niveau du point où il va être sectionné et ces minutieuses précautions sont particulièrement indispensables, lorsque l'uretère est très gros et dilaté.

Lorsque tout a été ainsi disposé, le chirurgien manœuvrant **lentement** le thermocautère, sectionne l'uretère, entre la pince et la ligature inférieure; il faut brûler soigneusement les gouttes de liquide qui suintent de la cavité de l'uretère et **détruire complètement la muqueuse urétérale** à ses deux bouts, rénal et vésical.

Lorsque l'uretère est sectionné, on laisse de côté son extrémité vésicale, en repérant, par une pince, le fil de sa ligature : on le retrouvera plus tard. Pour le moment, il faut continuer la décortication pour former le pédicule. Pour cela, on prend, avec la main gauche, en même temps que le pôle inférieur du rein, la pince et le fil du bout supérieur de l'uretère qu'on attire en haut; les doigts de la main droite décortiquent, de bas en haut, le bout supérieur de l'uretère et le bassinet jusqu'à ce que les vaisseaux du pédicule soient dégagés le mieux possible. Pendant cette manœuvre, il n'est pas rare de voir de petits vaisseaux emprisonnés dans la graisse donner un peu de sang; parfois, il est nécessaire de mettre, près du pédicule, une pince hémostatique ordinaire.

Enucléation du rein. — Lorsqu'on a pu lier l'uretère d'avance, il est presque toujours facile d'énucléer le rein, hors de la cavité abdominale; dans le cas contraire, il n'est pas rare que l'incision de la paroi se trouve être insuffisante. Pendant l'énucléation, il faut toujours penser à ne pas crever les poches rénales ; il ne faut pas tirer violemment sur le rein, mais faire en sorte qu'il vienne sans tiraillements trop forts et qu'il passe à l'aise dans une plaie suffisamment grande. Si donc on éprouve quelques difficultés à sortir le rein, en exécutant la manœuvre de bascule, qui consiste à faire sortir d'abord l'extrémité inférieure, attirée par la main droite, tandis que deux doigts de la main gauche passés au-dessus de l'extrémité supérieure soutiennent ce pôle du rein et le repoussent en bas et en dehors, si cette manœuvre est difficile, il ne faut pas hésiter à agrandir la plaie de la paroi, en coupant aux ciseaux la peau et les muscles abdominaux. Lorsque la plaie aura été assez agrandie, on essayera de nouveau la manœuvre de bascule, ci-dessus indiquée.

Il est bon de savoir que, lorsque le rein est très volumineux et que l'uretère n'a pu être sectionné avant l'énucléation, on peut parfois arriver plus facilement à énucléer le rein, en faisant sortir d'abord l'extrémité supérieure.

Formation du pédicule. — Une fois que le rein est attiré au dehors de la plaie, on finit rapidement la décortication du côté du pédicule qu'on réduit ainsi au moindre volume possible. Presque toujours, dans la tuberculose rénale, on arrive à former un pédicule mince et facile à lier. On s'assure d'abord que les doigts de la main gauche peuvent bien faire le tour du pédicule, puis, tandis que la main gauche soutient le pédicule et l'attire hors de la plaie, on juge s'il est possible de lier de suite ou s'il est nécessaire de placer un clamp pédiculaire : dans ce dernier cas, on doit avoir le **plus grand soin de placer le clamp assez loin sur le pédicule, pour ne pas pincer le bassinet.**

Ligature du pédicule. — Lorsque le rein n'est pas très gros et que je puis manœuvrer à l'aise, je préfère placer des fils de ligature sur le pédicule, avant d'enlever le rein ; lorsque, au contraire, le rein est très grand, je l'enlève, avant de lier, en ayant soin de laisser assez de tissu entre la section et le clamp, pour éviter un dérapage (voir pages 248 et 523). En tout cas, lorsqu'il s'agit de tuberculose, j'enlève le rein en coupant le pédicule au thermocautère et j'ai le plus grand soin de bien tirer, avec la main gauche, sur le bassinet pour éviter de le blesser : j'évite ainsi, dans la très grande majorité des cas, l'infection de la plaie.

Conduite à tenir avec l'uretère. — Lorsque l'uretère est petit, peu ou pas altéré, il n'y a point de doute ; on coupe le fil qui le lie et on abandonne le moignon urétéral, dans la profondeur de la plaie. Lorsque, au contraire, l'uretère sectionné est très altéré, il a été conseillé de pratiquer, séance tenante, l'urétérectomie totale ; plusieurs chirurgiens même font toujours, en cas de tuberculose, l'extirpation de la portion vésicale du conduit. Ils agissent ainsi parce qu'ils craignent la production d'une fistule purulente entretenue par le moignon urétéral.

Dans mes premières néphrectomies pour tuberculose, je faisais l'uré-térectomie, mais il m'arriva à plusieurs reprises de trouver des difficultés opératoires si considérables, que je pensai mieux faire, en laissant une partie de l'uretère et que je me résignai à la formation d'une fistule purulente; or, à ma grande surprise, ces malades guérirent sans fistule aussi bien que les autres. J'eus même l'occasion d'examiner, longtemps après l'opération, des femmes, chez qui, au début, on sentait très bien, par le vagin, le cordon grossi de l'uretère, et je pus constater que plus tard ce cordon avait disparu par atrophie. Depuis, systématiquement j'ai presque toujours laissé une partie de l'uretère, même lorsqu'il est franchement tuberculeux. Dans la plupart des cas, je me borne à profiter de toute la longueur de la plaie pour lier au catgut, le plus bas possible, l'uretère dont j'enlève ainsi une dizaine de centimètres; je coupe le catgut au ras du nœud et j'abandonne le moignon.

Cette conduite est justifiée aujourd'hui par un très grand nombre d'opérations que j'ai pratiquées ainsi, avec réussite et sans fistule. A ce jour, j'ai pratiqué 115 néphrectomies pour tuberculose rénale.

Elle est justifiée parce que le moignon urétéral, ainsi isolé du rein et ligaturé, s'atrophie et guérit par sclérose de ses parois.

Elle l'est encore parce que, lorsque tout l'uretère est tuberculeux, on n'arrive presque jamais à faire, bien complètement, l'urétérectomie totale; on laisse, quand même, un moignon vésical qui est tuberculeux, capable de donner autant d'ennuis qu'un morceau un peu plus long de ce conduit. J'ajouterai enfin que l'opération, telle que je la pratique, est plus simple, plus courte et moins grave que l'urétérectomie totale.

Est-ce à dire que, dans aucun cas, il ne faut pratiquer l'urétérectomie totale, lorsqu'on fait la néphrectomie pour tuberculose? Ce n'est point ma pensée et je crois qu'on doit agir différemment suivant les cas.

Lorsque l'uretère est peu altéré, je ne m'en inquiète pas et les malades guérissent sans encombre.

Lorsque l'uretère, même très gros, est surtout épaissi par grossissement de ses parois et que, à la section, son calibre intérieur est peu considérable, j'agis, comme à l'ordinaire, en réséquant, uniquement, ce qui vient facilement; mes malades guérissent sans fistule.

Lorsque l'uretère est très gros; lorsque, à la section, sa cavité est très élargie, alors, mais alors seulement, je crois qu'on doit pratiquer séance tenante l'urétérectomie aussi complète que possible. Chez ces malades, en effet, l'orifice vésical de l'uretère est lui-même élargi et altéré; le trajet oblique normal de l'uretère à travers la muqueuse vésicale n'existe plus et l'urine vésicale peut refluer dans l'uretère et sortir par la plaie lombaire, entretenant ainsi une fistule que j'ai vu durer jusqu'à trois mois et qui pourrait ne pas guérir spontanément.

Chez trois de mes néphrectomisés pour tuberculose rénale, j'ai vu ces uretères élargis donner lieu à des fistules, laissant écouler de l'urine par la plaie lombaire. Deux de ces trois malades n'avaient pas subi l'urétérectomie ; chez un autre, j'avais, au contraire, enlevé tout l'uretère. D'ailleurs, dans les trois cas, ces curieuses fistules guérirent sans nouvelle intervention.

Conduite à tenir avec les débris capsulaires. — Lorsque, en opérant bien, on a évité, dans la néphrectomie pour tuberculose, de souiller le champ opératoire avec le pus contenu dans les poches rénales, dans le bassinet ou dans l'uretère, on n'est pas encore sûr d'éviter l'infection de la plaie ; la capsule graisseuse peut être envahie par des micro-organismes, sans suppuration apparente. Après l'opération, l'infection se développera facilement, au niveau des débris qui restent de la capsule. Pour cette raison, je crois utile, avant de procéder à la fermeture de la plaie, d'enlever soigneusement tout ce que l'on peut de la capsule graisseuse.

Fermeture de la plaie. — Je ne suis jamais sûr, en cas de néphrectomie pour tuberculose, d'avoir une plaie bien aseptique, aussi je ne la ferme jamais complètement. Dans les cas les meilleurs, je place un drain en bas, du côté de l'uretère. Dans les mauvais cas, je laisse la plaie largement ouverte.

VI — NÉPHRECTOMIE SECONDAIRE

La néphrectomie secondaire est habituellement pratiquée, dans le but d'extirper le rein fistulisé, consécutivement à une néphrostomie préalable : suivant les cas, il s'agit de pyonéphrose simple ou calculeuse ou de pyonéphrose tuberculeuse. Parfois le rein, qu'on enlève lorsqu'il a déjà subi une autre opération, ne communique pas à l'extérieur par une fistule.

Anatomie pathologique chirurgicale.

Les lésions rénales et périrénales, qu'on trouve dans les cas de néphrectomie secondaire, varient suivant la nature de la maladie pour laquelle on est, primitivement, intervenu. A ces lésions se surajoutent les modifications anatomiques, dues à l'opération antérieure et, le plus souvent, à une fistulisation prolongée.

Sur la peau, on trouve l'ancienne cicatrice, qui se continue, profondément, dans les plans musculaires et aponévrotiques, modifiant leur aspect, à ce point qu'on ne peut rien reconnaître des dispositions anatomiques normales. Le tissu fibreux, parfois entremêlé de quelques pelotons adipeux, forme une couche continue, de la peau au rein, auquel il adhère fortement, en se confondant avec sa capsule propre. Ces adhé-

rences sont surtout marquées en arrière, du côté de la cicatrice cutanée; on les retrouve moins fortes, en avant et en arrière du rein, mais
c'est surtout en bas, du côté de l'uretère, que la route est plus libre et
les adhérences moins marquées. Il est fréquent de trouver, au-dessous du
rein, une couche de tissu graisseux, assez épaisse, dont la structure
normale est relativement conservée.

Ce qu'il faut surtout savoir lorsqu'on doit pratiquer une néphrectomie secondaire, c'est que **le rein, très adhérent par l'intermédiaire de
sa capsule aux tissus périphériques, est aisément séparable de la
capsule elle-même**; il en résulte que la décortication extra-capsulaire
est difficile et dangereuse, par les adhérences qui peuvent s'étendre
jusqu'aux gros vaisseaux, tandis que la décortication sous-capsulaire
est relativement aisée.

Par sa face externe, la capsule propre se confond, en arrière, avec la
cicatrice, partout ailleurs, avec une épaisse couche de périnéphrite
adhésive, sauf peut-être, vers le pôle inférieur du rein. En avant, le
péritoine est, lui-même, fixé par les adhérences et ne saurait être,
comme à l'ordinaire, refoulé avec les doigts; aussi risque-t-on de l'ouvrir, si l'on veut décortiquer le rein en dehors de la capsule. Dans
certains cas anciens, j'ai vu les adhérences très fortes se prolonger
jusqu'à l'aorte et la veine cave qu'on risque de blesser en opérant.

La surface interne de la capsule propre du rein adhère au parenchyme et se confond avec lui, au niveau et aux alentours de l'incision
rénale primitive, mais, un peu plus loin, on peut presque toujours la
séparer facilement du rein avec les doigts : le plus souvent, il est aisé
de faire ainsi le tour du rein. Ce n'est que lorsque les lésions sont très
anciennes, lorsque le rein a été, en grande partie, détruit par la pyonéphrose longtemps fistulisée, qu'on trouve parfois des adhérences si
intimes entre le rein et la capsule propre qu'il est impossible de pratiquer la décapsulation de l'organe.

Manuel opératoire.

Les considérations qui précèdent nous montrent qu'il n'est pas possible de suivre le même procédé opératoire, dans toutes les néphrectomies secondaires. Lorsque cela se peut, on préférera la néphrectomie
sous-capsulaire; à son défaut, on pratiquera la néphrectomie extra-
capsulaire, en enlevant le rein d'une seule pièce ou par morcellement.
Le choix du procédé s'imposera pendant la décortication.

Incision. — L'incision de la peau sera faite comme à l'ordinaire;
elle partira de la dernière côte, au niveau du bord externe de la masse
sacro-lombaire, pour se diriger, en bas et en avant, et passer, à un très
large travers de doigt, au-dessus de la partie la plus saillante de la crête

iliaque. Suivant la disposition de la cicatrice de la précédente opération, la nouvelle incision coïncidera ou non avec elle; il ne faut pas s'en préoccuper et inciser dans la même direction, mais il sera utile d'allonger suffisamment l'incision pour dépasser, par en bas, la cicatrice. Dans cette partie inférieure de l'incision, on trouvera encore des plans anatomiques reconnaissables, qui guideront le bistouri.

Section des parties molles jusqu'au rein — Traversant le tissu de la cicatrice et reconnaissant, en bas de la plaie, les plans musculaires, on va à la recherche du rein. Pendant qu'on coupe ainsi le tissu fibreux, il faut toujours aller plutôt trop en arrière que trop en avant, pour éviter de blesser le péritoine. Il faut encore aller doucement, sans inciser trop profondément à grands coups de bistouri, parce que, le plus souvent, on arrive au rein sans l'avoir vu et qu'on le reconnaît à la section de son parenchyme, qui contraste avec le tissu fibreux, par sa couleur brune et le saignement de sa coupe : si on pénétrait, trop profondément, dans le tissu rénal avec le bistouri, la trop grande abondance de l'hémorragie gênerait l'opérateur.

Il faut se souvenir que le rein est souvent beaucoup plus superficiel que dans les cas de néphrectomie primitive et sectionner lentement pour reconnaître son parenchyme, lorsque le bistouri l'a à peine entamé.

Décortication — Lorsqu'on a reconnu le tissu rénal, on essaie, en saisissant, à son niveau, la capsule propre avec une pince à griffes, d'amorcer le décollement sous-capsulaire, avec une sonde cannelée. Si le parenchyme adhère trop, on agrandit, en longueur, l'incision juxtarénale pour essayer plus loin, en haut ou en bas, de commencer le décollement; au besoin, incisant la capsule en avant et en arrière, on cherche un point, où elle puisse être décollée. Lorsque, dans un endroit quelconque, la décortication est amorcée, on introduit l'index, entre le rein et la capsule et, presque dans tous les cas, on parfait, très aisément et très rapidement, le décollement sous-capsulaire. Lorsqu'on a pu réussir la manœuvre que je viens de décrire, on continue l'opération, comme il a été dit, page 256, à propos de la néphrectomie sous-capsulaire.

Lorsque les adhérences de la capsule propre au parenchyme ne permettent pas de pratiquer la néphrectomie sous-capsulaire, on fera la décortication extra-capsulaire, en se servant le plus souvent des ciseaux, qu'on manœuvrera toujours en suivant de très près le rein : par places, dans les endroits où cela se peut, on décortiquera le rein avec les doigts. Lorsqu'on se décide ainsi à faire la néphrectomie extra-capsulaire, il convient de commencer la décortication, du côté du pôle inférieur du rein parce que, d'habitude, les lésions sont moins prononcées à ce niveau.

La suite du manuel opératoire sera celle de la néphrectomie ordi-

naire ou de la néphrectomie par morcellement, décrites page 247
page 260.

Ligature du pédicule. — Le seul fait sur lequel je dois enco:
appeler l'attention est la difficulté qu'on trouve assez souvent à faire u
bon pédicule : mieux vaudra laisser des pinces à demeure (voir p. 26?
que de s'exposer à pratiquer une médiocre ligature du pédicule.

Fermeture de la paroi, soins consécutifs. — Voir ce qui a été d
à propos de la néphrectomie en général.

VII — NÉPHRECTOMIE LOMBAIRE DANS LES NÉOPLASMES DU REIN

Anatomie pathologique chirurgicale.

Les variétés de tumeurs du rein qui ont conduit à pratiquer l'extirp:
tion totale ou partielle du rein sont les adénomes, les épithéliomes, le
hypernéphromes, les sarcomes et les fibromes : la néphrectomie es
encore indiquée dans certaines tumeurs. développées dans le bassine
ou dans la capsule propre du rein.

Adénomes.

Laissant de côté les adénomes multiples consécutifs aux néphrites
je ne parlerai ici que des adénomes isolés, qu'on rencontre dans de
reins d'apparence normale. Sur un point quelconque de la surface d
l'organe, au-dessous de la capsule qu'elle soulève, se trouvent une e
plus rarement deux ou trois tumeurs isolées, qui pénètrent, plus o
moins profondément, dans l'intérieur du parenchyme. Parfois, la tu
meur peut se trouver tout entière incluse dans le rein, dont le tiss
l'entoure de tous côtés. Le volume de ces tumeurs est très variable
souvent, elles ont la grosseur d'une cerise, mais il en est d'aussi petites
qu'un grain de chènevis et d'autres qui dépassent le volume d'une man
darine. Ces tumeurs paraissent s'être développées entre la capsule
propre et le tissu rénal, dont les sépare une capsule plus ou moins bien
formée, mais qui ne permet en aucun cas leur énucléation. Le tissu de
ces tumeurs est gris blanchâtre, mou, friable, fréquemment infiltré de
sang ou parsemé de formations kystiques.

Les portions du tissu rénal qui avoisinent le néoplasme ne présenten
pas d'altération à l'œil nu. L'atmosphère celluleuse du rein peut ne
présenter aucune altération, mais on trouve souvent quelques adhérences assez intimes de la capsule graisseuse au rein.

Cancers épithéliaux.

Les adénomes ne constituent souvent que le début d'un épithélioma : il est impossible de tracer une limite entre ces deux espèces de tumeurs, même après la plus minutieuse étude histologique ; il serait téméraire de vouloir en faire le diagnostic différentiel à l'œil nu. De même, les hypernéphromes ne peuvent être reconnus pendant l'opération.

Le **volume** des épithéliomas du rein est très variable. Il est malheureusement rare d'observer le cancer du rein à sa période de début :

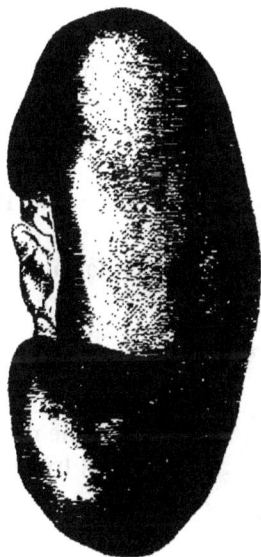

Fig. 134. — Cancer du rein. On ne voit à l'extérieur qu'une zone ecchymotique.

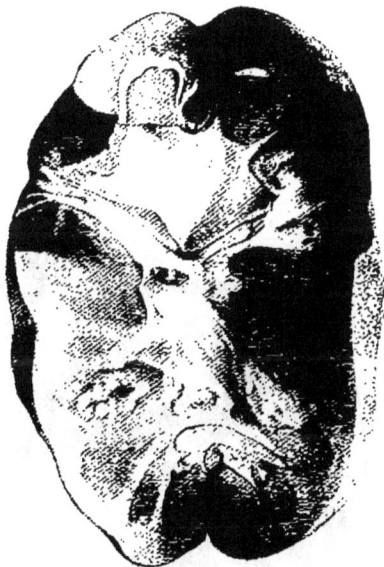

Fig. 135. — Épithélioma du rein inclus dans le parenchyme présentant l'apparence d'un foyer tuberculeux.

cela nous est pourtant arrivé dans deux cas. Nous avons extirpé le rein représenté figure 134, qui ne présentait aucune déformation ni à la vue ni au palper, mais, la néphrotomie exploratrice nous fit voir au niveau du tiers inférieur du rein un petit noyau cancéreux, ayant l'apparence d'un foyer tuberculeux. Chez un autre malade, j'avais pratiqué la néphrolithotomie, qui permit d'enlever un calcul assez volumineux, mais je remarquai, au niveau du tiers supérieur de la face antérieure du rein, une légère saillie, à peine sensible : en incisant le parenchyme rénal, à son niveau, je vis qu'il s'agissait en réalité d'une tumeur très vasculaire, non encapsulée, s'enfonçant dans le parenchyme du rein et dont le volume peut être comparé à celui d'une cerise. La néphrectomie fut immédiatement pratiquée et l'examen histologique démontra qu'il s'agissait d'un épithélioma.

Plus souvent, la tumeur rénale est assez grosse pour augmenter du tiers ou du double le volume du rein et j'en ai enlevé qui dépassaient le volume d'une tête d'adulte. D'une manière générale, on peut pourtant dire que l'épithélioma du rein acquiert rarement le volume énorme de certains sarcomes.

Aspect de la tumeur. — On distingue généralement deux formes dans le cancer du rein : la forme infiltrée et la forme nodulaire. Dans la forme infiltrée, il s'agit d'une infiltration cancéreuse diffuse du rein qui paraît simplement augmenté de volume, sans bosselures ni nodosités. Rokitansky a décrit cette forme, qui est si rare que nous ne l'avons jamais rencontrée.

La forme nodulaire est très fréquente.

Presque toujours, on trouve une tumeur qui a détruit une partie plus ou moins considérable du rein. Souvent une de ses extrémités supérieure ou inférieure, mais une

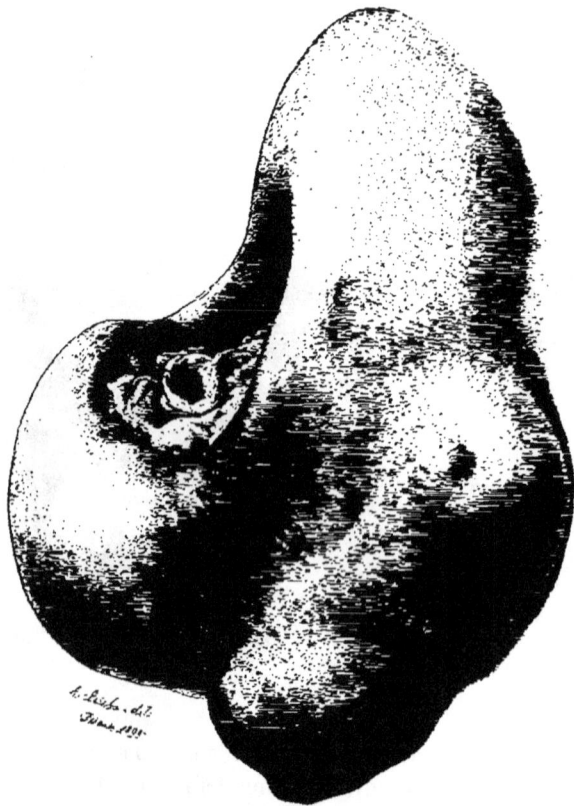

Fig. 156. — Cancer du rein.

grande portion de l'organe est encore reconnaissable et paraît peu ou pas altérée à l'œil nu. Fréquemment encore, on rencontre des tumeurs volumineuses, plus ou moins régulièrement arrondies, présentant des bosselures ou des protubérances, mais dans un point, comme appendice à la tumeur, on voit, avec ses caractères presque normaux, une portion de rein (fig. 137).

Il est fréquent aussi de trouver, dans le même rein, une masse néoplasique principale et d'autres noyaux plus petits qui, bossellent la surface de l'organe. Rarement, la tumeur s'est complètement substituée au
rein qui a disparu en entier.

À la coupe, les parties néoplasiques se distinguent facilement du
parenchyme rénal par leur coloration : le néoplasme est parfois d'une

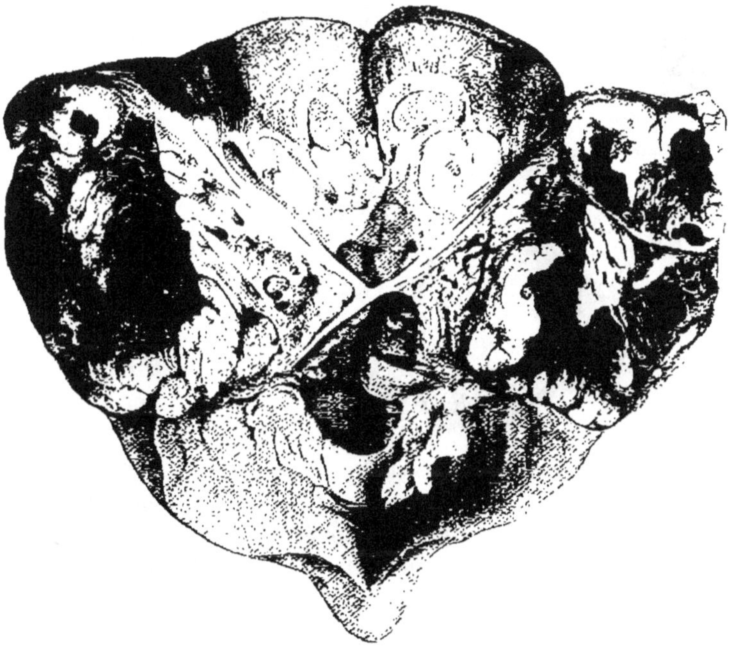

Fig. 137. — Épithélioma du rein. Le pôle inférieur de l'organe est conservé.

couleur gris clair, plus souvent jaunâtre ou de couleur rouge brun avec
des zones hémorragiques et des parties plus claires. Il n'est pas rare de
voir des néoplasmes marbrés de zones jaunâtres et il en est qui présentent une coloration vive, jaune serin : telle une tumeur du volume
d'une orange que j'ai extirpée dernièrement et dont la couleur jaune
vif se détachait violemment du fond rouge sombre de la substance
rénale. Cet aspect macroscopique est plus spécial aux hypernéphromes.

Les portions de la tumeur qui touchent au rein s'emboîtent ordinairement dans le parenchyme par des surfaces régulières. Certains épithéliomas paraissent ne former qu'un grand kyste, à parois tomenteuses,
contenant du sang, mélangé à des débris néoplasiques, qui ressemblent
à des caillots plus ou moins modifiés : quand on palpe leur surface, ces
tumeurs présentent de la fluctuation.

La **capsule propre** du rein est peu altérée, dans les parties où le parenchyme rénal est encore conservé ; en arrivant sur la tumeur, elle s'épaissit, se continue au-dessus du néoplasme et lui adhère intimement ; au niveau des bosselures de la tumeur, la capsule s'amincit et ne se distingue plus du néoplasme ; la capsule n'est complètement détruite qu'au niveau des parties où la tumeur s'est propagée par continuité aux organes voisins, ce qui ne s'observe que dans les dernières phases de la maladie : en réalité, pendant longtemps, la capsule propre forme une barrière qui limite l'envahissement du néoplasme. Les adhérences

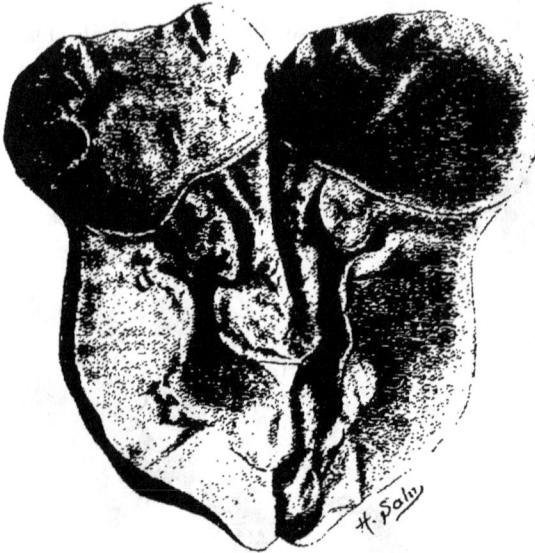

Fig. 158. — Hypernéphrome.

de la capsule propre à la tumeur empêchent d'avoir recours, dans les néphrectomies pour néoplasmes, au procédé sous-capsulaire d'Ollier.

Rapports. — Au début de la maladie, le rein, n'étant pas sensiblement augmenté de volume, conserve à peu près ses rapports, mais plus tard l'augmentation de son poids et de sa grosseur apporte des modifications.

La tumeur étant bridée, en arrière, par les côtes, les muscles et les aponévroses de la paroi lombaire, ne peut se développer de ce côté et vient faire saillie en avant, en refoulant la masse intestinale. En haut, l'espace dans lequel la tumeur peut se développer est plus restreint du côté droit que du côté gauche.

A droite, le foie empêche la tumeur de remonter, et, même lorsque l'augmentation de volume est peu considérable, la tumeur vient faire saillie au-dessous des côtes. *Du côté gauche,* la masse néoplasique peut, en refoulant la rate et le diaphragme, acquérir un volume assez considérable, tout en restant sous-costale ; nous avons vu une tumeur du rein gauche qui, au niveau de la ligne axillaire, arrivait par en haut jusqu'au niveau de la septième côte. Lorsque la tumeur acquiert un grand volume, elle refoule et comprime les organes voisins. Ces compressions peuvent déterminer des manifestations symptomatiques importantes. Les organes le plus souvent comprimés sont le côlon et le duodénum ; la compression de l'estomac peut donner lieu à des phénomèmes d'eclasie gastrique, celle du cholédoque à de l'ictère.

Passant sur la gêne de la respiration et de la circulation, qui peut être déterminée par le refoulement du diaphragme, nous appellerons l'attention sur le **mouvement de bascule du foie** en avant, que déterminent les grosses tumeurs du rein : le bord antérieur du foie s'abaisse au-devant de la tumeur et, lorsqu'on examine le malade, par le palper combiné lombo-abdominal, la tumeur, recouverte en partie par la glande hépatique, paraît plus grosse qu'elle ne l'est en réalité. Pendant les opérations par la voie transpéritonéale, on voit souvent ainsi le foie cacher une partie de la tumeur.

Quel que soit le côté, droit ou gauche, où la tumeur s'est développée, en augmentant de volume, elle tend à devenir franchement abdominale, tout en conservant ses rapports avec la paroi lombaire, la masse néoplasique refoule l'intestin et vient se mettre en contact plus ou moins immédiat avec la paroi abdominale antérieure, en même temps qu'elle se met en rapport et adhère aux organes voisins, foie, rate, aorte, veine cave inférieure.

Les **rapports avec l'intestin** varient suivant que la tumeur siège du côté droit ou du côté gauche. Les tumeurs du rein droit refoulent l'angle du côlon en bas et en dedans et le déplissement du mésocôlon ascendant fait que l'intestin se trouve en contact direct avec la tumeur. Dans toute sa partie supérieure, la tumeur ne se trouve recouverte que par le péritoine pariétal; plus bas, on rencontre l'angle du côlon avec le feuillet externe du mésocôlon, largement étalé au-devant de la tumeur; l'intestin lui-même est en bas et en dedans, et le feuillet interne du méso-côlon avec les vaisseaux intestinaux, se trouve étalé sur la partie inférieure et interne de la tumeur. Le déplissement du mésocôlon se faisant surtout aux dépens de son feuillet externe, il en résulte que le **point le plus externe de réflexion du péritoine se trouve rapporté plus en avant qu'à l'état normal** : c'est là un détail qui doit être mis en pleine lumière, parce qu'il rend plus aisée l'extirpation extra-péritonéale de ces grosses tumeurs, lorsqu'on les attaque par une longue incision lombo-abdominale. Dans les tumeurs du rein gauche ayant acquis un grand volume, on trouve, le plus souvent, l'angle du côlon sur le devant de la tumeur, plus haut que du côté droit: parfois, mais rarement, l'angle du côlon transverse et du côlon descendant encadre la tumeur, le gros intestin passant au-dessus et en dehors du néoplasme. Le déplissement du mésocôlon descendant se fait aussi surtout aux dépens de son feuillet externe, mais le côlon étant placé sur la tumeur plus en dehors que du côté droit, il en résulte que le feuillet interne du méso-côlon est, lui aussi, étalé sur une grande partie du néoplasme. Or, ce feuillet couvre directement les vaisseaux coliques, et si on veut extirper

une de ces tumeurs à la faveur d'une incision de laparotomie médiane,
on devra nécessairement inciser le feuillet vasculaire, ce qui augmente
les difficultés opératoires. C'est la meilleure raison à donner pour justi-

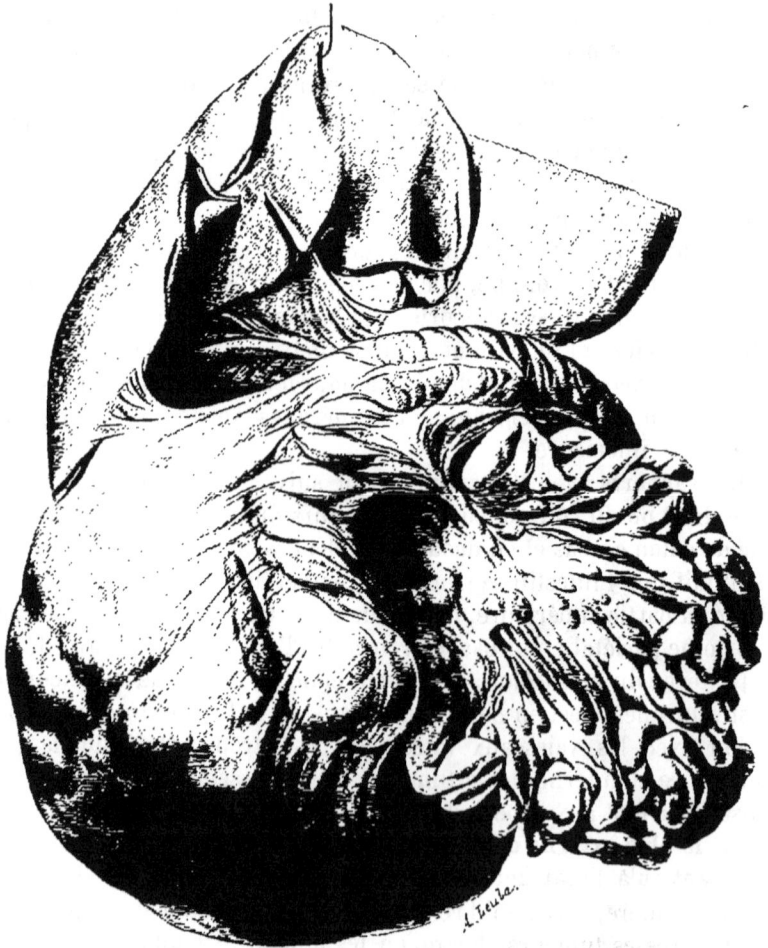

Fig. 159. — Rapports d'un cancer du rein droit avec le péritoine.

fier, dans les interventions transpéritonéales, l'incision sur le bord
externe du muscle droit.

Nous avons dit que, en grossissant, les tumeurs rénales se mettent
en rapport intime et adhérent avec les organes voisins.

Ces adhérences sont de deux sortes : les unes simplement inflammatoires, les autres néoplasiques, par propagation de la tumeur. Nous
avons souvent fait des coupes microscopiques du tissu scléro-graisseux

des adhérences dans les néoplasmes du rein et nous avons constaté, que dans la plupart des cas, il s'agit d'un tissu inflammatoire : c'est là une constatation de la plus grande importance, au point de vue opératoire.

En haut, les néoplasmes du rein sont parfois difficiles à détacher du foie et du diaphragme à droite, de la rate à gauche. En avant, les adhérences au péritoine et à l'intestin sont plus rares : il est pourtant arrivé à plusieurs opérateurs de laisser adhérente à la tumeur qu'ils enlevaient une partie du péritoine ; de déchirer l'intestin qu'ils durent suturer, ou même de réséquer des portions de l'intestin trop largement déchirées pendant les manœuvres de décortication.

Les adhérences les plus redoutables sont celles qui se font du côté du pédicule, à la capsule surrénale et aux gros vaisseaux.

Comme je l'ai démontré avec Cathelin, la capsule surrénale de l'adulte se trouve normalement située en dedans et non au-dessus du pôle supérieur du rein, et elle touche au bord supérieur de la veine rénale.

Connaissant le rapport intime de la capsule surrénale avec le pédicule du rein et son adhérence à la veine rénale, l'opérateur agira avec la plus grande prudence, toutes les fois qu'il devra, avec le rein, décortiquer cette capsule.

Les adhérences des tumeurs du rein droit à la **veine cave** sont bien connues. Elles peuvent être assez peu développées pour

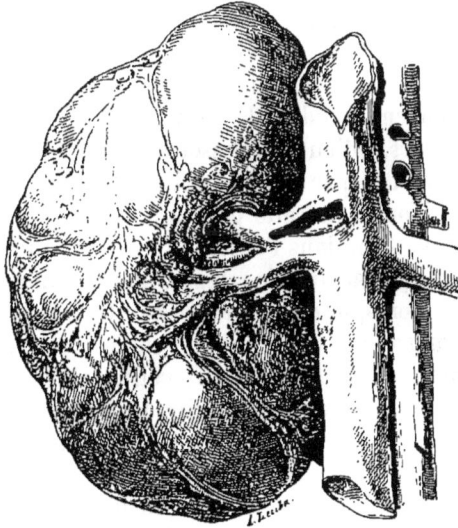

Fig. 140. — Cancer du rein. Rapports des vaisseaux.

qu'on puisse, en opérant, disséquer la veine dans une étendue de plusieurs centimètres sans la blesser ; elles peuvent au contraire être si intimes et si étendues, que toute tentative de dissection soit impossible. Dans des cas intermédiaires, certains opérateurs ont pu, comme nous le verrons, réséquer une partie des parois de la veine cave et faire la suture latérale de ce vaisseau.

Les adhérences **à l'aorte** sont moins intimes qu'à la veine cave. Si, dans quelques cas, le néoplasme et les ganglions forment une masse qui englobe les vaisseaux prévertébraux, on voit plus souvent qu'en agissant avec soin la tumeur peut être détachée de l'aorte.

Il faut retenir la fréquence des adhérences que contráctent les gros néoplasmes du rein avec la veine rénale, avec l'aorte et la veine cave ; il faut savoir que ces vaisseaux peuvent être envahis par la tumeur et combien imprudentes peuvent être les fortes tractions exercées sur elle, pendant l'opération ; il est bon enfin de se rappeler que plusieurs opérateurs ont eu à déplorer la mort de leurs malades, consécutive à la déchirure des parois des grosses veines.

Nous compléterons ce qui a trait aux rapports des néoplasmes du rein, en disant un mot des vaisseaux qui les entourent. Sans parler ici des anomalies fréquentes des artères rénales, que le chirurgien doit connaître, nous signalerons les artères accessoires, parfois assez développées, qui, venant des capsulaires ou de la spermatique, se rendent a la tumeur. Nous signalerons surtout les grosses veines, souvent énormes, qui rampent à la surface des néoplasmes : leur disposition, des plus variables, défie toute description, mais ce qui les caractérise surtout, c'est leur nombre et leur volume. Elles forment un lacis irrégulier, dont certains canaux peuvent dépasser le volume de l'index. Cette abondance de vaisseaux, en dehors de ceux du pédicule, oblige souvent, pendant la décortication des tumeurs rénales, à former plusieurs pédicules accessoires avant de pouvoir lier le pédicule principal constitué par la veine et l'artère rénales.

L'oubli de cette précaution peut donner des alertes sérieuses. C'est ainsi que, dans l'observation 10, de Grohé, on avait déjà lié le pédicule lorsqu'une traction légère de la tumeur détermina une formidable hémorragie qu'on arrêta par le tamponnement. On vit ensuite que le sang venait d'une veine périphérique qu'on dut pincer très près de la veine cave et d'une autre petite veine située plus haut.

Nous venons de décrire les rapports des néoplasmes ordinaires du rein. Dans quelques cas, le néoplasme peut se développer dans un rein mobile et des adhérences secondaires peuvent fixer la tumeur beaucoup plus bas qu'à l'ordinaire. En dehors même de toute mobilité préalable du rein, il n'est pas rare de trouver les néoplasmes dans une situation plus basse que celle du rein normal : cela est dû à l'augmentation de poids de l'organe et à une certaine mobilisation consécutive. La descente du rein, déterminée par son augmentation de volume, est si habituelle, que toutes les fois qu'un néoplasme d'un certain volume se trouve en grande partie caché sous les côtes, on peut affirmer l'existence d'adhérences précoces qui l'ont fixé dans cette situation.

Sarcomes. Tumeurs mixtes.

Chez l'adulte, la plupart des sarcomes ne dépassent pas le volume des deux poings réunis ; chez l'enfant, on observe souvent des tumeurs énormes, remplissant presque tout l'abdomen qui, dans la grande majorité des cas, sont des tumeurs mixtes à tissus multiples.

Les **adhérences** de la tumeur aux organes voisins sont plus fréquentes chez l'enfant que chez l'adulte. Pendant un certain temps, ces tumeurs restent limitées au rein et, bridée par la capsule, la tumeur peut être extirpée facilement : mais la capsule elle-même est envahie et des bourgeons de la tumeur attaquent les organes voisins. Même chez l'adulte, chez qui la tumeur reste souvent limitée pendant longtemps, nous avons vu la veine rénale et la veine cave envahies par la tumeur : plusieurs opérateurs ont rencontré des adhérences difficiles à détacher, surtout au niveau du pôle supérieur du rein et Lorthies dût, dans un cas, laisser pendant l'opération une partie de la tumeur qu'il ne put détacher.

Nous ferons remarquer, surtout, les adhérences à la capsule surrénale, qui doit être extirpée avec le rein.

Les sarcomes peuvent naître de la capsule propre, du parenchyme ou du hile du rein :

1° **Les tumeurs nées de la capsule propre** du rein peuvent former une masse limitée, qui refoule plutôt qu'elle n'envahit le tissu rénal, dont elle se trouve séparée par une capsule conjonctive : d'autres fois, il n'y a pas de démarcation nette, entre le rein et la tumeur. Dans des cas rares, le rein conserve sa forme et se trouve, plus ou moins complètement, entouré par le néoplasme ;

2° **Les tumeurs nées au niveau du hile**, dans le tissu conjonctif qui entoure les vaisseaux, pénètrent souvent dans le rein se bornant parfois à refouler le parenchyme, dont les sépare une capsule conjonctive, tandis que, dans d'autres cas, en un point quelconque, la tumeur envahit et détruit le tissu rénal ;

5° **Les tumeurs nées dans le parenchyme**, les plus fréquentes, se présentent sous la forme infiltrée ou, plus souvent, sous la forme nodulaire. Le plus souvent, la tumeur envahit une des extrémités supérieure ou inférieure du rein, dont une partie reste reconnaissable : rarement toute trace du rein peut avoir disparu.

Exceptionnellement, on peut voir les sarcomes à leur **periode de début**. J'ai enlevé, par néphrectomie partielle, la tumeur représentée fig. 147, page 524. Lorsque les sarcomes ont acquis un certain volume ils forment, d'habitude, des tumeurs molles ou en partie ramollies ; rarement, leur consistance est élastique ou dure.

Propagation et généralisation des tumeurs malignes du rein. — Les néoplasmes du rein se propagent de différentes manières, que le chirurgien doit connaître, et qui peuvent être classées ainsi : par continuité de tissu, par greffes, par les ganglions, par les veines.

1° **Propagation par continuité.** — Plus fréquente dans les grosses tumeurs, la propagation par continuité peut manquer même dans les très volumineux néoplasmes qui, dans quelques cas, présentent peu d'adhérences.

La capsule propre du rein forme. pendant un certain temps, une barrière qui limite la propagation de la tumeur, mais au niveau de la masse néoplasique la capsule se confond avec la tumeur, dont on ne peut la détacher sans en enlever des parcelles. On comprend d'après cela que la néphrectomie sous-capsulaire soit contre-indiquée dans les néoplasmes du rein; non seulement, on déterminerait souvent une abondante hémorragie, en séparant la capsule propre, mais encore l'opération serait incomplète et la récidive rapide.

Le bassinet et l'uretère peuvent être atteints par le néoplasme; dans certains cas. un bourgeon de la tumeur obstrue un calice ou le bassinet lui-même, et il en résulte une **hydronéphrose** ou une **hématonéphrose** plus ou moins développée. J'ai opéré. avec succès, un malade dont le rein paraissait simplement atteint d'hydronéphrose : l'incision exploratrice du parenchyme. ainsi que le liquide clair qui s'écoula par la plaie du rein, confirmaient ce diagnostic; le doigt introduit dans le bassinet ne constata que sa dilatation. mais je ramenai un petit fragment de tissu qui paraissait être une fausse membrane. Le diagnostic d'uronéphrose paraissait si évident que je fermai la plaie rénale et fis la néphropexie. L'examen histologique de la fausse membrane m'ayant révélé la structure caractéristique d'un épithélioma du rein à cellules claires. je pratiquai, trente jours après la première opération, la néphrectomie. Je constatai alors l'existence d'un néoplasme développé dans le parenchyme rénal, au-dessous de mon incision de néphrotomie et dont un petit fragment avait oblitéré l'uretère. Hildebrandt a publié un cas analogue.

La capsule surrénale est fréquemment envahie par les tumeurs siégeant dans la moitié supérieure du rein; parfois, la capsule et le rein sont à ce point confondus, qu'on ne saurait dire par quel organe la tumeur a débuté. Dans d'autres cas. la capsule surrénale présente des noyaux cancéreux dans son intérieur. La fréquence de ces lésions commande d'enlever, dans tous les cas, la capsule surrénale avec le rein.

L'atmosphère périrénale est souvent envahie. soit qu'on y constate l'existence de noyaux cancéreux, soit encore. par infiltration larvée, sans nodosité néoplasique évidente. Nous avons déjà dit que, à côté des adhérences néoplasiques se faisant dans les périodes avancées par l'intermédiaire de l'atmosphère périrénale, il faut tenir compte des adhérences purement inflammatoires. Il est souvent impossible de distinguer à l'œil nu ces deux variétés d'adhérences et il est sage, lorsqu'on opère une tumeur du rein, de suivre l'exemple d'Israël et d'extirper le mieux possible l'atmosphère périrénale.

Les adhérences néoplasiques avec envahissement du **foie** sont rares : nous les avons pourtant observées, chez un de nos opérés. L'adhérence de la tumeur à l'**intestin** n'est pas très exceptionnelle : Giordano dût, dans un cas qu'il opéra, réséquer une partie du cæcum envahi par le néoplasme et un malade de Burckardt, mourut de péritonite par perforation, parce qu'on ne s'aperçut pas de l'adhérence à l'intestin, pendant l'opération. Le **péritoine** peut être englobé dans la masse néoplasique ou présenter, comme je l'ai vu, des nodosités disséminées.

. 2º **Propagation par greffe.** — On a observé dans le bassinet, dans l'uretère et même dans la vessie, au niveau de l'embouchure urétérale, des greffes cancéreuses. Ces greffes sont plus fréquentes dans les tumeurs villeuses du bassinet.

3º **Propagation ganglionnaire.** — Quoique moins habituelles que dans

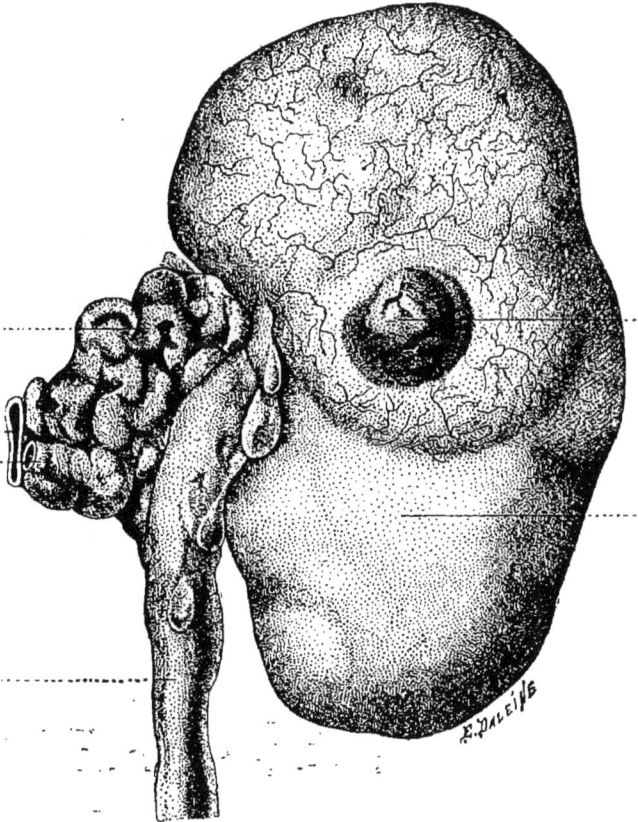

Fig. 141. — Cancer du rein. Masse ganglionnaire pédiculaire.

les cancers des autres viscères, les adénopathies néoplasiques sont fréquentes dans les tumeurs malignes du rein. Il est intéressant de remarquer que de très volumineux cancers du rein peuvent ne pas s'être propagés aux ganglions, tandis que de petites tumeurs peuvent s'accompagner de masses ganglionnaires considérables.

Les ganglions envahis par le néoplasme se trouvent au niveau du hile et s'étendent parfois le long de la veine cave, en haut jusque dans le médiastin et le cou, en bas, en suivant les vaisseaux iliaques, jusque dans le bassin.

Les **ganglions du hile** passent parfois inaperçus et sont le point de départ de récidives locales; d'autres fois ils forment des masses considérables, englobant même les vaisseaux, sans qu'il soit possible de les sentir, pendant l'opération, jusqu'à ce que la tumeur soit bien décortiquée. Cela se voit, notamment dans les grosses tumeurs rénales, dont la masse proéminente empêche de bien palper le hile du rein, même après l'incision de la laparotomie. Il m'est arrivé à plusieurs reprises après avoir extirpé le rein, en explorant la région prévertébrale à la fin de l'opération, de trouver des ganglions que je n'avais pas sentis auparavant.

En se reportant à la description que nous avons faite des lymphatiques du rein, on comprendra facilement le siège des ganglions envahis par le cancer : au point de vue opératoire, il faut les chercher au dessus et au-dessous du hile; en arrière. du côté des piliers du diaphragme ; en bas, sur les côtés de l'aorte et de la veine cave.

Les ganglions qu'on peut trouver au niveau du hile, dans les tumeurs malignes du rein, ne sont pas toujours néoplasiques. Israël et moi-même, nous avons enlevé des ganglions, gros comme des noisettes, exclusivement formés par des cellules lymphoïdes.

4° **Propagation par les veines.** — Les altérations du système veineux sont fréquentes dans le cancer du rein : parfois, il s'agit de simple compression veineuse, d'autres fois, d'envahissement direct des veines par la tumeur.

La **compression veineuse** peut se borner à déterminer des phénomènes de stase, sans lésions anatomiques importantes des veines; tel est le mécanisme le plus ordinaire du varicocèle symptomatique. Dans d'autres cas, le ralentissement du courant sanguin détermine la formation de caillots qui peuvent s'étendre jusque dans le cœur (fig. 142).

L'**envahissement des veines** par le néoplasme et la production d'embolies cancéreuses sont une curieuse particularité des cancers du rein. Il n'est pas rare de trouver la veine rénale envahie par la tumeur dont un bourgeon vient faire saillie dans l'intérieur du vaisseau: ce bourgeon cancéreux peut même se propager dans l'intérieur de la veine cave. Parfois, la paroi veineuse seule est envahie, sans qu'il y ait formation d'un bourgeon saillant dans la lumière du vaisseau. Au point de vue opératoire. il faut savoir que l'envahissement des veines doit faire craindre de manipuler sans ménagement les tumeurs rénales qu'on extirpe, d'un côté, par crainte des embolies cancéreuses, d'un autre côté,

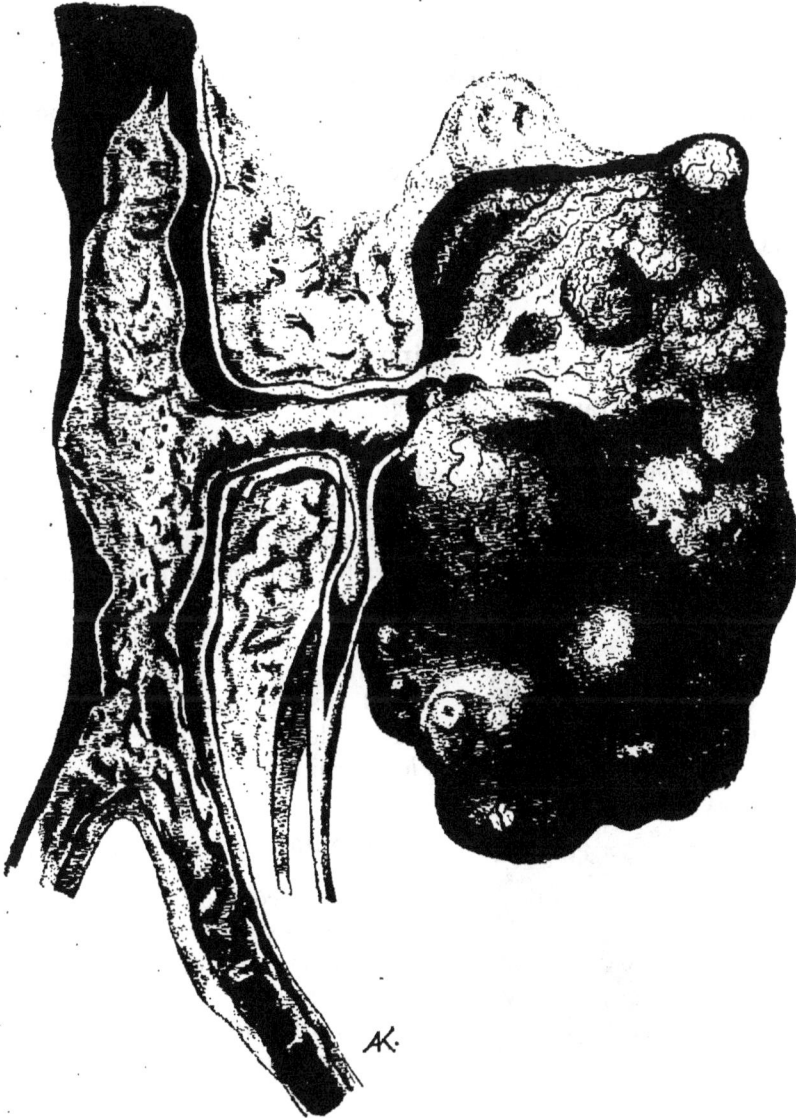

Fig. 142. — Cancer du rein. Caillots dans la veine cave, la veine rénale et la spermatique

par peur de déchirer les vaisseaux devenus friables. Une observation de **Küster** montre d'une façon saisissante ces redoutables accidents d'embolies ; ce chirurgien opéra un malade qui mourut subitement, sur la table d'opérations, au moment du pansement ; l'autopsie montra un thrombus néoplasique récent dans l'artère pulmonaire. Imbert a vu un malade succomber brusquement, avec les symptômes d'une embolie, à fin d'une extirpation très laborieuse pratiquée par un autre chirurgien.

La déchirure des veines au moment de l'opération a été vue par Lucke, Helferich, Grohé, Monis, Schede. Dans certains cas, l'envahissment des veines par le néoplasme a obligé les opérateurs à laisser en place des morceaux de la tumeur ou à pratiquer des manœuvres dangereuses. Israël dut réséquer la veine rénale très près de la veine cave, sur laquelle il fut obligé de laisser des pinces à demeure ; j'ai dû moi-même placer une ligature à l'embouchure de la veine rénale dans la veine cave. Zöge von Manteufel et Giordano durent réséquer une partie de la veine cave.

Lipomes.

Les lipomes vrais sont des amas graisseux plus ou moins considérables que l'on rencontre de préférence au voisinage de la capsule du rein. Généralement petits, acquérant au plus le volume d'une cerise, ils peuvent dépasser exceptionnellement ces dimensions et peser jusqu'à plus de 2 kilogrammes. Leur siège généralement superficiel les fait apparaître comme des renflements saillants à la surface du rein. Ils sont arrondis ou légèrement lobulés, d'un blanc jaunâtre, parfois de couleur rosée. Nettement circonscrits. les lipomes repoussent les éléments du rein sans tendance à les détruire.

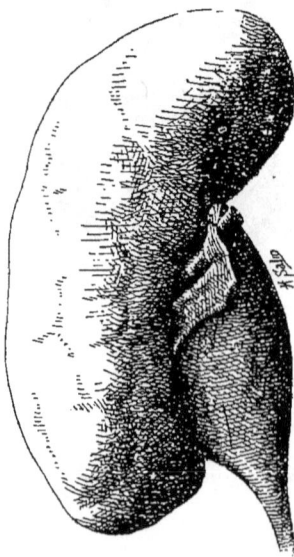

Fig. 143. — Épithélioma papillaire du bassinet. Hématonéphrose secondaire.

Néoplasmes du bassinet.

Laissant de côté les néoplasmes mésodermiques, excessivement rares, nous étudierons brièvement les papillomes et les épithéliomes.

Les papillomes et les épithéliomas papillaires se développent primitivement au niveau du bassinet, plus rarement ils débutent dans l'intérieur de l'uretère : fréquemment, une tumeur, née dans le bassinet, se propage à l'uretère. Les tumeurs papillaires du bassinet gênent souvent le cours de l'urine par l'uretère et déterminent la formation d'une rétention rénale, hydronéphrose ou hématonéphrose (fig. 143).

La muqueuse du bassinet ou de l'uretère peut être simplement cou-
verte de fines villosités, dont les touffes plus serrées constituent, par
places, de petites tumeurs. Plus souvent, on trouve plusieurs néoplasmes

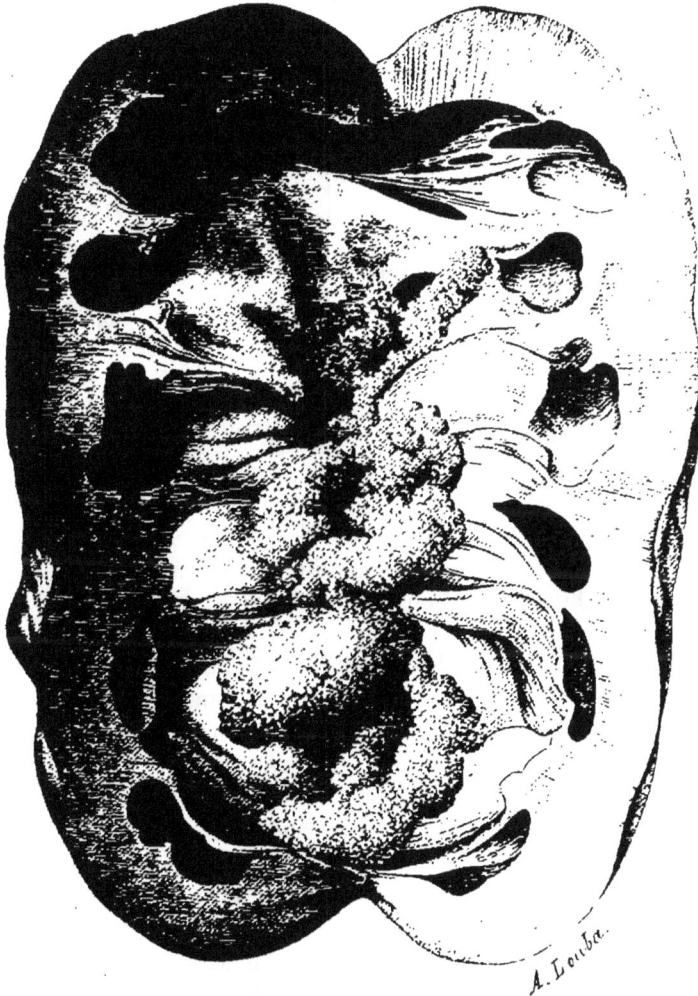

Fig. 144. — Épithélioma papillaire du bassinet.

distincts s'implantant dans la muqueuse par un pédicule et s'épanouissant en forme de chou-fleur; à côté d'une masse principale, on trouve
d'autres tumeurs accessoires. Examinées sur place, ces tumeurs forment
des masses molles, mamelonnées, rouges ou grisâtres, dont la surface
est glissante comme si elle était enduite de mucus. Lorsqu'on plonge
la pièce dans l'eau, on voit que ces tumeurs sont constituées par des

masses arborescentes. Plus rarement, les tumeurs papillaires ont l'apparence de petits polypes non vil-
leux.

Les épithéliomas papillaires
peuvent présenter la même apparence que les simples papillomes, quoiqu'ils paraissent être
généralement moins finement
villeux et plus largement implantés. D'autres fois, la tumeur
est constituée par une masse
dure, que recouvrent des végétations plutôt en forme de chou-
fleur que de fines papilles. Dans
certains cas, la tumeur présente
à l'œil nu l'aspect d'un cancer
végétant, ou même d'une tumeur
du rein, et sa structure papillaire ne peut être reconnue
que par un examen attentif ou seulement à l'étude
microscopique.

Les épithéliomas papillaires sont des tumeurs malignes, pouvant se propager par continuité aux organes
voisins, envahir les ganglions lymphatiques et se géné-
raliser.

Les papillomes sont des tumeurs bénignes, mais,
comme je l'ai démontré, elles peuvent se transformer
en épithéliomas; au point de vue opératoire, elles
doivent être assimilées à ces dernières tumeurs et,
comme elles, on les extirpera par néphrectomie totale.

Aussi bien les papillomes que les épithéliomes peuvent se propager par greffe le long de la muqueuse
urétérale et jusqu'à la vessie; ce mode de propagation
n'est pas rare et nous impose, en extirpant une de ces
tumeurs, de pratiquer à la fois la néphrectomie et
l'urétérectomie totale comme je l'ai fait le premier,
avec mon maître Le Dentu. L'urétérectomie doit être, à
mon avis, de règle dans les tumeurs papillaires du bassinet, même lorsque l'uretère ne paraît pas envahi,
parce que les greffes peuvent exister dans le trajet du
conduit sans que sa portion juxta-rénale présente des
villosités. La récidive des tumeurs papillaires se fait
souvent dans l'urètre ou même dans la portion de la
vessie qui avoisine l'orifice urétral. En mai 1908, j'ai dû pratiquer

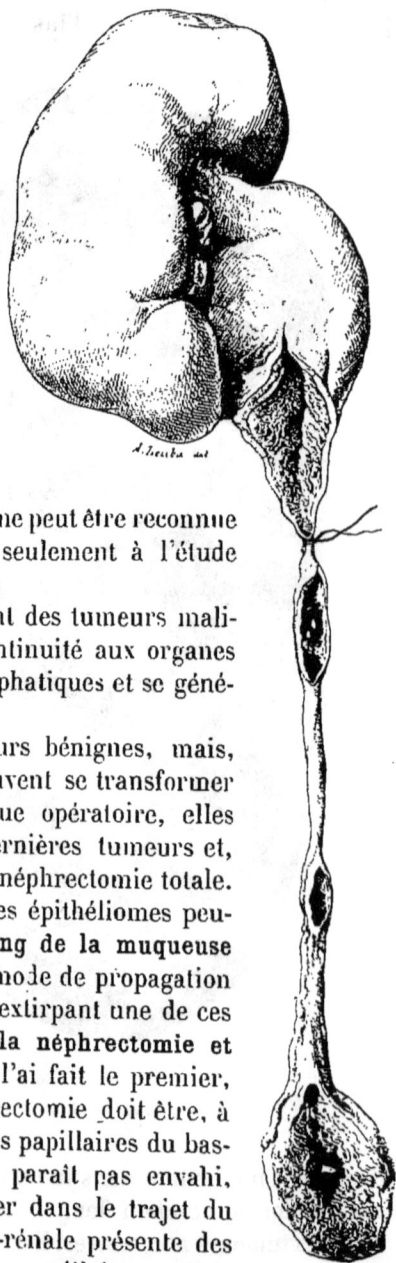

Fig. 145. — Papil-
lome de l'uretère.

l'urétroctomie totale, avec résection partielle de la vessie, pour récidive d'une tumeur papillaire du bassinet, que j'avais enlevée par néphrec-tomie, en 1904 :

en pratiquant cette première opéra-tion, j'avais enlevé 10 centimètres d'uretère sain.

Les **cancers non** papillaires du bas-sinet présentent l'aspect de nodosi-tés infiltrant la pa-roi et plus ou moins saillantes dans sa cavité. Ces nodosités, uniques ou multiples, sont de couleur rouge

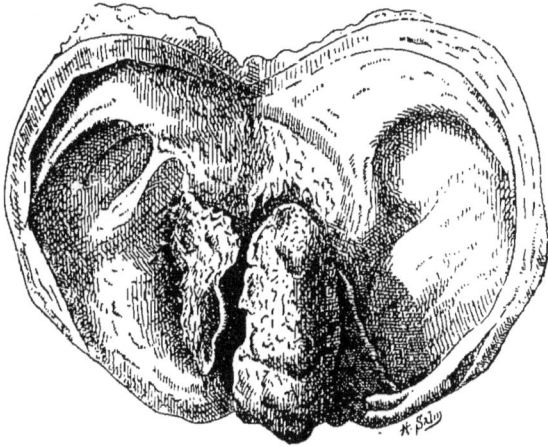

Fig. 146. — Épithélioma non papillaire du bassinet.

ou grise, friables ou même ulcérées, mais, dans tous les cas, elles don-nent au toucher la sensation d'une tumeur dure, infiltrée. Lorsque l'ure-tère est envahi, il se présente sous la forme d'un cordon induré à parois infiltrées par la masse néoplasique ; à la coupe, sa lumière centrale est très réduite, parfois difficile à trouver.

Manuel opératoire de la néphrectomie lombaire totale pour néoplasme.

Lorsqu'on se propose d'extirper une tumeur du rein, il faut prévoir des difficultés et des dangers opératoires, dus aux adhérences de la tumeur, à la grosseur ou à la friabilité du pédicule, à l'envahissement des ganglions ou des grosses veines. Pour opérer avec le moins de danger possible, il faut travailler à l'aise, dans une vaste plaie large-ment ouverte, en voyant toujours ce que l'on fait.

Incision. — Dans tous les cas, même si le néoplasme est de petit volume, l'incision dépassera, de 4 centimètres, le point le plus saillant de la crête iliaque et il ne faudra pas craindre d'arriver jusqu'au niveau ou au delà de l'épine iliaque antéro-supérieure. Il faut surtout se donner beaucoup de jour, lorsque la tumeur est profondément cachée sous les côtes.

Décortication du rein. — Nous avons dit la fréquente propagation de la tumeur à la capsule propre, ce qui impose, dans tous les cas, la décortication extra-capsulaire du rein. Il importe même de ne pas déchirer la capsule propre et, pour éviter cette déchirure, d'agir avec prudence, sans tiraillements excessifs. D'un autre côté, il est nécessaire de contourner le rein en ne s'éloignant pas de sa surface, pour éviter ainsi de déchirer les larges veines qui entourent la tumeur.

En suivant la technique indiquée, page 244, on réussit presque toujours à faire une bonne décortication avec les doigts seuls, mais lorsqu'on trouve des tractus solides ou des vaisseaux volumineux, il vaut mieux les couper, entre deux pinces de Kocher ou entre deux ligatures, pour éviter, autant que possible, le saignement ; on est parfois obligé de faire ainsi plusieurs pédicules secondaires, avant d'arriver aux principaux vaisseaux. Dans des cas difficiles, les adhérences de l'extrémité supérieure de la tumeur rendent aveugle et dangereuse la décortication de cette partie de la tumeur : il ne faut pas craindre, dans ces cas, de réséquer une ou deux côtes pour se donner du jour.

Section de l'uretère. — Elle se fait comme à l'ordinaire, entre deux ligatures, au thermo-cautère, car il ne faut pas oublier que le rein cancéreux peut être infecté. Après avoir sectionné l'uretère, on suit ce conduit de bas en haut, jusqu'au hile, avant d'énucléer le rein. Ce n'est que lorsque le trop gros volume de la tumeur empêchera cette manœuvre, qu'on se décidera à faire, au préalable, l'énucléation du rein.

Énucléation de la tumeur. — Nous avons vu que la propagation de la tumeur aux veines rénale et à la veine cave est possible ; nous savons les adhérences que la tumeur peut contracter avec la veine cave. Ces dispositions anatomiques doivent être présentes à l'esprit : elles commandent de ne pas exercer de violentes tractions sur la tumeur pour l'énucléer de force. D'un autre côté, en dehors même des ruptures vasculaires, il faut se souvenir de la possibilité d'embolies, dues à des caillots ou à des fragments néoplasiques. Lorsqu'on connaît les accidents, dont nous avons parlé, page 311, on comprend que, en cas de néphrectomie pour néoplasme, plus encore que dans les autres néphrectomies, il faut pousser la décortication aussi loin que possible avant d'énucléer le rein. L'énucléation se fera d'ailleurs comme à l'habitude (page 247).

Formation et ligature du pédicule. — La formation du pédicule est souvent difficile dans les néphrectomies pour cancer ; pour avoir un pédicule aussi mince que possible il faut, après avoir luxé le rein, suivre très exactement ses contours, pour arriver aux vaisseaux du hile, après avoir bien dépouillé toute la surface du rein sans craindre de faire, pendant cette décortication, un ou plusieurs pédicules secondaires qu'on lie à mesure. Malgré toutes ces précautions, on se trouve parfois en présence d'un pédicule assez haut et large.

Lorsque le pédicule est assez mince, on peut le lier directement sans pincement préalable : dans ces cas, on peut encore placer une seule pince clamp, de bas en haut ; lorsqu'il est haut et épais, la partie supérieure du pédicule serait insuffisamment comprimée et il vaut mieux placer une autre pince de haut en bas.

La ligature du pédicule se fera, au catgut, comme il a été dit, page 247, en le partageant, en deux ou trois morceaux, suivant sa hauteur. Plus que jamais, il faut ici, lorsqu'on passe l'aiguille mousse en plein pédicule pour pouvoir le lier séparément en deux ou trois parties, agir avec précaution. L'aiguille, manœuvrée avec douceur, s'insinuera entre les vaisseaux : si on l'enfonçait avec force, on pourrait les traverser.

J'ai déjà dit que, lorsque je le puis, je préfère passer mes premiers fils avant d'extirper le rein et placer ensuite une ligature totale de sûreté. Lorsque le pédicule est court, il vaut mieux commencer par enlever le rein en laissant assez de tissu, en deçà du clamp, pour éviter le dérapage. Je ne reviens pas sur ces détails exposés page 248.

Extirpation des débris de la capsule graisseuse et de la capsule surrénale. — Il faut craindre, en cas de cancer, une propagation invisible du néoplasme à la capsule adipeuse. Aussi, lorsque le rein a été enlevé et le pédicule lié, il convient d'extirper le mieux possible cette capsule adipeuse et faire de cette extirpation, comme le dit Israel, un temps comparable au curage de l'aisselle dans les néoplasmes du sein. Il est généralement facile d'extirper la capsule graisseuse en attirant les débris capsulaires, avec des pinces, et de les détacher des tissus voisins, en plaçant quelques ligatures, au catgut n° 2, dans les parties qui saignent.

Il faut aussi se souvenir de l'envahissement fréquent de la capsule surrénale et l'enlever avec les débris de la capsule adipeuse si elle n'a pas déjà été extirpée avec le rein.

Extirpation des ganglions. — Nous croyons plus prudent d'opérer comme nous l'avons dit, sans essayer d'enlever d'emblée les ganglions ; lorsque la tumeur est enlevée, on peut travailler plus sûrement. En poursuivant méthodiquement l'extirpation de la graisse périrénale, on rencontre parfois des ganglions qu'on n'avait pas sentis ; en tout cas, il ne faudra jamais négliger la recherche systématique des glandes lymphatiques, non seulement au niveau du pédicule, mais encore au-dessous et au-dessus, le long des gros vaisseaux, et en arrière, du côté du pilier du diaphragme. L'extirpation de masses ganglionnaires considérables peut être menée à bien, agissant prudemment, en décollant avec soin à la sonde cannelée les glandes engorgées, sans exercer de tiraillement : la plus grande prudence doit être recommandée lorsqu'on opère du côté droit, à cause des adhérences des ganglions à la veine cave. On peut être obligé de réséquer en partie ou de lier cette grosse veine (voir page 318).

Je ne pense pas qu'il faille poursuivre trop loin l'extirpation des ganglions cancéreux et je déconseille formellement les tentatives qui ont été faites pour enlever des chaines ganglionnaires se prolongeant jusque dans le bassin. De même, lorsque des ganglions très haut placés sont difficiles à extirper, mieux vaut ne pas trop prolonger l'opération parce que les ganglions du médiastin sont pris eux-mêmes. Dans ces cas, on ne fait quand même que des opérations incomplètes et on augmente considérablement la gravité opératoire, sans garantir davantage l'avenir.

Fermeture de la plaie. Drainage. — Après l'extirpation d'un rein cancéreux, il reste toujours une vaste cavité dont les parois donnent lieu à un suintement sanguin considérable. Je place habituellement, en pareil cas, un drain en bas, au fond de la cavité, un autre drain en haut et une mèche de gaze, peu tassée, au milieu. La paroi est fermée en ne laissant que l'ouverture pour les drains et la gaze.

Premier pansement. — Le suintement sanguin est souvent assez abondant pour traverser le pansement opératoire dans les premières 24 heures, ce qui commande de le renouveler. Dans ce premier pansement, on se borne à changer les pièces extérieures, sans toucher à la mèche ni aux drains. La mèche est retirée, 48 heures après l'opération, et remplacée par une mèche plus petite. Ce même jour, si le saignement est peu marqué, deux jours après, c'est-à-dire 4 jours après l'opération, dans le cas contraire, les drains sont enlevés. Je répète encore que souvent, après les néphrectomies pour cancer, le suintement sanguin est assez important le premier jour : il est bon d'en être prévenu pour ne pas s'effrayer. Je n'ai jamais vu un saignement assez abondant pour m'obliger à tamponner la plaie.

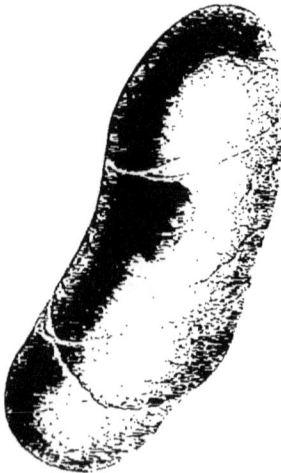

Fig. 147.
Angio-sarcome très limité du rein.

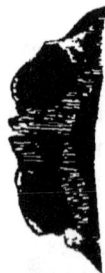

Fig. 147.
Coupe de la tumeur.

VIII. — NÉPHRECTOMIE PARTIELLE POUR NÉOPLASMES

Les caractères anatomiques des différentes tumeurs rénales ne nous permettent pas de reconnaître, pendant l'opération, si la tumeur est bénigne ou maligne. Il en résulte que la néphrectomie partielle pour néoplasmes doit être une opération exceptionnelle. Lorsque les caractères d'une tumeur de petit volume, nous font penser à un adénome, à un angio-sarcome ou à un lipome, on peut, à la rigueur, pratiquer une large extirpation partielle du rein, mais si on se décide à cette opération conservatrice, on se rappellera qu'il existe parfois une infiltration du tissu rénal qui s'étend au delà des limites apparentes de la tumeur. Il est donc indispensable de sectionner le rein bien au delà des limites du néoplasme; or, ces limites ne peuvent être connues qu'après incision de la tumeur. Pour ces raisons, dans la seule néphrectomie partielle pour néoplasme que j'ai pratiquée, j'ai suivi le manuel opératoire que je vais décrire.

Manuel opératoire.

Les premiers temps de l'opération ne présentent rien de particulier. Voir page 244.

Décortication et énucléation du rein. — La décortication du rein sera très complète, de manière à pouvoir sortir aisément l'organe de la cavité abdominale : le pédicule sera bien dégagé pour pouvoir être comprimé.

Compression du pédicule. — Lorsque le pédicule a été bien dégagé, l'aide placé en face du chirurgien doit le comprimer suivant les règles indiquées page 88 : lorsque la compression est faite comme il faut, le rein pâlit et ne saigne pas à la coupe.

Incision rénale exploratrice. — La petite tumeur étant bien en vue, on explore ses contours, avec les doigts, pour sentir s'il existe,

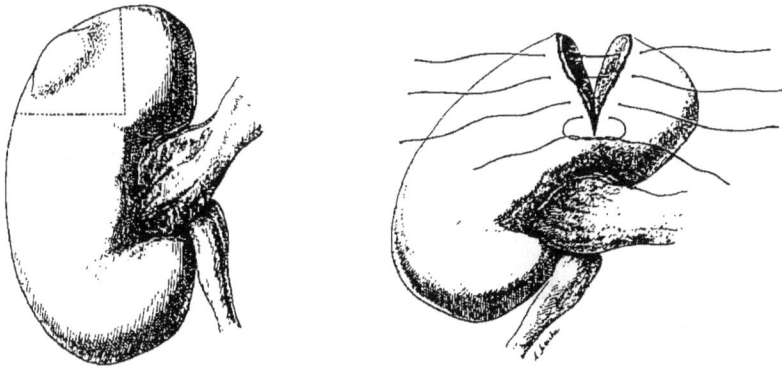

Fig. 148. — Résection partielle du rein

autour d'elle, une induration du tissu rénal et pour se rendre compte si le grand diamètre réel de la tumeur correspond à ce que la vue indique. On incise ensuite profondément la tumeur, suivant son grand axe, en se rapprochant, le plus possible, de l'axe longitudinal du rein : l'incision doit être, d'emblée, assez longue et assez profonde pour dépasser de tous côtés d'au moins 2 centimètres les limites apparentes de la tumeur. On se rend compte alors de l'étendue réelle du néoplasme, en écartant les lèvres de l'incision.

Résection cunéiforme du rein. — Taillant alors en plein parenchyme, avec le bistouri, on enlève un coin de tissu rénal à base périphérique comprenant, avec la tumeur, une large bande de tissu rénal sain.

Suture du rein. — On fait ensuite les sutures du rein, comme l'indique la figure 148, avant d'arrêter la compression du pédicule et on termine l'opération comme à l'ordinaire.

IX. — NÉPHRECTOMIE LOMBAIRE DANS LES KYSTES DU REIN

Je dirai quelques mots de la néphrectomie dans les grands kystes séreux, dans le rein polykystique et dans les kystes hydatiques.

A. — GRANDS KYSTES SÉREUX

Ce sont des kystes presque toujours uniques; exceptionnellement il en existe plusieurs. Dans d'autres cas, on trouve un gros kyste et, à côté, d'autres kystes de petit volume.

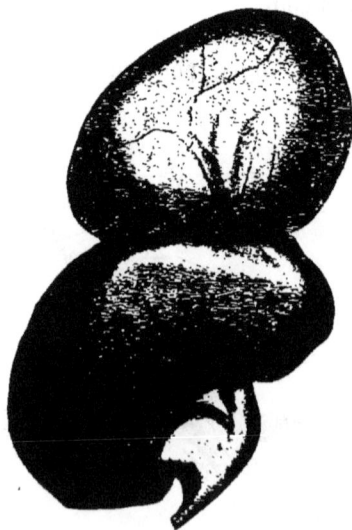

Fig. 149. — Grand kyste séreux du rein.

Ces kystes séreux peuvent se rencontrer en un point quelconque de la surface du rein, mais on les voit surtout au niveau des deux extrémités, supérieure et inférieure. Leur volume varie, en général, entre celui d'un citron et celui d'un poing, mais il en est qui acquièrent un grand développement et dépassent la grosseur d'une tête d'adulte. Le kyste se trouve dans un rein d'apparence normale, dans lequel il se creuse une loge et dont il déborde la surface. La paroi du kyste est lisse, presque toujours mince et transparente; rarement, on l'a vue acquérir une grande épaisseur ou même s'infiltrer de sels calcaires. Dans la portion où elle est en contact avec le rein, la paroi du kyste adhère intimement au tissu rénal, dont il est impossible de la séparer. Dans deux cas que j'ai opérés, une mince épaisseur du parenchyme rénal s'étalait sur la paroi du kyste, au delà des limites de la surface rénale, en s'amincissant de plus en plus. Le contenu du kyste est un liquide clair citrin, rarement hématique.

Manuel opératoire.

La plus grande partie du rein étant saine, il est inutile de sacrifier tout l'organe. On ne peut énucléer le kyste, parce qu'il adhère intimement au tissu rénal.

Deux opérations conservatrices peuvent être employées · la résection partielle du rein ou mieux la résection partielle du kyste.

Dans la **résection partielle du rein**, on coupe en forme de coin le tissu rénal, en extirpant le kyste et on suture ensuite la plaie rénale. Ce procédé a l'inconvénient de nécessiter souvent, par la forme arrondie du kyste, le sacrifice d'une assez grande partie du rein.

La **résection partielle du kyste** consiste à extirper, avec des ciseaux toute la portion du kyste qui depasse la surface du rein, laissant en place la partie du fond de la poche qui adhère au parenchyme. Dans un cas que j'opérai ainsi, la tranche de section du kyste était revêtue d'une mince couche de tissu rénal qui saignait assez abondamment : j'arrêtai le suintement sanguin, en pratiquant un surjet au catgut sur la coupe du kyste. Dans un autre cas, qui présentait la même disposition, je coupai la paroi du kyste en deçà de la mince couche de parenchyme rénal et je pus ainsi éviter le saignement.

Le **pansement** consiste en une mèche et un drain laissés en contact avec la partie de la poche kystique qui reste adhérente au rein. On retire la mèche deux ou trois jours après, et le drain un ou deux jours plus tard.

B — MALADIE KYSTIQUE DU REIN

Le caractère dominant du rein polykystique est la bilatéralité des lésions; habituellement, un des deux reins est plus développé que l'autre.

Très exceptionnellement indiquée, la néphrectomie, dans la maladie kystique, présente quelques particularités dignes de remarque.

Anatomie pathologique chirurgicale

Le rein polykystique offre un aspect bien spécial qui le fait très aisément reconnaître. On dirait une grappe de kystes inégaux, tassés les uns contre les autres; ou bien encore, le rein paraît être ficelé irrégulierement, de façon que son parenchyme fasse saillie entre les nœuds. Le poids de l'organe est fortement augmenté ; il peut arriver à peser seize livres, comme dans le cas de Hare ; il mesurait quarante-quatre centimètres de longueur dans le cas de Farr. La forme est généralement conservée, mais avec de nombreuses saillies irrégulières, qui sont les kystes.

Ils sont plus ou moins gros, et leur coloration variable dépend de la nature de leur contenu. Celui-ci est tantôt citrin ou transparent, tantôt plus coloré, quelquefois très foncé. La capsule du rein est conservée, mais il est difficile de la détacher et la tumeur ne peut être énucléée. Les kystes sont séparés, les uns des autres, à la surface du rein par des bandelettes fibreuses, d'épaisseur différente, dans lesquelles se trouvent encore quelques éléments actifs des reins. Leur nombre est variable ; mais lorsqu'ils sont très nombreux, ils sont comme tassés les uns contre les autres, et leur tension étant différente, il arrive que les uns font saillie dans les cavités des autres. Généralement, ils ont de la tendance à se développer vers la face antérieure du rein, et à rejeter le hile vers la face postérieure : ils sont aussi, habituellement, plus nombreux et plus gros sur la surface et sur le bord convexe du rein que vers son hile.

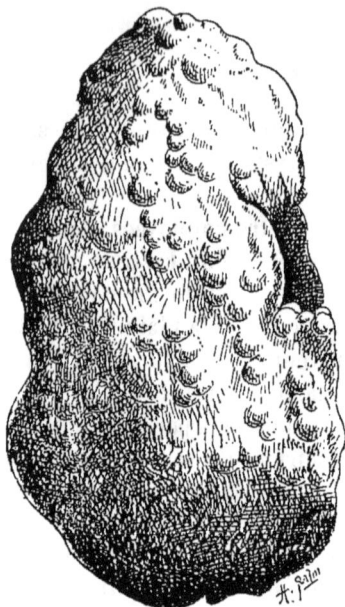

Fig. 150. — Rein polykystique.

A la coupe, on peut constater que les kystes n'existent pas seulement à la surface du rein, mais occupent tout le parenchyme. L'organe paraît constitué par un grand nombre de cavités

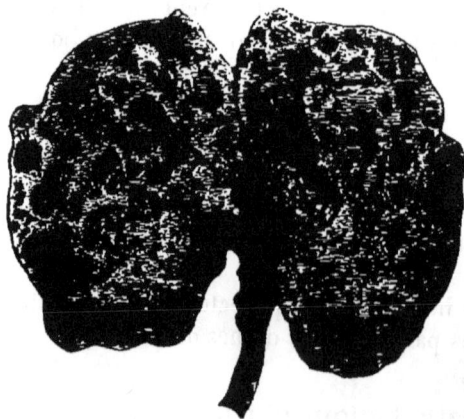

Fig. 151. — Rein polykystique.

serrées les unes à côté des autres, nombreuses et volumineuses surtout dans la substance corticale.

Il arrive souvent que la région du hile est transformée en une masse fibreuse. Les parois qui séparent ces kystes sont ordinairement minces et, dans ceux qui ont été ouverts, on voit bomber ceux qui sont encore intacts : en d'autres points, les parois sont plus épaisses et séparent des cavités plus étroites. Le nombre des kystes contenus dans chaque rein est des plus variables; ordinairement, ils sont si nombreux qu'on ne les compte guère ; dans certains cas, il y en a bien moins, sans qu'on puisse douter de la nature de l'affection.

Lorsque le rein polykystique se développe, il refoule, devant lui, les anses intestinales et en particulier le gros intestin; il se comporte donc à la façon d'une tumeur du rein ; en haut, il agit sur le foie à droite, sur la rate à gauche; le développement des deux reins est simultané mais pas toujours équivalent, l'un d'eux progressant plus rapidement que l'autre. Ils conservent d'abord leur situation dans la fosse lombaire, mais il n'est pas rare de les voir se déplacer, ainsi que nous avons vu le fait se produire pour les tumeurs; le rein descend progressivement dans l'abdomen, il devient flottant et le diagnostic en est ainsi des plus difficiles.

Il faut encore mentionner comme constatation négative importante que l'on ne trouve guère chez l'adulte, ces malformations de l'appareil excréteur de l'urine (absence de l'uretère, rétrécissement de l'urètre, etc.) si fréquents dans le rein polykystique du nouveau-né. Tout au plus a-t-on cité des faits d'abouchement anormal de l'uretère.

Manuel opératoire.

Lorsque le rein polykystique est de moyen volume, son extirpation ne présente aucune particularité digne de remarque. Lorsque, au contraire la tumeur est volumineuse, la néphrectomie peut être très difficile par la grosseur et les adhérences que la tumeur contracte.

La **décortication** de la tumeur peut être rendue difficile par les adhérences qu'on détache péniblement, surtout en haut, lorsque la tumeur est grosse. Dans ces cas, on ne peut essayer de pratiquer la néphrectomie sous-capsulaire, parce que la capsule adhère au rein et ne se laisse pas détacher. Dans le seul cas de maladie kystique que j'aie opéré, je parvins à enlever assez facilement le rein, en réduisant son volume par l'ouverture des kystes. Sachant que le contenu des kystes est aseptique et que les cloisons qui les séparent sont peu vasculaires, je coupai franchement le parenchyme avec les ciseaux, vidant un très grand nombre de kystes : la masse de la tumeur étant ainsi considérablement réduite de volume, il me fut facile de faire la décortication et de terminer l'opération comme à l'ordinaire.

Anatomie pathologique chirurgicale.

Le kyste hydatique est constitué par le parasite, représenté par la membrane mère, contenant le liquide hydatique, c'est le kyste uniloculaire. Lorsque, dans l'intérieur du kyste se trouvent, en outre du liquide, des vésicules filles, le kyste est dit multi-vésiculaire. Autour du parasite ainsi constitué, la réaction du tissu conjonctif qui l'entoure forme une membrane externe, l'adventice qui, dans les parenchymes, se continue directement avec le tissu interstitiel : l'adventice ne forme une membrane réellement isolable que dans les parties où le kyste se trouve entouré de tissu cellulaire lâche. Il est, au contraire, facile, dans les kystes à paroi souple, de détacher la membrane mère de l'adventice : on peut ainsi enlever le parasite, tout en laissant en place la membrane de réaction conjonctive qui l'entoure.

Sans entrer dans des détails sur la composition du liquide hydatique et sur les modifications qu'il peut présenter, je dois insister, au point de vue opératoire, sur sa **toxicité** bien connue : le chirurgien doit éviter l'absorption de ce liquide par les tissus de la plaie et pratiquer toujours, avant d'ouvrir le kyste, une injection parasiticide.

Dans la plupart des cas, le kyste débute dans le rein lui-même : il est, le plus souvent, d'origine corticale. Dans d'autres cas, le kyste est primitivement pararénal et se met secondairement en contact avec le rein qu'il refoule et aplatit. Souvent, à un degré avancé de développement du kyste, il est impossible de dire quel a été son point de départ.

En se développant, le kyste, né dans le parenchyme rénal, fait saillie sur la face externe du rein : on le voit comme une masse opaque, arrondie, le plus souvent largement implantée sur un des pôles, sur une des faces ou sur le bord convexe du rein ; parfois encore, mais plus rarement, il paraît rattaché au rein par un pédicule.

Il importe de connaître les rapports de la paroi kystique avec le tissu rénal, que j'ai précisés, en 1901. Un premier fait d'importance capitale, c'est que, dans tous les cas, même lorsque le kyste est petit, **sa paroi propre est fusionnée avec le tissu rénal dans la portion où elle est en contact avec ce tissu** : il en résulte qu'on ne peut jamais décoller le kyste du rein et qu'il faut couper en plein parenchyme rénal pour l'extirper. Nicaise a de nouveau insisté sur ce point important. Ce fait n'a pas lieu de surprendre ; il se retrouve, comme je l'ai montré, dans toutes les tumeurs du rein. Entre la tumeur et la partie encore saine du parenchyme rénal, il existe une zone, plus ou moins épaisse, de néphrite interstitielle, qui forme, à la tumeur, une véritable capsule, mais cette capsule n'est pas isolable du parenchyme, elle se continue avec lui, par une zone de gradation insensible où les altérations de la néphrite diminuent progressivement. L'adventice des kystes hydatiques se comporte comme la capsule des autres tumeurs.

Lorsque les kystes hydatiques proéminent dans une partie du rein et

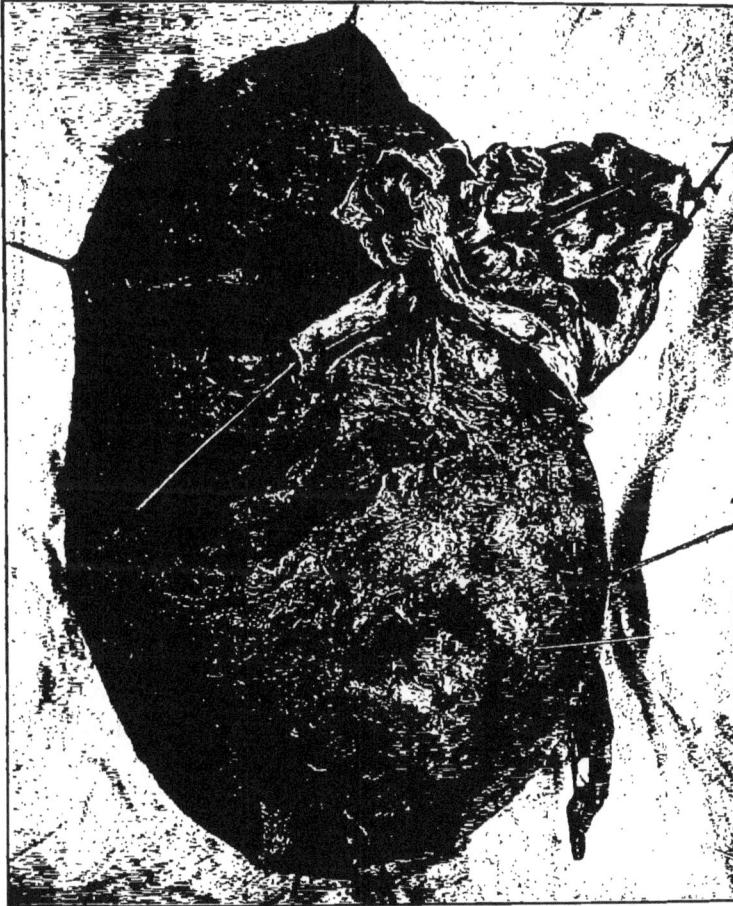

Fig. 152. — Kyste hydatique.

sont peu développés, la zone rénale altérée est peu considérable et le parenchyme est sain par ailleurs; lorsque, au contraire, les kystes sont volumineux et anciens, il est fréquent de trouver le rein aplati, refoulé, accolé à la paroi kystique et profondément altéré, souvent même presque détruit. Ces altérations rénales sont dues, en partie, aux lésions de néphrite à prédominance interstitielle, en partie aussi, dans certains cas, à des phénomènes de rétention rénale aseptique ou septique, c'est-à-dire, d'hydro ou de pyonéphrose. qui reconnaissent pour cause la gêne dans l'écoulement de l'urine par l'uretère. Cette gêne dans l'écoulement de l'urine peut être due à la compression ou à la déviation de ce conduit, comme je l'ai vu dans un cas de Dupré, ou à l'obstruction du bassinet ou de l'uretère par des vésicules filles, lorsque le kyste s'est rompu dans le bassinet (cas personnel).

Lorsque le kyste hydatique est de petit volume, le rein conserve sa situation et ses rapports normaux; mais, au fur et à mesure qu'elle se développe, la tumeur refoule tous les organes en rapport avec le rein Il importe de bien connaître ces rapports (Voir p. 2) et l'existence fréquente d'adhérences qui sont la source de réelles difficultés opératoires.

Quand le kyste est ancien, à la suite de phénomènes inflammatoires légers mais répétés, il se forme des *adhérences* qui, suivant l'évolution du kyste, se feront, en haut et à gauche, à la rate; directement en haut au diaphragme et à la plèvre, à travers l'hiatus costo-diaphragmatique Signalons encore, les adhérences au foie, à l'estomac, et surtout aux gros vaisseaux de l'abdomen, adhérences qui peuvent être assez fortes. pour que la ligature du pédicule doive être faite très près des gros vaisseaux. Ces adhérences s'observent surtout dans les vieux kystes dont l'inflammation a modifié la structure; la paroi peut être rigide, épaissie. calcifiée même, par places; dans ces cas, la membrane mère est détruite par endroits et ne se laisse pas isoler facilement de l'adventice.

Manuel opératoire.

Dans tous les cas, l'opération commencera par une exploration méthodique, qui a pour but de fixer les rapports du kyste avec le rein; on aura en vue de conserver le plus possible de tissu rénal qui, nous l'avons vu, est souvent peu altéré. Lorsqu'on peut, sans trop sacrifier de tissu rénal, pratiquer la néphrectomie partielle, on choisira ce procédé qui donne de rapides et brillants résultats.

Si la néphrectomie partielle est impraticable, ou si elle exige une résection rénale trop étendue, on réséquera le plus possible de l'adventice, on enlèvera soigneusement la membrane mère et on marsupialisera la poche, en la drainant, pendant quelques jours.

On n'aura recours à la néphrectomie totale, que lorsque le rein aura été complètement détruit; même dans ce cas, si on ne peut libérer le rein qu'au prix de grands délabrements et si l'état du malade ne lui permet pas de supporter un traumatisme opératoire important, on se contentera de la marsupialisation de la poche, après extirpation de la membrane germinative.

I. — Néphrectomie totale dans les kystes hydatiques

L'incision doit être longue pour se donner beaucoup de jour, l'opération étant difficile.

Décortication. — Si on voulait décortiquer complètement la tumeur sans l'inciser, on éprouverait de très grandes dificultes; aussi, je préfère ne décortiquer, au début, que la partie de la tumeur qui peut être dépouillée sans trop de peine.

Ponction et injection parasiticide — Choisissant alors une partie fluctuante de la poche, après avoir garni la plaie de compresses, on la ponctionne avec un trocart de moyen volume, on évacue le mieux possible son contenu, on injecte, dans la poche, une solution de formol, qu'on laissera séjourner pendant 5 minutes. On évacue ensuite par le trocart ce liquide.

Incision du kyste. — Profitant de l'ouverture du trocart, on incise assez largement le kyste pour que les poches hydatiques puissent sortir aisément. Avant d'inciser, on garnira de nouveau le champ opératoire avec des compresses, de manière à éviter, autant que possible, le contact du liquide contenu dans la poche avec la plaie. Lorsque la plus grande partie des hydatides aura été évacuée, on explorera le kyste avec les doigts pour enlever celles qui restent; on introduira jusqu'au fond de la poche un gros tube de caoutchouc et on lavera avec de l'eau bouillie, en se servant d'un laveur.

La poche ayant été bien nettoyée et la néphrectomie décidée en connaissance de cause, on continuera la décortication. Pendant que la main gauche attire la paroi kystique à l'aide des doigts qui la saisissent, en profitant de l'ouverture faite, la main droite continue méthodiquement la décortication pour arriver à former le pédicule. On avance, avec plus ou moins de peine, parfois, on est obligé de sectionner des adhérences entre deux ligatures ou entre deux pinces. Les manœuvres doivent surtout être prudentes du côté du côlon et du diaphragme pour éviter leur déchirure. Si, en cours de route, une partie du péritoine est tellement adhérente qu'on ne puisse la séparer, il faudra commencer par se rendre compte de l'étendue de la portion adhérente; si elle est peu étendue, on réséquera une partie du péritoine, en pratiquant *immédiatement* un surjet péritonéal; si l'on juge trop dangereuse cette résection, on pourra laisser adhérente, dans la plaie, une partie de la poche kystique.

Formation et ligature du pédicule. — Je n'ai rien de particulier à signaler dans ces temps opératoires, si ce n'est la grande facilité que donne pour leur exécution la ligature préalable et la section de l'uretère. Comme l'incision et l'évacuation de la poche que j'exé-

cute dès le début de l'opération, réduisent considérablement so
volume, il sera exceptionnel de ne pouvoir sectionner l'uretère entr
deux ligatures, avant d'étreindre le pédicule (que cette manière d
faire réduit beaucoup), directement, avec les fils ou entre les mors d'u
clamp.

Pansement. — Le contenu des kystes qu'on opère étant souven
infecté, il est prudent de ne pas trop fermer la plaie et de draine
largement avec des tubes placés les uns à côté des autres en flûte d
Pan.

II. — Néphrectomie partielle dans les kystes hydatiques

Le manuel opératoire est celui que nous avons décrit page 324
Je me contente d'indiquer ici, que pour que la néphrectomie par
tielle soit possible, il est nécessaire que les deux valves de la sec
tion rénale puissent s'appliquer l'une contre l'autre et que les vais
seaux qui nourrissent les portions conservées du rein soient res
pectés.

La résection partielle d'un des pôles ou de la partie centrale d
parenchyme peut être exécutée, même lorsque les calices ou le bassine
sont ouverts par le bistouri.

XIII

OPÉRATIONS SUR LE REIN PAR LA VOIE TRANSPÉRITONÉALE

On a pratiqué différentes opérations rénales par la voie transpérit
néale ; ce sont : la néphropexie, des opérations conservatrices dan
les rétentions rénales, la néphrostomie, la ligature des vaisseaux d
rein et enfin la néphrectomie.

La néphropexie transpéritonéale est aujourd'hui légitimement aban
donnée ; l'opération est plus grave, plus difficile, moins sûre dans se
résultats que la néphropexie lombaire.

Les opérations conservatrices dans les rétentions rénales ne doive
pas être, à mon avis, pratiquées par la voie transpéritonéale. Nous avon
vu page 220 que, dans la plupart des cas, il est nécessaire d'ouvrir l
rein pour se rendre exactement compte des lésions et décider en con
naissance de cause du procédé opératoire qui convient au cas que l'o
opère ; or, il est plus dangereux d'ouvrir une rétention rénale septiqu
à travers le péritoine que par les lombes. En cas de rétention aseptiqu
il faut toujours craindre l'infection secondaire et la fistulisation ten

poraire du rein. D'un autre côté, les différentes opérations plastiques s'exécutent aussi facilement, souvent même plus aisément, par la voie lombaire.

I. — NEPHROSTOMIE TRANSPÉRITONÉALE

La néphrostomie transpéritonéale est, en règle générale, très inférieure à la néphrostomie lombaire. L'ouverture du rein, avec établissement d'une fistule chirurgicale, c'est-à-dire, la néphrostomie, ne se trouve indiquée que dans les cas d'anurie, dans les uronéphroses ou dans les pyonéphroses.

En cas d'**anurie**, on opère, presque toujours, sur un rein peu augmenté de volume ; l'organe est placé contre la colonne vertébrale : c'est dire que l'opération transpéritonéale serait difficile et qu'on ne pourrait pas établir un bon drainage du bassinet.

Dans les **uronéphroses**, la poche venant se mettre en contact plus ou moins direct avec la paroi abdominale, il est aisé d'établir une fistulisation du rein, tout en épargnant la grande cavité péritonéale, par des sutures réunissant le péritoine qui recouvre le rein au péritoine pariétal. Mais la néphostormie n'est indiquée au cas d'uronéphrose que dans des circonstances exceptionnelles : lorsqu'on ne peut rétablir le cours des urines par l'uretère et que le rein hydronéphrosé est encore utile à la vie. La voie lombaire sera préférée, parce qu'elle est plus simple et parce qu'elle permettra mieux de voir s'il est possible de rétablir le cours des urines par l'uretère (voir page 221).

La néphrostomie transpéritonéale pourrait être une opération de nécessité dans l'uronéphrose, si une erreur de diagnostic conduisait le chirurgien sur une poche rénale. Si le diagnostic de l'état de l'autre rein n'était pas bien établi, il serait prudent, dans ces cas, de fistuliser la poche ; on suivrait alors le manuel opératoire étudié, à propos de la néphrostomie pour pyonéphrose, page 177.

Néphrostomie transpéritonéale dans certaines pyonéphroses

Dans les pyonéphroses, la néphrostomie transpéritonéale présente de graves inconvénients : elle expose à la contamination septique du péritoine et favorise la permanence de la fistule. En fait, presque tous les malades atteints de pyonéphrose, chez qui on a pratiqué la néphrostomie par la voie antérieure, ont subi ultérieurement la néphrectomie ; l'extirpation du rein, fixé, dans ces cas, à la paroi antérieure, est toujours difficile et dangereuse. Pour ces raisons, la néphrostomie lombaire est presque toujours préférée.

La néphrostomie transpéritonéale pour pyonéphrose présente pour
tant quelques rares indications, et j'ai eu, moi-même, recours à cet
opération dans deux cas. Voici ces indications : 1° lorsque la pyonéphros
s'est développée dans un rein présentant une grande mobilité et que de
adhérences secondaires ont fixé le rein contre la paroi abdominale, lu
en faisant perdre le contact avec la fosse lombaire ; 2° dans les cas d
pyonéphrose, lorsque le rein est en ectopie pelvienne et fait saillie su
l'abdomen ; 3° lorsque, au cours d'une opération abdominale, on recon
naît une erreur de diagnostic : on croyait à une tumeur abdominal
quelconque et on trouve une pyonéphrose.

Manuel opératoire.

Lorsqu'on doit pratiquer la néphrostomie transpéritonéale pour pyo
néphrose, il faut prendre de minutieuses précautions afin d'empêche
toute contamination de la séreuse.

Incision. — Suivant que la tumeur fait plutôt saillie sur la ligne
médiane ou sur un des côtés, on pratiquera une incision longitudinale
de 10 centimètres de longueur sur la ligne médiane ou sur le bord
externe du muscle droit.

Protection du péritoine. — Après avoir incisé, dans toute l'étendue
de la plaie, le péritoine pariétal, on repère, avec des pinces, ce feuil
let péritonéal et on protège soigneusement l'intestin, avec des com
presses aseptiques, qu'on glisse entre la tumeur et la paroi abdo
minale. On incise alors le feuillet viscéral, qui recouvre le rein, dans
une étendue un peu moindre que celle de l'incision du feuillet pariétal,
et on essaie de décoller ce feuillet viscéral du rein, en repérant avec
des pinces, les bords de son incision.

Deux cas peuvent se présenter, suivant que ce feuillet viscéral peut
ou non être décollé.

Si le feuillet viscéral peut être décollé, on l'attire avec des pinces, de
manière à ce que les bords de son ouverture puissent venir au contact
du péritoine pariétal. On rétrécit alors, par quelques sutures, l'incision
de ce péritoine pariétal, laissant une large ouverture, dont les bords sont
suturés aux bords du péritoine viscéral décollé du rein. On ferme ainsi
la grande cavité péritonéale et la poche rénale dépourvue de péritoine
forme le fond de la plaie.

Ponction et incision du rein. — Les choses ainsi disposées, on
ponctionne le rein, avec un gros trocart, pour vider, autant que possible,
son contenu et laver la poche : on ouvrira ensuite, plus largement, la
poche rénale et on essaiera, en attirant avec des pinces ses parois, de
vider complètement le rein, sans souiller la plaie. Lorsque la poche
rénale aura été bien vidée, on la fixera le mieux possible, par des sutures

à la paroi abdominale, et, en tout cas, on la drainera largement.

On rétrécira ensuite, par quelques points de suture musculaires et cutanés, les deux extrémités de l'incision de la paroi abdominale.

II. — LIGATURE DES VAISSEAUX DU REIN

La difficulté réelle de certaines néphrectomies secondaires, pratiquées pour guérir des fistules rénales, a engagé quelques chirurgiens à essayer de substituer à la néphrectomie la ligature de l'artère et de la veine rénales, dans le but de déterminer l'atrophie du rein.

Les recherches de Herrman ont depuis longtemps montré que, lorsqu'il n'y a pas de voies vicariantes, la ligature de l'artère rénale détermine l'arrêt de la sécrétion de l'urine. Se basant sur ces travaux, Nicolai ([1]) pratiqua des expériences sur des chiens, chez qui il avait provoqué l'hydronéphrose par ligature de l'uretère : il vit que, dans un certain nombre de cas, le rein s'atrophiait et que le contenu de la poche se résorbait. La même opération, essayée expérimentalement, dans 5 cas de fistule consécutive à la néphrectomie, ne réussit qu'une fois.

D'autres travaux, sur le même sujet, ont paru depuis et récemment Holt ([2]) a pratiqué chez l'homme et défendu dans ses écrits la ligature des vaisseaux rénaux pour guérir les fistules, dans les cas où la néphrectomie paraît devoir être difficile. L'opération est sans doute plus simple et moins grave ; il n'est pas démontré qu'elle soit aussi efficace.

Manuel opératoire.

On pratique une laparotomie pour aller à la recherche des vaisseaux près de leur origine, en évitant ainsi de toucher au rein infecté.

L'incision de la paroi abdominale étant faite au niveau du bord externe du muscle droit, on traverse toute son épaisseur, y compris le péritoine qu'on repère avec des pinces.

L'intestin grêle et le côlon étant refoulés en dedans, on incise le feuillet externe avasculaire du mésocôlon, comme dans une néphrectomie transpéritonéale, et on arrive en dedans du rein, près de la colonne vertébrale, sur l'artère et sur la veine rénales qu'on lie séparément en commençant par l'artère.

Lorsque le feuillet externe du mésocôlon adhère à l'atmosphère périrénale, on peut rejeter le côlon en dehors et effondrer, entre deux vaisseaux coliques, le feuillet interne du mésocôlon, pour arriver plus directement sur l'origine des vaisseaux rénaux.

1. Nicolai. *Ligature des vaisseaux du rein* Thèse de Privat-Docent, Kiel, 1890
2. Holt. Ligature of the Renal Vessels for the cure of persistant urinay fistula *Medical Record*, 22 juin 1907.

Après la ligature de l'artère et de la veine rénales, on s'assure qu'il n'existe aucune artère rénale accessoire venant de l'aorte et on ferme, par un fin surjet, le mésocôlon. La paroi abdominale antérieure est suturée comme à l'ordinaire, en trois étages, péritonéal, musculaire et cutané.

III. — NÉPHRECTOMIE TRANSPÉRITONÉALE

D'une manière générale, la néphrectomie transpéritonéale est inférieure à la néphrectomie par la voie lombaire : elle n'est l'opération de choix que dans un nombre restreint de cas.

La raison principale de la préférence accordée par la plupart des chirurgiens à la voie lombaire est la gravité beaucoup plus grande des opérations transpéritonéales.

Les statistiques générales comprenant l'ensemble des extirpations rénales, aussi bien que celles dressées pour chaque maladie ayant déterminé l'intervention, sont d'accord sur ce point. De même les statistiques réunies de plusieurs chirurgiens, comme celles de chaque opérateur en particulier, confirment d'une manière générale la plus grande gravité de la voie transpéritonéale.

Comparant les deux voies, antérieure et postérieure, dans la néphrectomie, on peut trouver aux deux des avantages et des inconvénients.

Inconvénients de la néphrectomie transpéritonéale.

Les principaux inconvénients des néphrectomies à travers le péritoine, comparées aux néphrectomies lombaires, sont d'exposer davantage aux dangers de péritonite et de shock ; de moins facilement permettre, en cas d'erreur, de substituer une opération conservatrice à l'ablation du rein ; d'être moins aisées à pratiquer, lorsque le rein est peu volumineux ; enfin, en cas d'hémorragie pédiculaire secondaire, de rendre plus difficile l'hémostase.

1° *Danger d'infection.* — Dans les néphrectomies primitives ou secondaires pour lésions septiques, tuberculose, pyonéphrose, etc., il n'est pas toujours possible d'éviter l'infection du péritoine, malgré les précautions les plus minutieuses. Le procédé de Terrier, qui permet de faire, à travers le péritoine, une opération extra-péritonéale, peut être lui-même insuffisant, lorsque des adhérences fixent le péritoine pariétal à la tumeur rénale infectée. Dans les opérations aseptiques, le danger d'infection péritonéale n'existe pas. Aussi, tandis que, dans les lésions septiques, la néphrectomie transpéritonéale ne sera indiquée que d'une manière exceptionnelle, dans les lésions aseptiques des reins, on devra parfois la préférer.

2° *Shock opératoire*. — Il est admis que le shock opératoire est plus redoutable dans les opérations transpéritonéales. A circonstances égales de longueur et difficulté opératoire, il y a peut-être quelque désavantage dans la voie transpéritonéale, mais je pense qu'on attribue surtout les dangers du shock à ces opérations parce que, d'ordinaire, on opère, à travers le péritoine, les cas les plus graves.

3° *Moins grande facilité, en cas d'erreur de diagnostic, de substituer une opération conservatrice à l'ablation du rein*. — Cet argument, donné par les partisans de la voie lombaire, n'est pas de grande valeur. Il est bien rare qu'on commence à opérer avec l'idée d'enlever le rein et qu'on reconnaisse ensuite qu'il vaut mieux pratiquer une autre opération, dans l'espèce cette autre opération ne pourrait être qu'une opération conservatrice, dans une rétention rénale, ou une résection partielle, en cas de néoplasme. Or, dans les rétentions rénales, on ne doit, que très rarement, commencer avec l'intention d'enlever le rein ; la néphrectomie n'est indiquée qu'après l'exploration rénale, qui, nous l'avons vu, doit être faite par la voie lombaire. De même, nous avons vu que dans les petits néoplasmes, la voie lombaire est préférable.

4° *Lorsque le rein est petit, l'opération lombaire est plus facile*. — C'est là un réel avantage des néphrectomies lombaires. Lorsque la tumeur rénale a acquis un certain volume et qu'elle n'est pas susceptible d'être réduite par la ponction, on peut être gêné pour opérer par les lombes ; mais lorsqu'elle est de petit volume, on opère plus facilement qu'à travers le péritoine : on aborde plus aisément et plus directement le rein sans avoir à se préoccuper de refouler les intestins, ce qui est plus difficile dans les petites que dans les grosses tumeurs.

5° *Plus grand danger en cas d'hémorragie secondaire*. — Morris fait valoir cette considération en faveur de la voie lombaire. La réouverture de l'abdomen et la nécessité de refouler les viscères pour chercher la source de l'hémorragie, pourraient être dangereuses par le shock. Sans doute, on se rendrait plus facilement maître de l'hémorragie en cas d'opération lombaire, ne serait-ce que par la facilité de faire un tamponnement provisoire, mais il faut reconnaître que ces hémorragies sont d'une extrême rareté. Pour mon compte, je ne les ai jamais vues sur plusieurs centaines de néphrectomies que j'ai pratiquées.

Avantages de la néphrectomie transpéritonéale.

Les partisans de cette méthode lui ont attribué deux principaux avantages, dont l'un est réel, tandis que l'autre me paraît illusoire. Ce sont :

la plus grande largeur du champ opératoire et la possibilité d'examiner l'autre rein.

Il est certain que, dans les cas de grosses tumeurs rénales, la voie transpéritonéale donne un champ plus large que la voie lombaire, et qu'on peut arriver plus facilement au pédicule, sans faire de dangereuses tractions sur la tumeur. Non seulement, on arrive plus facilement sur le pédicule, mais on peut aussi travailler plus aisément sous les côtes. Nous avons vu que, par l'incision lombo-abdominale. aidée au besoin de la résection des deux dernières côtes, on peut avoir un large champ opératoire. Je crois pourtant qu'il est plus facile de décortiquer les néoplasmes sous-costaux en les abordant par devant. Dans les cas d'adhérences très vasculaires, il peut être très avantageux de lier d'abord le pédicule et de faire ensuite la décortication de la tumeur, et la même ligature précoce du pédicule peut éviter de graves hémorragies, lorsque certaines masses néoplasiques sont déchirées pendant la décortication.

D'un autre côté, nous avons insisté sur la nécessité d'extirper, autant que possible, les ganglions lymphatiques, manœuvre beaucoup plus aisée lorsqu'on opère par la voie transpéritonéale que lorsqu'on intervient par la voie lombaire

On a beaucoup insisté sur l'avantage que présente la voie abdominale de permettre l'exploration des deux reins : on ne s'exposerait jamais ainsi à enlever un rein unique. Sans doute, mais il ne suffit pas pour enlever un rein sans danger que l'autre existe et il faut savoir que la palpation intra-abdominale peut faire croire à l'absence d'un rein qui réellement existe et fonctionne bien : dans ce cas, on pourrait abandonner une opération légitimement entreprise.

Qu'il ne suffit pas de constater l'existence des deux reins, cela est démontré par ce fait, que des reins de volume et consistance normales peuvent présenter des altérations de néphrite capables de contre-indiquer la néphrectomie de l'autre rein. La règle, pour moi, désormais absolue est de ne jamais extirper un rein sans m'être rendu compte de la valeur fonctionnelle du rein qui devra seul fonctionner après l'opération ; or, il n'y a de certitude à cet égard que lorsqu'on a pu recueillir séparément les urines des deux reins.

Une observation de Morris montre bien comment la palpation intra-abdominale peut induire en erreur. Ce chirurgien enleva un kyste dermoïde, chez une femme à qui on avait pratiqué la laparotomie exploratrice : le ventre ouvert, on crut se trouver en présence d'un sarcome du rein droit et on ne l'enleva pas, parce qu'on ne put trouver le rein gauche. L'examen clinique démontra plus tard que le rein gauche existait en réalité, mais qu'il jouissait d'une grande mobilité.

Considérant, sans parti pris, les avantages et les inconvénients de la voie transpéritonéale et de la voie lombaire, on peut dire que cette dernière est préférable dans presque toutes les néphrectomies septiques, comme la tuberculose ou la pyonéphrose. Dans certaines pyonéphroses, fistulisées à travers la paroi abdominale, l'opération transpéritonéale peut se trouver indiquée : il est pourtant possible, dans quelques-uns de ces cas, de pratiquer la néphrectomie lombaire, comme je l'ai fait deux fois, avec succès. La voie lombaire est encore préférable dans l'extirpation des hydronéphroses et des kystes.

Elle me paraît encore indiquée dans les néoplasmes de petit volume et lorsqu'on ne prévoit pas de grandes adhérences, tout particulièrement lorsque la tumeur est bas située.

La voie transpéritonéale trouve sa véritable indication dans deux circonstances :

1° Dans les *traumatismes du rein*, toutes les fois qu'on a lieu de craindre des lésions d'autres organes abdominaux : la laparotomie permet dans ces cas d'agir, en même temps, sur les différents organes de l'abdomen ;

2° Dans les *néoplasmes du rein*.

Il est admis aujourd'hui, par presque tous les chirurgiens, que la voie extra-péritonéale, étant beaucoup moins grave, doit être adoptée dans la presque totalité des néphrectomies pour néoplasmes du rein et que les opérations transpéritonéales doivent être réservées aux néoplasmes très volumineux. Nous avons même partagé cette opinion et opéré la plupart de nos malades par néphrectomie lombaire. Nos idées ont changé sur ce point.

Il est incontestable que la voie lombaire, en ajoutant au besoin à l'incision ordinaire une incision transversale, et en pratiquant, s'il est nécessaire, une résection costale, suffit pour opérer des tumeurs, même très volumineuses.

Mais quiconque a opéré plusieurs malades à travers le péritoine et par voie lombaire, doit reconnaître que le champ opératoire est plus vaste dans le premier cas ; on voit surtout mieux ce que l'on fait du côté du pédicule et on est à même de mieux extirper les ganglions et d'agir avec la prudence nécessaire sur les veines. Ces avantages existent dans tous les cas et sont surtout appréciables dans les cas difficiles de tumeurs adhérentes, où il peut être parfois avantageux de commencer par lier le pédicule avant de décortiquer la tumeur.

Si la voie lombaire est si employée, c'est qu'on la croit moins meurtrière sur la foi des statistiques et que, toute question d'infection (qu'on doit éviter), étant mise à part, l'opération transpéritonéale paraît devoir donner lieu à un shock plus considérable. En étudiant les opérations pratiquées dans ces dernières années, nous avons établi que sur 122 opérés par voie transpéritonéale, il y a eu 26 morts, soit une proportion de 21,30 pour 100 et que 174 opérations extra-péritonéales donnent 40 morts, soit presque la même proportion : 25 pour 100. Nous sommes loin des statistiques anciennes sur lesquelles a été basée l'opinion des chirurgiens, celle de Chevalier, par exemple, qui accuse une mortalité de 24 pour 100 pour la voie lombaire et de 59 pour 100 pour la voie transpéritonéale.

Si même, on tient compte de ce fait, que jusqu'à ce jour les opérations transpéritonéales ne sont guère exécutées que dans les plus mauvais cas, nous pouvons dire que leur gravité est en réalité la même que celle des opérations pratiquées par la voie lombaire.

Le grand argument de la gravité opératoire n'existant plus et la voie transpéritonéale permettant d'opérer plus largement, c'est aux opérations à travers le péritoine que nous donnons la préférence d'une manière générale. Nous croyons, en effet, qu'il faut surtout se préoccuper de ne pas laisser des parties suspectes au niveau du pédicule et d'explorer soigneusement les ganglions : c'est en opérant plus complètement qu'on ne l'a généralement fait qu'on peut espérer un plus grand nombre de guérisons définitives.

La néphrectomie para-péritonéale, avec incision latérale de la paroi abdominale que nous avons décrite page 25, donne autant de jour que l'opération transpéritonéale. Dans les néoplasmes du rein, les opérations pratiquées par cette voie ne sont pas encore assez nombreuses pour qu'on puisse dire si elle doit ou non être préférée à l'opération à travers le péritoine.

Manuel opératoire dans la néphrectomie transpéritonéale pour tumeurs du rein.

Lorsqu'on enlève un rein par néphrectomie transpéritonéale, il persiste toujours, en arrière du péritoine, une large loge, **cavité rétropéritonéale**, dans laquelle peuvent s'accumuler les liquides. Cette large cavité, à parois irrégulières, donne un suintement sanguin abondant et la moindre infection trouve, pour s'y développer, les conditions les plus favorables.

Aussi, la nécessité d'un drainage s'impose et la plupart des chirurgiens ont accepté, dès le début, après néphrectomie transpéritonéale, le drainage lombaire. Il est rare que les conditions opératoires permettent d'enlever le rein, de suturer le péritoine et de fermer ensuite la paroi abdominale sans avoir à se préoccuper du drainage.

La cavité rétro-péritonéale qui persiste après la néphrectomie peut être drainée par la région lombaire ou directement par la paroi abdominale antérieure. De là, deux procédés de néphrectomie transpéritonéale, celui de Terrier, généralement adopté en France et que je trouve préférable, et le procédé avec drainage lombaire, plus communément mis en pratique à l'étranger.

Procédé de Terrier.

Incision de la paroi abdominale. — L'incision de la paroi abdominale porte sur la ligne médiane ou sur le bord extérieur du muscle droit (incision de Langenbuch). Lorsque la tumeur très volumineuse atteint et dépasse la ligne médiane, empiétant sur l'autre côté de l'abdomen, l'incision médiane est préférable. Dans les cas les plus fréquents, la tumeur bombe nettement sur le côté de l'abdomen et j'emploie alors, de préférence, l'incision latérale, sur le bord du grand droit. En haut, l'incision commence sur le rebord costal ; en bas, elle se prolonge au-dessous de la tumeur, étant toujours assez étendue pour qu'on puisse manœuvrer à l'aise. Lorsque le péritoine pariétal aura été incisé avec le bistouri, on introduit l'index gauche dans l'abdomen et on agrandit aux ciseaux son ouverture jusqu'aux deux extrémités de la plaie pariétale : deux ou trois pinces à pression, placées sur chaque bord de l'incision péritonéale, permettront, à la fin de l'opération, de le suturer facilement.

Incision du péritoine qui couvre le rein. — Dès que la cavité péritonéale aura été ouverte, on refoulera du côté du rein sain, au moyen de compresses aseptiques, les anses intestinales qui se présenteront et en particulier le côlon, ascendant ou descendant suivant le côté. Il importe de bien refouler le côlon, de manière à **inciser, au-devant du rein, le feuillet externe du mésocôlon**, en évitant le feuillet interne, sous lequel rampent les vaisseaux de l'intestin. Quand on opère à droite, la tumeur a déjà déplacé le côlon en bas et en dedans et ne se trouve recouverte que par le péritoine pariétal et le feuillet externe du mésocôlon ascendant déplissé : il est facile d'inciser longitudinalement ce péritoine prérénal, sans s'inquiéter des vaisseaux coliques. Lorsque la tumeur siège du côté gauche, on peut trouver le côlon descendant, plaqué au-devant d'elle, et le mésocôlon complètement déplissé : si l'incision de la paroi a été faite sur la ligne médiane, on ne pourra parfois couper au-devant du rein que le feuillet interne du mésocôlon. On devra alors éviter les vaisseaux sous-séreux, en faisant, au besoin, une incision péritonéale un peu oblique. Si l'incision de la paroi a porté sur le bord du muscle droit, on peut toujours inciser le feuillet externe du mésocôlon, ce qui rend l'énucléation de la tumeur plus aisée. Pour cette raison, je fais l'incision latérale de préférence à l'incision médiane.

Lorsque le feuillet péritonéal qui couvre la tumeur est bien en vue, on l'incise avec le bistouri et on agrandit son incision avec les ciseaux de manière à se donner assez de jour pour pouvoir énucléer le rein (fig. 153). En pratiquant cette incision, on doit avoir soin de rester à quelques centimètres en dehors du côlon; si on néglige cette précaution, on sera gêné à la fin de l'opération, pour suturer le péritoine prérénal au péritoine pariétal. Les deux lèvres de l'incision du péritoine viscéral sont repérés avec quelques pinces à pression. Ce temps de

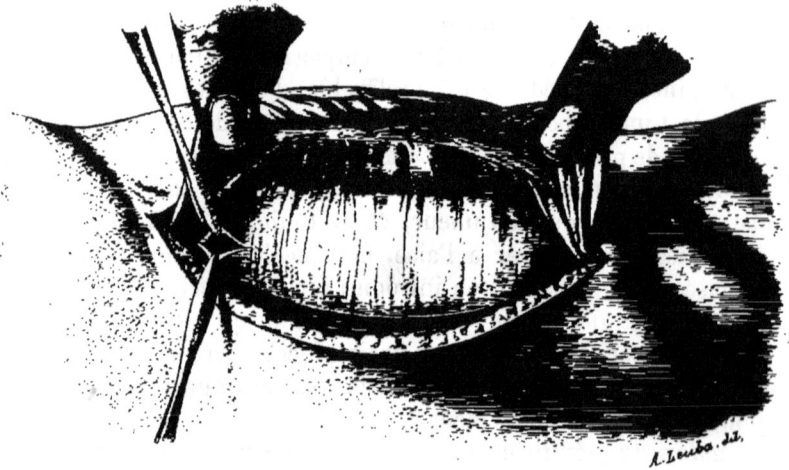

Fig. 153. — Néphrectomie transpéritonéale. Incision du feuillet externe du mésocôlon.

l'opération — repérage des feuillets péritonéaux — spécial au procédé de Terrier, est de la plus haute importance: il permet de retrouver intactes à la fin de l'opération les deux lèvres de l'incision péritonéale et de pratiquer avec facilité le dernier temps opératoire, la suture du péritoine postérieur au péritoine antérieur.

Énucléation de la tumeur. — Ce temps est commun aux différents procédés de néphrectomie transpéritonéale. Quelques auteurs, comme Le Dentu et Terrier, conseillent d'énucléer la tumeur avant de faire le pédicule; d'autres, avec Morris, préfèrent décortiquer rapidement la partie antérieure de la tumeur, arriver au pédicule, le lier, et continuer ensuite l'énucléation de la tumeur.

Voici comment je procède habituellement : les deux lambeaux péritonéaux qui tapissent la face antérieure de la tumeur rénale sont d'abord décollés, avec les doigts, de manière à dégager le mieux possible le rein, en dedans et en dehors, en ayant soin de laisser sur la tumeur les veines, parfois énormes, qui la parcourent (fig. 154). On continue ensuite à isoler la tumeur rénale, en dehors et à sa partie inférieure, en terminant par la partie supérieure et interne, la plus délicate à énucléer. Il est rare que l'énucléation puisse se faire ainsi, méthodique et régulière : le plus souvent, on rencontre des adhérences extrêmement vasculaires et la surface de la tumeur est parcourue par d'énormes veines qu'on ne peut ménager, surtout en haut, et qui obligent à former une série de pédicules secondaires avant d'arriver au vrai pédicule rénal. Lorsque dans la marche progressive du décollement, on ren-

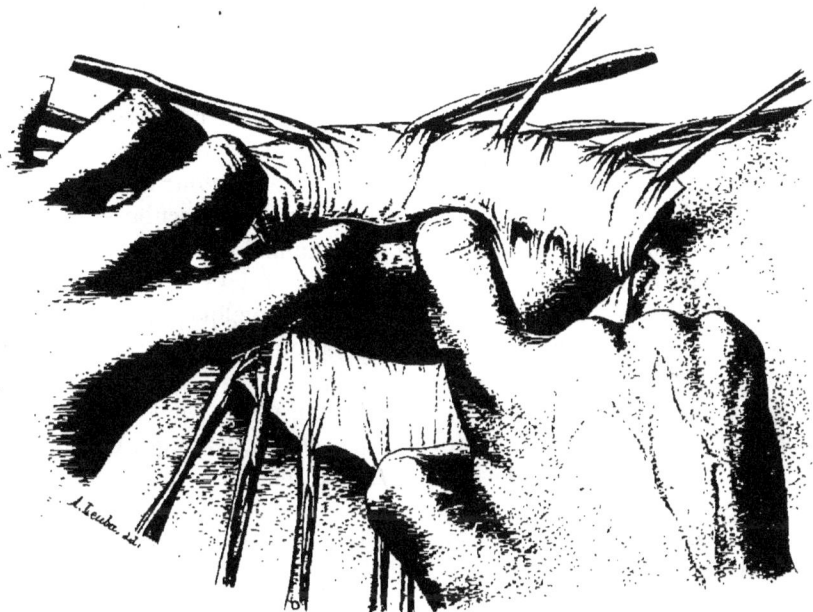

Fig. 154. — Néphrectomie transpéritonéale. Décollement du péritoine prérénal.

contre de ces adhérences, il faut les couper, entre deux ligatures, ou entre une ligature et une pince, qu'on laisse du côté de la tumeur. On reprend ensuite le décollement de la tumeur, en ne s'efforçant pas d'aller toujours jusqu'au bout dans une direction déterminée, en avant, en arrière, en haut ou en bas ; mieux vaut avancer d'un certain côté tant qu'on ne rencontre pas de grandes difficultés et, lorsqu'on doit s'arrêter, continuer à décoller dans une autre partie de la tumeur pour revenir ensuite à l'endroit que l'on a quitté ; en opérant ainsi, on va plus sûrement et plus facilement vers le pédicule, qu'on s'efforce d'isoler le mieux possible en l'amincissant autant que faire se peut.

Ligature de l'uretère. — Il arrive souvent que pendant la décortication de la partie inférieure et interne de la tumeur, on rencontre l'uretère, surtout si, comme je le fais intentionnellement, on a soin de le chercher : ce n'est guère que dans les tumeurs très volumineuses

et très adhérentes qu'on peut ne pas trouver ce conduit. Lorsqu'on a
trouvé l'uretère, il convient de l'isoler immédiatement dans une certaine
étendue, de passer en dessous un fil de catgut double et de le couper
entre cette double ligature en ayant soin de placer une compresse au-
dessous du conduit avant de le sectionner. La section de l'uretère sera
faite au thermo-cautère et on aura soin de bien brûler la muqueuse
urétérale des deux bouts. Lorsque l'uretère a été sectionné, on saisit
avec la tumeur son bout central qu'on décortique, en le suivant soigneusement jusqu'au pédicule : on isole ainsi le bassinet et le pédicule
rénal se trouve réduit aux seuls vaisseaux.

Lorsqu'on n'a pu trouver l'uretère avant de former le pédicule, il faut
s'efforcer de le trouver dans le pédicule même : dans ce cas, il ne sera
coupé qu'après les vaisseaux. On passe un clamp autour des vaisseaux,
laissant l'uretère au-dessous, on lie le pédicule vasculaire, puis on
coupe ce pédicule, entre le clamp et la tumeur. Celle-ci vient alors
facilement : elle n'est plus retenue que par l'uretère qui s'isole facilement de haut en bas, dans une étendue de quelques centimètres, et
qu'on coupe entre une pince du côté de la tumeur et une ligature du
côté vésical.

Il est parfois impossible de reconnaître l'uretère et de l'isoler dans le
pédicule : dans ce cas, on est forcé de placer un clamp qui étreint tout
le pédicule, uretère y compris, et de lier ce conduit avec une partie des
vaisseaux.

Ligature du pédicule. — Lorsque le pédicule a été isolé le mieux
possible, on énuclée la tumeur, en l'attirant en dehors du ventre, et on
achève la décortication pour réduire, autant que possible, le volume du
pédicule. Comme nous l'avons dit à propos de la néphrectomie lombaire,
il faut éviter soigneusement les tractions inconsidérées sur la tumeur
qui exposent à des accidents redoutables : l'embolie, la déchirure des
vaisseaux.

Le pédicule étant bien dégagé, on passe au-dessous de lui l'index de
la main gauche qui servira de guide à un grand clamp peu courbé qui
doit étreindre les vaisseaux entre ses branches. Je place ensuite, **avant
d'extirper le rein**, les premières ligatures, ce qui met en garde contre
le danger d'un dérapage des pinces; on peut observer cet accident, au
moment de l'extirpation de la tumeur.

Avec une aiguille mousse courbe, armée d'un double fil de gros
catgut, on traverse le pédicule, d'avant en arrière, en son milieu :
l'aiguille doit faire sa route en s'insinuant sans violence entre les
vaisseaux. Chacun des deux fils qui ont été ainsi passés à travers le
pédicule sert à lier ses deux moitiés supérieure et inférieure. Lorsque
la ligature est ainsi faite (et pour éviter le glissement du catgut, il convient de la faire à triple nœud) on enlève la tumeur, en sectionnant le

pédicule en deçà du clamp. Je place alors un autre fil de sécurité, plus près de l'aorte que la première ligature double : c'est encore un fil de catgut, unique cette fois, qui étreint tout le pédicule et qu'on serre fortement pendant qu'un aide enlève le clamp. On peut encore, si on voit des vaisseaux sur la tranche du pédicule, les lier isolément.

Lorsque le pédicule est très large, il peut être nécessaire de le par-

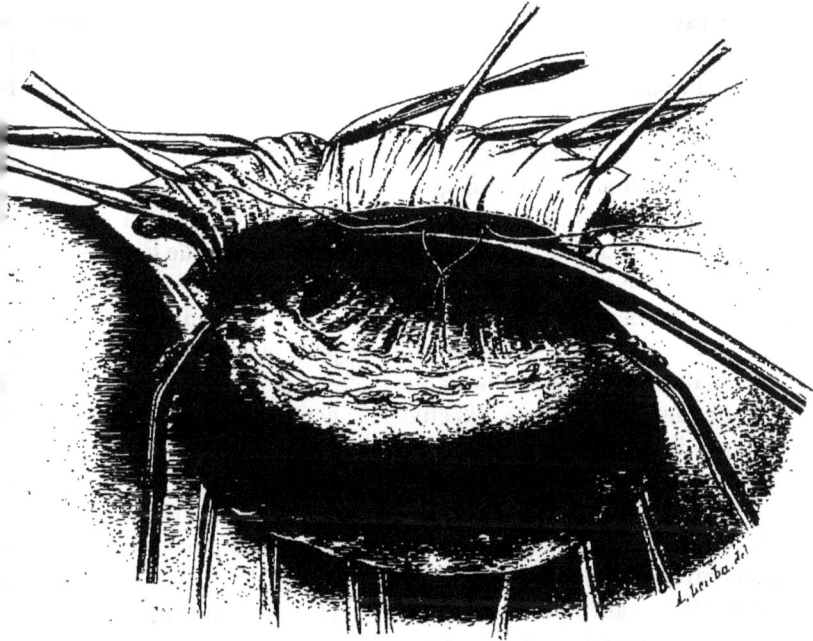

Fig. 155. — Néphrectomie transpéritonéale. Ligature du pédicule partagé en trois segments.

tager en trois parties pour que les fils étreignent mieux les vaisseaux (fig. 155).

Il est parfois possible, surtout lorsque les vaisseaux se divisent tardivement, de lier séparément la veine et l'artère rénale sans emploi de clamp : dans ce cas on aura soin de lier d'abord l'artère pour empêcher l'afflux du sang dans la tumeur qui serait la conséquence de la ligature de la veine. L'avantage de la ligature isolée des vaisseaux consiste en ce que les fils n'étreignent pas des lambeaux de tissu cellulaire et que tout en étant plus minces, ils tiennent mieux.

Hémostase ; exploration des ganglions. Régularisation de la cavité. — Lorsque le rein a été enlevé et le pédicule lié, il reste une large cavité anfractueuse, tapissée, en partie, par des débris de l'atmosphère périrénale. Des examens histologiques répétés m'ont démontré que presque toujours ces adhérences scléro-graisseuses, péricancéreuses, sont simplement inflammatoires ; parfois pourtant, il y a

propagation de la tumeur au niveau des adhérences, qui ont été dé
chées du rein, aussi il est plus prudent d'enlever aussi complèteme
que possible ce qui reste dans la plaie de l'atmosphère périnéale :
y arrive assez facilement, en n'ayant à placer que quelques catgu
Pendant qu'on extirpe ainsi la capsule graisseuse du rein, on parf
soigneusement l'hémostase de toute la cavité, pour éviter ensuite
suintement sanguin exagéré. C'est encore pendant qu'on explore ain
la loge rénale qu'on constate si la capsule surrénale est restée
place, ce qui réclame son extirpation. On peut encore se rend
compte de l'existence de ganglions engorgés et de la possibilité de l
extirper.

L'extirpation des ganglions est toujours délicate et doit être fai
avec le plus grand soin parce qu'ils adhèrent souvent aux veines ;
droite surtout, on trouve souvent les ganglions accolés à la veine cav
Dans plusieurs cas j'ai réussi, en me servant surtout de la sonde cann
lée, à disséquer la veine cave sur une étendue de plusieurs centimètr
et à enlever des ganglions volumineux. Lorsque l'adhérence des ga
glions à la veine cave est très intime on peut être forcé, pour pratiqu
leur ablation, de blesser la veine ; dans ce cas on peut imiter
conduite de Giordano (1), effectuer la compression temporaire de
veine pendant l'extirpation ganglionnaire et faire ensuite la suture lon
gitudinale très soigneuse de la paroi veineuse, mais je crois qu'il sera
préférable de pratiquer la ligature de la veine cave, voir page 270. O
peut, en procédant avec méthode, enlever des masses ganglionnaire
considérables ; mais, j'ai déjà dit que lorsque les ganglions sont tro
développés, il vaut mieux s'abstenir d'opérer : on enlève, en effet, plu
ou moins complètement, les masses ganglionnaires qui descender
vers le bassin, mais on laisse d'autres ganglions au-dessus du rein
Ces opérations ne sont très complètes qu'en apparence, elles sont d'un
gravité extrême et ne donnent pas des résultats éloignés en rappo
avec les dangers qu'elles font courir aux malades.

Isolement de la cavité rétro-péritonéale. — Les bords de l'inci
sion péritonéale postérieure sont faciles à retrouver, grâce aux pince
qui les jalonnent. Si l'incision est très longue, on la rétrécit, en hau
et en bas, avec quelques points au catgut. La partie moyenne, qui n
pas été suturée, est attirée en avant et suturée aux lèvres de l'incisio
péritonéale antérieure. Comme cette incision antérieure du péritoin
pariétal est très longue, il convient de la rétrécir, avec quelques poin
de suture, en haut et en bas ; sa partie moyenne, non suturée, sera fixé
à l'ouverture du péritoine viscéral. La suture des deux séreuses ant
rieure et postérieure est faite par un long surjet au catgut n° 0 ; ell
n'offre aucune difficulté si l'on a eu soin, au début de l'opération, d'i

1. GIORDANO, *loc. cit*

iser le péritoine pariétal à quelques centimètres en dehors du côlon; i l'on a incisé le péritoine trop près de l'intestin il peut en résulter qu'on soit obligé de faire le surjet trop près du côlon, ce qui exposerait nsuite à des tiraillements douloureux.

De cette façon, dit Terrier, la grande cavité péritonéale est absolument close et isolée de la cavité rétro-péritonéale occupée jadis par la

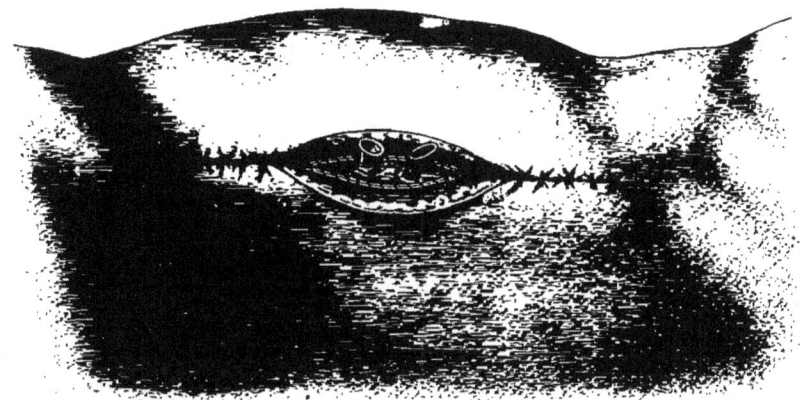

Fig. 156. — Néphrectomie transpéritonéale. Drainage de la cavité après suture du péritoine viscéral au péritoine pariétal

tumeur, et s'il s'exhale, des parois de cette dernière, une certaine quantité de sérosité, celle-ci peut facilement s'écouler à l'extérieur, grâce aux tubes à drainage qu'on introduit dans l'orifice de la paroi abdominale antérieure (fig. 156).

Fermeture de la paroi abdominale. — Au-dessus et au-dessous de la bouche rétro-péritonéale, on ferme la paroi abdominale comme dans une laparotomie quelconque : je fais un premier plan musculaire avec du catgut par suture entrecoupée et un plan cutané au crin de Florence.

Drainage et pansement. — On place dans la cavité rétro-péritonéale deux tubes à drainage qu'on fixe à la peau : par-dessus on met des compresses de gaze stérilisée avec une bonne couche d'ouate, le tout soutenu par un bandage de corps bien serré.

Modifications opératoires.

Il est utile de connaître quelques variantes des différents temps opératoires qui peuvent trouver leur indication dans certains cas.

Ligature du pédicule. — Dans le procédé de Terrier, tel qu'il est exposé par son auteur, on ne fait pas, comme dans le manuel opéra-

toire que je viens de décrire, la ligature de l'uretère avant de former
pédicule. Terrier conseille de façonner le pédicule, le mieux possib
sans toucher à l'uretère et, lorsque le pédicule est isolé, de placer
clamp, en ne comprenant que les vaisseaux, puis de couper le pédicu
entre la tumeur et le clamp et, attirant la tumeur qui ne tient plus alo
que par l'uretère, on finit par la section de ce conduit. C'est alors seul
ment qu'on lie, à la soie, le pédicule vasculaire.

La technique que j'ai indiquée me paraît préférable. Lorsqu'on pe
isoler et lier l'uretère, avant de placer le clamp pédiculaire, on opè
plus facilement : il n'est pas toujours aisé, lorsque le pédicule co
prend, à la fois les vaisseaux et l'uretère, de placer le clamp sans prer
dre, entre ses mors, une partie du bassinet, ce qui a l'inconvénient c
déterminer un certain écoulement d'urine, au moment où on dét.
che la tumeur. Si. au contraire, on a coupé d'abord l'uretère et sui
ce conduit, de bas en haut, on arrive à isoler le bassinet et à placer
clamp, au delà de ses parois.

Je crains aussi, dans un pédicule presque toujours court, d'enleve
la masse néoplasique, alors que seul le clamp est en place, sans aucun
ligature : j'ai vu, à plusieurs reprises, le clamp déraper et c'est grâce
ma ligature préalable que je n'ai pas eu d'hémorragie. Je préfère enfi
le catgut à la soie, pour la ligature du pédicule, parce qu'il offre plus c
garanties contre la fistulisation de la plaie.

Un certain nombre d'auteurs, et Morris appuie cette manière de fair
de sa grande autorité, placent **un clamp sur les vaisseaux, avant d**
décortiquer la tumeur : l'avantage de ce procédé est d'éviter en grand
partie l'hémorragie pendant la décortication. Il faut savoir pourtant
que, en dehors des vaisseaux pédiculaires, il existe dans presque tou
les cas de néoplasme, dans les plus gros et les plus difficiles à opére
surtout, une circulation collatérale, suffisante pour donner lieu à ui
saignement assez sérieux, même lorsque les vaisseaux du pédicule son
liés. Les artères capsulaires sont la source principale de cette circula
tion complémentaire ; parfois encore, on trouve des vaisseaux rénau
accessoires.

Il y aurait avantage à lier le pédicule ou à le pincer avant la décor
tication, si la manœuvre était aisée : elle ne l'est point. Il est plus facile
de dire qu'on décolle le péritoine qui recouvre la partie antérieure de
la tumeur, qu'on arrive au pédicule et qu'on y met un clamp, que de
le faire. Lorsque la tumeur n'a pas été au préalable décortiquée, il es
très malaisé de former un pédicule ; on n'aboutit le plus souvent qu'à
pincer en bloc les vaisseaux, l'uretère et une grande masse de tissu
cellulaire. Je crois qu'il vaut mieux réserver la ligature ou le pince
ment préalable du pédicule, aux cas dans lesquels on est très gêné par
le sang ; par exemple, lorsque des tractions inconsidérées ont déchiré

la tumeur et qu'une compresse tassée ne parvient pas à étancher le sang.

Isolement préalable de la cavité péritonéale — Viallard, de Lyon, a modifié le procédé de Terrier dans un détail. Aussitôt après avoir incisé le péritoine prérénal, il suture les deux lèvres de cette incision aux deux lèvres péritonéales de l'incision antérieure : la grande cavité péritonéale se trouve ainsi isolée, dès le début de l'opération, et ne risque pas d'être contaminée. Au cas de néoplasme rénal, cet avantage a très peu d'importance : sauf des cas exceptionnels, la tumeur est aseptique et on ne risque pas d'infection péritonéale. Ce n'est que lorsque la néphrectomie transpéritonéale est faite pour des lésions septiques que la modification de Viallard est réellement utile. Mais, l'isolement préalable de la grande cavité péritonéale présente aussi des inconvénients. Si on fait, dès le début, une très longue incision du péritoine pariétal prérénal, on laisse, à la fin de l'opération, une ouverture abdominale beaucoup trop grande. Si on n'incise pas très largement, on voit mal en décollant et on perd ainsi le principal avantage de la voie transpéritonéale qui est d'opérer à ciel ouvert. Pour ces raisons, je n'emploie pas, dans la néphrectomie transpéritonéale pour néoplasmes, l'isolement préalable de la cavité abdominale.

Drainage. — Dans le procédé classique de néphrectomie transpéritonéale, on isole la cavité rétro-péritonéale, que la tumeur occupait, en suturant, entre elles, les deux lèvres de l'incision du péritoine prérénal et on établit le drainage par les lombes. La tumeur enlevée, on fait une incision longitudinale le long du bord externe du carré lombaire et on coupe toute la paroi lombaire ; on met les drains, qu'on fait sortir en arrière, et on ferme ensuite, par un surjet, la plaie postérieure du péritoine, puis la plaie de la paroi abdominale antérieure par trois plans de suture, péritonéal, musculaire et cutané. La cavité péritonéale est ainsi complètement indépendante de la loge rénale. On peut même, comme le fait Morris, ne pas suturer les deux lèvres du péritoine postérieur ; des adhérences s'établissent rapidement entre les deux feuillets et la grande cavité abdominale se trouve, par le fait, isolée.

Morris a fait un ardent plaidoyer en faveur du drainage lombaire. Il reproche au drainage antérieur de Terrier, d'être beaucoup plus prolongé que le drainage postérieur ; il base son argumentation sur le nombre de jours de drainage indiqué par Terrier dans son article, 10 ou 12 jours dans les cas aseptiques. Morris oublie que cette recommandation était faite en 1887 et que si, aujourd'hui, nous ne laissons le drainage lombaire que 3 ou 4 jours, rien n'empêche d'en faire autant dans le cas de drainage antérieur.

Un autre reproche adressé au procédé de Terrier, est celui de favoriser l'occlusion intestinale. Morris écrit : « M. Thornton paraît avoir

suivi ce procédé dans un cas, il survint une occlusion intestinale
nécessita l'entérotomie et le malade mourut ». Je n'ai pu trou
d'autres renseignements sur ce cas malheureux et je n'en connais
d'autre, quoique le drainage antérieur soit souvent employé en Fran

Le drainage lombaire dans les néphrectomies antérieures, a l'inc
vénient sérieux d'exiger le nettoyage complet de la paroi lombaire,
même temps que celui de la paroi abdominale ; il faut, en outre, av
de fermer le ventre, changer le malade de place, pour pratiquer la cont
ouverture. ce qui expose davantage à quelque faute d'asepsie.

Incision en T de la paroi abdominale. — L'incision longitu
nale de la paroi abdominale est pratiquée le long du bord externe
muscle droit et comprend, avec le péritoine, toute l'épaisseur de
paroi : de la partie médiane de cette incision, part une autre incisi
transversale qui se dirige vers la paroi lombaire. L'opération est co
tinuée ensuite, comme il a été décrit.

Dans la plupart des cas, il est inutile de faire une aussi large brèc
à la paroi abdominale ; l'incision longitudinale suffit. En cas de tr
grandes difficultés opératoires et de tumeur très volumineuse, il pour
être exceptionnellement utile d'ajouter une incision transversale.

Soins consécutifs à l'opération.

Les soins post-opératoires sont analogues à ceux déjà exposés à pr
pos des néphrectomies lombaires (voir page 265). Les malades opér
par la voie transpéritonéale pour gros néoplasmes sont plus exposés a
accidents de shock opératoire : si les phénomènes de dépression so
trop intenses, on emploiera avec avantage les injections sous-cutané
de sérum artificiel faible, la strychnine, etc.

Le drainage ne doit pas être longtemps prolongé pour éviter la tr
grande longueur de la cicatrisation ; si tout va bien, les drains peuve
être retirés le troisième ou le quatrième jour.

Les sutures de la paroi abdominale sont enlevées le dixième jour et
malade peut commencer à se lever vers le vingtième jour après l'op
ration.

Difficultés et dangers pendant l'opération.

Je reviens sur un certain nombre d'accidents opératoires.

Adhérences péritonéales. — On peut trouver le péritoine adh
rent à la tumeur, de telle sorte qu'il soit impossible de le détache
complètement. En cas de néoplasme, on doit enlever, avec la tumeu
les parties de la séreuse qu'on ne peut détacher. Si on a été obligé d
procéder ainsi, on s'efforcera, l'opération finie, de réunir ce qui res
du péritoine prérénal pour le suturer, le mieux possible, au pér

toine antérieur; on ne réussira plus à isoler régulièrement et complètement la grande cavité péritonéale de la loge rénale, mais on pourra toujours fermer partiellement cette loge, soit en unissant entre eux les lambeaux du péritoine postérieur, soit en les suturant au péritoine antérieur. Lorsqu'on aura suturé le mieux possible le péritoine, on jugera, suivant le cas, s'il ne vaut pas mieux drainer par la région lombaire que par la partie antérieure.

Blessures de l'intestin. — En opérant soigneusement, on pourra éviter cet accident; si pourtant il arrivait, il faudrait immédiatement suturer l'intestin, avec du catgut double 0, par un double plan.

Déchirure de la tumeur. — Les néoplasmes du rein présentent souvent des portions très friables qu'on peut aisément crever avec les doigts. Si la tumeur vient à être déchirée, il peut en résulter une abondante hémorragie pouvant entraîner la mort. Lorsque cet accident arrive, le mieux est de tamponner le point qui saigne et gagner rapidement le pédicule pour placer un clamp sur les vaisseaux. En cas de besoin, on ferait la compression de l'aorte tandis qu'on va à la recherche du pédicule.

Hémorragie pendant la décortication. — Nous avons vu que, souvent, au niveau des points adhérents de la tumeur, il existe de nombreux vaisseaux qui peuvent saigner beaucoup; parfois encore, on trouve une artère rénale accessoire qui peut être déchirée. Pour éviter ces saignements, toujours gênants et parfois dangereux, il faut ne jamais sectionner une adhérence ou un cordon solide sans l'avoir préalablement pincé ou lié. Si malgré ces précautions la décortication est trop sanglante et si le saignement en nappe empêche de placer des ligatures, il vaut mieux tamponner les points qui saignent, et, abandonnant pour le moment la décortication méthodique, se diriger en avant et en dedans de la tumeur, vers le hile, pour placer un clamp sur le pédicule; on continue ensuite la décortication.

Déchirure du pédicule et de la veine cave. — Cet accident redoutable peut survenir lorsqu'on exerce des tractions inconsidérées sur la tumeur, ou encore, lorsque la tumeur, étant déjà en grande partie énucléée et attirée vers les bords de la plaie, elle vient à retomber en glissant brusquement des mains qui la soutiennent; les vaisseaux peuvent être alors violemment attirés et déchirés par la lourde masse de la tumeur.

La déchirure des veines au moment de l'extirpation de la tumeur n'est pas exceptionnelle. Lücke, dans un cas qui se termina favorablement, déchira la veine cave en énucléant la tumeur. De même Helferich, extirpant un fibromyome strié, a dû fermer par une ligature la veine cave déchirée. La malade ne rendit, après l'opération, que quelques centimètres cubes d'urine et mourut deux jours après. Dans la 11e observation de Grohé, on lit que, au moment où on enlevait des gan-

glions, il se produisit dans la veine cave une déchirure de la grosseu
d'une lentille qui fut immédiatement suturée ; le malade mourut e
vingt-quatre heures. Dans un cas de Morris, la déchirure porta su
une branche de la veine rénale. Dans un cas personnel, au momen
de la formation du pédicule, il se produisit une énorme hémorragie ve
neuse qui fut arrêtée par un clamp ; le saignement venait de la vein
rénale que je dus lier très près de la veine cave ; ce malade guéri
Dans l'observation de Schede, il s'agissait d'une déchirure de la vein
cave : en séparant la tumeur, au-dessous de la ligature élastique, il s
produisit une déchirure de 2 centimètres, dans la paroi de la veine qu
dut être suturée.

Dans d'autres cas, l'envahissement des parois veineuses par le néo
plasme a obligé les opérateurs à laisser en place une partie de la tumeu
ou à pratiquer des manœuvres dangereuses. C'est ainsi que, dans u
cas, Israel dut réséquer la veine rénale si près de la veine cave qu'i
ne put lier et dut laisser des pinces à demeure. Zoge von Manteuffel trouv
la tumeur adhérente à la veine cave : il dut réséquer les parois de la
veine dans une étendue de 9 centimètres en longueur et de 2 1/2 centi
mètres en largeur : le malade guérit. Moins heureux, Giordano réséqua
aussi une partie de la veine cave, qu'il sutura ensuite : il perdit son
malade. Kuster enleva aussi un gros morceau de la veine cave, mais il
ne s'en aperçut qu'à l'examen de la pièce. Ce malade mourut d'embolie
vingt-six heures après.

On évitera ces accidents en les connaissant, en se souvenant toujours
que les tractions violentes peuvent être dangereuses, surtout lorsqu'on
opère sur le rein droit. En cas de déchirure des gros vaisseaux, il faudrait comprimer immédiatement l'aorte et la veine cave pour se donner
le temps de placer des pinces et, si la veine cave est ouverte, de suturer
ses parois ou de lier la veine (voir page 270).

Difficultés dans la formation du pédicule. — Le pédicule des
néoplasmes du rein ne présente que très exceptionnellement ces masses
scléro-graisseuses épaisses qu'on rencontre souvent dans les lésions
inflammatoires ou tuberculeuses : on peut généralement avoir un pédicule mince et parfois même lier séparément l'artère et la veine rénale.
Des difficultés particulières à la ligature du pédicule dans les néoplasmes sont dues, dans certains cas, à l'existence de masses ganglionnaires
ou encore à ce qu'une poche de la tumeur surplombe et cache les vaisseaux.

Lorsqu'il existe des masses ganglionnaires, il serait dangereux de
vouloir les enlever avant d'extirper la tumeur : le mieux est de faire le
pédicule sans s'inquiéter de laisser des ganglions, et d'opérer l'ablation
de la tumeur. On pourra alors mieux examiner le pédicule et les parties environnantes, et, agissant prudemment, enlever les ganglions.

Lorsque la tumeur s'étend du côté du pédicule, on sera parfois obligé de placer un clamp en se guidant uniquement par le toucher ; on transfixe ensuite et on lie le pédicule, ce qui permet d'extirper la tumeur. Le champ opératoire étant alors débarrassé de la masse néoplasique, on peut voir le pédicule et placer mieux une seconde ligature ou lier isolément les vaisseaux.

Accidents post-opératoires

Les accidents post-opératoires de la néphrectomie, communs aux méthodes lombaire et transpéritonéale, ayant été déjà étudiés page 352, je ne parlerai ici que de l'hémorragie dans la loge rénale, plus spéciale à la néphrectomie transpéritonéale. Je connais deux observations ou cet accident arriva.

Morris cite l'observation d'un malade opéré par un de ses collègues : dans ce cas la ligature du pédicule glissa quelques heures après l'opération ; on nota une grande pâleur, la petitesse du pouls, et, en même temps, que la vessie était distendue et que le malade urinait du sang. On rouvrit la plaie et on trouva la source de l'hémorragie dans une large branche de l'artère rénale. Le vaisseau fut lié et le malade guérit.

Giordano([1]) observa un accident analogue chez une malade après une opération parapéritonéale, avec suture complète de la paroi, sans drainage. Dans la nuit du cinquième au sixième jour, la température monta à 38°,5 et la malade urina sans douleur une grande quantité de sang : le lendemain, la température était normale et la malade sortit, guérie, de l'hôpital, le dix-huitième jour. Dans ce cas, le sang s'était amassé dans la loge rénale et avait trouvé issue par l'uretère lorsque le catgut qui ligaturait ce conduit se détacha.

1 Giordano. Loc cit , obs 52, p. 202,

DEUXIÈME PARTIE

URETÈRE

I

ANATOMIE CHIRURGICALE DE L'URETÈRE

L'uretère est le conduit musculo-membraneux qui s'étend du bassinet à la vessie. L'uretère se continue avec le bassinet par une modification graduelle de calibre, au niveau de la partie nommée **infundibulum**, rattachée par les uns au bassinet, par les autres à l'uretère ; sa limite chirurgicale correspond à un rétrécissement constant, **collet du bassinet**, situé aux environs du pôle inférieur du rein, au niveau de la 2ᵉ vertèbre lombaire. A l'état normal, une sonde introduite, de bas en haut, pénètre dans la cavité du bassinet, lorsqu'elle a dépassé ce collet.

Direction. — L'uretère se dirige d'abord presque verticalement en bas, pour arriver au détroit supérieur et croiser les vaisseaux iliaques, au devant desquels il passe pour pénétrer dans le bassin. Dans cette première partie de son trajet, ou portion lombaire, le conduit décrit une première courbe à concavité postéro-externe : cette courbe, très allongée, n'a aucune importance chirurgicale ; elle est due à ce que le plan du détroit supérieur se trouve un peu plus en avant que celui du collet du bassinet.

Au niveau où ils croisent les vaisseaux iliaques, les deux uretères sont séparés l'un de l'autre, par un intervalle de 5 centimètres : en pénétrant dans le bassin, chacun de ces conduits suit d'abord un court trajet vertical et s'incline ensuite en dehors, pour suivre la paroi pelvienne jusqu'au-dessus de l'épine sciatique ; changeant ensuite brusquement de direction, les deux uretères se dirigent, en avant et en dedans vers la partie inférieure de la vessie. Ce changement brusque de direction constitue la seule courbe importante de l'uretère au point de vue chirurgical : dans quelques cas, on trouve des calculs arrêtés à ce niveau, qui est encore un siège possible de rétrécissement par péri-urétérite. Décrivant ainsi une forte courbe, à concavité antéro-interne, dans toute leur portion pelvienne, les deux uretères s'écartent l'un de l'autre au

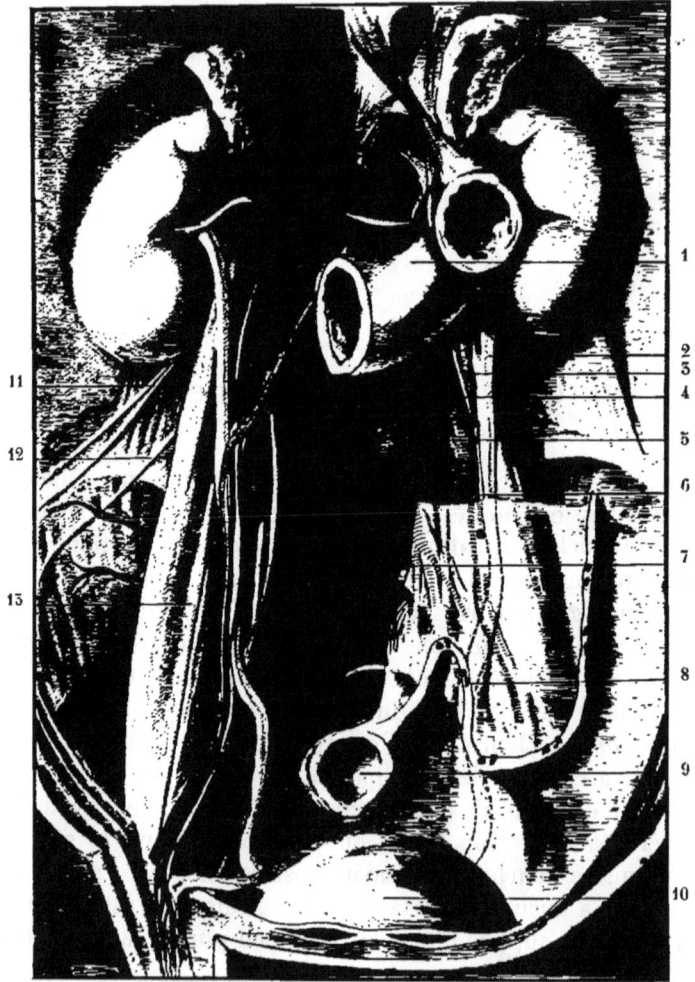

Fig. 157. — Uretère. Vue d'ensemble, de face (homme).

1. Duodénum. — 2. Uretère. — 3. Veine spermatique. — 4. Artère spermatique. — 5. Psoas. — 6. Artère mésentérique inférieure. — 7. Nerf spermatique externe (r. du génito-crural). — 8. Section du côlon iléo-pelvien. — 9. Rectum. — 10. Vessie. — 11. Nerfs grand et petit abdomino-génitaux : iléo-hypogastrique et iléo-inguinal. — 12. Fémoro-cutané. — 13. Génito-crural (r. lombo-inguinal).

milieu de leur trajet, pour se rapprocher au commencement et à la fin. Au niveau du détroit supérieur, la distance qui les sépare est de 5 centimètres; vers le milieu de leur courbe, le plus grand écart est de

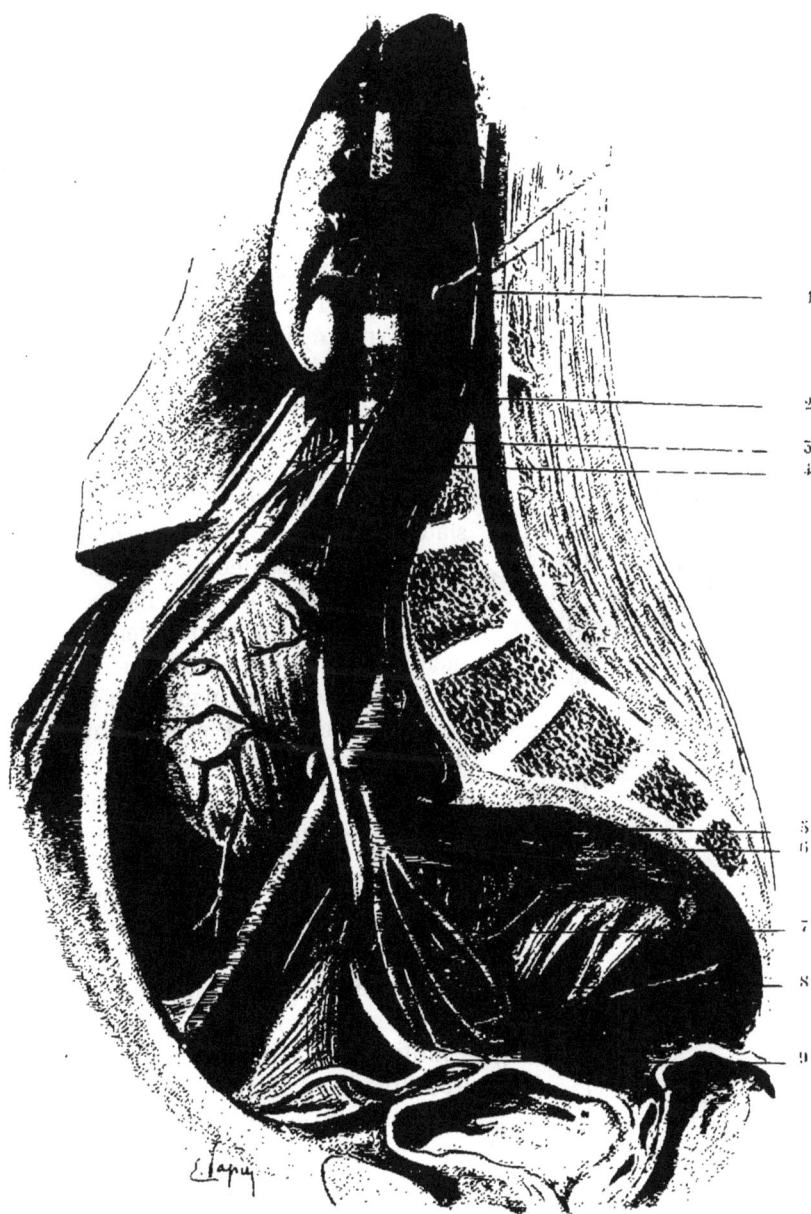

Fig. 158. — Uretère, chez l'homme, vu par sa face interne,
sur toute la hauteur de son trajet.

1. Veine cave inférieure. — 2-4. Les deux abdomino-génitaux. — 3-5. L'uretère. — 6. Tronc de l'artère hypogastrique. — 7. Artère ombilicale. — 8. Artère obturatrice.— 9. Canal déférent.
En bas, on voit, d'avant en arrière, la symphyse pubienne, la vessie, les vésicules séminales, le rectum

10 centimètres; à leur entrée dans la paroi vésicale, la distance entre
les deux conduits, mesurée en dehors du réservoir, atteint 4 centi-

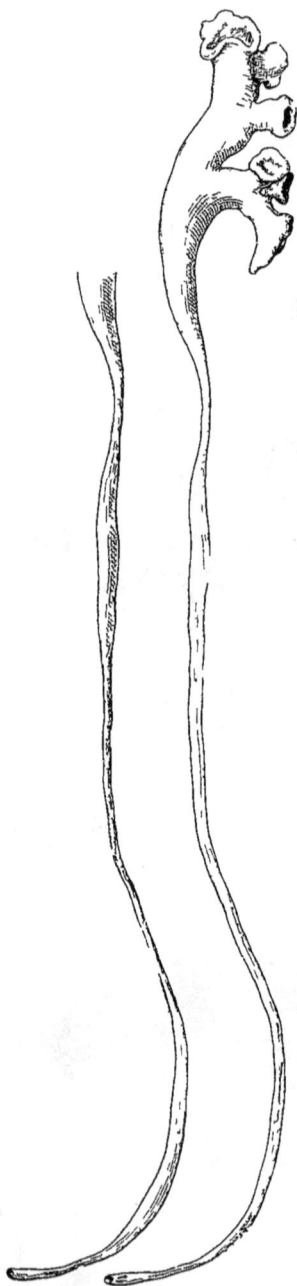

Fig. 159.

mètres; après avoir traversé la paroi vésicale, au niveau de leur embouchure muqueuse, il n'y a plus que 2 centimètres
entre les deux orifices urétéraux. Dans son
ensemble, la portion pelvienne de l'uretère
représente assez bien un hexagone, à côtés
presque réguliers.

Longueur, forme, volume. — A l'état
de vacuité, l'uretère est un conduit plutôt
aplati que cylindrique, dont le diamètre
apparent est uniforme et dont la longueur
moyenne est de 25 centimètres. Lorsqu'on
étudie le calibre intérieur de l'uretère, à
l'aide des moules solidifiés ou des moules
de gélatine, comme l'a fait Poirier, on constate l'existence de points normalement rétrécis, qui représentent deux types différents
aussi fréquents l'un que l'autre. Dans le
premier type, on trouve deux rétrécissements; le premier, au niveau du collet du
bassinet, assez étroit pour que souvent les
moules se cassent à son niveau, dont le
diamètre est d'environ 2 millimètres; le
second, situé au niveau de l'entrée dans la
vessie, est, d'après Poirier, le point le plus
rétréci de l'uretère, dont le diamètre varie
à ce niveau de 1 à 5 millimètres. Dans le
deuxième type, on trouve, avec les deux rétrécissements du type précédent, un troisième rétrécissement qui correspond au
détroit supérieur : son diamètre est de 3 à
4 millimètres. Entre ces points rétrécis, se
trouvent deux dilatations intermédiaires;
la supérieure ou dilatation lombaire est la
plus forte et apparaît souvent à la simple
dissection, sur des uretères non injectés :
sa forme est celle d'un fuseau allongé, son
diamètre est de 4 à 5 millimètres, d'après
Poirier. Le renflement pelvien, moins étendu, a un diamètre moyen de 3 à 4 millimètres.

Il importe au chirurgien de savoir que ces trois points normalement rétrécis de l'uretère arrêtent souvent les calculs dans leur course vers la vessie, surtout au niveau du collet du bassinet et à l'entrée de la paroi vésicale : les dilatations intermédiaires favorisent cet arrêt parce que, à leur niveau, un calcul engagé suivant sa longueur, peut se déplacer, pour arriver au rétrécissement suivant et se mettre plus ou moins en travers des conduits.

A l'état normal, lorsque les parois urétérales sont souples, les points rétrécis sont assez marqués pour qu'on puisse les retrouver dans les longs caillots sanguins qui se moulent dans l'uretère dans quelques cas d'hématurie rénale; d'un autre côté, ils sont assez souples pour se laisser franchir par des sondes assez grosses. Une bougie n° 14 de la filière Charrière peut passer aisément dans toute la longueur de l'uretère, lorsqu'elle est introduite de haut en bas, du bassinet vers la vessie. L'orifice vésical de l'uretère admet habituellement une sonde n° 9, mais dans quelques cas, il ne laisse passer qu'un n° 6.

Rapports.

Nous distinguerons quatre portions :

1° **Lombo-iliaque** ou abdominale, qui comprend le trajet de l'uretère, depuis le pôle inférieur du rein jusqu'au détroit supérieur.

2° **Iléo-pelvienne** à cheval sur les vaisseaux iliaques, qui correspond à la traversée du détroit supérieur.

3° **Pelvienne proprement dite.**

4° **Intra-vésicale.**

I — RAPPORTS DE LA PORTION LOMBO-ILIAQUE

Longue de 8 à 9 centimètres, la portion lombo-iliaque de l'uretère descend contre les faces latérales des 3e, 4e, et 5e vertèbres lombaires, à deux travers de doigt de la ligne médiane, décrivant une courbe à convexité interne qui la rapproche de l'uretère du côté opposé. Dans ce trajet, l'uretère repose sur le psoas recouvert de son aponévrose.

Rapports en arrière. — Par l'intermédiaire d'un tissu cellulaire contenant un peu de graisse, l'uretère repose sur le psoas recouvert de son aponévrose; il correspond à la partie de ce muscle qui s'insère aux apophyses transverses et se trouve situé à 1 centimètre en dedans de la pointe de ces apophyses. Le tendon du petit psoas croise, en arrière, l'uretère au niveau du pôle inférieur du rein. Dans l'intérieur du psoas, se trouve le plexus lombaire (formé par les 1re, 2e, 3e et 4e paires lombaires) séparé de l'uretère par une forte épaisseur de tissu musculaire. Parmi les branches antérieures de ce plexus, il en est

une, directement en rapport avec l'uretère : le **nerf génito-crural ou
inguino-cutané** interne, qui perfore le faisceau antérieur du psoas,
émerge du muscle en dedans de l'uretère, se met en contact intime
avec le bord interne de ce conduit, sur une longueur de 4 à 5 centimètres et passe en arrière de lui, au-dessous du promontoire (fig. 157).
Un rameau du génito-crural, le nerf spermatique externe, émerge du
psoas en dedans de l'uretère et suit la partie interne de ce conduit
jusqu'au niveau des vaisseaux iliaques.

Les autres branches du plexus lombaire ont des rapports moins
intimes avec l'uretère : le **fémoro-cutané** suit quelquefois le même
trajet perforant que le génito-crural, mais le plus souvent il émerge en
dehors, loin de l'uretère. Le **grand et le petit abdomino-génitaux** passent au-dessus de l'uretère, derrière le rein. Le **crural** et l'**obturateur**
n'ont aucun rapport avec l'uretère.

Également dans l'intérieur du psoas, rarement au devant de ce
muscle, se trouvent les artères et veines lombaires; ces veines présentent une anastomose verticale, la **veine lombaire ascendante**, qui
formera plus haut l'origine des azygos. Tous ces vaisseaux et nerfs se
trouvent **au-dessous du fascia iliaca**, tandis que l'uretère est placé au-
dessus de cette aponévrose à laquelle il n'est uni que par un tissu cellulaire qui permet son facile isolement.

Rapports en avant. — Les deux uretères présentent des rapports
qui leur sont communs et d'autres qui diffèrent, à droite et à gauche.

Le premier rapport commun est constitué par le **péritoine**, qui passe
devant toute la portion lombo-iliaque de l'uretère : ce conduit est uni
à la séreuse, par un tissu cellulaire, dans lequel rampent quelques
petits vaisseaux, mis en évidence par Byron Robinson. L'adhérence de
l'uretère au péritoine est assez intime pour que, **lorsqu'on décolle la
séreuse, l'uretère reste d'habitude accolé à sa face profonde.**

Le deuxième rapport commun aux deux uretères est constitué par les
vaisseaux spermatiques (utéro-ovariens chez la femme). Ces vaisseaux,
qui se dirigent de haut en bas et de dedans en dehors, croisent à angle
aigu la face antérieure de l'uretère au niveau de la 3e vertèbre lombaire. Ces vaisseaux sont encore plus adhérents que l'uretère au péritoine et se décollent avec la séreuse.

Rapports particuliers de l'uretère droit en avant. — L'uretère
droit chemine dans un espace triangulaire qu'on voit bien lorsqu'on
récline, en dedans, les anses grêles, en dehors, le côlon. Cet espace est
limité, en haut, par le côlon transverse, en dehors, par le côlon ascendant,
en dedans et en haut par la deuxième portion du duodénum, en dedans
et en bas par le mésentère. L'uretère se trouve sur le relief interne de
cette fosse (fig. 160).

Le péritoine qui tapisse cet espace est doublé par un fascia d'accolement (résultant de la fusion du mésocôlon ascendant et du péritoine pariétal primitif) qu'on nomme fascia rétrocolique droit de Toldt. Ce

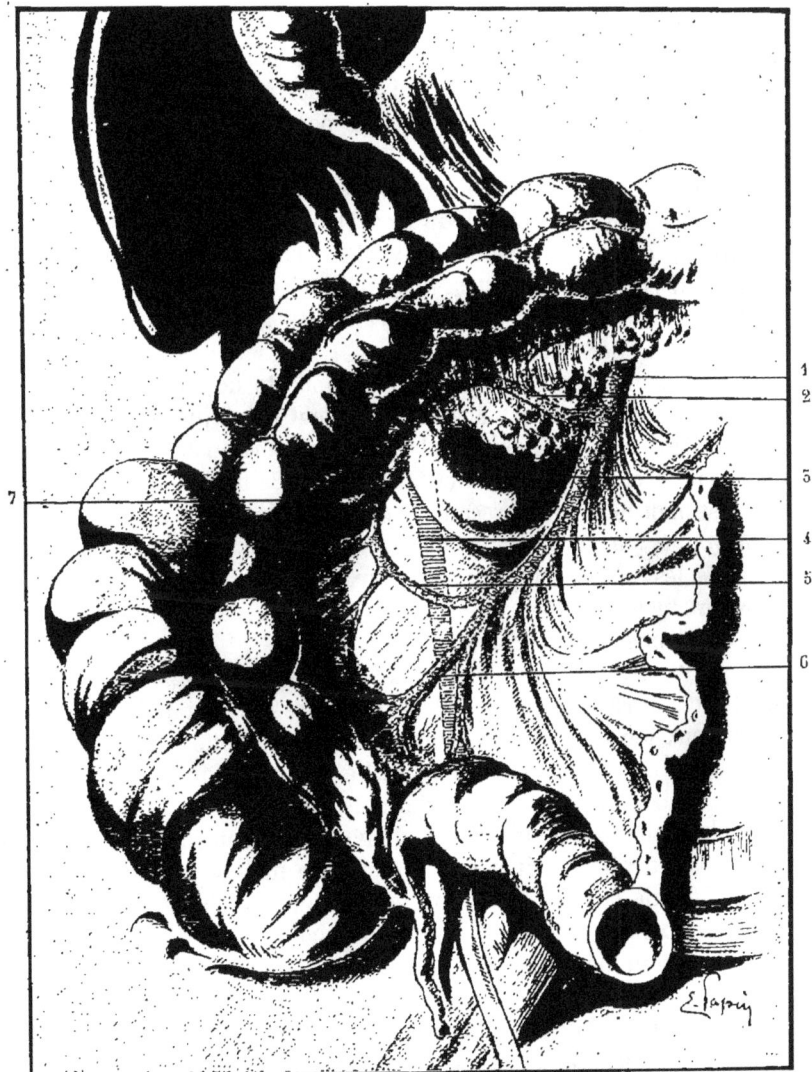

Fig. 160. — L'uretère droit, vu en avant dans les régions lombaire et iliaque, montrant les vaisseaux qui croisent l'uretère droit en avant dans la région lombaire. Les artères seules représentées sont en pointillé. L'uretère vu par transparence en grisaille.

1. Artère mésentérique supérieure. — 2. Colique médiane. — 3. Duodénum. — 4. Uretère. — 5. Colique droite. — 6. Iléo-colique. — 7. Pôle inférieur du rein droit.

fascia sépare les vaisseaux spermatiques, situés derrière lui, des vaisseaux viscéraux ou intestinaux qui sont en avant.

Les artères destinées au cæcum et au côlon ascendant sont au nombre de trois : la supérieure est l'artère du côlon transverse, la moyenne destinée au côlon ascendant et l'inférieure ou iléo-cæcale. La première de ces artères est située bien plus haut que l'origine de l'uretère : les deux dernières croisent ce conduit dans sa portion lombaire. L'artère colique moyenne, inconstante, croise la portion lombaire de l'uretère presque perpendiculairement, vers sa partie médiane. L'artère iléo-colique le croise au moment où il va s'engager sous le mésentère, se trouvant ainsi à cheval sur les portions lombo-iliaque et iléo-pelvienne de l'uretère, et s'épanouit en un riche bouquet vasculaire, qui interdit d'aborder, à ce niveau, l'uretère, d'avant en arrière, à travers le péritoine. On sait, en effet, que les artères coliques ne se suppléent guère l'une l'autre et que leur section peut entraîner la gangrène du segment du côlon auquel elles se rendent.

Il faut remarquer, au sujet de ces rapports de l'uretère droit, que lorsque le duodénum est abaissé, et il peut l'être jusqu'au niveau de la cinquième vertèbre lombaire, la deuxième portion de cet intestin peut recouvrir le conduit urétéral et le masquer. De même, le cæcum, lorsqu'il est haut placé, peut recouvrir en partie l'uretère.

Rapports particuliers de l'uretère gauche. — L'uretère gauche présente les mêmes rapports généraux que l'uretère droit : péritoine, vaisseaux spermatiques, vaisseaux intestinaux, mais, ceux-ci beaucoup plus développés que du côté droit (fig. 161).

Le **péritoine.** — Le feuillet pariétal du péritoine, simple chez l'adulte, représente en réalité trois feuillets primaires (feuillet pariétal primitif et les deux feuillets du mésocôlon descendant flottant). Le feuillet de coalescence est dit **rétro-colique gauche de Toldt.** Plus souvent que du côté droit, la coalescence de ces feuillets ne se fait pas à mi-chemin du côlon descendant et de la ligne médiane, ce qui détermine la formation d'une fossette rétro-péritonéale, dite fossette inter-sigmoïde, qui existe, dans la moitié des cas, au devant de l'uretère gauche.

Vaisseaux intestinaux. — Côtoyant le plan droit de l'uretère gauche, on voit l'artère mésentérique supérieure ; de cette artère se détachent successivement de haut en bas : la colique gauche supérieure qui croise l'uretère près de son origine, dans son segment juxta-rénal ; la colique gauche moyenne qui le croise au milieu de sa portion lombaire. La colique gauche inférieure se divise en trois rameaux, qui prennent le nom d'artères sigmoïdes et croisent l'uretère près de l'endroit où il va passer lui-même au devant des vaisseaux iliaques.

Les veines suivent le même trajet que les artères : aux trois artères sigmoïdes correspondent trois grosses veines ; à la colique moyenne une autre ; enfin, la grosse veine mésentérique inférieure monte d'abord satellite de son artère et suit ensuite le trajet de l'artère colique gauche

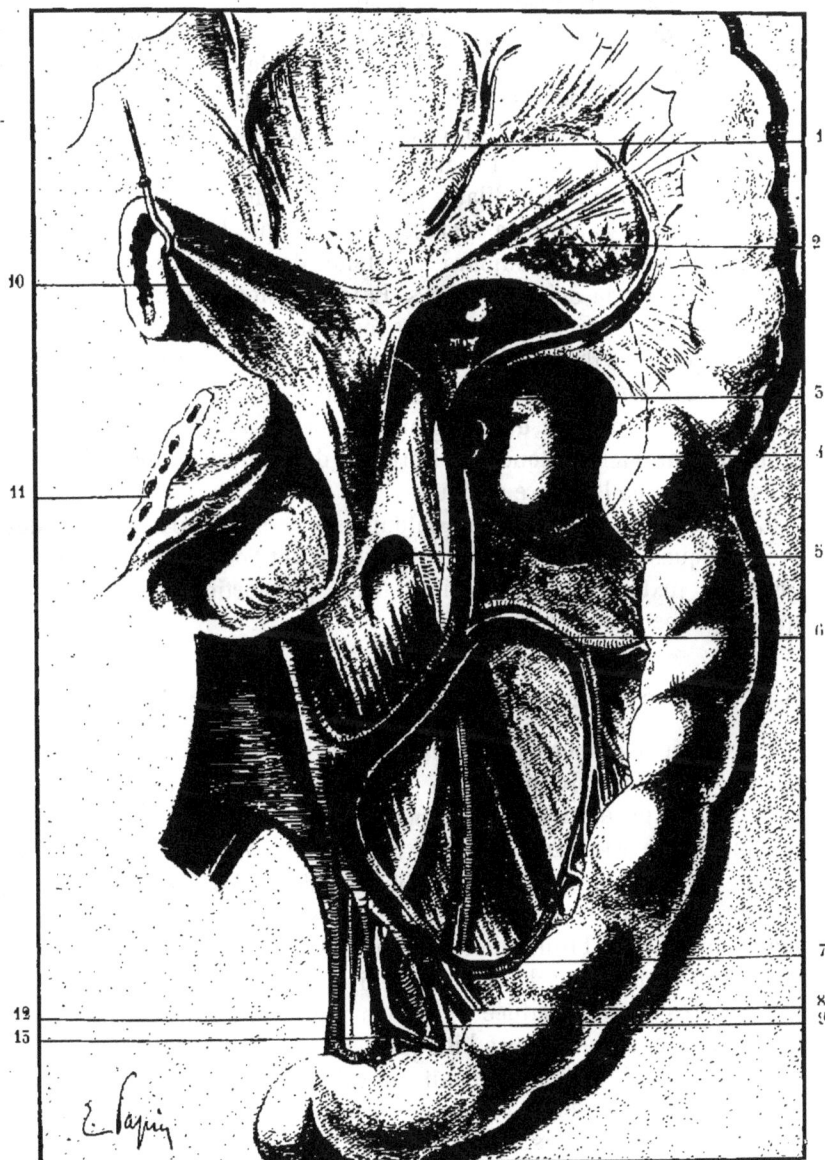

Fig. 161. — Uretère. Région lombaire gauche, vue antérieure.

1. Mésocôlon transverse relevé. — 2. Pancréas vu par transparence. — 3. Arc vasculaire de Treitz : veine petite mésaraïque, artère colique gauche supérieure. — 4. Uretère. — 5. Fossettes duodénales. — 6. Colique gauche moyenne. — 7. Colique gauche inférieure. — 8-9-13. Les trois sigmoïdes. — 10. Duodénum et angle duodéno-jéjunal tiré à droite. — 11. Mésentère sectionné. — 12. Artère hémorroïdale supérieure.

supérieure. La veine petite mésaraïque et l'artère colique gauche supérieure forment l'arc vasculaire de Treitz.

En plus de tout ce gros paquet vasculaire, je dois mentionner les vaisseaux spermatiques, surtout la veine qui, de ce côté gauche, monte accolée à l'uretère pour se jeter dans la veine rénale.

Rapports en dehors. — En rapport avec l'uretère droit on trouve le côlon ascendant et avec l'uretère gauche le côlon descendant. Le premier toujours très large, dilaté, se rapproche de la ligne médiane. Le second, dont le calibre ne représente guère que le tiers de celui du côlon ascendant, reste toujours à distance de l'uretère gauche, à deux ou trois travers de doigt en dehors. Entre le côlon descendant et l'uretère gauche peut se créer ainsi une fosse plus ou moins profonde, à la partie supérieure de laquelle fait saillie le pôle inférieur du rein.

Rapports en dedans. — En dedans des uretères, on trouve, du côté droit la veine cave, du côté gauche l'aorte. La veine cave inférieure, franchement latérale, touche à l'uretère droit. L'aorte abdominale est plus éloignée de l'uretère gauche.

La veine cave et l'aorte sont entourées à ce niveau par les ganglions lymphatiques abdomino-aortiques que Cunéo et Poirier divisent en trois groupes : juxta-aortiques gauche et droit, pré-aortiques et rétro-aortiques, plus petits (fig. 47, page 57).

II — RAPPORTS DE LA PORTION ILÉO-PELVIENNE DE L'URETÈRE

Lorsqu'on veut aborder l'uretère à travers le péritoine, c'est au niveau de sa portion iléo-pelvienne qu'on peut le reconnaître le plus facilement.

Rapports en arrière. — En pénétrant dans le bassin, au niveau de la symphyse sacro-iliaque, l'uretère repose sur le psoas, dont il est séparé par les gros vaisseaux iliaques. Suivant des variations individuelles chez les différents sujets, l'uretère croise les vaisseaux iliaques, plus ou moins près de la bifurcation de l'iliaque primitive ; le plus souvent, comme l'a bien vu Luschka, l'uretère droit croise l'iliaque externe et la veine correspondante, située en dedans et au-dessus de l'artère, tandis que l'uretère gauche croise l'iliaque primitive (fig. 162). Presque toujours une artériole urétérale naît du vaisseau croisé, c'est-à-dire, suivant les cas et le côté, de l'iliaque primitive ou de l'iliaque externe.

Rapports en dedans. — A deux centimètres et demi en dedans de l'uretère se trouve le promontoire. Entre l'uretère et le promontoire, on voit un espace triangulaire, bien décrit par Marcille : son bord interne, vertical, est limité par le corps de la cinquième vertèbre lombaire ; son bord externe, oblique en bas et en dehors, par le bord interne du psoas, sa base, inférieure, correspond à la base supérieure de l'aileron sacré. Dans cet espace, cheminent, en dedans de l'uretère, le nerf obturateur et le nerf lombo-sacré qui se dirigent, en bas et en dehors, et l'artère iléo-lombaire, branche de l'hypogastrique, qui monte obliquement, en haut et en dehors. On trouve encore, à ce niveau, le groupe moyen ou profond des ganglions lymphatiques iliaques primitifs. La portion ini-

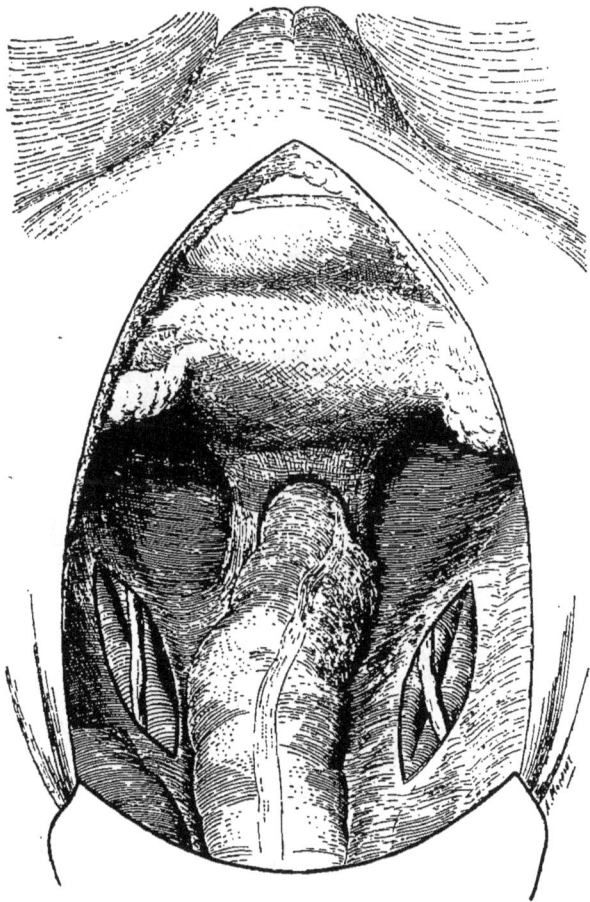

Fig. 162. — L'uretère droit croise l'artère iliaque externe ; l'uretère gauche l'iliaque primitive. (D'après Duval.)

tiale des artères iliaques primitives passe au devant de ce triangle qu'elles recouvrent.

Rapports en dehors. — En dehors de l'uretère se voit la fosse iliaque que l'on suit, en décollant le péritoine, lorsqu'on aborde l'uretère par la voie latérale. Les vaisseaux spermatiques, appliqués sur la face profonde du péritoine, se trouvent, à ce niveau, franchement en dehors de l'uretère.

Rapports en avant. — Le péritoine, qui recouvre l'uretère en avant se comporte différemment, à droite et à gauche.

Du côté droit, on voit la partie terminale du mésentère, très court à ce niveau (fig. 160). Entre les deux feuillets du mésentère, chemine

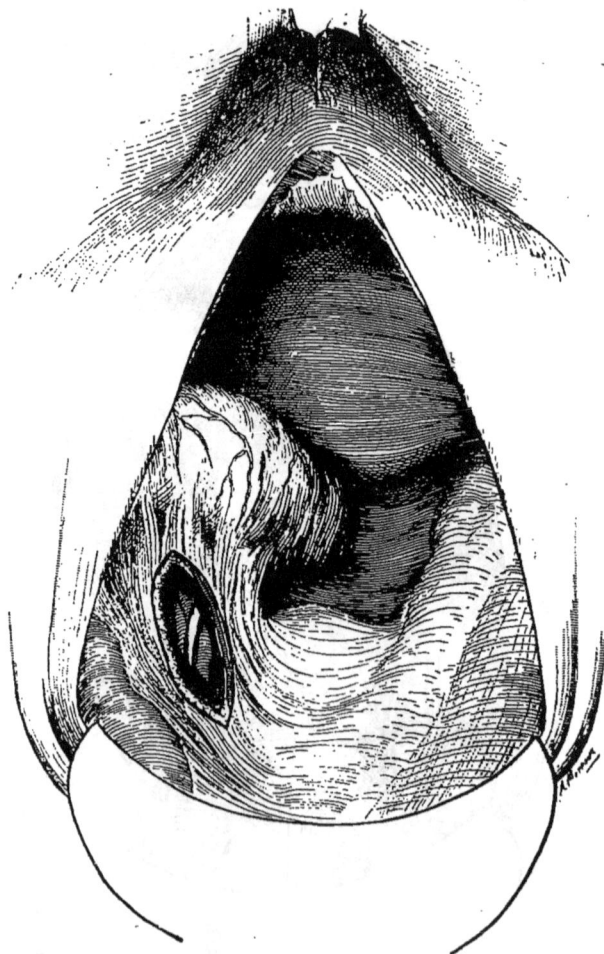

Fig. 163. — Découverte de l'uretère gauche à travers le méso de l'anse sigmoïde :
on doit traverser deux feuillets péritonéaux. (D'après Duval.)

l'artère iléo-colique, branche terminale de la mésentérique supérieure. Suivant que le mésocæcum est plus ou moins formé, on peut trouver, au devant de l'uretère, le cæcum ou l'appendice. En somme, du côté droit, au niveau où l'uretère croise les vaisseaux iliaques, on trouve habituellement un **feuillet péritonéal simple**, qu'il suffit d'effondrer pour trouver facilement le conduit.

Du **côté gauche**, la disposition du péritoine est plus complexe à cause des variations du méso-sigmoïde, dont l'existence est constante et forme, au devant de l'uretère gauche, un rideau plus ou moins long (fig. 161 et 165). Quénu et Duval ont montré que ce méso peut présenter quatre types, suivant que sa racine a une insertion haute ou basse et que le repli péritonéal qui le forme est plus ou moins long. Lorsque le méso-sigmoïde a une racine haute et qu'il est long, on peut soulever l'anse sigmoïde et, au-dessous du méso, arriver à l'uretère, n'ayant à traverser que le péritoine pariétal qui le recouvre : lorsqu'au contraire, la racine du méso-sigmoïde a une insertion basse (et dans ce cas, quelle que soit sa longueur), ou lorsque, ayant une insertion haute, le méso est court, on ne peut le soulever assez haut pour arriver à l'uretère au-dessous de son insertion : il faut, dans ces cas, avant d'atteindre le conduit d'avant en arrière, traverser d'abord les deux feuillets du méso et, plus profondément, le péritoine pariétal. Or, entre les deux feuillets du méso-sigmoïde, on trouve les trois artères coliques gauches inférieures qui s'épanouissent en éventail : la plus externe de ces trois artères croise l'uretère et entre en contact intime avec lui.

III — RAPPORTS DE LA PORTION PELVIENNE DE L'URETÈRE

Dans les deux sexes, on peut distinguer deux portions dans l'uretère pelvien : une première, pariétale fixe ; une deuxième, viscérale, relativement mobile. Dans l'un et l'autre sexe, en pénétrant dans le bassin, l'uretère perfore la gaine celluleuse hypogastrique ou aponévrose pelvienne supérieure, pour cheminer au-dessous d'elle.

A — Rapports chez l'homme. — 1° Segment pariétal. — En arrière de l'uretère se trouvent l'artère hypogastrique et la veine hypogastrique postérieure, la plus grosse des deux.

En **dehors**, l'uretère est en rapport avec la paroi pelvienne latérale, c'est-à-dire, d'abord l'échancrure sciatique avec le muscle pyramidal ; plus bas, l'os iliaque, avec le muscle obturateur interne, les deux muscles étant recouverts par l'aponévrose pelvienne profonde ou périnéale supérieure qui les sépare de l'uretère (fig. 158). Entre la paroi pelvienne et l'uretère, cheminent les deux premières branches de l'artère hypogastrique (artère ombilicale et vésiculo-déférentielle chez l'homme).

En **avant** de l'uretère, se trouve le nerf obturateur et, plus loin, la veine iliaque externe.

En **dedans**, le péritoine sépare l'uretère de la face latérale du rectum qui, lorsqu'il est distendu, vient s'appliquer contre le conduit.

2° **Segment viscéral.** — En quittant la paroi pelvienne, l'uretère se dévie assez brusquement, en dedans et en avant : il passe, entre le rectum, en arrière, la vessie, en avant, et au-dessous du canal déférent,

accompagné de l'artère vésiculo-déférentielle. Plus loin, il atteint le bas
fond de la vessie, au-dessous des vésicules séminales, dont il croise la

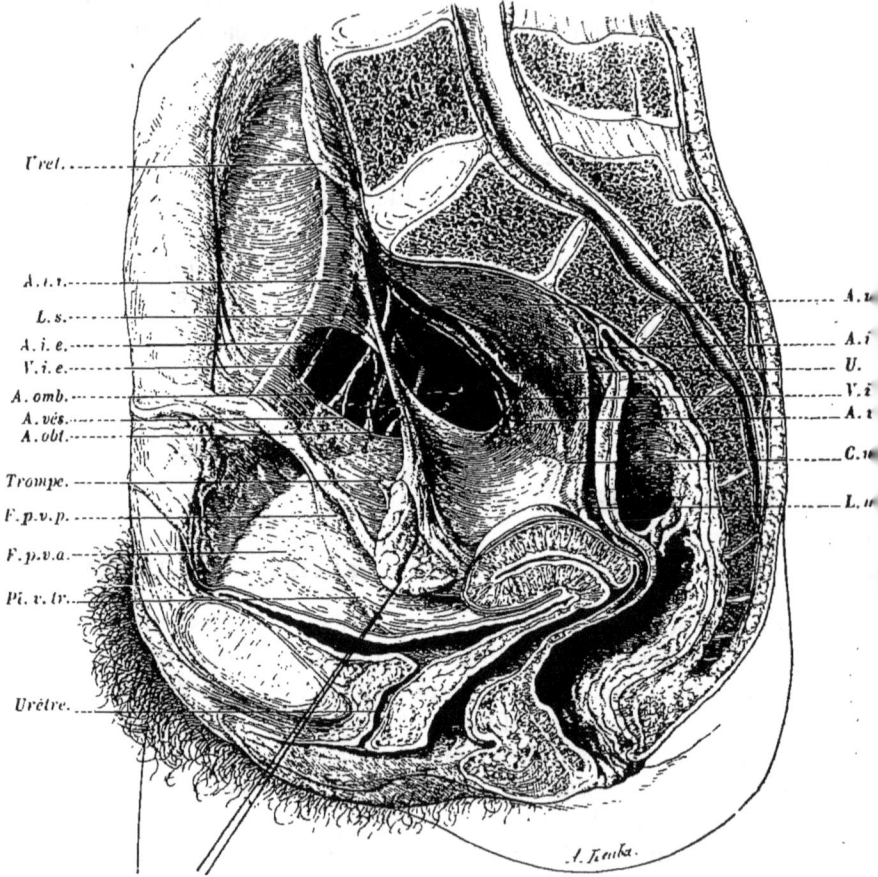

Fig. 164. — Coupe médio-sagittale du bassin d'une jeune femme.
(Rieffel *in* Poirier.)

Le péritoine a été enlevé pour montrer la disposition des organes, en avant (fosse obturatrice) et en
arrière (fosse ovarique) du ligament suspenseur de l'ovaire (*L. s.*). L'ovaire (*Ov.*) a été extrait de sa
fosse, renversé et attiré fortement en bas. La trompe a été coupée et le pavillon retranché. La vessie
est manifestement altérée et considérablement hypertrophiée. La figure ne renseigne donc en
aucune façon sur la situation et la direction du conduit utéro-vaginal. Le point *C.u.a.* marque l'entrecroisement de l'uretère et de l'artère utérine. On voit le nerf obturateur descendant au-dessous
de l'artère vésicale supéro-latérale (*A.vés.*). J'ai disséqué très minutieusement cette pièce, en ayant
soin de conserver aux organes leurs connexions réciproques. L'uretère seul, au point où il est marqué par la lettre *U*, a été un peu récliné en arrière. Il n'est donc pas, comme le représente la
figure, en arrière, mais en dedans de l'artère utérine. (Rieffel.)

base. A ce niveau, l'uretère est directement adossé à la vessie, dans une
étendue de deux centimètres, au milieu des artères et des veines vésicales postérieures. D'après Farabeuf, ces veines sont toutes placées en
arrière de l'uretère, formant « un seul plan, postérieur, énorme pédicule

génito-urinaire sis au fond de l'excavation de l'entonnoir du releveur et qui va se jeter en arrière dans les veines hémorroïdales moyennes, origine de la veine hypogastrique. »

B. — *Rapports chez la femme*. — Chez la femme, le segment viscéral de l'uretère est subdivisé en deux portions, par la présence du ligament large. Nous distinguerons, dans l'étude des rapports de la portion pelvienne de l'uretère chez la femme, une première portion pariétale, rétro-ligamentaire, une deuxième, dans l'intérieur du ligament large, latéro-utérine, et une troisième, au devant du ligament large, pré-utérine ou vaginale.

1° **Segment pariétal rétro-ligamentaire.** — Appliqué contre la paroi pelvienne, le segment rétro-ligamentaire de l'uretère est en rapport avec l'artère hypogastrique, dont il suit le bord interne, les deux premières branches de ce vaisseau, l'artère ombilicale et l'utérine. L'artère hypogastrique et l'uretère, en dedans, l'artère iliaque externe, en dehors. limitent un espace angulaire à sommet supérieur, tapissé par le péritoine et qu'on nomme **fossette ovarienne**. Dans cet espace, on voit, en dehors de l'uretère, les vaisseaux obturateurs et, plus en dehors, le nerf obturateur (fig. 164).

L'artère utérine, accolée à la face externe de l'uretère, le croise bientôt en avant, pour se diriger vers le col utérin, tandis que l'uretère continue encore sa direction descendante (fig. 164). Lorsqu'on suit l'uretère de haut en bas, le premier vaisseau qu'on accroche est l'artère utérine (Ruge); Fredet insiste sur ce que, dans ce segment, l'uretère et l'artère utérine sont presque parallèles et sur ce que l'uretère délimite deux zones, une antérieure où il n'y a que peu de vaisseaux et une postérieure richement vascularisée (artères et veines hypogastriques).

Sur son côté interne, l'uretère est recouvert par le péritoine, qui forme à ce niveau deux replis d'inégale importance : l'antérieur est le ligament suspenseur de l'ovaire, dans lequel cheminent les vaisseaux utéro-ovariens ; le postérieur, qui manque fréquemment, est le ligament utéro-lombaire.

2° **Segment intra-ligamentaire.** — L'uretère traverse obliquement d'arrière en avant et de dehors en dedans la base du ligament large.

Dans cette partie de son trajet, l'uretère repose sur le muscle releveur de l'anus, recouvert de son aponévrose, et se trouve au-dessous des vaisseaux utérins, dans l'étage inférieur du ligament, séparé de l'artère utérine et de son anastomose avec l'utéro-ovarienne par une gaine celluleuse, qui divise le ligament large en deux étages (fig. 164).

Dans cette portion de son trajet, l'uretère se trouve compris dans l'espace que limitent, en dehors, la paroi pelvienne, représentée par le muscle obturateur interne, et, en dedans, l'utérus. La distance entre l'uretère et l'isthme utérin a varié suivant les mensurations des auteurs

de 1 centimètre (Luschka Waldeyer), à 2 centimètres (Ricard) et même
2 1/2 c. (Iremd Joseph). L'utérus étant très fréquemment en situation
paramédiane, on peut voir un des uretères se rapprocher à 6 ou 8 millimètres du col, tandis que l'autre s'en éloigne jusqu'à 30 ou 35 millimètres.

Les rapports de la portion intraligamentaire de l'uretère avec le **tronc**

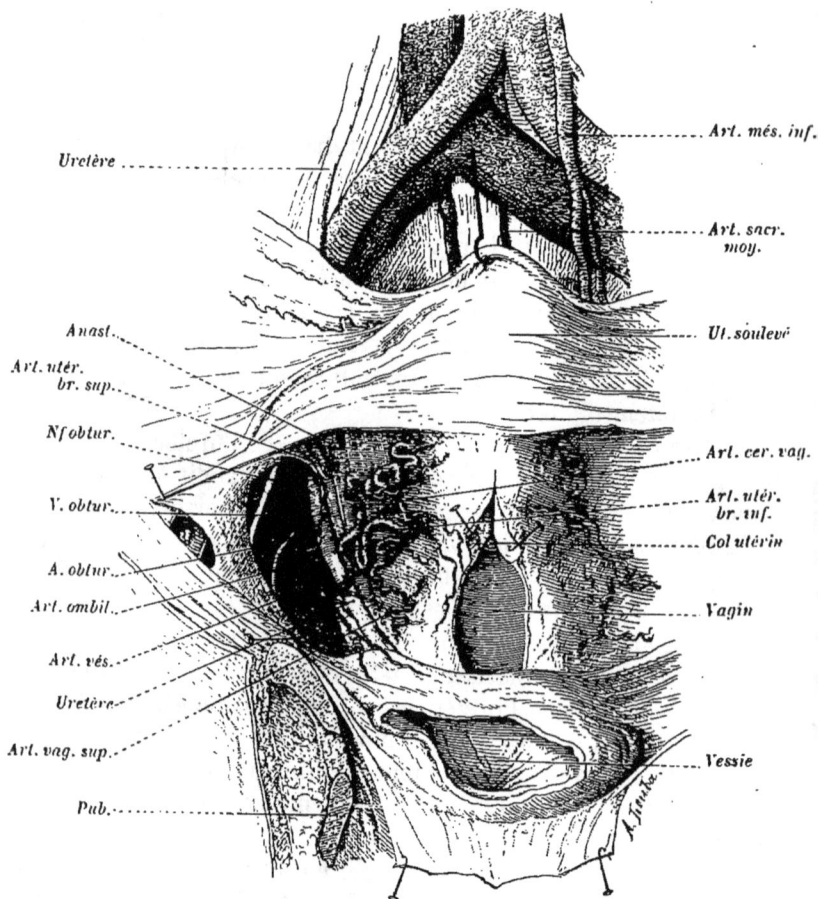

Fig. 165. — Artère utérine. Ses rapports avec l'uretère. (Rieffel.)

et les branches de l'artère utérine méritent d'être précisés (fig. 165,
166 et 167). L'artère utérine est toujours en avant et au-dessus de
l'uretère, mais, comme, dans cette portion, le tronc de l'artère décrit
souvent des flexuosités, elle forme parfois une anse assez accentuée,
pour qu'on puisse croire, au premier abord, que l'uretère passe en
avant de l'artère. Farabeuf et Fredet ont montré que les branches cer-

vico-vaginales de l'artère utérine naissent tôt, loin de l'utérus, et qu'elles affectent des rapports avec l'uretère. La **cervico-vaginale** naît immédiatement après le croisement de l'artère utérine par l'uretère; elle chemine en dedans de celui-ci, parallèlement à lui. La **vaginale postérieure**, fréquemment branche autonome de l'hypogastrique, passe, dans ce cas, en arrière de l'uretère. Les **vésico-vaginales antérieures**,

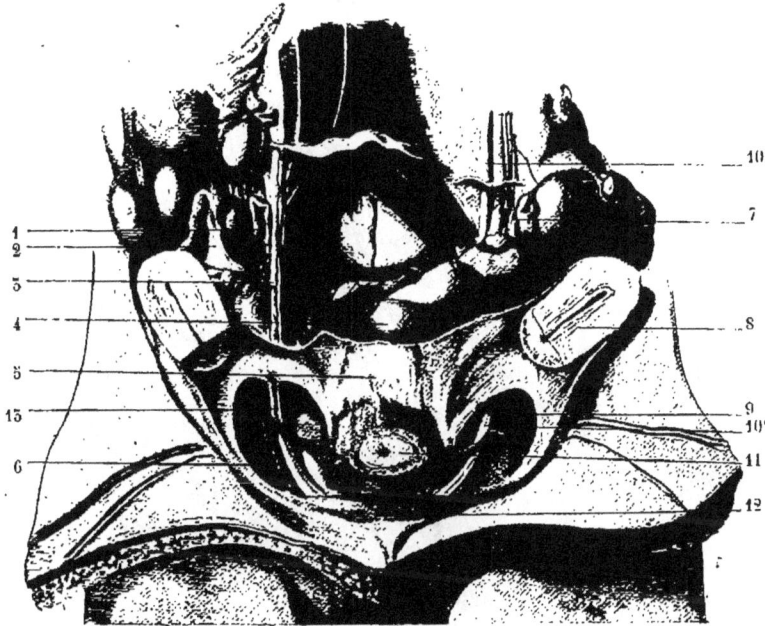

Fig. 166. — Le col utérin est sectionné. Le corps de l'utérus divisé en deux moitiés rabattues de chaque côté. Les deux feuillets du ligament large étalés et décollés loin montrant le contenu de la base du ligament large.

1. Appendice. — 2. Annexes droites étalées. — 3. Artère urétérale (iliaque). — 4. Origine du rectum. — 5. Feuillet postérieur du ligament large. — 6. Artère vésico-vaginale longue. — 7. Vaisseaux spermatiques. — 8. Utérus, corps fendu en deux. — 9. Artère utérine. — 10-10'. Uretère. — 11. Col utérin sectionné. — 12. Vessie vide. — 13. Artère urétérale (utérine).

d'ordinaire multiples, naissent souvent très tôt, avant même le croisement de l'uretère; elles atteignent la vessie et le vagin en passant en dehors du conduit.

Les **veines** forment de riches plexus autour de la portion intraligamentaire de l'uretère. Un plan **pré-artériel**, situé en avant et en dehors de l'uretère relativement petit, ne comprend que un ou deux troncs qui résument les veines cervico-vaginales et vésico-vaginales supérieures et antérieures. (Rieffel l'appelle plexus vésico-vaginal.) Un autre plan **rétro-artériel**, situé en arrière et en dedans de l'uretère, se résout rapidement en un gros tronc veineux, qui résume la veine utérine postérieure, les cervico-vaginales et vésico-vaginales postérieures et inférieures. Quand les deux groupes veineux croisent l'uretère, l'un en avant, l'autre en arrière, les deux systèmes s'anastomosent, par des branches qui encadrent l'uretère en dedans et en dehors. L'uretère est absolument plongé dans le pédicule vasculaire, enveloppé des mailles d'un réseau veineux d'une extrême richesse et assez solidement fixé par ces vaisseaux (fig. 167). Cette épaisse gaine de l'uretère, confondue avec la paroi des

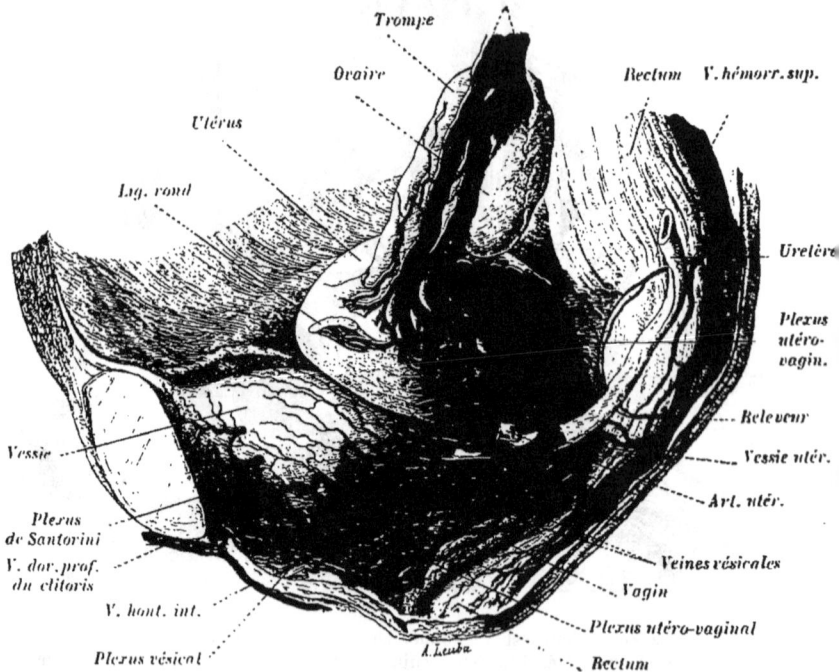

Fig. 167. — Veines des viscères pelviens de la femme, vues après ablation des plexus veineux superficiels. Le péritoine est presque entièrement enlevé (Spalteholtz).

plexus voisins, est formée par du tissu celluleux et par quelques fibres musculaires lisses qui remontent de la vessie et sont séparées de la musculature propre de l'uretère par un espace injectable, vraie gaine lymphatique, qu'on peut suivre sur une étendue de 4 centimètres (Waldeyer).

3° Segment préligamentaire. — Étendu presque transversalement, du ligament large à la vessie, ce segment correspond d'abord au cul-de-sac latéral, puis au cul-de-sac antérieur du vagin.

L'uretère est séparé du cul-de-sac latéral par un intervalle de 15 millimètres : à ce niveau, il est rejoint par les multiples artères vésico-vaginales antérieures, qui affectent des rapports intimes avec lui, lorsqu'elles naissent tard, près de l'utérus. A ce niveau, on trouve les lymphatiques tortueux qui sortent du col utérin (Poirier).

Graduellement, l'uretère se rapproche du cul-de-sac antérieur du vagin, qu'il atteint au niveau de l'orifice externe du col. Dans cette portion pré-vaginale, l'embouchure des uretères dans la vessie correspond à l'union du tiers supérieur et des deux tiers inférieurs du vagin.

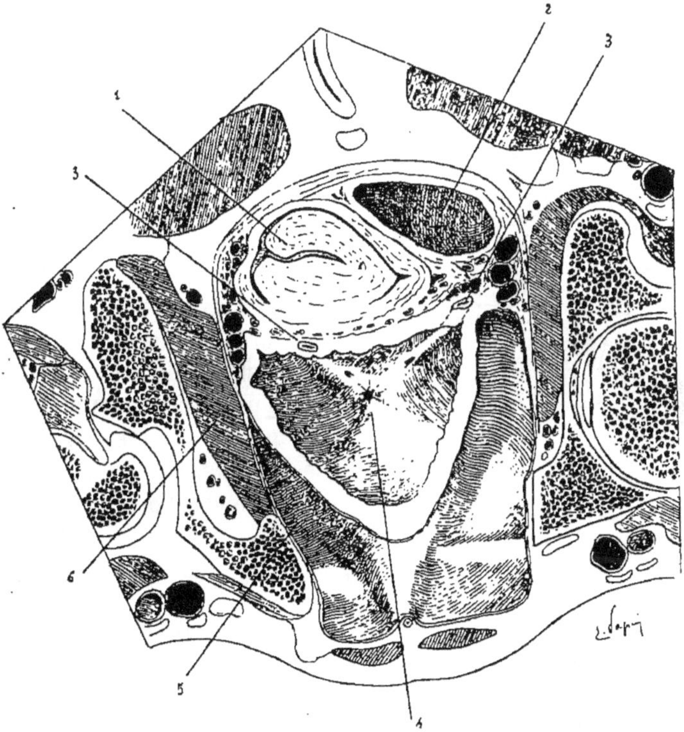

Fig. 168. — Section horizontale (un peu oblique) du bassin, d'après Sampson.

1. Col utérin. — 2. Rectum. — 3-3. Uretère. — 4. Vessie avec l'orifice urétral. — 5. Fosse paravésicale. — 6. Muscle obturateur interne.

Il est important de connaître l'adhérence des uretères au cul-de-sac vaginal et à la partie supérieure de la vessie : lorsqu'on abaisse le col utérin avec une pince à traction, on attire en bas le segment terminal des uretères.

IV. — SEGMENT VÉSICAL DE L'URÈTRE

Éloignés l'un de l'autre de 4 centimètres à leur entrée dans la vessie, les deux uretères traversent obliquement la paroi musculaire pour

s'ouvrir dans la muqueuse du réservoir à deux centimètres l'un d
l'autre.

Dans leur trajet pariétal, les uretères sont séparés de la couche muscu
laire qu'ils traversent par une zone du tissu conjonctif.

L'ouverture vésicale, au niveau de la muqueuse, a le plus souvent un
forme ovalaire, le grand axe de l'orifice se dirigeant obliquement en bas e
en dedans; plus rarement l'orifice est arrondi; parfois, il ne forme au
cun relief sur la muqueuse, d'autres fois il se trouve au sommet d'u

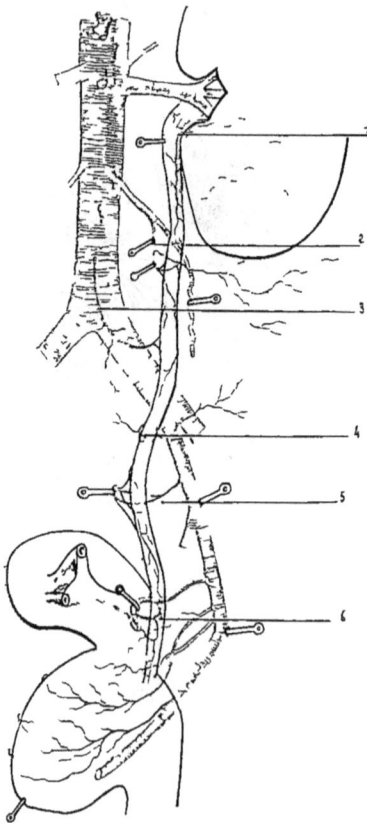

petit mamelon. Le diamètre de l'orific
urétéral est très variable : d'ordinaire
il admet facilement une sonde n° 9
ou 10; dans certains cas il ne peu
recevoir qu'une sonde n° 6. On peu
préciser assez exactement sur la pa
roi vaginale le siège des orifices in
ternes des uretères; le col de la ves
sie se trouve sur la ligne médiane, à
peu près à 3 centimètres du méat ;
une distance de 2 centimètres, mesu
rée, à partir de ce point, sur une ligne
oblique en haut et en dehors, incli
née de 45° sur le plan horizontal,
correspond à l'orifice urétéral.

Vaisseaux et nerfs.

Artères de l'uretère. — La vas
cularisation de l'uretère est variable
suivant les sujets, mais se caracté
rise, dans tous les cas, par la multi
plicité des sources d'irrigation san
guine, ce qui permet à l'opérateur
d'isoler ce conduit, dans une assez
grande étendue, sans avoir à craindre
le sphacèle.

Les différentes artères urétérales,
qu'on peut trouver ensemble ou sépa
rément, sont représentées dans la
figure 168, ce sont, de haut en bas :
des branches de l'artère rénale, de
l'utéro-ovarienne ou spermatique, de

Fig. 169 — Plexus artériel périurétéral.
femme de 21 ans (Sampson.)

1. Rénale — 2. Utéro-ovarienne. — 3 Aortique. — 4 Iliaque — 5. Hypogastrique. —
6 Vaginale (utérine)
Plexus anastomoses tout le long de l'uretère
entre ces différentes branches.

l'aorte, de l'iliaque primitive, de l'hypogastrique, de l'utérine ou de
ses branches chez la femme, des vésicales chez l'homme. Les artérioles

provenant de ces différentes sources s'anastomosent entre elles dans les parois de l'uretère.

Les *veines* suivent un trajet analogue à celui des artères. Les principales se jettent dans la veine rénale ou les veines capsulaires, dans les spermatiques ou utéro-ovariennes et dans les veines tributaires de l'hypogastrique.

Les *nerfs de l'uretère* naissent du plexus rénal, spermatique et hypogastrique et suivent le trajet des artères.

Les *lymphatiques de l'uretère* se rendent à des ganglions échelonnés depuis la veine iliaque primitive jusqu'à la veine rénale (fig. 47, p. 57).

Au-dessous de la veine rénale, se trouve un ganglion qui reçoit les lymphatiques du testicule ou des vaisseaux venant de l'uretère. Au niveau de l'artère spermatique, un autre ganglion reçoit les lymphatiques urétéraux. Sur la face interne de la veine iliaque primitive se trouvent d'autres ganglions qui reçoivent aussi des lymphatiques venus de l'uretère.

II

OPÉRATIONS QUI SE PRATIQUENT SUR L'URETÈRE

LE CATHÉTÉRISME URÉTÉRAL APPLIQUÉ A LA CHIRURGIE OPÉRATOIRE

J'emploie souvent le cathétérisme urétéral dans les opérations sur l'uretère. Le cathétérisme préalable du conduit, lorsqu'on laisse la sonde en place immédiatement avant l'opération, facilite grandement sa recherche aussi bien dans les opérations extra-péritonéales que dans les interventions à travers le péritoine. Souvent encore, je laisse une sonde urétérale à demeure, après l'opération. Dans certains cas, enfin, la sonde urétérale me sert à déterminer sur quelle partie du conduit je dois agir.

Pour éviter de continuelles redites, je crois utile, au début de ce chapitre, de dire quelques mots du cathétérisme urétéral, appliqué à la chirurgie opératoire.

Emploi du cathétérisme urétéral pour faciliter la recherche de l'uretère et préciser le siège de la lésion. — Lorsque je dois pratiquer une opération quelconque sur l'uretère, je commence toujours, si la manœuvre est possible, par introduire une sonde dans ce conduit, au moyen du cathétérisme cystoscopique. Je ne décrirai pas ici la manœuvre

du cathélérisme cystoscopique des uretères, renvoyant le lecteur aux
articles de technique que j'ai publiés ailleurs(¹) ; je me limiterai à ce qui
regarde directement la médecine opératoire.

Avant que le malade soit endormi, dans les cas ordinaires, lorsqu'il
est déjà anesthésié, dans les cas de vessie douloureuse, j'introduis, au
moyen de mon cystoscope, une sonde dans l'uretère en la faisant pénétrer jusque dans le bassinet, lorsque le conduit est libre et, dans le cas
contraire, en la poussant aussi loin que je le puis.

La manœuvre n'étant pas douloureuse, il y a avantage à l'exécuter
avant l'anesthésie pour ne pas prolonger inutilement la narcose, et
faciliter l'asepsie : le cathétérisme urétéral se fait d'habitude en une ou
deux minutes, mais le changement de position du malade, l'injection
vésicale, etc., font toujours perdre inutilement du temps.

Il convient de choisir une sonde à bout conique numéro 6, dans les cas
ordinaires : le petit calibre de cette sonde permet souvent de remonter
plus haut dans l'uretère qu'on ne pourrait le faire avec un instrument
de plus fort calibre, et la grosseur de la sonde est suffisante pour que
l'uretère puisse être facilement senti pendant l'opération. Un autre
avantage de la sonde numéro 6, c'est que son extrémité rénale est assez
fine pour pouvoir être introduite dans la lumière d'une sonde numéro 11
ou 12 qu'il pourra être utile de placer de haut en bas, pendant l'opération, comme nous le verrons bientôt.

La sonde ayant été introduite dans l'uretère, on la laisse dans ce conduit, tout en retirant le cystoscope : on la fixe ensuite rapidement aux
poils du pubis, en ne la laissant sortir du méat que dans une longueur
de 10 à 20 centimètres. Il vaut mieux couper la portion excédente de la
sonde que de s'exposer à ce qu'elle se déplace pendant qu'on remet le
malade en position pour être opéré et qu'on fait la toilette du champ
opératoire.

La sonde ainsi placée ne présente aucun inconvénient et facilite
grandement la recherche de l'uretère. Il est souvent arrivé à de bons
opérateurs de faire de longues recherches avant de trouver l'uretère.
Parfois même, on a dû renoncer à l'opération parce qu'on n'avait pu
le découvrir. Nous insisterons en étudiant les différentes manières d'aborder l'uretère sur les difficultés de la recherche de ce conduit ; or, lorsqu'on a introduit une sonde dans l'uretère, rien n'est plus facile que
de sentir le cordon dur qu'il forme et de le suivre dans toute sa longueur. Maintes fois, je l'ai vérifié au cours de mes opérations.

---

1 ALBARRAN. Technique du cathétérisme cystoscopique des uretères. *Revue de Gynecologie
et de Chirurgie abdominales*, 1897, p. 457.
   Voir aussi *Traité de Chirurgie* de Le Dentu et Delbet, vol. VIII, article *Rein*, par ALBARRAN,
p. 612, Guyon. *Leçons cliniques sur les Maladies des Voies urinaires*, 54ᵉ Leçon, t. III.
p 257, par ALBARRAN, et mon livre, *Explorations des fonctions rénales*, Paris, Masson,
1903, p. 294.

Un autre avantage du cathétérisme urétéral préalable est d'indiquer, avec précision, le point où peut siéger un obstacle quelconque, rétrécissant la lumière du canal. Dans les cas de rétrécissement ou de calcul de l'uretère par exemple, nous savons, par la profondeur à laquelle la sonde a été introduite, sur quel point nous devons intervenir.

Il est fréquent enfin que la sonde urétérale soit utile pendant l'opération, pour mieux placer les sutures sur l'uretère sans rétrécir le conduit : souvent encore, on jugera utile de laisser une sonde à demeure après l'opération et, dans ce cas, la sonde qui a été placée d'avance facilite beaucoup les manœuvres.

Pour ces différentes raisons, je recommande, lorsque cela est possible, de placer dans l'uretère une petite sonde avant l'opération.

LA SONDE URÉTÉRALE A DEMEURE APRÈS L'OPÉRATION

Dans presque toutes les opérations sur l'uretère, lorsque la continuité du conduit avec la vessie est respectée ou rétablie, je laisse, à demeure, une sonde urétérale de gros calibre.

Les sondes urétérales que je laisse à demeure sont du modèle représenté figure 106, page 227, ce sont des sondes du calibre numéro 10 à 12. Leur extrémité centrale, qui doit plonger dans le bassinet, est coupée en bec de flûte et présente, en plus de son orifice terminal, trois yeux latéraux alternés ; leur extrémité vésicale est arrondie et un peu conique. Au niveau de cette partie conique, la lumière de la sonde est du calibre nécessaire pour recevoir à frottement, dans son intérieur, l'extrémité d'une sonde à bout conique, numéro 6, ce qui permet, lorsque les deux sondes sont engaînées, de tirer sur la petite sonde pour faire progresser la grosse

Voici comment je procède suivant que j'ai pu, ou non, placer une petite sonde avant l'opération.

1° *Une sonde urétérale a été placée avant l'opération*. — On saisit l'extrémité de la petite sonde, introduite avant l'opération, et on la fait sortir, suivant les cas, par le bassinet ou par l'ouverture latérale ou terminale pratiquée à l'uretère pendant l'opération : on introduit à frottement l'extrémité de la petite sonde dans le bout vésical de la grosse sonde qui restera à demeure, en ayant soin de l'enfoncer de quatre à six centimètres dans l'intérieur de celle-ci : on vérifie alors que, en tirant sans violence sur la petite sonde, on attire la sonde à bout coupé. Les choses étant ainsi disposées, on prie un aide de saisir au niveau du méat la petite sonde et de tirer doucement ; pendant que l'aide exerce cette traction, le chirurgien pousse directement la grosse sonde jusqu'à ce que son extrémité sorte par le méat.

On enlève alors la petite sonde et on continue à tirer sur la grosse

sonde jusqu'à ce qu'elle soit convenablement placée, son extrémité supérieure se trouvant au niveau du bassinet.
Suivant les cas, la grosse sonde aura déjà été
passée à travers la portion supérieure de l'uretère (opérations urétéro-rénales) ou on la poussera, au contraire, de bas en haut, après
avoir fait sortir par le méat son extrémité
périphérique (opérations dans la continuité de
l'uretère).

2° *On n'a pas placé de sonde urétérale
avant l'opération.* — Dans ce cas, on introduit directement dans la portion vésicale de
l'uretère l'extrémité de la sonde urétérale qui
doit rester à demeure et on la pousse dans la
vessie, jusqu'à ce que l'on sente qu'elle vient
buter contre ses parois, ou que, d'après la longueur de la portion de sonde que l'on a poussée, on soit sûr qu'elle est arrivée dans l'intérieur de la cavité vésicale. On injecte alors
dans la vessie, par l'urètre, 200 grammes d'eau
bouillie et, avec un petit lithotriteur, on va à
la recherche du bout vésical de la sonde urétérale : on trouve ce bout en bas, près du col ;
parfois encore, lorsque la sonde a été trop poussée et a glissé dans la vessie, au-dessus du col,
près de la paroi antérieure du réservoir, du côté
opposé à l'uretère cathétérisé. On saisit l'extrémité de la sonde avec un lithotriteur de petit
calibre et on la fait sortir par le méat. Ceux qui
ont l'habitude de la lithotritie pourront exécuter facilement cette manœuvre.

Suivant les cas, on laissera la sonde urétérale
à demeure pendant un temps variable après
l'opération. D'une manière générale, il sera utile
de laisser la sonde en place pendant une période de temps variant de six à quinze jours.

Lorsque le séjour de la sonde n'est que de
6 à 8 jours, on peut d'habitude laisser la même
sonde ; en cas de prolongation du cathétérisme
à demeure, on doit changer la sonde, lorsque
son fonctionnement n'est pas parfait, comme on
change une sonde vésicale à demeure.

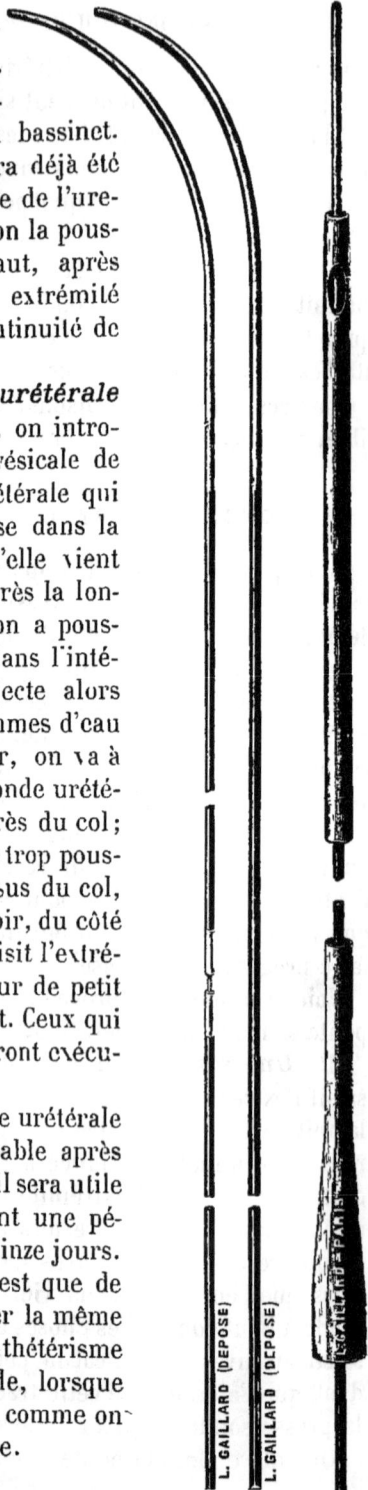

Fig. 170. — Long mandrin urétéral formé de deux pièces articulées pour changer les sondes à demeure.

L. GAILLARD (DÉPOSÉ)

L. GAILLARD (DÉPOSÉ)

Manière de changer une sonde urétérale à demeure — Un cystoscope n'est pas nécessaire : il suffit de se servir des mandrins que j'ai fait construire (fig. 170).

Le mandrin est fabriqué en gomme, avec une armature en crin de Florence, ce qui le rend souple. Il se compose de deux portions qui peuvent s'articuler ensemble par un pas de vis et qui, réunies, présentent une longueur totale de 1 m. 20.

On connaît la longueur de la sonde qui est en place, depuis le méat jusqu'au rein, parce que les sondes urétérales sont graduées par centimètres; on commence par introduire, dans l'intérieur de la sonde qui est en place, la portion la plus longue du mandrin, bien huilée, et on la pousse jusqu'à l'extrémité rénale de cette sonde ; on articule alors la seconde portion du mandrin avec la première et l'on retire la sonde en la faisant glisser sur le mandrin. Par une manœuvre inverse, la nouvelle sonde sera placée, en l'introduisant sur le mandrin, comme on met dans l'urètre une sonde après l'urétrotomie interne, tout en ayant soin de mesurer la longueur de sonde qu'on introduit, pour savoir que son extrémité rénale se trouve au même point où se trouvait l'extrémité de la sonde qu'on remplace. La manœuvre que je viens de décrire est d'une exécution facile et ne détermine aucune douleur, aussi bien chez l'homme que chez la femme.

Les avantages de la sonde urétérale à demeure après les opérations sur l'uretère sont les mêmes que ceux de la sonde urétrale après les opérations sur l'urètre : elle établit un bon drainage et empêche le contact de l'urine avec la plaie : elle permet en outre au canal de se cicatriser sur un conducteur de bon calibre, en façonnant la cicatrice dans les plaies qui granulent.

L'inconvénient, dans les cas où l'on cherche la réunion par première intention des parois de l'uretère, serait de favoriser la suppuration au niveau des sutures : l'expérience démontre que la réunion se fait dans de bonnes conditions. Lorsque les urines sont aseptiques une sonde bien stérilisée ne peut avoir aucun inconvénient; il suffit d'ailleurs, dans ces cas, de ne laisser la sonde que 5 ou 6 jours en place. Lorsque les urines sont infectées, cas de beaucoup le plus fréquent, il y a tout avantage à préserver la plaie du contact de l'urine, ce qui favorise sa cicatrisation et met en garde contre les dangers de l'infiltration d'urine.

DÉCOUVERTE CHIRURGICALE DE L'URETÈRE

On peut arriver à l'uretère par la voie transpéritonéale ou par la voie extra-péritonéale. Je décrirai, pour chaque méthode, la manière d'aborder

l'uretère dans sa portion lombaire, dans sa partie iléo-pelvienne et dans
son segment juxtavésical.

I. — VOIE EXTRA-PÉRITONÉALE

A. — **Découverte de la portion lombaire de l'uretère**
— La découverte de la portion lombaire de l'uretère par la voie extra
péritonéale est analogue à la découverte du rein.

Position du malade. — Je suppose que l'opération est pratiquée
du côté droit.

Le malade est couché sur le côté gauche, le flanc gauche reposant
sur un coussin roulé dans la position décrite à propos des opérations
rénales et figurée page 75.

Incision. — Je fais la même incision que pour une néphrectomie
lombaire ordinaire, en la prolongeant, en bas, jusqu'à l'épine iliaque
antéro-supérieure. C'est dire que l'incision commence, en haut, sur la
12ᵉ côte, au niveau de l'angle formé par la côte avec la masse sacro-
lombaire; elle se dirige en bas et en avant, un peu plus obliquement
que la 12ᵉ côte, pour passer à un large travers de doigt au-dessus de la
partie la plus saillante de la crête iliaque; continuant à sectionner la
peau de la paroi abdominale, le bistouri se dirige toujours en bas et en
avant, jusqu'au niveau de l'épine iliaque antéro-supérieure. S'il le
faut, on agrandira ensuite l'incision de la paroi jusqu'au bord du muscle droit.

Section de la paroi abdominale. — On coupe, dans toute l'étendue
de la plaie, la peau, le tissu cellulaire, l'aponévrose superficielle et la
première couche musculaire formée par le grand dorsal et le grand
oblique. A partir de ce moment, je trouve plus commode de sectionner
d'abord, au bistouri, les plans profonds jusqu'à la graisse sous-péritonéale, dans la portion lombaire de la plaie, comme dans une opération
rénale ordinaire, et de sectionner ensuite, avec les ciseaux guidés sur le
doigt, tous les plans profonds de la partie inférieure de la plaie. On travaille donc, d'abord, dans la partie de la plaie qui s'étend de la 12ᵉ côte
à la crête iliaque : on sectionne le petit oblique et le petit dentelé, le
transverse et ses aponévroses, comme il a été décrit page 77; on effondre
ensuite la lamelle aponévrotique qui recouvre en arrière la graisse
périrénale et on reconnaît ce tissu adipeux d'un jaune pâle. Je n'insiste
pas sur tous les détails précédemment décrits, me bornant à rappeler
que le nerf abdomino-génital doit être récliné en bas et en arrière, sous
le bord postérieur de la plaie. Cela fait, le chirurgien insinue l'index
gauche au-dessous des muscles non encore sectionnés, dans la partie
inférieure de la plaie, et il les coupe, couche par couche, avec les

ciseaux, pour permettre à l'aide de pincer les vaisseaux à mesure qu'ils sont sectionnés. L'hémostase, par pincement des vaisseaux de toute la vaste plaie, étant faite, on va à la recherche de l'uretère, après avoir refoulé le péritoine.

Découverte du rein. -- Pour bien voir l'extrémité supérieure de l'uretère, il est indispensable de bien décortiquer le rein, tout au moins dans sa moitié inférieure. Dans les cas où il convient de découvrir l'uretère, alors que le rein existe, il y a avantage, comme l'a montré

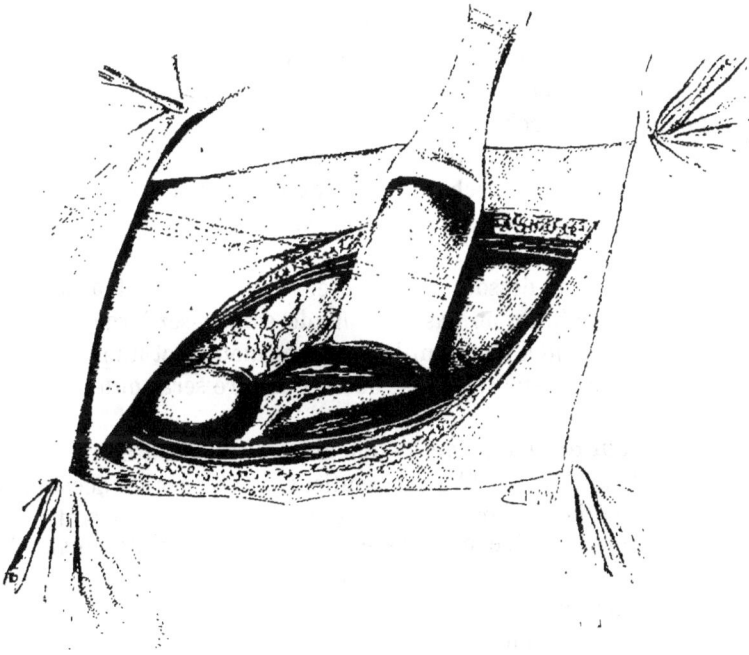

Fig. 171. — Découverte de l'uretère dans sa portion lombaire.

Guyon, à se guider sur l'extrémité inférieure du rein, qui constitue un point de repère précieux.

On commencera donc par décortiquer le rein de la capsule adipeuse, comme il a été décrit page 78.

Recherche de la partie supérieure de l'uretère. — Pour chercher l'uretère, il convient de ne pas décoller d'emblée le péritoine dans toute l'étendue de la plaie; en agissant ainsi, on s'exposerait à soulever l'uretère qui resterait accolé à la séreuse, ce qui rendrait plus difficiles les manœuvres.

En décortiquant le rein, je refoule, en dedans, le péritoine qui couvre sa face antérieure et je décolle la séreuse sur une petite étendue au-des-

sous du rein. Cela fait, je saisis, avec la main gauche, l'extrémité in
rieure du rein, en l'attirant en haut, comme pour la faire sortir de
plaie : cette manœuvre a pour but de tendre l'uretère. C'est alors qu
avec l'index et le médius, je vais à la recherche de l'uretère à tr
travers de doigt au-dessous du rein : les doigts plongent au-dessous
rein, leur pulpe étant dirigée vers le muscle psoas et leur face dors
restant en contact avec le péritoine ; ils ne tardent pas à sentir le c
don formé par l'uretère armé de la sonde urétérale. Si on n'a pu plac
de sonde urétérale, on cherchera, de la même manière, à sentir le c
don aplati, souvent facile à reconnaître, constitué par l'uretère. Si
recherches restaient infructueuses, il faudrait penser que l'uretère
été décollé avec le péritoine et c'est sur la face externe de la séreu
qu'il faudrait le chercher.

Placer un fil en anse autour de l'uretère. — Lorsqu'on a senti
cordon urétéral, on l'accroche avec l'index de la main droite et on lais
retomber dans la plaie l'extrémité inférieure du rein que la main gauc
soutenait.

On place alors, au-dessous de l'uretère, l'index gauche et, avec la ma
droite redevenue libre, on passe un fil de soie, assez large, autour
l'uretère, en s'aidant d'une aiguille à manche mousse et un peu courbé
En tirant désormais sur cette anse de fil, l'uretère sera soutenu et atti
vers la plaie.

Décollement du péritoine. — Un aide soutient l'uretère en tira
modérément sur l'anse de fil qui le soutient ; le chirurgien décolle, av
ses doigts, le péritoine dans toute l'étendue de la plaie, en ayant soin
laisser toujours l'uretère en arrière, contre la paroi abdominale. Il
faut pas, sauf en cas d'urétérectomie totale, isoler complètement l'ur
tère du tissu cellulaire qui l'entoure, pour ne pas trop déchirer les vai
seaux qui le nourrissent.

En protégeant le péritoine, refoulé avec de larges écarteurs, on pe
ainsi voir très facilement l'uretère dans toute sa portion lombaire
jusqu'au delà des vaisseaux iliaques (fig. 171).

Pour refouler le péritoine, je me sers habituellement du large écarte
dessiné fig. 172 qui est un peu incliné sur le manche et présente une su
face concave, qui agrandit le champ opératoire. Pour ne pas entraîn
l'uretère, l'écarteur ne doit être placé qu'après avoir séparé ce condu
du péritoine.

Découverte extra-péritonéale de la portion iliaque et pelvienne de l'uretère.

Lorsque le chirurgien se propose de découvrir la partie iléo-pe
vienne de l'uretère par la voie extra-péritonéale, l'incision doit êt

grande, pour se donner du jour et le malade doit être placé dans une position telle, que l'opérateur puisse voir facilement dans le bassin.

Position du malade. — Le malade est couché sur le dos, dans la position inclinée de Morand-Trendelenburg très accentuée.

Incision. — L'incision, partant du bord du muscle droit de l'abdomen, suit parallèlement l'arcade crurale, passant à un large travers de doigt au-dessus d'elle, arrive jusqu'à un travers de doigt au-dessus de l'épine iliaque et remonte ensuite verticalement sur la paroi abdominale à trois travers de doigt au-dessus de cette épine (fig. 173).

Section de la paroi musculaire. — Pour bien voir toute la portion iliaque et pelvienne de l'uretère, jusqu'à son entrée dans la vessie, il convient de sectionner la paroi musculaire, non seulement jusqu'au niveau du muscle droit de l'abdomen, mais un peu plus vers la ligne médiane, en ouvrant sur son côté externe la gaine de ce muscle; cette section de la gaine du

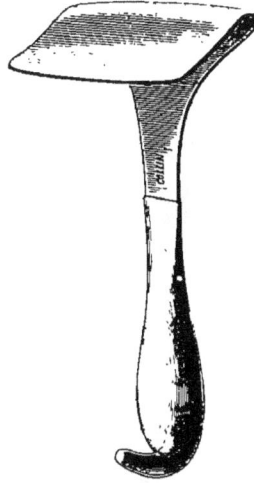

Fig. 172. — Large écarteur pour la découverte de l'uretère. La valve de l'écarteur est concave et inclinée à angle aigu sur le manche.

droit ne présente aucun inconvénient et augmente le champ opératoire. L'incision que je recommande coupe les vaisseaux épigastriques qu'on lie immédiatement. Lorsqu'on se propose uniquement de découvrir la portion iliaque de l'uretère, sans le suivre dans le bassin, l'incision de la paroi peut être plus courte et s'arrêter au niveau de l'artère épigastrique.

Il importe, en sectionnant la paroi abdominale couche par couche, de se rappeler que le tissu graisseux sous-péritonéal, très développé au niveau de la région lombaire, manque au niveau de l'incision : le fascia qui double le péritoine est très mince et l'opérateur doit faire attention pour ne pas ouvrir la séreuse, lorsqu'il sectionne le muscle transverse.

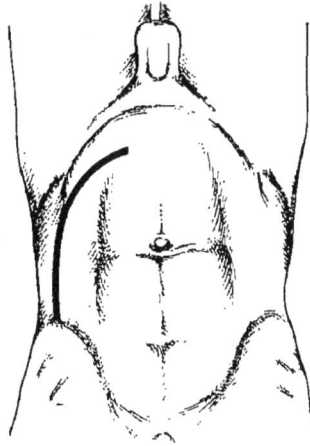

Fig. 173. — Incision pour la découverte extra-péritonéale de la portion iliaque de l'uretère.

Décollement du péritoine. — La paroi abdominale étant incisée, le chirurgien doit décoller, avec les

doigts, le péritoine de la paroi abdominale postérieure. On commence
au niveau de la fosse iliaque externe et on arrive sur l'artère iliaque
externe, facile à sentir avec les doigts : en suivant ce vaisseau, on atteint

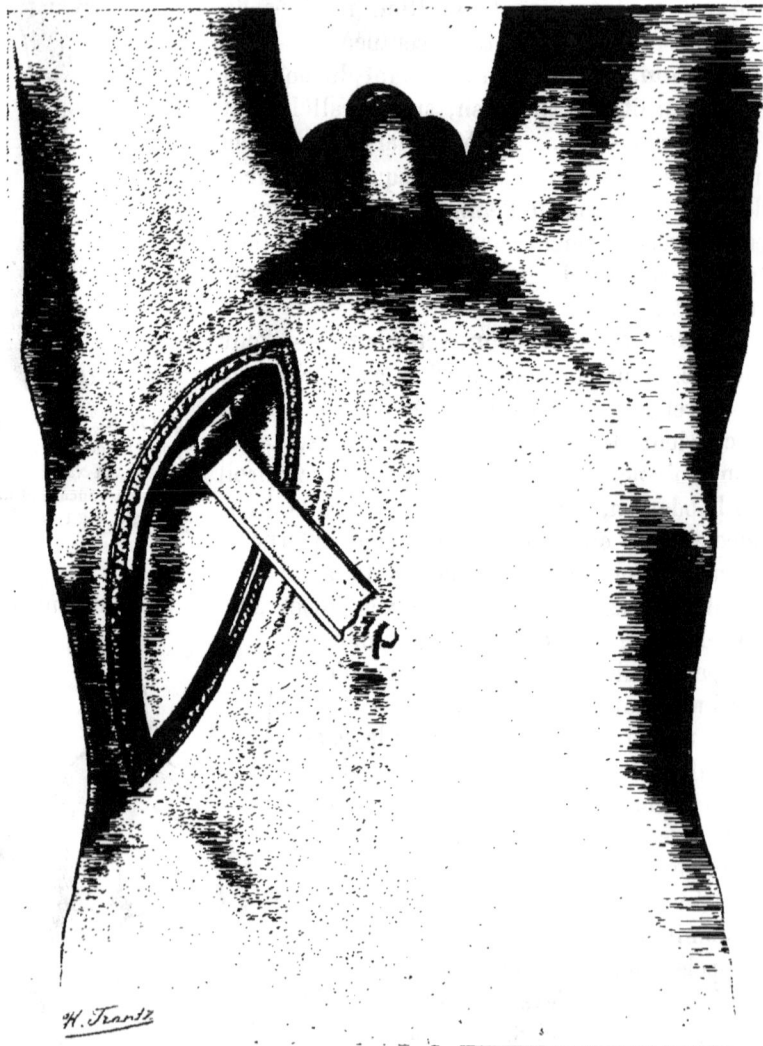

Fig. 174. — Décollement du péritoine de la fosse iliaque.

la bifurcation de l'iliaque primitive et, à son niveau, on sent facilement l'uretère, lorsqu'on a eu soin de le cathétériser et de laisser la
sonde en place.

Recherche de l'uretère. — Le point le plus accessible de l'uretère se

trouve au niveau du détroit supérieur, au moment où il plonge dans le
bassin. A ce niveau, on a deux points de repère importants et faciles à
trouver : la bifurcation de l'iliaque primitive, sur laquelle repose l'uretère et le promontoire, saillie osseuse facile à sentir, située à deux centimètres en dedans de l'uretère. Une autre notion doit être bien présente
à l'esprit du chirurgien; c'est que, lorsque dans cette partie de son
trajet, on décolle l'uretère, **il reste accolé au péritoine et se soulève**

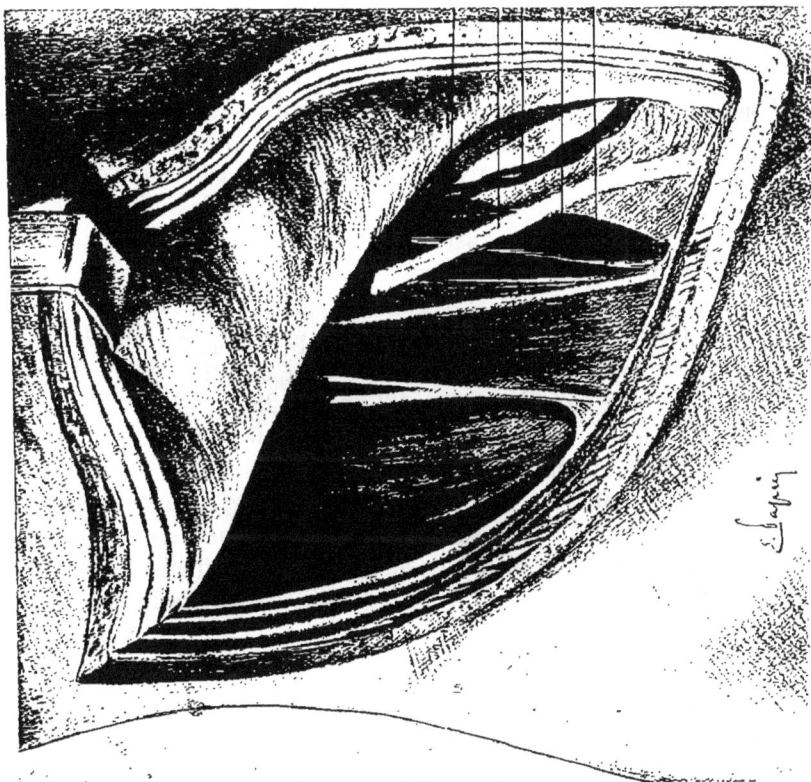

Fig. 175. — Découverte de l'uretère dans la région iliaque droite. L'uretère et les vaisseaux
spermatiques collés au péritoine viennent avec lui.

1. L'artère iliaque primitive. — 2. L'uretère. — 5. Les vaisseaux spermatiques. — 4. L'iliaque
externe. — 5. L'hypogastrique.

avec lui; il est donc nécessaire de chercher ce conduit, non contre la
paroi pelvienne, mais sur le péritoine décollé.
    Lorsque l'uretère contient une sonde dans son intérieur, on le sent
avec la plus grande facilité; lorsqu'il n'a pu être cathétérisé, il faut
essayer de le voir et de sentir le relief aplati qu'il forme sur le péritoine.
Dans ce but, il est nécessaire de bien placer un large écarteur qui ne

sera pas trop enfoncé, **de manière que l'uretère ne se trouve pas a** dessous de l'écarteur.

Suivre l'uretère de haut en bas. — Lorsque l'uretère a été déco vert, on l'isole facilement du péritoine, avec les doigts ou avec la son cannelée, et on passe au-dessous, avec une aiguille mousse, un fil de soi Il est dès lors facile de décoller, de haut en bas, l'uretère, en le sépara du péritoine, avec les doigts, manœuvre qui est facilitée par la tracti qu'exerce sur le conduit la main gauche, en tirant sur le fil qui l'e brasse.

On arrive ainsi, sans hémorragie, jusqu'au point où le canal déf rent croise l'uretère, et, bientôt après, à la région vasculaire qui avoisi l'embouchure vésicale du conduit. On reconnaît qu'on est arrivé jusqu la vessie, parce qu'on voit les fibres musculaires rosées de sa paroi, c parce que l'on sent, à l'extrémité du conduit, le cône charnu que forn la paroi vésicale soulevée par l'uretère, attiré par la main gauche.

Pour voir distinctement cette dernière portion juxta-vésicale de l'ur tère, il est nécessaire de bien écarter les bords de la plaie. Dans la part haute de l'incision, un large écarteur déprime le bord interne de l plaie; plus bas, un autre écarteur, plus petit, appuie sur le bord d muscle droit; au besoin, le pouce de l'aide écarte la partie inférieur du bord externe de la plaie (fig. 185, page 425).

Pour bien écarter la plaie, je me sers des écarteurs représenté figure 172. Le premier est une valve large de 10 à 12 centimètres le second, destiné à l'angle inférieur de la plaie, n'a que 5 centimètr de largeur. Ces écarteurs sont inclinés obliquement sur le manche leur surface, au lieu d'être plane, comme à l'ordinaire, présente un forte concavité : cette disposition agrandit davantage le champ opéra toire.

Découverte extra-péritonéale de la portion pelvienne de l'uretère chez la femme.

Tout aussi bien que chez l'homme, on peut découvrir la portion pel vienne de l'uretère chez la femme, à l'aide de l'incision que nous avon décrite. On cherche d'abord l'uretère dans sa partie la plus accessible au niveau de son entrée dans le bassin, et on le suit, de haut en bas, e décollant le péritoine du ligament large : on arrive ainsi jusqu'a point où l'artère utérine croise, en avant, l'uretère. Suivant les cas, o se contentera de refouler les vaisseaux utérins ou on les coupera entre deux ligatures, pour continuer à suivre l'uretère jusqu'à so insertion vésicale.

Découverte de la portion juxta-vésicale de l'uretère.

Nous venons de dire, en étudiant la découverte de la portion pelvienne de l'uretère par la voie sous-péritonéale, qu'on arrive, grâce au manuel opératoire que nous avons décrit, à bien voir toute la portion pelvienne de l'uretère, jusqu'à son abouchement dans la vessie. A mon avis, aussi bien chez l'homme que chez la femme, cette incision convient dans la plupart des cas et les auteurs ont exagéré les difficultés qui existent pour aborder l'extrémité inférieure de l'uretère. Nous verrons pourtant plus loin que, parfois, il peut y avoir utilité à suivre une autre route.

Les différentes voies proposées pour aborder la portion inférieure de l'uretère sont les voies inguinale, para-sacrée, périnéale, transvésicale, para-vésicale et vaginale.

Voie inguinale. — Pour arriver à la portion pelvienne de l'uretère, Reynier et, après lui, Mazzoni ([1]), ont suivi la voie inguinale. L'incision, parallèle à l'arcade crurale, ouvre le canal inguinal. Reynier voulait arriver à l'uretère, en suivant le canal déférent jusqu'au point d'entrecroisement des deux conduits; pendant l'opération qu'il pratiqua, il finit par abandonner ce point de repère et il dut aborder l'uretère au niveau des vaisseaux iliaques.

La voie inguinale donne un jour insuffisant et, si, à la rigueur, elle permet de trouver l'uretère, elle ne laisse pas assez d'espace pour qu'on puisse pratiquer une véritable opération à ciel ouvert. Cette voie mérite d'être condamnée.

Voie sacrée. — La voie sacrée a été étudiée par Cabot et Pierre Delbet. Peu d'auteurs, parmi lesquels Reynier, Ferria et Morris, l'ont employée : le premier ne réussit pas à trouver l'uretère: le second perdit son malade; le troisième réussit par la voie sacrée à extirper un calcul.

Le **procédé de Delbet**([2]) consiste à aborder l'uretère par la voie para-sacrée. Le malade est couché sur le côté sain. Une incision en L suit, dans sa longue branche, le bord du coccyx, tandis que sa petite branche est parallèle aux fibres du muscle grand fessier. On sectionne ensuite les insertions du grand fessier et celles des ligaments sacro-sciatiques. En suivant la face latérale du rectum, les vaisseaux se trouvent rejetés en dehors et on arrive jusqu'à l'uretère qui est recouvert par le péritoine; on peut décoller ce conduit et le suivre dans une étendue de 7 à 8 centimètres, à partir de la vessie.

Cabot([3]) recommande de réséquer le coccyx et la portion inférieure et

1. REYNIER. Thèse de Rousseau, 1893, MAZZONI, in BOARI, *loc cit* , p 122
2 Pierre DELBET. Recherche de l'uretère par la voie sacrée. *Société Anatomique*, 1891
3. CABOT *Boston Med and surg. Journ* , 1890.

latérale du sacrum, pour avoir plus de jour : ce conseil a été suivi par Ferria(¹).

Le procédé de Delbet donne un jour suffisant, sans qu'il soit nécessaire de réséquer le sacrum et le coccyx, ce qui aggrave beaucoup l'opération. Mais on atteint difficilement l'uretère par la voie sacrée et l'abondant saignement qu'on détermine ne permet pas de bien se guider dans la recherche; aussi est-il arrivé, sur le vivant, à Reynier de ne pas trouver ce conduit. Il suffit de regarder la figure 163, pour se rendre compte de l'importance des plexus veineux qu'on trouve sur sa route. Dans les cas où l'on réussit à trouver l'uretère, la difficulté des manœuvres est telle, que la voie sacrée est aujourd'hui abandonnée. Je n'y ai jamais eu recours.

Voie périnéale. — Fenwick a recommandé d'arriver à l'uretère par la voie périnéale : tous les auteurs qui se sont occupés de cette question, rejettent, sans examen, la voie périnéale par la difficulté extrême des manœuvres. Je pense au contraire que, dans certains cas, la voie périnéale peut se trouver indiquée (voir page 455), notamment dans certains cas de calculs, implantés au niveau de la portion juxta-vésicale de l'uretère.

Manuel opératoire. — L'opération doit être exécutée dans ses premiers temps, comme la prostatectomie périnéale décrite page 805. L'incision de la peau, la section du muscle recto-uréthral, le décollement de la prostate et du rectum se feront de la même manière, mais il faudra avoir soin de pousser le décollement de la face antérieure du rectum aussi loin que possible. Lorsque le rectum aura été décollé, on placera un écarteur, comme on fait pour la prostatectomie, et on continuera encore à bien dépouiller toute la face postérieure de la prostate pour arriver aux vésicules séminales, qu'on suivra de bas en haut jusqu'à l'uretère, qui croise, en avant, leur face antérieure, près de leur base. L'opération par la voie périnéale n'étant guère indiquée que pour l'extraction de calculs arrêtés près de la vessie, la présence de la pierre peut faciliter la recherche et l'incision de l'uretère au fond d'une plaie nécessairement étroite.

Voie rectale. — Je ne connais qu'une opération pour calcul, pratiquée par Cecchi, dans laquelle on ait incisé la paroi antérieure du rectum, pour arriver à l'extrémité inférieure de l'uretère : le malade ainsi opéré succomba. Je pense que, même si le calcul fait saillie dans l'intérieur du rectum, il vaut mieux l'extraire par la voie périnéale. La voie rectale exposant à l'infection et à la formation des fistules, me paraît devoir être absolument condamnée.

Voie vaginale. — La voie vaginale permet d'atteindre l'uretère dans le court espace que parcourt ce conduit, du ligament large à son

1 FERRIA. *Ann des Mal. des Org. gen.-ur.*, 1894, p. 654.

entrée dans la vessie ; encore n'arrive-t-on à l'uretère qu'au fond de la
cavité vaginale, dont la profondeur gêne toutes les manœuvres qu'on
peut exécuter dans l'étroit espace qui sépare le col utérin de la paroi
pelvienne (4 centimètres). La voie vaginale peut trouver pourtant son
indication, dans certains cas de calcul (page 434) et dans de rares fistules urétérales.

Manuel opératoire. — La malade étant placée dans la position gynécologique habituelle, une large valve est introduite dans le vagin,
pour déprimer sa paroi postérieure. Le col de l'utérus est saisi par une
pince tire-balle et attiré en bas et en arrière. On incise ensuite la paroi
vaginale, du cul-de-sac antérieur au niveau de l'insertion utérine du
vagin, pour pénétrer dans l'espace décollable vésico-utérin. C'est là
qu'on trouvera l'uretère assez facilement, lorsqu'on a pu y introduire,
au préalable, une sonde ou lorsqu'un calcul indique, par sa dureté, la
place du conduit. La plupart des opérations pour calcul urétéral, faites
par la voie vaginale, ont été pratiquées pour de grosses pierres facilement senties au toucher et les opérateurs n'ont eu qu'à inciser directement les parois du vagin et de l'uretère, au niveau du point induré.

Voie transvésicale. — On peut aborder, à travers la vessie incisée,
l'orifice vésical de l'uretère, la partie pariétale de ce conduit et sa portion juxta-vésicale.

Manuel opératoire. — Les premiers temps opératoires sont ceux de
la taille hypogastrique, en position inclinée, décrits page 571.

Lorsque la vessie a été ouverte, je place mon écarteur vésical (voir
page 618) qui permet de bien étaler la vessie et de voir les orifices
urétéraux.

Si l'on veut découvrir la **portion intravésicale** de l'uretère, on peut
inciser le bord supérieur de l'orifice urétéral, en haut et en dehors, suivant la direction oblique du conduit. Pour aborder la **portion juxtavésicale** de l'uretère, il convient de commencer par placer une sonde dans
l'intérieur de ce conduit ; on incise ensuite la paroi vésicale, au-dessus
de l'uretère, en dirigeant l'incision en haut et en dehors. La paroi
vésicale étant incisée, on trouve facilement, en dehors, l'uretère bien
repéré par la sonde. Dans une opération ainsi conduite, le chirurgien
doit se rappeler que la longueur de la portion juxtavésicale de l'uretère
non recouverte par le péritoine n'est que de deux centimètres, mais
on peut, à ce niveau, repousser facilement la séreuse avec les doigts.
(Voir page 634, tumeurs de la vessie.)

Voie paravésicale. — Dans certaines extirpations de tumeurs de la
vessie, ayant envahi la partie inférieure de l'uretère, on peut, avec
avantage, suivre la voie paravésicale, pour trouver le conduit, en
dehors de la paroi vésicale, près de sa partie terminale. Je me contente
de signaler ici cette opération, qui sera décrite en détail, page 625.

II. — VOIE TRANSPÉRITONÉALE

On peut aborder l'uretère à travers le péritoine dans sa portion lombaire et dans sa partie pelvienne.

A. — Uretère lombaire.

En étudiant l'anatomie de l'uretère, nous avons exposé les raisons qui empêchent de bien opérer sur la portion lombaire de ce conduit, lorsqu'on l'aborde à travers le péritoine. L'uretère n'est facilement accessible qu'en haut, près du rein; plus bas, jusqu'au détroit supérieur, les vaisseaux coliques laissent, entre eux, trop peu d'espace, pour qu'on puisse opérer à l'aise.

On atteint beaucoup plus aisément l'uretère, dans sa partie lombaire, par la voie extra-péritonéale, que j'ai suivie dans tous les cas; aussi je ne décrirai pas, en détail, l'opération transpéritonéale.

Manuel opératoire. — Le malade étant placé en position inclinée, on fait une laparotomie latérale, sur le bord externe du muscle droit. On refoule, en dedans, l'intestin grêle, qui est maintenu par des compresses et le côlon en dehors (côlon ascendant à droite, descendant à gauche) pour bien étaler le feuillet interne vasculaire du méso-côlon et voir nettement les vaisseaux coliques, dont la direction est transversale. On peut voir, en outre, du côté droit, l'artère iléo-cæcale, obliquement dirigée en bas et en dehors. A gauche, la veine mésentérique inférieure longe l'uretère.

Choisissant, entre deux vaisseaux, un espace avasculaire, on incise longitudinalement le méso-côlon au-devant de l'uretère que l'on cherche à sentir sur le psoas, en arrière du feuillet péritonéal. On repère, avec des pinces, les lèvres de l'ouverture du méso-côlon, et on isole l'uretère avec la sonde cannelée.

B. — Uretère pelvien.

Je suis presque toujours la voie extra-péritonéale pour la découverte de l'uretère pelvien, non seulement parce que la septicité fréquente des lésions la rend moins dangereuse, mais encore parce que l'opération est plus aisée.

Chez la femme, en particulier, l'artère utérine, qui croise la face antérieure de l'uretère, ne gêne pas plus pour opérer en dehors que pour opérer à travers le péritoine. Au contraire, l'ovaire empêche de suivre l'uretère pelvien dans toute son étendue, lorsqu'on intervient par la voie transpéritonéale, et, pour bien opérer, il est nécessaire de l'extirper, avant de dégager l'uretère.

Lorsqu'on pratique l'opération de greffe vésicale de l'uretère chez des malades dont les annexes et l'utérus ont été extirpés dans une opération antérieure (cas fréquent), la recherche de l'uretère, à travers le péritoine se trouve facilitée par l'absence de ces organes, et aussi très souvent parce que, dans ces cas, le conduit est dilaté.

Il est exceptionnel qu'on aille à la recherche de l'uretère, dans la cavité pelvienne elle-même; dans l'opération à travers le péritoine, on va d'abord trouver l'uretère là où il est le plus accessible, au moment de son entrée dans le bassin, et on le suit ensuite, de haut en bas. Habituellement, on ne veut opérer que sur un seul uretère; rarement on voudra isoler, à la fois, les deux conduits droit et gauche.

Les rapports de l'uretère, différents à droite et à gauche, exigent, dans certains cas, des manœuvres différentes; je décrirai rapidement la recherche de chaque uretère, la manière d'isoler un seul ou les deux conduits.

Uretère droit. — Le malade est placé en position inclinée ordinaire, comme pour une laparotomie sous-ombilicale et la paroi abdominale incisée du pubis jusque près de l'ombilic. Les anses intestinales sont refoulées en haut, avec de larges compresses, qui isolent le champ opératoire, en dégageant le bassin. Dans le bas de la plaie, on place un large écarteur de Doyen. Les choses ainsi disposées, on procède à la recherche méthodique de l'uretère.

Sur la ligne médiane, on voit facilement la saillie du promontoire, et, à 3 centimètres et demi en dehors de la ligne médiane, la bifurcation de l'artère iliaque primitive, dont les battements sont facilement sentis; à un centimètre plus en dehors, sur l'artère iliaque externe, se trouve l'uretère, qui croise obliquement les vaisseaux, de dehors en dedans. On peut parfois sentir le cordon urétéral avec le doigt ou, lorsqu'il est dilaté, voir la saillie qu'il forme. Parfois encore, au-dessous du péritoine, on devine, plus qu'on ne voit, les vaisseaux spermatiques qui, à ce niveau, sont en dehors de l'uretère.

Le point de repère principal est l'artère iliaque externe, dont on sent les battements, l'incision du péritoine doit être verticale, située à 4 centimètres et demi de la ligne médiane. A l'aide d'une pince et de la sonde cannelée, on isole l'uretère, avec ménagement, pour ne pas blesser la veine iliaque, située en dedans de l'artère; dans ce but, et pour mieux trouver l'uretère, on le cherchera sur la face profonde de la lèvre interne de l'incision péritonéale.

Uretère gauche. — Pour inciser le feuillet péritonéal qui recouvre l'uretère gauche, au niveau et en dehors du promontoire, il faut soulever le côlon avec son méso. Lorsque le méso-côlon a une insertion haute, ou même lorsqu'il s'insère bas, s'il est long, on peut aisément le soulever, voir la fossette sigmoïde et l'inciser, pour trouver l'uretère

sur les vaisseaux iliaques, comme il a été dit à propos de l'uretère droit.
La seule remarque à faire, dans ces cas, est que l'uretère gauche croise
l'iliaque primitive, tandis que l'uretère droit croise l'iliaque externe.

Lorsque le côlon pelvien ne peut être relevé, on doit, avant d'ar
river à l'uretère, traverser les deux feuillets péritonéaux qui le forment
et inciser ensuite le péritoine de la fossette sigmoïde; à droite, on n'au
rait qu'à traverser ce dernier. (Voir page 362 et suivantes et figures 160
et 161.)

On fera d'abord une incision verticale de 5 à 6 centimètres sur le
feuillet supérieur du méso-côlon, et, passant ensuite entre deux vais
seaux, on incisera son feuillet postérieur; écartant alors les deux
feuillets du méso-côlon incisés, on incisera au-dessous d'eux, à 4 cen
timètres et demi de la ligne médiane, le péritoine pariétal qui recouvre
l'uretère.

Dégagement de l'uretère pelvien. — **Chez l'homme,** lorsque
l'uretère a été trouvé au niveau du détroit supérieur, on fait passer
sous lui un fil qui tend le conduit; il est facile ensuite de suivre l'ure
tère de haut en bas, en incisant le péritoine, dans l'étendue nécessaire
pour dégager le conduit, aussi loin qu'on le désire.

Chez la femme, lorsque les annexes ont été enlevées dans une
opération antérieure, on procède comme chez l'homme. Lorsque les
organes génitaux internes existent, il vaut mieux commencer par pra
tiquer la castration et agrandir ensuite la plaie péritonéale, qui en
résulte, du côté du détroit supérieur; on va ensuite à la recherche de
l'uretère, au niveau où il croise les vaisseaux iliaques. On peut ainsi
suivre le conduit de haut en bas, jusqu'au point où l'artère utérine le
croise en avant et, suivant les cas, écarter les vaisseaux utérins ou les
sectionner entre deux pinces.

Dans l'un et l'autre sexe, lorsque l'opération urétérale est terminée,
on reconstitue le péritoine pelvien par un surjet au catgut 00.

Découverte simultanée des deux uretères.

On peut découvrir, en même temps, les deux uretères par une incision
longitudinale, médiane, longue de 5 centimètres, pratiquée au niveau
du promontoire. Nous décrirons l'opération à propos de la greffe d'un
uretère dans celui du côté opposé. (Voir page 478.)

Dans quelle étendue l'uretère peut-il être libéré sans danger de nécrose du conduit?

Avant de décrire les différentes opérations qui se pratiquent sur
l'uretère, il est indispensable de dire ce que l'expérience a démontré, au

point de vue de la nutrition de l'uretère, lorsqu'il a été isolé des parties voisines.

Nous avons vu, en étudiant l'anatomie de l'uretère, les sources multiples des artères qui l'irriguent. Le chirurgien doit savoir que la nutrition des parois du conduit est surtout assurée par les branches artérielles qui l'abordent en haut près du bassinet et qui se continuent dans ses parois, jusqu'auprès de la vessie : ces vaisseaux suffisent presque seuls à assurer sa vitalité. L'extrémité inférieure de l'uretère est surtout nourrie par les branches des artères vésicales, des hypogastriques et des spermatiques.

Chez l'homme, on a souvent pu isoler l'uretère, dans une étendue considérable, sans qu'on ait observé des phénomènes de nécrose ; Chrobak, Mikulicz, Taufer, Kelly, moi-même, nous avons isolé ce conduit, à plusieurs reprises, dans une étendue de 10 à 15 centimètres ; Durante a pu l'isoler complètement, de la vessie au bassinet, lors de l'extirpation d'une tumeur kystique de l'ovaire, sans que l'uretère ait souffert.

Expérimentalement, Margarucci a pu isoler, sur dix chiens, tout l'uretère, du bassinet à la vessie, sans observer des phénomènes de nécrose.

Malgré ces faits, une certaine prudence est recommandable : Monari a montré expérimentalement que si, chez le chien, on isole l'uretère de sa gaine conjonctive dans l'étendue de 10 à 12 centimètres, il faut, pour éviter la nécrose, le replacer dans la couche graisseuse rétropéritonéale. Chez l'homme, lorsqu'on isole l'extrémité inférieure de l'uretère, dans une étendue de 10 centimètres, et qu'on invagine dans la vessie ou dans l'intestin deux à trois centimètres de conduit, on peut observer la nécrose, avec désunion de la plaie (un cas).

Il est d'ailleurs d'observation courante que le bout d'uretère invaginé dans la vessie ou dans l'intestin disparaît par la suite : les expériences sur les animaux, les examens cytoscopiques chez l'homme, les autopsies ont démontré que, quelque temps après l'anastomose, on ne trouve plus, à la place de la portion invaginée, qu'un simple orifice ou un monticule peu développé.

De même, lorsqu'on fixe l'uretère à la peau des lombes, laissant pendre en dehors l'uretère, une partie du conduit se sphacèle et il ne reste qu'un moignon qui se recouvre d'épiderme.

En résumé, on peut sans grand danger isoler l'uretère, sans le raser de trop près, lorsque les vaisseaux qui l'abordent à ses deux extrémités, surtout les supérieurs, sont respectés ; dans ces conditions on peut même isoler tout l'uretère. Lorsqu'on isole la partie inférieure de l'uretère sectionné, il importe de conserver le plus possible de vaisseaux. Il faut savoir enfin que les portions d'uretère invaginées dans la vessie ou dans l'intestin s'atrophient à la longue.

III

LIBÉRATION EXTERNE DE L'URETÈRE
ET URÉTÉROTOMIE

J'ai nommé **libération externe de l'uretère** une opération que j'
pratiquée pour la première fois, en 1902, et qui consiste à dégag
l'uretère des brides et des masses fibreuses qui l'entourent, dans l
cas de périurétérite. Ces lésions périurétérales sont suffisantes po
gêner le cours de l'urine, en déviant, plus ou moins, ce conduit q
reprend sa direction et son calibre normaux, lorsqu'il est libéré.

L'**urétérotomie** est l'opération qui consiste à inciser l'uretère : o
peut la pratiquer dans un but d'exploration ou au niveau d'un rétr
cissement qu'on sectionne. On peut faire la section de dedans e
dehors (urétérotomie interne) ou de dehors en dedans (urétérotomi
externe).

La clinique ne nous permet pas de différencier les obstacles au cou
de l'urine dus à l'urétérite rétrécissante de ceux qui sont uniquemer
sous la dépendance des lésions périurétérales, c'est dire que, en con
mençant l'opération destinée à faire disparaître l'obstacle au cours de
urines, le chirurgien ne peut prévoir si l'opération qu'il devra prati
quer sera l'urétérotomie ou la libération simple. De ce fait, découl
l'étude simultanée des deux opérations.

Au point de vue anatomique, les lésions inflammatoires qui commar
dent l'une ou l'autre intervention sont souvent concomitantes et, e
tout cas, assez voisines, pour qu'il y ait utilité à les étudier de con
cert.

Anatomie pathologique chirurgicale des périurétérites e
des rétrécissements inflammatoires de l'uretère.

Il me semble nécessaire d'établir aujourd'hui une distinction trè
nette entre les **rétrécissements vrais** de l'uretère, consécutifs à l'in
flammation des parois du conduit avec diminution de son calibre et le
périurétérites qui gênent le cours des urines sans sténose réelle de l'ure
tère. Que l'uretère soit réellement rétréci ou que l'inflammation périu
rétérale l'enserre dans une gangue inflammatoire et le dévie brusque
ment de son cours normal, le résultat fonctionnel est le même : l'urin
ne pouvant plus s'écouler facilement, il y a rétention urétéro-rénale
Au point de vue pathogénique, les lésions sont absolument dissem

blables et, thérapeutiquement, elles doivent être différemment traitées.

J'ai démontré, en effet, par deux observations, publiées en 1904, que
la libération externe simple de l'uretère, sans urétérotomie, peut suffire à lever complètement et définitivement l'obstacle urétéral lorsqu'il
n'est dû qu'à la périurétérite. L'observation d'une troisième malade que
j'ai opérée, en février 1907, avec plein succès, est venue confirmer
mes premiers résultats. Lorsque le rétrécissement de l'uretère, par
inflammation de ses parois, est la cause de l'obstacle au cours de
l'urine, l'urétérotomie s'impose.

1° *Périurétérites sténosantes*. — En étudiant les rétentions rénales, nous avons montré que, dans un très grand nombre de cas, l'ouverture de l'uretère dans le bassinet est normale et que, dans toute sa
longueur, l'uretère ne présente pas de diminution de calibre : dans
ces cas, la gêne dans l'écoulement de l'urine est due à des lésions de
périurétérite, souvent légère, qui fixent la partie supérieure de l'uretère, tordue ou coudée, empêchant ainsi le libre écoulement de l'urine.

Parfois, ce ne sont que de simples brides celluleuses, faciles à déchirer
avec le doigt, qui fixent l'uretère ; d'autres fois, ce sont des tractus
fibreux, plus épais, qu'il est nécessaire de couper ; parfois encore, une
masse inflammatoire épaisse englobe l'uretère et le fixe au bassinet, si
étroitement qu'on ne pourrait l'en séparer.

Je noterai ici que, souvent, même dans des cas simples où les brides
qui fixent l'uretère peuvent être facilement détruites, on arrive aisément à redresser le conduit ; mais, dès qu'on ne le soutient plus, il
reprend la même position défectueuse qu'il avait avant la destruction
des brides qui le fixaient. Nous dirons les conséquences opératoires de
cette disposition anatomique.

Les lésions de périurétérite peuvent s'observer dans toute la longueur
de l'uretère, notamment dans la portion pelvienne et, plus particulièrement, chez la femme.

J'ai décrit deux cas de rétention urétéro-rénale[1] déterminés par une
masse inflammatoire très considérable, développée autour de la portion
pelvienne de l'uretère : dans ces deux cas, l'uretère était englobé dans
le tissu inflammatoire et présentait des parois épaissies, mais il avait
conservé son calibre. Il m'a suffi de libérer l'uretère pour guérir les
malades.

Chez une autre malade, opérée en février 1907, des lésions semblables de périurétérite fixaient l'uretère flexueux, au niveau de la partie
inférieure de la portion lombaire, sans que la lumière du conduit fût
diminuée.

Ces périurétérites peuvent être consécutives à une lésion inflamma-

1. ALBARRAN. *Assoc. franc. d'Urologie*, 1905.

toire des organes pelviens ou à des opérations gynécologiques. Elles peuvent aussi être secondaires à des lésions urétérales. On comprend que, même dans les cas de périurétérite sans lésion primitive de l'uretère, les parois de ce conduit, secondairement enflammées, puissent donner lieu à des rétrécissements vrais, avec sténose du conduit.

2° **Les *rétrécissements vrais*** de l'uretère peuvent être dus à des plaies, à l'inflammation, à des néoplasmes. Les plaies de l'uretère sont étudiées page 410 et les néoplasmes page 495.

La cause la plus connue des rétrécissements urétéraux est la **lithiase.** Dans certains cas, le calcul a traumatisé l'uretère en passant, et la lésion qu'il a déterminée aboutit à l'inflammation et au rétrécissement. Plus souvent, le calcul s'arrête en un point quelconque de l'uretère et grossit sur place, cependant que les lésions inflammatoires évoluent à son niveau et au-dessous, donnant naissance à un rétrécissement qui peut aller jusqu'à l'oblitération complète du conduit. Dans ces cas, à la sténose vraie du conduit s'ajoute un degré plus ou moins marqué de périurétérite.

Le rétrécissement de l'uretère par **urétérite simple** s'observe encore fréquemment dans les urétérites chroniques. L'uretère, dans ces cas, bien étudiés par Hallé, est modifié dans sa longueur, dans sa direction et dans son calibre. Ces modifications se ramènent à deux types principaux, suivant qu'il s'agit d'urétérite avec ou sans dilatation.

Dans l'**urétérite avec dilatation**, l'uretère est généralement allongé et sinueux. Il présente des parties dilatées, pouvant acquérir le volume d'une noix, limitées par des parois amincies et flasques, et séparées par des rétrécissements valvulaires, surtout accusés aux deux extrémités du conduit. La muqueuse est épaisse ou amincie, généralement tomenteuse, ecchymosée, parsemée d'érosions. L'épithélium a souvent disparu et la muqueuse est transformée en un tissu embryonnaire, très vasculaire; la couche musculaire est plus ou moins infiltrée.

Dans l'**urétérite sans dilatation** ou scléreuse, les lésions de périurétérite prédominent. L'uretère est raccourci, souvent rétréci, englobé dans une induration fibreuse, sur une grande partie de sa longueur. Ses parois sont épaissies et presque entièrement formées par du tissu conjonctif inodulaire, qui remplace à la fois la muqueuse et la musculeuse.

Lésions secondaires du rein et de l'uretère. — Le chirurgien qui opère dans un cas de rétrécissement de l'uretère, avec ou sans périurétérite, doit avoir bien présentes à l'esprit les lésions secondaires du rein et de la partie supérieure de l'uretère, consécutives à l'obstacle au cours de l'urine.

Ce sont des lésions banales de rétention rénale septique ou aseptique, avec formation d'une poche pyélo-rénale; ce sont encore des coudures secondaires de la partie supérieure de l'uretère qui, une fois produites, peuvent devenir fixes et être, à leur tour, cause efficiente de rétention rénale. Dans toute opération pratiquée pour un obstacle au cours de l'urine, siégeant loin du rein, il faudra penser à la possibilité de ces lésions secondaires; l'opération devra être conduite de manière a pouvoir les diagnostiquer avec certitude et à pouvoir leur appliquer le traitement approprié. En négligeant ces précautions, on s'exposerait, après avoir levé un obstacle urétéral, à laisser subsister plus haut, près du rein, une autre cause de gêne à l'écoulement de l'urine.

1° Manuel opératoire de la libération externe de l'uretère

On ne saurait faire le diagnostic différentiel entre le rétrécissement vrai de l'uretère, avec diminution de calibre du conduit et l'obstacle au cours de l'urine dû à la périurétérite. Ce n'est qu'au cours de l'opération que le chirurgien pourra décider de l'opportunité de la libération externe de l'uretère ou de l'urétérotomie.

Le manuel opératoire varie suivant que l'obstacle au cours de l'urine se trouve près du rein, dans la partie haute de l'uretère ou loin du rein, au-dessous du détroit supérieur. On connaît déjà, par l'exploration antérieure, le siège du rétrécissement et on le précise, immédiatement avant l'opération, en introduisant dans l'uretère, par le cathétérisme cystoscopique, une sonde urétérale n° 6, qu'on laisse en place, en la fixant aux poils du pubis.

A. — LES LÉSIONS SIEGENT PRÈS DU REIN, DANS LA PORTION LOMBAIRE DE L'URETERE

Le malade est placé sur le côté, comme pour toute intervention par la voie lombaire, et on exécute les premiers temps de l'opération, comme dans un cas ordinaire de rétention rénale (voir page 84). On aura soin de pratiquer une longue incision de la paroi lombaire, afin de pouvoir manœuvrer à l'aise.

Arrivé sur le rein, on pratiquera la décortication méthodique de ce viscère, en le dépouillant de la graisse qui l'entoure, de manière à le libérer complètement, toutes les fois que cette décortication est aisée; on aura ainsi plus de facilité pour les manœuvres ultérieures. Lorsque la rétention n'est pas très volumineuse, lorsque surtout elle est peu ou pas infectée, cette décortication se fait facilement. Si, le rein étant peu volumineux, on constate l'existence d'adhérences solides, fixant sa partie supérieure, on peut se contenter de libérer la moitié inférieure de l'organe, se réservant de décortiquer plus tard sa partie supérieure

si c'est nécessaire. Si enfin le rein est volumineux et encombre
champ opératoire et si la décortication de sa moitié inférieure est ti
pénible, on peut inciser de suite le rein et décortiquer complèteme
toute cette moitié inférieure, en se guidant, avec l'index de la ma
gauche, introduit dans l'intérieur de la poche pyélorénale.

Recherche de l'uretère. — Après avoir décortiqué le rein, il fa
dra trouver l'uretère et reconnaître la nature de l'obstacle au cours
l'urine. Soulevant l'extrémité inférieure du rein de la main gauch
le chirurgien cherche à reconnaître l'uretère, à quelques centimètr
au-dessous du rein, plus par le toucher que par la vue : dans les c
difficiles, lorsqu'on ne peut trouver le conduit, il faut aller le cherch
au niveau du point où s'est arrêtée la sonde urétérale, dont on se
aisément le relief avec le doigt. Quel que soit le point où l'on a trou
l'uretère, on passera au-dessous de lui une anse de fil avec un passe-
courbe, de manière à pouvoir l'attirer, dans un sens ou dans l'autr
suivant les besoins.

Inspection de l'uretère et libération externe. — On inspecte
l'uretère, en le suivant en haut, jusqu'à son insertion dans le bassine
en bas, jusqu'au-dessous du point rétréci. On dégagera l'uretère auta
que possible, avec les doigts, en détruisant les brides et le tissu fibre
qui peut l'enserrer; on défera les coudures qu'il peut présenter et e
se rendra bien compte de son mode d'insertion dans le bassinet.

Une précaution essentielle, pendant ce temps de l'opération, est e
s'assurer, lorsqu'on a défait des coudures, qu'elles ne se reproduise
pas et que l'uretère suit un trajet rectiligne lorsqu'on l'abandonne
lui-même. Certaines coudures se reproduisent avec une grande facilité
dans ce cas, il faut soulever le rein pour reconnaître dans quelle positi
il faudra plus tard le fixer, pour que la coudure disparaisse; au besoi
dans ce but, on décortiquera le rein plus complètement si on ne l'a p
fait dès le début de l'opération.

Constater que le calibre intérieur de l'uretère est conservé. —
Dans les cas de périurétérite, sans rétrécissement vrai de l'uretère,
libération externe du conduit suffit à rétablir complètement son calib
intérieur, mais le chirurgien ne pourra avoir la certitude nécessai
qu'en pratiquant le cathétérisme du conduit avec une sonde de calib
suffisant, n° 13 ou 14. Or, ce cathétérisme nécessite l'incision du rei
du bassinet ou de l'uretère parce que, par le cathétérisme cystoscopiqu
on ne peut introduire une sonde d'assez gros calibre.

Lorsque la poche rénale a déjà été ouverte dans le cours de l'op
ration, lorsqu'elle est volumineuse ou lorsque, pour une raison que
conque, on reconnaît l'utilité d'une opération plastique urétéro-rénal
on se servira de l'ouverture de la néphrostomie pour introduire dire
tement, de haut en bas, la sonde urétérale. Suivant les cas, on guidera

sonde, avec le doigt, introduit dans la poche ou on l'introduira directement, *de visu*, dans l'orifice de l'uretère.

Lorsque le rein est bien conservé et que le bassinet paraît peu développé, on préférera l'incision directe de l'uretère. On incisera ce conduit,
à l'endroit même où siégeait l'obstacle si, à ce niveau, le conduit paraît
induré, pratiquant ainsi l'urétérotomie externe. Si, au contraire, l'uretère paraît souple et libre, si la libération externe paraît avoir suffi à
supprimer l'obstacle, on pratiquera une petite incision de l'uretère
plus haut, à quelques centimètres au-dessous du rein, dans la partie la
plus accessible et la plus saine du conduit.

Lorsque, par un des procédés que nous venons de décrire, on aura
introduit une sonde dans l'uretère, on s'assurera que cette sonde, dont
le calibre sera au moins un n° 13, peut parcourir complètement et
librement l'uretère : en haut, elle doit pouvoir pénétrer dans le bassinet, en bas, dans la vessie.

***Placer la sonde urétérale à demeure, fermer la plaie urété-
rale ou rénale***. — La sonde urétérale sera mise en place, pour rester
à demeure : son extrémité supérieure pénétrera dans le bassinet, tandis
qu'on fera sortir l'autre bout de la sonde par le méat, en suivant la
technique indiquée page 380. On procédera ensuite à la fermeture de
la plaie pratiquée pour introduire la sonde. Si on a incisé l'uretère,
on fera deux ou trois points de suture non perforants, au catgut
double 0. Si le rein a été ouvert, on fermera la plaie rénale, comme
il a été dit à propos des opérations plastiques, page 213, en laissant un
orifice pour un drain, qui sortira par la plaie lombaire.

Variante. — On peut modifier, dans certains cas, la technique opératoire et ne pas ouvrir l'uretère pour le cathétériser. Cette manière
de procéder peut être employée, lorsque la libération externe de l'uretère a permis de redresser une coudure visible, en déchirant des brides
conjonctives et lorsque l'uretère apparaît souple et flexible.

Dans ces cas, on peut introduire un mandrin de petite dimension
dans la sonde urétérale mise au début de l'opération et la faire progresser jusque dans le bassinet. Il est indispensable de mettre le mandrin pour faire progresser la sonde : lorsque, par le cathétérisme cystoscopique, on met dans l'uretère une sonde souple, on peut la faire arriver
jusqu'au rein, parce que l'onglet du cystoscope lui sert de poulie de
renvoi; si on retire le cystoscope, on ne peut plus faire monter la sonde
qui se plie dans la vessie.

Lorsque la sonde a pénétré jusque dans le bassinet, il faut s'assurer que le liquide injecté dans le bassinet peut s'écouler librement. Dans ce but, on priera un aide d'injecter par la sonde urétérale
du liquide (solution de protargol ou de nitrate d'argent) dans le bassinet et on constatera que ce liquide s'écoule facilement dans la vessie,

le long de la sonde qui est de petit calibre : on vérifiera d'ailleurs que
lorsque la sonde est retirée, le bassinet se vide facilement. Dans les cas
que nous envisageons, il est en effet inutile de laisser la sonde urétérale
à demeure.

Fixer le rein en bonne position. — Avant de terminer l'opération
on s'assurera de la bonne position du rein et de l'uretère. Lorsque
l'insertion de l'uretère dans le bassinet ne se fera pas au point le plus
déclive, ou lorsque les coudures urétérales tendront à se reformer, on
fixera le rein en bonne position, par le procédé de néphropexie capsulaire décrit page 118, et, au besoin, par un ou deux points traversant
le parenchyme rénal.

Dans certains cas de dilatation du bassinet, avec conservation du
parenchyme rénal, il pourra être utile de faire, en même temps, une
pyéloplication. Dans d'autres cas encore, on pourra avoir recours, suivant les circonstances, à un des procédés décrits page 213, pour
remédier aux rétentions rénales.

Fermeture de la paroi. — Comme à l'ordinaire, la paroi lombaire
sera fermée, dans la partie inférieure de la plaie, par un plan musculaire et un plan cutané et on placera un drain juxta-urétéral. Sauf les
cas aseptiques, qui sont exceptionnels, il vaut mieux laisser une large
ouverture que de trop fermer.

B — LES LÉSIONS SIÈGENT DANS LA PORTION PELVIENNE DE L'URETÈRE

Toutes les fois qu'il s'agit d'une lésion urétérale ancienne, avec développement d'une rétention rénale d'un certain volume, si on reconnaît
que l'obstacle au cours de l'urine se trouve dans la portion pelvienne,
il faut se rappeler l'existence possible de lésions secondaires dans la
partie supérieure de l'uretère, qui impose l'exploration de cette partie
du conduit. Pour cette raison, on devra pratiquer une longue incision
permettant d'explorer l'uretère dans toute son étendue.

Découverte de l'uretère. — Une fine sonde urétérale ayant été introduite, aussi loin que possible, on placera le malade sur le dos, en position renversée, et on pratiquera la longue incision représentée figure 173,
pour arriver jusqu'à l'uretère, qu'on abordera par la voie extra-péritonéale, suivant les indications données page 384, franchement au-dessus du
détroit supérieur, dans la région lombaire. D'habitude, l'uretère gros,
dilaté, est d'une recherche facile : si on avait de la peine à le trouver,
on irait le chercher plus bas, au niveau du point où il croise les
vaisseaux iliaques.

Explorer la partie supérieure de l'uretère. — En suivant l'uretère
vers le haut, sans le décoller complètement, si cette manœuvre ne

'impose pas, on se rend compte de l'existence des lésions secondaires,
qui pourraient commander des manœuvres spéciales, urétéro-rénales.
S'il en existe, on agira sur le rein, à la fin de l'opération, après que
l'obstacle au cours de l'urine siégeant dans le bassin aura été supprimé.

Libération externe de l'uretère. — De haut en bas, on suit l'uretère
garni de sa sonde, en le libérant, avec les doigts, autant que possible,
avec la sonde cannelée ou même, au besoin, avec les ciseaux ; on dégage
ainsi le conduit des masses inflammatoires qui peuvent l'entourer et on
continue la libération plus bas que le point où siégeait l'obstacle, ce
qu'on reconnaîtra en sentant la sonde, introduite de bas en haut, au
début de l'opération qui aura été poussée aussi loin que possible.

Incision de l'uretère. — Bien au-dessus de l'obstacle, dans une partie facilement accessible de l'uretère, on saisit le conduit avec une
pince-arrêt (fig. 176), après avoir refoulé le liquide contenu dans son intérieur qui ne doit pas souiller
la plaie. Si on le peut, on videra l'uretère, en le pressant
entre les doigts, pour faire passer le liquide à travers la partie rétrécie vers la vessie. Si

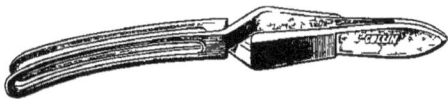

Fig 176

cette manœuvre ne réussit pas, on refoulera le liquide vers le rein et
on l'aspirera, en faisant une fine ponction, dans l'uretère. On pratiquera ensuite, dans la paroi urétérale, au-dessous de la pince-arrêt,
une incision longue de 1 centimètre destinée à laisser passer une sonde
urétérale n° 13, qu'on poussera, de haut en bas, jusqu'à ce qu'elle se
trouve arrêtée.

Cathétérisme rétrograde complet de l'uretère. — Lorsque l'uretère aura été bien libéré, on poussera la sonde n° 13 introduite par la
boutonnière urétérale et on constatera, dans les cas d'urétérite simple,
que cette sonde pénètre jusque dans la vessie, en poussant devant elle la
petite sonde qui avait été mise dans la portion inférieure de l'uretère.
Si, malgré la libération parfaite de l'uretère, la sonde s'arrête en un
point quelconque, il faudra penser que, à ce niveau, il existe un rétrécissement et il faudra inciser directement, en pratiquant l'urétérotomie (voir page 409).

Placer la sonde urétérale à demeure. — Par la manœuvre décrite
page 380, on saisit avec un petit lithotriteur l'extrémité vésicale de la
sonde qu'on a poussé dans la vessie et on la fait sortir par le méat. On
met ensuite en place l'extrémité rénale de la sonde, en la poussant, de
bas en haut, jusque dans le bassinet.

Fermer la plaie urétérale. — La boutonnière urétérale est ensuite
fermée, par deux points de catgut double 0, non perforants.

Si l'inspection de la partie supérieure de l'uretère et du bassinet

montre qu'il n'existe pas de lésions secondaires de ce côté, on finir
l'opération en fermant partiellement la paroi et en laissant un drainag
juxta-urétéral au niveau du décollement périurétéral. Si les circonstance
l'exigent, on agira sur le rein par néphropexie simple ou par une de
opérations décrites page 213.

Accidents et difficultés pendant l'opération.

On n'a pu placer avant l'opération une sonde urétérale. — Lors
que, pour une cause quelconque, on n'a pu placer une sonde urétéral
immédiatement avant l'opération, on pourra avoir plus de difficultés
trouver l'uretère. On y arrivera pourtant sans grand'peine, si on a soi
de ne pas oublier les règles suivantes :

1° Faire une incision de la paroi assez large pour voir clairemen
toutes les parties de la plaie ;

2° En décollant le péritoine, ne pas détacher, en même temps, l'ure
tère qui a tendance à rester uni à la séreuse ; avoir surtout soin de n
pas cacher le conduit sous un écarteur ;

3° Se rappeler que l'uretère croise les vaisseaux iliaques en avant
passant, à droite, sur l'iliaque externe et, à gauche, sur l'iliaque pri
mitive.

Difficulté dans la libération externe. — Parfois, l'uretère s
trouve engainé dans une masse fibreuse si dense, qu'on ne peut le libé
rer qu'à grand'peine, en le sculptant, pour ainsi dire, avec les instru
ments. Le péritoine, lui-même, adhère fortement au conduit et peu
être blessé pendant la libération externe. Le mieux est de suivre de prè
l'uretère garni de la sonde qu'on a introduite par la boutonnière, d
haut en bas. Si le péritoine est ouvert, on pratiquera un fin surget a
catgut double 0, sur la séreuse, avant de poursuivre la libération.

Craintes de gangrène de l'uretère. — Lorsque la dénudation es
très étendue, on pourrait craindre la gangrène de l'uretère. En réalité
cet accident n'a jamais été observé chez l'homme et l'expérienc
démontre qu'on peut libérer l'uretère sur une très grande longueu
sans avoir à craindre le sphacèle. L'expérimentation démontr
d'ailleurs le même fait. En réalité, les deux principales sources vas
culaires de l'uretère, la supérieure et l'inférieure sont toujour
respectées et il suffit de ne pas raser de trop près la tunique celluleus
du conduit, pour conserver la vitalité de ses parois.

Difficulté d'explorer la partie supérieure de l'uretère. — Lors
que, opérant pour un obstacle situé dans le petit bassin, on fait la
longue incision abdomino-inguinale que je recommande, il faut avoi
soin que la partie haute de l'incision se dirige obliquement en arrière
Si cette partie de l'incision est trop antérieure, le côlon repousse le péri

toine et gêne l'exploration de la partie supérieure de l'uretère. Dans ce temps de l'opération, il y a utilité à placer sur le bord antérieur de la plaie un large écarteur, pour refouler la masse intestinale recouverte par le péritoine.

Soins post-opératoires.

Les soins post-opératoires sont les mêmes qu'en cas d'opération plastique urétéro-rénale. Le drain pariétal sera retiré le troisième jour ; la sonde urétérale devra rester en place assez longtemps, pour que l'uretère conserve la bonne position qu'on lui a donnée — de 10 à 15 jours. On pourra faire, avec avantage, des lavages journaliers du rein, par la sonde urétérale : on emploira la solution de protargol à 4 pour 1000 ou celle de nitrate d'argent à 1 pour 1000, si l'urine est infectée : une solution plus faible de protargol si l'urine est claire. Les fils cutanés seront enlevés le 10° jour. Le malade restera couché pendant 3 semaines et portera une ceinture serrée pendant deux mois.

Accidents post-opératoires

Lorsque **la sonde urétérale ne fonctionne pas bien** malgré les lavages, il faut essayer de la déboucher à l'aide du mandrin comme il a été dit page 381. Au besoin, on la changera sur mandrin, et si on ne peut réussir à introduire assez loin le mandrin, on retirera la sonde. Si l'écoulement de l'urine par l'uretère ne se fait pas dans de bonnes conditions, après l'enlèvement de la sonde, on placera une nouvelle sonde par le cathétérisme cystoscopique. Ce cathétérisme cystoscopique trouve son indication : 1° lorsqu'il a été laissé une fistule lombaire pour l'écoulement de l'urine, si la fermeture du rein se fait attendre; 2° dans les cas où le rein n'a pas été ouvert lorsque des phénomènes de douleur, ou même de fièvre, indiquent la rétention d'urine dans le bassinet.

Après toute opération sur l'uretère, nécessitant une large incision de la paroi abdominale, **il faut craindre l'éventration** : aussi convient-il de bien serrer le bandage de corps pendant la cicatrisation de la plaie et de faire porter une ceinture pendant deux mois.

2° Manuel opératoire de l'urétérotomie.

Comme celle de l'urètre, l'incision de l'uretère peut être faite de dehors en dedans, urétérotomie externe, ou de dedans en dehors, urétérotomie interne. Cette dernière opération n'a été pratiquée, à ma connaissance, que par moi-même.

URÉTÉROTOMIE EXTERNE

L'*urétérotomie externe* est pratiquée dans un but d'exploration, pour inciser un rétrécissement ou pour enlever un calcul arrêté dans l'uretère. Nous décrirons, dans un chapitre spécial, l'urétérotomie pour calcul ou urétérolithotomie.

Urétérotomie exploratrice.

Dans certains cas de rétention rénale, il peut y avoir intérêt à inciser l'uretère pour cathétériser ce conduit de bas en haut : de même, il peut être indiqué d'explorer toute la partie inférieure de l'uretère à la faveur d'une incision, pratiquée en un point quelconque de son étendue.

Dans ces cas d'urétérotomie exploratrice. l'opération se trouve souvent facilitée par la largeur plus grande du conduit et l'épaississement de ses parois.

L'opération est d'une grande simplicité. On trouve d'abord l'uretère suivant les règles données page 381. Le conduit est isolé, sans le dépouiller de trop près, au niveau du point choisi pour l'incision et on passe au-dessous de lui, une compresse pour isoler le champ opératoire. Avant d'inciser l'uretère, on prie un aide de le comprimer entre ses doigts ou mieux, on exerce cette compression, à l'aide de la petite pince à pression que j'ai fait construire dans ce but (fig. 176).

Quand on a pris ainsi ses précautions contre l'écoulement de l'urine dans la plaie, on incise longitudinalement l'uretère sur une étendue de 10 à 15 millimètres : l'incision est faite couche par couche, pour bien voir la muqueuse urétérale incisée et ne pas traverser le conduit de part en part.

L'exploration qu'on devait pratiquer étant finie, on suture la plaie urétérale, à l'aide de deux ou trois points séparés, avec du catgut double 0 : ces points, non perforants, seront faits avec une aiguille intestinale fine. Je crois inutile et nuisible de faire, comme on l'a recommandé, des points de renfort avec le tissu cellulaire péri-urétéral. Inutile parce que la simple suture longitudinale suffit à la bonne réussite ; nuisible, parce que l'induration trop forte provoquée par la cicatrisation peut déterminer un rétrécissement ultérieur du conduit.

Urétérotomie dans les rétrécissements [1].

Le plus souvent l'urétérotomie pour rétrécissement est pratiquée au niveau de *l'orifice supérieur de l'uretère* et l'incision de la partie rétré-

1 Voir l'*Anatomie pathologique*. p. 396.

cie se prolonge sur le bassinet : l'opération se confond ainsi avec l'uré-
téro-pyélotomie, décrite page 398. D'autre part, *le rétrécissement peut
siéger plus bas, dans la continuité même de l'uretère*, mais l'opération
est toujours conduite d'après le même principe : l'uretère est coupé en
long et l'incision faite est suturée dans le sens transversal, pour élargir
le calibre du canal, au niveau du point rétréci (fig. 177).

Les choses étant disposées, comme pour l'urétérotomie exploratrice,
une compresse passant au-dessous de
l'uretère et le cours des urines interrompu, on incise le conduit, au niveau
même du rétrécissement, en prolongeant l'incision, un peu au-dessus et au-
dessous. On suture ensuite l'uretère,
par des points non perforants, au catgut
double 0. Le premier point réunit l'angle
supérieur de la plaie à son angle inférieur; les points successifs adossent l'une
à l'autre les deux lèvres de la plaie transversale obtenue, lorsque le premier point
a été noué.

. Lorsque, au niveau du point incisé
l'uretère est très élargi, il est inutile de
faire la suture transversale de la plaie
longitudinale; dans ces cas, le rétrécis-

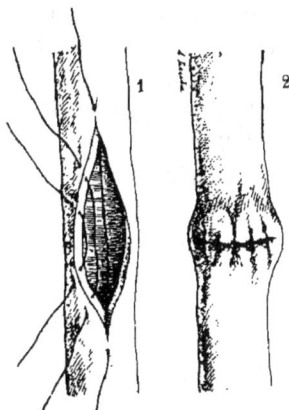

Fig. 177. — Urétérotomie externe.

1. Manière de passer les fils non perforants. — 2. Suture transversale finie.

sement ultérieur de l'uretère n'est pas à craindre et on peut se contenter de suturer la plaie en long.

On a beaucoup discuté sur l'utilité de la suture. Rolf Godlée et Cabot,
avec Weller van Hoeck, disent que les sections longitudinales de l'uretère
guérissent bien sans suture. En fait, ces auteurs ont réussi, chez
l'homme, à guérir de ces plaies urétérales en ne plaçant pas de sonde
urétérale et sans pratiquer de sutures. Mais la guérison, dans ces cas est
plus lente et il se forme souvent une fistule urétérale, longue à guérir ;
pour cette raison je crois la suture préférable dans les cas aseptiques,
Mais je crois aussi qu'il est nécessaire de prendre de grandes précautions, pour que la suture ne soit pas nuisible. Il est nécessaire que la
lumière du conduit ne se trouve pas rétrécie, lorsqu'on serre les fils de
suture et il faut encore que, par la suite, il ne se forme pas, au niveau
de la suture, un noyau induré permanent, capable de déterminer un
rétrécissement consécutif. C'est pour éviter la formation de ce noyau
cicatriciel que je me sers de très fins catguts et que je pratique un
nombre limité de points de suture : dans le but de protéger la plaie
urétérale contre le contact de l'urine et d'assurer le bon calibre de
l'uretère, je crois utile de laisser à demeure une sonde urétérale n° 12

ou 13 : cette sonde sera placée, comme il a été dit page 380, avant de pratiquer la suture du conduit.

Ainsi comprise l'urétérotomie externe pour rétrécissement de l'uretère comprend les temps opératoires suivants :

1° *Cathétérisme cystoscopique de l'uretère* pour introduire autant que possible une petite sonde n° 6 à bout arrondi ou conique ;

2° *Recherche de l'uretère ;*

3° *Isoler le conduit ;* placer un compresseur urétéral au-dessus du point rétréci pour interrompre le cours des urines ; placer une compresse au-dessous de l'uretère ;

4° *Incision en long de l'uretère rétréci ;*

5° *Mise en place de la sonde urétérale* à demeure ;

6° *Suture de la plaie urétérale ;*

7° *Drainage juxta-urétéral ;*

8° *Fermeture de la paroi abdominale.*

Pour les soins post-opératoires, voir page 405.

Urétérotomie dans les fistules urétérales.

Dans certains cas de fistule urétérale, le conduit est englobé dans une masse fibreuse, si épaisse et si adhérente, qu'on ne saurait songer à l'isoler convenablement pour l'inciser régulièrement et le suturer ensuite. Dans ces circonstances, voici comment j'ai agi avec plein succès. Après avoir placé une sonde urétérale par la vessie, j'ai largement incisé la paroi abdominale et je suis arrivé à l'uretère, en me guidant par le trajet fistuleux : l'uretère a été incisé sur la sonde et une sonde plus grosse mise à demeure, suivant mon procédé habituel (voir page 380). Le trajet fistuleux a été ensuite bien cureté, la plaie laissée ouverte et soigneusement pansée pour que la cicatrisation par réunion secondaire se fît du fond à la surface. Dans ce cas, la sonde à demeure doit être grosse, du n° 13 au 14 et rester en place jusqu'à complète cicatrisation de la plaie : on la changera, sur mandrin, suivant les besoins, tous les 8 jours en moyenne.

Urétérotomie dans les rétrécissements de l'orifice vésical de l'uretère.

Dans ces cas, on intervient directement sur l'orifice, par l'intérieur de la vessie, ouverte par la taille hypogastrique. Après avoir introduit un stylet recourbé ou une sonde fine dans l'intérieur de l'uretère, on incise le méat urétéral, suivant une direction oblique en haut et en dehors, dans l'étendue de 15 millimètres en coupant successivement la muqueuse et la musculeuse de la vessie, la musculeuse et la muqueuse de l'uretère. On réunit ensuite les deux muqueuses de l'uretère et de la vessie par trois points, au catgut double 0 ; un point supérieur est placé dans l'angle supérieur de la plaie ; un point antérieur et un postérieur complètent les sutures et laissent largement béant l'ouverture urétérale. On place ensuite une large sonde urétérale nº 14, qu'on fait sortir par l'urètre et on la laisse à demeure pendant huit jours. La plaie de la taille est fermée comme à l'ordinaire, voir page 576.

Kelly[1] a réussi, à l'aide de son tube cystoscopique, à guérir un rétrécissement de l'embouchure de l'uretère dans la vessie, en sectionnant cet orifice avec une longue et fine paire de ciseaux.

URÉTÉROTOMIE INTERNE

Lorsqu'on a affaire à un rétrécissement de la portion juxta-vésicale de l'uretère, il peut être indiqué d'inciser le rétrécissement de dedans en dehors. C'est ainsi, qu'ayant pratiqué chez un de mes malades l'urétérolithotomie, pour un calcul de la portion pelvienne de l'uretère, je reconnus l'existence d'un rétrécissement, siégeant au-dessous du calcul, dans la portion de l'uretère toute proche de la vessie. L'implantation vésicale de l'uretère n'était guère possible, le conduit ayant été incisé trop haut et je n'aurais guère pu inciser, de dehors en dedans, ce rétrécissement trop bas situé. Je pratiquai, avec succès, l'urétérotomie interne.

Manuel opératoire.

A travers l'incision de l'uretère, pratiquée au-dessus du point rétréci, on introduit, de haut en bas, et on fait pénétrer, jusque dans la vessie, un conducteur d'urétrotome, sur lequel on visse mon urétrotome simple (fig. 461, p. 899). L'extrémité de l'urétrotome qui porte la lame coupante, ayant à son tour pénétré dans la vessie, on ouvre la lame, jusqu'au nº 20 de la filière et la dirigeant en haut et en dehors, on la ramène ouverte pour sectionner le point rétréci. On fait pénétrer ensuite dans la vessie, de haut en bas, une sonde urétérale nº 14 et on la fait sortir par le méat, en saisissant sa pointe avec un lithotriteur fin ; l'extrémité supérieure de la sonde est mise dans la partie supérieure de l'uretère.

Les derniers temps de l'opération et les soins consécutifs sont les mêmes que dans le cas d'urétérotomie externe.

1. Howard Kelly. Two cases of stricture of the ureters. *The Australian Med. Gaz.* 21 janvier 1907.

IV

URÉTÉRORRAPHIE, URÉTÉRO-URÉTÉROSTOMIE

On entend par urétérorraphie la suture des bords d'une plaie urétérale qui n'intéresse pas toute la circonférence du conduit. Lorsque la
plaie a divisé l'uretère en deux portions, l'une périphérique, attenante
à la vessie, l'autre centrale, en continuité avec le rein, l'opération qui a
pour but de suturer les deux bouts de l'uretère prend le nom d'anastomose urétéro-urétérale ou d'urétéro-urétérostomie, que Kelly employa
le premier.

Anatomie chirurgicale des plaies et des fistules
urétérales consécutives.

Les plaies de l'uretère sont, le plus souvent, accidentellement déterminées pendant les opérations gynécologiques. Parfois, le chirurgien
a délibérément sectionné l'uretère, pour extirper des tumeurs qui l'en-
globaient.

On observe des plaies urétérales à la suite de l'hystérectomie vaginale, notamment en cas de cancer de l'utérus. Dans les opérations par
la voie abdominale, on peut couper l'uretère, sans le savoir, en différentes parties de son trajet. Dans l'hystérectomie totale pour cancer, le
siège de prédilection des blessures de l'uretère se trouve à la partie
inférieure, près de la vessie; lorsqu'on opère pour des tumeurs incluses
dans le ligament large, les adhérences exposent à blesser l'uretère dans
son trajet intraligamentaire; l'ablation des annexes a été souvent cause
de blessures siégeant plus haut, près du détroit supérieur. Dans tous
ces cas, la blessure est la conséquence de difficultés opératoires, tenant
aux adhérences; dans des cas plus rares, l'uretère a été déplacé par le
développement d'un fibrome; il peut se trouver au devant de la tumeur
et être coupé par mégarde.

Plus rarement, les plaies de l'uretère sont consécutives à un traumatisme accidentel. Les plaies de l'uretère peuvent être **longitudinales** et
dans ces cas, leurs bords restent en contact. Lorsque la plaie est **oblique**
ou **transversale** ses bords s'écartent et la plaie béante prend une forme
ovalaire. Lorsque l'uretère a été **complètement sectionné**, cas le plus
fréquent dans les opérations gynécologiques, les deux bouts du conduit s'écartent l'un de l'autre, mais cet écartement est toujours modéré
et les deux portions de l'uretère peuvent être facilement rapprochées

Dans certains cas, ce rapprochement des deux bouts n'est pas possible, soit parce que la plaie siège trop près de la vessie, soit parce qu'une partie trop considérable de l'uretère a été extirpée. Parfois encore, dans les sections complètes, l'opérateur n'a pu trouver le bout inférieur de l'uretère sectionné.

Toute plaie de l'uretère non suturée donne naissance à une fistule qui, dans certains cas, guérit spontanément, mais qui d'ordinaire persiste. Consécutivement, le rétrécissement cicatriciel, l'urétérite et la péri-urétérite déterminent des phénomènes de rétention urétéro-rénale infectée. La fistule ouverte dans le vagin ou dans la paroi abdominale antérieure, conduit le plus souvent, par un trajet direct, jusqu'au près de l'uretère : à ce niveau, le conduit se trouve englobé, dans une masse inflammatoire, dont il est parfois possible de le détacher dans toute son étendue ; plus souvent, on ne peut isoler que la portion du conduit située au-dessus de la fistule ; dans certains cas enfin, toute la portion pelvienne de l'uretère est englobée dans une masse inflammatoire, qui rend tout isolément impossible.

Au-dessus de la fistule, l'uretère est dilaté, parfois à un degré extrême ; ses parois sont d'ordinaire épaissies et enflammées. Le rein lui-même présente des lésions variées de rétention, presque toujours infectées. Au point de vue opératoire, l'infection habituelle de l'urine doit être toujours présente à l'esprit du chirurgien.

La portion de l'uretère intermédiaire à la fistule et à la vessie est habituellement perméable, jusqu'à un endroit très proche de la fistule, mais les parois de l'uretère sont habituellement épaissies, jusqu'au niveau de son embouchure vésicale.

Manuel opératoire de l'urétérorraphie

Lorsqu'on a constaté l'existence d'une plaie incomplète de l'uretère, l'opération comprend plusieurs temps.

1° *Arrêter le cours des urines*. — Pour empêcher la plaie d'être souillée par l'urine, il convient de comprimer doucement l'uretère au-dessus de la plaie, en se servant d'une pince, dont les mors sont garnis de tubes de caoutchouc ou d'une petite pince compresseur.

2° *Isolement de l'uretère*. — On isole ensuite l'uretère, dans une étendue suffisante pour travailler à l'aise. Pour ce faire, on utilise l'ouverture péritonéale, faite pendant l'opération, et, au besoin, on l'agrandira. Il ne faut pas craindre d'isoler l'uretère dans toute l'étendue nécessaire ; les multiples sources vasculaires du conduit assureront sa nutrition : en fait, je ne connais aucune observation de nécrose de l'uretère due à sa trop grande dénudation.

3° *Suture de l'uretère*. — La plaie urétérale étant bien exposée, on

la suturera avec du catgut double 0, à l'aide de fines aiguilles intes-
nales. Le mode de suture varie dans les plaies longitudinales, obliqu-
et transversales mais, quelle que soit la direction de la plaie, on fe-
toujours des points non perforants de manière à ne pas traverser
muqueuse urétérale avec les fils et on disposera les points de manière
ne pas rétrécir le calibre du conduit.

Dans les **plaies longitudinales**, lorsque l'uretère présente son calibr-
normal, on commencera par réunir les deux angles supérieur et inf-
rieur de la plaie et on placera ensuite un point de chaque côté. De cet-
manière, la plaie longitudinale est réunie transversalement et le calibr-
de l'uretère se trouve élargi à son niveau. Lorsque la plaie longitud-
nale se trouve sur un uretère antérieurement dilaté par de la rétentio-
urétéro-rénale, on peut se contenter d'adosser longitudinalement le-
bords de la plaie, parce que, dans ces cas, on n'a pas à craindre d-
rétrécissement ultérieur.

Dans les **plaies obliques ou transversales**, la suture directe des deu-
bouts donnerait lieu à la formation
dans l'intérieur de l'uretère, d'une sailli-
transversale, sorte de valvule qui dim-
nuerait le calibre. On évite cet inconvénient en procédant comme l'a indiqu-
Van Hook. On commence par faire sur l-
milieu de chacune des lèvres de la plai-
transversale une petite incision longitudinale longue de 5 à 6 millimètres; o-
réunit ensuite les deux angles supérieu-
et inférieur de ces deux petites plaie-
surajoutées et on continue ensuite à
réunir transversalement toute la plai-
(fig. 178).

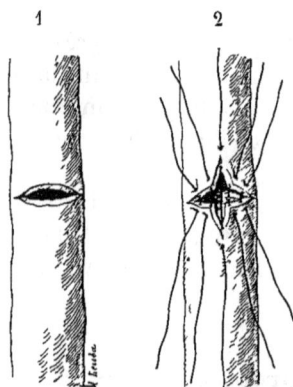

Fig. 178 — Suture d'une plaie transversale de l'uretère.

1. La ligne pointillée indique les deux
petites incisions longitudinales que
l'on fait tomber sur la plaie transversale — 2 Manière de placer les fils de
suture non perforants.

4° *Réunion du péritoine. Drainage*
— La plaie de l'uretère étant suturée, o-
réunit le péritoine au devant de l'uretère,
par un fin surjet au catgut double 0, e-
on draine, en plaçant le drain directe-
ment au-dessus de la portion suturée de l'uretère. Lorsque la plai-
urétérale se trouve près de la vessie, on pourra, après avoir reconstitué
le plancher péritonéal du bassin, drainer par le vagin.

Manuel opératoire de l'urétéro-urétérostomie.

La réunion des deux bouts de l'uretère sectionné fut pratiquée pour
la première fois en 1886 par Schopf([1]), qui sectionna accidentellement

1 Schopf. *Allg Wiener Med. Zeil.*, 1886.

l'uretère, en extirpant un kyste du ligament large; il sutura bout à bout
les deux portions de l'uretère. La malade mourut un mois et demi après
et on constata à l'autopsie que, au niveau du point suturé, l'uretère
était rétréci. En 1885, Tauffer([1]), dans un cas semblable, sutura, avec
succès, les deux bouts de l'uretère sectionné. Cette opération n'a été publiée qu'en 1894. En 1887 Poggi([2]) démontra expérimentalement les
excellents résultats qu'on obtient, en invaginant le bout supérieur de
l'uretère dans le bout inférieur préalablement dilaté. Bien d'autres procédés ont été imaginés depuis; je ne décrirai que ceux qui présentent
le plus de garanties et ont donné les meilleurs résultats chez l'homme.

Lorsqu'il s'agit de pratiquer l'urétéro-urétérostomie, le procédé doit
varier, suivant qu'il y a eu ou non perte de substance de l'uretère.
Lorsque l'uretère a été simplement sectionné, on peut employer les procédés d'invagination, qui font perdre quelques centimètres; si une partie
de l'uretère a été extirpée, on peut se voir dans la nécessité de faire la
suture directe bout à bout.

A) *L'uretère présente sa longueur normale.* — Dans ce cas, je
donne la préférence au procédé d'invagination de Poggi modifié. Après

avoir interrompu le cours des
urines, en plaçant, sur le bout
central de l'uretère, un compresseur à quelques centimètres au-
dessus de la plaie, on incise le
bout inférieur, dans l'étendue de
3 à 4 millimètres. Cette incision
a pour but d'élargir le bout périphérique de l'uretère, dans lequel
viendra s'invaginer le bout central;
elle a été indiquée par Boari et
vaut mieux que la dilatation avec
une pince recommandée par Poggi
(fig. 179).

On place, sur le bout central, un
fil en U de catgut double 0, à 5 millimètres de la section de l'uretère. Les deux extrémités du fil

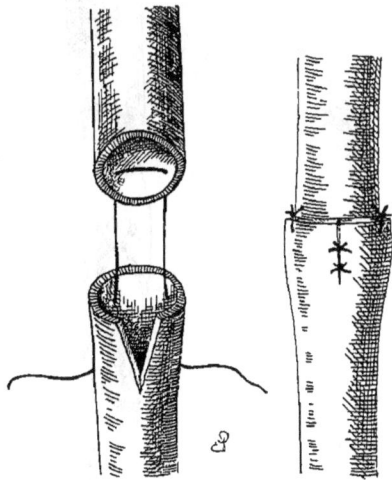

Fig 179 — Uretero ureterostomie par le
procede de Poggi, modifie par Boari

pénètrent dans le bout supérieur, de dehors en dedans, et traversent
ensuite, de dedans en dehors, le bout inférieur à 5 millimètres au-
dessous de sa section, à 2 millimètres au-dessous de l'extrémité de
l'incision d'élargissement et sur la paroi opposée à cette section. En
tirant sur les deux extrémités du fil, la portion centrale de l'uretère se

1. Tauffer. *Arch. f Gyn*, 1894, vol. 46.
2. Poggi *Riforma Medica* 1887

trouvera invaginée dans le bout périphérique. L'invagination est maintenue en suturant les deux bouts du fil sur la paroi externe du bout inférieur. Il reste à placer deux points de suture, pour fermer, au-dessus de la portion invaginée, la petite plaie du bout inférieur, en comprenant dans le dernier point la paroi externe du bout invaginé. Deux autres points latéraux fixent la tranche de la portion périphérique de l'uretère à la paroi de la partie invaginée.

Expérimentalement, Poggi a démontré que la portion invaginée finit par disparaître et que la continuité de l'uretère se rétablit sans diminution du calibre du conduit. Chez l'homme, les cas de d'Antona, Winslow, Mayo Robson, etc., ont démontré l'excellence du procédé.

Dans les cas que nous étudions maintenant, ceux dans lesquels toute la longueur de l'uretère a été conservée, on a encore employé avec succès le procédé de Van Hook, par invagination latérale et l'anastomose latérale des deux bouts. Ces deux procédés sont d'exécution plus difficile par le peu de largeur que présente l'uretère normal.

Dans le procédé de **Van Hook**([1]) (fig. 180) on lie le bout périphérique de l'uretère, près de la section, et on l'incise ensuite longitudinalement, au-dessous de la ligature, dans une étendue double du diamètre de l'uretère.

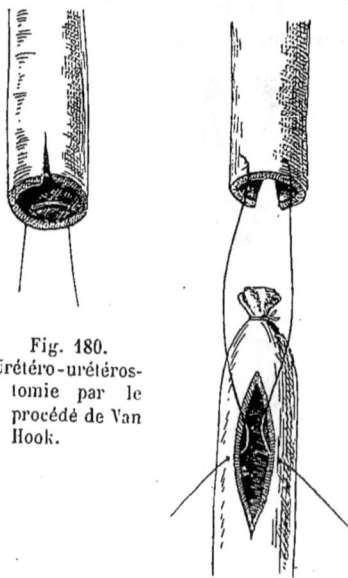

Fig. 180.
Urétéro-urétérostomie par le procédé de Van Hook.

On fend ensuite en long, dans l'étendue de 5 à 6 millimètres, le bout central pour en assurer la béance et on passe dans ce bout central, en face de la section et de dedans en dehors, un fil en U. Les deux extrémités de ce fil pénétrant dans le bout périphérique par la plaie d'anastomose traverseront ses parois de dedans en dehors au-dessous de la fente latérale; en tirant et en nouant les deux chefs du fil, on invaginera le bout central dans le bout périphérique. On finit l'anastomose en suturant les deux extrémités de la plaie longitudinale du bout inférieur.

Le procédé de Van Hook, employé d'abord, avec succès, chez l'homme par Kelly([2]), puis par Ernest Reyner, etc., détermine une perte de longueur de l'uretère plus grande que le procédé d'invagination terminale de Poggi. Cet inconvénient est encore plus accusé dans le procédé

1. Van Hook. *Journal of the American Med. Association*, 4 mars 1893.
2. H. Kelly. *Annals of Surgery*, january, 1894.

l'anastomose latéro-latérale de **Monari** ('), suffisamment indiqué par la figure 181. On peut faciliter l'anastomose latérale, en introduisant, dans chaque bout, une aiguille de tapissier (d'Urso et Fabri), ou une simple sonde urétérale qu'on retire lorsque la suture est terminée.

B) *Une partie de l'uretère a été réséquée.*
— Dans ces conditions, il peut se faire qu'on ne puisse pratiquer aucun des procédés précédemment décrits : on doit alors faire la suture termino-terminale des deux bouts de l'uretère sectionné. Lorsque l'uretère présente son calibre normal, l'opération est délicate ; elle a pourtant donné, à côté de quelques échecs, un grand nombre de beaux succès (fig. 182).

Voici la technique que je recommande et que je n'ai employée que chez le chien.

Suture termino-terminale. — Trois points séparés, à la Lembert, non perforants, réunissent la partie postérieure des deux bouts de l'uretère. On place ensuite une sonde urétérale n° 13, dont l'extrémité supérieure va jusqu'au bassinet et dont l'extrémité inférieure sort par le méat (voir page 580).

Fig 181 — Uretero uretero-ostomie par le procede d anastomose latero-late-rale de Monari

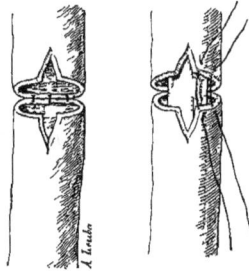

Sur la sonde, on incise longitudinalement, dans une petite étendue, la partie antérieure des deux bouts de l'uretère.

On continue ensuite les sutures par des points non perforants, réunissant d'abord les deux angles de la petite plaie surajoutée et successivement, dans toute leur étendue, les deux bords de la plaie transversale. Par ce procédé, on peut faire une suture étanche sans rétrécir l'uretère : la sonde urétérale, qui reste à demeure, pendant une semaine, protège la ligne de suture.

Derniers temps de l'opération de l'uré-téro-urétérostomie. — La continuité des

Fig 182 — Suture termino terminale de l'uretere

deux bouts de l'uretère sectionné ayant été assurée par un des procédés décrits, il ne faut pas essayer de renforcer la ligne de suture, soit en pratiquant plusieurs plans de suture, soit en suturant les tissus périphériques, ou encore, comme on l'a conseillé à tort, en recouvrant la suture avec l'épiploon. Par ces manœuvres, on ne gagne guère en sécurité et on s'expose davantage aux rétrécissements ultérieurs.

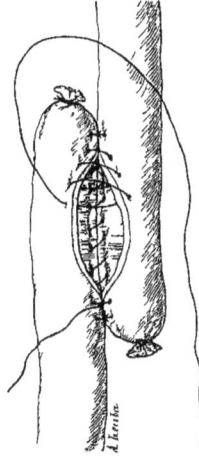

1. Monari *Ureteroanastomosi, Ricerche sperimentali.* — Bologna, 1895.

On se bornera donc à suturer le péritoine incisé, à placer un drain
au niveau de la suture et à fermer la plaie de la paroi abdominale,
laissant une ouverture suffisante pour le passage du drain.

Soins post-opératoires.

Les soins post-opératoires immédiats ne présentent rien de particulier.
Lorsque tout va régulièrement, le drain est enlevé le 5ᵉ jour. Lorsqu'une
sonde urétérale a été laissée en place, on la retirera vers le 7ᵉ jour.

Plus tardivement, lorsque déjà depuis quelques jours le malade
sera levé, il est prudent de vérifier la perméabilité de l'uretère et
fonctionnement des reins par le cathétérisme urétéral.

Accidents consécutifs à la suture de l'uretère.

Chez plusieurs malades, on a observé, à la suite de la suture de l'uretère, la formation d'une **fistule urinaire**. Assez fréquemment la fistule
se ferme spontanément quelques semaines après et le malade reste bien
guéri. Il faut pourtant craindre, dans ces cas, la formation d'un rétrécissement donnant lieu ultérieurement à des accidents de rétention
rénale. Dans un cas, j'ai dû pratiquer la néphrectomie pour pyonéphrose
chez une malade dont l'uretère avait été sectionné et suturé 7 mois auparavant, au cours d'une laparotomie laborieuse pratiquée par un chirurgien étranger.

Les mêmes phénomènes de rétrécissement urétéral et de rétention rénale
peuvent s'observer, sans qu'il y ait eu au préalable formation d'une fistule.

Lorsqu'une fistule urinaire se développe consécutivement à la suture
de l'uretère, je crois que la conduite la plus prudente consiste à attendre
quelques semaines avant de rien faire.

Quelques semaines après l'opération, que la fistule se soit ou non
fermée spontanément, on pourra essayer le cathétérisme urétéral, avec
une sonde à bout rond.

Si la fistule persiste encore, on pourra essayer de placer à demeure
une sonde urétérale n° 6 qu'on remplacera quelques jours après par de
plus gros numéros. En cas d'impossibilité de passer une sonde urétérale au delà du point rétréci, on pourra pratiquer une opération itérative
pour guérir le rétrécissement urétéral.

Après la fermeture spontanée d'une fistule urinaire, et d'une manière
plus générale, quelques semaines après toute suture de l'uretère, il y a
utilité à explorer le calibre du conduit par le cathétérisme cystoscopique pour essayer, si besoin est, de dilater le rétrécissement par des
sondes urétérales à demeure de plus en plus grosses et pour se rendre
compte du fonctionnement du rein.

Rétention rénale. — Si des accidents de rétention rénale se développent après la suture de l'uretère, on pourra tenter de franchir le point suturé avec une sonde urétérale, introduite par le cathétérisme cystoscopique. En cas d'insuccès, on ferait la néphrostomie et quelque temps après, lorsque l'état du malade le permettrait, on pourrait pratiquer une opération itérative pour rétablir le cours des urines.

Quelques-uns des malades, chez qui on a pratiqué l'urétéro-urétérostomie, sont morts d'accidents de **péritonite** : on pourrait, dans ces cas graves, en même temps qu'on assure un bon drainage péritonéal, dévier le cours des urines par la néphrostomie

V

URÉTÉROLITHOTOMIE

Anatomie pathologique chirurgicale des calculs urétéraux

Siège des calculs. — Dans la très grande majorité des cas, les calculs arrêtés dans l'uretère se fixent aux deux extrémités de ce conduit. en haut, dans les premiers centimètres au-dessous du rein ou, mais plus rarement, dans la partie inférieure, près de la vessie ou dans la portion intravésicale de l'uretère. Cette localisation répond aux deux points normalement rétrécis de l'uretère : en bas, au niveau de son entrée, dans la couche musculaire de la vessie et dans son trajet intrapariétal ; en haut, au niveau du collet du bassinet. Ce dernier rétrécissement est plus souvent situé à 1 ou 2 centimètres au-dessous de l'origine de l'uretère qu'à son niveau. Un troisième siège de prédilection pour l'arrêt des calculs est l'endroit où l'uretère pénètre dans le bassin ; déjà, Chopart indiquait que l'arrêt de la pierre doit, dans ce cas, être attribué à l'inflexion du canal urétéral, au niveau du détroit supérieur du bassin.

Il faut. je pense, faire intervenir, dans la cause de cette localisation de certains calculs, trois raisons d'ordre anatomique : 1° le changement de direction de l'uretère, qui de vertical devient oblique, pour contourner la paroi pelvienne. 2° les flexuosités que l'uretère normal présente souvent au niveau des vaisseaux iliaques ; 3° après le rétrécissement du collet du bassinet, l'uretère présente une dilatation fusiforme qui s'étend habituellement jusqu'au niveau du détroit supérieur du

bassin ; à cette dilatation succède une partie cylindrique plus étroite
on comprend qu'un calcul de forme allongée, engagé suivant son gran
axe, franchisse le collet du bassinet et qu'il se déplace ensuite dans l
portion dilatée fusiforme pour se présenter, plus ou moins obliqu
ment, à l'entrée de la portion cylindrique et s'enclaver à son niveau

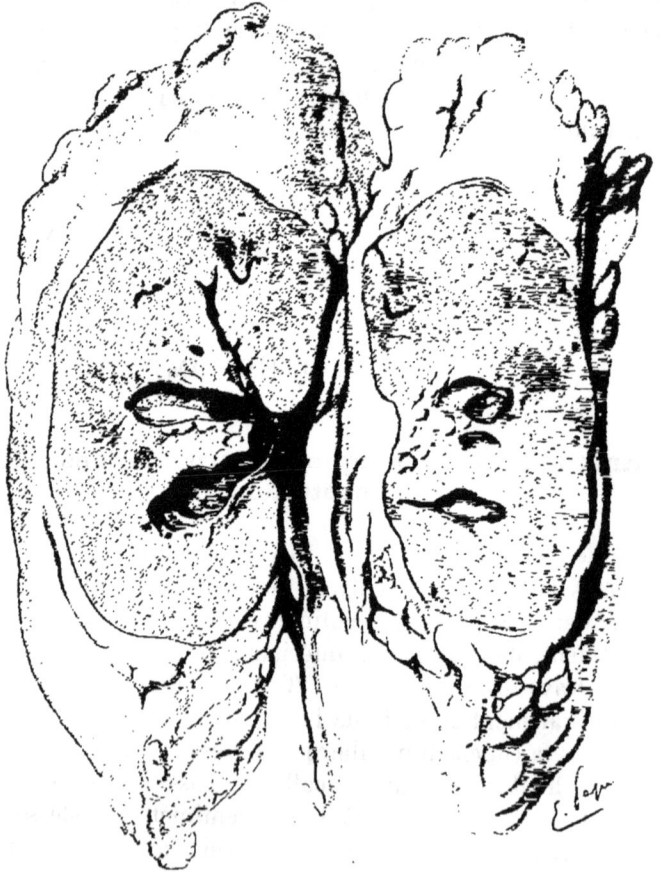

Fig. 185. — Calcul arrêté dans la partie supérieure de l'uretère.

Caractères des calculs. — Primitifs ou secondaires, les calculs d
l'uretère peuvent présenter toutes les variétés de composition des calcul
rénaux ; parmi les plus fréquents il faut compter les calculs constitué
par l'acide urique et des urates et les calculs phosphatiques. Le
calculs uriques sont durs, les calculs phosphatiques, quoique de con
sistance toujours moindre, peuvent être assez durs, pour qu'on n
puisse pas les écraser facilement ; d'autres fois, ils sont très friables e
faciles à désagréger.

Lorsqu'un calcul du bassinet pénètre dans l'uretère, il présente souvent la forme d'un champignon, dont le chapeau s'étale dans le bassinet
et dont la tige, assez fréquemment pointue, pénètre dans l'uretère. Les
calculs qu'on trouve arrêtés plus bas sont le plus souvent allongés, en
forme de noyau d'olive ; fréquemment, ils ont une forme cylindrique et
peuvent atteindre et dépasser la grosseur du pouce :
ces calculs très gros sont plus fréquents dans la portion
pelvienne de l'uretère, on les voit surtout près de la
vessie.

Le plus souvent le calcul est **unique**, mais il n'est
pas rare d'en trouver plusieurs, qui, parfois, se correspondent par des facettes aplaties.

Lésions de l'uretère. — Ces lésions varient suivant
que l'arrêt du calcul est ou non accompagné d'infection.

Lésions aseptiques. — Lorsque l'arrêt d'un calcul
aseptique est de date récente, les lésions urétérales
peuvent être minimes; on ne constate guère alors
qu'une certaine irritation des parois de l'uretère, qui
sont un peu épaissies au niveau du calcul, et la dilatation plus ou moins marquée de l'uretère, au-dessus de
la pierre.

Fig. 184. — Calcul
de l'extrémité
inférieure de
l'uretère enlevé
par urétéro-li-
thotomie.

Si, depuis longtemps, le calcul est arrêté dans l'uretère et si les lésions sont demeurées aseptiques, on
voit, au niveau du calcul, un épaississement des parois de l'uretère,
qui réduit le calibre du conduit; dans certains cas même, comme je
l'ai démontré (¹), la lumière urétérale a complètement disparu par fusion
des parois. Il importe de savoir que j'ai signalé, **au-dessous** du point où
le calcul est arrêté, un épaississement des parois de l'uretère, qui le
fait paraître plus large qu'à l'état normal. Au-dessus du calcul, l'uretère est plus ou moins dilaté et le rein lui-même présente les lésions
de l'hydronéphrose calculeuse, qu'on croyait très rare et dont j'ai pu
réunir, en 1900, 24 observations démonstratives, dont 6 personnelles (²);
depuis, j'en ai observé un grand nombre d'autres cas. Lorsque l'oblitération urétérale est complète et ancienne, on peut trouver le rein
atrophié, réduit à une petite coque; j'ai publié le premier exemple de
cette altération, dans un cas où le rein ne pesait que 62 grammes (³).

Lorsque les lésions déterminées par l'arrêt du calcul sont aseptiques,
il n'existe guère de péri-urétérite et les parois urétérales conservent

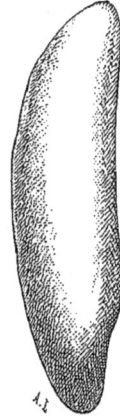

1. Albarran. *Le Rein des Urinaires*, Thèse Paris, 1889.
2. Albarran. *Traité de Chirurgie* de Le Dentu et Delbet, article *Rein*. vol. VIII, p. 780.
3. Albarran. Calculs, fistules et rétrécissements de la portion lomboiliaque de l'uretère.
Ann. Org. Génito-Urinaires, 1895, p. 200.

une bonne vitalité. C'est là une notion de la plus haute importance a
point de vue opératoire.

Lésions septiques. — Que l'infection existe déjà au moment de l'ar
rêt du calcul ou qu'elle survienne secondairement, son action modifi
les conditions anatomiques.

Au niveau du calcul, les parois de l'uretère présentent des lésion
d'inflammation chronique; elles sont épaissies dans leur ensemble
le calcul paraît s'être creusé une loge, tapissée par la muqueuse bou
souflée par l'inflammation chronique. La couche musculaire est sclé
rosée et l'adventice épaissie se continue avec le tissu fibro-graisseu
dense de la péri-urétérite, qui fixe l'uretère. Exceptionnellement, il s
produit une péri-urétérite suppurée, qui détermine la perforation d
l'uretère comme dans les observations de Little, Thompson, Richmann
Godlee, Cecci et Albarran.

Au-dessous du calcul, on trouve, au contact de ce dernier, un rétré
cissement, plus ou moins marqué, dû à l'épaississement des parois d
l'uretère ou même l'oblitération complète du conduit, fait rare dont j'a
donné une observation. J'insiste sur ce **rétrécissement de l'uretère,** qu
j'ai fait connaître et dont l'importance est capitale; il ne suffit pas, er
effet, d'enlever le calcul, pour opérer complètement, il est indispensabl
de s'occuper du rétrécissement de l'uretère. La rigidité et la diminutior
du calibre peuvent s'étendre plus ou moins loin, parfois même on con
state l'existence de plusieurs rétrécissements successifs. Cependant
ces lésions du côté vésical de l'uretère peuvent manquer complète
ment, même dans les cas d'oblitération septique avérée.

Au-dessus du calcul, l'uretère est dilaté, sinueux; il atteint souven
et peut même dépasser la grosseur du pouce; parfois il présente de
plicatures. Le plus souvent, ses parois sont épaissies et un degré va
riable d'inflammation périphérique rend l'uretère moins mobile; par
fois, la périurétérite sclérotipomateuse, le fixe aux parties voisines : i
arrive alors, en décollant le péritoine, que l'uretère ne suit pas la
séreuse, comme à l'état normal, et qu'il reste accolé à la paroi lombaire
ou pelvienne. Chez certains malades, la masse scléro-graisseuse de péri
urétérite est si adhérente à l'uretère, qu'on ne peut isoler ce conduit.
Il est rare que les parois de l'uretère soient friables, sauf toutefois au
niveau même, ou immédiatement au-dessus du calcul.

Lésions du rein. — Le rein présente des lésions d'uropyonéphrose
ou de pyonéphrose, variables dans leur degré. Je ne reviens pas sur
ces lésions, déjà décrites pages 177 et 214. Au point de vue de la chi
rurgie urétérale, il nous suffit de savoir que, lorsque le calcul aura été
enlevé, l'urine qui coulera dans l'uretère est de l'urine infectée, ce qui
doit, d'une manière générale, nous engager à protéger les sutures du
conduit.

Manuel opératoire.

L'anatomie pathologique des calculs urétéraux nous a démontré que le but de l'intervention opératoire doit être double : enlever le calcul enclavé et rétablir d'une manière parfaite la perméabilité de l'uretère, en ne laissant subsister aucun rétrécissement. J'ai démontré que, si on néglige ce dernier point, comme le font tous les auteurs, dans leurs descriptions, on s'expose parfois à la formation d'une fistule, et, toutes les fois que le rétrécissement existe, au développement consécutif d'une rétention rénale.

La voie qu'il convient de choisir pour arriver à l'uretère, les manœuvres qui conduisent à l'extraction du calcul, ce qu'il convient de faire lorsque la pierre est enlevée, varient suivant deux conditions principales : l'état septique ou aseptique des urines et le siège du calcul.

J'étudierai en premier lieu l'opération dans les cas aseptiques, en décrivant d'abord, d'une manière générale, ce qu'il convient de faire lorsqu'on est arrivé sur l'uretère et en indiquant ensuite les particularités que comporte le siège du calcul.

Le même ordre sera suivi pour les cas infectés.

OPÉRATION DANS LES CAS ASEPTIQUES

Les différents temps opératoires sont :
1° Introduction d'une sonde urétérale jusqu'au niveau du calcul ;
2° Découverte de l'uretère ;
3° Exploration extérieure du conduit:
4° Incision urétérale ;
5° Extraction du calcul ;
6° Exploration de la perméabilité urétérale ;
7° Établissement du drainage du bassinet par la sonde urétérale ;
8° Suture de l'uretère ;
9° Fermeture de la paroi.

1° *Introduction d'une sonde urétérale.* — Toutes les fois que le calcul ne se trouve pas très près de la vessie, il convient de placer une sonde urétérale n° 6 à bout conique, par le cathétérisme cystoscopique ; l'extrémité rénale de cette sonde devra pouvoir s'emmancher à frottement dur, sur une de mes sondes urétérales à bout coupé, destinées au drainage du bassinet, n° 11 ou 12 (fig. 106, p. 227). La sonde urétérale s'arrête le plus souvent au niveau du calcul, parfois elle passe à côté de la pierre et pénètre dans le bassinet : dans deux cas de gros calculs de la portion pelvienne de l'uretère, j'ai vu la sonde pénétrer ainsi facilement au-dessus de la pierre.

Les avantages de la sonde urétérale, introduite avant de commencer l'opération, sont : 1° la facilité plus grande de la recherche de l'uretère ; 2° la facilité avec laquelle on peut, dans ces conditions, explorer l'uretère et placer la sonde urétérale à demeure à la fin de l'opération. La sonde urétérale est fixée provisoirement aux poils du pubis, pendant l'anesthésie et les premiers temps de l'opération.

2° *Découverte de l'uretère.* — Ce temps sera étudié à propos des différentes localisations des calculs.

3° *Exploration extérieure de l'uretère.* — Une fois l'uretère découvert, il convient de l'explorer extérieurement, en le suivant, depuis le point où il a été trouvé, jusqu'au niveau du calcul. Autant que possible, cette exploration extérieure, qui a pour but principal d'indiquer le siège précis du calcul, sera pratiquée en isolant modérément l'uretère de la couche cellulaire qui l'environne, de manière à détruire le moins possible les vaisseaux qui nourrissent ses parois. Lorsqu'on a eu soin de placer, avant l'opération, une sonde dans l'uretère, on s'oriente rapidement : si on arrive à l'uretère dans un point où le conduit est garni de sa sonde, on sait que le calcul se trouve, habituellement, au-dessus de ce point ; si on trouve l'uretère, sans qu'on sente la sonde dans son intérieur, on sait que le calcul, ou tout au moins un rétrécissement qui a arrêté la progression de la sonde, se trouve plus bas et c'est de ce côté que les premières recherches seront faites.

J'ai dit que l'exploration extérieure de l'uretère a pour but principal la recherche du siège du calcul ; elle se propose encore d'examiner l'état des parois urétérales, épaissies ou amincies, au niveau et au-dessus du calcul, de constater l'existence de la péri-urétérite, du degré de dilatation de l'uretère. Le chirurgien doit tout examiner avec attention, pour choisir le point où l'uretère devra être incisé.

4° *Interruption du cours de l'urine.* — Avant d'inciser l'uretère, on arrêtera temporairement le cours des urines, soit avec les doigts d'un aide, soit avec un compresseur urétéral.

5° *Incision de l'uretère.* — a) **Choix du point qui doit être incisé.** — D'une manière générale, on recommande d'inciser l'uretère au-dessus de l'endroit où le calcul est arrêté, parce que, à ce niveau, les parois urétérales sont d'habitude en meilleur état qu'au niveau même du calcul et que les sutures, dit-on, tiennent mieux. Cette incision au-dessus du calcul a le désavantage de rendre difficile l'extraction de la pierre et présente, en outre, le grave inconvénient de négliger, ce qui ne doit jamais être perdu de vue, la possibilité d'un rétrécissement urétéral qui siège, le plus souvent, immédiatement au-dessous du calcul : ce rétrécissement pourra exiger l'urétérotomie externe et, si on a incisé trop haut, on devra pratiquer une nouvelle incision ou prolonger, dans une trop grande étendue, l'incision première. D'un autre côté, dans les cas de calculs aseptiques que nous étudions en ce moment, les parois de l'urctère, au niveau du calcul, sont habituellement peu altérées. Pour ces raisons, je commence l'incision, au niveau de l'extrémité supérieure du calcul, en la prolongeant sur la paroi de l'uretère, dans la partie occupée

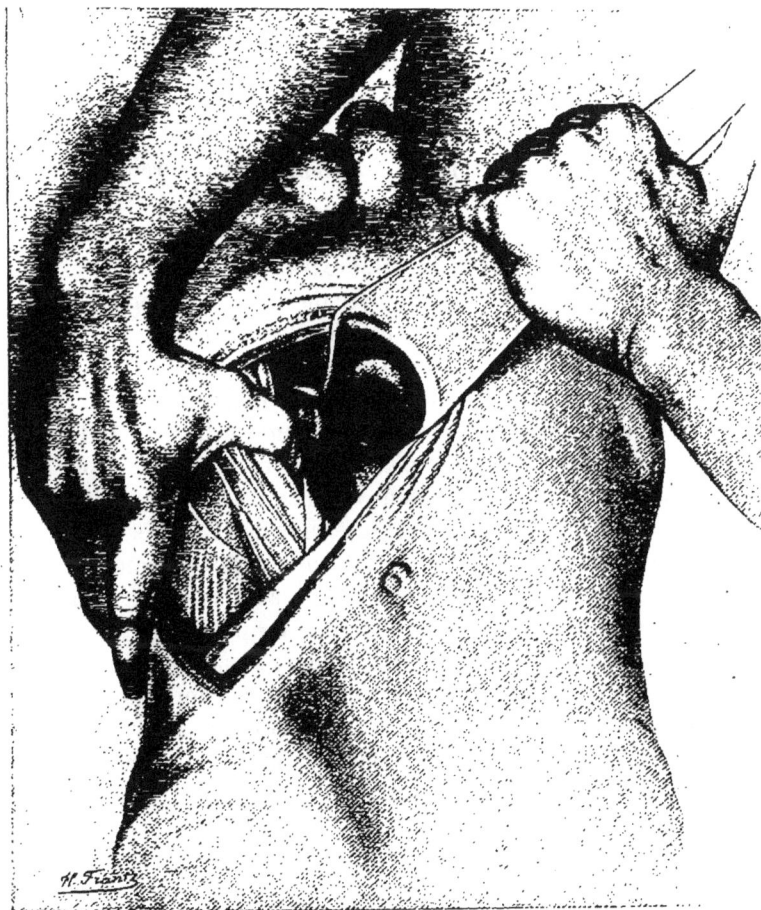

Fig. 185. — Urétérolithotomie. Incision de l'uretère au niveau même du calcul.

par la pierre. Lorsque le calcul se trouve dans une portion de l'uretère que l'incision de la paroi abdominale ne permet de découvrir que mal, par exemple, lorsque ayant découvert l'uretère par la voie lombaire on sent le calcul dans l'excavation pelvienne, on a conseillé d'inciser l'uretère fort au-dessus du calcul, qu'on va ensuite chercher, par l'intérieur du conduit, à la faveur de l'incision, ou encore de faire remonter la pierre, avec les doigts, jusqu'à l'ouverture. Nous verrons bientôt l'inconvénient de ces manœuvres qui ne doivent pas être employées; mieux

vaut se donner du jour pour arriver à pratiquer à l'aise l'incision d
l'uretère, au niveau même du calcul, comme il a été dit plus haut.

b) **Manière de pratiquer l'incision.** — L'incision de l'uretère ser
longitudinale, suivant la longueur du conduit, pour éviter l'écartemen
des lèvres de la plaie que déterminent les incisions transversales et pou
avoir plus de jour (fig. 185). La longueur de l'incision sera proportion
née au diamètre transversal du calcul et suffisante pour qu'il puisse êtr
facilement extrait sans déchirure des parois. Peu importe que l'incisio
soit un peu trop longue, et il faut craindre qu'elle ne le soit pas assez
la contusion et la déchirure des parois de l'uretère rendraient plu
difficile et plus irrégulière la cicatrisation et favoriseraient la formatio
ultérieure d'un rétrécissement.

6° *Extraction du calcul.* — Lorsque l'incision suffisamment longu
a été pratiquée au niveau du calcul, l'extraction de la pierre est toujour
facile. Il suffit de saisir le calcul, avec une pince quelconque. Lorsque l
pierre présente des irrégularités qui l'enclavent, ce qui est exceptionnel
on doit la mobiliser avec un instrument mousse.

Si, pour une raison quelconque, on n'a pu inciser directement l'uretèr
sur la pierre et si l'incision de l'urétérotomie a dû être faite au-dessu
de l'endroit où le calcul est arrêté, on peut, soit faire cheminer la pierre
de bas en haut, jusqu'au niveau de l'incision, soit aller la chercher, ave
des instruments appropriés, par l'intérieur de l'uretère.

Lorsque cela est possible, il vaut mieux faire remonter le calcu
jusqu'au niveau de l'incision, en agissant, avec les doigts, sur la surfac
extérieure de l'uretère : souvent la manœuvre permet de faire progresse
facilement le calcul dans l'uretère dilaté; si pourtant, on ne pouvai
faire remonter la pierre qu'en s'exposant à contusionner les paroi
de l'uretère, mieux vaudrait renoncer à cette manœuvre.

Lorsque le calcul ne peut être facilement remonté par des pression
extérieures, on peut l'aller chercher, par l'intérieur de l'uretère, avec de
instruments différents, telle la pince urétrale à corps étrangers. Il m'es
arrivé, une fois, en explorant l'uretère, de haut en bas, avec un explora
teur urétral à boule, de ramener jusqu'au rein, avec le talon de la boul
exploratrice, un calcul engagé près de la vessie : j'opérais ce malade
avec mon collègue Noguès. Pour ces cas spéciaux, j'ai fait construire un
extracteur de calculs : il consiste en une tige métallique aplatie, se ter
minant, en bas, par une demi-olive, creusée en cupule sur son talon
L'instrument est introduit, de haut en bas, la face plane de la demi-olive re
gardant la lumière de l'uretère, pour passer ainsi au-dessous du calcul
il est ramené après avoir fait tourner l'olive de manière qu'elle accroch
le calcul, de bas en haut. Ce petit instrument me paraît plus utile qu
celui de Mazzoni, qui est formé d'une sonde en gomme, avec deux yeu
latéraux par lesquels sort un ressort de montre fixé à deux mandrins

Je répète encore que cette recherche de pierres urétérales par une incision pratiquée loin de l'endroit où elles siègent n'est justifiée que lorsqu'on ne peut faire l'urétérotomie directe, soit parce que les parois urétérales sont trop altérées, soit encore et surtout, parce que des lésions inflammatoires de périurétérite empêchent d'aborder l'uretère à l'endroit voulu.

7° *Exploration de la perméabilité de l'uretère.* — Lorsque le calcul a été enlevé, il est indispensable d'explorer le calibre de l'uretère dans toute sa longueur, non seulement parce que d'autres calculs pourraient se trouver dans son intérieur, mais surtout parce que, fréquemment, il existe un rétrécissement, dont le chirurgien doit s'occuper immédiatement, sous peine d'exposer le malade à des complications ultérieures. Le meilleur instrument pour cette exploration de l'uretère est une bougie exploratrice à boule, comme celles dont nous nous servons pour explorer le calibre de l'urètre. Dans ses parties les plus étroites, l'embouchure vésicale exceptée, le calibre de l'uretère normal laisse passer une boule exploratrice n° 13. On introduira donc, par la plaie urétérale, un explorateur à boule n° 13 qui sera d'abord dirigé vers le bassinet, où il doit pouvoir pénétrer ; on explorera ensuite la portion inférieure de l'uretère, jusqu'à la vessie, en se servant de la même boule, si on n'a pas introduit au préalable de sonde dans l'uretère, et d'une boule n° 6 ou 8 si déjà l'uretère est garni, dans cette partie inférieure, d'une sonde n° 6 placée au début de l'opération ; dans ce cas, la boule exploratrice devra pouvoir passer à côté de la petite sonde.

Lorsque l'uretère est libre, on continue l'opération, comme il sera décrit ci-dessous ; lorsque, au contraire, on constate l'existence d'un rétrécissement, on commence par se conduire envers lui, suivant les règles qui ont été tracées page 405, à propos de l'urétérotomie dans les sténoses urétérales

8° *Établissement du drainage du bassinet.* — Lorsqu'on opère pour un calcul aseptique, on peut se dispenser de laisser une sonde urétérale et procéder de suite à la suture de l'incision urétérale. Je crois pourtant qu'il vaut mieux placer une sonde, avant de pratiquer la suture : sur le moment, la sonde a l'avantage de guider la suture et d'empêcher qu'elle ne rétrécisse le calibre du conduit ; ultérieurement, elle favorise la cicatrisation de l'uretère, en empêchant le contact de l'urine avec les sutures.

Pour bien drainer le bassinet et conserver un bon calibre à l'uretère, il convient de placer à demeure une sonde-drain urétérale n° 12 ou 13. La manière de placer cette sonde est analogue à celle qui a été décrite en détail page 580. Je rappelle qu'on commencera par saisir, avec une pince, et faire sortir, par l'incision de l'uretère, l'extrémité de la sonde

introduite, par cathétérisme urétéral cystoscopique, au début de l'opé
ration : l'extrémité de cette sonde est emmanchée dans la sonde-drain
qui devra rester à demeure. On tire sur la petite sonde qui sert de con
ducteur, jusqu'à ce que la grosse sonde sorte par le méat, et on fait
pénétrer, par l'ouverture de l'uretère, l'extrémité supérieure de cette
sonde-drain jusqu'au bassinet.

Lorsqu'on n'a pas placé une petite sonde urétérale conductrice, on
fait pénétrer la sonde-drain à demeure, dans la vessie, où on va la saisir
avec un petit lithotriteur, pour la faire sortir par le méat.

9° *Suture de l'uretère.* — Lorsque le calibre de l'uretère est suffisant,
on peut faire les sutures, par points séparés, le long de la plaie : dans
presque tous les cas, la dilatation du conduit permet de pratiquer cette
suture longitudinale, sans crainte de rétrécissement. Si le calibre uré
téral ne paraît pas suffisant, on suturera en travers la plaie longitudinale,
comme il a été dit page 411.

Quel que soit le mode de réunion de la plaie, on ne doit pas trop
multiplier les points de suture. J'ai appris, en effet, par mes expériences,
qu'il suffit de placer autour d'un uretère un fil de soie non serré, pour
déterminer la formation d'un noyau conjonctif qui rétrécit la lumière
du conduit et provoque le développement d'une hydronéphrose.

10° *Fermeture de la paroi abdominale.* — Quelle que soit la voie
qui a été suivie pour aborder l'uretère, il faudra toujours établir un
drainage. Le drain sera placé au niveau de l'incision urétérale et sortira
par le point le plus déclive (à supposer le malade couché sur le dos) de
la plaie pariétale. Ce drain est nécessaire parce que le long décollement
qu'on a dû pratiquer pour arriver à l'uretère a déterminé la déchirure
d'un grand nombre de petits vaisseaux et que, toujours, il y a un suinte
ment sanguin assez considérable. D'un autre côté, si la suture urétérale
donnait passage à un peu d'urine, le drain la conduirait au dehors.

Soins consécutifs.

Lorsque tout se comporte normalement, dans une urétéro-lithotomie
aseptique, le drain pariétal est enlevé après quarante-huit heures, et
la sonde urétérale le cinquième jour.

Malgré la sonde urétérale qui sort par le méat, les malades, aussi
bien les hommes que les femmes, peuvent uriner facilement. S'il se
présentait quelque difficulté, on pourrait, soit sonder les malades, à
intervalles réguliers (3 ou 4 fois, dans les 24 heures), soit placer, dans
la vessie, une sonde-bougie ou une sonde à courte béquille n° 15, qu'on
introduit dans l'urètre, au-dessus de la sonde urétérale. Maintes fois
j'ai placé ainsi à demeure, côte à côte, une sonde vésicale et une sonde
urétérale et j'ai vu les malades les supporter facilement.

DE LA VOIE A SUIVRE DANS L'URÉTEROLITHOTOMIE
ASEPTIQUE

Les auteurs distinguent trois cas différents : 1° le siège exact du calcul dans l'uretère ; 2° le calcul siège à droite ou à gauche, mais on ne sait à quel niveau de l'uretère il est arrêté ; 3° on ignore si le calcul est a droite ou à gauche.

Je n'envisagerai que les deux premières hypothèses, seules possibles en bonne clinique. On ne peut à mon avis faire le diagnostic de calcul urétéral, en ignorant de quel côté, droit ou gauche, il se trouve. Il arrive parfois qu'on trouve accidentellement au cours d'une laparotomie, comme cela arriva à Pozzi (¹), un calcul jusqu'alors ignoré, ou encore, dans une néphrostomie par anurie : on ne peut, dans ces cas, choisir sa voie puisque c'est pendant l'opération que le calcul est trouvé.

C'est donc un conseil inutile que l'on donne en disant que. lorsqu'on ne sait si le calcul est dans l'uretère droit ou gauche, il vaut mieux opérer par laparotomie.

a) On ne sait à quelle hauteur de l'uretère se trouve le calcul — Cette hypothèse se réalise lorsque les signes cliniques n'offrent pas une précision suffisante, lorsque la radiographie est négative et lorsqu'on n'a pu, pour une raison ou pour une autre, pratiquer le cathétérisme de l'uretère, en faisant pénétrer la sonde jusqu'au niveau du calcul. Dans ces cas, le diagnostic hésite même, entre un calcul du bassinet et de l'uretère, raison primordiale pour que l'opération destinée à chercher le calcul puisse en même temps permettre l'exploration du bassinet. D'un autre côté, nous savons que, dans la majorité des cas, les calculs de l'uretère se trouvent au niveau de l'extrémité supérieure près du rein. Il faudra donc, lorsqu'on ignore le siège du calcul, commencer l'opération comme une pyélotomie ou une nephrolithotomie ordinaire, en suivant le manuel opératoire, décrit pages 137 et 169.

Pendant l'opération, on pourra facilement explorer, avec les doigts, les premiers centimètres de la surface extérieure de l'uretère et, par le cathétérisme rétrograde, l'explorateur introduit par le bassinet reconnaîtra le siège précis du calcul. Nous avons déjà décrit, à propos de la néphrolithotomie, les précautions qu'il convient de prendre pour cette exploration rétrograde, pratiquée à travers le bassinet.

Lorsqu'on a dû commencer par inciser le parenchyme rénal, on recommande de repousser le calcul, de bas en haut, en pressant l'uretère, entre les doigts, pour aller le cueillir lorsqu'il est arrivé dans le bassinet. Je ne suis pas cette pratique, parce que les tentatives d'extraction, ainsi faites, peuvent déterminer des lésions urétérales importantes

1. Pozzi Calcul de l'extrémité inférieure de l'uretère. *Soc de Chir* , décembre 1902

et des rétrécissements consécutifs du conduit. Je préfère pratiquer une incision directe sur l'uretère et enlever la pierre sans contusionner les parois urétérales.

Si le calcul se trouve au-dessus du détroit supérieur du bassin, on agrandira l'incision lombaire et, en suivant l'uretère, on arrivera jusqu'au niveau de la pierre; l'uretère étant bien en vue, on pratiquera l'urétérolithotomie, directement sur le calcul.

Lorsque le calcul se trouve dans la portion pelvienne de l'uretère on prolongera l'incision par en bas, jusqu'au bord externe du muscle droit et on fera l'urétérotomie basse. Il est bien entendu que, dans les cas où l'urétérotomie sera jugée nécessaire, après la néphrotomie, on pourra différer cette opération, si les forces du malade font craindre la prolongation de l'acte opératoire. Dans ce cas, on laisserait un drain dans le bassinet pour dévier le cours des urines, ce qui permettra dans une séance ultérieure d'aller, avec plus de sûreté, à la recherche du calcul dont le siège précis sera alors connu. Cette conduite prudente doit notamment être suivie, en cas d'anurie calculeuse.

b) On sait que le calcul est arrêté à l'extrémité supérieure de l'uretère près du rein. — Lorsque le calcul de l'uretère siège à l'extrémité supérieure du conduit, près du rein, il ne suffit pas d'inciser directement l'uretère, parce que le calcul qu'on sent dans ce conduit peut être accompagné d'autres calculs siégeant dans le bassinet ou les calices, ce qui nous impose l'exploration méthodique et soigneuse de ces cavités. Dans les cas que nous étudions, le bassinet sera toujours plus ou moins dilaté ce qui permettra, à l'aide de la pyélotomie ou de la néphrotomie (pages 137 et 169), une bonne exploration de sa cavité et de celle des calices : on ajoutera ou non l'incision de l'uretère à celle du bassinet suivant que le calcul siège au niveau même de l'orifice ou quelques centimètres plus bas. L'opération comprendra les temps suivants

1° **Incision de la paroi abdominale par la voie lombaire,** assez longue pour pouvoir découvrir la portion supérieure de l'uretère.

2° **Décortication du rein,** recherche de l'uretère, après avoir soulevé le pôle inférieur du rein, comme il a été dit page 383.

3° **Palpation de l'uretère;** isolement digital modéré du conduit et découverte du siège du calcul.

4° **Incision longitudinale du rein** sur sa convexité ou **du bassinet** sur sa face postérieure, bien découverte.

5° **Exploration méthodique et extraction des calculs** contenus dans le bassinet.

6° Si on le peut facilement, sans contusionner les parois de l'uretère saisir le calcul, avec des pinces, introduites dans l'uretère, par l'incision du bassinet et, si on ne réussit pas à enlever le calcul, faire directement sur l'uretère une incision qui permettra de l'extraire.

7° **Exploration de l'uretère jusqu'à la vessie**, avec une bougie à ᴊule n° 15.

8° **Suture du rein ou du bassinet** et de l'uretère, lorsqu'il a été incisé.

c) *On sait que le calcul est arrêté au niveau de la portion lomaire de l'uretère.* — Dans ce cas la conduite doit être, à mon avis, ᴊ même que précédemment, avec cette seule différence que l'incision ᴇ la paroi sera un peu plus longue pour mieux découvrir l'uretère. Il a un intérêt majeur à faire une bonne exploration du bassinet et des ᴀlices qui peuvent contenir d'autres calculs et, comme pour aborder ᴊ portion lombaire de l'uretère, il est nécessaire de découvrir le rein, ᴊieux vaut faire une opération qui ne laisse dans l'esprit aucune crainte ᴊour l'avenir et pratiquer la néphrotomie ou la pyélotomie exploratrice.

d) *Le calcul est arrêté dans la portion intrapelvienne de l'ure-ᴇère, entre le détroit supérieur et la vessie* — Dans ce cas, il ᴊ'est plus justifiable d'aller inciser le rein. Il faudrait en effet pour ex-ᴊlorer chirurgicalement le rein en l'incisant et extirper le calcul, en-ᴄlavé dans les régions inférieures de l'uretère, pratiquer l'énorme inci-ᴊion de la paroi nécessaire pour explorer complètement toute la partie ᴊusvésicale de l'appareil urinaire : il me paraît plus prudent d'opérer ᴊour enlever le calcul directement et si, pendant qu'on explore l'ure-ᴇère, par l'incision qui a servi à enlever le calcul, on reconnaît l'exis-ᴇence d'une autre pierre dans le bassinet, pratiquer ultérieurement une ᴊeuxième opération directe sur le rein. Si on avait la certitude, ou une ᴊrès grande présomption, de la coexistence d'un calcul du bassinet avec ᴊe calcul de la portion pelvienne de l'uretère, il vaudrait mieux com-ᴊencer par pratiquer la néphrolithotomie et, suivant l'état du malade, ᴇnlever dans la même séance, ou par une opération ultérieure le calcul ᴊelvien. J'ai opéré ainsi, avec plein succès, deux de mes malades. Chez ᴊne fillette de 10 ans, après la néphrolithotomie, le rein se ferma seul ᴇt l'urétérotomie, pour un calcul de la portion pelvienne de l'uretère, ᴊut pratiquée ultérieurement. Chez un homme, ayant 14 calculs dans un rein, 8 dans l'autre rein et un gros calcul dans l'uretère près de la ᴊessie, je pratiquai d'abord la néphrolithotomie du côté du calcul uré-ᴇéral, laissant dériver les urines par la plaie lombaire et, 3 semaines ᴀprès, j'enlevai le calcul urétéral, laissant une sonde à demeure, ce qui ᴊermit la réunion simultanée de la fistule lombaire et de la plaie d'urétérotomie. L'autre rein fut ultérieurement opéré.

Aussi bien chez l'homme que chez la femme, les calculs aseptiques de la portion pelvienne de l'uretère peuvent être abordés par l'opération extrapéritonéale, décrite page 384, le malade étant placé en position très inclinée. Par cette opération, on peut arriver jusqu'à la partie juxta-ᴠésicale de l'uretère et se donner assez de jour pour pratiquer aisément l'urétérolithotomie et la suture de l'uretère.

Ce n'est point dire qu'on ne puisse, comme cela a été fait quelqu[
fois avec succès, enlever ces calculs par la voie transpéritonéale. m[
cette dernière voie ne rend guère l'opération plus facile et expose dava[
tage à des accidents dans les cas où une fistule urinaire viendrait
s'établir ; de même, en cas d'infection accidentelle, la voie transpérit[
néale présente plus de dangers.

En ce qui regarde les voies sacrée, vaginale ou inguinale, je [
repousse dans les calculs aseptiques, parce qu'elles donnent un jo[
insulfisant pour opérer à l'aise et parce que, s'il existe un rétréciss[
ment urétéral concomitant, elles ne permettent pas de pratiquer l'op[
ration nécessaire (voir page 389).

e) *Le calcul est arrêté dans le trajet intra-pariétal de l'uretèr*[
— Dans ce cas l'opération la plus simple, celle qui conduit le plu[
directement au but, est la taille hypogastrique avec incision directe c[
la paroi urétéro-vésicale sur la pierre.

L'opération comprend les temps suivants :

1° **Taille hyopgastrique en position inclinée** avec désinsertion pa[
tielle des muscles droits, pour bien découvrir l'orifice urétéral, vo[
page 571.

2° **Incision de la paroi vésico-urétérale.** — On incisera la doub[
paroi vésicale et urétérale qui recouvre le calcul, à partir de l'orific[
urétéral, obliquement en haut et en dehors, dans la direction de l'ur[
tère : on agrandit ainsi l'orifice urétéral, dans l'étendue nécessair[
pour pouvoir saisir le calcul.

3° **Extraction du calcul.** — L'ouverture urétérale étant suffisante,
est aisé de saisir le calcul avec des pinces et de l'attirer, en pratiquar[
quelques mouvements de va-et-vient.

4° **Exploration de l'uretère**, jusqu'au rein, avec une sonde n° 12,
bout arrondi.

5° **Suture de l'ouverture urétérale.** — Par-dessus la sonde qui[
servi à explorer l'uretère, on suture l'incision de la paroi vésicale pos[
térieure, en ayant grand soin de laisser largement béante l'embouchur[
de l'uretère. Dans ce but, au lieu de reconstituer complètement l'orific[
urétéral, j'élargis cet orifice, en suturant séparément, sur chacun de[
deux bouts de l'incision urétérale, la paroi de la vessie à celle de l'ur[
tère. Cette suture est faite avec du catgut n° 00.

6° **Suture de la plaie vésicale antérieure et de la paroi abdominale**[
—Après avoir fait passer par le col vésical et sortir par le méat la sond[
urétérale qu'on laissera à demeure, on fermera la plaie de la vessie e[
celle de la paroi abdominale.

OPÉRATION DANS LES CAS SEPTIQUES

L'opération de l'urétérolithotomie, lorsque les urines sont infectées, présente quelques particularités dans les différents temps opératoires.

Dans certains cas particuliers, l'infection de l'urine peut indiquer le choix d'une voie d'abord différente de celle qui serait employée pour enlever un calcul siégeant au même niveau, lorsque les urines sont aseptiques.

Les premiers temps de l'opération sont semblables à ceux que nous avons décrits pour les calculs aseptiques. On commence par introduire une sonde jusqu'au niveau du calcul, exception faite des cas dans lesquels la pierre se trouve arrêtée très près de la vessie ou dans le trajet intra-vésical de l'uretère. L'uretère étant découvert, on pratique l'exploration digitale de sa surface externe pour déterminer le siège du calcul, l'état des parois du conduit et l'étendue de la périurétérite : plus encore que dans le cas de calcul aseptique, il convient de ne pas isoler l'uretère dans une très grande étendue et de ne pas le dépouiller de trop près, pour ne pas compromettre la vitalité de ses parois.

L'incision de l'uretère présente quelques particularités. D'une manière générale, il convient, dans les cas septiques, de commencer l'incision de l'uretère à une petite distance au-dessus du siège du calcul plutôt qu'à son niveau même et de ne la prolonger sur la pierre que dans l'étendue strictement nécessaire. Il est en effet fréquent de constater, au niveau même du calcul, des lésions profondes des parois urétérales, qui gênent la cicatrisation ultérieure de la plaie et peuvent déterminer la formation d'une fistule. Dans certains cas, pourtant, il faut inciser directement et franchement sur le calcul; il en est ainsi lorsque la pierre se trouve au niveau d'une poche urétérale contenant du pus qu'il est avantageux d'évacuer et de nettoyer directement. Parfois même, les parois de l'uretère sont perforées et on arrive sur le calcul, en ouvrant une collection péri-urétérale suppurée.

Dans tous les cas, l'incision de l'uretère sera assez longue pour que la pierre puisse être enlevée sans contusionner les bords de la plaie.

L'extraction du calcul doit être faite, avec soin, pour ne pas briser la pierre en voulant l'enlever. Les calculs phosphatiques secondaires sont parfois très friables et certains chirurgiens ont conseillé de les écraser entre les doigts, à travers les parois urétérales : cette manœuvre doit être proscrite parce qu'elle expose à blesser les parois urétérales déjà altérées par l'inflammation. Lorsqu'on prend les calculs secondaires, avec des pinces, ils peuvent facilement s'effriter et le chirurgien doit veiller attentivement, lorsqu'on a ainsi brisé la pierre, à n'en laisser aucun fragment dans l'uretère.

L'*établissement du drainage du bassinet*, dont on peut se dis
penser dans les cas aseptiques, est d'une très grande utilité dans le
cas septiques, aussi bien lorsque la plaie de l'uretère est suturée qu
lorsqu'on la laisse se combler par bourgeonnement. La sonde uré
térale à demeure empêche le rétrécissement du conduit consécutif à l
cicatrisation ; elle est, en outre, le meilleur moyen de favoriser la cica
trisation de la plaie qui ne se trouve pas en contact avec l'urine in
fectée : elle prévient ainsi la formation de fistules de très longue duré
et les infections secondaires péri-urétérales.

Pour établir le drainage du bassinet, on suivra les règles indiquée
page 425.

Suture de l'uretère. — Il est admis, d'une manière générale, qu
lorsqu'on pratique l'urétérolithotomie chez un malade, dont l'urin
est infectée, on ne doit pas suturer l'uretère. Or, voici ce que j'a
observé, chez un malade infecté, ayant plusieurs calculs dans le rei
gauche, de nombreuses pierres dans le rein droit et un calcul arrêt
dans l'uretère près de la vessie. Je commençai par pratiquer la néphro
lithotomie du côté gauche et je maintins le drainage rénal, pour dériv
le cours des urines; 20 jours après, je pratiquai, de ce même côté
l'urétérolithotomie, je plaçai une sonde urétérale n° 12, à demeure
et je suturai l'uretère : la fistule rénale guérit vite et la plaie urétéral
ne donna jamais passage à de l'urine. Ultérieurement, j'opérai le rei
droit. Encouragé par ce premier succès, j'opérai une autre malade in
fectée, en suturant l'uretère : il s'agissait d'une fillette de treize ans
chez qui j'avais fait, quatre ans auparavant, la néphrolithotomie d
rein gauche, pour des calculs phosphatiques ; la plaie rénale guérit e
se ferma sans encombre. Lorsque je la revis, cette malade avait, dan
la portion pelvienne de l'uretère, un énorme calcul de forme allongée
les urines contenaient une grande quantité de pus. Sans toucher a
rein, je pratiquai l'urétérolithotomie et je suturai l'uretère qui avait l
longueur de l'intestin grêle, après avoir mis une sonde urétérale n° 14
à demeure. La plaie guérit très rapidement, et la malade put se leve
le 20° jour, après l'opération.

Au mois d'avril 1907, j'ai pratiqué l'urétérolithotomie, avec sutur
des parois de l'uretère, chez un homme de cinquante-cinq ans, qui
depuis des années, présentait des phénomènes de rétention réna
septique, consécutifs à un calcul arrêté à 5 centimètres de la vessie
dans ce cas encore, j'ai obtenu la guérison par première intention.

Ces faits démontrent que, lorsque les parois urétérales présentent d
bonnes conditions, il est possible de les suturer avec succès, même dan
les cas infectés; on abrège ainsi les suites post-opératoires.

Drainage de la plaie. — Nous avons vu que, dans les cas asept
ques, il convient de drainer la plaie de la paroi abdominale, en plaça

l'extrémité du drain, au niveau de l'incision de l'uretère. A plus forte raison, ce drainage est indispensable dans les opérations septiques, pour éviter la formation de clapiers secondaires et prévenir les fusées purulentes, le long du décollement de la paroi.

' Dans ces cas infectés, si le calcul siège dans le bassin, j'ai toujours soin de diviser, pour ainsi dire, la plaie en deux portions : pelvienne inférieure et abdominale. En haut, les fils de catgut qui entourent la paroi musculaire fixent, en même temps, la graisse sous-péritonéale, de manière à isoler toute la partie inférieure de la plaie ; cet isolement est complété par une mèche de gaze. Le drain juxta-urétéral est placé dans la partie basse de la plaie, au-dessous de cette mèche.

Soins consécutifs. — Dans les cas septiques, il est prudent de laisser la plaie pariétale longuement ouverte et de maintenir le drainage de la paroi jusqu'à ce que la cicatrisation de l'uretère soit très avancée; souvent, le drain devra être maintenu pendant deux ou trois semaines et, lorsqu'il existe un abcès péri-urétéral, pendant plusieurs semaines, jusqu'à l'enlèvement de la sonde urétérale à demeure.

La sonde urétérale sera maintenue en place pendant longtemps; j'entends, dans les cas les plus simples, lorsqu'il n'y a pas de foyer péri-urétéral, pendant dix ou quinze jours et, dans les cas compliqués d'abcès, jusqu'à trente ou quarante jours. L'uretère supporte très bien, plus facilement même que l'urètre, ces drainages prolongés, mais il est nécessaire de changer les sondes, suivant les besoins. La règle est de changer la sonde dès qu'elle n'a pas un fonctionnement parfait, et, même lorsqu'elle fonctionne bien, toutes les semaines. Ce changement de la sonde à demeure est très facile par mon procédé du mandrin conducteur, décrit page 380.

Pendant que la sonde à demeure est en place, on peut l'utiliser pour pratiquer des lavages du bassinet. On fait ces lavages une ou deux fois par jour, suivant l'état des urines, en employant l'eau bouillie pour nettoyer la poche du bassinet, et, lorsqu'elle est propre, les solutions de protargol de 2 à 5 pour 1000 ou de nitrate d'argent à 1 ou 2 pour 1000.

DE LA VOIE A SUIVRE DANS L'URÉTÉROLITHOTOMIE SEPTIQUE

Plus encore que pour les opérations aseptiques, la voie extra-péritonéale doit être préférée, par cette raison majeure qu'elle met en garde contre l'infection du péritoine.

La meilleure voie à suivre pour extirper le calcul est, dans presque tous les cas, celle que nous avons décrite à propos des opérations aseptiques. Je ne fais exception que pour certains calculs se trouvant dans la portion juxta-vésicale de l'uretère et je ne parlerai ici que de ces cas, renvoyant, pour les autres localisations de la pierre, à ce qui a été dit page 427.

Lorsque, chez un malade dont les voies urinaires sont infectées, le calcul siège dans la portion juxta-vésicale de l'uretère, la voie abdominale extra-péritonéale, qui détermine un large décollement de la paroi pelvienne, expose à des suppurations prolongées, d'autant plus que souvent, dans ces cas, les lésions de péri-urétérite sont très développées. D'un autre côté, certains de ces calculs peuvent être facilement abordés par le vagin ou le périnée et les opérations faites, par ces deux voies, ont donné de beaux succès. Pour ces raisons, lorsque des calculs arrêtés dans la portion juxta-vésicale de l'uretère sont **nettement sentis** par le toucher vaginal ou le toucher rectal, je préfère ces voies d'accès, plus directes et moins dangereuses. Lorsqu'au contraire, on ne sent pas ces calculs par le toucher, je préfère la voie abdominale, même si la radiographie ou le cathétérisme urétéral montre le siège très inférieur de la pierre : dans ces cas, en effet, l'opérateur, qui n'est pas guidé par la saillie de la pierre, risque de s'égarer dans la voie d'accès trop étroite dont il dispose, en opérant par le vagin ou le périnée.

Chez la femme, les calculs juxta-vésicaux, souvent très volumineux, sont, dans un certain nombre de cas, facilement sentis par le vagin et l'incision du cul-de-sac antérieur conduit facilement jusqu'à la pierre, qu'on peut saisir et enlever avec des pinces. Après l'extirpation du calcul, il convient d'explorer, comme toujours, l'uretère ; or, s'il est parfois possible d'introduire, par la plaie vaginale, une sonde jusqu'au bassinet, on ne saurait, par cette voie, explorer la portion vésicale du conduit et c'est précisément dans cette partie juxta-vésicale que peut se trouver un rétrécissement, qui sera la cause d'une fistule urétéro-vaginale permanente. Pour éviter la formation de cette fistule, il est utile de placer une sonde urétérale, qui draine le bassinet, parcourt tout l'uretère, traverse la vessie et sort par le méat.

Pour explorer l'uretère et placer une sonde à demeure, dans le cas d'opération vaginale, on aura recours au cathétérisme cystoscopique. Après l'extirpation du calcul, on introduira dans l'uretère par la vessie, à l'aide du cystoscope, un mandrin urétéral qu'on fera pénétrer jusqu'au rein, en le guidant, au besoin, avec un doigt, introduit dans la plaie vaginale : sur le mandrin, on fera glisser une sonde numéro 12, comme lorsqu'on change une sonde urétérale. Si on ne parvenait pas à faire pénétrer le mandrin, on essayerait de placer directement, avec le cystoscope, une sonde à bout coupé, numéro 8. Si enfin le cathétérisme cystoscopique n'était pas possible, on laisserait la plaie vaginale ouverte et on l'essayerait de nouveau une dizaine de jours après l'opération.

Chez l'homme, la voie rectale a été suivie par Cecci, mais, comme je l'ai dit plus haut, il faut abandonner l'incision de la paroi rectale qui

expose à des complications septiques et à la formation d'une fistule
urétéro-rectale, sans offrir aucun avantage réel. Il vaut mieux avoir
recours à la voie périnéale et pratiquer la périnéotomie transversale, en
suivant les règles indiquées pour découvrir la prostate, dans le premier
temps de la prostatectomie périnéale (voir page 803). Le rectum sera
séparé de la prostate et des vésicules séminales, aussi haut que possible,
et on incisera l'uretère, en se guidant sur la saillie formée par le calcul ;
on poursuivra l'opération, d'après les règles que nous avons établies
pour l'opération vaginale chez la femme. Après avoir placé une sonde
à demeure dans l'uretère, on place un drain dans le périnée et on tamponne mollement autour du drain ; quarante-huit heures après, on
enlève le drain et les tampons, et on continue les soins en laissant la
plaie largement ouverte, sans drains ni tampons, en ayant soin uniquement de ne pas permettre l'accolement des lèvres de la plaie cutanée,
jusqu'à ce que les parties profondes soient cicatrisées.

Difficultés et accidents opératoires dans l'urétéro-lithotomie.

Recherche de l'uretère. — Nous avons indiqué, pour chacune des
voies d'accès, comment il faut opérer pour trouver facilement l'uretère.
Je ne saurais trop insister sur la nécessité des larges incisions qui donnent du jour, permettent de bien écarter la plaie et d'opérer en voyant
ce que l'on fait. Le chirurgien se rappellera que l'uretère peut avoir été
refoulé avec le péritoine et que c'est du côté de la séreuse, et non vers
la paroi, qu'il faut toujours le chercher : il tiendra surtout compte des
rapports anatomiques; s'il opère en bas, au-delà du détroit supérieur,
il ira toujours à la découverte de l'uretère, au niveau où ce conduit
croise les vaisseaux iliaques, pour le suivre ensuite de haut en bas.

Il est encore indispensable de bien se rappeler les changements de
forme, le volume énorme que l'uretère dilaté peut acquérir et l'aspect
insolite qu'il peut présenter : parfois, l'uretère est aussi gros que l'intestin grêle, d'autres fois encore, il peut présenter l'aspect d'une très grosse
veine : des opérateurs ont pu confondre l'uretère avec la veine iliaque.

Isolement de l'uretère. — Dans les cas de périurétérite intense, il
peut être très difficile d'isoler l'uretère et de le suivre jusqu'au siège du
calcul. J'ai déjà dit qu'il ne convient pas, surtout dans ces cas, de dégager de trop près l'uretère et de l isoler, sur une grande étendue, pour
ne pas compromettre la vitalité de ses parois. Dans certains cas de péri-
urétérite avec fistule, la masse inflammatoire qui entoure l'uretère peut
être énorme : on n'arrive alors sur le conduit qu'en cheminant dans du
tissu scléreux et en se guidant par les fongosités qui tapissent le trajet
fistuleux.

Pendant qu'on isole l'uretère avec la sonde cannelée, il peut arriver qu'on ouvre le péritoine : dans ce cas, il vaut mieux faire immédiatement un fin surjet sur la séreuse, avant de continuer l'opération. L'accident ne présente pas d'importance lorsqu'on ferme ainsi la séreuse pour empêcher son infection.

Hémorragie pendant l'opération. — L'urétéro-lithotomie se fait, d'habitude, avec une perte minime de sang. Les gros vaisseaux à ménager, les vaisseaux iliaques exceptés, sont l'artère et les veines spermatiques qu'on peut toujours récliner, l'artère et les veines utérines qu'on récline parfois et que, d'autres fois, il faut sectionner, entre deux ligatures. Lorsqu'on opère par la voie abdominale extra-péritonéale, on voit bien l'artère utérine, et il est aisé, en opérant avec soin, d'éviter de la couper sans le savoir. Lorsqu'on intervient par la voie vaginale, on est plus exposé à blesser ce vaisseau : aussi, convient-il de n'opérer par le vagin que lorsqu'on sent la pierre par le toucher ; dans ces cas, on arrive sur le calcul bien au-dessous du coude de l'artère utérine.

Plus souvent que par le saignement provenant de gros vaisseaux, on peut être gêné par le sang que donnent les petites artères et les grosses veines qui entourent la partie inférieure de l'uretère : quand on travaille, à ce niveau, il faut agir prudemment, plutôt avec les doigts qu'avec la sonde cannelée. Si des vaisseaux saignent, on essayera de les pincer ; au besoin, on arrêtera le suintement sanguin par des mèches de gaze, dont l'extrémité sortira par la plaie opératoire.

Coexistence de rétrécissements et de calculs de l'uretère. — Nous avons dit la fréquence des rétrécissements siégeant immédiatement au-dessous du calcul ; dans certains cas même, l'uretère peut être complètement oblitéré. La conduite à tenir varie, suivant le siège et le degré de la lésion.

Lorsque le rétrécissement se trouve dans les portions lombaire ou iliaque, ou dans la partie facilement accessible de la portion pelvienne de l'uretère, on pourra souvent pratiquer l'urétérotomie externe, en voyant bien ce que l'on fait, suivant la technique décrite page 406. Lorsque l'état des parois urétérales le permet, on pourra fermer transversalement la plaie longitudinale, faite pour inciser le rétrécissement : lorsqu'on ne pourra suturer la plaie de l'uretère, on la laissera se fermer par bourgeonnement, autour d'une sonde de bon calibre, n° 13, placée à demeure dans l'uretère.

Lorsque le rétrécissement siège dans la dernière partie de l'uretère, près de la vessie, il pourra être, dans certains cas, très difficile ou même impossible de l'inciser de dehors en dedans. Dans un cas de ce genre, j'ai pratiqué l'urétérotomie interne en me servant de mon urétrotome, représenté figure 461, page 189. Après avoir enlevé un calcul, placé dans la portion juxta-vésicale de l'uretère, par l'incision iléo-abdominale extra-péritonéale, je constatai, en explorant l'uretère, qu'on ne parvenait pas à faire pénétrer jusque dans la vessie, une bougie à boule exploratrice n° 12. Prenant alors un conducteur d'urétrotomie, je réussis à le faire pénétrer dans la vessie; sur ce conducteur, je vissai mon urétrotome et je réussis à lui faire suivre la même route que le conducteur. Ouvrant alors, dans la vessie, la lame de l'urétrotome, je coupai la partie rétrécie, en ramenant l'instrument, pour le faire sortir par la plaie faite à l'uretère en vue de l'extraction de la pierre. Très facilement, j'introduisis alors, de haut en bas, une sonde urétérale n° 13, dans la vessie: l'extrémité vésicale de la sonde fut ramenée par le méat, à l'aide d'un lithotriteur, tandis que son extrémité supérieure fut enfoncée dans l'uretère jusqu'au bassinet. La plaie urétérale fut ensuite fermée et la malade guérit sans aucun incident.

Dans un cas à peu près semblable, Young([1]), ne parvenant pas à faire pénétrer dans la vessie un dilatateur de Kelly, introduit par la plaie urétérale, ouvrit la vessie près de la paroi urétérale et coupa le rétrécissement de dedans en dehors, en se guidant sur la saillie intra-vésicale que formait la pointe du dilatateur.

Lorsque l'uretère est complètement oblitéré au-dessous du calcul, on pourra, exceptionnellement, faire la résection de la partie rétrécie, en pratiquant ensuite l'anastomose des deux bouts de l'uretère, suivant un des procédés décrits (voir page 413). Lorsque la partie oblitérée est trop considérable pour que la continuité de l'uretère puisse être rétablie, il pourra être nécessaire, s'il s'agit d'une portion haute du conduit, de pratiquer la greffe cutanée de l'uretère ou la néphrostomie.

Dans les cas de rétrécissement infranchissable, siégeant dans la portion juxta-vésicale de l'uretère, on peut imiter la conduite d'Israël et implanter extra-péritonéalement, dans la vessie, le bout supérieur de l'uretère sectionné.

VI

GREFFES DE L'URETÈRE

A. — Greffe de l'uretère à la peau.

Dans un but chirurgical, la portion centrale de l'uretère sectionné peut être greffée à la peau, à la vessie, à l'uretère, à l'intestin, au vagin, à l'uretère du côté opposé.

Ces différentes opérations ont été pratiquées dans le but de conserver le rein, lorsque, après section ou resection de l'uretère, il est impossible de rétablir, dans de bonnes conditions, la continuité du conduit, soit

1 Young The surgery of the lower ureter *Annals of Surgery*, 1903, p 688.

parce que la section, portant trop près de la vessie, le bout périphérique
de l'uretère est trop court, soit encore, parce qu'une trop grande portion de l'uretère a été réséquée. Fréquemment les implantations urétérales ont été appliquées à la cure des fistules urétéro-vaginales. On a
fait également la greffe de l'uretère dans l'intestin ou à la peau pour
guérir l'extrophie de la vessie et on a implanté les uretères dans la
peau, dans l'urètre, dans le vagin ou dans l'intestin, après avoir extirpé
la vessie.

L'étude particulière de chaque variété d'anastomose urétérale nous
montrera que **le principal danger, commun à toutes les méthodes, est
la complication de pyélo-néphrite,** cause fréquente de la mort des malades.

Je crois utile d'étudier rapidement cette pyélo-néphrite dans sa pathogénie, pour mieux faire saisir l'importance des précautions destinées à
l'éviter.

Les auteurs parlent toujours de pyélo-néphrite ascendante, sans
mettre en lumière le rôle de la rétention rénale; nombre de procédés
opératoires ont surtout pour but d'empêcher la pénétration des micro-
organismes dans l'uretère et on s'efforce d'y parvenir, soit en donnant
un trajet oblique à la nouvelle insertion urétérale, soit en créant une
valvule à son embouchure. En réalité, ce sont là des précautions
illusoires.

Au point de vue de la pathogénie des infections rénales consécutives,
il faut considérer, dans tout nouvel abouchement de l'uretère, deux
facteurs différents : la rétention d'urine urétéro-rénale, et l'infection.

1° *Rétention urétéro-rénale.* — L'importance de la rétention
d'urine urétéro-rénale est due : 1° à la destruction, plus ou moins complète du rein. dont elle est la cause; 2° au terrain approprié qu'elle crée
pour le développement de l'infection.

Dans toutes les variétés de greffe urétérale, il peut se former facilement un obstacle au cours de l'urine, qui détermine la rétro-dilatation de
l'uretère. Dans les premiers jours qui suivent l'opération, l'œdème des
muqueuses détermine déjà un gonflement du nouveau méat, qu'on
constate souvent plusieurs semaines après l'urétéro-cystostomie. Parfois
encore, dès le début, l'orifice nouveau est trop étroit, ou le trajet intra-
pariétal de l'uretère trop serré; d'autres fois, dans son nouveau trajet,
l'uretère décrit un coude brusque qui rétrécit sa lumière. Cette coudure
du conduit, que j'ai relevée dans plusieurs observations, n'a guère
appelé l'attention des auteurs; elle présente une importance considérable, parce qu'elle détermine des phénomènes mécaniques, analogues
à ceux du rétrécissement de la néostomie.

A ces causes primitives qui gênent la circulation de l'urine dans
l'uretère s'ajoutent, par la suite, le rétrécissement cicatriciel de l'orifice

d'implantation et même la complète oblitération du conduit; à ce double point de vue, il faut craindre de trop multiplier les fils de suture, aussi bien que de ne pas réussir une bonne implantation. On comprend aisément, que, lorsque l'implantation n'est pas bien réussie, si une fistule vient à se former, il se développera par la suite, à son niveau, un noyau cicatriciel qui peut contribuer à rétrécir l'ouverture de l'uretère ou à dévier son trajet. J'insiste sur le *danger de trop multiplier les points de suture*, parce que je ne l'ai pas vu signalé; il me paraît bien établi par les anciennes expériences de Cohnheim, et par celles que j'ai publiées. Il suffit d'entourer la partie inférieure de l'uretère d'un fil de soie non serré, pour qu'il se développe un épaississement conjonctif capable de gêner le cours de l'urine, et de déterminer une uronéphrose ouverte, plus considérable que celles obtenues lorsqu'on lie l'uretère.

Toutes les causes que je viens d'énumérer déterminent la rétention urétérale avec uronéphrose. Si les lésions sont aseptiques, la maladie peut évoluer, en ne donnant lieu qu'à quelques troubles vagues, ou même sans déterminer aucun symptôme. Je citerai, plus loin, plusieurs observations d'oblitération complète de l'uretère, qui avaient passé complètement inaperçues. L'étude des rétentions rénales aseptiques a été jusqu'à présent très négligée; les faits connus montrent déjà que, dans un certain nombre de cas d'anastomoses urétérales, qui ont donné un bon résultat opératoire, le rein se détruisit, par la suite, lentement.

2° **Infection.** — La pyélonéphrite est la cause la plus commune de la mort des opérés; on l'attribue, dans tous les cas, à l'**ascension des micro-organismes** qui pénètrent dans l'uretère par son nouveau méat. En réalité, le mécanisme est plus complexe. Il y a 20 ans, j'ai démontré dans ma thèse inaugurale, qu'il ne suffit pas d'injecter les microbes pathogènes dans l'uretère pour que l'infection se développe; il faut, en outre, des causes adjuvantes, parmi lesquelles la plus importante est la rétention urétéro-rénale. Lorsque l'uretère s'ouvre librement au dehors, lorsqu'il conserve son fonctionnement normal, le courant de l'urine balaie les micro-organismes, les rejette au dehors, et l'infection rénale ne peut se développer que très exceptionnellement. Il résulte de ces faits que, au point de vue opératoire, **il importe davantage de s'opposer à la rétention urétérale qu'à l'introduction des micro-organismes.** Lorsqu'on implante l'uretère dans un milieu septique comme l'intestin, aucun procédé ne pourra faire que le méat ne soit en contact avec les micro-organismes qui pourront pénétrer dans l'uretère, on n'aura des chances d'éviter l'infection ascendante que si le cours de l'urine reste libre.

Mais l'infection du rein peut se faire encore par la **voie descendante.** Nous savons que, dans différentes circonstances, des micro-organismes traversent le filtre rénal, et s'éliminent par l'urine sans déterminer des lésions, mais cette bactériurie simple devient dangereuse lorsque la rétention urétéro-rénale crée des conditions appropriées au développement des phénomènes infectieux. Tel est le mécanisme de l'infection rénale descendante, mis en lumière, dans ma thèse, et étudié particulièrement, dans les rétentions rénales, par Gosset. L'étude des observations montre que, à la suite de la greffe des uretères dans des vessies aseptiques, il a pu se développer tardivement des accidents de pyonéphrose; je crois qu'on doit les considérer comme des uronéphroses préexistantes, infectées par la voie sanguine ou descendante.

Nous étudierons successivement chaque variété de greffe urétérale dans ses résultats cliniques et expérimentaux, et dans son manuel opératoire. Nous dirons ensuite quel procédé il convient de choisir, lorsqu'on doit pratiquer la greffe urétérale dans deux principaux cas cliniques; les plaies de l'uretère et les fistules urétérales. L'étude de la greffe, dans les cas de résection de la vessie et d'extrophie, sera faite à propos de la cystectomie et des opérations pour extrophie.

A. — GREFFE DE L'URETÈRE A LA PEAU

En 1869, Simon, ayant coupé l'uretère gauche pendant l'opération de l'ovariotomie, fixa l'uretère à la paroi abdominale. Plus tard, pour guérir la fistule consécutive, Simon pratiqua la néphrectomie. Dans un cas analogue, Pozzi[1] fixa l'uretère à la paroi lombaire, après l'avoir incisée : trois mois après, il pratiqua la néphrectomie pour guérir la fistule.

En 1889, pour remédier à des accidents d'anurie, consécutifs à l'hystérectomie vaginale, Le Dentu[2] pratiqua une incision lombaire et fixa à la peau l'uretère dilaté; la malade succomba 15 jours après. Hayes Agnew[3] pratiqua une opération semblable.

Giordano[4], dans un cas d'extirpation totale de la vessie pour cancer. fixa les deux uretères à la paroi abdominale : ce malade mourut, un de ses reins étant détruit et l'autre présentant des abcès disséminés.

En 1895 Wassiliew fit, chez une femme de 30 ans, l'extirpation totale de la vessie et fixa les uretères à la peau : la malade survécut 7 mois.

Dans un cas de la clinique de Garré, rapporté par Goldenberg[5], on extirpa la vessie chez un homme de 51 ans et on fixa les uretères à la

1 Pozzi Semaine médicale, 1891, p. 154
2 Le Dentu Maladies du rein et de l'uretère, Paris
3 Hayes-Agnew in Delagenière. Arch provinciales de Chirurgie, 1891, 6 juin.
4. Giordano in Boari Chirurgia dell' uretere. Roma, 1900. p. 358.
5 Israel Chirurgische Klinik der Nierenkrankheiten. 1901.

cau : le malade mourut 13 mois après, avec des métastases cancéreuses
et de la pyélonéphrite double.

Verhoogen, après avoir extirpé la vessie, fixa les uretères à la plaie ;
son malade survécut 5 mois.

Hogge, dans un cas d'extirpation complète des organes génitaux et de
la vessie, fixa les uretères au rectum ; la suture ne tint pas et il s'établit
une fistule urinaire périnéale ; ce malade vécut 5 ans.

En 1898, Bardenheuer, dans un cas d'extirpation totale de la vessie,
fixa temporairement les uretères à la peau · huit jours après, il les fixa
à l'urètre. Par suite de la nécrose des uretères, il se forma un cloaque
et la mort survint quatre mois après l'opération.

Je citerai encore l'observation de Brin, qui aboucha à la peau un
uretère sectionné au cours d'une laparotomie et qui, trente-six jours
après, le fixa avec succès à la vessie.

J'ai pratiqué, moi-même, la greffe d'un uretère à la peau, dans un cas
de résection de la partie inférieure du conduit et de la portion attenante
de la vessie. Dans ce cas, je me proposais, et je le fis ultérieurement,
d'extirper secondairement le rein atteint de lésions avancées d'hydropyonéphrose.

Harrison implanta un des uretères à la peau, dans un cas d'extrophie,
après avoir fait la néphrectomie de l'autre rein.

Récemment Rowsing a opéré trois cas d'extrophie de la vessie, en
implantant les deux uretères à la peau des lombes ; deux de ces malades
ont survécu.

Je viens de citer les cas d'abouchement des uretères à la peau que je
connais, parce que la presque unanimité des auteurs condamne absolument cette variété de greffe urétérale, que je crois beaucoup meilleure
qu'on ne dit.

Les expériences de Gluck et Zeller, celles de Poggi, de Trekaki, démontrent que, chez le chien, la greffe cutanée de l'uretère est à peu
près constamment suivie de pyélonéphrite ascendante. Ce sont ces
expériences qui ont surtout fait rejeter l'opération ; or, on ne peut conclure du chien à l'homme, parce que, chez le premier, on ne peut
prendre les précautions d'asepsie nécessaires après l'opération.

Le bilan clinique est autrement encourageant. Sur 14 opérations,
nous devons éliminer les trois cas de Simon, de Giordano et de Bardenheuer, morts pour causes étrangères à la greffe. Deux fois, chez le
malade de Goldenberg, et dans mon cas personnel, il y eut de la pyélonéphrite, mais, dans ces deux cas, les lésions rénales étaient antérieures
à la greffe de l'uretère. Dans un cas de Roswing, les accidents de rétention rénale étaient dus au rétrécissement de la néostomie par des fautes de
technique. Enfin dans les 8 cas de Le Dentu, Pozzi, Wassilieff, Verhoogen,
Hogge, Brin et Roswing, le résultat de la greffe a été satisfaisant.

J'ai pu étudier personnellement les reins dont les uretères avaien
été fixés à la peau, dans les cas de Pozzi (3 mois), de Le Dentu (13 jours
et dans mon cas personnel. Chez les malades de Pozzi et Le Dentu, le
bassinet ne présentait que des phénomènes de rétention légère, et le
parenchyme rénal était peu altéré : dans ces deux cas, l'étude microscopique du rein ne me montra que des lésions légères de pyélonéphrite. Chez
ma malade, il existait déjà, avant la fixation de l'uretère à la peau, de
l'uropyonéphrose ; ces phénomènes s'aggravèrent ensuite, il se forma,
en outre, une coudure secondaire de l'uretère qui oblitérait ce conduit
au-dessous du rein et la néphrectomie dut être pratiquée, plus tôt que
je ne m'étais proposé de le faire, pour parer à des accidents menaçants
d'infection rénale fébrile. Dans ce cas, la coudure juxta-rénale de l'uretère existait peut-être déjà, au moment de la greffe, mais il est, en tout
cas, certain qu'elle se développa davantage par la suite. En effet, le cathétérisme de l'uretère fixé, qui permettait au début d'arriver jusqu'au
bassinet, trouva plus tard, dans la coudure urétérale, un obstacle infranchissable.

Tous ces documents d'observation humaine ne sont pas suffisants
pour que nous puissions juger la valeur clinique de la greffe des uretères à la peau. Ils permettent de dire que la question reste à l'étude.

Manuel opératoire.

Choix du point d'implantation. — Lorsque, au cours d'une intervention abdominale importante, l'état du malade commande de terminer rapidement l'opération, si on se décide à fixer l'uretère à la
peau, on peut faire la greffe au **niveau de la partie inférieure de la
plaie de la laparotomie.** C'est là un pis aller, parce que le trajet concave en avant que l'uretère devra suivre dans le bassin expose à déterminer une coudure du conduit, même si on prend la précaution que je
recommande de libérer l'uretère sur une longue étendue. Dans ce
cas, si les urines sont aseptiques, je préférerais, pour mon compte, lier
l'uretère (voir page 480), quitte à pratiquer, plus tard, l'abouchement à
la région lombaire ou la néphrostomie. Lorsque les circonstances permettent de choisir librement, le lieu d'élection pour fixer l'uretère à la
peau me paraît être la région lombaire, en plaçant l'orifice à quelques
centimètres au-dessus de la crête iliaque, au niveau du bord antérieur
du carré lombaire. On a ainsi l'avantage d'opérer par la voie extra-péritonéale et l'uretère fixé décrit le minimum de courbure à partir du rein ;
en outre, la fistule se trouve dans un point commode pour les soins de
propreté et pour l'application d'un appareil destiné à recueillir les
urines.

Recherche de l'uretère. — Pour l'incision de la peau et des parties

olles et pour la recherche de l'uretère, on suivra la technique décrite
âge 282.

Isolement et ligature de l'uretère. — On isolera l'uretère dans
ne assez grande longueur, tout en conservant la gaine celluleuse qui
entoure. Pour ne pas s'exposer à la coudure de l'uretère, il est néces-
aire d'isoler ce conduit bien au-dessous de la crête iliaque, comme le
eprésente la figure 186. Lorsque l'uretère sera fixé à la peau, il décrira
uand même une courbure à grand rayon que représente la figure 187.

On comprend bien, en regardant cette figure, que, si l'uretère était

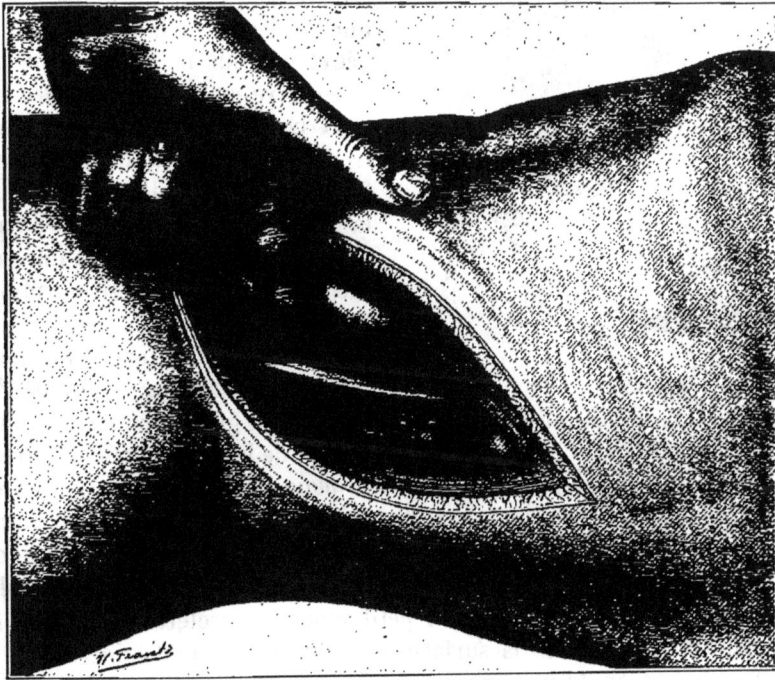

Fig. 186. — Urétérostomie lombaire. Isolement de l'uretère au-dessous de la crête iliaque.

sectionné trop près du rein, il ne pourrait être fixé à la peau sans tirail-
ement et sans coudure,

Lorsque l'uretère aura été isolé, on interrompra le cours de l'urine,
en plaçant un compresseur urétéral du côté du rein et on liera, au-dessous du compresseur, le plus bas possible, l'extrémité périphérique du
conduit. Entre le compresseur et la ligature, on sectionnera l'uretère
au bistouri; la muqueuse du bout périphérique sera détruite au thermocautère et le bout central amené vers la plaie de la paroi. On vérifiera
à ce moment si la portion isolée est suffisante pour que l'uretère puisse
être implanté à la peau, sans qu'il se forme de coudure sur son trajet.

Élargissement et fixation de l'uretère. — Pour donner plus à largeur à l'uretère, on fera, avec de fins ciseaux, deux petites entaille l'une en face de l'autre, sur l'orifice du canal sectionné. Sur la fa externe des deux petits lambeaux ainsi formés, on passe un fil fin

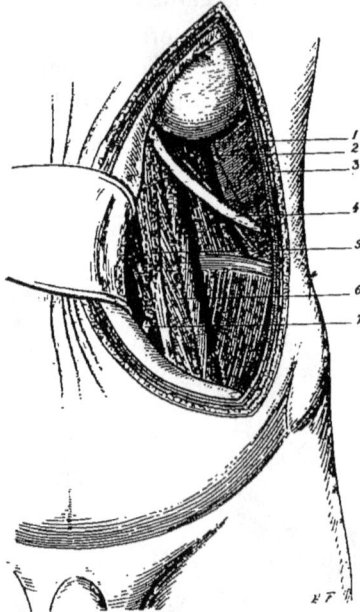

catgut, formant une anse, dont milieu correspond à la paroi ur térale, en ayant soin de ne p perforer toute la paroi. Les deu bouts du fil d'une des deux anse sont passés, de dedans en dehor: à travers la peau des lombes, su une des lèvres de la cicatrice cut née et liés sur la peau; la mêm manœuvre est pratiquée, avec le deux bouts de l'autre fil, sur l'au tre lèvre de la plaie. Il vaut mieu faire ces sutures de manière qu la muqueuse urétérale déborde u peu la peau, pour le cas où une pe tite portion de l'uretère viendrai à se sphacéler.

Pour éviter la sténose du nou vel orifice, Rowsing recommand d'isoler un grand morceau de l'u retère, de le faire sortir à traver la plaie et de le laisser pendre a dehors, dans le pansement : un grande partie de la portion d l'uretère ainsi extériorisée tomb par gangrène, mais il reste un petit moignon urétéral, dépassant l niveau de la peau dont la surface se recouvre ensuite d'épiderme.

Fig. 187. — Urétérostomie lombaire. On voit que, dans l'opération bien faite, l'uretère décrit une courbe à grand rayon; si on fixait l'uretère plus haut, il serait facilement coudé. 1. Suture de la plaie. — 2. Muscle carré lombaire. 3. Nerf abdomino-génital. — 4. Uretère fixé. — 5. Direction de l'uretère avant la fixation. — 6. Psoas.— 7. Portion périphérique de l'uretère.

Sonde urétérale à demeure. — Je crois utile, si on suit le procéd de fixation que j'ai décrit après l'avoir exécuté, de laisser pendant quelque jours une sonde urétérale à demeure qui traversera le pansement e déversera l'urine dans un récipient. On évite ainsi la souillure de l plaie par l'urine, en attendant qu'on puisse appliquer un appareil.

Fermeture de la plaie pariétale. — Pansement. — On fermera l plaie lombaire de la manière habituelle, par un plan musculaire au ca gut et un plan cutané au crin de Florence. Le pansement très simple composé de compresses de gaze stérilisées, d'ouate hydrophile et d'u bandage de corps, sera traversé par la sonde urétérale : une rallong permettra à l'urine de se déverser dans un récipient aseptique bouch à l'ouate. Si l'on n'a pas fixé la sonde à la peau, on la fixera au bandag

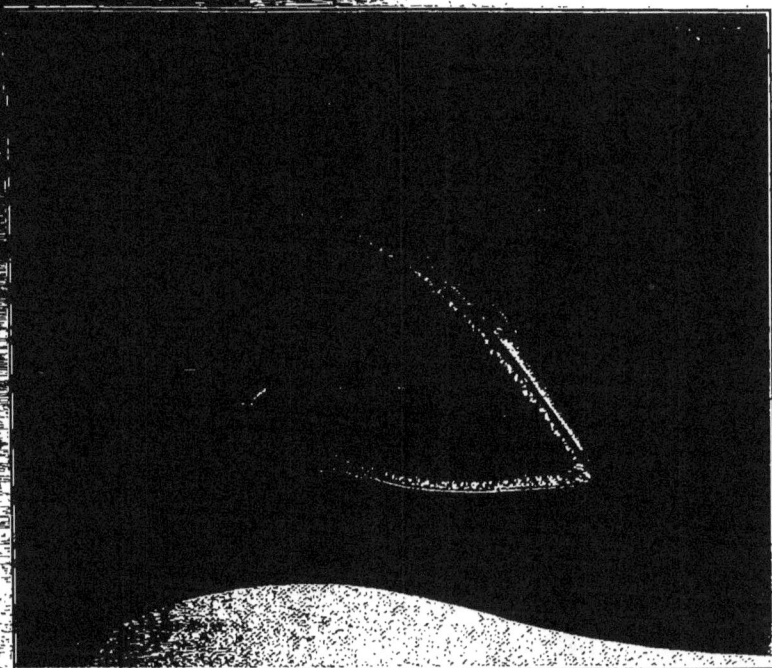

Fig. 188. — Urétérostomie lombaire. Incision de l'extrémité rénale de l'uretère sectionné qui sera fixée à la peau. Le bout périphérique de l'uretère est lié.

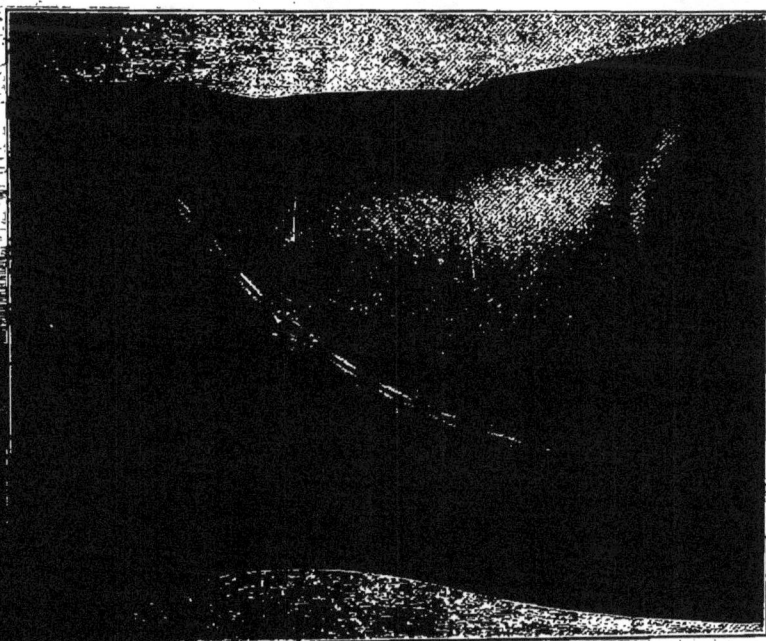

Urétérostomie lombaire. L'uretère est fixé à la peau.

Soins consécutifs.

Lorsque la plaie sera suffisamment cicatrisée, vers le 10ᵉ jour, o
enlèvera la sonde urétérale et on appliquera l'appareil représenté figur
99, page 209 pour recueillir les urines. Matin et soir, on devra faire la toi

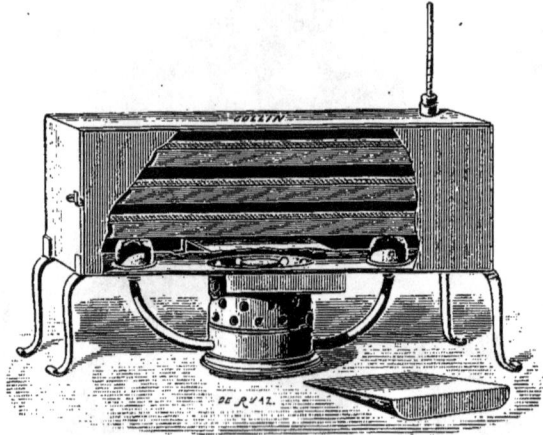

Fig. 190. — Étuve thermo-formogène d'Albarran.

lette du nouveau méat avec de l'eau bouillie et l'appareil récepteur de
urines sera lui-même stérilisé, tous les jours, à l'aide de l'étuve thermo
formogène, figure 190, qui permet de ne pas les détériorer.

B. — GREFFE DE L'URETÈRE A LA VESSIE

En 1857, Poggi([1]) essaya, le premier, d'implanter les uretères sec
tionnés dans la vessie; chez les animaux opérés, la bouche anastomoti
que se rétrécit et il se développa des phénomènes de rétention rénale. L
résultat fut le même dans les expériences de Racidemonowski et de Tiz
zoni([2]). En 1888, de Paoli et Busachi([3]) réussirent à pratiquer la greff
urétérale de la vessie sans provoquer de la rétention rénale.

Chez l'homme, la première implantation de l'uretère dans la vessi
fut pratiquée par Davenport([4]) en 1890, en suivant la voie vaginale
pour remédier à une incontinence congénitale d'urine due à l'abou
chement vulvaire d'un uretère. J'avais, moi-même, recommandé u
procédé d'implantation de l'uretère à la vessie, dans les cas de cysto

1. Poggi. *Reforma Medica*, 10 juin 1887. *Acad. des Sciences de Bologne*, 1888
2. Tizzoni. *Centralblatt f. Chir.*, 1888.
3. De Paoli et Busachi. *Ann. des Mal. des Org. génito-urinaires*. 1888
4. Davenport. *Boston Med. and Surg. Journal*, 1890, juin.

urétérectomie pour tumeur de la vessie en 1892(¹), mais la greffe
ésicale de l'uretère n'est véritablement entrée dans la pratique que
orsque, en 1893, furent connues les opérations faites par Novaro et
ar M. Bazy(²). La publication de Novaro(³) est antérieure de quelques mois, mais M. Bazy, qui décrivit l'opération sous le nom d'urete-
rocystonéostomie, l'ignorait; il suivit d'ailleurs une technique différente.

Depuis ces premières interventions, la greffe des uretères à la vessie
a été pratiquée un très grand nombre de fois par des procédés variés.
L'opération constitue sans doute la plus rationnelle des néostomies
urétérales, parce qu'elle a pour résultat d'aboucher l'uretère dans l'organe même qui le reçoit à l'état normal. De nombreux succès opératoires ont montré sa réelle valeur, mais les résultats éloignés, aujour-
d'hui connus, ne permettent plus de croire aux succès presque constants
qu'on annonçait dans ces dernières années.

Les expériences de Morestin(⁴), de Van Hook(⁵), de Franz(⁶), démontrent que, lorsque la greffe réussit, on observe souvent, chez le chien,
l'hydronéphrose consécutive par sténose ou par oblitération du nouvel
orifice urétéral.

Cliniquement, la mortalité opératoire, évaluée à 15 pour 100 par
Fergusson, est ramenée à 10 pour 100 dans la statistique de Lutaud(⁷) qui
porte sur une centaine de cas.

Peu de malades ont été étudiés longtemps après l'opération, au point
de vue du fonctionnement du rein du côté opéré. Par les observations
de Stæckel et de Franz, nous savons qu'il existe au début de l'œdème du
moignon et que cet œdème ne disparaît pas toujours. Dans les trois
observations de Routier, de Rissmann et de Ricard, on a constaté
l'oblitération complète de l'uretère, sans qu'aucun phénomène clinique
pût la faire soupçonner; dans ces cas, tous aseptiques, le résultat opératoire a été celui d'une ligature de l'uretère. Dans un autre cas, opéré
par J.-L. Faure, l'orifice de la greffe s'était rétréci et j'ai dû pratiquer
moi-même, chez cette malade, la néphrectomie pour des accidents consécutifs de rétention rénale.

A côté de ces faits, je dois citer la constatation ultérieure du bon
fonctionnement du rein faite dans les cas de Kelly, Padrès, Reynolds,
Albarran et celle de la facilité du cathétérisme dans une observation de
Legueu.

Nous verrons, en étudiant les accidents opératoires que, dans un cer-

1 ALBARRAN. *Les Tumeurs de la Vessie*, Paris, 1892
2 BAZY *Acad de Med de Paris*, 17 nov 1893
3 NOVARO *Academia di Sc Med di Bologna*, 19 mars 1893
4 MORESTIN *Société anatomique*, 1892
5 VAN HOOK *Journ of the American Medical Assoc*, 1893
6 FRANZ. *Centralbl f Gynacol.*, 1903
7 LUTAUD *Thèse de Paris*, 1908

tain nombre de cas, l'opération échoue, qu'il peut se former des fistule
parce que les sutures ne tiennent pas, que, dans un cas même, on
observé une coudure de l'uretère greffé.

Tous ces faits nous montrent que le résultat opératoire peut êtr
imparfait ou nul dans certains cas, tandis que, dans d'autres, il est sati
faisant. Très probablement, ces différences sont surtout dues à la tech
nique employée. Pour que la greffe vésicale de l'uretère réussisse bier
il faudra très spécialement veiller aux particularités suivantes :

1° **Le nouveau méat urétéral devra être aussi large que possible, c**
qui peut être facilement obtenu par plusieurs des procédés opératoire
que nous décrivons.

2° **Il faudra éviter le tiraillement des sutures par l'uretère tro**
tendu. — Point n'est besoin d'insister sur la nécessité d'éviter, autan
que possible, le tiraillement des sutures : ce tiraillement peut existe
déjà au moment de l'opération, si on est obligé de tendre l'uretère pou
l'amener au contact de la vessie; plus tard, les contractions de la vessi
pour expulser l'urine l'augmenteront encore.

Pour éviter le **tiraillement primitif des sutures,** il est nécessaire d
choisir le point d'implantation de l'uretère, de telle sorte que ce condui
ne se trouve pas tendu, même s'il est nécessaire de faire l'implantatio
en un point assez éloigné de l'abouchement normal.

Pour greffer plus facilement l'uretère, Kelly sectionna, dans un cas, le
ligaments antérieurs de la vessie de manière à pouvoir attirer la vessi
vers l'uretère, Witzel ([1]), Baldy ([2]), Ricard ([3]) pratiquent la greffe et fixen
ensuite la vessie à la paroi pelvienne latérale; Franz ([4]) la fixe à la paro
abdominale antérieure.

Le procédé de fixation de la vessie à la paroi latérale de l'excavatio
est facile à exécuter et me paraît devoir être adopté.

Lorsque l'uretère est trop court pour être implanté dans la vessie, o
a essayé de l'allonger en abaissant le rein. Cette manœuvre, trop com
pliquée, ne fait gagner que 2 ou 3 centimètres, et peut présenter de
inconvénients au point de vue de la circulation rénale, peut-être mêm
gêner le cours de l'urine dans la partie supérieure de l'uretère, en déter
minant la formation d'adhérences qui coudent l'uretère.

A titre de curiosité, je citerai plus loin les procédés expérimentaux qu
allongent l'uretère aux dépens d'un lambeau de la vessie ou de l
trompe de Fallope. Ils ne me paraissent guère recommandables.

Lorsqu'il n'est pas possible de pratiquer la greffe dans des condition
telles que l'uretère ne soit pas tendu, je pense que mieux vaut renonce

1. Witzel. *Centralbl fur Gynacol.*, 1896, p. 689.
2. Baldy *Amer Journ. of Obstetrics.* 1896, p 362.
3 Ricard In *These de Lutaud*, Paris 1908.
4 Franz *Loc. cit.*

à implanter l'uretère dans la vessie : on est trop exposé à un échec primitif et, si la greffe réussit, au rétrécissement ultérieur du conduit.

Pour éviter autant que possible, du moins dans les premiers jours qui suivent l'opération, le **tiraillement secondaire des sutures**, dû aux contractions de la vessie, je crois utile de placer une sonde urétérale à demeure.

3° **Il faut pratiquer, avec des fils de catgut, le minimum de points de suture pour ne pas créer un nodule cicatriciel autour de l'uretère.**
— J'ai dit plus haut qu'il suffit chez un chien d'entourer l'uretère d'un fil de soie non serré, pour déterminer la formation d'une virole conjonctive, qui rétrécit légèrement le conduit, avec formation secondaire d'hydronéphrose.

Cette expérience nous montre qu'il y a toute utilité à pratiquer le moins de sutures possible ; elle nous enseigne encore qu'il vaut mieux se servir de fils résorbables au catgut que de fils de soie.

4° **Il faut avoir soin de ne pas déterminer une coudure urétérale.**
— Nous avons déjà insisté sur ce point, page 438. Dans l'urétérocystostomie, en particulier, l'observation de Wikerhauser [1] démontre que l'imperméabilité de l'uretère peut être due à la formation d'une coudure de l'uretère.

Actuellement, la greffe de l'uretère dans la vessie est pratiquée par différentes voies et dans des cas variés. On greffe l'uretère, coupé accidentellement ou de propos délibéré, dans les opérations gynécologiques ; pour remédier à des fistules ou à des rétrécissements de sa partie inférieure ou encore dans l'extirpation des tumeurs vésicales qui envahissent l'uretère. Nous décrirons ces dernières opérations à propos de la cystectomie (voir page 633). De même, nous renvoyons au chapitre concernant les anomalies urétérales, pour les opérations qui s'y rapportent (voir page 485).

La greffe de l'uretère dans la vessie peut être faite par les voies transpéritonéale, abdominale extrapéritonéale, transvésicale, vaginale et sacrée.

I. — OPÉRATION TRANSPÉRITONÉALE

Lorsqu'on opère pour une **fistule urétérale**, il est utile, si possible, de placer une sonde dans l'uretère, en l'introduisant par la fistule ou par le cathétérisme cystoscopique. La sonde a, dans ces cas, le grand avantage de faciliter la recherche de l'uretère, souvent difficile à trouver : malheureusement, dans la grande majorité des cas, le cathétérisme urétéral est impossible.

Position du malade. — La vessie ayant été vidée avec une sonde,

1 WIKERHAUSER. *Centralbl f Gynacol.* 1902, p. 903

le malade est placé en position inclinée de Trendelenburg : entre ses
jambes, on place le support de l'écarteur abdominal de Doyen, qui
servira à fixer la valve pelvienne de l'instrument (fig. 191). Le chirurgien se place à gauche.

    Incision. — L'incision médiane ordinaire de la laparotomie est
pratiquée : elle commence au-dessus du pubis, pour se terminer plus
ou moins près de l'ombilic, sui-
vant l'embonpoint du sujet. Traversant la ligne blanche, on
arrive au tissu graisseux sous-
péritonéal et au péritoine qu'on
incise, avec précaution, en le
soulevant avec des pinces : l'incision de la séreuse est agrandie
avec les ciseaux, tout le long de
la plaie.

    **Disposition du champ opé-
ratoire.** — On refoule avec des
compresses la masse intestinale
de manière à bien dégager la
cavité pelvienne ; on place, à la
partie inférieure de la plaie, une
large valve qu'on fixe au moyen
du support qui se trouve entre
les cuisses de la malade.

    Recherche de l'uretère. —
Le plus souvent, on intervient
chez des femmes à qui on a préalablement enlevé l'utérus et les
annexes, ce qui permet de trouver l'uretère dans sa direction

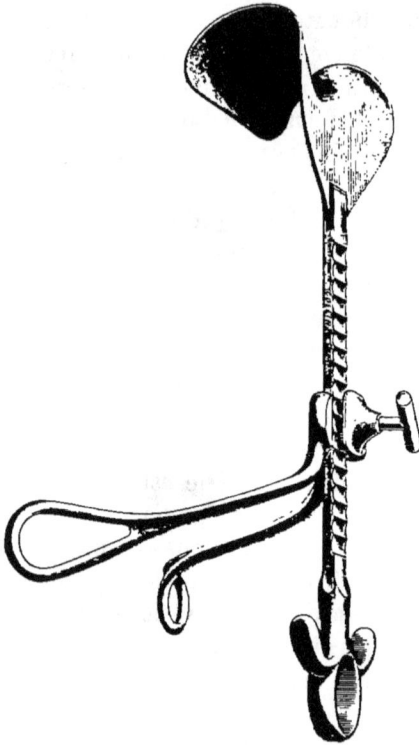

Fig. 191. — Valve abdominale de Doyen.

connue, vers le milieu de la portion pelvienne, surtout lorsque, comme
il est fréquent, ce conduit présente un volume beaucoup plus considérable qu'à l'état normal. Dans certains cas pourtant, comme cela arriva
à Routier, on intervient chez une femme dont l'uretère n'est pas élargi
et qui conserve ses organes génitaux internes, ce qui rend la recherche
de l'uretère plus malaisée. On ne voit d'ailleurs pas, dans tous les cas,
la saillie de l'uretère et lorsque n'ayant pu le cathétériser, on ne le sent
pas au palper, il est préférable d'aller le chercher au niveau où il
croise les vaisseaux iliaques et le suivre ensuite, de haut en bas, comme
nous l'avons décrit, page 387.

    Quel que soit le point où l'on décide d'aborder l'uretère, on incisera le
feuillet pariétal du péritoine qui le recouvre et on isolera une petite

portion du conduit, avec la sonde cannelée. On continuera ensuite à isoler ce conduit, en le suivant de près, aussi loin que possible du côté de la vessie, jusqu'à ce que le tissu induré qui l'entoure empêche d'aller plus bas.

Ligature, ponction, compression et section de l'uretère. — Le plus bas possible, on lie l'uretère, avec un catgut n° 2. Si le conduit très dilaté contient de l'urine, on le ponctionne avec une aiguille fine, en disposant convenablement des compresses, pour éviter de souiller le champ opératoire. Sans faire de ponction lorsque cela est inutile, ou après avoir évacué le liquide, on place un petit compresseur urétéral le plus haut possible, pour interrompre le cours des urines. On sectionne ensuite franchement l'uretère un peu au-dessus de la ligature et on entoure momentanément d'une compresse le bout central du conduit pendant que, avec le thermocautère, on détruit la muqueuse du moignon juxta-vésical.

Placer deux fils en U *dans le bout central de l'uretère sectionné.* — Deux fils de catgut 00 sont préparés d'avance, chacun d'eux

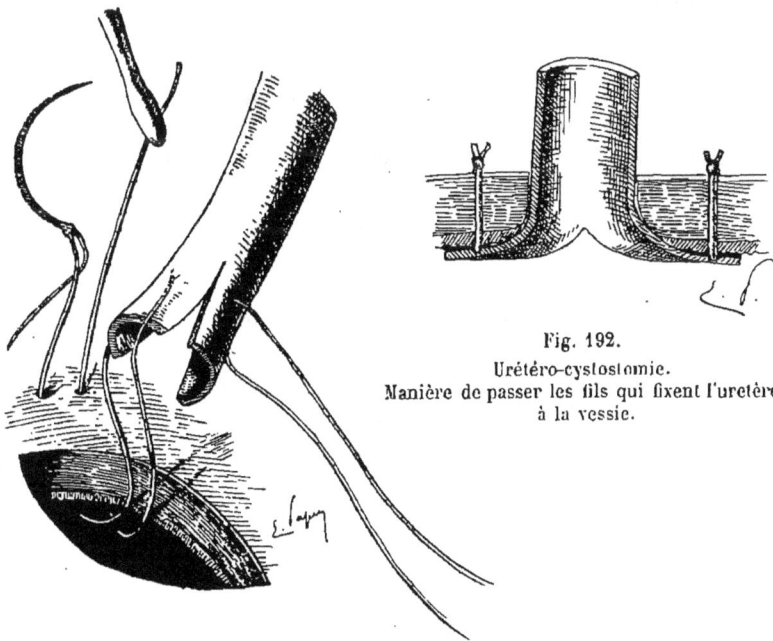

Fig. 192.
Urétéro-cystostomie.
Manière de passer les fils qui fixent l'uretère
à la vessie.

étant enfilé, par ses deux extrémités, sur deux fines aiguilles courbes.

Sur les deux faces antérieure et postérieure de la tranche de section urétérale, on fait, avec de fins ciseaux, une petite entaille ayant 4 à 5 millimètres de longueur, dans le but d'élargir l'orifice. On place ensuite, sur les parois droite et gauche de l'uretère, un peu au-dessous de l'extrémité supérieure des incisions, deux fils en U en se servant des catguts préparés d'avance : dans ce but les deux aiguilles du même fil traversent la paroi urétérale de dehors en dedans et sortent par l'orifice de section ; la bouche de l'U se trouve ainsi sur la paroi extérieure de l'uretère.

L'uretère garni de ses fils, qui portent toujours les aiguilles, est entouré par une compresse pendant qu'on fait la boutonnière vésicale.

Ouverture de la vessie. — Un explorateur métallique ordinaire, ou mieux une longue pince, étant introduit dans la vessie par le méat, on prie un aide de le pousser de manière à faire saillir la paroi postéro-latérale de la vessie qu'on incisera sur la saillie ainsi formée.

L'incision de la vessie sera faite en un point où l'uretère puisse être inséré **sans tiraillement**, sans trop se préoccuper de placer la bouche urétérale très près de l'ouverture normale. Lorsque la section de l'uretère est faite à 5 ou 6 centimètres de la vessie, on arrive presque toujours aisément à faire l'anastomose.

L'incision de la vessie sera suffisamment longue pour laisser passer facilement l'uretère et sera dirigée un peu obliquement. de dehors en dedans et de haut en bas.

Placer une sonde urétérale. — On fait passer, de dedans en dehors, par la plaie vésicale, la pince qui a servi à repérer la paroi et on saisit l'extrémité d'une sonde urétérale n° 15, qu'on ramène, en la faisant sortir par l'urètre. L'extrémité distale de cette sonde est poussée dans l'intérieur de l'uretère jusqu'à quelques centimètres au-dessus du niveau où se trouve placé le compresseur urétéral, qu'on enlève à ce moment.

Invagination et suture de l'uretère. — Saisissant, avec une pince à griffes fine, la muqueuse vésicale d'un côté de la plaie, on soulève ce bord pour passer, de dedans en dehors, à travers toute la paroi vésicale à un demi-centimètre de la plaie, les deux chefs d'un des fils en U déjà placés dans l'uretère. La même manœuvre est ensuite exécutée avec l'autre fil en U. Tirant alors sur les deux anses de fil, on invagine l'uretère dans la vessie et on le fixe en nouant entre eux sur la paroi externe de la vessie les deux chefs de chaque fil (fig. 190). Simplifiant encore ce procédé, Lepage et Frantz ont opéré, avec succès. en ne mettant qu'une seule anse de fil sur le bout rénal de l'uretère sectionné et en fixant, à l'aide de ce seul fil, l'uretère invaginé à la paroi de la vessie : le fil traverse la paroi vésicale, de dedans en dehors, et se noue sur la paroi externe de la vessie, comme dans le procédé que je décris.

Pour assurer davantage la suture de l'uretère, on peut, à l'exemple de Rudinger faire un ou deux points à la Lembert, dans la paroi vésicale, par-dessus la partie terminale de l'uretère. Cet auteur voulait imiter ainsi le trajet oblique normal de l'uretère dans la paroi, résultat qui, en réalité, n'est pas atteint.

Pour invaginer l'uretère dans la vessie, Ricard commence par faire une petite fente sur la paroi du conduit et retourne sa muqueuse comme une manche d'habit, en fixant la muqueuse ainsi retournée par des points de catgut fin. On pousse ensuite l'uretère ainsi préparé à travers l'ouverture de la vessie, en le faisant pénétrer dans son inté-rieur et on le fixe par un double plan de su-tures comprenant, en dehors de la muqueuse, les couches externes de la vessie et de l'uretère.

Fixation de la ves-sie à la paroi pel-vienne. — Quel que soit le procédé de fixa-tion de l'uretère à la vessie, il faut empêcher qu'il ne soit tiraillé. Dans ce but, on saisira, avec une pince, la paroi vésicale, près de la

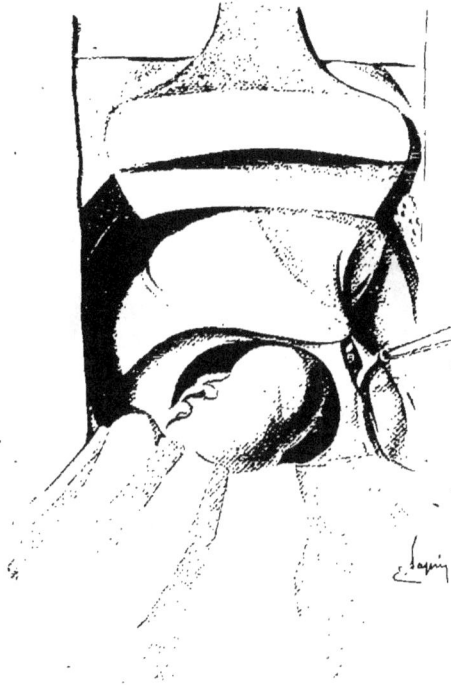

Fig. 195. — Urétéro-cystostomie.

greffe, et on l'attirera vers la paroi pelvienne latérale, pour l'y fixer, à l'aide de un ou deux points au catgut, après avoir bien constaté que l'uretère est ainsi moins tendu et qu'il ne forme pas de coudure.

Fermeture du péritoine et de la paroi abdominale. — La plaie du péritoine pariétal est fermée par un fin surjet au catgut. La paroi abdominale est suturée en trois plans, péritonéal et musculaire au catgut, cutané au crin de Florence.

Drainage. — Le drainage est assuré par un tube en caoutchouc n° 30, ayant un orifice latéral près de son extrémité ; il plonge dans le bassin et aboutit près de la greffe.

Fixer la sonde urétérale. — *Placer une sonde vésicale à de-meure.* — La sonde urétérale est fixée au niveau du méat par des fils qui l'attachent aux poils du pubis. Dans la vessie, on met une sonde de Pezzer.

Autres procédés opératoires.

Parmi les nombreux procédés opératoires, je ne crois utile de décrire que la suture directe sans invagination et l'anastomose au moyen du bouton de Boari. Ces procédés ont souvent été employés avec succès.

Anastomose directe. — Au lieu de faire, comme je l'ai décrit plus haut, l'invagination de l'uretère dans la vessie, mise d'abord en pratique par Krug et Boldy, on peut suturer directement l'uretère, légèrement fendu à son extrémité, à la vessie : on fait, dans ces, cas une soigneuse suture des muqueuses de l'uretère et de la vessie et un plan plus superficiel à la Lembert.

Lorsque l'uretère est élargi par la rétention d'urine, la suture directe peut s'exécuter dans de bonnes conditions, mais lorsque ce conduit présente son calibre normal, le procédé d'invagination est plus facile : dans tous les cas, ce procédé est plus expéditif et présente l'avantage de moins exposer au rétrécissement consécutif de l'orifice, parce qu'il nécessite l'emploi d'un nombre plus restreint de sutures. Nous avons insisté, page 449, sur les inconvénients des points de suture trop nombreux.

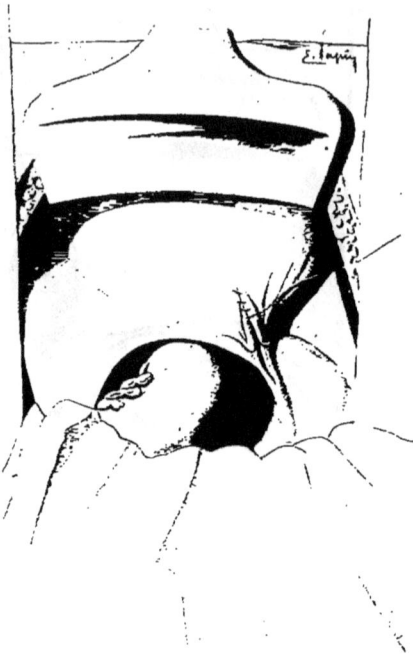

Fig. 194. — Urétéro-cystostomie.

Anastomose avec le bouton de Boari. — Voici la description de l'auteur.

« On choisit un bouton adapté au calibre de l'uretère, qui est dilatable ; on invagine l'extrémité de l'uretère sur le tube et on la fixe par un nœud de soie fine. On abaisse le plateau mobile jusqu'à ce qu'elle touche le plateau sous-jacent et on introduit un stylet d'acier par le trou que présente le tube : ce stylet sert à comprimer le ressort et à soutenir le bouton.

« Avec une fine aiguille intestinale, enfilée avec du catgut ou de la soie fine, on circonscrit sur la paroi vésicale le point où devra se faire la greffe avec une ligne ovalaire de suture continue. Dans l'aire ainsi cir-

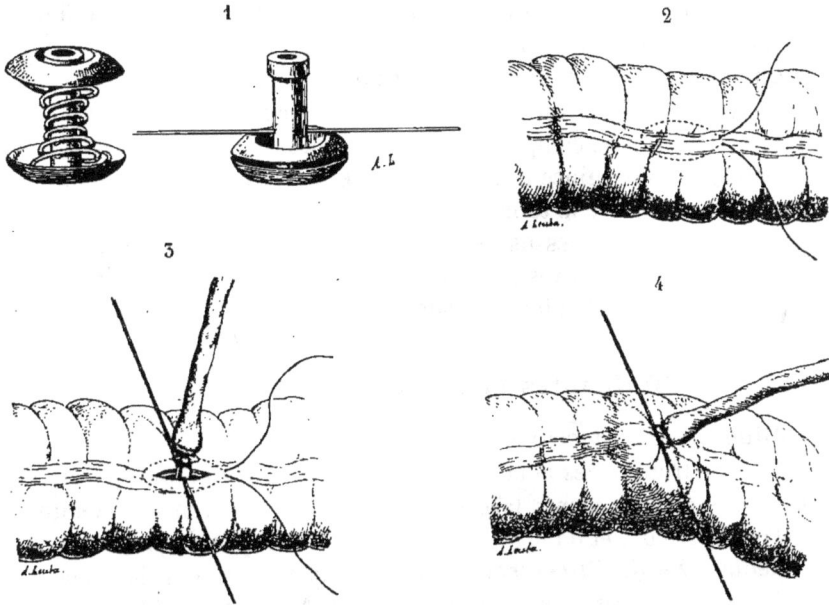

Fig. 195. — Procédé d'anastomose urétérale de Boari, applicable à l'intestin et à la vessie.

1. Bouton métallique à ressort. — 2. Aire circonscrite par un fil, où sera pratiquée l'anastomose. — 3. Le tube du bouton a été introduit dans l'uretère et fixé par un fil; la partie renflée du bouton a été introduite dans l'intestin incisé. — 4. On finit l'opération en nouant entre eux les deux bouts du fil qui circonscrit l'aire intestinale de l'implantation.

conscrite, on fait une incision longitudinale, assez longue pour laisser passer la partie renflée du bouton. L'opérateur serre les deux bouts du fil dans un nœud, de manière à appliquer toute la ligne de suture contre le tube central du bouton. On enlève alors le stylet pendant qu'avec un nœud, on serre les tissus autour du bouton. Le ressort du bouton, par son élasticité, met en contact les deux parois de l'uretère et de la vessie.

· « Pour rendre la suture plus solide, on peut ne comprendre dans la suture en bourse que la muqueuse vésicale et rabattre ensuite sur la greffe deux lambeaux, formés par la musculeuse de la vessie, dans l'étendue de 2 centimètres au-dessus de l'uretère.

« Le bouton est retiré vers le 10e ou 12e jour, lorsqu'il tombe dans la vessie, soit en le prenant avec une pince, après dilatation de l'urètre, soit encore en tirant sur un fil de soie qu'on peut lier à la base du bouton et faire sortir par l'urètre au moment de l'opération, en profitant de la plaie vésicale. »

Chalot, de Toulouse, a pratiqué en 1896 l'implantation des uretères

dans la vessie, en se servant d'un bouton anastomotique, différent de
celui de Boari.

L'ingénieux procédé de Boari peut s'exécuter très rapidement. Il a
l'inconvénient de nécessiter des boutons spéciaux et de ne pouvoir être
employé que chez la femme : même chez elle, il n'est pas indifférent
d'avoir à dilater l'urètre pour retirer le bouton de la vessie.

Anastomose avec bouton résorbable. — Baldassari ([1]) a employé avec succès, chez le chien, une sorte de bouton fait avec du magné-
sium qui se résorbe complètement en 15 jours. Le bouton est formé par
un petit tube très mince terminé à une de ses extrémités par une lame
circulaire perforée : le tube est introduit dans le bout de l'uretère sectionné qu'on lie au-dessus de lui ; la partie élargie, formant plaque,
est introduite dans la vessie à travers une petite plaie et on finit l'opération en suturant la plaie vésicale et en restaurant le péritoine.

Difficultés et accidents opératoires.

Adhérences intestinales. — Il est fréquent, à l'ouverture du
ventre, de trouver des adhérences intestinales surtout au niveau des
moignons des ligaments larges; rarement ces adhérences constituent
une gêne sérieuse et on peut les détacher avec un peu de prudence.

Recherche de l'uretère. — Facile dans certains cas, la recherche
de l'uretère est très difficile dans d'autres. Nous avons dit l'avantage,
lorsque faire se peut, de repérer l'uretère par une sonde passée
avant l'opération en l'introduisant dans l'uretère par la fistule urétérale ou par le cathétérisme cystoscopique. Dans le plus grand nombre de
cas, on ne peut cathétériser l'uretère et, pour ne pas s'égarer, lorsqu'on
ne peut voir le conduit, le mieux est d'aller le chercher d'emblée, au
niveau de son entrée dans le bassin : le promontoire et les vaisseaux
iliaques sont, à ce niveau, des points de repère précieux, et on opère
loin des tissus inflammatoires, qui masquent la partie inférieure du
conduit.

Dégagement de l'uretère. — Les adhérences inflammatoires
qui englobent l'uretère constituent souvent une sérieuse gêne opératoire. Le plus simple est d'aborder l'uretère assez haut pour dégager
d'abord une partie facile et de le suivre ensuite, de haut en bas, avec
la sonde cannelée.

Difficulté d'amener l'uretère jusque dans la vessie. — Nous
avons vu que les sutures vésico-urétérales peuvent d'habitude être
exécutées dans de bonnes conditions, lorsque la section de l'uretère
n'a pas été faite au delà de 5 à 6 centimètres de la vessie. Dans certains

1. BALDASSARI *Il Morgagni*, 1904, parte 2, p. 582.

cas pourtant, même lorsque la portion d'uretère perdue n'est pas plus longue, la rigidité du conduit peut le rendre plus court.

On peut gagner en longueur, en dégageant bien et assez haut l'uretère, ce qui ne présente pas d'inconvénient, au point de vue de la nutrition de ses parois. On le peut encore en faisant l'anastomose vésicale assez haute et on a même implanté avec succès l'uretère au sommet de la vessie.

Lorsque ces moyens ne suffisent pas, on peut attirer la vessie du côté de l'uretère à implanter et la fixer au ligament large, comme le fit Baldassari, en 1898, à la paroi abdominale antérieure, à la manière de Franz, ou à la paroi latérale du bassin, en suivant la pratique recommandée par Vitzel, depuis 1895. On évite ainsi le tiraillement des sutures. Dans ce même but Kelly (¹) a recommandé, et mis en pratique la mobilisation de la vessie qu'on détache du pubis, en coupant les ligaments pubo-vésicaux : on peut gagner ainsi 5 centimètres.

II — OPÉRATION ABDOMINALE EXTRAPÉRITONÉALE

Pour éviter l'infection du péritoine, lorsque les urines sont infectées, plusieurs auteurs ont pratiqué la greffe vésicale de l'uretère par la voie extrapéritonéale.

Déjà Novaro, dans sa première opération, alla à la recherche de l'uretère par la voie transpéritonéale, fixa ce conduit à la vessie et, prolongeant ensuite l'incision du péritoine sur la paroi vésicale, détacha la séreuse de manière à pouvoir la fermer au-dessus de l'uretère qui resta ainsi en dehors de la cavité péritonéale. Plus tard, en 1894, Weit(²) prolongea l'incision du péritoine jusqu'à la symphyse, détacha la séreuse de la vessie, pour aller à la recherche de l'uretère et, après avoir suturé le péritoine, implanta extra péritonéalement l'uretère à la vessie.

Par un procédé analogue, Witzel commence par chercher l'uretère après avoir fait la laparotomie, suture le péritoine et pratique ensuite extrapéritonéalement l'anasmatose urétéro-vésicale.

Il est inutile de commencer par faire la laparotomie. En 1894, Israel pratiqua la greffe vésicale de l'uretère, en décollant le péritoine à l'aide d'une incision iléo-inguinale.

En Allemagne, on a souvent employé un autre procédé extrapéritonéal décrit par Mackenroth : on fait l'incision sur le bord externe du muscle droit, ce qui me paraît devoir gêner beaucoup les manœuvres.

En réalité, il est souvent facile de pratiquer la greffe vésicale de l'uretère par la voie extrapéritonéale, qui paraît préférable dans les cas infectés. La technique de la greffe est celle que nous avons décrite, à

1. KELLY. John's Hopkins Hosp Bull , 1895, febr
2 WEIT. Zeitschr. f. Geburth und Gynæcol , 1894. p 455

propos de l'opération intra-péritonéale, seule la voie d'abord diffère. Dans ce cas, j'aborderais l'uretère par la longue incision et en suivant la technique, décrite page 387, qui permet de le suivre facilement jusqu'à la vessie.

III — OPÉRATION TRANSVÉSICALE

La greffe de l'uretère dans la vessie peut être pratiquée par la voie transvésicale, dans trois conditions différentes : 1° lorsque dans une cystectomie partielle, on extirpe la partie inférieure de l'uretère : j'ai proposé cette opération en 1892 ([1]) et je l'ai, depuis, pratiquée plusieurs fois; 2° après extirpation d'un rétrécissement de l'uretère situé très près de la vessie; 3° en cas d'abouchement anormal d'un uretère, passant entre la vessie et le vagin. Je décrirai cette dernière opération à propos des anomalies de l'uretère (page 485). De même, la greffe transvésicale, en cas de tumeur de la vessie envahissant la région urétérale, sera mieux comprise lorsqu'on connaîtra les dispositions anatomiques des néoplasmes péri-urétéraux et l'opération qu'on doit pratiquer dans ces cas ([1]) (voir page 635).

Greffe transvésicale en cas de rétrécissement urétéral. — La greffe urétérale transvésicale, au cas de rétrécissement de la partie inférieure du conduit, a d'abord été faite par M. Bazy qui, depuis, a abandonné cette technique. Peu de chirurgiens ont suivi cette voie; on est plus sûr de faire une opération utile par les voies transpéritonéale ou abdominale extrapéritonéale.

En cas de rétrécissement urétéral, le premier temps opératoire consiste dans la taille hypogastrique, en position inclinée. On introduit dans l'uretère une sonde cannelée et, sur la sonde, on coupe la paroi vésicale jusqu'à ce qu'on arrive au rétrécissement; on extirpe ensuite la partie rétrécie et on suture soigneusement l'uretère à la vessie, après avoir élargi son extrémité vésicale, par une incision longue de 4 à 5 millimètres. On placera ensuite une sonde urétérale à demeure et une sonde vésicale (voir p. 426).

Déjà en 1888, de Paoli et Bussachi, dans leurs expériences sur le chien, pour pratiquer la greffe de l'uretère, faisaient d'abord la taille, pratiquaient ensuite un orifice sur la paroi postérieure de la vessie et abrasaient ses bords muqueux pour y implanter l'uretère après avoir élargi ce conduit par une petite incision longitudinale. En 1905, Vaughan ([2]) a publié deux cas réussis d'urétéro-cystostomie, dans lesquels il chercha l'uretère par la voie transpéritonéale et fit ensuite une ou-

---

1. ALBARRAN. *Les Tumeurs de la vessie*, 1892
2 VAUGHAN. *Amer. Journ of Med. Ass*, 1905, t. I, p. 449.

verture antérieure de la vessie pour pratiquer la boutonnière d'implantation de dedans en dehors et suturer plus aisément la vessie.

Hunner, en 1902, avait proposé un procédé analogue.

Par ce procédé, on complique inutilement l'opération, en y ajoutant l'incision de la taille.

IV — OPÉRATION PAR LA VOIE VAGINALE

L'anastomose de l'uretère à la vessie par la voie vaginale a été employée dans les cas d'abouchement congénital anormal de l'uretère (voir p. 485) et pour guérir des fistules urétéro-vaginales.

Nous avons déjà dit que, dans les fistules urétéro-vaginales, il existe toujours un rétrécissement urétéral, plus ou moins marqué; l'orifice vaginal de la fistule est toujours lui-même trop étroit et trop mal disposé pour permettre le libre écoulement de l'urine nécessaire pour sauvegarder le rein. Ces dispositions anatomiques nous montrent les défauts des opérations d'anastomose urétéro-vésicale par voie vaginale; lorsqu'on essaie, d'après le procédé de Mayo, de faire une vraie greffe urétérale, on ne peut abaisser suffisamment le conduit pour le sectionner au-dessus de la partie rétrécie et le suturer ensuite convenablement à la vessie; lorsque, à l'exemple de Mackenroth, on transplante dans la vessie l'orifice vaginal de la fistule, on ne fait que mieux placer un méat urétéral insuffisant. Pour ces raisons, je ne ferai que décrire très brièvement ces procédés opératoires.

Procédé de Mayo ([1]). — Dans une première opération, on dissèque l'uretère autour de la fistule vaginale, on isole le conduit et on l'abaisse pour le fixer à la paroi vésico-vaginale. Quelques semaines après, lorsque l'adhérence de l'uretère à la paroi vésico-vaginale est établie, on fait une seconde opération. L'orifice de la fistule urétérale est avivé et la vessie est incisée longitudinalement au-dessous : par cette incision on fait pénétrer dans l'uretère une sonde préalablement introduite dans la vessie par l'urètre, et on suture la plaie vaginale par-dessus la sonde qui reste à demeure.

Procédé de Mackenroth ([2]). — On fait sur la muqueuse vaginale, autour de la fistule, une incision en forme de feuille de myrte, qu'on dissèque en laissant le lambeau adhérent à la fistule. On incise ensuite la paroi vésicale dans l'étendue de 3 à 4 centimètres et on réunit la muqueuse vaginale du lambeau péri-urétéral à la muqueuse de la vessie. On finit en suturant la plaie vaginale qui résulte de la formation du lambeau.

Phänomenoff ([3]) a récemment décrit un procédé analogue : on fait une

1 Mayo. *Bulletin Médical,* 1894, p 299
2 Mackenroth. *Wiener Med Woch* , 1895, 30 mars
3. Phanomenoff. *Centralbl f. Gynäk* , 1906, p 142.

incision circulaire autour de la fistule et on libère l'uretère dans l'étendue de 5 centimètres; on fixe ensuite la collerette urétérale à la vessie ouverte sur une sonde qu'on fait pénétrer dans l'uretère après l'incision verticale.

Procédé de Dudley [1]. — Pratiquant chez une malade l'hystérectomie vaginale, Dudley ouvrit la vessie et coupa l'uretère droit : il profita de l'ouverture de la vessie pour faire, de dedans en dehors, une boutonnière à la vessie tout près de l'extrémité de l'uretère sectionné : après avoir dénudé la muqueuse vésicale de chaque côté de la boutonnière, il amena l'uretère dans la vessie et le fixa par de fines sutures au catgut. La plaie vaginale fut ensuite fermée. La malade guérit et la nouvelle bouche urétérale fonctionnait bien plusieurs semaines après. L'auteur propose de suivre délibérément, dans des cas semblables, la voie vaginale et de pratiquer intentionnellement une fistule vésicale.

En cas de plaie accidentelle de l'uretère dans l'hystérectomie vaginale, on pourrait adopter le procédé que Dudley recommande, mais nous ne saurions accepter avec Murphy [2] que, pour opérer une fistule urétéro-vaginale ordinaire, la voie vaginale soit préférable à la voie abdominale. Cet auteur admet d'ailleurs, contrairement à ce que je pense, que, chez la femme, toute intervention sur la vessie, ou sur la partie inférieure de l'uretère, doit se faire après l'ouverture de la vessie par le vagin.

V — OPÉRATION PAR LA VOIE SACRÉE

Kraske recommande l'anastomose urétéro-vésicale par la voie sacrée. Schede essaya l'opération sans succès. Vinceni, cité par Boari, réussit dans un cas où il avait blessé l'uretère, en extirpant l'utérus par la voie sacrée; cette malade succomba le 9e jour et on vit, à l'autopsie, que la greffe urétérale avait bien tenu.

Nous avons dit (p. 390) les graves inconvénients de la voie sacrée pour aborder l'uretère, et je crois inutile d'insister davantage sur la greffe urétérale faite par ce procédé.

Soins consécutifs à la greffe vésicale de l'uretère.

Nous avons recommandé, quel que soit le procédé de greffe vésicale de l'uretère qu'on ait employé, de placer une sonde à demeure dans l'uretère, pour protéger la suture et calibrer le canal, et de mettre une sonde vésicale à demeure pour empêcher les modifications de volume

1. DUDLEY *Annals of Surgery*, 1904, t. 32. p 755
2 J. B. MURPHY, *Ibid.*, p 321.

et les contractions de la vessie. Dans les cas aseptiques, on peut ne pas mettre de sonde urétérale à demeure.

La sonde urétérale sera retirée le 3ᵉ jour après l'opération. La sonde vésicale restera à demeure pendant 10 ou 12 jours, en la changeant suivant les besoins.

Il est inutile de constiper les malades ; je leur fais donner un lavement le 2ᵉ jour et une purgation le 3ᵉ jour.

Accidents post-opératoires.

On peut observer des accidents primitifs, dans les quelques jours qui suivent l'opération, et des accidents tardifs.

1° *Accidents primitifs*. — Les accidents primitifs, signalés dans les observations, sont les douleurs lombaires, les fistules urinaires et la péritonite.

Douleurs lombaires. — Certains malades ont présenté, le jour même de l'opération, ou dans les jours qui suivent, des douleurs dans le trajet de l'uretère et du côté du rein, ayant des caractères, plus ou moins nets, des coliques néphrétiques ; parfois, les douleurs disparaissent assez rapidement, d'autres fois, on ne les voit cesser que lorsqu'il s'établit une fistule urinaire.

Il me parait probable que les douleurs qui disparaissent rapidement sont dues, soit à l'œdème avec rétrécissement de l'orifice urétral, soit à l'oblitération complète de l'uretère. Les examens cystoscopiques, pratiqués quelques jours après l'opération, montrent l'existence fréquente de l'œdème de la muqueuse vésicale ; parfois même, on le constate longtemps après l'opération ; on comprend que la diminution du gonflement puisse laisser passer plus facilement l'urine et amener la cessation des douleurs. D'autre part, si l'uretère s'oblitère complètement, la sécrétion rénale subit un arrêt presque complet et la douleur peut cesser : nous savons, en effet, que la ligature complète de l'uretère ne détermine que peu de phénomènes douloureux.

D'après ce que je viens de dire, on ne devra pas considérer la cessation des douleurs comme une preuve du rétablissement de la perméabilité urétérale et il faudra soigneusement vérifier plus tard le fonctionnement du rein du côté opéré.

Le traitement des accidents douloureux consistera au début dans la médication calmante, particulièrement dans l'emploi de la morphine. Si les douleurs devenaient intolérables, si elles s'accompagnent de vomissements répétés, si l'état du malade s'aggrave, même en l'absence de phénomènes fébriles, il serait justifié de pratiquer la néphrostomie pour combattre les accidents de rétention rénale.

Fistules urinaires. — Chez plusieurs malades, on a vu des fistules

urinaires: le pansement peut être mouillé d'urine dès le lendemain d
l'intervention, ou la fistule ne s'établir que plusieurs jours après l'opéra
tion. Souvent, ces fistules urinaires s'établissent, sans que l'état généra
du malade s'altère; souvent encore, l'écoulement de l'urine par la plai
diminue d'abord, pour disparaître ensuite et la plaie guérit complètement

Ces fistules urinaires sont dues à la désunion partielle de la plaie e
constituent toujours un accident sérieux, moins pour la gravité qu'elle
présentent immédiatement, que par la crainte d'un rétrécissement futu
de la néostomie : la fistule ne peut, en effet, se former que par la pro
duction d'un noyau cicatriciel. Chez une malade, déjà citée, que J.-L
Faure opéra, il se forma ainsi une fistule qui guérit en quelques jours
des accidents ultérieurs de coudure et de rétrécissement de l'uretère
m'obligèrent, quelques mois après l'opération, à pratiquer la néphrectomie que commandaient de graves accidents de pyonéphrose.

Péritonite. — L'infection du péritoine a été la cause la plus fréquente
de la mort des opérés. C'est pour éviter cette grave complication qu'on
doit préférer, dans certains cas, l'opération pratiquée par la voie extra-
péritonéale. Il doit en être ainsi, à mon avis, lorsque les urines sont
infectées.

2° *Accidents secondaires.* — Les accidents secondaires observés sont
ceux de rétention rénale aseptique, ouverte ou fermée, et l'infection
rénale.

Il est probable que la plupart des accidents de **rétention rénale** dus à
l'œdème de l'orifice urétéral disparaissent par la suite, sans laisser de
traces, mais il est possible, quoique non démontré, que, même lorsque
l'œdème disparaît, la rétention persiste et s'accentue : nous savons, en
effet, que des causes temporaires de gêne dans l'écoulement urétéral
peuvent être le point de départ de vraies hydronéphroses.

Lorsque par rétraction cicatricielle ou par coudure de l'uretère, il se
développe une rétention rénale, après la greffe urétérale, si la rétention
reste aseptique, elle peut ne déterminer aucun symptôme; j'ai cité, plus
haut, des cas d'oblitération complète de l'uretère restés latents. Il est certain que si l'on étudiait, avec soin, le fonctionnement comparé des deux
reins longtemps après l'opération, on pourrait déceler un certain nombre
de ces cas latents.

Parfois, la rétention, même aseptique, détermine une gêne assez grande
pour qu'on soit conduit à faire le diagnostic; le plus souvent pourtant,
c'est l'infection primitive ou secondaire de la rétention par la voie
ascendante ou par la voie circulatoire, qui révèle l'affection urétéro-
rénale. La pyélonéphrite simple, sans rétention urétéro-rénale, peut être
observée, mais elle n'est pas explicitement signalée dans les observations; au contraire, l'examen des pièces montre souvent l'existence
d'une rétention infectée, uro-pyonéphrose ou pyonéphrose vraie.

Lorsque les symptômes habituels font reconnaître l'existence d'une étention rénale infectée, on pourra essayer de la traiter par les lavages du bassinet et par la dilatation graduelle du nouveau méat urétéral à l'aide du cathétérisme cystoscopique ; souvent on échouera, parce que la cause de la rétention rénale s'opposera à la progression de la sonde. On aura ensuite la ressource de pratiquer la néphrostomie et, si les accidents cessent, de laisser une fistule lombaire permanente ou, si l'état de l'autre rein nous le permet, de pratiquer la néphrectomie. On pourrait encore essayer secondairement la greffe intestinale de l'uretère ; pour mon compte, j'aimerais mieux laisser un méat lombaire permanent que de risquer cette nouvelle intervention dont le résultat est très aléatoire.

Si, malgré la néphrostomie, les accidents d'infection rénale persistaient, il faudrait pratiquer la néphrectomie.

C. — GREFFE DES URETÈRES A L'URÈTRE

La greffe des uretères à l'urètre a été faite après extirpation de la vessie dans le cas d'extrophie et dans les néoplasmes : elle sera étudiée à propos de ces maladies.

D. — GREFFE DE L'URETÈRE A L'INTESTIN

La première opération d'anastomose urétéro-intestinale a été faite, en 1851, par Simon (1), dans un cas d'extrophie de la vessie, en coupant, au moyen d'un fil fortement serré, les parois de l'uretère et du rectum. Pendant deux mois, toute l'urine passa par le rectum, il se forma ensuite une fistule cutanée et la malade succomba un an après l'opération : les orifices de communication avec le rectum étaient rétrécis. En 1879, Thomas Smith (2) opéra un autre cas d'extrophie vésicale en implantant, dans deux opérations successives, les deux uretères dans les côlons. Le petit malade, âgé de 7 ans, succomba après la seconde implantation. Avec le même insuccès, Kuster (3), en 1891, après avoir extirpé la vessie et la prostate, dans un cas de cancer, implanta les deux uretères dans le rectum.

Le premier succès opératoire a été obtenu par Chaput (4), en 1892 : dans un cas de fistule urétéro-vaginale, ce chirurgien implanta l'uretère, après l'avoir sectionné, à la face postérieure et gauche du côlon iliaque. Sa malade vivait encore en bonne santé, 13 ans après l'opé-

1 SIMON The Lancet, 1852, vol. XI, p 568.
2. THOMAS SMITH St. Barthelomew's Hosp Rep , 1879
3. KUSTER Langenbeck's Arch , 1891, p 864
4 CHAPUT, Arch Génér. de Méd., 1894. janvier.

ration. Deux mois plus tard, Chaput opéra une autre malade, attein
de tuberculose vésicale; dans une première séance, il fixa l'uretè
gauche au côlon; trois mois après, il exécuta la même opération
côté droit : la malade succomba le jour même de cette deuxième inte
vention.

Des expériences sur le chien, faites d'abord par Gluck et Zeller ([1]), p.
Bardenheuer ([2]) et par Novaro ([3]), répétées ensuite par un grand nomb
de chirurgiens, parmi lesquels je citerai surtout Morestin([4]), Harv
Reed([5]), Boari ([6]), Martin et Petersen ([7]), Zeit([8]), ont démontré que, av
tous les procédés opératoires imaginés,les animaux meurent très fr
quemment, au moins dans les trois quarts des cas, les uns. primitiv
ment de péritonite, les autres de rétention rénale ou de pyélonéphrit
De rares succès expérimentaux ont pourtant été obtenus, mais presqu
toujours lorsqu'un seul uretère a été implanté. Ces résultats expe
rimentaux s'expliquent par la difficulté opératoire qui est due. chez l
chien, à la petitesse de l'uretère et à la grande épaisseur des tuniqu
intestinales ; les résultats obtenus chez l'homme sont très supérieurs
quoique la mortalité opératoire soit encore très considérable et que bo
nombre de malades aient succombé aux altérations rénales consécutives

Je n'ai pas à discuter ici la valeur de la greffe intestinale des uretère
et je me contenterai de dire qu'on connaît aujourd'hui un certai
nombre de cas de longue survie, surtout lorsque l'implantation es
unilatérale : en France, je citerai les succès de Chaput (13 ans), Chalo
(bilatérale 1 an), Guinard (5 ans), Michaux (2 ans), Auvray (15 mois)
à l'étranger les observations de Boari (6 mois), Fowler (bilatéral
5 ans 1/2), Peters (bilatérale 10 mois), Krause (bilatérale 3 mois 1/2)
Beck (bilatérale 7 mois), Martin (18 mois).

L'étude des cas mortels montre que l'opérateur doit craindre de
accidents immédiats de péritonite, qui imposent le plus grand soi
dans les sutures destinées à fixer l'uretère, et des **accidents ultérieurs**
de pyélonéphrite ascendante, avec destruction plus ou moins complète
du parenchyme rénal.

La greffe des uretères dans l'intestin a été pratiquée :

1° Pour des plaies accidentelles de l'uretère, lorsqu'on n'a pu faire
ni l'anastomose urétéro-urétérale ni la greffe vésicale (Cavazzani).

2° Pour remédier à une fistule urétérale (Chaput).

1. GLUCK et ZELLER. *Berl. klin Woch* , 1881.
2 BARDENHEUER in BOARI, p. 258.
3. NOVARO *Bulletino della Società fra i cultori delle Scienze Mediche. Siena*, 1887 (d'après Boari)
4 MORESTIN. *Bull. de la Soc Anatomique*, Paris, 1892.
5. HARVEY REED. *Annals of Surgery*, 1892, septembre.
6 BOARI *Chirurgie de l'uretère*, 1900.
7. MARTIN et PETERSEN In *New-York Med. Journ.*, 1902, p. 756.
8. ZEIT, *New-York Med. Journ.*, 1901. mai.

3° Pour combattre l'incontinence d'urine résultant de la destruction complète du col et de l'urètre, non réparable par des procédés autoplastiques (Boari, Albarran, Delbet, Tichow).

4° Dans des cas de cystite douloureuse, avec ou sans extirpation de la vessie (Trendelenburg).

5° Après la cystectomie totale (Kuster).

6° Dans l'extrophie de la vessie (Simon).

Dans ces derniers cas, lorsqu'on opère pour extrophie de la vessie on emploie le plus souvent, actuellement, le procédé de Maydl, en implantant dans le rectum une partie de la vessie avec les orifices normaux des uretères. Nous étudierons ces opérations, qui ont donné un grand nombre de succès, dans le chapitre consacré à l'extrophie de la vessie (voir p. 717); dans ce chapitre, il ne sera question que de l'implantation intestinale de l'uretère sectionné.

Malgré ces succès, la greffe de l'uretère dans l'intestin est une opération grave donnant une mortalité immédiate et consécutive très élevée qui peut être évaluée à 35 ou 40 pour 100. Tichow, qui a fait 12 implantations intestinales des uretères pour des fistules vésico-vaginales, a perdu 5 opérées. La grande mortalité de l'opération est due à quatre causes principales qu'on doit bien connaître, pour essayer de les éviter :

1° Le **shock opératoire**, cause de la mort dans un certain nombre de cas, est dû, non à l'opération elle-même qui, le plus souvent, n'est pas d'une grande difficulté et peut s'exécuter rapidement, mais à la prolongation d'une opération précédente déjà grave. C'est ainsi, par exemple, que si l'on pratique la cystectomie totale pour cancer, opération laborieuse, et si, en même temps, on fait la double implantation des uretères dans l'intestin, cette opération surajoutée aggrave sérieusement le pronostic immédiat : il en est de même, lorsque l'implantation doit être faite après une grave opération gynécologique.

Lorsque faire se peut, en cas de cystectomie, il y aura utilité à opérer en deux ou trois fois : dans une première opération, on fera l'anastomose des deux uretères, ou on greffera, séparément, chacun d'eux, par une opération différente; la cystectomie sera pratiquée dans une séance ultérieure. Cette conduite prudente me paraît d'autant plus justifiée que les malades chez qui l'indication de la cystectomie peut se poser, sont atteints de maladies qui diminuent beaucoup leur résistance.

En cas de plaie accidentelle, pendant une opération abdominale, on pourra, avec plus de chance de succès, pratiquer immédiatement la greffe ; dans ce cas, le ventre est ouvert, l'intestin et l'uretère sont sous la main et on peut rapidement exécuter la greffe:

2° La **désunion** de l'anastomose et l'infection locale consécutive ont déterminé la mort de plusieurs opérés; dans d'autres cas, on a vu se former des abcès localisés suivis de fistules urinaires. Pour éviter ces

accidents, on aura soin, en pratiquant les sutures de la greffe, de
suivre minutieusement la technique que nous indiquons. Dans tous les
cas, l'intestin est une source d'infection, mais on peut se mettre en
garde contre les dangers consécutifs à son ouverture par une technique
appropriée : lorsqu'on le peut, il y aura utilité à préparer le malade à
l'opération, comme on le fait pour les opérations qui se pratiquent sur le
rectum. Chez quelques malades, les urines sont infectées et l'uretère
déjà malade est atteint d'urétérite ; des précautions spéciales s'imposent
dans ces cas pour empêcher le contact de l'urine septique avec le péritoine et pour ne pas laisser traîner, pendant l'opération, le bout coupé de
l'uretère infecté au contact de la séreuse péritonéale. Dans certains cas,
lorsque le chirurgien a le choix, l'infection de l'urine pourrait être une
indication d'opérer par la voie extra-péritonéale;

5° Le **rétrécissement du nouvel abouchement** et l'infection ascendante sont les causes les plus fréquentes des échecs de la greffe intestinale de l'uretère. Dans quelques cas, on a constaté l'existence d'une coudure de l'uretère greffé, capable de gêner le cours de l'urine. Le rétrécissement de l'uretère a pour conséquence le développement de phénomènes de rétention urétero-rénale, dont la gravité particulière est due
à l'infection ascendante qui se développe fatalement dans ces cas. Comme
nous l'avons dit page 439, il est possible aussi, que, dans quelques cas,
on doive incriminer l'infection d'origine circulatoire.

Il est nécessaire de bien comprendre les causes de l'infection ascendante chez les opérés, pour être à même de choisir les meilleurs procédés opératoires.

Des travaux que j'ai publiés en 1889 (¹) ont démontré qu'il ne suffit
pas d'infecter l'uretère pour déterminer l'infection ascendante :
l'injection même de cultures virulentes dans l'intérieur de ce conduit
ne détermine l'infection du rein que dans certaines conditions. Mais
si la vessie infectée ne se vide pas ou se vide incomplètement, déterminant la stase urétérale, l'infection se développe(²) (Guyon et Albarran) : de même, si une cause quelconque provoque la rétention urétéro-
rénale, l'infection ascendante s'observe avec la plus grande facilité. A
l'état normal, l'uretère s'ouvre dans la vessie par un trajet oblique et les
fibres musculaires de sa paroi se continuent dans l'intérieur du réservoir : par cette disposition, le reflux de l'urine dans l'uretère est évité
et ne peut se produire que dans des conditions exceptionnelles. Mais
la disposition de l'embouchure urétérale ne saurait, à elle seule, éviter
l'infection ; à chaque éjaculation urétérale, l'orifice s'entr'ouvre et l'infection de l'urine urétérale se produirait, la vessie étant supposée infectée, si le courant du liquide ne venait préserver de la contamination. De

1. ALBARRAN. Le Rein des Urinaires. *Thèse de Paris*, 1889.
2. GUYON et ALBARRAN. *Arch. de Med. expérimentale.*

même, lorsqu'on injecte une culture microbienne dans l'uretère, l'ascension ne se fait pas, parce que les éjaculations de l'urine urétérale rejettent au dehors les microorganismes.

On pourrait conclure, théoriquement, de ces faits démontrés, que, en cas de greffe intestinale de l'uretère, il importe davantage d'établir un large abouchement et d'éviter soigneusement toute cause de rétention urétéro-rénale, que d'essayer d'imiter l'abouchement oblique normal du conduit dans la vessie. Ce n'est point dire qu'il n'y ait grande utilité à essayer, par des moyens opératoires appropriés, d'empêcher la pénétration des matières fécales dans l'uretère greffé, mais, quoi que l'on fasse, l'uretère aboutira dans une cavité infectée et l'infection ascendante sera fatale, si le libre courant de l'urine ne peut protéger le rein. En fait, lorsqu'on étudie les observations d'infection ascendante, consécutives à la greffe de l'uretère dans l'intestin, on voit toujours notée l'existence concomitante de la rétention urétero-rénale et on peut comprendre les bons résultats relatifs obtenus par l'opération de Maydl, parce que, en greffant l'orifice même de l'uretère dans la vessie, ce procédé préserve mieux que tout autre de la rétention urétero-renale par rétrécissement de la partie greffée. D'un autre côté, des malades comme celle de Chaput, déjà infectées avant l'opération, mais ayant un uretère dilaté qui laissait libre cours à l'urine, n'ont pas eu des phénomènes d'infection ascendante, malgré l'abouchement direct de l'uretère dans l'intestin, sans qu'aucune précaution spéciale ait été prise.

Ces considérations nous enseignent les précautions qu'il faudra prendre pour éviter l'infection ascendante, complication la plus grave et la plus fréquente de la greffe de l'uretère dans l'intestin. A ce point de vue nous devons considérer : 1° le choix de l'anse intestinale ; 2° le mode d'abouchement de l'uretère.

1° Choix de la partie de l'intestin où devra se faire l'anastomose.

On a implanté l'uretère dans le rectum, l'anse sigmoïde, les côlons ascendant ou descendant, le cæcum et on a proposé de choisir une anse d'intestin grêle.

D'une manière générale on choisit le gros intestin, parce que les manœuvres opératoires sont aisées et qu'on risque moins de voir se produire des phénomènes de résorption de l'urine que si l'on opère dans l'intestin grêle.

Boari et Casati ont pourtant proposé de greffer l'uretère dans la dernière portion de l'iléon, séparée du reste de l'intestin grêle, pour profiter de la valvule iléo-cæcale et éviter ainsi l'infection ascendante.

Dans ce but, on coupe l'iléon, près du cæcum, et on anastomose le bout
gastrique avec le côlon; on ferme
la section de la portion cæcale de
l'iléon et on y greffe le ou les uretères. Cette opération compliquée,
qui n'a pas été exécutée chez
l'homme, ne me paraît pas présenter plus de garanties que l'anastomose ordinaire; l'urctère s'a-
bouche quand même, dans une portion d'intestin infectée.

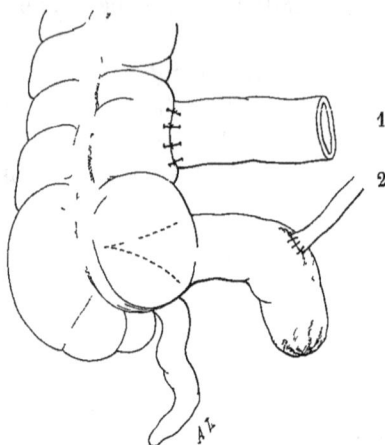

Fig 196 — Procede expérimental de greffe
de l'uretère a l'inte-tin, de Boari et Casati

1 Bout central de l'ileon anastomose au colon
ascendant   2 Uretere implante dans le bout
periphei ique ferme de l'ileon

Le procédé recommandé par
Goldenberg est analogue à celui
de Boari, avec cette différence toutefois, que la dernière partie de
l'iléon, dans laquelle on abouche
les uretères, est elle-même fixée à
la peau.

Chaput a proposé aussi de faire
aboutir les uretères dans une anse
grêle exclue, qu'on ferait déboucher elle-même dans le côlon iliaque.

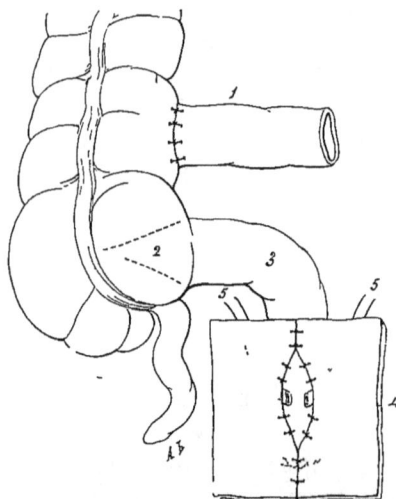

Fig. 197. — Procedé expérimental d'anastomose
de l'uretei e a l ileon, de Goldenberg.

1 Bout central de l'iléon anastomosé au côlon ascen
dant — 2 Valvule ileo-cæcale. — 3. Bout péri-
pherique de l ileon dans lequel on implante les
uretères. — 5. Fixé lui même a la peau, 4.

Mauclaire, Tizzoni et Poggi
ont fait des expériences, en insérant les uretères dans une
anse grêle exclue qu'on fait déboucher à la peau, à l'urètre ou
à l'intestin.

Tous ces procédés, dans lesquels on utilise une partie de
l'intestin grêle, compliquent
beaucoup l'acte opératoire : ils
n'ont pas été exécutés chez
l'homme.

L'abouchement dans le rectum, fréquemment pratiqué,
notamment en cas de résection
de la vessie, présente l'avantage
de placer l'uretère dans une partie de l'intestin le plus souvent
vide de matières fécales. D'autre
part, l'abouchement rectal est
d'une exécution plus difficile

que la greffe colique, par la profondeur et le peu de mobilité de cette partie de l'intestin. Nous dirons à propos de la cystectomie les mauvais résultats de l'opération. Sauf indication spéciale, l'abouchement dans les côlons iliaques, ascendant ou descendant, paraît devoir être préféré : il a donné plus de succès que l'abouchement dans le rectum.

2° **Mode d'abouchement de l'uretère**.

Les procédés employés sont très nombreux : les uns essaient surtout d'empêcher la désunion de l'anastomose ; d'autres ont en vue de donner à l'uretère un trajet oblique dans la paroi de l'intestin ; d'autres enfin se proposent de constituer une sorte de valvule ou d'opercule qui puisse fermer l'ouverture de l'uretère pendant le passage des matières tout en laissant libre cours à l'urine.

A. — *Insertion directe de l'uretère à l'intestin.* — Voici comment Chaput décrit son procédé : « On arrête le bout supérieur de l'uretère au contact de la face postéro-interne du côlon et on procède à l'établissement des sutures. On commence par fixer, à l'aide de trois ou quatre points musculo-musculeux, la lèvre postérieure de l'orifice de l'uretère à l'intestin encore intact. On incise alors l'intestin, dans l'étendue d'un centimètre environ, à quelques millimètres au-dessous des sutures précédentes. On exécute ensuite la suture muco-muqueuse des lèvres postérieures des deux orifices ; puis la suture musculo-musculeuse de ces mêmes lèvres antérieures. On place encore quelques points complémentaires aux extrémités de l'orifice intestinal qui bâille un peu. »

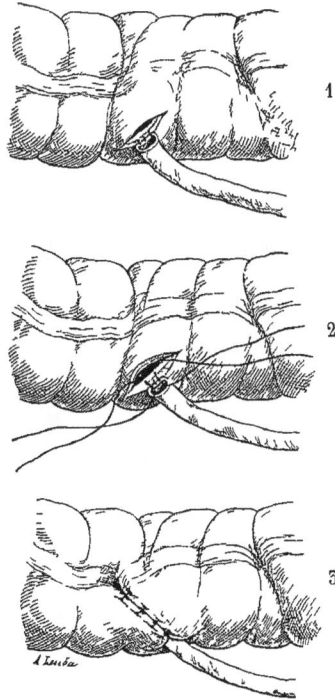

Fig. 198 — Anastomose urétero-intestinale Procede de Chaput

1 Suture musculo musculeuse de l uretere au segment postérieur et de l intestin — 2 Suture muco-muqueuse — 3 Enfouissement de l ureteı e

Ce procédé ne peut être correctement exécuté que lorsque l'uretère a été préalablement dilaté par la rétention. « Si l'uretère était trop étroit et trop mince pour porter deux étages de sutures, je conseillerais, dit Chaput, de le fixer à l'orifice intestinal, par trois sutures perforantes muco-muqueuses. Je l'enterrerais ensuite au fond d'un fossé intestinal par deux étages de sutures séro-séreuses, de telle sorte qu'il serait complètement engainé sur une hauteur d'environ 2 centimètres. »

Boari a pratiqué l'anastomose urétéro-intestinale en se servant de son *bouton anastomotique* : expérimentalement, les résultats ont été bons et à plusieurs reprises, la greffe ainsi pratiquée a réussi. Notons pourtant que dans un cas de Giordano, suivi de mort, on trouva la lumière du bouton anastomotique remplie de concrétions. Le procédé de Boari est d'une exécution simple, en suivant le manuel opératoire, décrit page 454, à propos de la greffe vésicale : s'il n'a pas été généralement adopté, c'est par crainte d'encombrement du bouton ou de rétrécissement de la bouche anastomotique et parce qu'il ne donne pas à l'uretère un trajet oblique.

B. — *Obliquité du trajet intestinal de l'uretère*. — Nous venons de voir que déjà Chaput conseillait d'enterrer l'uretère dans la paroi intestinale plissée. Presque tous les opérateurs ont adopté cette technique qui présente un double avantage : elle assure et consolide la fixation de l'intestin : elle permet l'occlusion de la portion intrapariétale de l'uretère, lorsque les matières fécales, progressant par la contraction de l'intestin, viennent presser de dedans en dehors sur sa paroi.

Voulant assurer davantage l'occlusion de l'uretère, Martin (¹) a proposé le procédé suivant qu'il a exécuté avec succès chez l'homme, après l'avoir expérimenté :

« Ramener chaque uretère au-devant du rectum et passer, à l'extrémité de chacun, une anse de fil de soie, armé à ses deux extrémités d'une aiguille : rapprocher davantage les deux uretères par deux fines sutures de soie, passant uniquement à travers leurs tuniques externes, ce qui aura pour effet de rendre parallèles les deux tubes urétéraux. Les uretères ainsi disposés sont temporairement placés dans une compresse. Faire ensuite une incision longitudinale de 5 centimètres, dans la couche péritonéale et sous-péritonéale de la paroi supérieure de l'intestin et disséquer une surface ovale, dans laquelle se trouve exposée la couche musculaire de l'intestin, sur une étendue de 2 cent. 1/2 en largeur. Les deux lambeaux sont attirés de chaque côté; on s'assure que l'intestin est vide et on le comprime au-dessus, avec une pince. On fait ensuite une petite incision sur les couches restantes de l'intestin, à l'union du tiers inférieur avec les deux tiers supérieurs de la surface découverte : cette incision doit laisser passer librement les uretères. Les deux aiguilles qui terminent l'anse du fil préalablement passé dans l'uretère sont introduites par l'ouverture intestinale et traversent la paroi rectale, de dedans en dehors, un peu au-dessous de la terminaison de la partie dénudée, à 2 cent. 1/2 de l'ouverture faite pour les uretères :

1. FRANKLIN et H. MARTIN. *Journ. of the Amer. Med. Assoc.*, 1899, vol. I, p. 159

ces fils amènent les uretères, à travers la plaie, jusqu'au point de sortie des fils de soie. Soulevant alors les uretères, à angle droit, on les assujettit par des sutures à la couche musculaire de l'intestin, sans traverser la muqueuse et en ayant soin de ne pas serrer l'uretère. Les uretères se trouvent ainsi disposés parallèlement dans la portion dénudée de l'intestin et on les fixe à la couche musculaire et muqueuse de l'intestin par des sutures additionnelles soigneusement faites, sans comprendre la muqueuse urétérale. Les uretères sont aussi inclus dans la couche musculaire. On suture enfin la couche péritonéale au-dessus de l'intestin. »

Ce procédé de fixation offre de sérieuses garanties, mais il doit être minutieusement pratiqué pour ne pas comprimer les uretères. On peut craindre aussi que l'invagination dans l'intestin d'une longueur de 2 cent. 1/2 d'uretère, ne détermine la nécrose de cette portion ; dans ce cas, la vraie bouche se trouverait finalement au niveau de l'incision de la muqueuse rectale et, en réalité, les uretères ne suivraient pas de trajet oblique dans la paroi de l'intestin.

L'engainement de l'uretère dans l'intestin peut être pratiqué par le procédé décrit, d'après ses expériences, par Krinski ([1]) (fig. 199). Cet auteur fait, sur la paroi antérieure du rectum, deux incisions, l'une horizontale, l'autre oblique en bas et en dehors, se réunissant à leurs extrémités pour permettre la formation d'un lambeau triangulaire qu'on dissèque en ne comprenant que la séreuse et la musculeuse : le lambeau écarté on voit au fond de la plaie la face externe de la muqueuse. Vers le milieu de l'espace ainsi découvert, on fait à la muqueuse une ouverture oblique et on réunit la muqueuse de l'intestin à celle de l'uretère, dont l'extrémité a été coupée obliquement, par quatre points de suture : on recouvre ensuite l'uretère avec le lambeau musculo-séreux qu'on suture sans trop le serrer.

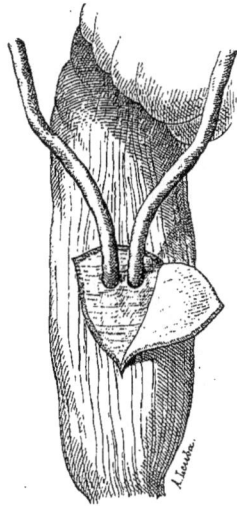

Fig. 199. — Anastomose de l'uretère à l'intestin. Procédé de Krinski.

C. — *Formation d'une valvule à l'embouchure de l'uretère.* — R. Fowler a appliqué, avec succès, chez l'homme, un ingénieux procédé qui a donné de bons résultats à d'autres chirurgiens : on fait, dans la paroi antérieure du rectum, une incision longue de 7 centimètres, ne comprenant que la séreuse et la musculeuse; les lèvres de l'incision étant rétractées, on met à nu la sous-muqueuse. On incise la muqueuse, dans la moitié inférieure de la plaie, créant ainsi une languette de forme

1. Krinski. *Centr. f. Chir.*, 1896, p. 73.

de triangle à base supérieure, qui est repliée sur elle-même et fixée par deux points de suture de manière à ce que la muqueuse intestinale couvre les deux faces de la valvule ainsi formée. On place alors les uretères dans la plaie, de manière à ce que leurs extrémités, obliquement coupées, reposent sur la valvule muqueuse et on les fixe, à ce niveau, par deux points de suture au catgut; deux autres points, qui ne pénètrent pas dans la lumière des uretères, fixent ces conduits à la partie supérieure de la sous-muqueuse mise à nu au-dessus de la valvule. On pousse alors dans le rectum la valvule avec la partie suturée des uretères et on ferme la plaie de l'intestin : d'abord la partie muqueuse au catgut, puis, dans un deuxième plan la musculo-séreuse avec des soies fines, en ayant soin de fixer encore les uretères avec les derniers points qui traversent leur paroi externe.

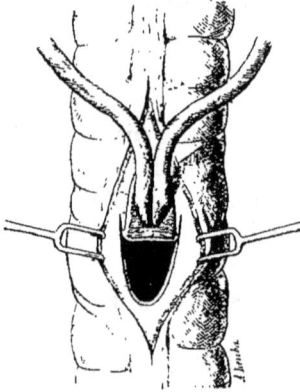

Fig. 200. — Anastomose de l'uretère à l'intestin. Procédé de Fowler.

En réalité, la valvule muqueuse ainsi formée paraît s'atrophier par la suite et l'uretère s'ouvre librement dans l'intestin (expériences de Byron Robinson et de Duval et Terson).

J'ai décrit, avec quelque détail, différents procédés d'anastomose urétéro-intestinale, parce qu'on ne peut dire encore aujourd'hui quelle est la meilleure technique opératoire. Le nombre de cas opérés par chaque procédé est encore trop restreint, les conditions de chaque malade trop différentes, les résultats éloignés trop peu nombreux pour qu'on puisse être fixé à cet égard. Mon expérience personnelle est très restreinte parce que, n'aimant guère l'anastomose de l'uretère dans l'intestin, je n'ai pratiqué qu'une seule de ces opérations. Voici pourtant comment je conseillerais d'opérer le cas échéant.

Manuel opératoire.

Le plus souvent la greffe de l'uretère dans l'intestin se fait par la voie intra-péritonéale : dans quelques cas, on a greffé l'uretère au côlon ou au rectum par la voie extra-péritonéale.

A. — VOIE INTRA-PÉRITONÉALE

Recherche de l'uretère. — Ce temps opératoire s'exécute de la même manière que dans la greffe vésicale de l'uretère.

Dégager l'uretère : élargir son orifice. — On commencera
par dégager l'uretère, dans une étendue suffisante, pour pouvoir l'amener au contact de l'intestin et on arrêtera le cours des urines par un
compresseur urétéral ou par une pince, dont les mors seront garnis
de caoutchouc. On coupera ensuite, obliquement, l'extrémité du conduit, en ayant soin de placer, sur la face antérieure, la partie la plus
inférieure de la coupe : si l'uretère est très étroit, on pratiquera une
petite fente longitudinale de 5 millimètres sur sa paroi postérieure.
Pendant les temps suivants de l'opération, l'uretère est entouré d'une
compresse.

Incision de la séreuse et de la musculeuse de l'intestin. — Sur
la face antérieure du rectum, ou au niveau de la bandelette longitudinale antérieure du côlon, on fera une incision de 6 centimètres de
longueur ne comprenant que le péritoine et la paroi musculaire et s'arrêtant au niveau de la sous-muqueuse. On disséquera de chaque côté,
très soigneusement, les bords de la plaie pour arriver, en les soutenant de chaque côté, avec un écarteur à griffes, à découvrir la sous-
muqueuse, sur une étendue transversale de 2 1/2 centimètres.

Mise en place de l'uretère. — Dégageant alors l'uretère de la
compresse qui l'entoure, on l'amène au contact de la plaie de la paroi
intestinale, en le disposant, de haut en bas, dans la partie dénudée, de
manière à ce que son extrémité terminale corresponde au tiers inférieur
de la portion dénudée. L'uretère est maintenu dans cette situation par
un point de suture, rattachant sa tunique externe à la séreuse intestinale.

Incision de l'intestin et suture muco-muqueuse. — Au niveau
de l'extrémité de l'uretère, on fait une incision de 12 millimètres à
la muqueuse de l'intestin : on suture ensuite les lèvres de cette ouverture à la muqueuse de l'uretère, par quatre points au catgut.

Fermeture de la paroi intestinale. — Commençant par la partie inférieure de la plaie, on suture la séreuse et la musculeuse de
l'intestin, de manière à ce que les deux lèvres de la plaie viennent
couvrir l'uretère qui se trouvera ainsi placé, dans une étendue de 3 centimètres environ, entre les couches musculaire et muqueuse de l'intestin. La suture est faite par points séparés, au fin catgut, en ayant soin
de placer les points de manière à traverser la paroi externe de l'uretère sans pénétrer dans sa cavité.

Reconstitution du péritoine et fermeture de la paroi. — Comme à l'ordinaire, on ferme par un surjet le péritoine de l'excavation
pelvienne et la paroi abdominale par trois points de suture, en laissant
un tube à drainage.

Opération lorsque les deux uretères ont été sectionnés. — En
cas de section double intentionnelle ou accidentelle des deux uretères,

le manuel opératoire est le même, mais un nouveau temps opératoire est destiné à adosser l'un à l'autre les deux uretères. On obtient cet adossement par deux points de suture au catgut, qui réunissent les deux conduits, en ne traversant que leurs couches musculaires : un des points est placé à trois centimètres de leur extrémité libre; l'autre près de cette extrémité. Les deux conduits rendus ainsi solidaires sont implantés dans le même orifice intestinal.

B. — VOIE EXTRA-PÉRITONÉALE

L'anastomose **urétéro-rectale** sous-péritonéale sera étudiée à propos de la cystectomie, page 639 ; cette opération a, d'ailleurs, donné de mauvais résultats et n'est plus guère pratiquée.

L'anastomose **urétéro-colique** a été, au contraire, pratiquée avec succès suivant l'excellente pratique de Giordano [1] qui consiste à greffer l'uretère sur une partie du côlon rendue extra péritonéale par des sutures appropriées.

1er temps : Recherche de l'uretère. — Le malade étant placé en position de Trendelenburg, on incise la paroi abdominale et on va à la recherche de l'uretère, comme il a été dit page 384.

2e temps : Isolement, section de l'uretère. — En suivant l'uretère de haut en bas, on l'isole et on place une ligature, au-dessous du point où il sera sectionné. Le cours des urines étant interrompu par un compresseur, on sectionne l'uretère et on détruit au thermocautère la muqueuse du bout périphérique.

3e temps : Isolement de l'intestin. — Sur le péritoine que l'aide tend, en l'attirant en dedans, et à côté du côlon, vu par transparence, on fait une incision péritonéale longitudinale qui permet d'attirer dans la plaie une portion d'intestin : à droite, c'est la portion cæcale ou le côlon ascendant; à gauche, le côlon iliaque. Réunissant, par un fin surjet, les bords de la plaie péritonéale à la séreuse de l'intestin, on isole une surface de la paroi colique ayant 6 centimètres de longueur et 3 centimètres de largeur.

4e temps : Greffe de l'uretère. — L'implantation de l'uretère est faite avec les précautions indiquées page 469.

5e temps : Drainage, fermeture de la paroi. — Ces temps opératoires ont été décrits à propos de la découverte extrapéritonéale de l'uretère.

Soins consécutifs.

Il est aujourd'hui démontré que la plupart des malades opérés de greffe intestinale de l'uretère supportent assez bien leur infirmité et

1. GIORDANO. *Riforma Medica* et in BOARI, p. 500.

que bon nombre d'entre eux arrivent à une tolérance suffisante pour
n'avoir à vider leur vessie que toutes les quatre ou cinq heures ; la
plupart des opérés ont chaque fois des selles molles ; on en cite qui vident
le rectum de l'urine, indépendamment des selles. Dans tous les cas, la
tolérance de l'intestin ne s'acquiert que lentement, certains malades
même perdent leurs urines pendant la nuit : lorsque les phénomènes
d'irritation sont très marqués, on peut avec avantage placer pendant la
nuit une canule rectale. Il est en outre utile de donner un peu d'opium
pendant quelques jours et de tenir le malade au régime lacté pendant
une semaine.

Accidents post-opératoires.

Dans certaines observations, on note, pendant les premiers jours qui
suivent l'opération, des **douleurs rénales,** non accompagnées d'élévation de température, qui ont disparu ensuite. D'autres fois, les douleurs
sont plus vives et elles s'accompagnent de fièvre et d'augmentation de
volume du rein opéré : il faut craindre alors la **rétention rénale avec
infection ascendante** et, si le diagnostic se confirme, il ne faut pas hésiter
à pratiquer la néphrostomie. Cette redoutable complication, la plus
fréquente de toutes, peut s'observer très tardivement . quelle que soit
l'époque où elle se développe, son traitement sera le même : la néphrostomie, si on doit conserver le rein ; la néphrectomie, si les conditions
de l'autre rein permettent de le sacrifier.

Lorsqu'une **fistule urinaire** se produit, il ne faut pas se hâter d'intervenir : le plus souvent la fistule se tarit d'elle-même ; mais, dans ces cas,
le malade est plus exposé aux phénomènes consécutifs de rétention
rénale. En cas de besoin, la meilleure conduite serait encore ici de pratiquer la néphrostomie.

La **péritonite** septique a déterminé la mort d'un certain nombre de
malades : si cette redoutable complication survenait, on drainerait le
mieux possible le petit bassin, en ouvrant au besoin le ventre et on
assurerait, en même temps, la déviation lombaire des urines par la
néphrostomie.

E. — GREFFE DES URETÈRES DANS LE VAGIN

Pawlick pratiqua en 1887 la première extirpation totale de la vessie,
ayant, au préalable, fixé les deux uretères dans le vagin : la malade
vivait encore en 1904, 17 ans après l'opération. D'autres opérations
analogues ont été faites depuis, par Kossinski, Zeller, Mann, Robson ;
dans quelques cas, la vessie a été extirpée avec l'utérus.

Procédé de Pawlick. — Après avoir cathétérisé les deux uretères, on incise la paroi antérieure du vagin et, en se guidant sur les sondes, on attire les deux uretères. On incise longitudinalement la paroi de l'uretère et on fixe la partie supérieure de l'incision à la muqueuse vaginale, avant de couper complètement le conduit : cette section ayant été faite ensuite, on finit de fixer l'uretère. La même manœuvre est exécutée pour les deux uretères et on laisse à demeure les sondes urétérales qui sortent par le vagin.

Les procédés opératoires employés par les autres auteurs ne méritent pas une description particulière.

L'anastomose des uretères dans le vagin ne peut être justifiée qu'en cas de cystectomie totale et, même dans ces cas, elle présente de graves inconvénients. On n'évite l'incontinence d'urine dans la greffe urétéro-vaginale qu'en faisant du vagin un réservoir qui devra être vidé par le cathétérisme et on expose ainsi les malades à la formation des calculs et à tous les inconvénients qui ont fait abandonner la colpokleisis dans le traitement des fistules vésico-vaginales. Aussi, je préfère, en cas de cystectomie totale, la double néphrostomie qui supprime le danger de rétention rénale et permet de recueillir facilement les urines par un appareil très simple (voir page 207).

F. — IMPLANTATION DES URETÈRES DANS L'URÈTRE

L'implantation des uretères dans l'urètre, en cas d'extrophie vésicale, a été faite pour la première fois par Sonnenburg [1]. Chez la femme, j'ai pratiqué [2] la première opération connue, dans un cas de cystectomie totale pour cancer de la vessie. Voici le manuel opératoire que j'ai suivi dans ce cas : après avoir fait la symphyséotomie, j'extirpai toute la vessie, hormis une petite bande de sa paroi, qui s'étendait de l'uretère gauche sain jusqu'au col. Du côté droit, j'avais enlevé la vessie jusqu'au col et réséqué l'extrémité inférieure de l'uretère. L'uretère réséqué se laissant amener, sans tiraillement, jusqu'à l'urètre, je fis, immédiatement en avant du col, une boutonnière, au niveau de la partie postérieure de la paroi urétérale ; par cet orifice, je fis passer la sonde que j'avais, au préalable, mis dans l'uretère, j'incisai, pour l'élargir, l'extrémité sectionnée du conduit et je la fixai à la paroi urétérale par des points de catgut. Je laissai, dans chaque uretère, une sonde qui sortait par le méat. Je pus encore fermer par quelques points de suture ce

1. Sonnenburg. *Berl. Klin. Woch*, 1881, nº 50.
2. Albarran. *In* Bensa. *Thèse de Paris*, 1896.

qui restait de la vessie et du col, de manière à former une sorte de canal qui représentait la cavité vésicale.

Point n'est besoin d'insister sur ce que l'implantation urétrale des uretères ne peut être exécutée que lorsque ce conduit a conservé sa longueur et sa souplesse et lorsque la vessie a été extirpée.

Lorsque, en cas de cystectomie totale, les uretères sont assez longs pour pouvoir être amenés jusqu'à l'urètre, on peut suivre le procédé que j'ai exécuté, parce qu'il est à prévoir qu'il se formera ultérieurement une sorte de réservoir continent. Les expériences de Tizzoni et Poggi et celles de Schwarz, ainsi qu'une observation de Hogge, permettent de l'espérer.

Poggi et Tizzoni ([1]) ont essayé, sur le chien, de former une vessie avec un morceau d'intestin exclu et resté adhérent au mésentère : le bout inférieure de l'anse intestinale fut fixé au col de la vessie, après extirpation du réservoir et les uretères furent implantés à l'autre bout. Une chienne ainsi opérée eut d'abord de l'incontinence, mais elle put ensuite retenir l'urine et vécut trois ans. A l'autopsie, on constata que l'anse intestinale servait réellement à conduire l'urine à une large cavité, développée aux dépens du col de la vessie.

Schwarz ([2]) a montré expérimentalement qu'en greffant les uretères à l'urètre et en extirpant toute la vessie, y compris le trigone, il se forme une cavité qui peut retenir l'urine.

Chez un malade opéré de cystectomie totale par Hogge ([3]), les uretères furent implantés dans le rectum, mais l'anastomose ne tint pas et il se forma, au-devant du rectum, une cavité qui contenait de l'urine.

Hétéroplasties — Autoplasties urétérales.

Je ne ferai que mentionner les plus intéressantes parmi les expériences d'autoplastie urétérale, ces procédés n'ayant pas été appliqués à l'homme.

Casati et Boari ([4]) ont proposé de reconstituer le tiers inférieur de l'uretère, au moyen d'un lambeau pris sur la paroi antérieure de la vessie, qu'on replie sur lui-même en forme de tube et dans lequel on implante la partie terminale de l'uretère sectionné. La figure 201 rend bien compte de cet ingénieux procédé que les auteurs ont appliqué chez un chien, qui vivait encore quatre ans après l'opération. On pourrait l'ap-

1 Poggi et Tizzoni. *Centr. f. Chir*, 1888, n° 50.
2. Schwarz. *La Spermentale*, p. 484.
3 Hogge *Assoc. franc. d'Urol,* 1905.
4. Casati e Boari *Acc. delle Sc. Med. e Nat di Ferraro,* 23 mai 1904.

pliquer chez l'homme lorsque l'uretère est trop court pour être implanté
directement dans la vessie.

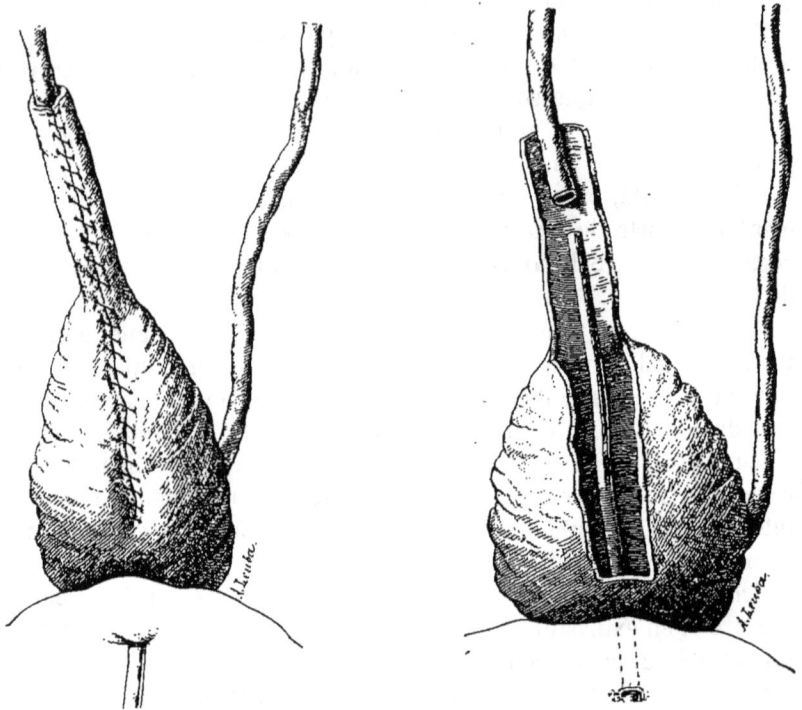

Fig. 201. — Autoplastie urétérale faite avec un lambeau de la paroi vésicale.
Procédé expérimental de Boari et Casati.

D'Urso et Fabri ont réussi expérimentalement à remplacer une partie
de l'uretère par un morceau de la trompe de Fallope ou par une anse
intestinale excluc.

G. — GREFFE D'UN URETÈRE SUR L'URETÈRE DU COTÉ OPPOSÉ

Cette variété de greffe urétérale, mise en pratique d'abord expérimentalement par Boari, puis, avec succès, par Monari et par d'Urso et Fabri,
n'a pas été employée chez l'homme. Le procédé expérimental de Monari
consiste à faire l'anastomose latéro-latérale, comme on la fait en chirurgie intestinale. L'uretère étant lié à son extrémité est incisé longitudinalement un peu au-dessus de la ligature; sur l'uretère sain, on fait
une incision semblable et on réunit les deux ouvertures par un fin surjet
qui affronte d'abord les deux lèvres postérieures de chaque plaie et
réunit ensuite leurs lèvres antérieures.

Bernasconi et Colombino, qui ont répété, avec succès, les expériences de Monari, et pratiqué, chez le chien, l'anastomose transmésentérique, décrivent bien l'opération qui pourrait être exécutée, lorsque l'uretère est sectionné pendant le cours d'une laparotomie. Voici leur description :

1er TEMPS. — *Limitation du champ opératoire. Incision du péritoine pariétal postérieur.* — Le sujet est laissé dans la position inclinée. Profitant de l'incision de la paroi abdominale sur la ligne médiane, et l'agrandissant même au besoin, on récline à gauche le côlon descendant et l'anse sigmoïde; à droite, le cæcum, le côlon ascendant, le mésentère et le paquet intestinal. On maintient les intestins ainsi réclinés, en plaçant une barrière de compresses aseptiques. Ces compresses permettront d'opérer en champ limité. Ceci étant fait, on a sous les yeux le péritoine pariétal postérieur et on distingue par leurs battements les gros vaisseaux sous-jacents.

A partir du promontoire, de bas en haut, on incise sur la ligne médiane le péritoine sur une longueur de huit centimètres environ.

2e TEMPS. — *Décollement du péritoine Découverte des uretères.* — A l'aide d'une sonde cannelée, ou décolle les lèvres de l'incision péritonéale à droite et à gauche, en ayant soin de laisser, à la face postérieure de la séreuse, les vaisseaux qui lui sont accolés et qui sont interposés entre elle et l'uretère, c'est-à-dire, à gauche : les vaisseaux mésentériques inférieurs et coliques gauche, les vaisseaux spermatiques chez l'homme, ou utéro-ovariens, chez la femme, qui au niveau de la 4e lombaire sont en avant de l'uretère. A droite, les vaisseaux spermatiques ou utéro-ovariens, l'artère et la veine colique seulement qui croisent l'uretère au niveau de la partie moyenne de son trajet lombaire, les vaisseaux mésentériques n'atteignant l'uretère que plus bas, dans sa traversée iliaque.

On poursuit ce décollement, jusqu'à ce qu'on aperçoive les deux uretères. Pour la découverte de ces conduits, on se souviendra du point de repère sur lequel nous avons déjà insisté : la bifurcation de l'iliaque primitive. A droite, l'uretère se trouve à 1 centimètre en dehors de la bifurcation artérielle, croisant verticalement l'iliaque externe. A gauche, il se trouve exactement sur la bifurcation.

3e TEMPS. — *Anastomose latéro-latérale.* — On saisit alors l'uretère à anastomoser; on le libère de la séreuse. Ce temps est assez délicat, car souvent il est uni au péritoine, par des adhérences très solides. Ce décollement est cependant assez aisé chez les sujets très gras, les femmes, surtout, chez qui la couche adipeuse rétro-péritonéale peut faire le tour de l'uretère et se prolonger au-devant de lui en une traînée qui rend la manœuvre beaucoup plus facile.

Cette libération achevée, on porte, sans tiraillement, l'uretère obliquement en dedans, on lui fait franchir la ligne médiane et on le place
parallèlement à l'uretère opposé.

On maintient les deux conduits en contact par deux points non perforants, intéressant la séreuse et la musculeuse. Il ne reste plus qu'à
fendre les deux uretères sur leur face antérieure et à procéder à l'anastomose latéro-latérale. On pourrait également faire l'anastomose ter-
mino-latérale à la manière de Van Hook (fig. 85, page 414).

Comme pour l'intestin, cette anastomose latérale est de beaucoup
supérieure à tous les autres modes d'implantation. Elle permet en
effet d'établir, entre les deux uretères, une communication aussi large
qu'on veut et de ne pas craindre de sténose au niveau de l'abouchement.

VII

LIGATURE DE L'URETÈRE

Les expériences de Straus et Germont ([1]) et les miennes ([2]) ont démontré que la ligature complète, aseptique de l'uretère détermine la formation d'une hydronéphrose. Dans ces cas de ligature complète, le rein
peut acquérir un volume considérable, mais il finit par s'atrophier
plus ou moins complètement. La destruction du rein se fait lentement,
sans trouble apparent de la santé générale de l'animal; le rein du côté
opposé se développe par hypertrophie compensatrice et suffit aux fonctions de la vie.

Ces faits me paraissant acquis, j'indiquai ([3]) en 1892 pour la première
fois, en cas de blessure accidentelle de l'uretère pendant une opération,
la possibilité de pratiquer la ligature de ce conduit, je proposai même
ce procédé, dans certains cas de cystectomie pour tumeur de la vessie
avec uronéphrose déjà développée par compression de l'uretère due au
néoplasme.

Des expériences de Castaigne et Rathery ([4]) il résulterait, contrairement à ce que l'on savait, que la ligature d'un uretère détermine des
lésions importantes dans le rein du côté opposé, lésions de néphrite,
dues à l'action des cytotoxines rénales résorbées par l'animal.

Reprenant l'étude des lésions du rein du côté opposé après ligature

1. Straus et Germont. Arch. de Physiol , 1882, p 286.
2. Albarran. Le rein des urinaires, Thèse de Paris, 1889.
3. Albarran. Les tumeurs de la vessie, Paris, 1892, p. 387.
4. Castaigne et Rathery Lésions expérimentales du rein, Arch. de Méd. expér., 1902.

complète aseptique d'un uretère, j'ai vu, avec Léon Bernard ([1]), dans un cas, des lésions non douteuses de sclérose et, trois autres fois, plusieurs mois après la ligature, des lésions minimes. Les nouvelles expériences faites à mon instigation par Maugeais([2]) démontrent également que le rein du côté opposé ne présente guère de lésions après la ligature d'un uretère : l'hypertrophie compensatrice est toujours très développée dans ces cas.

Ces faits expérimentaux prouvent qu'on peut lier un uretère aseptiquement pour déterminer l'atrophie du rein, sans que la résorption des cytotoxines rénales expose le malade à de grands dangers.

Les opérations pratiquées chez l'homme confirment encore l'inocuité de la ligature, lorsqu'il n'y a pas infection (observations de Pollosson, Landau, Barbianelli, Phœnomenof, Gayet).

La ligature de l'uretère a été pratiquée dans les circonstances suivantes :

1° En cas de plaie opératoire de l'uretère, lorsqu'on n'a pu, ni suturer les deux bouts du conduit, ni l'implanter dans la vessie (Stark);

2° Dans un but thérapeutique, au cas d'hydronéphrose (Ortmann) et dans le cancer du rein (Jaboulay);

3° Dans la néphrostomie faite pour dériver le cours des urines afin d'empêcher l'urine d'aller vers la vessie (Albarran);

4° On pourrait faire la ligature de l'uretère pour terminer rapidement une opération grave et établir ultérieurement une fistule rénale ou urétérale plutôt que de sacrifier le rein (Albarran).

Je ne discuterai pas ici la valeur de ces différentes indications, me bornant à l'étude opératoire de la question.

Manuel opératoire.

Isolement de l'uretère. — Lorsque l'uretère a été intentionnellement ou accidentellement coupé, au cours d'une opération gynécologique, on aborde naturellement ce conduit et on l'isole par la voie transpéritonéale, à travers la plaie du péritoine pelvien. De même, c'est dans la plaie opératoire, mais en dehors du péritoine, qu'on trouve l'uretère, en cas de résection de la vessie.

Lorsque, de propos délibéré, sans opération préalable, on va à la recherche de l'uretère pour le lier, on l'aborde par la voie lombaire, comme il est dit page 382.

Avant de lier l'uretère, il faut l'isoler, soigneusement, à la sonde cannelée, dans l'étendue de 3 ou 4 centimètres, sans craindre le sphacèle signalé théoriquement par quelques auteurs.

1. ALBARRAN et BERNARD *Arch. de méd. exper.*, 1903
2 MAUGEAIS. De l'action d'un rein malade sur le rein du côte opposé *Th de Paris*, 1908

Ligature. — Pour ne pas s'exposer à ce que la ligature lâche, ce qu'ont observé, dans leurs observations, Martin, Tuffier et Albertin, il faut lier l'uretère avec un fil de soie; un fil de catgut pourrait se résorber trop tôt. Franckel a même proposé de ne pas abandonner le bout central de l'uretère lié et de le fixer à la peau, ce qui me paraît inutile.

J'emploie un fil de soie plate qui serre bien l'uretère, à deux centimètres au-dessus de la section, en outre la muqueuse de la portion du bout central qui se trouve au-dessous de la ligature est abrasée avec des ciseaux courbes et l'uretère fermé au niveau même de la section, là où il est dépouillé de muqueuse, par un fil de soie rond plus fin.

Fermeture du péritoine et de la paroi. — Lorsque le péritoine a été ouvert, on le ferme par un petit surjet, au-dessus de la ligature, qui se trouve être ainsi extra-péritonéale. La paroi abdominale ou lombaire est fermée comme à l'ordinaire.

Accidents post-opératoires.

Habituellement, aucune réaction ne suit la ligature de l'uretère; on a pourtant observé différents accidents post-opératoires.

La malade de Stark eut des **douleurs** si fortes qu'on dut lui enlever le rein le troisième jour. La malade de Futh dut aussi être néphrectomisée pour des **accidents infectieux**.

Dans plusieurs observations, il est fait mention de **fistules urinaires** **consécutives**, avec ou sans développement de pyélonéphrite : dans ces cas, le fil de ligature s'est résorbé très vite ou a lâché.

Nous avons dit les précautions à prendre, pendant la ligature, pour éviter les fistules. Les accidents infectieux, sans fistule, peuvent être dus à ce que l'urine était déjà septique au moment de la ligature ou encore à l'infection secondaire, par voie sanguine, de l'hydronéphrose que la ligature détermine. Mes expériences démontrent qu'on peut provoquer cette infection, en injectant des microorganismes dans les veines de l'oreille d'un lapin à qui on a lié, au préalable, un uretère. Chez une femme, Albertin a vu se développer, secondairement, une infection corticale du rein du côté opéré.

En cas de phénomènes douloureux, vifs et prolongés, comme en cas d'infection rénale, on pratiquera la néphrostomie ou la néphrectomie, suivant qu'on jugera utile de conserver la fonction du rein ou de sacrifier l'organe.

VIII

DILATATIONS INTRAVÉSICALES DE L'URETÈRE

Anatomie pathologique chirurgicale.

La dilatation kystique de l'extrémité inférieure de l'uretère faisant saillie dans l'intérieur de la vessie n'est pas absolument exceptionnelle. D'après Pasteau, on avait publié une quarantaine de cas, en 1905, et on pourrait en ajouter plusieurs à cette statistique. Dans ces cas, la portion

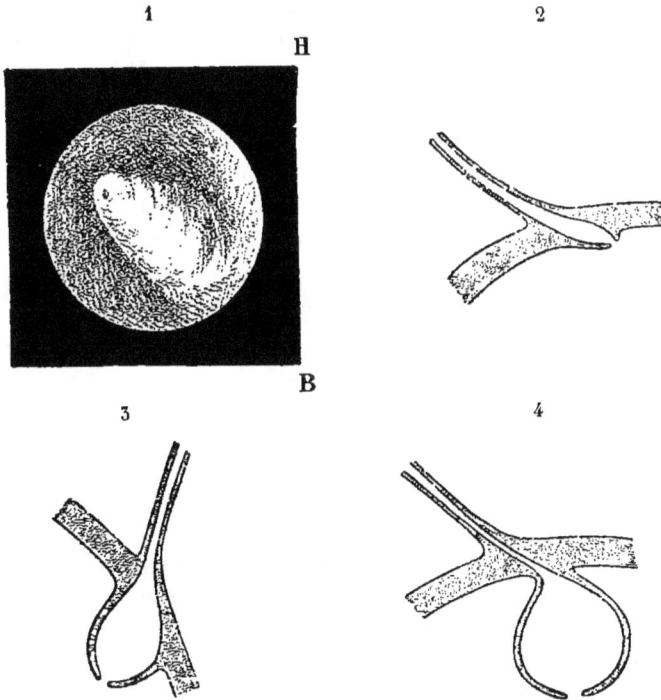

Fig. 202. — Dilatation intravésicale de l'uretère.
1. Vue cystoscopique. — 2, 3, 4. Schémas. (D'après Pasteau.)

dilatée de l'uretère fait dans la vessie une saillie de forme variable, le plus souvent conique ou arrondie, recouverte par la muqueuse vésicale : sur cette tumeur intravésicale se trouve l'orifice de l'uretère souvent rétréci. La tumeur vésicale comprend, sur une coupe, une première paroi formée par la muqueuse de la vessie plus ou moins distendue, et une seconde paroi formée par la muqueuse de l'uretère fortement distendue. entre ces deux parois vésicale et urétérale, on ne trouve qu'une mince épaisseur de tissu conjonctif. Les schémas ci-joints, empruntés à Pasteau, montrent bien la disposition des différentes variétés qu'on observe. Dans la portion dilatée, on peut voir un calcul arrêté.

Manuel opératoire.

On est intervenu dans ces cas par la taille et par la voie endovésicale.

Taille préalable. — La taille hypogastrique est pratiquée comme à l'ordinaire, voir p. 571. Les écarteurs étant placés de manière à mettre bien en vue l'orifice de l'uretère, on incise cet orifice, de bas en haut et de dedans en dehors, dans l'étendue de 1 centimètre et demi. L'incision, faite avec de fins ciseaux, comprend toute l'épaisseur de la paroi ; chacune des lèvres de la plaie est suturée isolément par des points de catgut, qui réunissent la muqueuse de la vessie à celle de l'uretère. On crée ainsi une large ouverture de l'uretère dans la vessie, et on la maintient, en laissant une sonde urétérale en place. Lorsque la poche intravésicale est très volumineuse, il peut être indiqué de la réséquer.

Voie endovésicale. — Dans un cas, Kelly limita son intervention, chez une femme, à sectionner l'étroit orifice urétéral, avec de fins ciseaux introduits dans la vessie à l'aide du tube endoscopique. Il obtint un résultat parfait.

IX

PROLAPSUS INTRAVÉSICAL DE L'URETÈRE

Le prolapsus intravésical de l'uretère est une lésion rare. Il se différencie de la dilatation kystique de l'extrémité inférieure de l'uretère en ce qu'il n'y a pas ectasie du conduit, l'uretère fait hernie dans la vessie, à la façon d'un prolapsus rectal sortant à travers l'anus et peut se réduire par la pression directe. J'ai opéré un cas de ce genre. Ouvrant la vessie par la taille hypogastrique, j'introduisis dans l'uretère une sonde n° 6, la seule qui pût y pénétrer, et je constatai que le prolapsus se réduisait. Un coup de ciseau me permit de sectionner à la fois le bord supérieur de l'orifice urétéral et la paroi vésicale dans l'étendue de 1 centimètre et demi ; je suturai ensuite les parois de la vessie et de l'uretère sectionnées, pensant ainsi élargir l'orifice de l'uretère et fixer ses parois à la vessie. Une sonde urétérale n° 12, pénétrant à 15 centimètres de profondeur, fut laissée à demeure pendant cinq jours.

Le prolapsus ne se reproduisit pas, mais il persista des phénomènes de rétention rénale intermittente qui m'obligèrent, deux ans après, à pratiquer la néphro-urétérectomie totale, pour guérir le malade.

Si j'avais à opérer de nouveau un cas semblable, après avoir sectionné le bord supérieur de l'orifice, je réséquerais, de chaque côté, la double paroi du prolapsus, suturant ensuite les deux muqueuses, vésicale et urétérale.

X

ABOUCHEMENT VULVAIRE DE L'URETÈRE

Anatomie pathologique chirurgicale.

Les cas connus d'abouchement anormal des deux uretères s'accompagnent de monstruosités telles que l'intervention chirurgicale n'a jamais été pratiquée.

Les observations, peu nombreuses d'ailleurs, d'intervention chirurgi-

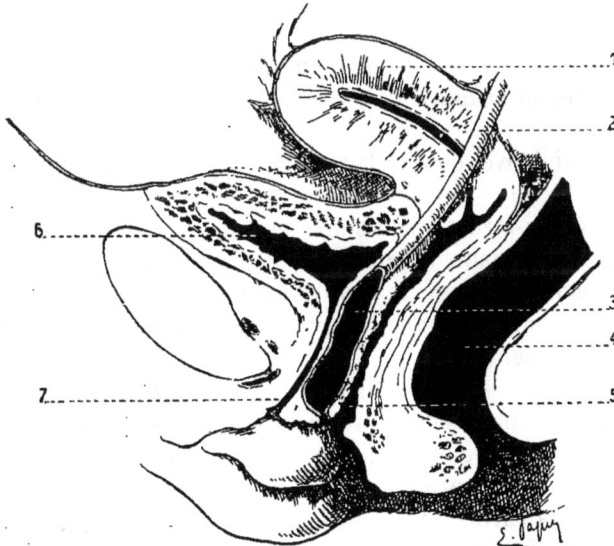

Fig. 203. — Abouchement vulvaire d'un uretère.

1. Utérus. — 2. Uretère. — 3. Portion élargie de l'uretère entre l'urètre et le vagin. — 4. Rectum.
5. Vagin. — 6. Vessie. — 7. Urètre.

cale se rapportent à l'embouchure d'un seul uretère dans la vulve, au-dessous ou à côté du méat. L'uretère anormalement abouché peut être un des deux qui existent normalement ou, comme dans une observation personnelle, un uretère surnuméraire. Avant d'aboutir à la vulve, l'urétère chemine dans la cloison vésico-vaginale et présente habituelle-

ment une dilatation ampullaire près de son extrémité inférieure ; dans
certains cas, cette dilatation est assez considérable pour faire penser à
une vessie double. L'ouverture vulvaire est souvent de très petite dimension et cachée dans un repli de la muqueuse.

Procédés opératoires.

Ortmann s'est borné à ligaturer l'uretère : la malade guérit, mais ce
procédé qui sacrifie inutilement un rein, ou une moitié de rein, ne peut
être recommandé.

Colzi ([1]) a pratiqué, dans un cas, la greffe de l'uretère anormal dans
la vessie, à l'aide d'une incision sous-pubienne, avec résection partielle
de la symphyse. Malgré le succès obtenu par cet auteur, on ne peut recommander cette opération compliquée : on réussit plus aisément par
les procédés plus simples que nous décrirons.

Wolfler ([2]) fit communiquer la vessie et l'uretère anormal, en détruisant
avec une sorte de petit entérotome, la cloison qui les séparait. Une partie
de l'urètre ayant été détruite en même temps, il en résulta une incontinence urétérale d'urine, pour laquelle on dut faire une nouvelle intervention.

Bois ([3]) a suivi un procédé analogue, en détruisant simplement la cloison
vésico-urétérale, au bistouri. Ce procédé expose à la sténose ultérieure
de l'orifice.

Baum ([4]) a suivi, avec succès, la voie transvésicale, dans un cas d'uretère triple.

J'ai employé moi-même ([5]), chez une jeune fille, d'abord la voie transvésicale, qui échoua, puis, avec succès complet, la voie vaginale.

Ces deux derniers procédés par la voie transvésicale ou vaginale
peuvent être recommandés : la voie vaginale m'a paru pourtant d'une
exécution plus aisée.

Procédé vaginal. — On commence par placer une sonde urétérale
dans l'uretère ou dans les deux uretères qui s'ouvrent dans la vessie, en
laissant, dans ce réservoir, le liquide qui a servi à pratiquer le cathétérisme cystoscopique des uretères.

La toilette de la vulve et du vagin étant faite, on obture avec une pince
l'ouverture vulvaire de l'uretère pour déterminer l'accumulation de
l'urine dans la partie terminale élargie, qui se trouve au-dessus de cet
orifice entre la vessie et le vagin.

La malade est placée dans la position gynécologique, légèrement

1. Colzi. *La Sperimentale.* 1895
2. Wolfler. *Wiener Med. Woch.*, 1895, n° 22 et *Semaine Médicale*, 27 avril 1895.
3. Bois. *Soc. de Chir. de Paris*, 31 mai 1892
4. Baum *Arch. f. Gynaekologie*, 1892, n° 42.
5. Albarran. *Soc. de Chir de Paris*, 16 juin 1897.

inclinée, de manière à bien voir la paroi antérieure du vagin et une valve est mise dans le vagin pour déprimer sa paroi postérieure : la valve sera maintenue par mon écarteur périnéal, fig. 303, page 679 qui a l'avantage de supprimer un aide.

Le champ opératoire étant bien découvert, on fait sur la paroi antérieure du vagin une incision longitudinale, commençant à 6 centimètres au-dessus de l'ouverture vulvaire de la fistule et s'étendant, en bas, jusqu'à cette fistule même : on coupe ainsi la muqueuse vaginale et la paroi postérieure de la poche urétérale.

Écartant, avec des écarteurs à griffes, les deux lambeaux ainsi formés, on voit, en avant, la muqueuse de la paroi urétérale antérieure. Explorant, avec les doigts, pour sentir les sondes urétérales, on choisit l'endroit au niveau duquel la paroi de la vessie sera incisée, et, au besoin, pour se guider, on introduit par l'urètre, dans la vessie, un explorateur métallique qui repousse la paroi vésicale. On incise ensuite la paroi antérieure de l'uretère et toute l'épaisseur de la vessie sur une étendue d'un centimètre et demi.

Avec un fin surjet au catgut ou par des points séparés, on réunit sur les deux côtés de cette plaie, la muqueuse de la vessie à celle de l'uretère pour border le nouvel abouchement.

On dissèque ensuite la partie de l'uretère qui se trouve au-dessous de l'anastomose et on place une ligature au catgut, au-dessus de cette partie disséquée qu'on extirpe.

Un premier plan de sutures ferme la paroi postérieure de l'uretère, et un second plan, au crin de Florence, la muqueuse vaginale.

Les sondes urétérales sont retirées et une sonde à demeure est placée dans la vessie.

Pansement. — Injection vaginale légèrement antiseptique, deux fois par jour, sans mèche. Enlèvement des crins le huitième jour.

Procédé transvésical. — Avant de pratiquer la taille hypogastrique, on introduit dans l'orifice fistuleux de l'uretère une sonde métallique de femme, destinée à faire saillir la paroi postérieure de la vessie, lorsque celle-ci sera ouverte. Dans le cas que j'ai opéré, l'orifice urétéral était trop petit et je dus l'inciser pour passer la sonde.

La malade étant placée ensuite en position inclinée, on pratique la taille hypogastrique et on place les écarteurs comme pour extirper une tumeur de la vessie, voir pages 618 et suivantes. Les choses ainsi disposées, un aide fait saillir la paroi vésicale, en poussant la sonde métallique introduite dans l'uretère : on incise à ce niveau toute la paroi de la vessie et la paroi antérieure de l'uretère et on borde l'orifice fait de cette façon en suturant l'une à l'autre les deux muqueuses de la vessie et de l'uretère.

Dans le cas où cette bordure de l'orifice ne serait pas absolument satisfaisante, il sera prudent de mettre dans l'uretère une sonde à demeure qu'on retirera 6 à 7 jours plus tard.

S'il n'existe que deux uretères, l'un s'ouvrant dans la vessie, l'autre dans la vulve, le nouvel orifice sera établi sur la ligne médiane ou sur le côté de l'uretère opéré : lorsqu'il existe trois uretères, l'anastomose sera faite sur la ligne médiane, un peu au-dessus de la ligne inter-urétérale, de manière à bien ménager les deux orifices déjà existants.

L'anastomose établie, on ferme, comme à l'ordinaire, la plaie de la taille hypogastrique et on procède à l'extirpation de la portion de l'uretère qui s'étend de la bouche anastomique à l'ouverture vulvaire de la fistule. Une incision longitudinale du vagin permet d'isoler cette partie inférieure de l'uretère et de la couper au-dessous d'une ligature : si l'extrémité inférieure de l'uretère forme une poche trop considérable, on fera plusieurs points de suture au lieu d'une ligature simple. La poche extirpée, on fermera le vagin et on placera une sonde à demeure dans la vessie.

XI

URÉTÉRECTOMIE

La première urétérectomie totale a été pratiquée par Reynier([1]) en 1892 chez un malade, à qui, il avait au préalable extirpé un rein, atteint de pyonéphrose. L'ablation complète de l'uretère nécessita trois opérations successives par les voies lombaire, sacrée et inguinale. L'année suivante Poncet([2]) pratiqua avec succès, en une seule séance, l'urétérectomie totale pour guérir une fistule consécutive à la néphrectomie par tuberculose rénale.

La néphro-urétérectomie totale a été faite d'abord par Kelly([3]), dans trois cas de rein tuberculeux. Avec mon maître Le Dentu([4]), j'ai enlevé le rein et tout l'uretère, dans un cas de papillomes multiples, s'étendant du bassinet à la vessie.

Le nombre des urétérectomies complètes publiées est aujourd'hui considérable; l'opération a donné de bons résultats et est entrée définitivement dans la pratique; j'ai moi-même pratiqué neuf fois l'opération, toujours avec succès.

On peut faire des **urétérectomies partielles** et des **urétérectomies totales**.

1. Reynier in *Thèse de Rousseau*, Paris, 1893.
2 Poncet in Léaudet. *Thèse de Lyon.* 1894.
3. Kelly. *Boston Med. and Surgical Journal*, 1897, p. 176
4 Le Dentu et Albarran. *Académie de Médecine.* Paris, 1898.

L'urétérectomie partielle pourrait se faire dans la continuité du conduit, en pratiquant ensuite l'urétéro-urétérostomie, pour réunir les deux bouts de l'uretère, ou en greffant le bout supérieur à la vessie, à l'intestin ou à la peau. Je ne connais pas d'opération de ce genre pratiquée chez l'homme.

L'urétérectomie partielle de l'**extrémité supérieure** de l'uretère avec implantation du bout inférieur dans le bassinet, a été étudiée, page 224. L'extirpation de l'**extrémité inférieure** de l'uretère, suivie de greffe urétérale dans la vessie ou l'intestin, a été étudiée avec les greffes urétérales, page 437.

La **néphro-urétérectomie partielle** a été décrite à propos de la néphrectomie et la **cysto-urétérectomie partielle** sera étudiée avec la cystectomie.

Dans toutes les urétérectomies partielles, la résection de l'uretère n'est qu'un des temps d'une opération plus compliquée.

L'urétérectomie totale se fait dans deux conditions différentes : dans certains cas, on enlève, en même temps, le rein et l'uretère, c'est la néphro-urétérectomie; dans d'autres cas, le rein a déjà été enlevé et l'uretère est extirpé secondairement. On conçoit la possibilité d'extirper l'uretère en laissant le rein néphrostomisé, mais l'indication de cette opération ne s'est jamais présentée. Bardenheuer, dans un cas de tuberculose, extirpa un rein, l'uretère et la vessie, et fixa l'autre uretère dans le rectum : cette opération, qui d'ailleurs détermina la mort du malade, ne me paraît indiquée dans aucun cas.

Nous aurons à étudier, dans ce chapitre, l'urétérectomie totale et la néphro-urétérectomie.

URÉTERECTOMIE TOTALE
APRÈS NÉPHRECTOMIE PRÉALABLE

Après la néphrectomie, notamment en cas de tuberculose rénale ou de pyonéphrose, l'uretère qui reste en place peut être cause de fistules et de troubles variés : presque toutes les urétérectomies totales ont été pratiquées dans ces conditions. Dans un cas unique et personnel, j'ai pratiqué l'urétérectomie pour extirper une poche d'urétérhydrose. Dans un autre cas, unique aussi, j'ai extirpé l'uretere pour récidive de tumeur papillaire de l'uretère 4 ans après la néphrectomie.

I. — URÉTÉRECTOMIE POUR URÉTÉRITE

Anatomie pathologique chirurgicale

Nous avons déjà indiqué sommairement, pages 181 et 295, les altérations de l'uretère dans les pyonéphroses et dans la tuberculose rénale.

Nous insistons ici sur les notions que le chirurgien 'doit bien connaître.

Dans l'*urétérite simple*, qu'on observe après la néphrectomie pour pyonéphrose, l'uretère, dont la longueur est souvent exagérée par les flexuosités qu'il décrit, se termine en haut, du côté de la plaie lombaire ou abdominale, par une portion adhérente de toutes parts au tissu qui l'entoure. Il est exceptionnel que la fistule urétérale s'ouvre directement à la peau : entre l'extrémité supérieure de l'uretère et l'ouverture fistuleuse de la cicatrice, existe un trajet intermédiaire plus ou moins direct, tapissé de fongosités, présentant parfois des diverticules. Par l'ouverture cutanée s'écoule du pus, exceptionnellement de l'urine qui reflue de la vessie.

Au delà du trajet intermédiaire, l'uretère apparaît habituellement très dilaté : son calibre atteint fréquemment celui d'un doigt; parfois même, celui de l'intestin grêle. Il est souvent tortueux dans son trajet, présentant des plis valvulaires, des points rétrécis à côté de portions plus larges. Parfois, un calcul enclavé marque la limite des grosses lésions et, au-dessous, l'uretère reprend presque ses dimensions normales. L'uretère ainsi altéré est entouré d'une gangue de tissu inflammatoire, dont le développement varie beaucoup : chez certains malades, on isole assez bien l'uretère de tous côtés; le plus souvent, on peut dégager sans trop de difficultés l'uretère de ses rapports postérieurs, mais, en avant, il adhère au péritoine et on ne peut l'en séparer sans déchirer la séreuse.

L'orifice de l'uretère dans la vessie peut être très dilaté, ainsi que la portion intrapariétale du conduit : ces altérations doivent faire craindre le reflux de l'urine par le moignon urétéral, comme on l'a observé parfois dans les fistules consécutives à la néphrectomie.

Les parois de l'uretère sont épaissies par l'urétérite : malgré cet épaississement des parois. la résistance de l'uretère aux tractions est moindre qu'à l'état normal. C'est ainsi que plusieurs chirurgiens ont déchiré l'uretère, en voulant l'extirper. La muqueuse urétérale présente des lésions inflammatoires chroniques, souvent même des ulcérations : ce détail ne devra pas être oublié lorsqu'on traitera le moignon vésical après l'extirpation de l'uretère. Rappelons enfin que l'uretère contient un liquide purulent septique, dont il importe d'éviter le contact avec la plaie.

Les *fistules urétérales tuberculeuses* consécutives à la néphrectomie, présentent plusieurs caractères communs et des différences avec celles que nous venons de décrire.

Le *trajet intermédiaire*, entre l'ouverture cutanée et l'extrémité supérieure de l'uretère, forme une cavité remplie de fongosités, avec des diverticules s'étendant parfois très loin, du côté du hile du rein, le long de l'uretère, dans l'interstice des fibres musculaires du carré lombaire, du psoas et même des muscles de la masse sacro-lombaire.

L'*uretère* lui-même présente tantôt les lésions d'urétérite avec dilatation, tantôt celles de l'urétérite oblitérante. Même dans les cas d'**urétérite avec dilatation**, ses parois sont d'habitude plus rigides et ont moins de flexuosités que dans les urétérites non tuberculeuses. Dans les cas d'**urétérite oblitérante**, le conduit présente parfois une grande rigidité : il est gros, dur, bosselé. Les lésions de péri-urétérite, souvent plus marquées dans la forme oblitérante, comportent toutes les variétés possibles, depuis les adhérences discrètes qui ne gênent guère pour isoler le conduit, jusqu'à son engaînement complet dans une masse scléreuse qui ne permet pas de le dégager.

La partie inférieure de l'uretère peut être élargie et laisser refluer l'urine, ou, au contraire, se trouve rétrécie et complètement ou partiellement oblitérée ne permettant pas d'introduire une sonde dans l'intérieur du conduit. Dans cette partie terminale, aussi bien que dans toute sa longueur, l'uretère présente des lésions de ses parois, granulations, ulcérations, etc., sur lesquelles il est inutile d'insister.

Manuel opératoire

L'opération doit être faite par la voie extra-péritonéale, et comprend les temps successifs suivants :

1° *Cathétérisme urétéral.* — Toutes les fois que cela sera possible, on commencera par placer une sonde dans l'uretère, soit en l'introduisant de haut en bas, par la fistule, soit de bas en haut par le cathétérisme cystoscopique. La présence de la sonde dans l'uretère rend aisé le temps le plus difficile de l'opération : la recherche et l'isolement du conduit.

2° *Curage du trajet fistuleux.* — Pour opérer dans des conditions de propreté plus grandes, il est bon, avant d'inciser la paroi abdominale de pratiquer rapidement le curage du trajet fistuleux, et de refaire ensuite le nettoyage de la région. Il ne s'agit pas de faire un curage parfait, qui serait impossible, mais bien d'enlever les fongosités qui entourent l'orifice fistuleux et en partie celles du trajet. Plus tard, on fera disparaître ce qui restera de fongosités.

3° *Incision.* — Dans tous les cas, je conseille de pratiquer une longue incision qui, partant de l'ancienne cicatrice, à 5 centimètres au-dessus de la fistule cutanée de la région lombaire, se dirige, en bas et en avant, pour passer à un large travers de doigt au-dessus de la partie la plus élevée de la crête iliaque : l'incision descend jusqu'au niveau de l'épine iliaque antérieure et supérieure et se continue, en bas et en avant, jusqu'au bord externe du muscle droit, restant toujours à 3 centimètres au-dessus de l'arcade crurale. C'est l'incision représentée fig. 175, avec la partie supérieure plus inclinée en arrière, ce que commande le siège de la fistule.

S'il n'existait pas de fistule, on pourrait commencer par le tracé de
la fig. 173, page 383, qu'on prolongerait ultérieurement en arrière, en
cas de besoin.

Dans le cas de fistule s'ouvrant sur la paroi abdominale antérieure,
il faudrait, négligeant au début de l'opération la fistule, aller chercher
l'uretère par la voie extra-péritonéale : après l'extirpation de l'uretère,
on ferait le grattage de la fistule.

4° *Section des parties molles*. — Comme il a été dit page 384, à
propos de la découverte de l'uretère, on incisera les différents plans de la
paroi jusqu'à la couche de graisse sous-péritonéale. Les lésions de péri-
urétérite étant surtout marquées en haut, du côté de la fistule, ce n'est
pas à ce niveau qu'il faut essayer de voir la couche graisseuse sous-
péritonéale qui le plus souvent aura disparu. Plus bas, dans la partie
moyenne de la plaie, les plans anatomiques ne sont plus confondus et
déformés par l'ancienne cicatrice de néphrectomie et la péri-urétérite
est d'habitude moins marquée. Lorsqu'on aura traversé toute la paroi
musculaire à ce niveau, il sera plus facile d'approfondir la plaie dans
la partie supérieure, sans qu'il y ait toutefois utilité à chercher de suite
à ce niveau la partie supérieure du conduit.

5° *Recherche et isolement de l'uretère*. — Avant de placer les
écarteurs, le chirurgien prie un aide de rétracter avec ses doigts le
bord interne de la plaie, et va à la recherche de l'uretère. C'est dans la
partie moyenne de la portion lombaire de l'incision qu'on cherchera à
sentir l'uretère, en décollant doucement le péritoine et, en plaçant la
pulpe des doigts en avant, du côté de la séreuse : si on ne le trouve pas
à ce niveau, on ira plus bas, du côté du détroit supérieur. Lorsqu'on
aura trouvé l'uretère et amorcé son décollement, on pourra remplacer
les doigts de l'aide par un large écarteur, sans risquer de cacher sous
lui l'organe qu'on cherche. Si les difficultés de l'opération rendent
nécessaire l'emploi des écarteurs avant qu'on ait senti l'uretère, il faut
placer ces instruments, en se rappelant toujours que, dans les cas
d'urétérite, l'uretère suit le péritoine, restant plus intimement lié à la
séreuse qu'à l'état normal.

L'uretère trouvé, on placera sous lui, avec une aiguille mousse, un
fil de soie plate, qui permet de tirer sur le conduit et facilite son isolement, au début : on continuera ensuite à isoler le conduit, de haut en
bas, en le suivant de près, avec les doigts, au besoin avec la sonde cannelée, tandis que la main gauche, saisissant l'uretère, exercera sur lui
une traction soutenue et modérée pour ne pas le déchirer. On arrive
ainsi, en manœuvrant les écarteurs comme il a été dit page 588, à la
partie la plus inférieure de l'uretère.

6° *Ligature, section et cautérisation de l'uretère*. — On place
une ligature bien serrée autour de la partie terminale de l'uretère et,

deux centimètres au-dessus, après avoir refoulé, en haut, le contenu du conduit, une pince à pression ou une autre ligature. Glissant alors une compresse au-dessous de la partie du conduit comprise entre les deux liens, on le sectionne au thermocautère, manié lentement. Avant que la section soit complète, l'aide saisit, avec une longue pince de Kocher, les deux portions de l'uretère, de manière à les soulever et à empêcher le mieux possible leur contact avec les parois de la plaie. Immédiatement après la section de l'uretère, le chirurgien détruit très soigneusement la muqueuse du moignon vésical et touche ensuite, avec la pointe rouge, la surface de section de la portion centrale.

7° *Extirpation de l'uretère*. — Relevant vers le haut de la plaie presque tout l'uretère déjà libéré, il ne reste qu'à poursuivre l'isolement de sa partie supérieure, **de bas en haut**, cependant qu'on a garni de compresses toute la partie inférieure de la vaste plaie. Les doigts, la sonde cannelée suffisent pour isoler parfois tout l'uretère ; plus souvent, dans cette partie supérieure, on devra se servir des ciseaux, pour sculpter le conduit dans le tissu inflammatoire qui l'entoure : on manœuvre d'ailleurs aisément et sans danger, parce que l'on a l'uretère en main et qu'on peut le suivre de près. Il n'en est pas de même lorsqu'on essaie, dès le début, de trouver l'uretère au niveau de la fistule et de le suivre ensuite de haut en bas : pour éviter les difficultés qu'on rencontre dans ce cas. je crois préférable de chercher l'uretère au-dessous de la fistule, de le suivre d'abord, de haut en bas, dans sa portion inférieure et de n'aborder sa partie supérieure que de bas en haut.

8° *Nettoyage complet de la fistule*. — L'uretère extirpé, il est aisé de nettoyer vigoureusement à la curette le trajet fistuleux et tous les diverticules qu'il peut présenter. Les fongosités doivent être soigneusement poursuivies de tous côtés, mais on agira avec prudence dans la partie antérieure de la plaie, en ayant soin de ne pas ouvrir le péritoine.

9° *Fermeture de la plaie, drainage*. — La plaie sera partiellement fermée en haut et en bas, mais on laissera une grande ouverture, avec gros drain en bas : des mèches de gaze étagées et non tassées compléteront le pansement.

II. — URÉTÉRECTOMIE POUR URÉTÉRHYDROSE

Lorsqu'une uronéphrose se développe, consécutivement à un obstacle siégeant dans la partie inférieure de l'uretère, ce conduit dilaté par l'urine, s'allonge et présente des flexuosités : habituellement, le calibre de l'uretère est à peu près uniforme. Dans ces cas d'urétérhydrose, l'extirpation de l'uretère, avec ou sans le rein, est facile : on trouve aisément l'uretère très dilaté et on l'isole rapidement, parce qu'il n'adhère pas aux parties voisines.

Très rarement, une partie de l'uretère se dilate à un degré extrême, formant une poche intermédiaire à deux portions du conduit, dilatées elles-mêmes comme à l'ordinaire. Je ne connais d'autres exemples de cette **urétérhydrose localisée** que ceux que j'ai vus moi-même chez l'homme et dans une de mes expériences.

La figure 204 représente un cas d'urétérhydrose localisée, que j'ai obtenue, par hasard, chez un chien à qui j'avais lié l'uretère près de la vessie.

J'ai eu l'occasion de pratiquer l'urétérectomie dans un cas semblable, chez l'homme. Un autre chirurgien avait pratiqué chez un malade la néphrectomie pour hydronéphrose; lorsque j'examinai ce malade, trois mois après l'opération, il persistait une fistule urinaire lombaire qui laissait passer une grande quantité d'urine. Dans la fosse

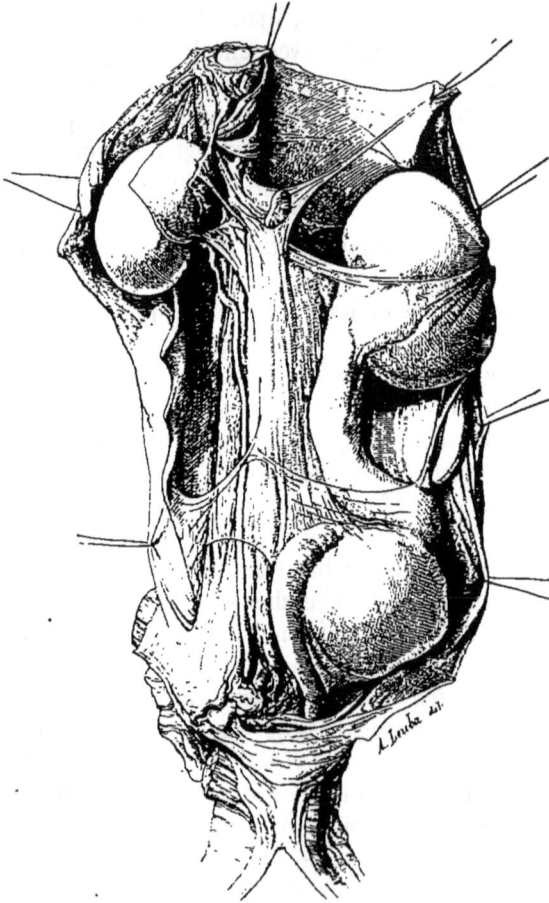

Fig. 204. — Urétérhydrose. Pièce expérimentale obtenue chez un chien par ligature juxta-vésicale de l'uretère.

iliaque, on sentait une tumeur liquide, adhérente, de la grosseur d'une orange. En pratiquant le cathétérisme urétéral, je vis d'abord que l'orifice de l'uretère paraissait plus petit qu'à l'état normal et je constatai ensuite que la sonde n° 6, pénétrant à 8 centimètres de profondeur, laissait couler 120 grammes d'urine de composition semblable à l'urine de la vessie; la collection vidée, la tumeur du petit bassin disparut.

Le diagnostic d'urétérhydrose localisée étant fait, je me décidai à enlever tout l'uretère.

L'opération exécutée par la voie extrapéritonéale suivant le procédé décrit ci-dessus, ne présenta quelques difficultés qu'à cause des adhérences que la poche avait contractées avec le péritoine : dans un point, j'ouvris la séreuse et je la suturai continuant ensuite la décortication de la tumeur. Il s'agissait bien d'une dilatation localisée de l'uretère : la poche, dont les parois étaient très minces, présentait, lorsqu'elle était remplie, le volume d'une petite orange : au-dessous d'elle, dans un trajet de 8 centimètres, jusqu'à près de la vessie, l'uretère avait la grosseur d'un doigt; la portion juxta-vésicale de l'uretère était, au contraire, très rétrécie et n'admettait dans son intérieur qu'une sonde n° 6. Au-dessus de la poche, jusqu'à la fistule cutanée, on voyait encore 5 centimètres d'uretère, ayant un moindre degré de dilatation que la partie située au-dessous d'elle.

Dans mon cas, par crainte du reflux de l'urine dans le moignon d'uretère juxta-vésical, après avoir sectionné l'uretère au-dessus d'une ligature placée très bas, j'ai complètement détruit à la curette la muqueuse du moignon et j'ai fait ensuite deux points de suture en capiton, pour favoriser l'accolement et la cicatrisation des parois. Ce malade a guéri sans présenter aucun accident.

III. — URÉTÉRECTOMIE POUR NÉOPLASMES

Deux fois, dans des conditions très différentes, j'ai pratiqué l'urétérectomie, sans néphrectomie, pour néoplasmes de l'uretère.

Chez une malade, que j'opérai au mois de juillet 1906, il s'agissait d'un épithélioma de la partie inférieure de l'uretèe, s'étendant depuis la vessie, à peine envahie, jusqu'à quelques centimètres au-dessus. Ne sachant pas dans quelle étendue l'uretère était pris, j'opérai ayant en vue la possibilité d'implanter dans la vessie l'extrémité supérieure de l'uretère après résection de sa portion inférieure : l'exploration fonctionnelle des reins m'avait démontré que du côté malade, le rein, atteint d'uropyonéphrose, avait encore une valeur suffisante pour qu'il fût désirable de le conserver.

J'abordai l'uretère suivant la technique décrite page 385, par la longue incision iléo-abdominale représentée fig. 173 et je le dégageai, de haut en bas, jusqu'au néoplasme qui remontait à 6 centimètres au-dessus de la vessie. J'isolai ensuite la tumeur jusqu'à la vessie, me voyant forcé d'ouvrir délibérément le péritoine qui adhérait au néoplasme. La séreuse ouverte fut ensuite fermée par un surjet au catgut. et j'arrivai jusqu'à la vessie. Ouvrant la paroi vésicale au delà des limites de la tumeur je pus ensuite, de dedans, en dehors extirper toute la paroi vésicale qui entourait l'orifice urétéral. La large plaie vésicale

fut fermée par un surjet au catgut et l'uretère sectionné au-dessous
de la crête iliaque.

La malade étant très affaiblie, je ne fis pas de suite la néphrectomie
et je fixai le bout central de l'uretère à la paroi lombaire, me proposant
de pratiquer secondairement l'extirpation du rein. La plaie abdominale fut fermée et drainée; dans la vessie je mis une sonde à demeure.

La malade guérit normalement de l'opération, mais elle présenta,
deux mois plus tard, des phénomènes de rétention rénale du côté opéré
qui obligèrent à pratiquer la néphrectomie : l'uretère implanté à la
peau de la paroi lombaire présentait une coudure juxtarénale et le
rein était atteint d'hydro-pyonéphrose. Avant l'opération la malade
avait déjà eu des phénomènes de rétention rénale dus à la compression
de l'uretère par la tumeur, aussi ne puis-je dire, si, dans ce cas, la
coudure urétérale était uniquement due à l'implantation de l'uretère à
la peau ; il est, en tout cas, certain que, si elle existait déjà avant l'opération, elle s'accentua davantage après : en effet, les premières semaines qui suivirent l'intervention tout se passa bien et on pouvait
laver le bassinet avec une sonde introduite par le méat lombaire ;
quelques semaines après la sonde n'arrivait plus jusqu'au bassinet et
des phénomènes d'infection fébrile obligèrent à extirper le rein.

Il y a deux ans que j'ai opéré cette malade qui continue à bien se
porter.

Mon deuxième cas d'urétérectomie totale pour néoplasme, sans néphrectomie simultanée, a été opéré en mai 1908. Il s'agit d'un homme
de 48 ans à qui j'extirpai quatre ans auparavant, en 1904, le rein droit
pour un papillome du bassinet n'envahissant pas, apparemment, l'uretère. Avec le rein j'avais enlevé 8 centimètres d'uretère sain ; j'avais
en outre constaté au cystoscope, que la vessie était saine. Un an après
cette intervention le malade eut de nouveau des hématuries et lorsque
je l'examinai à nouveau : 4 ans après la première opération, je vis au
cystoscope, au niveau de l'orifice urétéral du côté droit, le côté opéré,
une tumeur papillaire saillante dans la vessie. Je diagnostiquai une
greffe urétérovésicale de la tumeur primitive et je me proposai de faire
une large résection de la vessie et l'extirpation complète de l'uretère.

Je pratiquai la taille hypogastrique longitudinale et je circonscrivis
la tumeur de la vessie par une incision ovalaire, qui passait à deux
centimètres en dehors de son pédicule : cette incision intéressa toute
l'épaisseur des parois vésicales. Sans fermer la plaie vésicale, j'abordai
ensuite l'uretère par ma longue incision iléo-abdominale, au niveau où
il croise les vaisseaux iliaques : je le suivis en haut, du côté du rein,
et je le dégageai complètement de la cicatrice de la première opération ;
le suivant ensuite, de haut en bas, j'arrivai facilement jusqu'à la vessie
et je pus, sans difficulté, l'enlever en même temps que la tumeur

\esicale déjà libérée par la taille. Je terminai l'opération en fermant complètement la vessie que je drainai par une sonde à demeure : la plaie abdominale fut partiellement suturée et largement drainée. Ce malade a bien guéri. L'uretère enlevé, de la grosseur de l'index, était rempli de masses papillaires, analogues à la tumeur de la vessie et au néoplasme de l'uretère que j'avais enlevés en 1904.

Si je devais à nouveau enlever tout l'uretère avec une partie de la vessie, je suivrais le plan opératoire que je viens de décrire : la libération préalable de la vessie par la taille facilite beaucoup l'opération.

NÉPHRO-URÉTÉRECTOMIE

La néphro-urétérectomie a été pratiquée par d'autres chirurgiens et par moi-même, dans des cas de tuberculose et de pyonéphrose ; j'ai fait, en outre, cette opération dans un cas de néoplasme du bassinet et de l'uretère et dans une hydronéphrose congénitale.

Lorsque, avant d'opérer, on s'est proposé d'enlever le rein et tout l'uretère il vaut mieux, à mon avis, enlever d'abord le rein et, immédiatement après, extirper l'uretère ; ce procédé est encore de mise lorsque, au cours d'une néphrectomie, on décide d'extirper tout l'uretère.

En pareil cas, si on pratique d'abord la néphrectomie comme à l'ordinaire, il est facile d'enlever ensuite ce qui reste de l'uretère sans être embarrassé par le rein.

Lorsqu'on commence en opérant sur la portion pelvienne de l'uretère, parce qu'il existe une lésion à ce niveau et qu'on décide, en cours d'opération, d'enlever le rein et l'uretère, il vaut mieux continuer de bas en haut et, d'une seule pièce, enlever l'uretère et le rein.

Manuel opératoire avec néphrectomie première.

Position du malade. — Le malade est d'abord placé, couché sur le côté sain, dans la position de la néphrectomie lombaire ; voir page 75.

Néphrectomie. — Comme il a été dit page 244, après avoir décortiqué le rein, on va à la recherche de l'uretère, immédiatement au-dessous du rein, on le coupe entre deux ligatures et on cautérise au thermocautère la muqueuse de ses deux bouts, vésical et rénal. La portion distale de l'uretère est abandonnée dans la plaie, tandis que l'on parfait, en suivant l'uretère et le bassinet de bas en haut, la décortication du rein ; on lie le pédicule vasculaire et on extirpe le rein.

Urétérectomie. — Garnissant, avec des compresses, la partie supérieure de la plaie, on change le malade de position en renversant la table à opération. On continue ensuite l'incision cutanée, suivant le tracé indiqué page 385, et on coupe la paroi, jusqu'à la couche sous-péritonéale. On retrouve l'uretère soutenu par le fil de ligature et on continue à le décortiquer de haut en bas pour finir l'opération, comme nous l'avons dit plus haut.

Si le rein n'est pas adhérent, on pourrait, sans sectionner l'uretère, pratiquer la néphrectomie, et enlever ensuite, de haut en bas, tout l'ure-tère; on serait ainsi mieux assuré d'une bonne asepsie. Si la néphrec-tomie présente des difficultés, mieux vaudra sectionner l'uretère avant d'extirper le rein.

Fermeture de la plaie. — On ferme la vaste plaie, tout en laissant un espace suffisant pour des drains, en haut, du côté du pédicule rénal et, en bas, vers la partie inférieure de la plaie. Suivant la septi-cité du cas, on laissera la plaie plus ou moins largement ouverte.

J'ai employé avec succès, en 1898, ce procédé pour extirper le néo-plasme du bassinet et de l'uretère représenté figure 145, page 320, et dans deux cas de tuberculose avec uretère dilaté.

Manuel opératoire avec néphrectomie seconde.

Dans trois cas, j'ai dû opérer, en commençant de bas en haut, pour dégager d'abord l'uretère et finir par le rein. Chez un de mes malades, un énorme calcul obstruait l'uretère près de la vessie et je reconnus, au cours de l'opération, que l'uretère et le rein étaient trop malades pour être conservés. Dans un autre cas de rétrécissement acquis de l'uretère, situé près de la vessie, j'intervins d'abord, comme dans le cas précé-dent, sur la partie inférieure de l'uretère, avec l'espoir de conserver le rein; il existait une énorme urétéro-pyonéphrose, qui m'obligea à enlever le rein avec tout l'uretère. De même, chez le jeune malade, dont la pièce est représentée, fig. 205, un rétrécissement congénital de la partie inférieure de l'uretère avait déterminé un hydro-pyo-urétéroné-phrose qui me décida, pendant l'intervention, à pratiquer la néphro-urétérectomie.

Chez ces trois malades, je commençai l'opération par ma longue incision de découverte de l'uretère dans sa portion pelvienne, fig. 173, parce que le rétrécissement du conduit siégeait près de la vessie. Après avoir constaté l'énorme volume de l'uretère et l'inutilité de conserver le rein, j'ai agrandi, par en haut, mon incision jusqu'à la 12e côte. L'ure-tère a été lié près de la vessie, puis dégagé, de bas en haut, jusqu'au pédicule du rein : le rein a été ensuite décortiqué, son pédicule lié et la pièce entière, rein et uretère, enlevée d'un seul bloc, sans avoir été ouverte.

Dans un de ces cas, les adhérences péri-rénales étaient si étendues, que l'énorme incision que j'avais faite fut insuffisante et que je dus ajouter une incision transversale, suivant le rebord des fausses côtes, formant ainsi un T. Ce malade guérit aussi bien que les autres.

Que l'opération commence par le rein où qu'on s'attaque d'abord à l'uretère, il reste, après la néphro-urétérectomie totale, une énorme plaie. Lorsqu'on a pu enlever la pièce, sans souiller le champ opératoire, on peut espérer une rapide et excellente réunion; il en fut ainsi chez trois de mes opérés (néoplasme aseptique dans un cas, hydro-pyo-urétéronéphrose, dans les 2 autres cas). Dans ces conditions, j'ai placé un drain dans le bassin, en le faisant sortir par la partie inférieure de la plaie; j'ai suturé ensuite les muscles et la peau, laissant, du côté du rein, une large ouverture, avec deux autres gros drains.

Chez un autre malade, la plaie avait été souillée par le pus, et je me suis contenté de la rétrécir un peu en haut et en bas en la drainant largement. J'ai suivi cette même conduite, dans deux autres cas de tuberculose. Tous ces malades ont bien guéri.

J'ai fait, en tout, trois néphro-urétérectomies,

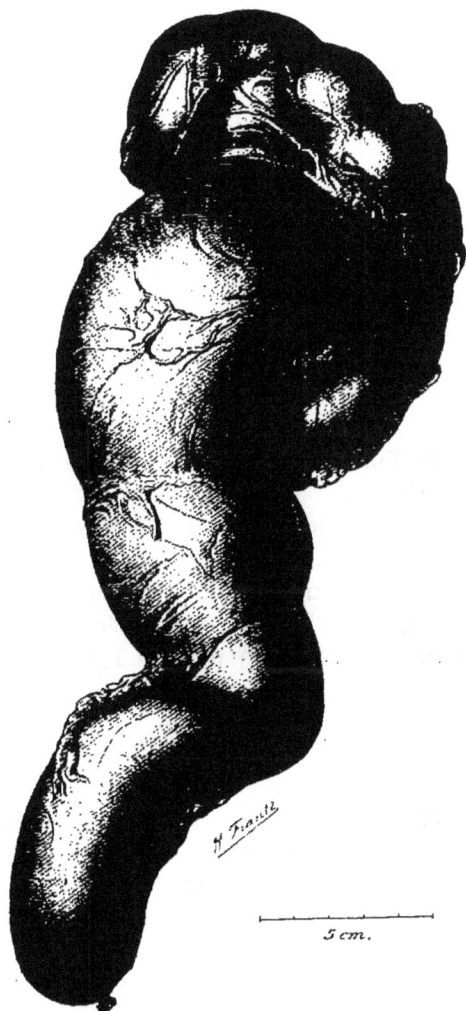

Fig. 205. — Néphro-urétérhydrose.

de haut en bas, et trois autres, de bas en haut; aucun de mes malades n'a eu d'éventration; il en a été de même chez mes trois autres opérés d'urétérectomie totale sans néphrectomie simultanée.

Procédés à incision combinée.

Kelly dans la néphro-urétérectomie, Hartmann dans l'urétérectomie
ont fait une incision particulière pour extirper la partie juxta-vésicale
de l'uretère.

Opérant une femme par la voie transpéritonéale, Kelly enleva d'abord
le rein, puis, en suivant l'uretère, il le décortiqua jusque près de la
vessie. Plaçant alors la malade dans la position gynécologique, il
mit deux doigts dans la plaie abdominale contre l'utérus, touchant le
vagin, soulevant et protégeant, avec leur pulpe, l'artère utérine ; deux
doigts de l'autre main, placés dans le vagin, poussaient le cul-de-sac
latéral de manière à toucher les doigts de la main abdominale, à travers la paroi du vagin. Un aide coupa alors, en se guidant sur les doigts
de l'opérateur, la voûte vaginale et on attira au dehors, par le vagin,
l'uretère sectionné, pour le couper au ras de la vessie. Drainage vaginal.

Chez sa malade, qui portait une fistule consécutive à la néphrectomie, Hartmann commença par libérer la partie supérieure de l'uretère,
à la faveur d'une incision lombaire. Pratiquant ensuite une seconde
incision inguinale, il libéra et coupa près de la vessie la partie inférieure de l'uretère qui, ainsi libéré, fut facilement attiré par la plaie
supérieure.

Ces procédés ont donné de bons résultats, mais je crois plus aisé
d'opérer comme je l'ai décrit : lorsque le malade est en position renversée, on arrive bien par la plaie lombo-abdominale à enlever tout l'uretère. La crainte d'éventration consécutive à la trop longue plaie dans
la néphro-urétérectomie ne s'est réalisée, que je sache, chez aucun
opéré.

Difficultés et accidents opératoires.

Nous avons suffisamment insisté sur la difficulté de la recherche
de l'uretère et sur les précautions à prendre pour le trouver.

Blessure du péritoine. — C'est un accident maintes fois signalé par
les auteurs, pendant l'urétérectomie ; dans tous les cas, on a fait de suite
une suture, en surjet, de la séreuse et l'opération a pu être continuée.
Chez aucun malade, cet accident n'a eu des suites fâcheuses.

Section de l'artère utérine. — En opérant par la voie extrapéritonéale, l'opération n'est guère plus difficile chez la femme que chez
l'homme, mais il est arrivé que, par mégarde, on a coupé l'artère utérine. Quoiqu'il ne soit pas bien difficile de pincer le vaisseau après
l'avoir coupé, mieux vaut, en arrivant au point où l'artère passe au-
devant de l'uretère, chercher l'artère, la récliner si possible et, si on
ne le peut, la couper, entre deux pinces bien placées.

Périurétérite inférieure. — Dans certains cas, la masse de tissus inflammatoires dans laquelle se perd l'uretère à sa partie inférieure est très considérable et on ne réussit pas à bien dégager le conduit. Il est inutile, dans ces cas, lorsqu'il s'agit d'urétérite simple ou tuberculeuse, de s'efforcer quand même d'enlever l'uretère jusqu'à son entrée même dans la paroi vésicale. On coupera l'uretère le plus bas possible, et, introduisant une pointe longue du thermocautère dans son intérieur, on cautérisera, aussi loin que possible, la muqueuse de la portion d'uretère qu'on devra laisser. On liera ensuite le conduit. En cas de néoplasme, il faudra enlever tout l'uretère et au besoin une partie de la vessie, ne craignant pas d'ouvrir délibérément le péritoine si les adhérences l'exigent.

Rupture de l'uretère. — Il est arrivé à certains opérateurs d'exercer de trop fortes tractions sur l'uretère, ce qui a déterminé la rupture du conduit. Il est inutile de tirer trop fortement sur l'uretère ; il faut le soutenir, le tendre pour mieux le décortiquer ; mais il faut se rappeler qu'il ne se dégage que par le travail de libération fait avec les doigts ou avec la sonde cannelée et non par les tractions qu'on exerce sur lui.

En cas de rupture de l'uretère, on saisirait, avec une pince à pression, son bout inférieur et on continuerait, avec un peu plus de difficulté, la décortication.

Difficulté de la néphrectomie — Lorsque intervenant d'abord sur la partie inférieure de l'uretère, on se décide, pendant l'opération, à agrandir l'incision, par en haut, pour enlever le rein, il peut être difficile de décortiquer le rein si les adhérences sont importantes. Le mieux, dans ce cas, me paraît être de brancher sur la première incision une incision transversale, ou plutôt oblique, qui suit le rebord des fausses côtes.

Difficulté de l'urétérectomie. — Si on veut enlever d'abord le rein, en laissant l'uretère attaché pour le suivre de haut en bas et l'extirper en même temps d'un seul bloc, on se crée de grandes difficultés. Il est d'abord difficile de faire un bon pédicule rénal, sans avoir détaché le bassinet de bas en haut et on risque d'ouvrir la cavité septique du bassinet. D'autre part, lorsque le rein a été enlevé avec l'uretère attaché, pour suivre ce conduit de haut en bas, le rein, toujours gros, qu'un aide doit soutenir, gêne l'opérateur. Pour éviter ces inconvénients, on peut faire l'opération avec néphrectomie première, comme je l'ai décrite ci-dessus.

TROISIÈME PARTIE

VESSIE

ANATOMIE CHIRURGICALE DE LA VESSIE

Chez l'adulte, la vessie, lorsqu'elle est vide, est tout entière contenue dans le bassin ; lorsqu'elle est pleine, elle devient en partie abdominale. Chez le nouveau-né et dans les premières années, la vessie est, dans sa totalité, un organe abdominal.

Capacité. — Comme l'a fort bien dit Guyon, la vessie a une capacité physiologique et non pas anatomique : la capacité varie d'un sujet à l'autre et, chez le même sujet, suivant que la réplétion de l'organe se fait lentement ou rapidement, etc. Lorsque la vessie normale contient 250 ou 300 centimètres cubes d'urine, le besoin d'uriner se fait sentir ; à l'état pathologique, la capacité vésicale peut n'être que de quelques grammes, dans les cystites ou, au contraire, atteindre, dans les distensions chroniques, deux ou trois litres et même davantage.

Forme. — La forme de la vessie varie à l'état de vacuité et à l'état de réplétion.

Lorsqu'on regarde la **vessie vide** par la cavité abdominale, on voit qu'elle présente une forme triangulaire avec un angle antérieur, sur lequel vient s'insérer l'ouraque, et deux angles postéro-latéraux répondant à l'entrée des uretères dans la vessie. Des trois bords, les deux latéraux sont à peu près rectilignes, obliquement dirigés en arrière et en dehors ; le postérieur est très concave, à concavité regardant en arrière et embrassant le rectum chez l'homme, l'utérus chez la femme. La portion limitée par ce triangle, plus ou moins concave, tout entière péritonéale, regarde directement en haut et mérite le nom de face péritonéale supérieure.

Vue de côté, la vessie vide revêt, sur une coupe vertico-sagittale, (fig. 206), l'aspect d'une cupule, ou encore d'« une assiette creuse », avec une face regardant en haut, entièrement péritonéale et une autre face convexe extra-péritonéale regardant en bas. Cette face inférieure de la vessie est divisée par l'abouchement de l'urètre en trois segments : un segment pré-urétral, ou antéro-inférieur rétro-pubien ;

un segment moyen, urétral, s'appuyant chez l'homme sur la virole péri-urétrale prostatique ; un segment postérieur ou postéro-inférieur

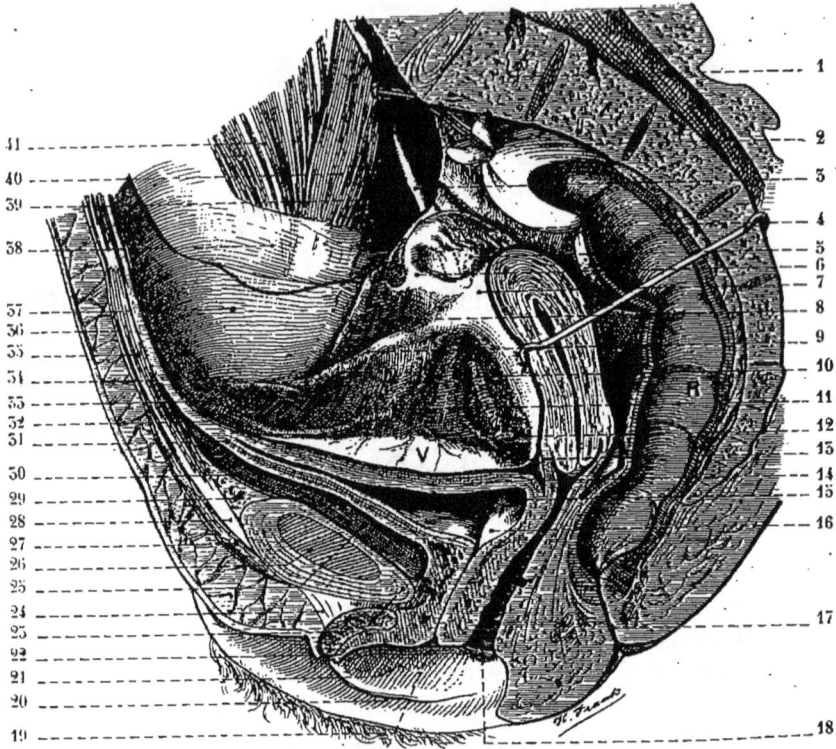

Fig. 206. — Coupe antéro-postérieure de la vessie chez la femme. (D'après Farabeuf.)

V. Vessie. — R. Rectum. — L'utérus est fortement attiré en arrière par un crochet, ce qui modifie ses rapports latéraux. En vert, uretère. — En teinte bleue, péritoine. — En teinte jaune, cavité de Retzius.

1. Coupe du sacrum. — 2. Vaisseaux hypogastriques. — 3. Uretère. — 4. Pavillon de la trompe, recouvrant l'ovaire qui lui-même recouvre l'uretère. — 5. Passage de l'utérine dans la fosse ovarienne. — 6. Ampoule tubaire. — 7. Corne utérine droite. — 8. Vaisseaux iliaques externes. — 9. Ligament rond. — 10. Uretère (qui apparaît en avant de l'utérus à cause de la forte rétropulsion de celui-ci). — 11. Artère ombilico-vésicale. — 12. Artère utérine. — 13. Branche vésicovaginale de l'utérine. — 14. Adhérence vésico-vaginale décollée partiellement. — 15. Embouchure vésicale de l'uretère. — 16. Trigone vésical. — 17. Anus. — 18. Orifice inférieur du vagin. — 19. Orifice inférieur de l'urètre. — 20. Grandes lèvres. — 21. Petites lèvres. — 22. Ligament sous-pubien. — 23. Clitoris. — 24. Ligament suspenseur du clitoris. — 25. Cavité de Retzius. — 26. Symphyse du pubis. — 27. Muscle pyramidal — 28. Tendon du grand droit. — 29. Espace sus-pubien. — 30. Partie inférieure du fascia transversalis. — 31. Ouraque. — 32. Artère ombilicale. — Artère épigastrique. — 34. Fascia transversalis. — 35. Coupe du grand droit. — 36. Gaine antérieure des droits. — 37. Péritoine de la fosse iliaque. — 38. Fascia iliaca. — 39. Vaisseaux utéro-ovariens. — 40. Muscle psoas. — 41. Muscle iliaque.

qui répond, chez l'homme, aux vésicules séminales et aux canaux déférents et dans leur intervalle au rectum. Chez la femme, on retrouve les trois mêmes segments, le moyen répondant à l'urètre, le postérieur reposant sur le vagin et un peu sur le col de l'utérus.

Les deux segments antérieur et postérieur convergent l'un et l'autre vers le segment moyen ou urétral : d'où, pour la cavité vésicale vide, l'aspect sur une coupe d'un **V**, transformée en **Y** par la partie initiale de l'urètre.

La nomenclature classique, différente, décrit notamment les deux derniers segments sous le nom de *base*; en réalité, le segment, urétral, seul constitue support pour la coupe vésicale. Remarquons également que, contrairement à l'opinion adoptée, le segment rétro-urétral n'est pas normalement prostatique, il est purement vésiculo-déférentiel ; de plus, dirigé presque verticalement, il ne mérite, en aucune façon, le nom de *bas-fond*, qu'on lui donne habituellement ; nous verrons, en étudiant l'hypertrophie de la prostate, l'erreur classique d'anatomie pathologique qui est née de la fausse conception du bas-fond de la vessie. Nous n'avons pas parlé de sommet : l'insertion de l'ouraque sur la vessie, qui est désignée sous ce nom, ne mérite pas d'être appelée ainsi ; en réalité, l'ouraque s'insère sur la face antéro-inférieure de la vessie au même niveau ou à un niveau plus inférieur que les angles latéraux.

Cette forme aplatie est la forme normale de la vessie vide ; exceptionnellement (une fois sur 200, d'après Paul Delbet), on peut trouver une vessie globuleuse; mais c'est là un fait morbide, dû à l'épaississement pathologique des parois.

La **vessie pleine** est globuleuse normalement. Elle constitue un ovoïde. plus ou moins volumineux, développé presque exclusivement aux dépens de la face supérieure ou péritonéale, qui subit une très forte ampliation; la face inférieure ne prend à cette ampliation qu'une part très restreinte. Lorsque la vessie est moyennement distendue par 200 ou 300 centimètres cubes de liquide, le grand axe de l'ovoïde varie beaucoup, suivant les sujets ; tantôt il est un peu oblique, en bas et en arrière, tantôt il est horizontal. Lorsque la vessie est fortement distendue, 400 à 500 grammes et au-dessus, le grand axe devient vertical. Lorsque la vessie se remplit, la face inférieure ne varie guère, tandis que la face supérieure perd sa forme excavée et devient fortement convexe, regardant toujours dans son ensemble en haut, mais un peu en avant dans sa partie antérieure, beaucoup en arrière dans sa partie postérieure. Quant aux angles, l'antérieur, où s'insère l'ouraque, s'est élevé un peu plus que les postéro-latéraux, cependant il dépasse à peine le pubis et reste toujours au-dessous de la partie culminante du dôme vésical.

Rapports de la vessie.

Pour bien comprendre les rapports de la vessie, il est nécessaire de connaître la situation de son col et la disposition du péritoine et des aponévroses périvésicales.

Situation du col de la vessie. — Le col de la vessie, entouré par la prostate et se continuant avec la portion initiale de l'urètre, est la partie la mieux fixée du réservoir.

Suivant un plan horizontal le col se trouve à la hauteur de la partie

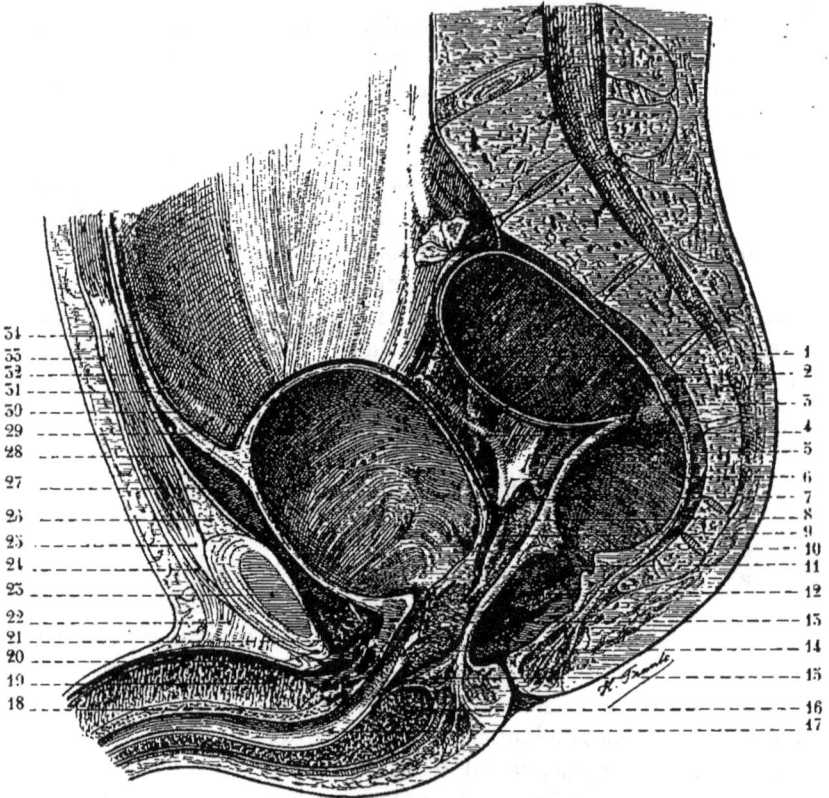

Fig. 207. — Coupe antéro-postérieure médiane de la vessie chez l'homme.
(D'après Farabeuf.)

En teinté bleu, péritoine. — En teinté jaune, cavité de Retzius. — En jaune, apon. prostato-péritonéale. — En pointillé noir, projection du trajet latéro-vésical *de l'artère ombilicale.*

1. Artère ombilicale. — 2. Canal déférent, surcroisant l'art. ombilicale. — 3. Uretère. — 4. Canal déférent, surcroisant l'uretère. — 5. Repli interséminal. — 6. Apo-prostato-péritonéale, feuillet postérieur. — 9. Orifice vésical de l'uretère. — 10. Trigone. — 11. Canal déférent de la prostate, portion
terminale dilatée. — 12. Ampoule rectale. — 13. Col de la vessie. — 14. Portion rétro-urétrale. —
Lobe médian de la prostate. — 15. Portion préurétrale de la 'prostate. — 16. Bulbe. — 17. Urètre
bulbaire. — 18. Plexus de Santorini. — 19. Veine dorsale de la verge. — 20. Ligament sous-
pubien. — 21. Ligaments pubo-vésicaux (formant plancher à la cavité de Retzius). — 22. Ligament
suspenseur de la verge. — 23. Symphyse du pubis. — 24. Muscle pyramidal. — 25. Tendon du grand
droit. — 6. Espace sus-pubien. — 27. Cavité de Retzius. — 28 Artère épigastrique. — 29. Artère
ombilicale. — 30. Section du péritoine. — 31. Ouraque. — 32. Fascia transversalis. — 33. Gaine
antérieure des muscles grands droits. — 34. Coupe des muscles grands droits.

moyenne du pubis, à 2 centimètres en arrière de sa face postérieure.
En avant et en arrière du col, on voit, sur une coupe longitudinale,

que la cupule vésicale est reçue dans une autre cupule plus large, véritable entonnoir ostéo-musculo-fibreux, formé en avant par le pubis, en arrière par le rectum, au milieu par le diaphragme génito-urinaire dans lequel est encastré le compartiment génital (prostate chez l'homme, vagin chez la femme). Cette portion moyenne est la plus résistante; la prostate chez l'homme, le vagin chez la femme sont enchâssés à son niveau par le périnée, constitué par de nombreux faisceaux musculaires et de solides aponévroses.

Disposition du péritoine. — Le péritoine recouvre une grande partie de la vessie; d'avant en arrière, il s'étend de l'ouraque à 1 centimètre au-dessus de la prostate : latéralement, il recouvre, dans leur plus grande partie, les faces latérales de la vessie.

En avant, le péritoine recouvre la paroi abdominale, laissant voir le relief que forment l'ouraque au milieu, les artères ombilicales de chaque côté. Lorsque la vessie est vide, le péritoine passe directement de la paroi abdominale sur la vessie; lorsque le réservoir est plein, le dôme vésical se développant tandis que l'ouraque ne change guère de place, il se forme en avant, entre la vessie et la paroi abdominale, un cul-de-sac d'autant plus profond que la vessie est plus remplie.

Le schéma, ci-contre, montre les diverses positions de l'ouraque suivant la replétion de la vessie au niveau de l'insertion de l'ouraque.

Lorsque la vessie est vide ou ne contient que de 100 à 150 centimètres cubes de liquide, l'ouraque est caché derrière le pubis; si le réservoir contient de 200 à 300 centimètres, l'ouraque dépasse le pubis de un à deux centimètres ; si, enfin, la vessie est distendue à 400 ou 500 centimètres cubes, l'ouraque ne s'élève guère davantage. Il résulte de cette disposition que, pour aborder chirurgicalement la face antérieure de la vessie au-dessous du péritoine, en se ménageant un espace suffisant entre la séreuse et le

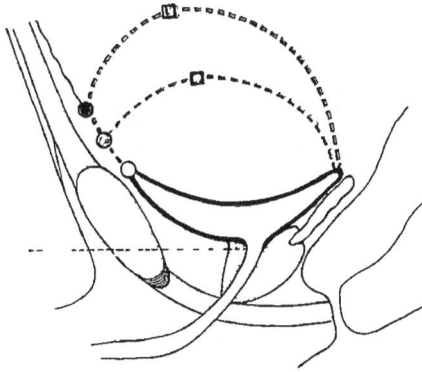

Fig. 208 — Schéma des diverses positions de l'ouraque suivant l'état de replétion de la vessie

pubis, il est nécessaire de refouler le péritoine en haut, avec le doigt, avant d'inciser la vessie.

En arrière, la disposition du péritoine varie chez l'homme et chez la femme. Chez celle-ci, le péritoine se réfléchit de la vessie sur l'utérus, immédiatement au-dessus de son isthme et remonte pour tapisser sa face antérieure, formant ainsi un cul-de-sac vésico-utérin. Chez l'homme, le péritoine recouvre, en arrière, la base des vésicules séminales et descend, dans leur intervalle, jusqu'à 1 centimètre de la prostate, pour remonter ensuite sur le rectum, en constituant le cul-de-sac vésico-rectal ou de Douglas. Lorsque les vésicules séminales sont proéminentes, il se forme, entre elles et la vessie, un petit cul-de-sac vésico-vésiculaire sans importance.

Sur les côtés, le péritoine passe de la vessie aux fosses iliaques, plus ou moins soulevé par les artères ombilicales, dans leur portion latérale, restée perméable.

Entre le péritoine et la couche musculaire de la vessie, se trouve une mince couche celluleuse qui permet de détacher avec les doigts la séreuse du viscère : au-dessus de l'ouraque et jusqu'au niveau de la portion la plus élevée de la vessie remplie, le clivage est aisé. Il en est de même sur la partie inférieure des faces latérales. Dans les autres portions de la vessie, le péritoine se décolle plus difficilement ; aussi, dans la majorité des cas, lorsqu'on fait une large resection de la vessie, la séreuse est déchirée pendant son décollement : ces déchirures sont d'ailleurs facilitées par l'adhérence plus intime, qui s'établit en cas de cystite.

Disposition des aponévroses périvésicales. — La vessie est enveloppée, dans sa portion sous-péritonéale, par deux aponévroses, l'une antéro-latérale, aponévrose ombilico-vésicale, l'autre postérieure, aponévrose prostato-péritonéale, qui convergent l'une vers l'autre et constituent, à cette partie de la vessie, une coque fibreuse qui ne lui permet pas de se dilater autant que la portion sous-péritonéale, lorsque le réservoir se remplit.

L'aponévrose ombilico-vésicale forme, en avant du segment préurétral de la portion sous-péritonéale de la vessie, un voile fibreux, triangulaire, en forme de demi-cône creux, — avec une base inférieure, courbe à concavité postérieure, s'insérant solidement sur le plancher périnéal — avec un sommet supérieur, correspondant à l'insertion vésicale de l'ouraque, et remontant avec celui-ci jusqu'à l'ombilic. Les bords latéraux se prolongent sur les côtés de la vessie, très loin en arrière, jusqu'au niveau de l'échancrure sciatique. Cette aponévrose n'est donc pas seulement pré- mais aussi latéro-vésicale. En son ensemble, elle forme une gouttière à concavité postérieure, englobant la vessie par devant et sur les côtés. Sa surface postérieure, concave, est séparée du viscère par une mince atmosphère celluleuse, sur laquelle nous reviendrons tout à l'heure. Sa face antérieure, convexe, est séparée de la paroi abdominale (osseuse en bas, musculeuse en haut) par un espace graisseux, la cavité de Retzius classique, ou cavité prévésicale, qui se prolonge sur les côtés de la vessie.

L'**aponévrose prostato-péritonéale** complète, en arrière chez l'homme, la loge fibreuse vésicale dont nous avons vu l'aponévrose ombilico-prévésicale former les trois autres côtés. Plane, de forme quadrangulaire, beaucoup moins étendue que la précédente, elle présente deux faces et quatre bords (fig. 209).

Les deux faces sont antérieure et postérieure : l'antérieure est appliquée contre la vessie, la postérieure contre le rectum. Des quatre bords, l'inférieur s'implante sur l'aponévrose moyenne du périnée et la partie postérieure de la prostate, le supérieur sur le fond du cul-de-sac péritonéal vésico-rectal ; ses bords latéraux, à peu près verticaux, se fusionnent, d'une part, avec l'aponévrose ombilico-vésicale, d'autre part, avec les aponévroses latéro-rectales (ou lames sacro-rectogénitales). Il y a là une conjonction fibreuse à trois branches (aponévrose ombilico-vésicale, aponévrose prostato-péritonéale, lames sacro-recto-génitales) qui est indiquée sur la figure demi-schématique ci-contre (fig. 209).

L'aponévrose prostato-péritonéale est formée de deux feuillets, englobant entre eux les vésicules séminales et les canaux déférents. Les détails de sa constitution seront étudiées à propos de la prostate (fig. 207).

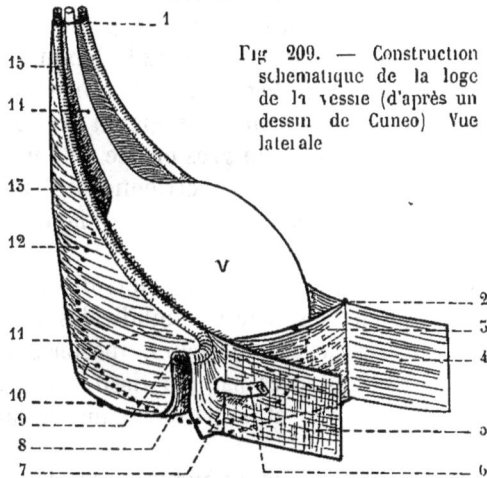

Fig 209. — Construction schématique de la loge de la vessie (d'après un dessin de Cuneo) Vue latérale

V Globe vésical.

1 Coupe de l'apon ombilico-vésicale engainant les deux artères ombilicales — 2 Jonction de la paroi postérieure de la loge (Apon. prostato-péritonéale) — 3 Bord supérieur de l'apon prostato-péritonéale. 4 5 Loge rectale (apon latéro rectale) — 6 Uretère — 7 Jonction de l'apon latéro-rectale, de l'ap prostato-péritonéale et du repli soulevé par l'artère ombilicale. — 8. Repli aponévrotique soulevé par l'art ombilicale, palmure antérieure de la gaine hypogastrique) — 9 Artère ombilicale — 15 11 Bord inférieur de l'apon. ombilico-vésicale, (insertion sur le plancher périneal). — 12 Face antérieure convexe de l'apon ombilicovésicale — 13 Face postérieure concave de l'apon ombilico vésicale — 14 Ouraque — 15 Artère ombilicale

Chez la femme, l'aponévrose prostato-péritonéale est représentée par une lame également fibro-musculaire (Henle), dite **cloison vésico-vaginale**, qui sépare l'un de l'autre les deux viscères. Quadrilatère, étendue transversalement, elle affecte les mêmes rapports que l'aponévrose prostato-péritonéale avec les extrémités de l'aponévrose vésicale et avec les aponévroses latéro-recto-génitales : celles-ci, très fortes, croisent le col utérin, et, en avant, se continuent nettement jusqu'au pubis, consti-

tuant un moyen de soutien puissant, aussi bien pour la vessie que pour
l'utérus.

Loges vésicale et périvésicale. — Le péritoine et les aponévroses
que nous venons de décrire circonscrivent une cavité qui contient la
vessie et quelques vaisseaux ; c'est la loge vésicale. En dehors des aponévroses, entre elle et la paroi abdomino-pelvienne existe un autre espace
qui entoure partiellement la vessie ; c'est la loge périvésicale.

Loge vésicale. — Cette loge est circonscrite par le péritoine en haut,
les aponévroses en bas : en avant et sur les côtés, l'aponévrose ombilico-
vésicale, en arrière, l'aponévrose prostato-péritonéale chez l'homme,
l'aponévrose vésico-vaginale chez la femme.

Le plancher de la loge, très étroit puisque les parois vont en convergeant en bas, correspond au segment urétral de la vessie ou base vraie :
ce plancher est percé du gros orifice de l'urètre et serait pour le reste
constitué par l'aponévrose pelvienne supérieure : le fait est à peu près
exact chez la femme, mais pas chez l'homme, où la prostate s'applique
directement sur la vessie.

Cette loge vésicale, mi-aponévrotique, mi-péritonéale, renferme,
avec la vessie, les artères ombilicales et les très nombreux autres
vaisseaux vésicaux (antérieurs, postérieurs, inférieurs). Tous ces
organes sont entourés par un tissu cellulaire lâche, peu abondant,
qui peut s'indurer et s'épaissir dans certains cas pathologiques de
péricystite.

Remarquons également que la loge vésicale se prolonge, en avant et
en haut, le long de l'ouraque et des cordons ombilicaux jusque près de
l'ombilic. Ce prolongement, plus ou moins virtuel, constitue un diverticule susvésical de cette loge, vestige de la loge vésicale embryonnaire,
ou loge allantoïdienne, allant de l'ombilic à l'intestin caudal.

La **loge périvésicale**, ou mieux paravésicale, se compose de deux
segments bien différents : un segment antéro-latéral, renfermant un
tissu graisseux abondant, — c'est la cavité de Retzius, — et un segment
postérieur, rétrovésical, interposé à la face postéro-inférieure de la
vessie et le rectum. L'**espace postérieur**, peu développé, s'étend du cul-de-
sac du péritoine à la base de la prostate : on trouve là les vésicules
séminales, divergentes en haut et en dehors, et les canaux déférents
qui longent leur bord interne (fig. 212). Ces organes sont séparés de
la vessie par un tissu cellulaire lâche, qu'on peut décoller facilement
jusqu'au niveau de la prostate. Cet espace graisseux rétrovésical est
important à connaître par les indurations inflammatoires et les suppurations qui peuvent s'y développer. Chez la femme, où l'adhérence de
la face postérieure de la vessie avec le col utérin et le vagin est plus
intime, cet espace rétrovésical est encore moins développé : il est
représenté par le tissu cellulaire lâche que l'on rencontre à la partie

supérieure, entre l'isthme utérin et la vessie, sur une hauteur de 2 centimètres, et dans lequel rampent les petites branches antérieures de l'utérine et leurs veines.

Le **segment antérieur**, ou *espace prévésical*, a été étudié, pour la première fois, par Retzius, en 1856, mais il est aujourd'hui compris d'une manière différente que par l'anatomiste suédois. Nous considérerons, sous ce nom classique, la loge celluleuse placée au devant de la vessie, et que l'opérateur rencontre, lorsqu'il aborde celle-ci par la paroi abdominale.

La coupe transversale demi-schématique (fig. 211) permet bien d'en saisir les différents détails. On voit que la cavité de Retzius est autant latéro que prévésicale, revêtant, en son ensemble, la forme d'un fer à cheval, dont la concavité regarde en arrière, embrassant la vessie. Quelques auteurs ont bien décrit une mince cloison séparant la partie antérieure de la partie latérale, cloison qui serait une expansion transversale de l'aponévrose ombilico-prévésicale ; si cette cloison existe, elle est bien faible et inconstante. Néanmoins, pour la commodité de la description, nous étudierons séparément le segment antérieur prévésical, et les deux segments latéraux, appelés encore recessus latéraux de la cavité de Retzius.

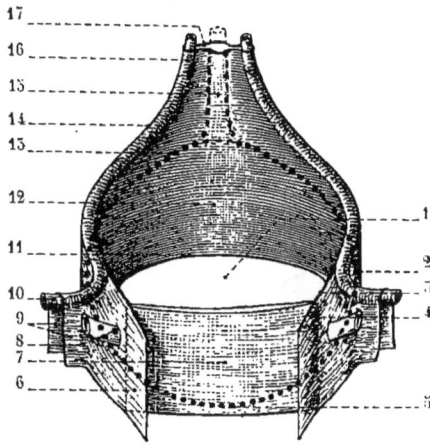

Fig. 210. — Construction schématique de la loge de la vessie. Vue postérieure.

La vessie est figurée en pointillé.

1. Emplacement de la vessie. — 2. Contour latéral du globe vésical. — 3. Bord supérieur de l'apon. ombilico-vésicale. — 4. Jonction des apon. ombilico-vésicale, prostato-péritonéale et latéro-rectale. — 5. Contour inférieur du globe vésical. — 6. Aponévrose latéro-rectale. — 7. Aponévrose prostato-péritonéale. — 8. Uretère. — 9. Repli soulevé par l'artère ombilicale (gaine hypogastrique). — 10. Artère ombilicale. — 11. Bord inférieur de l'apon. ombilico-vésicale (insertion sur le plancher pelvien). — 12. Face postérieure concave de l'apon. ombilico-vésicale. — 13. Contour supérieur du globe vésical. — 14. Bord externe de l'apon. ombilico-vésical, engainant l'artère ombilicale. — 15. Ouraque. — 16. Artère ombilicale. — 17. Coupe de l'aponévrose ombilico-vésicale.

A) La **partie antérieure** ou **médiane** est limitée en arrière, nous l'avons déjà vu, par l'aponévrose ombilico-vésicale qui double la vessie et que nous avons longuement étudiée. En avant, sa paroi est formée, dans ses deux tiers inférieurs, par le pubis (face postérieure de la surface angulaire), dans son tiers supérieur, par les muscles droits doublés du fascia transversalis. Les muscles droits venant se terminer au pubis, non sur son bord supérieur, mais très bas, sur sa face antérieure ; d'autre part, le fascia transversalis

s'implantant sur la face postérieure, pubienne, de l'os, muscle et aponévrose créent en s'écartant un espace triangulaire, à base pubienne, à
sommet remontant à 4 ou 5 centimètres (fig. 213). Leusser l'a le premier
décrit sous le nom de cavum suprapubicus, et Charpy l'appelle *espace
rétromusculaire*. Sur la ligne médiane, sa paroi postérieure est ren-

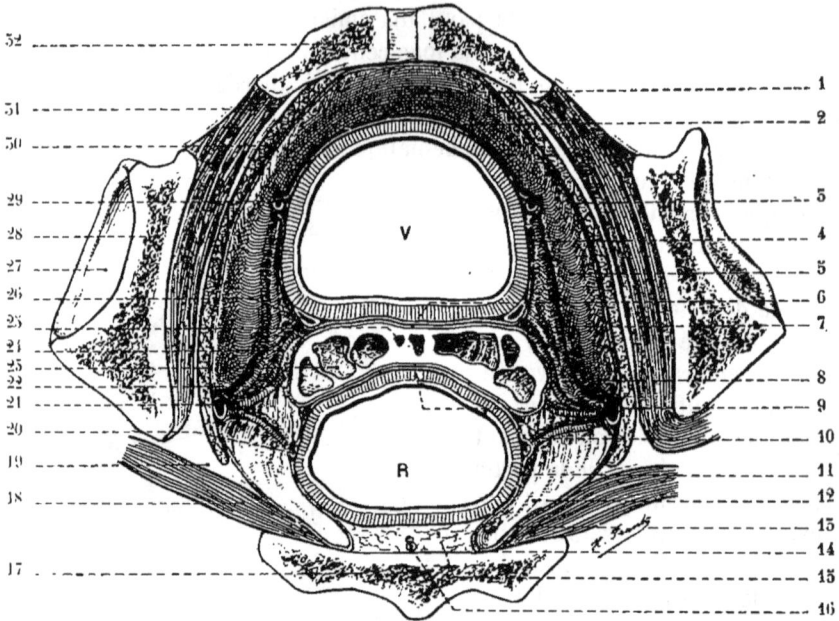

Fig. 211. — Espace périvésical. (Demi-schématique.)

V. Coupe de la vessie. — R. Coupe du rectum.
En jaune, aponévrose pelvienne. — En teinté jaune, cavité de Retzius.

1. Cavité de Retzius, portion prévésicale. — 2. Apon. ombilico-prévésicale. — 3. Apon. du releveur
de l'anus. — 4. Apon. latéro-vésicale. — 5. Cavité de Retzius, portion latéro-vésicale. — 6. Apon.
prostato-péritonéale, feuillet antérieur intervésico-vésiculaire. — 7. Fusion de l'apon. latéro-vésicale et de l'ap. prostato-péritonéale. — 8. Limite postérieure de la cavité de Retzius. — 9. Apon.
prostato-péritonéale, feuillet postérieur intervésiculo-rectal. — 10. Fusion de l'apon. prostato-péritonéale et de l'apon. latéro-rectale. — 11. Apon. latéro-rectale. — 12. Espace latéro-rectal. —
13. Apon. du muscle pyramidal. — 14. Insertion de l'apon. latéro-rectale sur le sacrum. — 15.
Espace rétro-rectal. — 16. Artère sacrée moyenne. — 17. Coupe du sacrum. — 18. Muscle pyramidal. — 19. Grande échancrure sciatique. — 20. Artère hémorro. moyenne. — 21. Artère hypogastrique. — 22. Artère vésiculo-déférentielle. — 23. Coupe des vésicules séminales. — 24. Artère vésico-prostatique. — 25. Canal déférent. — 26. Uretère coupé dans son segment juxtavésical.
— 27. Cavité cotyloïde. — 28. Coupe de l'os iliaque. — 29. Artère ombilico-vésicale soulevant
en méso l'apon. ombilico-vésicale. — 30. Releveur de l'anus. — 31. Obturateur interne. — 32. Coupe
du pubis.

forcée par la terminaison de la ligne blanche, qui vient s'insérer sur le
pubis par un épanouissement en forme de triangle, l'*adminiculum
lineæ albæ*, percée constamment d'un petit orifice circulaire. Cet espace
rétromusculaire est comblé par quelques pelotons graisseux ; on y
trouve aussi plusieurs petits rameaux vasculaires, provenant de l'épi-

gastrique qui s'anastomosent, sur la ligne médiane, avec ceux venus de l'autre côté. Les limites latérales sont constituées par la fusion des deux feuillets, antérieur et postérieur, de la gaine des droits (fig. 215).

Le plancher du segment médian de la cavité de Retzius est formé par les ligaments pubo-vésicaux, doublés par les renforcements de l'aponévrose pelvienne supérieure, dits aponévroses pubo-rectales; fibres musculaires et aponévrotiques comblent l'espace vide laissé par l'écartement antérieur des deux releveurs de l'anus. C'est au-dessous que se trouve le gros plexus veineux de Santorini (fig. 215).

La limite supérieure est plus vague : la cavité se prolonge, plus ou moins virtuelle, jusque vers l'ombilic, cheminant entre la paroi abdominale et l'ouraque.

B) Les **deux segments latéraux** de la cavité de Retzius sont limités de la façon suivante (fig. 214) : en dedans, la vessie recouverte par la partie latéro-vésicale de l'aponévrose ombilico-vésicale; en dehors, la paroi latérale de l'excavation pelvienne, formée par l'obturateur interne et son aponévrose ; en bas, le plancher périnéal ou muscle releveur de l'anus, avec son fascia de recouvrement, l'aponévrose pelvienne. Enfin, en haut, le péritoine vient former couvercle. En arrière, l'espace se trouve limité par l'artère ombilicale, qui se dirige de la paroi pelvienne vers la vessie, en soulevant la palmure antérieure de la gaine hypogastrique. Comme cette gaine adhère, en ce point, au péritoine, le cloisonnement est complet.

Nous étudierons séparément les rapports de la vessie vide et de la vessie pleine, les rapports chez la femme et chez l'enfant.

1° **Vessie vide (chez l'homme adulte).** — Nous avons vu sa forme normale, aplatie, triangulaire, et sa disposition en cupule. La face **supérieure** ou **péritonéale** est très concave, regardant le plus souvent directement en haut; elle est en rapport avec la cavité abdominale et les anses de l'intestin grêle qui viennent s'appuyer sur la vessie.

La face **antéro-inférieure** ou plus simplement **antérieure**, dépourvue de péritoine, regardant en bas et en avant, s'applique contre la symphyse et les deux surfaces angulaires du pubis, derrière lequel elle se cache complètement. Le segment médian de la cavité de Retzius la sépare de l'os. Immédiatement en arrière de celui-ci, cheminent une série de ramuscules vasculaires transversaux et verticaux; les transversaux proviennent de l'anastomose des artères épigastrique et obturatrice (anastomose redoutée des anciens chirurgiens, dans la cure radicale de la hernie crurale) ou directement de l'obturatrice (rameau rétro-pubien de celle-ci) ; — les petits rameaux verticaux sont l'épanouissement de la petite artériole symphysienne rétro-pubienne, branche de la honteuse interne. Immédiatement en avant de la surface vésicale, entre elle et

la face postérieure de l'aponévrose ombilico-prévésicale, serpentent de
plus gros rameaux, branches de l'ombilicale en haut, branches de la
vésicale antérieure en bas. Les veines surtout forment un véritable
réseau, presque un plexus, d'autant plus volumineux qu'on descend
plus bas ; gonflées lors de rétention vésicale, elles sont bien visibles au
cours de la cystotomie. Elles ont été représentées, dans la figure 219,
p. 527, d'après les planches de Farabeuf. Enfin, à mi-chemin des
petits vaisseaux rétro-pubiens et des gros vaisseaux prévésicaux, en
plein espace graisseux, se trouvent quelques minuscules rameaux, dépendance des artères graisseuses, branches de la honteuse interne ;
les veines satellites sont assez grosses et elles flottent, non adhérentes
à la vessie, malgré les affluents qu'elles en reçoivent.

La face **postéro-inférieure**, ou plus simplement **postérieure**, également extrapéritonéale dans sa majeure partie, correspond au trigone et
à la portion de la vessie qui se trouve au-dessus du muscle inter-urétéral
(fig. 212). Cette face regarde plus en arrière qu'en bas, et elle descend
à peu près verticalement, plus verticale certainement que l'antérieure.
En rapport avec le rectum, sur la ligne médiane, et avec les vésicules
séminales et les canaux déférents, sur les côtés, elle est séparée de
tous ces organes par l'aponévrose prostato-péritonéale et le petit espace
celluleux rétro-vésical, sur lesquels nous n'avons pas à revenir. Les
canaux déférents cheminent le long du bord interne des vésicules séminales et, en divergeant vers le haut, ils laissent entre eux un espace
triangulaire à base supérieure, dit triangle inter-déférentiel, large à sa
base de 4 centimètres, haut de 4 centimètres également. C'est dans ce
triangle que s'applique l'ampoule rectale, surtout lorsqu'elle est distendue, et que s'insinue, plus ou moins bas, le cul-de-sac péritonéal
vésico-rectal, au fond du cul-de-sac de Douglas masculin.

Immédiatement en arrière de la vessie, entre elle et la face antérieure
de la base des vésicules séminales, s'engage, de chaque côté, la partie
terminale de l'uretère, au moment où ce conduit pénètre dans la vessie.
Là enfin cheminent, appliqués directement sur le muscle vésical, les
nombreux vaisseaux vésicaux postérieurs, épanouissement de l'artère vésicale inférieure, bifurcation, le plus souvent, du tronc prostato-vésical
de l'hypogastrique, branche quelquefois de l'hémorroïdale moyenne.

Artère hémorroïdale moyenne — 20 Artère prostatique — 21 Loge latero-prostatique. — 22.
Coupe du releveur de l'anus — 23 Coupe de l'aponévrose du releveur, formant l'aponévrose laté
rale a la prostate — 24 Face posterieure de la prostate — 25 Péritoine retro-vésical, formant le
cul-de-sac vésico-rectal — 26 Canal déférent, portion terminale dilatée. — 27. Vésicule séminale
— 28 Recessus antérieur et supérieur de la fosse ischio-rectale. — 29. Releveur de l'anus — 30.
Aponévrose du releveur se dédoublant pour constituer le feuillet inter-vésico-prostatique — 31.
Obturateur interne. — 32 Aponévrose du releveur. — 33 Uretere. — 34 Insertion de l'aponévrose du
releveur sur le détroit supérieur. — 35 Artère et nerf obturateurs. — 36 Artere ombilico-vésicale.
— 37. Vaisseaux iliaques externes — 38. Muscle iliaque — 39. Vaisseaux spermatiques — 40.
Canal déférent surcroisant les vaisseaux iliaques externes. — 41. Nerf crural. — 42. Coupe du péri
toine — 43 Ouraque — 44 Artère ombilicale — 45 Artère epigastrique. — 46. Péritoine pariétal.

Plusieurs veines les accompagnent et forment un collier autour de la fin de l'uretère. Il faut y ajouter les ramifications de la vésiculo-déféren-

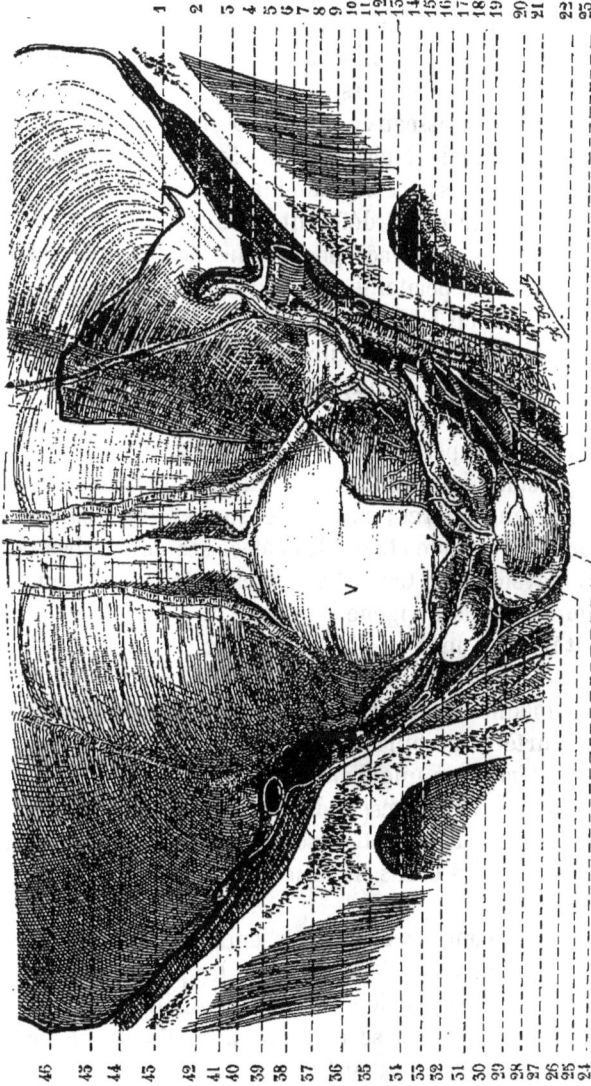

Fig. 212. — Vue postérieure de la vessie et de la paroi abdominale antérieure. (D'après Spaltcholz.)

V. Vessie. — En teinté bleu, péritoine dont une partie a été enlevée pour laisser à découvert une portion de la vessie et de la paroi abdominale antérieure. — En jaune, canal déférent.

1. Section du péritoine. — 2. Orifice profond du canal inguinal. — 3. Fascia iliaca. — 4. Vaisseaux spermatiques. — 5. Artère iliaque externe. — 6. Artère iliaque primitive. — 7. Artère hypogastrique. — 8. Artère ombilico-vésicale. — 9. Branche vésicale antérieure de l'ombilicale. — 10. Tronc postérieur de l'hypogastrique (artère fessière). — 11. Tronc de l'artère ombilicale sous-croisant le canal déférent. — 12. Rameaux de l'artère vésicale inférieure pour le bas-fond. — 13. Artère obturatrice. — 14. Artère déférentielle. — 15. Tronc de l'artère vésicale inférieure. — 16. Tronc de l'artère vésiculo-déférentielle. — 17. Artère honteuse interne. — 18. Artère ischiatique. — 19.

tielle, dont le tronc déférentiel s'insinue, le plus souvent, entre la vessie et la vésicule.

Les **faces latérales** de la vessie, situées sous le péritoine, reposent sur la concavité de l'excavation pelvienne. Les organes qui forment celle-ci sont, de haut en bas, l'obturateur interne et le releveur de l'anus, avec leurs aponévroses : l'ensemble des deux releveurs constitue une sorte de carène où s'appuie la vessie. Le long de la paroi musculaire pariétale cheminent les vaisseaux et nerf obturateurs. Entre elle et la vessie, s'interpose la partie latéro-vésicale de l'espace de Retzius, déjà décrite, dans le tissu graisseux de laquelle se porte, oblique en haut, en avant et en dehors, le canal déférent. Celui-ci, qui vient de quitter les vésicules séminales et la face postérieure de la vessie, est immédiatement sous-jacent au péritoine et sus-jacent au contraire à l'artère ombilicale : il la croise en X et est soulevé par elle.

Le **col de la vessie** correspond à l'urètre et se trouve en rapport direct avec la base de la prostate : quelquefois, on voit une ébauche de cloison, entre les deux organes, cloison constituée par une expansion de l'aponévrose pelvienne supérieure, au moment où celle-ci se trifurque. La base de la prostate comprend, en avant, quelques lobules glandulaires et des fibres musculaires ; en arrière, sur la ligne médiane, le lobe pré-spermatique de la glande et, sur les côtés, ses deux lobes latéraux, beaucoup plus développés. Cette base n'est réellement en rapport qu'avec l'extrême pointe du trigone.

Les **bords latéraux**, concaves d'avant en arrière, croisent la partie interne des muscles obturateurs internes et l'orifice profond de la gouttière sous-pubienne. Ils sont longés par les cordons résultant de l'oblitération des artères ombilicales, qui sont au contact de la veine dans leur tiers postérieur, à une distance de 1 à 2 centimètres dans les deux tiers antérieurs. Ils correspondent exactement à la jonction de la portion péritonéale et de la portion sous-péritonéale, là où se fait, sur la séreuse, l'insertion des bords supérieurs de l'aponévrose ombilico-pré-vésicale.

Le **bord postérieur**, concave en arrière, embrasse dans sa concavité l'ampoule rectale ; il correspond encore, sur les parties latérales, à la réflexion du péritoine, formant le repli inter-séminal.

Des trois **angles**, l'antérieur se continue avec l'ouraque ; normalement, il est toujours sous-jacent au bord supérieur du pubis. Les deux postérieurs, débordant sur les parties latérales du rectum, semblent se continuer dans les deux uretères, qui, à la base des deux replis de Douglas, forment comme deux cornes latérales.

Vessie en distension physiologique. — Nous retrouvons les mêmes parties constituantes, mais d'une part, elles ne se différencient plus avec la même netteté, l'ovoïde vésical présentant une surface partout continue ; d'autre part, alors que les faces antérieure, postérieure et latérale et surtout la base changent peu, la face supérieure prend un aspect tout différent.

Cette **face supérieure** est en effet maintenant convexe, et d'autant plus convexe que la distension est plus accentuée : au lieu de la disposition en cupule qu'elle présentait, elle forme un véritable dôme, assez régulièrement arrondi. Les rapports sont les mêmes : cavité abdominale, anses grêles, côlon pelvien, de plus, quelquefois, l'appendice. En avant et en arrière, elle limite deux culs-de-sac péritonéaux, pré-vésical et rétro-vésical. Nous avons expliqué la formation du premier par la fixité relative de l'insertion de l'ouraque sur l'angle antérieur vésical ; des anses grêles s'y logent. En avant du péritoine, on trouve, à ce niveau, les muscles grands droits, doublés du fascia transversalis. Entre le péritoine et le fascia transversalis chemine, sur la ligne médiane, l'ouraque ; de chaque côté de celui-ci les cordons oblitérés des artères ombilicales, ; enfin, plus en dehors, le tronc des deux artères épigastriques. Ces cordons soulèvent la séreuse en autant de replis et entre ceux-ci se creusent des fossettes, au nombre de trois de chaque côté : entre l'ouraque et l'artère ombilicale, c'est la fossette inguinale interne ; entre l'artère ombilicale et l'artère épigastrique, la fossette inguinale moyenne ; enfin, en dehors de l'artère épigastrique, la fossette inguinale externe qui représente l'orifice profond du canal inguinal. Ce dernier, normalement, n'a donc que des rapports éloignés avec la vessie.

La **face antérieure** (plus exactement face antéro-inférieure) s'est également développée, pendant la réplétion de la vessie, mais dans des proportions bien moindres. Elle déborde le pubis, d'à peine 1 centimètre et demi avec 300 grammes ; et avec 500 grammes l'ascension serait de 3 centimètres au plus (voir plus haut). Chez des sujets normaux, d'après Paul Delbet, on trouve parfois le péritoine au voisinage du pubis, malgré la distension. Les rapports de la face antérieure de la vessie avec la paroi abdominale, lorsque cet organe est rempli de liquide ou d'air, présentent un grand intérêt chirurgical.

Voici les plans successifs : après la peau, recouverte de poils, le tissu cellulo-adipeux sous-cutané, plus ou moins abondant, souvent très épais au-dessus du pubis ; au-dessous de cette graisse, un plan fibreux qui descend, en s'épanouissant, pour constituer le ligament suspenseur du pénis très élastique ; derrière, la gaine antérieure des muscles droits, très forte dans cette partie inférieure et formée en ce point, par la presque totalité des aponévroses d'insertion des muscles larges : elles constituent sur les côtés l'orifice externe du canal inguinal, situé à 4 centimètres de la ligne médiane Derrière la gaine antérieure, se trouvent les muscles grands droits et pyramidaux. Ceux-ci, forment deux corps musculaires

triangulaires à base pubienne, à sommet situé sur la ligne blanche, à
8 ou 10 centimètres de hauteur : ils sont charnus jusque près de leur

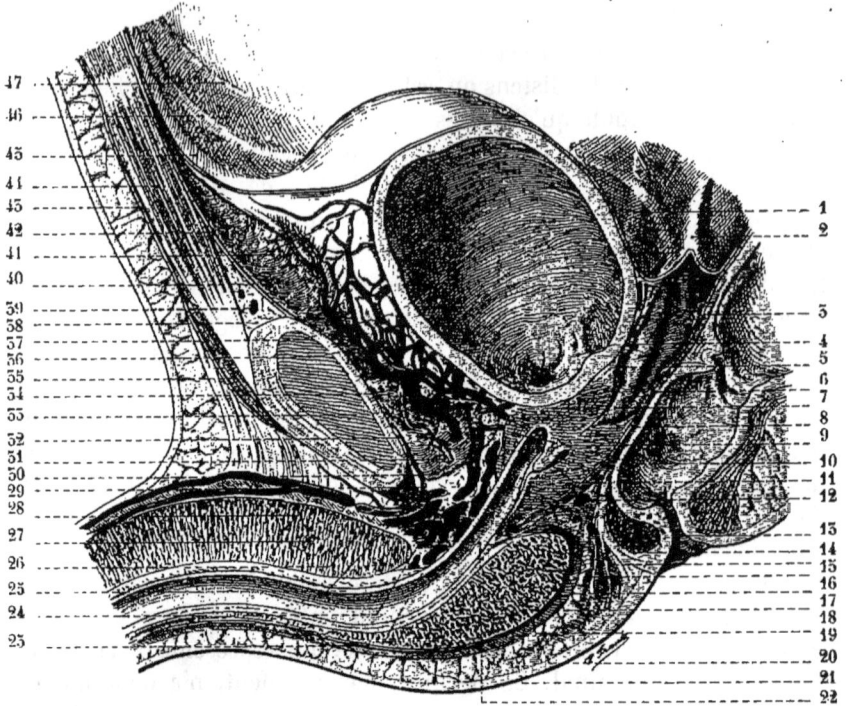

Fig. 213. — Coupe antéro-postérieure paramédiane de la cavité de Retzius de la vessie
chez l'homme.

En jaune, aponévroses périvésicales et prostato-péritonéale. — En vert, aponé. moyenne du périnée
— En teinté jaune, cavité de Retzius.

1. Uretère. — 2. Repli interséminal. — 3. Apon. prostato-péritonéale, feuillet postérieur intervésiculo-
rectal. — 4. Trigone. — 5. Apon. prostato-péritonéale, feuillet antérieur intervésico-vésiculaire. —
6. Vésicule séminale. — 7. Canal déférent. — 8. Fusion de l'apon. prostato-péritonéale et de l'apon.
périnéale moyenne. — 9. Portion pré-urétrale de la prostate. — 10. Ampoule rectale. — 11. Lobe
médian de la prostate.—12. Apon. périnéale moyenne, feuillet supérieur. —13. Anus. — 14. Sphincter de l'anus. — 15. Nœud périnéal de Mercier. — 16. Muscle transverse du périnée. — 17. Apon.
périnéale moyenne, feuillet inférieur. — 18. Bulbe. — 19. Transverse superficiel du périnée. —
20. Gaine aponévrotique du bulbe (dépendance du feuillet inférieur de l'apon. périn. moyenne).
— 21. Muscle bulbo-caverneux. — 22. Coupe de l'urètre. — 23. Plexus de Santorini. — 24. Apon.
périnéale moyenne ou ligament de Carcassonne. — 25. Terminaison de l'artère honteuse interne. —
26. Ligament sous-pubien. — 27. Petite artère pré-symphysienne. — 28. Veine dorsale de la verge.
— 29. Petite artère rétro-symphysienne. — 30. Ligaments pubo-vésicaux. — 31. Grosse veine vésicale antérieure. — 32. Veine graisseuse de la cavité de Retzius. — 33. Artère vésicale antérieure. —
34. Rameaux rétro-symphysiens transversaux de l'obturatrice. — 35. Petit muscle pyramidal. —
36. Anastomoses des grosses veines vésicales antérieures. — 37. Face antérieure de la vessie recouverte par l'apon. ombilico-prévésicale. — 38. Espace sus-pubien. — 39. Petits rameaux de l'épigastrique cheminant dans l'espace sus-pubien. — 40. Cavité de Retzius, portion prévésicale. —
41. Rameau antérieur transversal de l'artère ombilico-vésicale. — 42. Fascia transversalis. —
43. Gaine antérieure des grands droits. — 44. muscles grands droits. — 45. Ouraque. — 46. Artère
ombilicale. — 47. Artère épigastrique.

insertion, qui a lieu très bas, sur la face antéro-inférieure du pubis. Au
contraire, les grands droits, rétro-jacents, sont dans toute cette portion

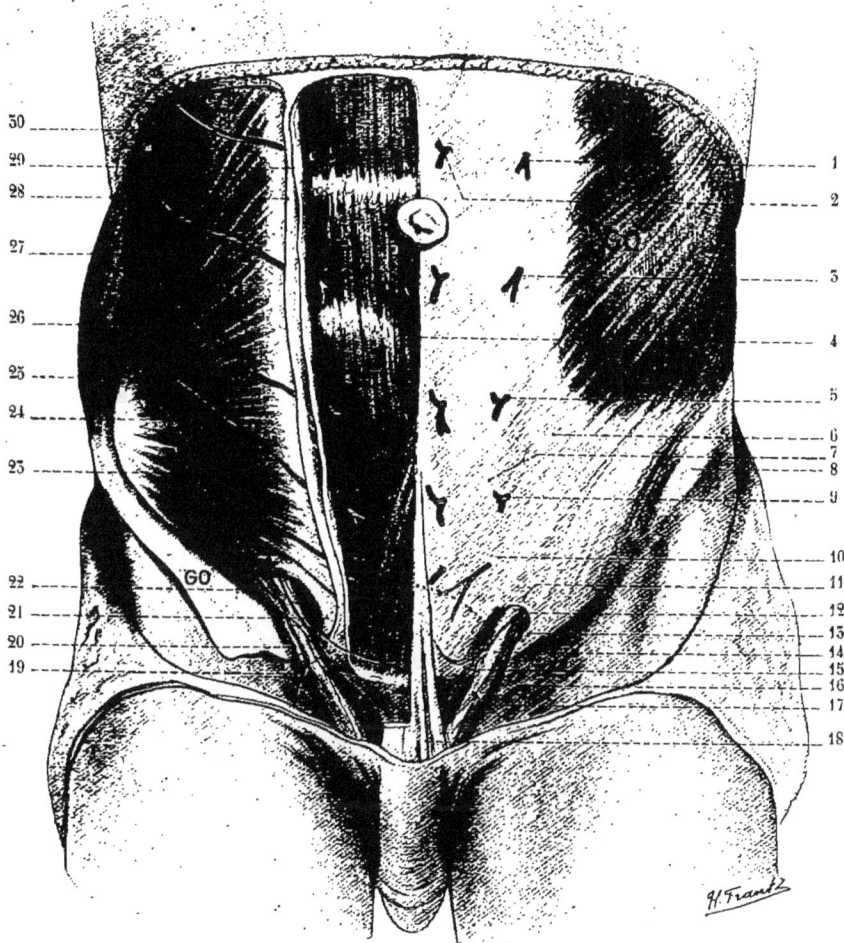

Fig. 214. — Paroi abdominale antérieure : plans superficiel et moyen.

Du côté gauche, la peau seule a été enlevée. A droite, le grand oblique a été sectionné et écarté, et le muscle grand droit est mis à découvert, par l'ablation de sa gaine antérieure.

G. O. Grand oblique. — P. O. Petit oblique.
En pointillé bleu, projection de la limite supérieure de la vessie en distension physiologique.
(Les branches perforantes des nerfs ont été grossies à dessein.)

1. 2. Perforant antérieur du IX⁰ nerf intercostal, rameaux externe et interne. — 3. Perfor. ant. du X⁰ intercostal. — 4. Section de la ligne blanche. — 5. Perfor. ant. du XI⁰ intercostal. — 6. Aponévrose du grand oblique en dehors du grand droit. — 7. Gaine antérieure du muscle droit. — 8. Epine iliaque antérieure et supérieure. — 9. Perfor. ant. du XII⁰ intercostal. — 10. Perforant ant. du grand abdomino-génital. — 11. Fibres arciformes. — 12. Rameaux génitaux des abdomino-génitaux. — 13. Pilier inguinal externe. — 14. Cordon. — 15. Pilier inguinal interne. — 16. Fascia crebriformis. — 17. Crémaster. — 18. Ligament suspenseur de la verge. — 19. Aponévrose du grand oblique. — 20. Cordon. — 21. Tendon conjoint. — 22. Crémaster. — 23. 24. Trajet des abdomino-génitaux sous le petit oblique. — 25. Emergence à travers le petit oblique du XII⁰ nerf intercostal. — 26. XI⁰ nerf intercostal. — 27. X⁰ nerf intercostal. — 28. Section de l'apon. du grand oblique. — 29. Section de la gaine antérieure du droit. — 30. IX⁰ nerf intercostal.

tendineux : le tendon, en se détachant de la face antérieure du pubis
(et non de son bord supérieur), est d'abord étroit, il s'élargit rapidement en montant. Pyramidaux et droits sont directement appliqués l'un
contre l'autre; ils seraient séparés de la gaine antérieure, d'après
Charpy, par un petit espace, renfermant une mince couche celluleuse,
espace pré-musculaire. En arrière des muscles, séparée très nettement
d'eux par un espace graisseux, se trouve la gaine postérieure, aussi
mince que l'antérieure est épaisse, renforcée seulement sur la ligne
médiane par le bord postérieur de la ligne blanche ou *admuniculum
lineæ albæ*. Nous avons déjà longuement décrit cet espace rétro-mus-
culaire ou *cavum suprapubicum*, triangle suspubien : rappelons la
présence des rameaux rétro-pubiens, venant de l'épigastrique.

Lorsqu'on incise la mince gaine musculaire postérieure, on arrive
dans la cavité de Retzius, déjà décrite, qui se trouve comprise entre
cette gaine et l'aponévrose ombilico-vésicale. En écartant la graisse
fluide qu'on trouve dans l'espace de Retzius, on aperçoit, au fond, la
vessie à demi voilée par l'aponévrose ombilico-vésicale qui la recouvre.
Cette aponévrose maintient l'ouraque dans une situation presque fixe
près du pubis, même lorsque la vessie est remplie, et on ne pourrait
aborder le réservoir que par un espace insuffisant entre le péritoine et
le pubis, si on la respectait. Si, au contraire, on effondre avec les doigts
l'aponévrose ombilico-vésicale, on peut aisément refouler en haut le
péritoine et découvrir largement la face antérieure de la vessie, dont on
voit les fibres musculaires : contre la surface même de la vessie
rampent les grosses veines antérieures, que représente la figure 249.

La face postéro-inférieure de la vessie ne se modifie guère pendant
la réplétion de l'organe : le cul-de-sac du péritoine est maintenu par
l'aponévrose prostato-péritonéale qui s'insère sur lui. Les rapports avec
les vésicules séminales, les canaux déférents et l'ampoule rectale ne
varient que fort peu, seules les vésicules séminales paraissent se rapprocher un peu lorsque la vessie est pleine.

Les faces latérales varient peu : dans la vessie pleine, elles se continuent directement avec la partie latérale du dôme péritonéal, et le
contact devient plus intime avec les parois pelviennes.

---

12 Gaine antérieure du grand droit. constituée à ce niveau par les aponévroses des trois muscle
larges — 13 Saillie de l'artère ombilicale derrière le fascia transversalis — 14 Ligne de Spiegel.—
15 Section de l'aponévrose du grand oblique. — 16. Rameau du XII° intercostal pour le muscle pyramidal.
17. Cordon — 18 Tendon conjoint — 19. Graisse de l'espace suspubien — 20. Cordon. — 21. Pilier
inguinal interne — 22 Tendon du grand droit. — 23. Coupe du muscle pyramidal. — 24. Coupe de
la gaine antérieure du grand droit — 25 Face postérieure du tendon du grand droit sectionné et
rabattu — 26 Adminiculum lineæ albæ — 27. Face antérieure de la vessie. — 28. Gouttière
externe de la gaine du muscle droit — 29 Cordon. — 30. Crête pectinéale du pubis — 31. Anastomose de l'épigastrique et de l'obturatrice — 32 Tronc de l'artère épigastrique — 33. Artère
iliaque externe — 34 Nerf crural — 55 Section de la ligne blanche — 57. Cordon
de l'artère ombilicale — 58 Artère épigastrique sectionnée à son entrée dans la gaine du grand
droit —39. Section du grand oblique — 40 Section du petit oblique. — 41. Ligne blanche sous-
ombilicale — 42 Segment du nerf intercostal cheminant dans la gaine des droits.

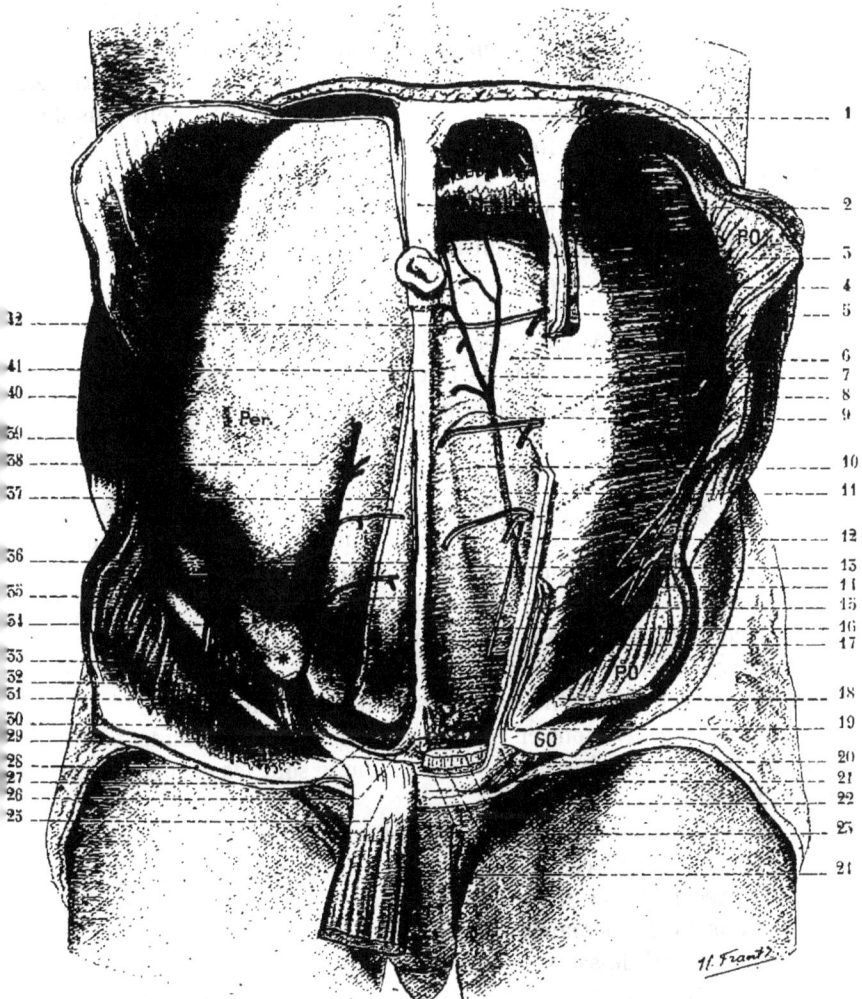

Fig. 215. — Paroi abdominale antérieure : plans profonds.

A gauche, le grand droit a été enlevé sur presque toute la hauteur, l'aponév. du transverse a été laissée en place. — *A droite*, tous les muscles ont été sectionnés, pour mettre le péritoine à nu et montrer à sa partie inférieure les trois fossettes inguinales : * fos. ing. externe. × Fos. ing. moyenne, + fos. ing..interne.

Per. : Péritoine. — G.O. : Grand oblique. — P.O. : Petit oblique. — T. : Transverse.
En teinté bleu : Vessie et ouraque. — En pointillé bleu : Projection de la limite supérieure de la vessie en distension physiologique.
(Les nerfs et les artères ont été grossis à dessein.)

1. Partie conservée de la gaine antérieure du droit. — 2. Ligne blanche sus-ombilicale. — 3. Section de la gaine antérieure du droit (G.O. + P.O.). — 4. Section de l'apon. du grand oblique. — 5. Section du muscle petit oblique. — 6. Aponévrose du transverse formant la gaine postérieure du grand droit. 7. Artère épigastrique pénétrant dans la gaine du grand droit. — 8. Bord externe de la loge du grand droit. — 9. Arcade de Douglas. — 10. Fascia transversalis. — 11. Artère épigastrique. —

Le col de la vessie s'abaisse légèrement lorsque la vessie se remplit. Ses rapports avec la prostate ne varient pas.

L'angle antérieur se déplace comme nous l'avons déjà dit : de rétro-pubien il devient suspubien, mais la variation est bien moindre que ne le croyaient les anciens anatomistes. Les deux **angles postéro-latéraux** s'effacent presque complètement : les uretères ne débouchent plus dans les cornes vésicales : celles-ci ont disparu et le canal rénal arrive en plein globe vésical.

De même, les **trois bords** qu'on reconnaît à la vessie vide dispa-raissent lorsque cet organe, en se remplissant, prend la forme arron-die.

Rapports de la vessie chez la femme. — D'une manière géné-rale, la forme et les rapports de la vessie chez la femme sont analogues à ceux de l'homme. Notons quelques particularités.

La **capacité** de la vessie est habituellement plus grande chez la femme.

La **face supérieure**, péritonéale, se trouve en rapport avec les anses intestinales et avec le fond de l'utérus, qui, par l'antéversion normale de cet organe, vient appuyer sur la cupule vésicale (coupes de Braune et de Rieffel).

La **face antéro-inférieure** de la vessie est en rapport un peu plus intime avec la paroi abdominale chez la femme que chez l'homme : chez elle, en effet, le pubis est moins haut d'un centimètre.

Les **faces latérales** sont en rapport avec les ligaments ronds, plus éloi-gnés de la vessie et plus haut situés que ne le sont les canaux déférents chez l'homme.

La **face postérieure** est en contact, dans son tiers supérieur, avec le col de l'utérus ; dans ses deux tiers inférieurs, avec la cavité vaginale. Le rapport avec l'isthme et le segment susvaginal du col se fait directe-ment, sans l'intermédiaire du péritoine, qui s'est réfléchi au-dessus, en formant le cul-de-sac vésico-utérin. Ce contact vésico-utérin direct est de deux centimètres environ : une lame aponévrotique mince, mêlée de quelques fibres musculaires lisses, sépare les deux organes : c'est le prolongement supérieur de la cloison vésico-vaginale, que nous avons étudiée déjà, homologue de l'aponévrose prostato-péritonéale. Les deux tiers inférieurs de cette face postérieure sont en rapport avec le vagin. qui occupe, chez la femme, la place des vésicules séminales chez l'homme. Au niveau du cul-de-sac vaginal, l'adhérence est faible, il existe, à ce niveau, un tissu cellulaire lâche, qui permet de mobiliser la vessie sur le vagin. Au contraire, plus bas, dans toute la portion corres-pondant au trigone, il y a adhérence intime des deux organes.

Remarquons que la vessie de la femme repose sur le vagin, comme la vessie de l'homme repose sur le rectum : la similitude sur deux coupes est complète.

Le **col de la vessie** est en rapport, chez la femme comme chez l'homme, avec l'origine de l'urètre, mais chez elle, le col repose directement sur le diaphragme musculo-fibreux périnéal, qui enchâsse la partie initiale du canal urétral. La nomenclature de ces différents muscles est très discutée, sauf pour le releveur de l'anus, le transverse profond du périnée et le sphincter externe de l'urètre; peu importe le nom que l'on donne aux autres faisceaux musculaires, ils n'en existent pas moins et forment un solide appui pour le réservoir vésical. (Voir plus loin urètre.)

Vessie chez l'enfant. — La vessie chez l'enfant diffère notablement, surtout dans les premières années, ce que des notions d'embryologie font aisément comprendre. La vessie est le segment inférieur de la vésicule allantoïde, diverticule antérieur du tube intestinal primitif. Ce diverticule, allant de l'intestin caudal à l'orifice ombilical, est primitivement cylindrique et de calibre égal dans toute son étendue. Au quatrième mois de la vie intra-utérine, il se dilate au niveau de sa partie moyenne et devient ainsi piriforme : la partie dilatée devient la cavité vésicale, tandis que la partie supérieure tend à s'oblitérer pour former l'ouraque. Le tout est encore entièrement intra-abdominal. Cette disposition est celle que présente la vessie à la naissance; elle est figurée

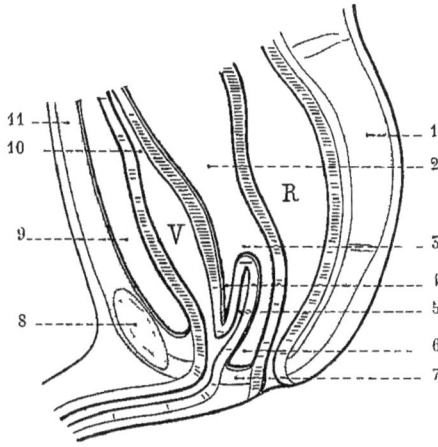

Fig. 216. — Coupe schématique de la vessie chez le fœtus.

V. Vessie — R Rectum — En teinté bleu, la cavité péritonéale

1 Sacrum — 2 Grand cul-de-sac intervesico rectal — 3 Sommet du repli genital — 4 Petit cul-de-sac intervesico-vesiculaire — 5 Ligament large masculin (futures vesicules seminales) — 6 Petit cul de-sac intervésiculo rectal (futur cul-de sac de Douglas) — 7 Plancher perineal — 8 Symphyse pubienne — 9 Cul de-sac prévesical — 10 Ouraque encore perméable — 11 Paroi abdominale antérieure.

dans la planche ci-contre : le col affleure à peu près le bord supérieur du pubis, les rapports avec la paroi musculaire abdominale sont très étendus, et la vessie remonte presque jusqu'à l'ombilic. Le péritoine descend directement derrière le tube vésical : en aucun cas, il n'y a de cul-de-sac péritonéal prévésical.

Au fur et à mesure que l'enfant avance en âge, la vessie se dilate, en même temps qu'elle descend dans le bassin. A dix ans, elle est devenue pelvienne et présente les mêmes rapports péritonéaux vis-à-vis du pubis que chez l'adulte.

En arrière, le péritoine descend, chez le fœtus et le nouveau-né, beaucoup plus bas que chez l'adulte : il s'avance derrière la prostate, jusqu'au plancher périnéal, séparant complètement la vessie du rectum. Ce cul-de-sac subit de grandes variations suivant la réplétion ou la vacuité de la vessie, à l'inverse de ce qui se passe chez l'adulte. Dans les années qui suivent la naissance, il se fait une coalescence progressive des deux feuillets péritonéaux, coalescence qui remonte d'autant le fond du cul-de-sac, le reportant finalement, comme nous l'avons vu, à 1 ou 2 centimètres au-dessus de la prostate. Cunéo et Veau ont montré que l'aponévrose prostato-péritonéale est le feuillet de coalescence qui résulte de la disparition du cul-de-sac péritonéal.

Vaisseaux et nerfs de la vessie.

Artères. — La vessie reçoit ses artères de l'hypogastrique : toutes ces artères sont paires : il y a 3 pédicules de chaque côté. L'artère ombilicale est l'artère principale, la vésicale inférieure est une artère accessoire mais importante, la vésicale antérieure nulle en pratique. La vessie vide ou peu remplie est aplatie, triangulaire à base postérieure, à sommet supérieur; sa face supérieure, tout entière péritonéale, ne peut recevoir aucun vaisseau, ceux-ci n'abordent la vessie que par les bords latéraux et les faces antérieure et postérieure.

L'artère ombilicale (fig. 217) est proprement une artère vésicale : elle ne fournit qu'à la vessie, et fournit à la majeure partie de la vessie. Branche la plus élevée du tronc antérieur de l'hypogastrique, elle gagne les cornes postérieures de la vessie, en passant au-dessus de l'uretère, surcroisée elle-même par le déférent chez l'homme, puis longe les bords latéraux de la vessie, convergeant, avec celle du côté opposé, vers l'ombilic, en cheminant à l'union des portions péritonéale et aponévrotique de la gaine vésicale. Sa portion sus-vésicale est oblitérée chez l'adulte: sa portion latéro-vésicale donne 2 ou 3 branches à la face péritonéale de la vessie : les rameaux de ces branches empiètent un peu sur la face postéro-inférieure et beaucoup sur la face antérieure. Un petit rameau médian monte le long de l'ouraque vers l'ombilic.

Tandis que cette artère est purement vésicale, la **vésicale inférieure** (fig. 217) est mixte ou plutôt elle naît, de façon variable, de troncs artériels communs à l'appareil génital et à l'appareil urinaire, parfois même au rectum. Le partage des branches de l'éventail hypogastrique entre les divers viscères pelviens n'est pas toujours identique : chez l'homme, les artères hémorroïdale moyenne, vésiculo-déférentielle, prostatique et vésicale inférieure peuvent s'associer de façons diverses :

la règle ordinaire c'est que la vésicale inférieure et la prostatique naissent d'un tronc commun, mais la vésicale peut aussi venir de la vésiculo-déférentielle ou de l'hémorroïdale moyenne. Même quand la vésicale naît avec la prostatique, la vésiculo-déférentielle [fournit quelques rameaux au bas-fond. Quelle que soit son origine, l'artère vésicale

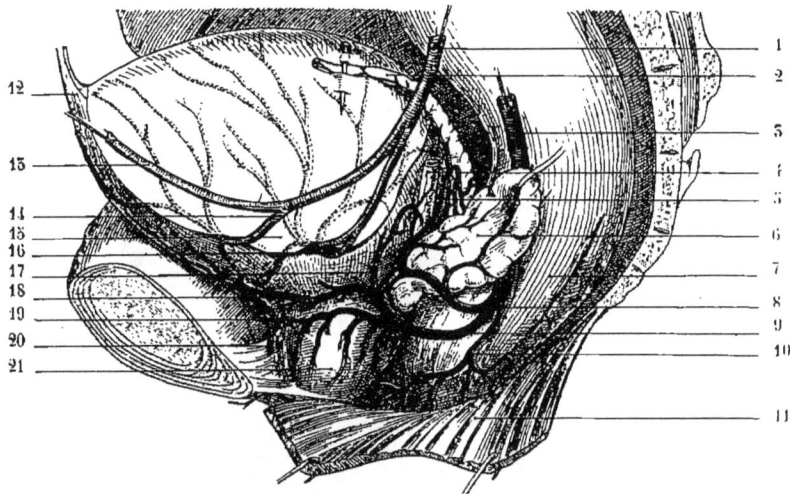

Fig. 217. — Artère génito-vésicale de l'homme (d'après Farabeuf).

1. Artère ombilicale. — 2. Canal déférent. — 3. Branche de l'hypogastrique. — 4. Uretère. — 5. Artère déférentielle. — 6. Vésicule séminale. — 7. Rectum. — 8. Artère vésiculo-déférentielle. — 9. Tronc commun de la vésicale inférieure et de la prostatique. — 10. Branches hémorroïdales moyennes. — 11. Releveur de l'anus. — 12. Ouraque. — 13, 14, 15, 16. Branches de l'ombilicale. — 17. Rameau urétéral de la vésicale inférieure. — 18. Vésicale inférieure. — 19. Prostatique. — 20. Vésicales antérieures. — 21. Prostate.

inférieure chemine sur la partie inférieure des faces latérales de la vessie, le long du col, au-dessus de la prostatique, dont la sépare un feuillet fibreux. Elle donne une branche postérieure ascendante, pour la face postérieure de la vessie, qui s'anastomose avec les rameaux de la vésiculo-déférentielle. Lorsque cette branche postérieure est petite, elle est remplacée par la vésiculo-déférentielle.

Chez la femme, la génito-vésicale c'est l'utérine ; elle est surtout génitale, les rameaux vésicaux, rarement groupés en un tronc, naissent plutôt isolément de l'utérine entre sa crosse et sa portion para-utérine : ce sont les vésico-vaginales qui glissent au-devant du vagin.

L'artère vésicale antérieure (fig. 217) est un tout petit rameau ascendant qui naît de la honteuse interne, dans l'épaisseur de l'aponévrose moyenne, dont elle perfore le feuillet supérieur, pour monter devant la prostate chez l'homme, puis devant la vessie. Il faut distinguer cette branche de la **graisseuse**, branche aussi de la honteuse, située plus en avant.

Toutes les ramifications des artères vésicales sont à l'intérieur de la

loge, c'est-à-dire sous le péritoine et l'aponévrose ombilico-prévésicale, dans ce qu'on a appelé la gaine allantoïdienne : elles s'y anastomosent ; la pointe de la loge, contenant l'ouraque, file jusqu'à l'om-

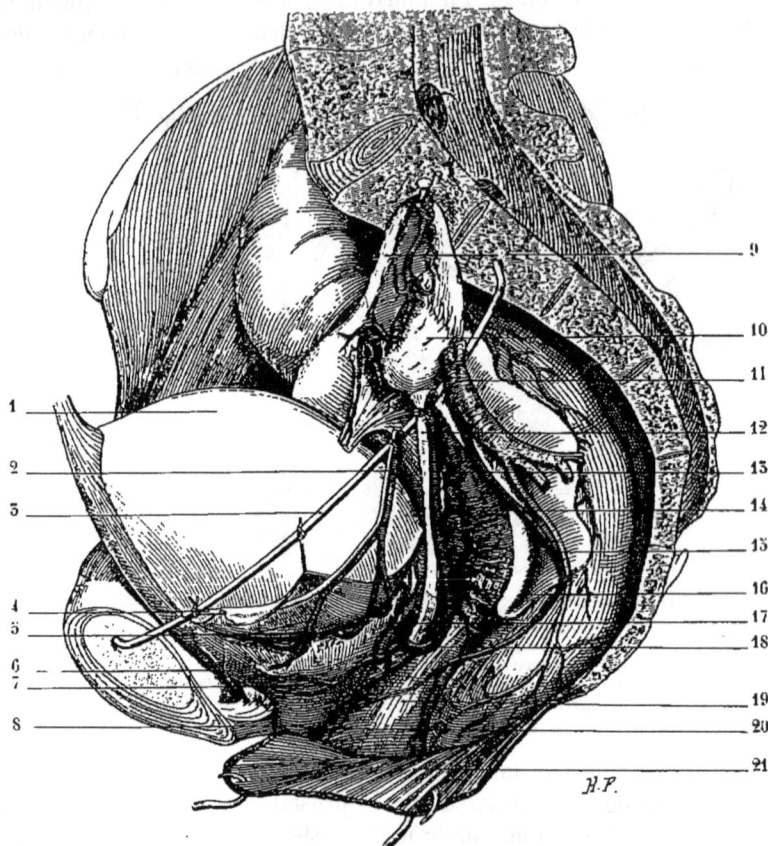

Fig. 218. — Artères de la vessie (d'après Farabeuf).

1. Vessie. — 2, 3. Rameaux de l'artère ombilicale. — 3. Tige pour soutenir les vaisseaux. — 4. Feuillet
aponévrotique. — 6. Vésicale antérieure. — 7. Prostatique. — 8. Prostate. — 9. Canal déférent. —
10. Vésicule séminale. — 11. Artère hypogastrique. — 12. Canal déférent. — 13. Vésicule inférieure.
— 14. Vésicule déférentielle. — 17, 18. Branches vésicales et prostatiques. — 19, 20. Branches de
l'hémorroïdale moyenne.

bilic et conduit là quelques rameaux qui gagnent le carrefour anastomotique périombilical, décrit autrefois par Lignerolles. Là, aboutissent
les artères de la paroi issues de la mammaire interne, de l'épigastrique
et de la sous-cutanée abdominale.

Du réseau artériel périvésical, partent des rameaux, dont les uns
s'épuisent dans la musculeuse, les autres la perforent pour gagner la
et se bifurque en deux veines honteuses internes : chacune reçoit une

sous-muqueuse, y former un réseau sous-muqueux, puis un réseau muqueux, enfin un réseau sous-épithélial. Les rameaux terminaux se voient très bien au cystoscope, sous forme de fines arborisations, dont le rouge vif tranche sur le fond clair de la muqueuse.

Veines. — Toutes les veines vésicales vont à l'hypogastrique. Par une sorte d'inversion, l'artère principale n'a point de satellite, les troncs

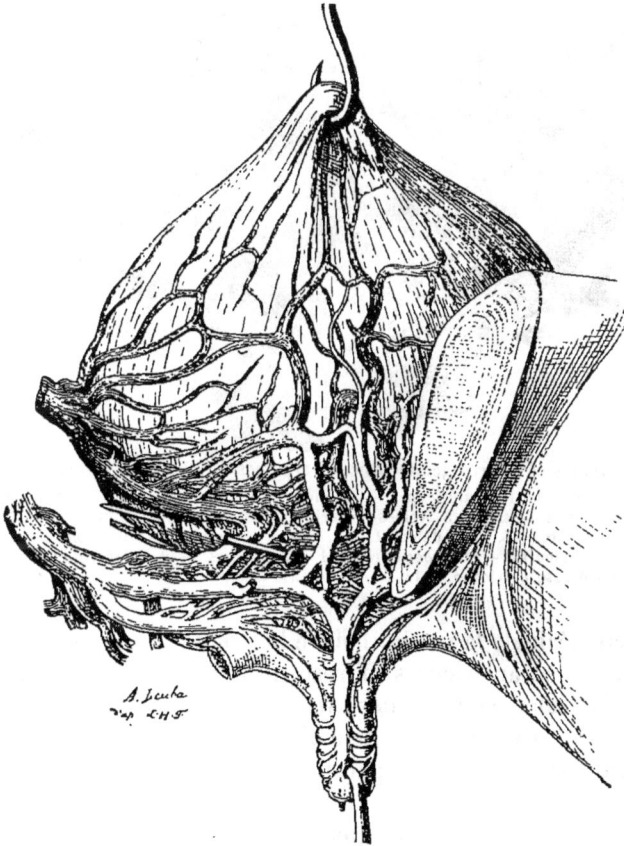

Fig. 219. — Origines de la veine honteuse interne (d'après Farabeuf).

veineux se partagent entre les vésicales antérieure et inférieure, celle-ci l'emportant de beaucoup. Le rôle primitif de l'ombilicale explique cette apparente anomalie.

Les **veines vésicales antérieures** (fig. 219) descendent verticalement de chaque côté de la ligne médiane, recevant de nombreuses branches collatérales, surtout en bas, au niveau du col de la vessie et de l'origine de l'urètre.

La veine dorsale de la verge (ou du clitoris) glisse sous la symphyse ou plusieurs vésicales antérieures; là encore, aboutissent les veines graisseuses et rétro-symphysaires. Tous ces rameaux ont été décrits sous le nom de plexus de Santorini ou pubo-vésical; en réalité, il n'y a point de plexus, mais un amas veineux tributaire surtout de la honteuse interne, mais aussi de la vésicale inférieure (Farabeuf).

Les **veines vésicales inférieures** sont formées de deux troncs : un descendant qui vient du dôme vésical et recueille le sang de toute la

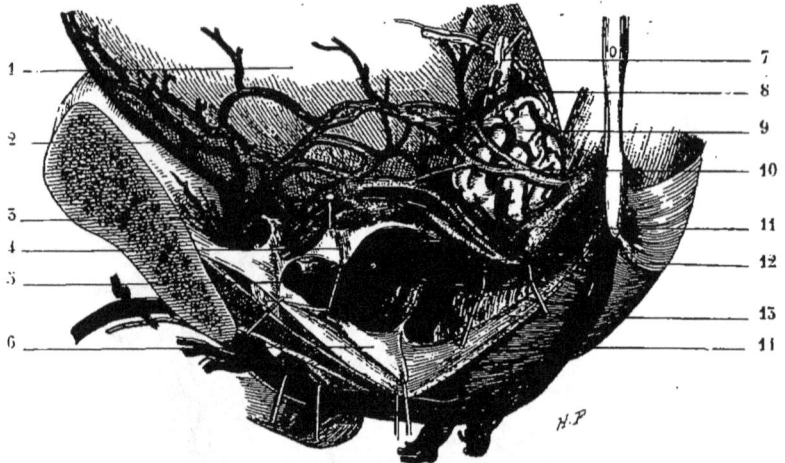

Fig. 220. — Veines et artères génito-vésicales typiques de l'homme (d'après Farabeuf).

1. Vessie. — 2. Veines vésicales antérieures. — 3. Plexus de Santorini. — 4. Cloison aponévrotique entre la prostate et la vessie. — 5. Veines postérieures du plexus de Santorini. — 6. Aponévrose latérale. — 7. Uretère. — 8. Canal déférent. — 9. Veines vésiculaires. — 10. Tronc descendant des veines vésicales inférieures. — 11. Tronc horizontal de ces veines. — 12. Veine collective de la prostate. — 13. Aponévrose pelvienne. — 14. Veine honteuse interne.

surface péritonéale de la vessie; l'autre horizontal, qui naît du pseudo-plexus des veines antérieures et reçoit, en cours de route, de nombreuses collatérales descendantes, venant de la face antérieure et des faces latérales : la veine horizontale n'est pas unique : c'est un énorme plexus, formé de 4 ou 5 troncs parallèles et anastomosés.

Chez l'homme, la grosse veine collectrice de la prostate court parallèlement et au-dessous de ce plexus, mais séparée de lui par la mince aponévrose qui s'insinue entre la base de la prostate et le fond de la vessie. En arrière, les deux systèmes veineux se réunissent formant la grosse veine vésico-prostatique. Les deux vésicales inférieures communiquent, en avant, par l'intermédiaire du plexus pré-prostatique. En arrière, elles s'unissent aux veines vésiculo-déférentielles, puis à l'hémorroïdale moyenne, formant ainsi une des origines de la veine hypogastrique. Chez la femme, c'est aux veines vaginales et à l'utérine postérieure que s'unit la vésicale inférieure pour gagner l'hypogastrique.

La vésicale inférieure s'anastomose toujours avec la honteuse interne

en arrière, comme elle le fait en avant, au niveau du plexus pubo-
vésical.

La distribution des origines veineuses dans l'épaisseur des tuniques
vésicales est calquée sur le système artériel.

Comme les artères, les veines, engainées dans la loge vésicale, filent
jusqu'à l'ombilic et s'y anastomosent avec les veines de la paroi.

Lymphatiques. — Les recherches de Hoggan, les miennes, celles

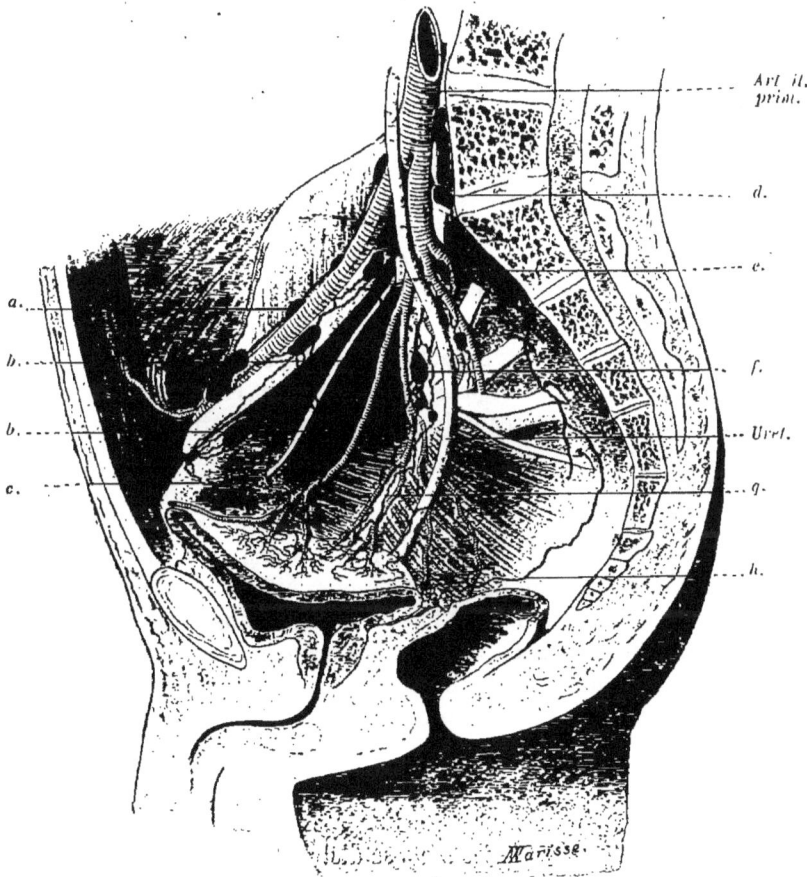

Fig. 221. — Lymphatiques de la vessie (Cunéo et Marcille).

a, ganglion de la chaîne externe du groupe iliaque externe. — *b, b*, collecteur du segment supérieur
de la face postérieure. — *c*, collecteur du segment inférieur de la face antérieure. — *d*, ganglion
du promontoire. — *e*, ganglion hypogastrique, appendu à l'artère fessière. — *f*, ganglion hypogastrique. — *g*, collecteurs satellites de l'artère vésicale inférieure. — *h*, collecteurs allant aboutir
aux ganglions du promontoire.

de Gerota, ont montré que, contrairement à l'opinion classique, il existe
un riche réseau lymphatique dans la muqueuse vésicale, surtout au

niveau du trigone. En traversant la musculeuse, les lymphatiques issus de ce réseau reçoivent les rameaux de la musculeuse, dont le réseau est incontesté. Arrivés à la surface de la vessie, les lymphatiques se divisent comme suit :

1° **A la face antérieure**, les lymphatiques collecteurs aboutissent aux ganglions iliaques externes : les inférieurs vont au ganglion le plus bas situé de la chaîne qui suit le bord interne des vaisseaux, les autres à des ganglions plus haut situés, au-devant des vaisseaux (chaîne moyenne). On trouve parfois, devant la vessie, de petits ganglions interrupteurs.

2° **A la face supérieure**, on peut distinguer plusieurs groupes :

Les plus élevés vont aux ganglions iliaques externes.

Les moyens vont aux ganglions hypogastriques.

3° **Sur la face postéro-inférieure**, les lymphatiques de la vessie vont, en cheminant sur les côtés du rectum, aux ganglions sacrés, situés dans l'angle de bifurcation de l'aorte abdominale.

Nerfs. — Les nerfs de la vessie, comme ceux des autres viscères pelviens, ne sont pas encore bien connus. Ainsi que dans tout organe, on peut distinguer des nerfs de la vie végétative et ceux de la vie volontaire.

Ces derniers viennent des branches antérieures du plexus sacré, soit de la IIᵉ paire (Guinard et Duprat), soit des IIIᵉ et IVᵉ (Testut, Frankel). Après avoir croisé les vaisseaux hypogastriques, ils atteignent l'uretère (auquel ils abandonnent des rameaux sus- et sous-urétéraux) et arrivent avec lui à la vessie.

Les nerfs de la vie végétative viennent du plexus hypogastrique. Ils ont été récemment étudiés par Frankel. Cet auteur y décrit trois ganglions. Un supérieur, ganglion recto-vésical, est situé devant la partie supérieure du rectum, relié, par une forte anastomose, au premier ganglion sympathique sacré. De nombreuses branches en partent inférieurement; quelques-unes vont directement à la face supérieure de la vessie (branches rectovésicales de Guinard et Duprat), la plupart se rendent dans les deux autres ganglions, sous-jacents, le ganglion vésico-séminal major et le ganglion vésico-séminal minor. Le premier, très volumineux, anastomosé avec le plexus honteux, fournit à la majeure partie de la vessie ses filets se distribuant à la face supérieure, aux faces latérales et antérieure (branches sacro-vésicales supérieures de Guinard et Duprat). Le deuxième, sous-jacent, beaucoup plus petit et plus interne, donne surtout à l'uretère, mais aussi à la face postérieure de la vessie.

Enfin, quelques rameaux nerveux viendraient d'un quatrième groupe ganglionnaire, également décrit par Throse, *gangliona seminalia*, au nombre de 2 à 5, innervant la base vésicale (rameaux vésico-déférentiels de Guinard et Duprat).

Tel est leur trajet topographique. Dans les tuniques vésicales, ils forment deux plexus : un intra-musculaire et un sous-muqueux.

Au point de vue physiologique, les travaux de Courtade et Guyon ont

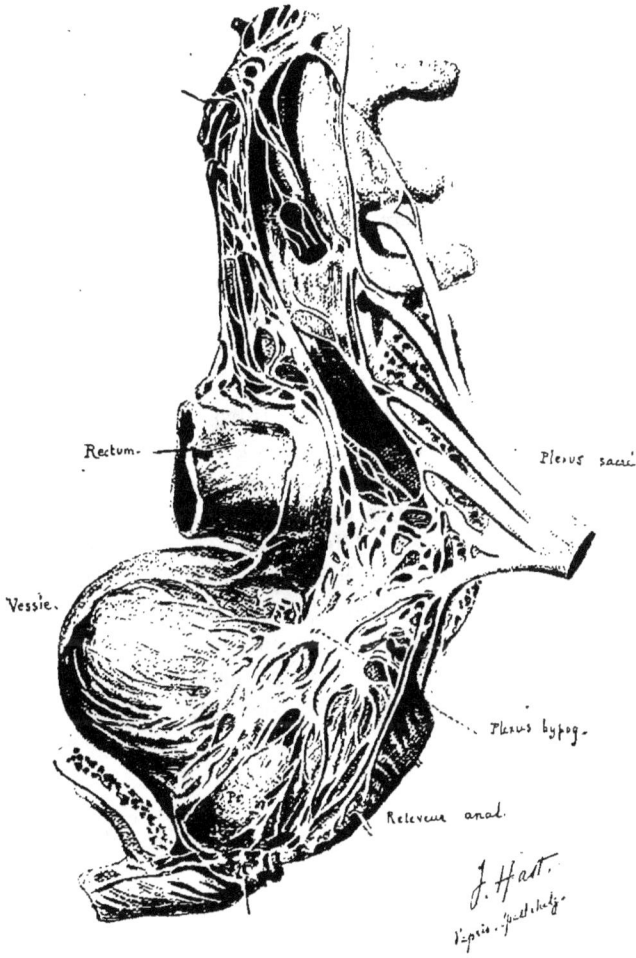

Fig. 222. — Plexus hypogastrique (d'après Spalteholz).

montré que, chez le chien, il y avait une différenciation des filets médullaires et sympathiques : les premiers président à la contraction du globe vésical et provoquent l'expulsion de l'urine ; les filets sympathiques assurent la contraction du col et déterminent la rétention de l'urine.

I. — EXTRACTION DES CORPS ÉTRANGERS
DE LA VESSIE

Au point de vue thérapeutique, plusieurs éléments doivent être considérés dans l'étude des corps étrangers vésicaux. A côté de la nature du corps étranger, de sa forme, de son volume, de ses dimensions, il faut envisager la durée de son séjour dans la vessie et les lésions que sa présence a pu déterminer.

D'une façon générale, on doit admettre que tout corps étranger, par le seul fait de sa présence dans la vessie, détermine une irritation permanente des parois et que, plus ou moins rapidement, l'infection vient augmenter les lésions et aggraver les symptômes. Un corps étranger qui aurait pu, peu après son introduction, être enlevé très simplement par les voies naturelles, peut nécessiter ultérieurement une taille, soit à cause de son incrustation calcaire et de son augmentation de volume, soit à cause des lésions de cystite ou d'infection rénale que sa présence aura pu déterminer.

L'utilité d'un diagnostic rapide et complet n'est donc pas à être démontrée plus longuement, non plus que la connaissance précise de ce qu'on peut rencontrer dans les différents cas.

Établir la liste des différents corps étrangers que l'on peut rencontrer dans la vessie serait fastidieux et peu utile d'ailleurs au point de vue thérapeutique; il en est dont la présence, peu grave par elle-même, ne sert qu'à établir l'existence d'une maladie siégeant au pourtour de la vessie ou sur le trajet de l'arbre urinaire, telles les hydatides, par exemple; il en est d'autres, par contre, et ce sont les plus nombreux et les plus intéressants qui, arrivés par effraction à travers la paroi vésicale, ou introduits par l'urètre, sont susceptibles de produire des désordres plus ou moins graves, et méritent, par eux-mêmes, un traitement particulier; c'est exclusivement de ceux-ci que je vais m'occuper dans ce chapitre.

Pratiquement, dans la masse des corps étrangers de la vessie, on peut distinguer trois variétés bien nettes :

1° **Les corps de petit volume**, graines, petits cailloux, grains de plomb, etc., qui, s'ils ne sont pas éliminés facilement par la miction, surtout quand la vessie se vide mal, peuvent être sans grande peine extraits par les voies naturelles, au moyen de procédés simples, comme les grands lavages ou l'aspiration. Dans cette variété, je ferai entrer éga lement les corps de petit volume, qui peuvent, sans danger, être amenés au dehors, au moyen du lithotriteur, sans broiement préalable; encore est-il bon de remarquer que le volume du corps étranger n'est pas la seule chose à considérer, et que sa nature (pour les débris de verre par exemple), et sa forme (corps pourvus d'arêtes aigues) peuvent nécessiter des précautions particulières;

2° **Les corps étrangers devenus volumineux sous l'influence d'incrustations calcaires plus ou moins irrégulières.**—Pour extraire ceux-ci par les voies naturelles, il devient nécessaire de réduire d'abord leur volume, au moyen d'une véritable lithotritie; la faible résistance des dépôts calculeux rend l'opération facile, mais il est bon d'être instruit de la nature du noyau central, si on ne veut pas s'exposer parfois à des accidents, qui peuvent être graves; il faut, de même, bien connaître l'état de la paroi vésicale et s'assurer qu'il n'existe pas d'ulcérations profondes, pour éviter des accidents de perforation, au cours des manœuvres opératoires;

5° **Les corps étrangers plus ou moins allongés** —Parmi ceux-ci, les uns flexibles, comme les bougies fines et certaines sondes, sont peu traumatisants pour la paroi vésicale et peu dangereux à extraire par les voies naturelles; les autres rigides, comme les épingles, les aiguilles, les crochets et, plus encore, les corps étrangers en verre, comme les thermomètres, par exemple, nécessitent presque toujours la taille.

Conduite à tenir en présence d'un corps étranger vésical. — Étant donné que la présence d'un corps étranger vésical provoque presque nécessairement et assez rapidement des accidents sérieux; étant donné que l'élimination spontanée est l'exception et qu'on n'a pas le droit de compter sur elle, il faut poser en principe que l'extraction chirurgicale rapide doit être considérée comme la règle. Dès que le diagnostic est fait, l'indication opératoire se trouve donc posée et l'important est de faire, aussi rapidement que possible, ce diagnostic précis. Il faut, en effet, connaître la nature du corps étranger, sa forme et ses dimensions, sa situation exacte et les lésions qu'il a pu déterminer sur les parois de la vessie. Tous ces renseignements sont utiles pour permettre de choisir le procédé à employer dans le cas donné.

Il y a quelques années encore les moyens de diagnostic se réduisaient à la palpation extérieure de la vessie et à l'exploration interne au moyen de l'explorateur métallique. Aujourd'hui, le *cystoscope* est devenu le meilleur instrument à employer dans tous les cas, à moins que les phénomènes inflammatoires n'aient réduit par trop la capacité de l'organe. Mais, pour que la cystoscopie donne tout ce qu'elle peut donner, il est nécessaire de bien examiner la surface interne de la vessie toute entière, de ne laisser aucune partie de la paroi non examinée; il faut ensuite bien connaître les lois du renversement des images cystosco-

piques, ou se servir d'un cystoscope à images droites (cystoscope de
Franck), avoir l'habitude et le maniement de l'instrument, pour ne pas
être exposé à aller chercher avec un lithotriteur, par exemple, un corps
étranger à l'endroit où on l'a vu en image, endroit où il n'est pas réellement, au lieu d'aller le saisir à sa place vraie.

Lorsque la capacité réduite de la vessie ne permet pas de pratiquer
l'examen avec le cystoscope à prisme, on peut employer avec avantage,
surtout chez la femme, un cystoscope à vision directe.

Ces préliminaires établis, on doit admettre qu'après un examen cystoscopique bien fait, tout corps étranger vésical petit ou susceptible de
réduction de volume, par broiement, sans danger, peut être enlevé par
les voies naturelles, chez l'homme comme chez la femme.

Extraction des corps étrangers de petit volume. — Deux cas
peuvent se présenter : ou bien le corps étranger est mobile dans la
cavité vésicale, ou bien il est fixé sur un point déterminé de la paroi.

a) **Corps étranger mobile.** — Lorsqu'il s'agit de fragments petits,
mobiles, multiples, on doit essayer d'abord les **grands lavages** au moyen
d'un évacuateur métallique, ou l'aspiration, ainsi qu'on procède après
le broiement, dans la lithotritie, pour commencer l'évacuation de la
vessie. De la même manière, on pourra quelquefois extraire certains
corps très flexibles, comme des tiges de fleurs ou de feuilles, qui s'en-
gageront dans les yeux de la sonde évacuatrice.

Si on n'arrive pas ainsi à un bon résultat, il faut, après un repérage
cystoscopique exact, aller saisir le corps étranger avec un petit *lithotriteur* fenêtré. Chez la femme, on pourra introduire à la fois, dans
la vessie, **le cystoscope et une pince**, pour aller saisir le corps étranger
sous le contrôle de la vue.

Si par ces moyens, on n'arrive pas à saisir le corps étranger, il faut
avoir recours au **cystoscope opérateur** qui, bien manié, est susceptible
de rendre de grands services. Il se compose essentiellement d'un cystoscope simple à appareil optique de Nitze, sur lequel est annexée une
pince, dont les mors manœuvrent dans le champ cystoscopique (voir
page 657). L'instrument étant introduit dans la vessie, on va à la recherche du corps étranger; quand on le voit nettement, on le saisit, avec
la pince, sous le contrôle de la vue et on peut l'amener au dehors, en
retirant l'instrument. Si la vessie est grande et présente des cornes
latérales très développées, il y a avantage à introduire 200 à 300 grammes
de liquide, si possible. Lorsque le corps étranger est situé en bas, sur
la partie médiane du fond vésical, il vaut mieux introduire moins de
liquide ; il en est de même, quand on a affaire à un corps léger (bois
ou liège) qui flotte et se trouve au niveau du sommet de l'organe.

On peut encore, dans certains cas, surtout chez la femme, pour
enlever un petit corps étranger vésical, se servir d'un **simple tube uré-**

troscopique (voir page 655). Il est prudent, pour être sûr d'une exploration complète, de se servir auparavant d'un cystoscope à appareil optique. Une fois qu'on a bien localisé le corps à enlever la malade étant en position renversée, on place autant que possible le corps étranger, dans le champ de l'instrument, et, avec une pince, on le saisit, puis on amène au dehors le tout, urétroscope et pince.

b) **Corps étranger fixé sur la paroi vésicale.** — Lorsqu'il s'agit de corps étrangers, fixés en un point déterminé de la paroi vésicale, on a, actuellement, à sa disposition deux procédés opératoires : la *taille* et l'*opération endoscopique*. La taille, seule ressource il y a quelques années encore, ne doit plus être faite que dans les cas où les manœuvres intravésicales auront été insuffisantes. Il s'agit presque toujours de fils de ligature, restes d'une opération vésicale antérieure, ou arrivés à travers la paroi vésicale, à la suite d'une opération de voisinage, sur l'appendice, l'utérus ou les annexes. Le fil se présente ordinairement par un ou deux bouts, plus ou moins libres dans l'intérieur de la vessie, alors que le nœud lui-même est encore fixé dans la paroi. Sur ces fils souvent se forment de petites concrétions calculeuses. Agissant comme je l'ai expliqué précédemment, on pourra, sous le contrôle du cystoscope, soit attirer, avec une pince, le fil dans la vessie et l'extraire, soit, avec de fins ciseaux, aller le détacher de la paroi. Cette opération est délicate et demande de la part de l'opérateur une certaine habitude de l'instrument.

Une mention spéciale doit être faite ici des fragments osseux qu'on peut rencontrer exceptionnellement, cheminant à travers la paroi vésicale et venant d'une lésion osseuse du bassin. La présence de pointes ou de saillies capables de blesser les autres parties de la vessie ou de l'urètre pendant les manœuvres d'extraction, nécessite de la part du chirurgien plus de précautions ; il faut opérer comme pour l'ablation de fragments de verre, sous le contrôle direct du cystoscope, et bien saisir les fragments avec les pinces par l'extrémité, en cachant l'arête la plus vive, la plus susceptible de provoquer des accidents.

Extraction des corps étrangers incrustés. — Quand il s'agit d'un corps étranger incrusté, on se trouve en présence d'un véritable calcul vésical, mais d'un calcul qui présente des particularités qu'il faut connaître. Que le calcul soit gros, peu importe, puisqu'il est friable et que le lithotriteur l'entamera facilement. Par contre, il est nécessaire de connaître quel en est le **noyau**. Si c'est un fragment de sonde, on pourra broyer le tout ensemble, d'autant plus facilement que les fragments de sonde, qui séjournent depuis longtemps dans la vessie, se brisent facilement, mais s'il y a une épingle, dont la pointe est plus ou moins cachée par le calcul, il serait imprudent de commencer un broiement. Outre qu'il peut exister déjà, dans des cas semblables, des lésions de perforation plus ou moins complètes de la paroi, comme je le dirai plus loin, on pourrait en refaire de nouvelles et de plus graves pendant les manœuvres opératoires. Donc, c'est la taille qui devient l'opération de choix, taille sus-pubienne qui permet de mieux voir et d'opérer avec moins de risques, par conséquent.

En présence d'un corps étranger incrusté et plus ou moins recouvert de débris phosphatiques, la détermination opératoire dépend donc moins du **volume du calcul** que de la **nature du corps étranger** et du **degré des lésions d'infection** de la vessie et des reins. En cas de doute, il est toujours préférable de se décider pour la taille.

Extraction des corps d'une certaine longueur. — J'ai dit plus haut qu'il faut envisager ici plusieurs variétés : d'une part, les corps étrangers flexibles; d'autre part, les corps étrangers rigides.

a) Corps étrangers flexibles, sondes et bougies conductrices.

b) Corps étrangers rigides, épingles, aiguilles, crochets, etc.

Le diamètre transversal de la vessie étant le plus constant et celui qui persiste même dans l'état de vacuité de l'organe, il suit de là que les corps étrangers allongés auront une tendance à se placer dans le sens transversal; s'ils sont flexibles comme les sondes et les bougies, on pourra donc toujours les trouver aux deux extrémités ou à une des deux extrémités du diamètre transversal de la vessie. S'ils sont rigides et longs de moins de 9 centimètres, ainsi que Guyon et Henriet l'ont montré depuis longtemps, ils se placeront aussi transversalement; s'ils sont plus longs, ils se placeront plus obliquement, avec une de leurs extrémités fichée dans la paroi vésicale, vers son sommet, sur la paroi postérieure. Ces notions sont importantes à avoir présentes à l'esprit quand on se trouve dans les cas correspondants.

a) **Corps étrangers flexibles, sondes et bougies conductrices.** — L'ablation est généralement facile avec un **lithotriteur** fenêtré. L'instrument est introduit dans la vessie peu remplie de liquide; la branche mâle est appliquée sur le col, la branche femelle écartée; le bec du lithotriteur est présenté successivement aux deux extrémités du diamètre transversal de la vessie, et, en refermant les mors, on saisit presque nécessairement le corps étranger qui est amené facilement au dehors.

Des **instruments spéciaux** ont été préconisés pour des cas semblables, mais ils ne me paraissent pas nécessaires, et on peut facilement s'en passer.

Si la manœuvre bien faite du lithotriteur ne donnait pas de résultat, l'usage du cystoscope, ainsi que je l'ai indiqué plus haut, permettrait une extraction rapide et sûre.

Je noterai pour terminer que certaines sondes, moins flexibles qu'elles le paraissent d'abord, peuvent se briser; on les extrait alors par fragments; on doit toujours, dans des cas semblables, terminer par une cystoscopie de contrôle, afin de s'assurer qu'on n'a rien laissé dans la vessie.

b) **Corps étrangers rigides, épingles, aiguilles, crochets, thermomètres, etc.** — L'ablation des corps étrangers rigides a préoccupé beaucoup les anciens chirurgiens et des **instruments multiples** ont été préconisés. Ils se réduisent à deux types : les **sécateurs** et les **redresseurs**; avec les premiers, on diminue la longueur du corps étranger pour en faciliter la sortie; avec les seconds, on cherche à l'orienter en bonne direction pour permettre son engagement dans l'urètre. Ces instruments, qu'on trouve décrits dans tous les livres classiques, sont en réalité peu pratiques, et souvent ils peuvent devenir dangereux, car il est malaisé de faire évoluer, sans risque pour la paroi vésicale, les corps qu'on voudrait orienter utilement.

Actuellement, j'estime que la taille est formellement indiquée pour les cas de corps étrangers en verre, par exemple, qui peuvent se briser dans les tentatives d'extraction. Elle est souvent indiquée également dans les cas d'aiguilles aux extrémités pointues et blessantes. Pour les épingles à cheveux, chez la femme, on peut cependant mener tout à bonne fin par les voies naturelles, le plus souvent à l'aide du cystoscope à vision directe et en allant chercher la portion arrondie de l'épingle, pour la saisir, avec une pince, au niveau de la boucle; si des tentatives malheureuses avaient été faites auparavant avec le lithotriteur, l'épingle pourrait se trouver pliée, d'où des difficultés plus grandes pour l'extraction définitive et parfois la nécessité d'une opération sanglante.

En cas de taille, chez l'homme, il faut recourir à la **taille sus-pubienne**, qui ne présente rien de particulier; chez la femme, il peut être important d'éviter une cicatrice apparente et la **taille vaginale**, suivie de la suture immédiate, peut trouver des indications; on peut encore pratiquer la taille sus-pubienne, en faisant l'incision transversale de la peau dans la portion recouverte de poils; tirant fortement en haut, avec un écarteur, la lèvre supérieure de la plaie, on a assez de jour pour inciser en long entre les muscles droits et pratiquer la taille. On éviterait ainsi toute cicatrice apparente sans passer par le vagin, ce qui peut avoir de l'importance chez les jeunes filles. Dans ce dernier cas on peut encore pratiquer la **taille sous-symphysaire**.

II. — LITHOTRITIE

L'opération de la lithotritie a pour but de broyer les pierres de la vessie pour en extraire les fragments par les voies naturelles.

La première lithotritie sur le vivant a été pratiquée par Civiale, en 1822. Les principaux perfectionnements de l'opération sont dus à Heurteloup, Bigelow et Guyon.

Pour bien pratiquer l'excellente et délicate opération de la lithotritie, il est indispensable de connaître certains détails d'anatomie et de physiologie pathologiques chirurgicales.

Anatomie pathologique chirurgicale des calculs vésicaux

Il nous faut étudier la pierre elle-même et la vessie.

Le calcul. — On doit distinguer au point de vue opératoire les calculs primitifs, qui peuvent exister avec ou sans complication de cystite, et les calculs secondaires, constamment accompagnés d'inflammation de la vessie.

Les **calculs primitifs** sont le plus souvent formés par de l'acide urique et des urates, plus rarement par des oxalates, de la cystine ou des phosphates.

Les **calculs uriques** sont durs, lisses ou grenus, lourds, de couleur jaune fauve; ils sont formés par des stratifications concentriques, autour d'un noyau central. Leur forme est le plus souvent ovoïde, parfois arrondie ou aplatie en galet; lorsque les calculs sont multiples, ils présentent souvent des facettes planes. Parfois uniques, très souvent multiples, les calculs uriques ont des dimensions très variables : il est ordinaire d'en trouver qui ont de 2 à 4 centimètres dans leur plus grand diamètre; souvent, on en trouve qui ont jusqu'à 5 centimètres; rarement de plus gros.

Lorsque le calcul urique est broyé par un lithotriteur, il éclate en fragments irréguliers, en produisant un bruit caractéristique. Les petits fragments eux-mêmes, lorsqu'ils sont broyés, donnent la sensation tactile et auditive d'un crépitement sec. La dureté de ces calculs, lorsqu'ils sont volumineux, est telle, que le lithotriteur ne peut les broyer, ni le marteau les rompre. Même des calculs de médiocre volume sont difficiles à broyer, lorsqu'on les prend par le milieu. Dans ce cas, on réussit mieux en profitant de la forme ovoïde du calcul, pour commencer à le broyer par une de ses extrémités.

Certains calculs uriques se laissent facilement écraser par le lithotriteur et se réduisent vite en poussière, sans qu'on sente la crépitation spéciale habituelle : dans ces cas, on a, en opérant, la même sensation qu'avec des calculs phosphatiques.

Les **calculs oxaliques**, beaucoup plus rares que les uriques, sont noirâtres, à surface rugueuse, très lourds et très durs, beaucoup plus durs que les calculs uriques. Quand on les broie, ils éclatent en fragments comme les calculs uriques.

Les **calculs de cystine** sont rares; ils ont une jolie couleur verdâtre et une apparence translucide. La surface est légèrement rugueuse, sans aspérités. Le lithotriteur écrase facilement ces calculs qui se réduisent plus facilement en poussière que les calculs uriques.

Les **calculs phosphatiques** primitifs sont assez rares. Généralement de médiocre volume, multiples, de couleur blanche, peu pesants. Ces calculs se laissent écraser par le lithotriteur sans éclater en fragments ; ils sont aisément broyés et donnent la sensation pendant la lithotritie d'un corps mou qu'on écrase.

Pour mémoire, je signale les variétés rares de calculs formés par de la xantine.

Les **calculs secondaires** sont formés par des sels calcaires, carbonates et phosphates.

Ces pierres se développent consécutivement à l'infection de la vessie. Le plus souvent, elles sont formées par un mélange aggloméré de sels calcaires et d'abondante matière organique. Les calculs phosphatiques secondaires sont très fréquemment multiples et volumineux; avec eux, on trouve dans la vessie des amas de pus, de mucus et de cellules épithéliales incrustés de sels calcaires. Les pierres sont de couleur blanc grisâtre, peu lourdes, de consistance médiocre. Faciles à broyer avec le lithotriteur, elles s'écrasent plus qu'elles ne se broient, se réduisant en poussière sans faire de bruit.

Si l'infection de la vessie survient lorsque déjà le réservoir contenait une pierre primitive, ou lorsqu'un calcul de cette variété descend du rein dans une vessie infectée, le dépôt des sels calcaires se fait à la surface de la pierre primitive, le plus souvent urique. Dans ce cas, le calcul a une écorce phosphatique et un noyau urique, dur.

2° *La vessie*. — Lorsqu'il existe dans la vessie des calculs primitifs, le réservoir peut être sain ou malade. Lorsque les calculs sont secondaires, la vessie est toujours malade.

Vessie saine. — Dans les cas les plus simples, au point de vue opératoire, la vessie contient un ou plusieurs calculs primitifs; l'urine est claire, aseptique et la vessie à peu près normale. Je dis à peu près,

parce que le séjour de la pierre détermine toujours, dans les cas les
plus simples des modifications anatomiques qui vont de la simple desquamation épithéliale à des zones congestives et à la rupture de quelques capillaires. D'un autre côté, la contractilité de la vessie est excitée,
surtout lorsque le malade marche : aussi, opère-t-on mieux, même
dans les cas simples, lorsqu'on laisse reposer le malade.

Vessie malade. — Avec toutes les variétés de calculs primitifs, et
constamment avec les calculs secondaires, la vessie peut présenter les
multiples lésions des cystites que je ne puis décrire ici. Au point de
vue opératoire, je distinguerai, un peu artificiellement, trois ordres de
cas :

1° **La vessie, régulière, est atteinte de cystite de moyenne intensité.**
— Dans ces cas, la vessie se dilate comme à l'ordinaire lorsqu'on
injecte un liquide; le dôme se soulève et l'organe prend la forme
ovoïde, mais la capacité vésicale est diminuée : si on remplit brusquement la vessie, ses parois se contractent et le réservoir devenu rigide
peut éclater si la force de l'injection est grande. C'est ainsi que la rupture de la vessie peut être due à ce que, le réservoir contenant déjà
assez de liquide, on fait brusquement manœuvrer la pompe aspiratrice,
qui refoule dans le réservoir une nouvelle masse de liquide.

Dans les cas que nous étudions, les lésions de cystite sont surtout
marquées au niveau de la muqueuse; la couche musculaire est peu
atteinte; il n'y a pas de péricystite. Un traitement pré-opératoire bien
compris permet d'opérer à l'aise, avec un saignement insignifiant, malgré la vascularisation de la muqueuse.

2° **La vessie atteinte de cystite de moyenne intensité est irrégulière.** — Les irrégularités de la vessie peuvent être dues à des diverticules congénitaux ou acquis — il faut y penser, parce que les calculs ou
leurs fragments peuvent se cacher dans les cellules ou les diverticules.
Plus souvent, les irrégularités de la surface interne de la vessie sont
dues à la formation de colonnes et des cellules consécutives à la rétention d'urine chez les prostatiques. Dans ces cas, l'hypertrophie de la
prostate modifie elle-même la forme de la vessie. Ces modifications
sont étudiées page 756. Je me contente de rappeler ici l'élévation du col
de la vessie et la surface plane qui se forme au-dessous du col, paroi
antérieure de la vessie qui n'existe pas à l'état normal, et qui est cause
de la formation du bas-fond. Je signalerai aussi les saillies intravésicales du lobe médian ou des lobes latéraux de la prostate.

3° **La vessie est atteinte de cystite interstitielle accompagnée de
péricystite.** — Dans ces cas, la cystite intense et la péricystite ont
grandement modifié la vessie. La muqueuse, très altérée, saigne avec
la plus grande facilité, même au simple lavage. La musculeuse, plus
ou moins atteinte suivant la région considérée, présente une résistance

variable, selon les points considérés, et se contracte irrégulièrement, ce qui gêne les
manœuvres instrumentales.
La péricystite forme une ca-
rapace enflammée qui em-
pêche l'expansion de la vessie, dont la capacité se
trouve encore diminuée de
ce fait. Dans ces cas, la lithotritie est une opération
difficile et dangereuse, parce
qu'elle expose à des poussées inflammatoires périvésicales et à de graves complications infectieuses générales.

Instruments.

Il faut avoir :

2 ou 3 *sondes-béquille*, à
deux yeux, n°s 21 ou 22 : une
des sondes servira au début
de l'opération à laver la
vessie ; une autre sera laissée à demeure après la lithotritie (fig. 223) ;

2 ou 3 *seringues vésicales*
de 150 centimètres cubes
de capacité (fig. 224). Les
seringues serviront au lavage de la vessie ; il est bon
d'en avoir deux ou trois,
pour ne pas perdre de temps
pendant le lavage évacuant
des fragments qui précède
l'aspiration. L'aide doit toujours tenir prête une seringue remplie, pendant que le
chirurgien se sert de l'autre.

2 ou 3 *lithotriteurs* qui
seront choisis suivant les
cas, comme nous le dirons

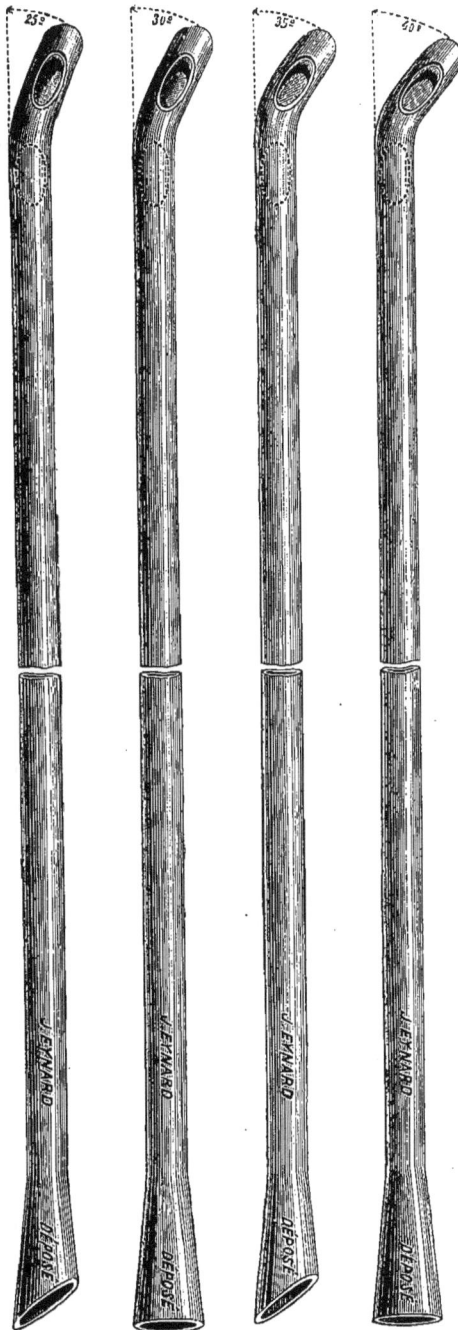

Fig. 225.

bientôt : il faut toujours prévoir des difficultés et avoir à sa portée différents lithotriteurs ;

1 *petit marteau*, dont la surface percutante est plombée ;

2 *sondes évacuatrices* métalliques, nᵒˢ 23 et 26, à courbure moyenne ; une autre à grande courbure ;

1 *aspirateur* pour évacuer les fragments ;

1 *cystoscope à irrigation*, pour vérifier qu'il ne reste pas de fragments ;

1 fixateur ou du fil pour fixer la sonde.

Parmi ces instruments, la seringue, le lithotriteur, la sonde évacuatrice et l'aspirateur méritent quelques mots de description.

La **seringue** dont je me sers (fig. 224) est du modèle que j'ai fait con-

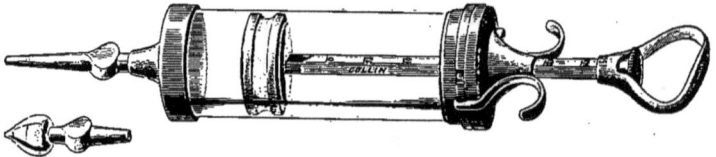

Fig. 224. — Seringue vésicale d'Albarran.
Le corps de la seringue est en verre : le piston en caoutchouc peut être plus ou moins élargi en manœuvrant la vis placée sur la poignée. L'instrument est facilement stérilisable par ébullition.

struire par M. Collin : le corps de la pompe est en verre ; le piston en caoutchouc peut être élargi ou rétréci à volonté. Cette seringue est d'une grande douceur et peut être stérilisée par ébullition.

Le **lithotriteur** est le modèle de Civiale, modifié par Collin. Cet instrument (fig. 225 et 226) se compose de deux branches, coudées à une de leurs extrémités ; la branche femelle est creusée en gouttière, pour recevoir la branche mâle ; celle-ci glisse sur elle, de haut en bas et de bas en haut, rapprochant ou écartant la partie coudée qui représente les mors de l'instrument, destinés à saisir et à broyer la pierre. Le mors de la branche femelle est fenêtré ; celui de la branche mâle, plein et ondulé. La poignée de la branche femelle porte un tambour (A), qui permet de la saisir à pleine main ; celle de la branche mâle une roue (E). Sur la tige de la branche mâle, se trouve un pas de vis (D) qui n'entre en action que lorsqu'on abaisse la bascule (B), laquelle pousse un ressort destiné à fixer le pas de vis. Lorsque la bascule est relevée, les deux branches du lithotriteur peuvent glisser librement l'une sur l'autre ; lorsqu'elle est abaissée, le glissement ne peut se faire qu'en tournant la roue de la poignée.

Il existe différents numéros du lithotriteur, distingués d'après leur calibre, la courbure et la longueur des mors : la correspondance aux numéros de la filière Charrière est la suivante :

N° 0 du lithotriteur correspond au n° 18 de la filière.

N° 1	—		n° 22	—
N° 2	—	—	n° 26	—
N° 3	—	—	n° 30	—

Chacun de ces numéros possède deux modèles, suivant que les mors
sont courts ou longs.

Le n° 0 ne s'emploie que chez les enfants.
Le n° 2 est le plus communément employé.
Le n° 3 est plus spécialement destiné aux
prostatiques et aux pierres très dures. D'une
manière générale, il est plus commode de se
servir des lithotriteurs à mors
courts qu'on manœuvre plus facilement : lorsque la prostate est
grosse et le bas-fond considérable,
on devra choisir un long mors.

Lorsque le calcul est volumineux
et très dur, la roue de la poignée,
mal en main, qu'on tient peu solidement, blesse la main du chirurgien. D'autre part, la lithotritie
usuelle est une opération de
douceur et même, lorsqu'une
grosse pierre a éclaté, le broiement
des fragments ne peut bien se faire

Fig. 225 B. — Mors de lithotriteur.

F. Branche femelle.
M. Branche mâle.

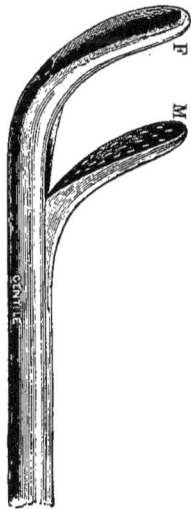

que si l'on a des sensations tactiles, délicates, que la
roue habituelle donne bien.

Pour que le même lithotriteur
possède ces qualités de force et de
douceur, j'en ai fait construire
par M. Collin, ayant une double
poignée interchangeable, sans
qu'il soit besoin de retirer l'instrument de la vessie ; on peut
ainsi commencer le broiement
d'un gros calcul avec la poignée forte, et continuer à broyer
les fragments avec la poignée faible.

Fig. 225 A. — Poi-
gnée du lithotriteur.

A. Tambour. — B. Bas-
cule qui fixe le pas
de vis. — D. E. Roue
de la branche mâle.

On se sert encore quelquefois de *lithotriteurs
à mors plats*, non fenêtrés, notamment pour vérifier, après l'aspiration des graviers, s'il existe ou
non encore des pierres dans la vessie (fig. 226).
Le moindre gravier écrasé engrave cet instru-

Fig. 226. — Lithotriteur
à mors plat.

ment, ce qui m'a conduit à ne pas m'en servir : on
le remplace, avec avantage, par un lithotriteur
fenêtré, à mors courts, du n° 1.

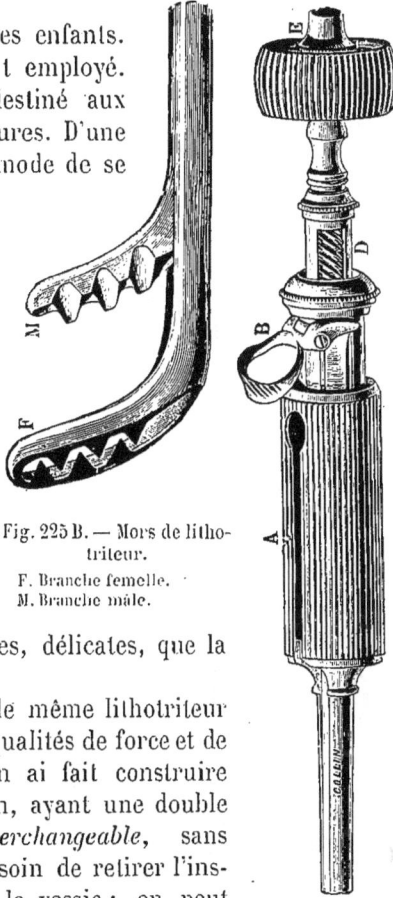

Les **sondes évacuatrices** sont faites en argent : elles portent à leur extrémité vésicale deux larges yeux ovalaires : leur extrémité externe est disposée pour s'adapter à l'aspirateur. Afin d'éviter qu'un fragment de pierre accroché à un des yeux de la sonde puisse blesser l'urètre, ces sondes sont pourvues d'un mandrin métallique en spirale, qui doit être poussé à fond quand on introduit, et surtout quand on retire l'instrument (fig. 227).

Les sondes aspiratrices ont des calibres variant du n° 20 au n° 26 : il y en a à petite courbure, qui sont les plus usitées, et à grande courbure, surtout destinées aux prostatiques.

Nitze avait fait construire une sonde évacuatrice ayant un seul œil antérieur et pouvant recevoir un cystoscope dans son intérieur pour permettre la vérification cystoscopique de l'opération. Cette sonde ne permet pas de faire une bonne aspiration. Il vaut mieux, sans instrumentation spéciale, faire la vérification telle que je la pratique depuis 1894, avec un cystoscope ordinaire.

L'aspirateur est du modèle de Bigelow, modifié par Thompson et par Guyon. Cet instrument (fig. 228) est composé d'une forte poire en caoutchouc, adaptée à une armature

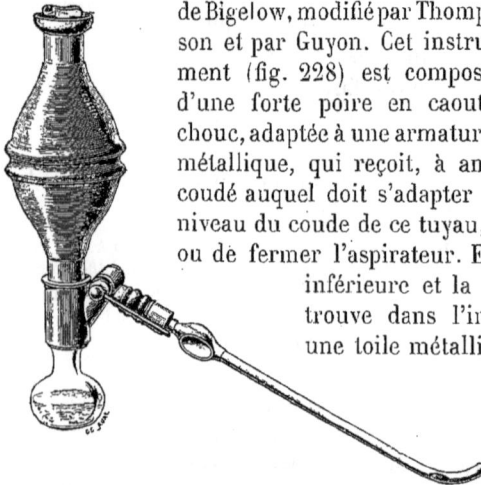

Fig. 227. — Sonde évacuatrice de Guyon.

métallique, qui reçoit, à angle très aigu, un tuyau coudé auquel doit s'adapter la sonde aspiratrice : au niveau du coude de ce tuyau, une clef permet d'ouvrir ou de fermer l'aspirateur. Entre la partie métallique inférieure et la poire en caoutchouc, se trouve dans l'intérieur de l'instrument une toile métallique.

Au-dessous de ce même manchon métallique, s'articulant avec lui par une baïonnette, se trouve le récipient en verre qui

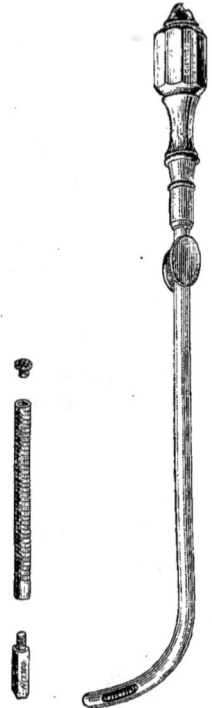

Fig. 228. — Aspirateur de Bigelow, modifié par Guyon.

doit recevoir les fragments de la pierre.

Pour se servir de l'aspirateur il faut commencer par le garnir.

Comme M. Guyon, je me sers d'une solution de nitrate d'argent au 1 pour 1000. On commence par bien adapter le réceptacle en verre à la poire en caoutchouc, et on ouvre la clef du tuyau qui reçoit la sonde : on introduit le liquide dans la poire, par son ouverture supérieure, jusqu'à ce qu'il s'écoule par le tuyau coudé, dont on ferme à ce moment la clef et on continue le remplissage de l'instrument. Quand le liquide déborde l'ouverture par où on le verse, on ferme la clef correspondante et on renverse l'aspirateur pour vérifier, en regardant le réservoir en verre, qu'il ne reste pas d'air dans son intérieur. S'il en restait, il faudrait ouvrir la clef de remplissage et celle du tuyau d'aspiration, laisser couler un peu de liquide par celui-ci, fermer de nouveau sa clef et rajouter la quantité de liquide nécessaire.

Lorsque l'aspirateur est adapté à la sonde vésicale introduite dans la vessie garnie de liquide, si l'on ouvre la clef, le tout forme un système communicant : en pressant sur la poire, son contenu est refoulé dans la vessie et met en mouvement les fragments de la pierre broyée; lorsque, par son élasticité, la poire revient sur elle-même, les fragments sont aspirés par la sonde évacuatrice et tombent dans le récipient en verre. Ce récipient a un goulot un peu étranglé, en sorte que, lorsqu'on pressera à nouveau la poire, les fragments qui s'y trouvent, recevant la pression du liquide, n'auront aucune tendance à revenir dans la vessie ni, lorsque la poire revient sur elle-même, à remonter dans sa cavité. Par cette disposition très simple, on évite l'emploi des soupapes.

Comme l'aspirateur a une partie en caoutchouc, on ne doit pas le stériliser par la chaleur : je le fais stériliser dans mon *étuve thermo-formogène*, qui peut servir aussi à stériliser tous les autres instruments, et que j'ai fait construire spécialement pour la stérilisation des sondes.

Préparation du malade.

La lithotritie s'exécute d'autant plus facilement qu'on peut plus aisément manœuvrer dans la vessie; d'un autre côté, le danger de l'opération augmente avec l'infection de l'urine. Dans tous les cas, le chirurgien doit se préoccuper de l'état de l'urètre et de la prostate, d'augmenter autant que possible la capacité de la vessie, de diminuer l'infection. Il devra en outre s'inquiéter de l'état des reins et des conditions générales du malade.

État de l'urètre. — Le méat et l'urètre dans toute sa longueur doivent être assez larges pour laisser pénétrer dans la vessie les instruments dont on se sert pour l'opération : le plus souvent on opère avec le lithotriteur n° 2 qui correspond au calibre 26 Charrière. Si l'urètre est souple et assez large pour qu'on puisse passer un explorateur à boule n° 26, on pourra facilement passer ce lithotriteur ; si, au contraire. l'urètre est induré, il sera utile de le dilater jusqu'au n° 28.

Lorsque l'urètre n'est pas assez large ou assez souple, on peut le dilater rapidement par la sonde à demeure : le plus souvent, dans ces cas, il suffit de placer une sonde-béquille à demeure la veille de l'opération ; rarement, on a besoin de laisser la sonde pendant plusieurs jours, et d'augmenter graduellement son calibre. Dans certains cas en fin, il sera nécessaire de faire au préalable l'urétrotomie interne ; il vaut mieux alors faire ensuite la dilatation progressive, suivant les règles habituelles, sans vouloir opérer trop tôt. La plaie trop récente de l'urétrotomie augmenterait le danger d'infection pendant et après la lithotritie.

État de la prostate. — Le chirurgien doit connaître l'état de la prostate pour savoir s'il existe de ce côté un obstacle à l'introduction des instruments, et pour choisir le lithotriteur le plus approprié au volume de la glande ; l'instrument doit avoir des mors d'autant plus longs que la glande est plus augmentée de volume.

Les **difficultés du cathétérisme d'origine prostatique** sont dues, dans la plupart des cas, aux déformations du canal déterminées par l'hypertrophie de la glande, notamment au développement du lobe moyen, qui empêche le bec de l'instrument de franchir le col de la vessie. Lorsqu'on a reconnu que la prostate est très grosse, que l'explorateur à boule s'arrête dans la portion prostatique et qu'on ne peut sonder le malade qu'avec une sonde garnie de mandrin, il sera nécessaire de placer une sonde à demeure trois ou quatre jours avant l'opération, en choisissant une sonde du calibre n° 20.

La sonde à demeure a le double avantage de faire la route et de diminuer la congestion prostatique qui augmente temporairement le volume de la glande ; elle sert en outre à faire des lavages de la vessie lorsqu'ils sont indiqués.

Le **choix de l'instrument, d'après le volume de la prostate**, est aisé à comprendre. En examinant les figures, pages 757-758, on voit que, lorsque la prostate est hypertrophiée, la forme de la vessie change. A l'état normal, le col est la partie la plus déclive, et, sur une coupe, on voit que la paroi postérieure de la vessie est obliquement dirigée de haut en bas, et d'arrière en avant, pour aboutir au col : en cas d'hypertrophie, la partie de cette paroi postérieure qui avoisine le col se dirige directement en arrière, se continuant plus loin, par un angle obtus avec la paroi postérieure. Il résulte de cette disposition, que, lorsque le malade est couché dans la position opératoire, il existe au-dessous du col, verticalement dirigée, une véritable paroi, d'autant plus haute que la prostate est plus grosse : à l'union de cette paroi et de la paroi postérieure se forme ainsi un bas-fond, dont la distance au col variera nécessairement avec le volume de la prostate. Lorsque la glande est peu développée, un instrument à mors courts pourra atteindre ce bas-fond ; lorsque, au contraire, la prostate est très grosse, il faudra se servir d'instrument à mors plus longs.

État de la vessie. — Lorsque la vessie est atteinte de cystite, il faut essayer, autant que possible, d'améliorer l'inflammation : la capacité trop petite du réservoir et plus encore les contractions irrégulières de la paroi vesicale, gênent considérablement les manœuvres opératoires : d'un autre côté, la surface absorbante représentée par la vessie enflammée et l'infection de l'urine exposent aux complications infectieuses locales et générales.

Quatre ordres de moyens seront employés pour modifier la cystite calculeuse : le repos, les instillations de nitrate d'argent, les calmants locaux, la désinfection des urines par la voie interne.

Le **repos** est indispensable, dans la cystite calculeuse, pour éviter, autant que possible, le déplacement mécanique du calcul ; le malade gardera le lit, ou, si son état général ne le permet pas, restera sur une chaise-longue pendant quelques jours.

Les **instillations de nitrate d'argent** donnent d'excellents résultats dans ces variétés de cystites ; tous les jours ou tous les deux jours, on fait une instillation au niveau du col et de la partie attenante de la vessie, avec 20 ou 25 gouttes d'une solution de nitrate d'argent, de 1 à 2 pour 100. D'une manière générale, mieux vaut ne pas faire des lavages et se borner à l'emploi des instillations; si la vessie est très sale et si sa capacité dépasse 100 centimètres cubes, on peut toutefois employer les lavages nitratés à 1 pour 1000, en ayant soin de n'injecter jamais plus de 50 ou 60 centimètres cubes de liquide à la fois. Ces vessies enflammées ne supportent pas la distension.

Les **calmants locaux** seront un moyen adjuvant utile dans le traitement vésical ; on emploiera les suppositoires à la morphine et à la cocaïne, les petits lavements calmants à l'antipyrine et au laudanum.

La **désinfection des urines** s'obtiendra, autant que possible, par l'emploi des moyens précédents, aidés des boissons abondantes et de l'urotropine ; le matin, à jeun, le malade pourra prendre deux verres d'eau d'Évian ; dans la journée, il boira une tisane diurétique ; trois fois par jour, il prendra 50 centigrammes d'urotropine.

Localement, si la capacité de la vessie est bonne, on pourra, suivant la tolérance du malade, faire des lavages au protargol ou au nitrate d'argent; si la capacité de la vessie est faible, on prescrira des lavages et on fera des instillations de nitrate d'argent.

État des reins. — L'attention du chirurgien doit porter sur le rein ; souvent, les vieillards, atteints de calculs dans la vessie, ont des reins infectés, parfois d'anciennes lésions de pyélo-néphrite calculeuse les exposant à présenter, consécutivement à l'opération, des phénomènes d'oligurie ou même d'anurie. On devra toujours pratiquer l'analyse des urines et n'opérer que lorsque les éliminations sont suffisantes, lorsque la quantité et la composition chimique des urines est assez régulière. Dans les cas délicats, on s'efforcera, par le régime, par les diurétiques aqueux, par la santhéose, etc., d'améliorer le fonctionnement des reins.

État général. — L'état général des malades, surtout de ceux qui sont âgés, sera soigneusement étudié. On s'inquiétera notamment de l'état du cœur et des vaisseaux, des phénomènes de congestion pulmonaire, fréquents chez ces malades, de l'état des fonctions hépatiques et de la régularité des selles.

Préparation immédiate à l'opération.

La veille de l'opération, au matin, le malade prendra une purgation saline. Dans l'après-midi, un bain tiède. On fera donner un lavement quelques heures avant l'opération. Immédiatement avant d'opérer, on lavera largement le malade, en faisant l'asepsie des organes génitaux externes, du bas-ventre et du haut des cuisses.

Anesthésie.

L'anesthésie chloroformique pendant la lithotritie a été très bien étudiée par mon maître Guyon ; il a montré que, suivant les différentes phases de l'opération, le malade doit être plus ou moins endormi et qu'il faut obéir, dans l'anesthésie, aux conditions de la vessie qui modifient sa physiologie pathologique.

Le chirurgien doit tenir compte des deux modalités de la sensibilité vésicale ; la sensibilité au contact et la sensibilité à la distension.

Lorsque la vessie est saine, ou atteinte de cystite peu intense, une anesthésie légère fait disparaître la *sensibilité au contact* ; on peut manœuvrer avec le lithotriteur dans la vessie, sans provoquer de contractions pendant la première période de la chloroformisation ; même lorsque le malade s'agite, la vessie reste inerte. Dans ces vessies saines, ou presque saines, la sensibilité à la distension persiste beaucoup plus longtemps que la sensibilité au contact ; même lorsque le malade est profondément endormi, si on remplit trop la vessie, il se plaint et les parois du réservoir se contractent.

Dans les cas de vessie atteinte de cystite intense, la sensibilité au contact ne s'atténue que lorsque les muscles volontaires sont déjà en résolution et elle ne disparaît jamais complètement. La *sensibilité à la distention* est peu modifiée par l'anesthésie, même chez les malades le plus profondément endormis ; dans ces cas de cystite intense, la vessie ne peut acquérir qu'une petite capacité et, à la moindre augmentation de liquide, elle se contracte avec force et chasse son contenu. Courtade et Jean-Félix Guyon ont montré que la sensibilité de la vessie persiste, malgré la section des nerfs érecteurs, malgré la cocaïnisation et même la section de la moelle.

L'extrême sensibilité de la vessie enflammée à la distension, même sous l'action des anesthésiques, impose d'un côté le traitement préalable de la cystite, dont j'ai parlé plus haut et, d'un autre côté, rend très utile l'emploi de moyens adjuvants de l'anesthésie. Le mieux est, pendant les quatre ou cinq jours qui précèdent l'opération, d'employer, tous les jours, une ou deux injections sous-cutanées de 1 centigramme de morphine et de faire encore une nouvelle injection une heure avant d'opérer.

Le **chloroforme** est un bon anesthésique pour pratiquer la lithotritie, parce qu'il peut être dosé, dans le cours de l'opération, suivant les indications données par la sensibilité de la vessie. Je me sers habituellement de l'appareil de Roth.

D'une manière générale, on suivra les règles ci-dessous :

A) *Vessie saine* ou *peu sensible*. — Ces malades peuvent être complètement opérés avec une chloroformisation atténuée ; j'ai pourtant l'habitude d'agir ainsi, suivant les règles posées par mon maître Guyon.

Pendant la première période de la chloroformisation, lavage de la vessie ;

Pendant la résolution musculaire, garnir la vessie, introduire le lithotriteur, broyer ; point n'est besoin d'endormir profondément le malade : on maintient la résolution par de petites doses.

Donnant ensuite moins de chloroforme, lavage de la vessie et aspiration.

B) *Vessie enflammée.* — Dans ces cas, de même que lorsque dans une bonne vessie on prévoit de longues manœuvres, la chloroformisation doit être complète avant le lavage de la vessie. La résolution sera maintenue pendant toute la durée de l'opération, mais on pourra diminuer la dose de chloroforme au moment du lavage de la vessie, après le broiement, pour profiter des contractions vésicales qui chassent les fragments. Au moment de l'aspiration, on donnera plus de chloroforme pour éviter les contractions vésicales.

Dans tous les cas, on évitera de trop remplir la vessie pour que l'anesthésie soit efficace ; dans tous les cas encore, si, pendant le broiement, la vessie se contracte en totalité ou en partie, on cessera momentanément les manœuvres, on fera donner un peu plus de chloroforme et on recommencera, lorsque les contractions auront cessé.

La **stovaïnisation par la voie lombaire** peut être utilisée avec avantage pour pratiquer la lithotritie. Dans ces derniers temps, j'ai employé souvent ce mode d'anesthésie et j'ai été frappé de la facilité des manœuvres, même dans les mauvais cas. L'opération se fait plus aisément que lorsque le malade est endormi au chloroforme, parce que la vessie, plus inerte, ne se contracte pas sur le lithotriteur.

Manuel opératoire.

Position du malade. — Le malade est couché sur le dos, les fesses relevées par un coussin dur, haut de 20 centimètres, qui ne doit pas les déborder; les cuisses sont légèrement fléchies sur le ventre et écartées de manière à permettre de placer une cuvette de bidet au-dessous et entre les cuisses.

Le chirurgien se place à droite; l'aide en face de lui, et de l'autre côté de la table d'opération.

Lavage de la vessie. — Avant d'introduire le lithotriteur, il convient de laver largement la vessie pour la nettoyer autant que possible. On se servira, dans ce but, d'une sonde béquille, à deux yeux, du n°22 et de seringues stérilisées. On lavera la vessie avec de **l'eau bouillie simple,** en évitant d'employer le nitrate d'argent ou tout autre antiseptique qui, en irritant la vessie, provoquerait ses contractions. Dans le même but, on aura soin de n'introduire dans la vessie qu'une quantité d'eau telle que le réservoir ne soit pas distendu : la quantité de liquide sera proportionnée à la sensibilité de la vessie; en moyenne on introduira chaque fois 100 centimètres cubes. Il s'agit en somme d'un simple lavage mécanique, qui sera prolongé jusqu'à ce que le liquide qui sort de la vessie soit parfaitement propre.

Le lavage fini, on garnira la vessie avec une quantité de liquide proportionnée à sa capacité. Même dans les cas de vessie très tolérante, il ne convient pas d'introduire trop de liquide pour ne pas agrandir le champ opératoire. En moyenne, il faut garnir la vessie avec 200 centimètres cubes d'eau bouillie.

Introduction du lithotriteur. — Graissé avec de l'huile stérilisée, le lithotriteur sera introduit dans la vessie comme tout instrument métallique coudé; l'instrument, très lourd, sera plutôt conduit et très modérément poussé par la main, de manière qu'il entre sans violence aucune. Je rappelle que, pour franchir la portion membraneuse, il peut être utile d'abaisser avec la main gauche le pénil pour détendre le ligament suspenseur de la verge et que, en cas de grosse prostate, il faut encore fortement abaisser le manche du lithotriteur avant de pénétrer dans la vessie. Rarement, on aura besoin de soulever le talon du bec de l'instrument avec un doigt introduit dans le rectum.

Prise et broiement du calcul. — Les manœuvres de prise du calcul, et successivement celles de prise des fragments, doivent être faites suivant le diamètre transverse de la vessie qui, suivant l'expression de Guyon, est le diamètre chirurgical, dans trois situations différentes : près du col de la vessie; au contact de la paroi postérieure; au milieu de l'espace compris entre cette paroi et le col. C'est dans cette partie moyenne que commencent les manœuvres.

Chaque manœuvre de broiement comprend plusieurs temps successifs :

1° Prise du calcul ou des fragments;

2° S'assurer que la paroi vésicale n'est pas prise ;

3° Broiement de la pierre.

1° **Prise de calcul.** — Lorsque le lithotriteur est introduit dans la vessie, on le tient horizontalement avec son bec fermé, dirigé en haut et on le conduit, sans brusquerie, jusqu'au contact de la paroi vésicale postérieure, ce qui permet de se rendre compte de l'étendue antéro-postérieure de la cavité (fig. 229). Lorsqu'on a touché cette paroi postérieure, on ramène le lithotriteur en avant, au milieu de la vessie et on l'ouvre tenant toujours le bec en haut : la main gauche de l'opérateur soutient,

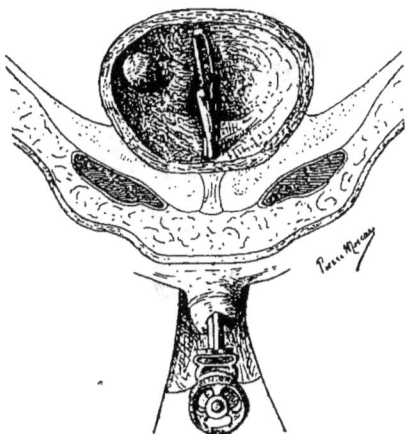

Fig. 229. — Manœuvre permettant au calcul de venir à l'instrument et de se placer de lui-même entre ses mors. — Le manche du lithotriteur est relevé pour permettre à la branche femelle de s'appuyer largement sur la paroi inférieure et de la déprimer assez fortement ; une sorte de bas-fond, en forme d'entonnoir, est ainsi créé. Le calcul, entraîné par son propre poids, peut rouler le long des surfaces inclinées que lui présentent les parois de la vessie, tomber au point déclive et se placer de lui-même entre les mors du lithotriteur. Il est le plus souvent nécessaire que le chirurgien favorise « la venue du calcul à l'instrument » imprimant des secousses au bassin. Il se peut qu'il soit obligé d'incliner les mors du lithotriteur à droite ou à gauche pour aller au devant de la pierre (Guyon).

immobile, la branche femelle de l'instrument tandis que la main droite attire la branche mâle jusqu'a effleurer le col, ouvrant ainsi largement les mors de l'instrument. On tourne alors l'instrument ouvert sur la paroi latérale droite de la vessie et, en rapprochant ses deux branches, on saisit le calcul s'il s'y trouve (fig. 250). Si on n'a pas rencontré de pierre, on fait la même manœuvre, en portant l'instrument ouvert sur la paroi latérale gauche de la vessie. La même manœuvre est exécutée ensuite, en tournant complètement en bas le bec de l'instrument.

Dans la plupart des cas, c'est sur la partie latérale droite du diamètre transverse de la vessie qu'on trouve le calcul : chez certains sujets pourtant, on ne peut saisir la pierre qu'avec l'instrument ouvert, les mors en bas (fig. 251).

Des manœuvres semblables permettent de saisir la pierre ou ses fragments au contact de la paroi postérieure de la vessie et au contact du col.

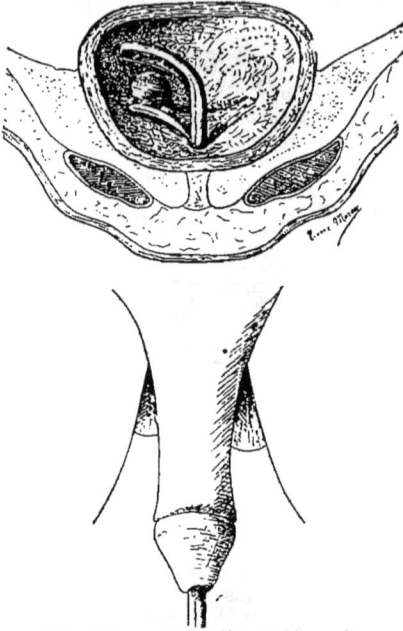

Fig. 230. — Prise directe (Guyon).

Manœuvre du lithotriteur dans l'espace compris entre la paroi antérieure et la paroi postérieure. — L'instrument a tout d'abord été mis en position ; il a été placé dans l'axe de la vessie qu'il ne doit pas quitter ; il a été ouvert en attirant la branche mâle vers le col, la branche femelle demeurait fixe. La branche mâle affleure la paroi antérieure sans y appuyer. La branche femelle est restée vers le fond de la vessie ; son talon est au contact de la paroi inférieure sans y appuyer ; ses mors en position verticale. Le chirurgien les fait alors pivoter à droite et à gauche pour aller saisir le calcul ou ses fragments ; « il y va en suivant la direction de diamètre transversal », il les trouve à l'une ou l'autre de ses extrémités, exceptionnellement à son centre. La figure représente cette partie de la manœuvre.

Pour saisir le calcul au contact de la paroi p stérieure, on conduit le lithotriteur fermé, bec en haut, jusqu'à celte paroi que la branche femelle déprime légèrement ; on ouvre l'instrument et on cherche le calcul successivement à droite, à gauche et en bas.

Au contact de la paroi postérieure, on fait aussi **la prise indirecte du calcul** (Guyon). Avec la branche femelle, on déprime la paroi postérieure et inférieure de la vessie et on maintient, dans cette position, l'instrument ouvert : on forme ainsi une rigole, à parois latérales obliques, où viennent tomber les pierres ou leurs fragments. Dans cette position de l'instrument, il peut être utile d'imprimer, avec le talon de la main gauche, des secousses sur la partie latérale du bassin du malade, pour faciliter la chute des calculs dans la rigole.

La manœuvre du tour du col s'exécute en avant, contre le col de la vessie. Le lithotriteur fermé est amené au contact du col et le déprime légèrement par sa branche mâle que la main gauche de l'opérateur maintient en place : la main droite repousse la branche femelle pour ouvrir l'instrument qu'on tourne ensuite successivement à droite, en bas, à gauche, en essayant dans chacune de ses positions de saisir la pierre. Chez les malades dont le lobe médian de la prostate fait saillie dans la vessie, on ne peut exécuter cette manœuvre en bas et on se borne à la faire à droite et à gauche.

Dans toute lithotritie bien faite, on doit exécuter les manœuvres de recherche du calcul dans les trois positions indiquées, vers le milieu, au contact de la paroi postérieure, enfin autour du col; mais il est fréquent que tout le broiement soit fait dans une de ces trois positions,

plus particuliè-
rement dans la
position moyen-
ne. Lorsqu'on
fait ensuite les
autres recher-
ches près du col
et contre la paroi
postérieure, on
constate que tout
le calcul est bien
broyé.

Il est fréquent
que presque tout
le broiement
puisse être exé-

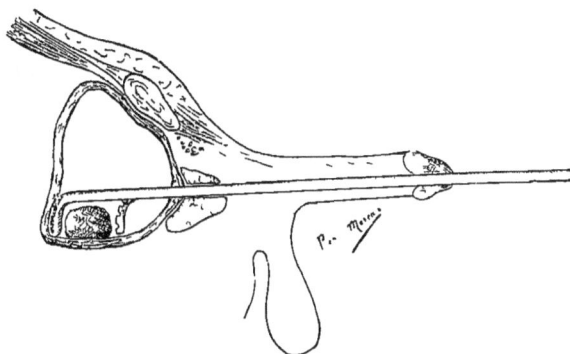

Fig 231 — Le lithotriteur est renverse, la branche femelle, intimement appuyée sur la paroi postérieure, la refoule, sans perdre son
contact intime, afin de saisir le calcul ou ses fragments (Guyon)

cuté dans la même situation, en ayant à peine besoin de déplacer l'instrument ; les fragments du calcul retombent à la même place et on

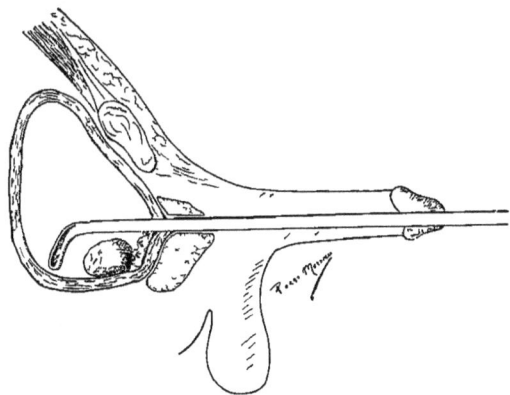

Fig. 252 — La coupe verticale montre le lithotriteur renversé, manœuvrant au-dessous du col La branche mâle appliquée contre la levre inférieure du col, s'y appuie intimement; elle l'attire et refoule la prostate Le lithotriteur a
eté conduit au-dessous du col, sans perdre son contact avec
la paroi ; il plonge dans le centre du bas-fond vesical et
peut y saisir le calcul ou ses fragments (Guyon).

peut, par prises suc-
cessives, les réduire en
poussière. Le plus sou-
vent encore presque
toute l'opération est
faite avec l'instrument
ayant ses mors dirigés
en haut ou un peu sur
le côté : rarement, on
est obligé d'opérer tou-
jours avec le bec dirigé
en bas.

2° S'assurer que la
paroi vésicale n'est pas
prise. — Quelle que
soit la position qu'il
ait fallu donner à l'ins-
trument pour saisir le
calcul, il faut, avant

de le saisir, le tâter. En rapprochant les mors de l'instrument, on
sent s'il s'est interposé entre eux un corps étranger (fig. 233) : parfois
d'emblée, dans les calculs uriques, la sensation est si nette et

franche qu'on est sûr de tenir le calcul et rien que le calcul. D'autres fois, lorsque le calcul est phosphatique, ou lorsque, avec ou sans calcul, la vessie est prise en même temps que la pierre, on a une sensation de mollesse, souvent indécise, peu nette. De toutes manières, pour être sûr de ce que l'on fait, il faut tâter le calcul, en attirant et repoussant, à deux ou trois reprises, avec douceur, la branche mâle contre la branche femelle : ce contact multiplié éclaire les sensations tactiles. S'il reste quelque doute, avant de saisir définitivement le calcul et de le broyer, on tient rapprochées les deux branches du lithotriteur sans fermer l'écrou et on fait pivoter l'instrument, de manière à placer son bec en haut : si la vessie est prise, elle se dégage d'elle-même et les deux branches se rapprochent ; si en réalité, on tient le calcul, les branches restent écartées et se meuvent librement.

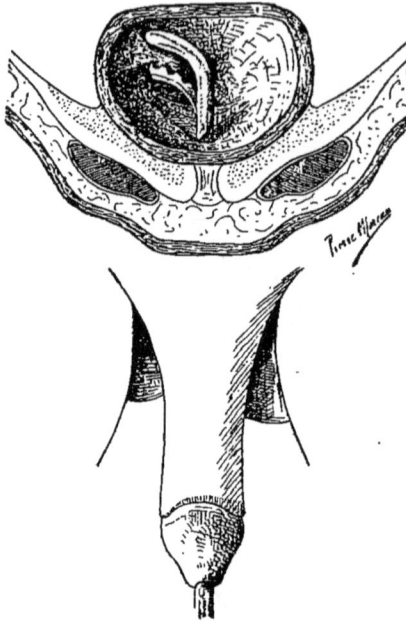

Fig. 235. — Un pli de la muqueuse de la vessie s'engage entre les mors du lithotriteur à droite. La vérification de la prise laisse des doutes sur sa nature. La prise n'est pas fixée ; l'écrou n'est pas ;fermé ; le rapprochement des mors, doucement maintenu avec la main, conserve la prise. et le chirurgien procède à sa vérification (Guyon).

On peut encore se rendre compte de cette liberté des mouvements en faisant exécuter au lithotriteur de petits mouvements rapides de rotation à droite et à gauche.

En somme, à chaque prise du calcul ou des fragments, il faut sentir le calcul, le tâter, déplacer les mors du lithotriteur. Ces mouvements se suivent très rapidement et, avec quelque habitude, on les exécute automatiquement.

3° **Broiement.** — La pierre saisie, il faut la broyer et il faut broyer ensuite les fragments, jusqu'à ce qu'ils soient réduits en fragments très petits ou en poussière.

Pour broyer la pierre, on la met **en position de broiement.** On la saisit, on s'assure que la vessie n'est pas prise ; **on place les mors du lithotriteur, bec en haut, au milieu de la vessie, sans toucher aux parois,** on ferme l'écrou et on se dispose à broyer (fig. 234).

La main gauche de l'opérateur tient solidement la poignée à pleine

main; la main droite manie la roue (fig. 235) : en la tournant on sent
que les mors du lithotriteur
s'impriment dans le calcul,
alors, avec plus de force et
plus rapidement, on tourne la
roue et l'on sent la pierre éclater en fragments.

Si la pierre est trop dure
ou trop volumineuse, on peut
sentir que les mors du lithotriteur au lieu de s'imprimer
dans le calcul, mettent en jeu
leur élasticité et ont tendance
à revenir sur eux-mêmes ; il
ne faut pas insister dans ce
cas et ne pas trop employer de
force ; le lithotriteur pourrait
se casser. De même, si le lithotriteur ne peut vaincre la résistance du calcul, il faut s'aider du marteau ou modifier la
prise.

Quand on se sert du mar-

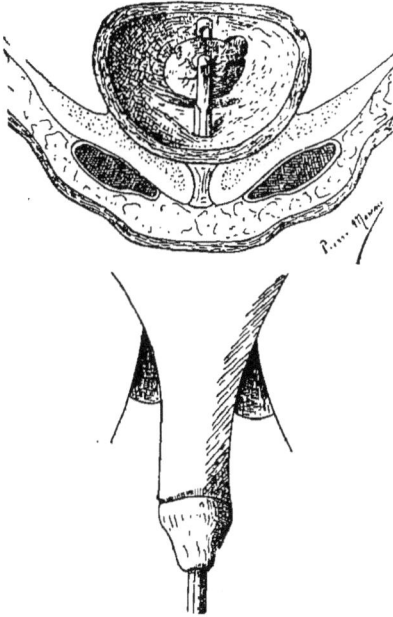

Fig. 234. — La pierre est saisie entre les mors de l'instrument (Guyon).

teau pour casser une pierre trop dure, on a plutôt pour but de modifier
l'état moléculaire de la
pierre par les coups de
marteau que de la casser
avec brutalité. Pour ce
faire, on tient la pierre
suspendue au milieu de
la vessie, entre les mors
du lithotriteur qui la
saisissent, on ouvre
l'écrou pour que les
deux branches puissent
glisser l'une sur l'autre
et par petits coups suc-
cessifs, sans grande
force, on frappe sur le
talon de l'instrument. De
nouveau on ferme l'écrou
et on essaie de briser la

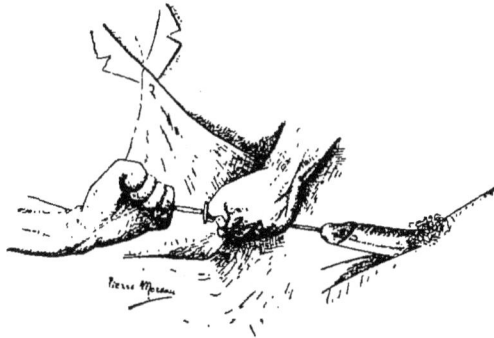

Fig. 235. — Position des mains et des avant-bras du chirurgien pendant le broiement (Guyon)

Le bras et l'avant-bras gauche sont solidement appuyés au corps
et restent immobiles. La main gauche tient fortement la poignée cylindrique, le pouce appuyant sur la bascule. La main
droite embrasse le volant et se renverse en arrière. Le chirurgien assure ainsi : 1° la fixité absolue du lithotriteur avec
lequel il fait corps ; 2° la fermeture solide de l'écrou ; 3° l'emploi mesuré, régulier et puissant, du degré de force nécessaire.

pierre : souvent, on le fait aisément après cette manœuvre du marteau.

Si, malgré l'emploi du marteau, on ne réussit pas à briser le calcul, il faut modifier la prise. On peut penser que la pierre a pu être prise par son grand diamètre ou trop près de son milieu, et dans ce cas l'opérateur ouvre le lithotriteur et laisse échapper le calcul ; à nouveau il le saisit, plus près de son extrémité, et il essaie les mêmes manœuvres ; très souvent on réussit ainsi à briser le calcul, même lorsqu'il est dur et très gros : il est rare que le reste du broiement ne se fasse ensuite facilement. Il est, en effet, de règle que les fragments de la pierre se brisent facilement ; dans certain cas pourtant, après plusieurs prises successives, on prend une partie plus dure, qui résiste : parfois, il s'agit d'un nouveau calcul encore entier, parfois du noyau central, plus résistant, d'une pierre déjà fragmentée en partie.

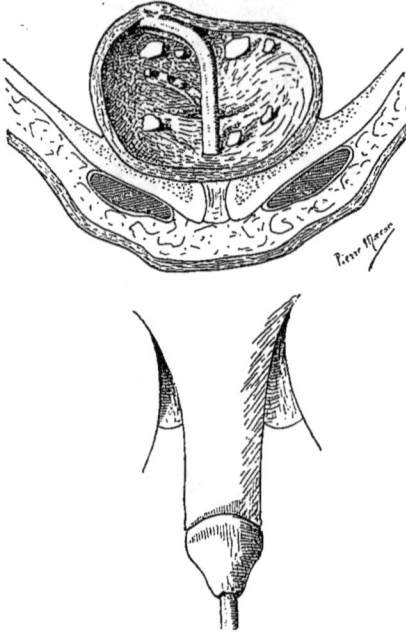

Fig. 256. — Le lithotriteur fermé est d'abord mis largement au contact de la paroi postérieure en position transversale et franchement au-dessus de la paroi inférieure. La branche femelle est la branche fixe ; elle reste appliquée à la paroi postérieure, tandis que la branche mâle est attirée vers la paroi antérieure, afin d'ouvrir les mors au degré jugé nécessaire. Ceux-ci évolueront successivement, à droite et à gauche, pour saisir le calcul ou ses fragments, la branche femelle appuyant, sans quitter son contact, sur la paroi postérieure qu'elle repousse en arrière.

Rarement, dans cette région de la vessie, de même qu'entre les deux parois, il est nécessaire de renverser complètement les mors pour saisir le calcul ou ses débris. Cela peut cependant être utile. La figure 251 montre ce temps de la manœuvre du lithotriteur évoluant au contact de la paroi postérieure.

La figure 257 montre aussi que les fragments se réfugient contre les parois antérieure et postérieure (Guyon).

Lorsque la pierre a été entamée, on recommence les manœuvres de prise et de broiement, jusqu'à ce que tous les fragments soient réduits en poussière. On va chercher les fragments là où on les a broyés, parce qu'ils ont tendance à retomber à la même place et on a soin de ne pas promener inconsidérément les mors du lithotriteur dans toutes les parties de la vessie. C'est lorsqu'on sent que, dans un endroit déterminé, on ne trouve plus que de la poussière, qu'on explore méthodiquement la vessie, comme il a été dit plus haut.

Le broiement est terminé lorsque, à plusieurs reprises, on sent que les mors du lithotriteur n'écrasent plus que de la poussière de calcul : il faut pour cela une certaine habitude.

Avant de retirer le lithotriteur, il faut fermer ses branches en s'assurant qu'il ne reste pas entre elles de fragment qui puisse blesser l'urètre. On ramène le lithotriteur au milieu de la cavité vésicale, sans toucher à ses parois et on lui imprime de petites secousses, en le faisant pivoter à droite et à gauche, pour débarrasser ses branches ; on le ferme ensuite et on appuie une branche contre l'autre pour sentir que les deux surfaces métalliques frappent l'une contre l'autre : il ne reste qu'à fermer l'écrou et à serrer la vis à fond avant de retirer l'instrument.

Extraction des fragments par le lavage. — Si on pratiquait l'aspiration immédiatement après le broiement, on risquerait, en cas de calcul un peu volumineux, d'avoir trop de fragments et d'engraver la sonde évacuatrice. Pour l'éviter, il convient de faire, avant l'aspiration, un grand lavage de la vessie avec la sonde évacuatrice.

Suivant le volume de la prostate, on choisit une sonde évacuatrice ordinaire, du numéro

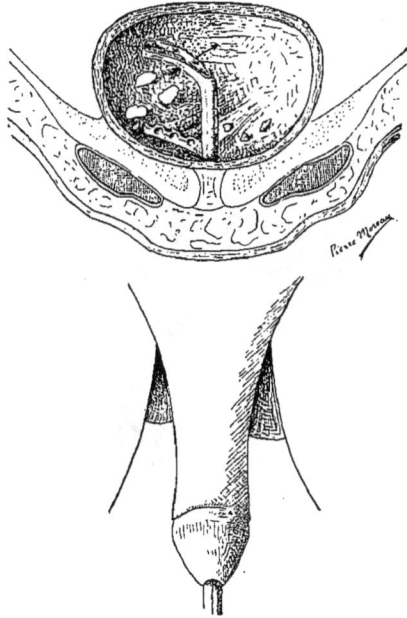

Fig. 237. — La branche mâle attire, en la déprimant, la paroi antérieure au voisinage du col ; l'opérateur y prend son point d'appui et le conserve pendant toute la durée de l'évolution du lithotriteur ; cette évolution se fait à droite ou à gauche et souvent se continue en bas jusqu'à la verticale, ainsi que le montre la figure suivante. Cette manœuvre permet de saisir les fragments du calcul, et parfois le calcul, sur les parties latérales du col ou à son centre ; on pénètre ainsi au-dessous d'un relief de la prostate, faisant saillie dans l'un ou l'autre de ces trois points (Guyon).

26 ou 27, ou la sonde à grande courbure, qu'on introduit, garnie de son mandrin, en le graissant abondamment de vaseline pour épargner le canal qui peut être engravé. Si d'ailleurs, en retirant le lithotriteur, ou pendant le broiement, le malade a uriné en chassant des fragments de pierre dans le canal, il convient, avant d'introduire la sonde aspiratrice, de faire avec la seringue une injection urétro-vésicale sans sonde, de manière à refouler les fragments dans la vessie.

Le lavage avec la sonde aspiratrice est fait avec la solution tiède de nitrate d'argent au millième : ce liquide agit comme un puissant antiseptique, à un moment de l'opération où il ne faut pas craindre, mais souhaiter, les contractions de la vessie qui chassent les fragments de calcul. Cette même considération nous engage à mettre en jeu par le lavage la sensibilité de la vessie à la distension. On se servira donc de la seringue en injectant tout son contenu, d'un seul coup, avec force et on remplira à nouveau la vessie, avant qu'elle se soit vidée, lorsque le jet de retour par la sonde faiblira. Pendant ce temps, on aura placé entre les cuisses du malade la cuvette d'un bidet ; et un aide maintiendra en outre, au delà du bidet, une cuvette vide : la vessie se contracte avec force et le jet de liquide est souvent projeté très loin.

Le lavage vésical sera terminé, lorsque le courant de retour ne ramènera plus de fragments.

Avant de procéder à l'aspiration, on s'assurera de la meilleure position de la sonde aspiratrice : il faut que, dans la position choisie, le liquide qu'on injecte entre et sorte facilement de la vessie.

Aspiration. — Il faut savoir que l'expérimentation *in vitro* et la pratique opératoire démontrent que l'action de l'aspirateur ne se fait sentir qu'à une petite distance de la sonde (de 6 à 10 millimètres), ce qui oblige à aller chercher les fragments à l'endroit où ils se trouvent. Dans la plupart des cas, presque tous les fragments sortent bien lorsque les

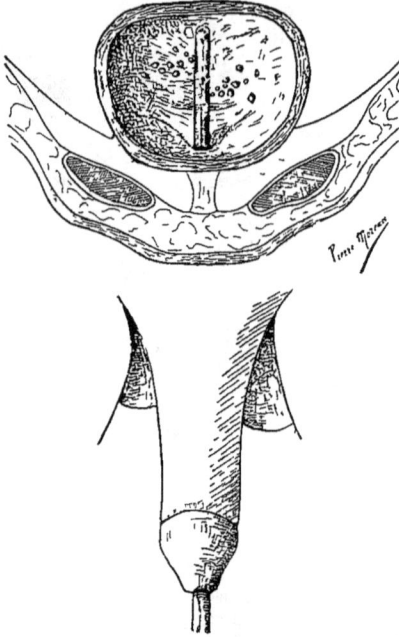

Fig 238 — Position à donner au tube d'aspiration pour rapprocher son extrémité oculaire des fragments (Guyon)

Aspiration au centre de la vessie — Le tube est d'abord placé dans l'espace compris entre la paroi antérieure et la postérieure, son bec regarde en haut et son talon affleure la paroi postérieure sans y appuyer — Après avoir commencé l'aspiration dans cette position, le chirurgien incline successivement l'instrument a droite et à gauche, quand l'aspiration des fragments se ralentit afin de les rapprocher de ceux qui n'ont pas encore été entraînés, il le place ainsi « à distance utile » pour les attirer, sans le mettre cependant en contact avec la paroi

yeux de la sonde sont placés vers le milieu du diamètre transversal de la vessie, le bec de l'instrument regardant en haut, vers la paroi abdominale : quelques fragments viennent encore, lorsqu'on fait pivoter la sonde (fig. 238), pour placer son bec à droite et à gauche. Dans tous les cas, il faudra pratiquer l'aspiration successivement dans ces trois positions, puis, plus en arrière, vers la paroi postérieure, enfin, en avant, près du col, notamment le bec étant dirigé en bas et le manche de l'instrument relevé.

Voici le manuel de l'aspiration :

Après avoir fait le lavage de la vessie et placé la sonde vers le milieu du diamètre transversal, on s'assure que le liquide introduit revient avec facilité; on injecte alors dans la vessie *une quantité de nitrate d'argent qui ne doit pas excéder* 150 *centimètres cubes et qui sera moindre dans les vessies très sensibles a contraction brusque : si on met trop de liquide dans la vessie, on s'expose a la voir éclater pendant l'aspiration.*

La vessie garnie, on bouche momentanément la sonde avec le doigt et on y adapte l'aspirateur que l'aide présente, garni de nitrate d'argent au 1 pour 1000. L'aide tient l'aspirateur avec ses deux mains; la main gauche, au-dessous du verre, la main droite saisissant l'instrument au niveau de sa partie métallique supérieure, de manière à laisser libres les mouvements du chirurgien.

On ouvre la clef du bec de l'aspirateur et on tient toujours la sonde avec la main gauche dans la position choisie, puis on presse la poire de l'aspirateur et on observe, lorsqu'elle revient sur elle-même, la chute des fragments de calcul dans le récipient en verre. Il faut qu'à chaque coup d'aspiration, la poire revienne sur elle-même : si elle reste affaissée ou fonctionne mal, c'est qu'un fragment de calcul bouche les yeux de la sonde ou encore que la sonde, étant placée trop près de la vessie, la paroi vésicale est aspirée contre ses yeux. Dans le premier cas, il faut retirer l'aspirateur et, avec le mandrin, dégager la sonde. Dans le second, il suffit, le plus souvent, d'enfoncer un peu plus la sonde ou de la changer de position.

On continuera à faire manœuvrer l'aspirateur dans la position choisie jusqu'à ce qu'il ne passe plus de fragments. On fera alors pivoter la sonde à droite et à gauche; on ira ensuite aspirer plus loin près de la paroi postérieure, enfin, près du col de la vessie.

Vérification de l'évacuation. — Lorsque les pierres sont trop volumineuses ou la vessie trop sensible, il arrive souvent que le broiement n'a pas été complet. Le plus souvent, on sent dans ces cas, pendant l'aspiration, que les fragments de calcul viennent frapper sur la sonde évacuatrice, en produisant un bruit qui ne doit pas être confondu avec celui que peut faire l'aspirateur lui-même; dans d'autres cas de broiement incomplet, l'aspirateur ne montre rien.

Pour vérifier si le broiement est complet, on peut, à l'exemple de M. Guyon, employer un lithotriteur à mors plats qui s'insinue mieux dans les différentes parties de la vessie.

Chez tous mes opérés, je fais la vérification cystoscopique du broiement, précédée ou non de la recherche des fragments qui peuvent rester, avec un petit lithotriteur.

Lorsque tout me fait croire que la pierre a été complètement broyée et ses fragments bien évacués, je fais, après l'aspiration et en me servant de la sonde évacuatrice qui reste en place, un grand lavage de la vessie à l'eau bouillie, je garnis la vessie de 200 centimètres cubes d'eau et je retire la sonde en la garnissant de son mandrin. Séance tenante, sur la table d'opération, je fais rapidement la cystoscopie qui démontre si l'opération a été ou non complète.

Dans d'autres cas, lorsque le cliquetis, pendant l'aspiration, ou lorsque d'autres raisons me font croire qu'il reste des fragments dans la vessie, je laisse 150 centimètres cubes de liquide, en enlevant la sonde aspiratrice et j'introduis à nouveau un lithotriteur fenêtré, plus petit que celui dont je me suis d'abord servi pour chercher et broyer les fragments que j'ai pu laisser. Après une nouvelle aspiration, je fais alors un nouveau lavage et la cystoscopie.

Je ne considère l'opération satisfaisante que lorsque la cystoscopie me démontre que je n'ai laissé aucun fragment. Cette pratique que j'ai adoptée depuis quinze ans m'a donné d'excellents résultats.

Sonde à demeure. — Dans les cas de bonne vessie et d'opération simple, on peut ne pas mettre de sonde à demeure. Lorsqu'au contraire la vessie est en mauvais état, lorsque l'opération a été longue, lorsqu'il y a un certain saignement, lorsque la prostate est hypertrophiée, enfin lorsque les urines sont infectées, la sonde à demeure me paraît d'une grande utilité.

En général, on place une sonde béquille à deux yeux du n° 21 et on la fixe en bonne place, avant de remettre le malade dans son lit.

Soins consécutifs à la lithotritie.

Pour assurer l'asepsie et le bon fonctionnement de la sonde, on fera, deux fois par jour, un lavage très doux, au protargol, à 2 pour 1000, en lavant la vessie et le canal antérieur : pour ce dernier lavage, on mettra le bec de la canule du laveur ou de la seringue entre la sonde et le méat.

En moyenne, la sonde restera en place quarante-huit heures. On pourra laisser le malade levé pendant quelques heures, le jour même de l'enlèvement de la sonde et, dès le lendemain, il pourra rester levé toute la journée. Vers le cinquième jour, le malade pourra sortir.

Le traitement interne post-opératoire se bornera à donner au malade de l'eau ou des tisanes diurétiques pendant quelques jours, en assez grande quantité pour provoquer un peu de polyurie.

Si la sonde était mal tolérée, on donnerait des lavements calmants ou on ferait des injections de morphine : au besoin, on enlèverait la sonde.

Régime digestif. — Le premier jour, diète; deuxième jour, aliments liquides et même légère alimentation solide; troisième jour, alimentation ordinaire modérée. Le lendemain de l'opération, lavement évacuant; au besoin, purgation le deuxième jour.

Difficultés et accidents opératoires.

Les difficultés et les accidents opératoires peuvent s'observer pendant tous les temps de la lithotritie.

1° *Introduction du lithotriteur de la sonde évacuatrice et de la sonde à demeure.* — Le trop petit calibre du canal ou les déformations de la portion prostatique peuvent gêner l'introduction du lithotriteur; dans certains cas, il peut être difficile de passer la sonde évacuatrice ou même la sonde qu'on laisse à demeure après l'opération. On remédiera à ces difficultés, en ayant soin d'explorer le canal quelques jours avant l'opération et en le dilatant convenablement : dans tous les cas de canal rigide, médiocrement dilaté, ou de prostate très grosse, il est prudent de placer une sonde à demeure la veille de l'opération.

Malgré ces précautions, les difficultés de cathétérisme peuvent persister. Duchastelet a recommandé une série de moyens très ingénieux pour vaincre ces difficultés en utilisant le **cathétérisme à la suite.**

Pour introduire le lithotriteur, on se sert d'une sonde urétérale, dont la longueur est double de celle d'une sonde ordinaire. Vers le milieu de cette sonde, on passe un fil de soie, ressortant par deux orifices, placés à 2 centimètres l'un de l'autre, se réunissant en un seul chef, et déterminant ainsi un triangle, dont la base, formée par la portion de bougie, doit venir s'accoler dans la rainure dorsale du mors femelle du lithotriteur fenêtré.

Pour ce faire, après avoir introduit la première moitié de la bougie jusque dans la vessie, on approche le lithotriteur mors ouverts, on introduit les fils déjà décrits à travers la fenêtre de la branche femelle, en les faisant ressortir, tout en les tendant sur le côté du mors mâle (fig. 239), que l'on rapproche et que l'on serre à bloc par un tour de roue, la bougie se trouve ainsi fixée sur la convexité du lithotriteur.

On coupe alors, au ras de la concavité, la portion des fils qui dépassent, et on n'a plus qu'à introduire l'instrument à la suite de la portion conductrice de la bougie. Aussitôt dans la vessie, on desserre les mors qui cessent de serrer les fils, et, pour ramener la bougie conductrice au dehors, ou tire sur l'extrémité libre de la portion postérieure qui, pendant toute l'introduction, avait cheminé, accotée à la tige du lithotriteur jusqu'au niveau du manche.

Pour faciliter le cathétérisme avec la sonde aspiratrice, on peut se servir, dans les cas difficiles, du mandrin conducteur de Duchastelet représenté fig. 240.

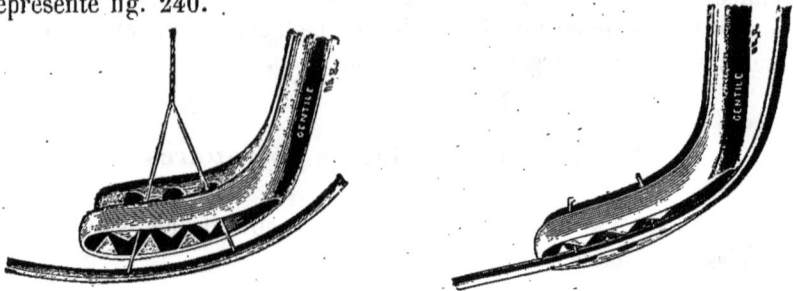

Fig. 239. — Lithotriteur conduit sur une sonde urétérale. Procédé de Duchastelet.

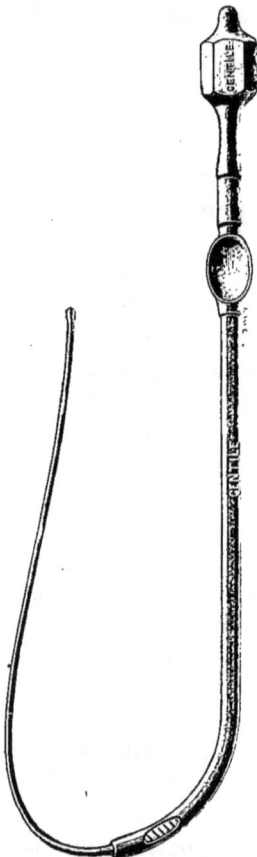

Fig. 240. — Sonde aspiratrice munie d'un mandrin articulé avec une bougie conductrice (Duchastelet).

2° *Prise du calcul ou des fragments.* — Les difficultés dans la prise du calcul ou des fragments proviennent de plusieurs ordres de causes : le volume de la pierre ; les contractions irrégulières de la vessie ; les loges et diverticules de la vessie ; la saillie de la prostate ; enfin la coexistence d'un néoplasme.

Lorsque le calcul est **volumineux**, une faute fréquente des jeunes opérateurs consiste à ne pas ouvrir suffisamment les mors du lithotriteur.

Lorsqu'on ne connaît qu'imparfaitement le volume de la pierre, il faut toujours, au début de l'opération, ouvrir largement le lithotriteur ; on prendra la même précaution pour toutes les premières prises, parce que souvent, après avoir brisé une extrémité du calcul, sa partie principale, prise plus en son milieu ou suivant un diamètre différent, paraît plus grande que ne l'était le même calcul intact lors de la première prise.

Dans ces mêmes cas de grosses pierres dures, il peut être très difficile, et même impossible, de broyer la pierre. J'ai dit plus haut comment il faut, dans ces cas, essayer de prendre le calcul près d'une de ses extrémités, là où il est plus facile de commencer le broiement ; j'ai dit aussi comment il faut se servir du marteau. Il est des cas ou aucun artifice ne réussit et il faut pratiquer la taille : un bon chirurgien doit prévoir cette possibilité pour les calculs uriques atteignant 4 1/2 à 5 centimètres et dans les cas de calculs oxaliques, même de moindre dimension.

Les **contractions de la vessie** sont la cause la plus commune des difficultés de la lithotritie. C'est pour les éviter qu'il faut soigner la vessie avant l'opération et c'est dans le même but qu'on aura soin de ne pas réveiller la sensibilité de la vessie à la distension, en la remplissant trop et qu'on évitera enfin de promener inconsidérément le lithotriteur d'un côté à l'autre de la vessie. Malgré toutes ces précautions, on observe parfois des contractions de la vessie qui maintiennent le calcul en haut, près de la paroi antérieure, où il faut aller le saisir au début de l'opération. D'autres fois, pendant le broiement, les contractions de la vessie gênent les manœuvres du lithotriteur et cachent les fragments; dans ce cas, il faut s'arrêter, faire donner un peu plus de chloroforme et ne recommencer les manœuvres que lorsque la vessie se calme. La même règle est applicable lorsque le malade urine une partie du liquide introduit dans la vessie, pendant qu'on broie le calcul : on peut, dans ce cas, continuer à briser la pierre, même avec très peu de liquide, mais si on est gêné dans les manœuvres, mieux vaut faire une évacuation de la partie déjà broyée par simple lavage avec la grosse sonde en métal, regarnir la vessie modérément et continuer l'opération.

Dans certaines vessies très mauvaises, on ne peut réussir à opérer complètement en une seule séance, sans s'exposer à trop prolonger la chloroformisation et à déterminer des lésions vésicales. Il faut, dans ces cas, lors d'une première séance, débarrasser la vessie le mieux que l'on peut, mettre une sonde à demeure, attendre une huitaine de jours et recommencer une deuxième séance. Guyon nous a enseigné que **toutes les lithotrities ne doivent pas être pratiquées en une seule séance.**

Les **loges et diverticules** de la vessie peuvent servir de cachette aux pierres ou à leurs fragments. Lorsque ces loges présentent une ouverture étroite, la lithotriteur ne peut y pénétrer. La vérification cystoscopique, que je recommande dans tous les cas, permet de faire ces diagnostics et montre que, dans ces conditions, il faut opérer par la taille.

La **saillie intra-vésicale** d'un lobe latéral de la prostate ne gêne guère les manœuvres qui se font dans ce cas de l'autre côté. Plus difficiles sont les cas avec saillie du lobe médian : il faut alors travailler à droite et à gauche et, autant que possible, sur la ligne médiane, en arrière du lobe médian et, si on le peut, au-dessous de lui. Il convient pour cela de garnir la vessie avec 200 ou 250 centimètres cubes de liquide et de se servir d'un lithotriteur à mors longs, dont on élèvera le manche, pour essayer d'introduire les mors dans la cavité rétro-cervicale : parfois encore, on réussit en inclinant le malade en position de Trendelenburg et en faisant des **prises indirectes** (voir p. 552) au contact de la paroi postérieure de la vessie. Dans certains cas de lobe central trop développé, la lithotritie n'est pas praticable et doit céder le pas à la taille : il en est ainsi chez les malades dont la prostate présente la disposition représentée dans la figure 365, p. 757.

La **coexistence d'un néoplasme** contre-indique la lithotritie d'une manière générale : le diagnostic sera précisé par la cystoscopie. On pourra pourtant, en cas de néoplasme inopérable, accompagné de calculs secondaires, pratiquer, avec grande prudence, le broiement des pierres pour soulager le malade. J'ai agi ainsi avec succès chez un malade dont le néoplasme pariétal, étendu sur toute la face antérieure de la vessie, contre-indiquait par son siège la cystotomie sus-pubienne.

Pincement de la vessie. — Il est fréquent qu'au lieu d'un fragment de calcul, la paroi vésicale s'introduise entre les mors du lithotriteur ; parfois encore, la muqueuse vésicale est prise en même temps que la pierre.

On est prévenu de la prise de la vessie par la sensation particulière de mollesse élastique qu'on éprouve en rapprochant les mors du lithotriteur : c'est une sensation différente de celle que donnent les calculs phosphatiques. Un opérateur habitué reconnaît du premier coup cette sensation et s'en assure davantage par les petits mouvements de va-et-vient qu'il exécute avec la branche mâle, en la faisant glisser sur la branche femelle pour *tâter* la prise — de même qu'on répète dans la palpation manuelle le contact de la main avec la partie qu'on palpe pour contrôler ses sensations (Guyon). — Nous avons dit d'ailleurs qu'avant de fermer l'écrou du lithotriteur, on doit ramener la prise en position de broiement ; lorsqu'on ramène ainsi le lithotriteur vers le milieu de la vessie, si la muqueuse vésicale est prise, elle se dégage d'elle-même.

Corps étranger formant le noyau d'un calcul. — En dehors des cas connus d'avance, où je savais que le noyau d'un calcul était formé par un fragment de sonde ou par une épingle à cheveux, j'ai trouvé deux fois, par surprise, des calculs dont le noyau était formé par un fil de soie provenant, dans un cas, d'une opération gynécologique antérieure et dans l'autre d'une ancienne opération de hernie. Dans les deux cas, j'ai pu annoncer pendant le broiement qu'il existait un corps étranger dans la vessie, parce que le lithotriteur était libre dans la cavité vésicale et broyant un calcul phosphatique, je sentais entre ses mors un corps mou qui ne se laissait pas écraser.

5° *Sortie du lithotriteur* — La manœuvre de sortie du lithotriteur peut être gênée parce qu'on ne peut fermer ses mors. Parfois, il s'agit simplement de poussières accumulées, qui, surtout dans les.

calculs phosphatiques, encombrent l'encoche de la branche femelle : on réussit dans ces cas à bien fermer l'instrument en l'ouvrant d'abord un peu, pour lui faire exécuter, au milieu de la cavité vésicale, quelques mouvements de latéralité et en le fermant ensuite. Au besoin, l'écrou étant fermé, on écrasera la bouillie phosphatique en tournant la roue.

Plus embarrassants sont les cas où le lithotriteur reste ouvert à un certain degré et où on ne peut ni le fermer, ni le dégager : la vessie se contracte sur l'instrument et une partie de la paroi pénètre dans ses mors. Il faut, dans ces cas, ne pas essayer de fermer le lithotriteur et l'approcher doucement du col sur lequel on l'appuie : la vessie se dégage ainsi d'elle-même.

4° *Évacuation des fragments* — C'est pendant l'évacuation des fragments par le lavage à la seringue, qu'on se rend surtout compte de l'**hémorragie** qui a pu se produire pendant le broiement.

Dans des conditions moyennes, la lithotritie ne détermine pas ou détermine peu de saignement, mais lorsque la prostate est grosse, ou la vessie très enflammée, on peut observer un saignement assez intense. ayant son origine dans la prostate ou provenant de la muqueuse vésicale; très exceptionnellement des caillots accumulés dans la vessie gênent l'évacuation. Lorsque l'hémorragie a quelque importance, on fera le lavage de la vessie avec des solutions très chaudes et, s'il existe des caillots, on les évacuera, en les aspirant avec la seringue, comme dans toute hémorragie vésicale, et non avec l'aspirateur, qui fonctionne mal dans ces cas.

L'**encombrement de la sonde évacuatrice par des graviers** peut s'observer pendant le lavage à la seringue ou pendant l'aspiration : le plus souvent un gravier bouche en partie les yeux de la sonde, et il suffit de pousser le mandrin pour la dégager. Si la trop grande quantité de poussière et de graviers gênait l'aspiration, il faudrait laver encore la vessie avec la seringue avant de faire l'aspiration.

Engravement du canal. — Lorsque le malade, en urinant, a poussé des fragments de calcul dans l'urètre, on fera un lavage sans sonde du canal, de manière à repousser ces fragments dans la vessie avant de les évacuer. Dans ce cas, on aura soin de graisser largement à la vaseline la sonde évacuatrice qui sera introduite dans la vessie avec beaucoup de douceur.

L'**aspiration de la paroi vésicale** se reconnaît à ce que la poire de l'aspirateur reste aplatie sans revenir sur elle-même : le plus souvent, cela est dû à ce que la sonde n'est pas assez enfoncée, parfois à ce qu'elle l'est trop; en tout cas, à ce que ses yeux sont trop près de la paroi vésicale. Il suffit, pour remédier à cet incident, de changer la sonde de place.

Rupture de la vessie. — Ce redoutable accident ne peut arriver qu'à des opérateurs maladroits. On a pu l'observer parce que le lithotriteur, brutalement introduit, a déchiré la paroi antérieure de la vessie ou plutôt la paroi urétrale supérieure dans la portion prostatique. Il peut se faire aussi que l'opérateur ait pincé et broyé la paroi vésicale pendant le broiement, ou encore que la vessie étant trop pleine lors des manœuvres d'aspiration, elle se soit rompue par la brusque surpression du liquide introduit.

Il suffit de connaître les différentes causes de rupture de la vessie pour l'éviter. Si pareil accident arrivait, on s'en apercevrait aisément pendant le lavage en constatant que le liquide introduit ne revient pas facilement : on confirmerait le diagnostic en constatant avec le mandrin que la sonde évacuatrice est libre, que son fonctionnement n'est gêné ni par des graviers ni par des caillots.

La seule conduite à tenir en cas de rupture de la vessie serait de faire immédiatement la taille, d'examiner la perforation et, si elle était intra-péritonéale, d'ouvrir le péritoine, le nettoyer et le drainer après avoir fermé l'orifice vésical.

Accidents et complications post-opératoires.

Mauvais fonctionnement de la sonde. — L'abondance des caillots, l'excessive irritabilité de la vessie, peuvent être cause de mauvais fonctionnement de la sonde; plus souvent encore, la sonde fonctionne mal parce qu'elle se déplace. De petits lavages de la vessie qui permettent de placer la sonde au point, des lavements calmants, les injections de morphine, remédient à ces inconvénients. Si, malgré tout, la sonde est mal supportée, on peut d'abord en essayer une autre : si cette nouvelle sonde était mal tolérée, on la retirerait définitivement.

Hémorragie prolongée. — Même chez les malades qui ont saigné plus que d'habitude, il est de règle que le saignement diminue beaucoup le 2e jour et cesse le 5e jour. Lorsque le saignement se prolonge, je crois utile de laisser la sonde à demeure jusqu'à ce que l'urine soit claire. Il faut, dans ces cas, empêcher les contractions de la vessie par la sonde à demeure et les calmants ci-dessus indiqués.

Fièvre post-opératoire. — Chez les malades infectés, il peut y avoir, consécutivement à l'opération, un léger mouvement fébrile de quelques dixièmes de température qui est sans importance. Lorsque la fièvre acquiert plus d'intensité, le chirurgien doit penser aux complications infectieuses possibles qui, par ordre de fréquence, sont :

1° Le phlegmon périvésical antérieur ou postérieur, qu'on reconnaîtra à l'endolorissement, puis à l'empâtement, enfin à l'induration du côté de la cavité de Retzius ou en arrière, entre la vessie et le rectum. Au début, on se bornera à bien surveiller la sonde à demeure et, en cas de péricystite antérieure, à de larges pansements humides : des accidents peu graves peuvent se calmer ainsi. Si les symptômes devenaient menaçants, on n'hésiterait pas à inciser l'abcès anté ou rétro-vésical.

2° La **prostatite suppurée** que révèlera le toucher rectal commande le retrait immédiat de la sonde à demeure et, en cas d'abcès, l'incision pré-rectale large.

5° L'**infection générale sans complication locale inférieure**. On se rendra compte de la possibilité d'une poussée de pyélonéphrite et on y remédiera par les moyens habituels — boissons abondantes, cataplasmes sinapisés, au besoin intervention directe par la néphrostomie. — En tout cas, on fera de l'antisepsie vésicale directe par de fréquents lavages au protargol à 4 pour 1000 ou au nitrate d'argent à 1 pour 1000, et on donnera à l'intérieur l'urotropine, à la dose de 1 gr. 50 par jour, en trois fois.

Anurie. — Cet accident est si exceptionnel que je ne l'ai observé qu'une fois ; le cours des urines se rétablit le 5ᵉ jour. Plus fréquemment, on observe, surtout chez les malades obèses, de l'oligurie. Les diurétiques aqueux, les ventouses scarifiées sur les régions lombaires, l'administration de 1 à 2 grammes de santhéose ou de théobromine, sont les moyens à employer, avant de songer à la néphrostomie qui sera indiquée dès qu'on observera les phénomènes de la période toxique.

III. — PONCTION DE LA VESSIE

La ponction de la vessie présente, à mon avis, de très rares indications. Je n'ai jamais pratiqué cette petite opération, dont la seule utilité est d'évacuer d'urgence la vessie, en cas de rétention d'urine, lorsqu'on n'a pu réussir à sonder le malade et qu'on ne croit pas devoir pratiquer la cystostomie ou la prostatectomie.

Anatomie et physiologie pathologiques de la rétention vésicale d'urine.

I. — ANATOMIE PATHOLOGIQUE

Les recherches expérimentales et cliniques, que j'ai publiées avec mon maître Guyon, ont mis en lumière plusieurs points, qu'il est utile de connaître, lorsqu'on se propose d'opérer un malade atteint de rétention d'urine.

Vessie. — Dès le premier jour de la rétention, la vessie présente des phénomènes congestifs, dont témoignent au début les arborisations vasculaires, moins marquées au niveau du trigone, puis la rougeur diffuse, les ecchymoses, les hémorragies de la muqueuse et de toute la paroi de la vessie, dont la tranche de section est noirâtre dans les périodes avancées. Pendant ce temps, l'épithélium subit une desquamation remarquable; il desquame en larges plaques, laissant le sang sourdre dans la cavité vésicale et se mélanger à l'urine.

Lorsque la rétention se prolonge, les faisceaux de la couche musculaire, dissociés par la pression du liquide, s'écartent les uns des autres ; la muqueuse se trouve refoulée dans leur intervalle, et on a sous les yeux une véritable vessie à colonnes. Ces faits ont démontré pour la première fois le rôle direct de la rétention dans la formation des vessies à colonnes, chez les prostatiques.

Chez le chien, la rupture de la vessie survient de la cinquante-cinquième à la soixante-dixième heure.

Prostate. — Dans les rétentions prolongées, les ecchymoses sont nombreuses, toute la glande peut être noire par suite des hémorragies et présenter une remarquable diminution de consistance. Son volume est augmenté.

Uretères. — La distension des uretères par l'urine commence lorsque la vessie contient déjà 300 centimètres cubes de liquide (chien). Les phénomènes de congestion, d'hémorragie et de desquamation sont plus tardifs que dans la vessie.

Reins. — Suivant la période de la rétention, on observe du côté des reins de simples phénomènes congestifs ou des hémorragies parenchymateuses, avec des lésions épithéliales importantes.

II — PHYSIOLOGIE PATHOLOGIQUE

Vessie. — Au début, la vessie répond energiquement à l'excitation électrique : plus tard, sa contractilité devient moins forte et finit par s'épuiser complètement. Lorsque la distension n'a pas été trop considérable, on voit la contractilité reparaître, si l'on vide en partie la vessie ; mais, si la rétention a été poussée à un haut degré, la vessie vide reste flasque, toute excitation est inutile, la contractilité ne revient plus.

Une modification d'importance majeure est la facilité de passage des micro-organismes injectés dans la vessie dans la circulation générale, par suite de la desquamation épithéliale : à l'état normal, si on injecte des micro-organismes dans la vessie, on ne les retrouve pas dans le sang ; dans nos expériences de rétention, nous avons pu les retrouver dans le sang du cœur trois heures après l'injection. Ces faits nous montrent l'indispensable nécessité de la plus rigoureuse asepsie dans toute ponction de la vessie.

Uretères. — Les contractions péristaltiques normales de l'uretère disparaissent déjà, après vingt-quatre heures de rétention.

L'ascension dans l'intérieur de l'uretère des micro-organismes qu'on injecte dans la vessie commence lorsque les contractions urétérales ont disparu et que le courant de l'urine ne protège plus les parties supérieures de l'appareil.

Rein. — Si, après vingt-quatre heures, on supprime la rétention, l'augmentation de la sécrétion est constante dans les deuxièmes vingt-quatre heures ; cette polyurie consécutive à la rétention peut être assez abondante pour doubler la quantité d'urine ; dans ces conditions, l'augmentation de la pression intra-canaliculaire n'existe plus, la congestion rénale agit seule et détermine la polyurie.

Lorsque la rétention a été de longue durée, **on peut observer l'anurie consécutivement à la brusque déplétion de la vessie.**

Ces considérations d'anatomie et de physiologie pathologiques nous démontrent l'utilité du précepte qui nous impose, en cas de ponction de la vessie, de ne pas évacuer trop brusquement et trop complètement le réservoir ; les modifications qu'il subit l'empêchent de revenir sur lui-même comme à l'état normal, et la fragilité des vaisseaux mis à nu par la chute de l'épithélium, expose à des hémorragies, lorsque l'évacuation de l'urine diminue la pression intra vésicale. Pour des raisons analogues, on peut observer des hémorragies rénales importantes.

En étudiant l'anatomie normale de la vessie, nous avons vu comment, lorsque la vessie saine se remplit, le cul-de-sac péritonéal reste distant du pubis : dans cet espace, au-dessous du péritoine, on peut ponctionner la vessie sans traverser la séreuse. Entre la couche musculaire de la paroi abdominale et la vessie, le trocart traverse le tissu cellulaire lâche de la cavité de Retzius ; lorsque la vessie revient sur elle-même en se vidant par la ponction, cette cavité augmente et, à son niveau, on peut observer des épanchements de sang ou d'urine ou encore, en cas d'infection, des phlegmons.

Dans certains cas pathologiques, lorsqu'il existe de la péricystite, le cul-de-sac péritonéal peut se trouver fixé au niveau même du pubis : le trocart peut alors traverser le péritoine, avant de pénétrer dans la vessie.

Manuel opératoire.

On peut pratiquer la ponction capillaire de la vessie ou le cysto-drainage par ponction.

Le **cysto-drainage par ponction** était déjà pratiqué du temps de

Frère Côme. On ponctionnait la vessie au-dessus du pubis, avec un gros trocart courbe, dont la canule servait à l'évacuation de l'urine. Abandonnée à cause des accidents d'hémorragie et de phlegmon péri-vésical maintes fois provoqués par elle, cette opération fut reprise et modifiée par Thompson et, dans ces dernières années, par Lejars.

Le procédé de Lejars consiste à ponctionner aseptiquement la vessie au-dessus du pubis avec un trocart; à introduire dans la vessie à travers la canule une sonde de Nélaton qui reste en place lorsqu'on retire la canule et qui assure ainsi l'évacuation de la vessie. Je ne puis souscrire à cette opération : si on désire établir un drainage sus-pubien de la vessie, mieux vaut, à ciel ouvert, sans aucun danger, pratiquer la cystostomie sus-pubienne (p. 604).

La ponction capillaire aspiratrice est d'une exécution très simple.

Le malade étant placé dans le décubitus dorsal est rasé et bien lavé; le chirurgien se place à sa droite. On repère avec l'index de la main gauche le bord supérieur du pubis et on saisit avec la main droite le trocart n° 2 de l'appareil de Potain, en limitant, avec le doigt, la longueur de l'instrument qui devra être enfoncé à travers la paroi abdominale. Cette longueur varie nécessairement avec l'embonpoint du malade : en moyenne, il faut faire pénétrer le trocart de 6 à 8 centimètres. Le trocart est enfoncé brusquement et directement, d'avant en arrière, à un centimètre au-dessus du pubis, à travers la peau, tendue entre le pouce et l'index de la main gauche : le chirurgien doit sentir que la pointe de l'instrument jouit d'une liberté absolue dans la cavité vésicale. On ajuste ensuite, à l'ouverture latérale de la canule, le caoutchouc qui la met en communication avec le récipient dans lequel on fait le vide et, en ouvrant la clef, on laisse s'écouler le liquide. On arrêtera l'écoulement lorsque la vessie paraîtra ne plus contenir que 150 ou 200 centimètres cubes de liquide; si pourtant l'urine était très sanglante, on arrêterait plus tôt. L'évacuation finie, on retire brusquement l'aiguille et on met un peu de collodion sur la piqûre.

La ponction de la vessie ainsi faite ne présente pas de danger et elle peut, au besoin, être renouvelée à plusieurs reprises.

IV. — TAILLE HYPOGASTRIQUE

La taille sus-pubienne, que Franco décrivit le premier en 1561, a remplacé, dans presque toutes ses indications, la taille périnéale. On pratique l'ouverture hypogastrique de la vessie, dans des buts différents, qui commandent des modifications au manuel opératoire : l'opération varie, suivant qu'on se propose d'enlever un calcul, de pratiquer un grattage de la vessie, d'extirper une tumeur, etc. Le même procédé pouvant convenir à des cas dissemblables et la même maladie pouvant nécessiter, suivant les cas cliniques, des procédés différents, je crois utile de décrire d'abord les procédés opératoires et d'envisager ensuite, dans chaque maladie, celui qu'il convient d'employer.

Les procédés de taille hypogastrique qu'il est utile de connaître sont :
La taille longitudinale ;
La taille transversale ;
La taille avec résection osseuse ;
La taille avec symphyséotomie.

TAILLE SUS-PUBIENNE LONGITUDINALE

Position du malade, du chirurgien et de l'aide. — Pendant la toilette et le remplissage de la vessie le malade est couché horizontalement sur le dos : on le met ensuite en position inclinée, pour pratiquer l'opération. La position inclinée à 45° pour pratiquer la taille hypogastrique a été d'abord employée et préconisée par Morand, au xviiie siècle ; elle a été généralisée, à la fin du xixe siècle, par Trendelenburg, qui fit construire la première table à inclinaison.

Le chirurgien se place à *gauche* du malade, pour que sa main droite puisse manœuvrer à l'aise dans la vessie. L'aide est en face du chirurgien : lorsqu'on a besoin de deux aides, en cas de tumeur de la vessie, par exemple, tous deux sont placés de l'autre côté de la table, en face du chirurgien.

Lavage et remplissage de la vessie. — Pour inciser facilement la vessie, il convient de la distendre après l'avoir lavée. Le lavage sera pratiqué à l'aide d'une sonde béquille ordinaire du n° 20 ou 21, à deux yeux, avec la solution de protargol à 2 pour 1000 ou avec de l'oxycyanure de mercure à 1 pour 2000. Il ne convient pas, pour ce lavage, d'employer des solutions très irritantes, comme celle de nitrate d'argent, pour ne pas provoquer les contractions de la vessie. Lorsque la vessie est aseptique, je fais le lavage avec de l'eau stérilisée. Le lavage est terminé lorsque le liquide injecté ressort aussi clair que lorsqu'on l'introduit.

Après avoir bien évacué la vessie, *en pressant, avec la main, sur le pubis* on la distend avec de l'air. Dans ce but, on adapte à la sonde l'embout d'Ertzbischoff, pourvu d'une clef à bascule, fig. 241, qui permet de le fermer, quand on a introduit de l'air. On injecte par la sonde trois à quatre seringues de 160 centimètres cubes d'air stérilisé, en le puisant, avec la seringue, sur la flamme d'une lampe à alcool. Chez la plupart des malades, la distension de la vessie se fait bien et on sent avec la main le globe vésical, saillant dans l'hypogastre. Chez quelques malades pourtant, l'air injecté ressort en grande partie entre la sonde et l'urètre : dans ce cas, on peut commencer l'opération sans essayer de remplir de suite la vessie et on fera injecter de l'air au moment même d'inciser ce réservoir : la distension temporaire ainsi obtenue est suffisante. Chez la femme surtout, on est souvent obligé de recourir à cette manœuvre.

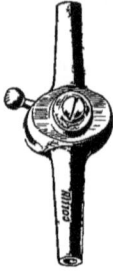

Fig. 241.
Embout
d'Ertzbischoff

On peut encore se servir du liquide antiseptique du lavage pour remplir la vessie, en laissant dans sa cavité de 200 à 300 centimètres cubes. Ceci a un sérieux inconvénient : quelque soin qu'on ait pris de la bien laver, la vessie n'est presque jamais absolument propre, et lorsqu'on incise la vessie, le liquide en s'écoulant dans la plaie hypogastrique risque de l'infecter. En opérant sur la vessie, il ne faut jamais oublier qu'on n'intervient guère que chez des malades ayant des urines plus ou moins infectées, et qu'on ne prend jamais trop de précautions d'asepsie. Si donc, on a eu recours au remplissage de la vessie par un liquide, on aura soin, avant de l'inciser, de saisir ses parois à droite et à gauche avec des pinces, de faire évacuer le liquide et de n'ouvrir la vessie qu'après cette évacuation. Il n'est d'ailleurs pas possible de bien vider la vessie lorsque le malade est en position inclinée et les manœuvres qu'on doit exécuter nuisent à l'asepsie du champ opératoire.

Incision de la paroi abdominale. — L'incision médiane et longitudinale de la peau commencera à 1 centimètre au-dessous du bord supérieur du pubis et aura une étendue moyenne de 6 à 8 centimètres. Chez les sujets gras, l'incision sera un peu plus longue et commencera plus bas : la couche de graisse suspubienne est, dans ces cas, très épaisse et si l'incision ne descend pas très franchement au-dessous du bord supérieur du pubis, on est gêné pour découvrir profondément l'arcade pubienne. Chez ces malades, on voit souvent un pli transversal de la peau qui ne correspond pas au bord du pubis, mais se trouve au-dessus de lui : l'incision doit descendre au-dessous de ce pli.

Après avoir coupé la peau et le tissu cellulaire, on arrive sur l'aponévrose sans qu'on puisse distinguer très nettement dans la plupart des cas la ligne blanche : le bistouri coupe l'aponévrose et sectionne les muscles pyramidaux, pour tomber dans l'interstice des muscles droits (fig. 243). On trouve cet interstice parfois un peu à droite, ou à gauche : il est toujours facile de le reconnaître et, passant entre les deux muscles, de tomber sur la graisse jaune qui se trouve au-dessous d'eux.

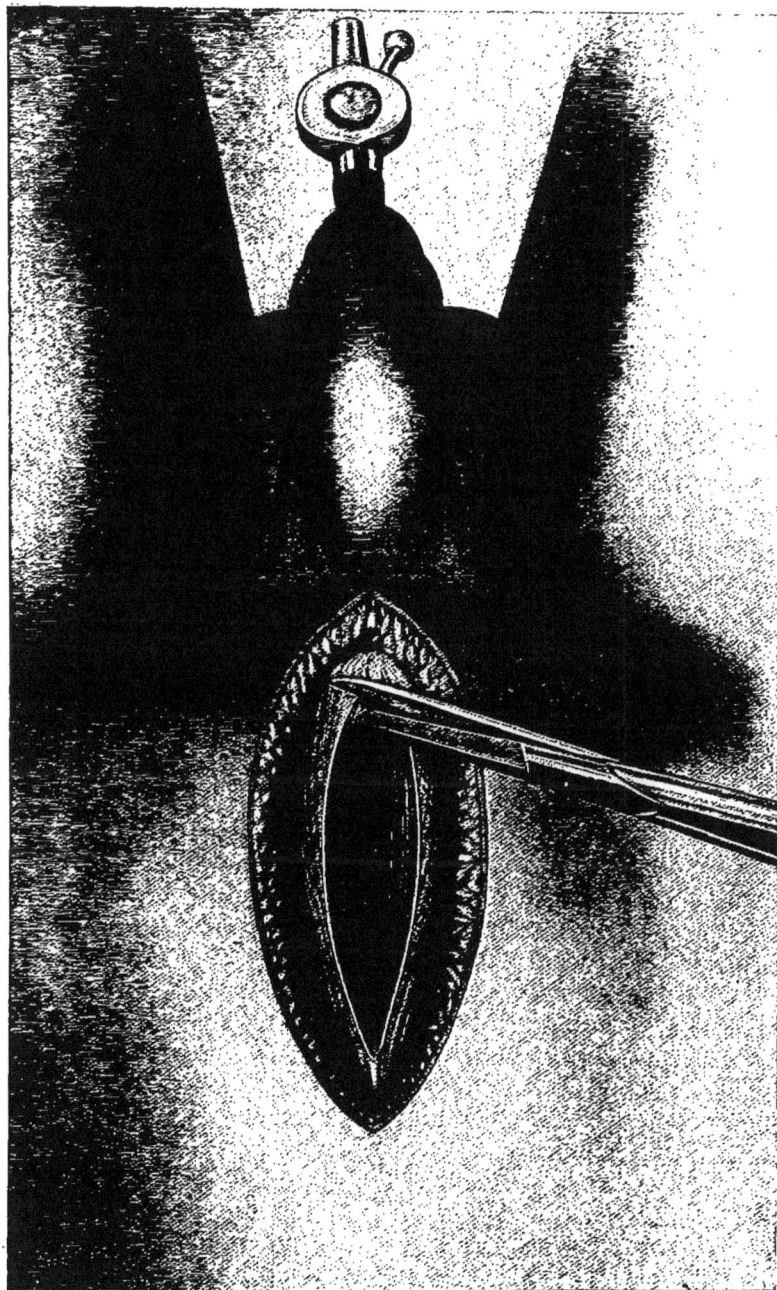

Fig. 242. — Taille hypogastrique longitudinale.

À travers l'interstice écarté des muscles droits, on aperçoit la graisse sous-péritonéale. La ligne pointillée indique l'incision transversale de la partie inférieure du muscle droit que l'on peut faire, en cas de besoin.

A ce moment, on laisse de côté le bistouri, et on découvre la vessie en refoulant le péritoine.

Refoulement du cul-de-sac péritonéal. — Arrivé sur la couche graisseuse sous-musculaire, le chirurgien écarte les muscles droits, avec ses doigts, et sent, avec l'index de la main droite, le bord supérieur du pubis. Plongeant le doigt directement **au ras du pubis et non en arrière des os**, on va jusqu'à la face antérieure de la vessie qu'on découvre en repoussant vers l'ombilic la graisse prévésicale et le cul-de-sac péritonéal. Si la vessie n'est pas bien en vue, on recommence la même manœuvre. J'ai dit qu'il ne faut pas introduire le doigt en arrière des os du pubis : la manœuvre est inutile, puisque jamais le péritoine ne descend si bas; elle est en outre nuisible, parce qu'on détermine un vaste décollement prévésical, rétropubien, dans lequel peut s'accumuler le sang ou l'urine, si la vessie n'est pas ensuite bien fermée.

Incision de la vessie. — Avant d'inciser la vessie, il faut s'assurer qu'elle est bien découverte et que le péritoine est refoulé. On reconnaît que la vessie est bien découverte à ce que l'on distingue les fibres musculaires de sa paroi et encore à ce que, directement sur elle, rampent les veines vésicales longitudinales (fig. 245) : jamais on ne trouve le péritoine lorsqu'on voit les veines. Les opérateurs novices croient souvent avoir devant eux le péritoine, lorsqu'en réalité la vessie se présente au fond de la plaie, parce que la paroi vésicale, recouverte par l'aponévrose ombilico-vésicale, paraît un peu brillante : en cas de doute, il suffit de déchirer le mince feuillet aponévrotique avec une pince à griffes pour voir nettement les fibres musculaires de la vessie.

Lorsque la vessie est bien découverte, on plonge hardiment le bistouri dans sa cavité : l'incision est faite de bas en haut, commençant au ras du pubis, pour se prolonger, en haut, dans l'étendue nécessaire à l'opération que l'on veut pratiquer. L'air s'échappe par l'ouverture vésicale, mais, avant que la paroi s'affaisse complètement et tandis que le bistouri, dont le tranchant est dirigé vers l'ombilic, est encore dans la vessie, l'index de la main gauche pénètre dans l'intérieur de la vessie et accroche sa paroi. La main droite dépose le bistouri et, avec une aiguille courbe de Reverdin, elle passe un fil suspenseur à travers la lèvre droite de la plaie vésicale, soutenue par l'index de la main gauche. Un aide saisit ce premier fil en anse et fixe ses deux bouts dans une pince. Par une manœuvre semblable, on place un autre fil suspenseur sur la lèvre gauche de la plaie vésicale. Ces deux fils suspenseurs, dont Guyon a réglé l'emploi, permettent, en tirant sur la paroi vésicale, d'extérioriser l'organe et d'opérer plus proprement, sans mettre la cavité vésicale en contact avec la plaie pariétale. Pour qu'il soit possible d'exercer une certaine traction sur les fils, sans déchirer la vessie, on doit les passer assez loin des bords de la plaie, à 12 ou 15 millimètres.

Les fils suspenseurs une fois placés, on peut, s'il en est besoin,

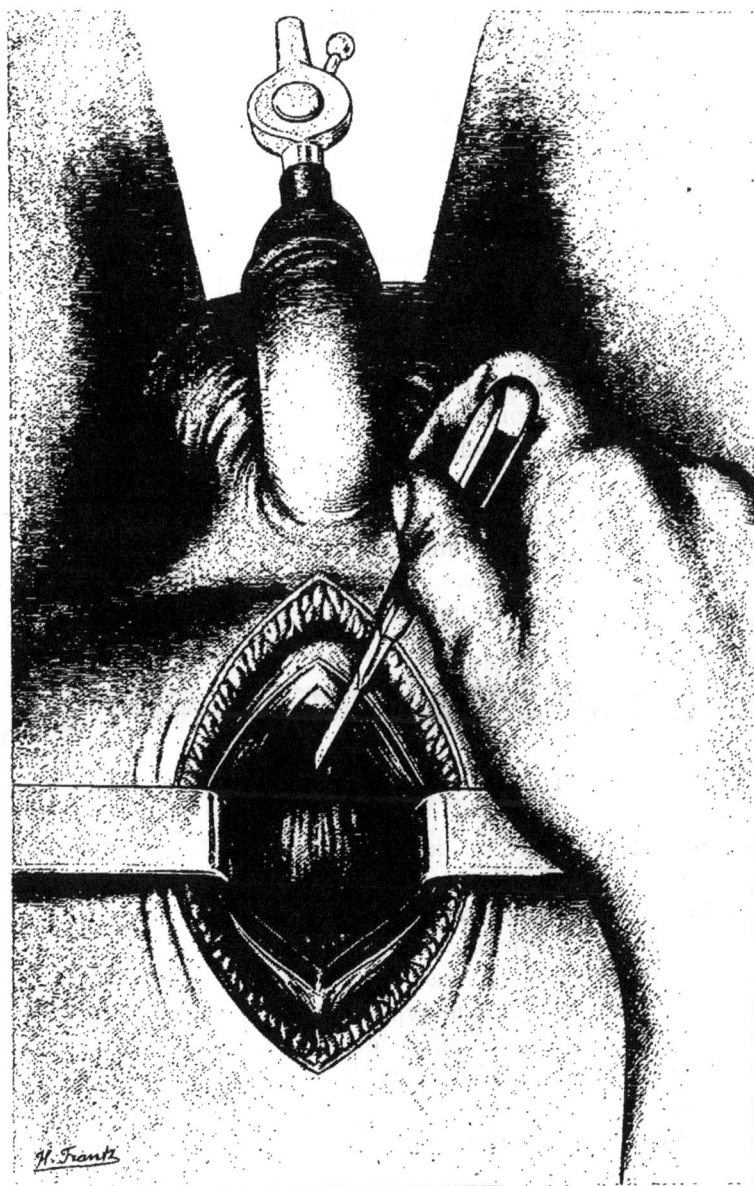

Fig. 243. — Taille longitudinale. Incision de la vessie.
On voit dans la partie supérieure de la plaie le péritoine refoulé.

agrandir la plaie vésicale, par en haut, ou par en bas, avec les ciseaux :

si le chirurgien agrandit la plaie, l'aide se tient prêt à saisir, avec une pince hémostatique, les petits vaisseaux pariétaux qui pourraient saigner.

On remarquera que, dans la description qui précède, il n'est pas fait mention d'écarteurs pour tirer de chaque côté les muscles droits. On peut, et je l'ai fait autrefois, lorsque les muscles droit sont incisés, placer un écarteur mécanique à crémaillère qui les écarte largement et permet de faire facilement le refoulement de la graisse prévésicale. J'ai renoncé à l'emploi des écarteurs qui ne facilitent guère l'opération et qui ont l'inconvénient sérieux de faire un décollement sous-musculaire. L'expérience m'a appris que les suites opératoires sont d'autant plus simples qu'on a déterminé moins de décollement, aussi bien derrière le pubis qu'au-dessous des muscles droits.

La taille n'étant qu'une opération préliminaire, on pratiquera les manœuvres commandées par chaque cas particulier après l'ouverture de la vessie. Il faudra ensuite fermer complètement ou incomplètement la vessie. Suivant la nature de la maladie pour laquelle on a pratiqué la taille; suivant que le saignement de la vessie est modéré ou important; suivant l'état d'asepsie ou de septicité de l'urine, il conviendra de pratiquer la suture ou de drainer le réservoir par l'hypogastre.

Suture de la vessie. — Lorsqu'on veut suturer la vessie, il convient d'abord d'assurer le libre écoulement de l'urine par l'urètre, au moyen

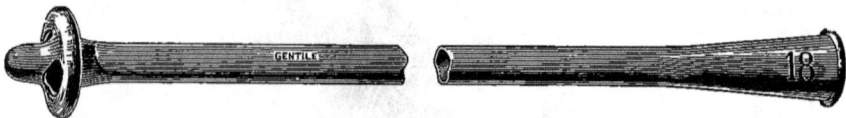

Fig. 245 bis — Sonde de de Pezzer

d'une sonde. Dans ce but, on doit placer une sonde à demeure. Chez l'homme, je me sers soit de la sonde béquille n° 20 à 22, qui a été introduite au début de l'opération pour pratiquer le lavage, soit d'une sonde de de Pezzer. Lorsqu'on se sert d'une sonde béquille, il faut, avant de fermer la vessie, s'assurer que la sonde est bien placée, de manière que l'œil le plus rapproché du pavillon se trouve à 1 cent. et demi ou 2 centimètres du col. Lorsqu'on emploie une sonde de de Pezzer (fig. 245 *bis*), on la fait introduire, à l'aide d'un mandrin, par un aide autre que celui qui prend part aux manœuvres dans la plaie. On peut encore placer la sonde de de Pezzer en ramenant son pavillon de la vessie vers le méat à l'aide d'une bougie ordinaire introduite dans l'urètre : le pavillon de la sonde est attaché à la bougie qui le ramène lorsqu'on l'attire au dehors. La sonde doit être placée de manière que son pavillon touche le col. Chez la femme, dans tous les cas, la sonde de de Pezzer est préférable.

Pour pratiquer la suture de la vessie, un aide tire, en haut, les fils

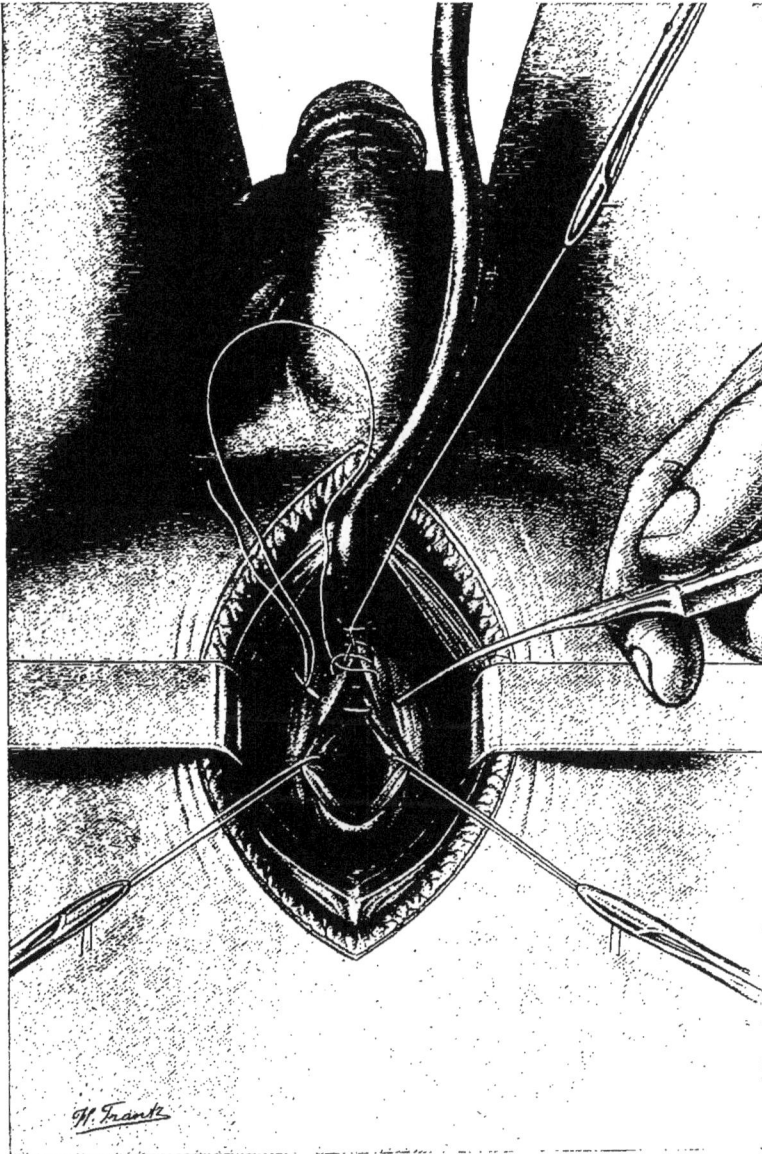

Fig. 244. — Taille longitudinale. Premier plan de suture par un surjet non perforant.

suspenseurs, en écartant les bords de la plaie vésicale, tandis que l'autre écarte modérément, avec deux petits écarteurs de Farabeuf, l'extrémité inférieure des muscles droits (fig. 244) : le chirurgien va faire, de bas en haut, un surjet à fil entrecroisé, avec du catgut souple n° 1. Il commence par nouer le fil, après avoir traversé la paroi vésicale, sans pénétrer dans l'intérieur de la cavité, immédiatement au-dessous de l'incision de la vessie : il fait ensuite le surjet en ayant soin, à chaque point, de ne traverser que la couche musculeuse de la vessie, faisant sortir et pénétrer, sur chaque bord, l'aiguille au ras du bord de la muqueuse. Le fil adosse ainsi, dans toute leur épaisseur, les bords de la plaie vésicale, sans pénétrer dans l'intérieur de la cavité du réservoir. Chaque point du surjet est engainé dans le point précédent, comme le montre la figure 244. Parvenu à la limite supérieure de la plaie, on arrête le surjet par un double nœud.

Lorsque le premier plan de suture est fait, il faut vérifier son étanchéité. Dans ce but, on prie un aide d'injecter dans la vessie, par la sonde, une quantité suffisante de liquide, 150 centimètres cubes, pour que la vessie se distende. Si, en un point quelconque, le liquide ressort, il faut de suite le laisser s'écouler par la sonde et renforcer la suture à ce niveau. Lorsqu'on voit sourdre ainsi le liquide, on constate presque toujours que le défaut d'étanchéité est dû plutôt à ce que l'aiguille a traversé toute la paroi qu'au mauvais affrontement des bords. On remédie à cela avec un point de suture en U, mieux qu'avec un point séparé. Après avoir mis ce point complémentaire, on vérifie à nouveau la suture. Lorsque la vessie est parfaitement étanche, on fait, par dessus le premier plan de suture, un second plan, à la manière de Lembert, pour cacher le premier surjet : pour ce second plan, je me sers de quelques points au catgut, qui prennent, de chaque côté de la plaie, la graisse périvésicale et la paroi vésicale elle-même. Quatre ou cinq points séparés suffisent à l'ordinaire (fig. 245).

Fixation de la vessie à la paroi. — Pour éviter de laisser un espace mort entre la vessie et la paroi, je place, de chaque côté de la ligne médiane, un fil de catgut qui fixe la vessie aux muscles droits. Chaque fil est passé en long dans la paroi vésicale, sans pénétrer jusqu'à la muqueuse, formant une anse à boucle vésicale; les deux chefs du fil traversent ensuite la partie profonde des muscles droits et sont noués entre eux (fig. 246).

Fermeture de la paroi abdominale : drainage prévésical. — Dans tous les cas, je place, au-dessus du pubis, allant jusqu'à la vessie, un drain debout n° 30 que je fixe à la peau avec un crin de Florence.

Le drain mis en place, je ferme les deux tiers supérieurs de la plaie pariétale, avec deux fils profonds en argent, qui traversent toute la paroi et quelques fils complémentaires au crin pour la peau. Chaque fil en argent traverse la peau, l'aponévrose superficielle, les muscles, la graisse prévésicale, puis, de l'autre côté de la plaie, les muscles, l'aponévrose et la peau : j'évite ainsi la création de tout espace mort dans la profondeur de la plaie. Les fils d'argent sont soigneusement tordus.

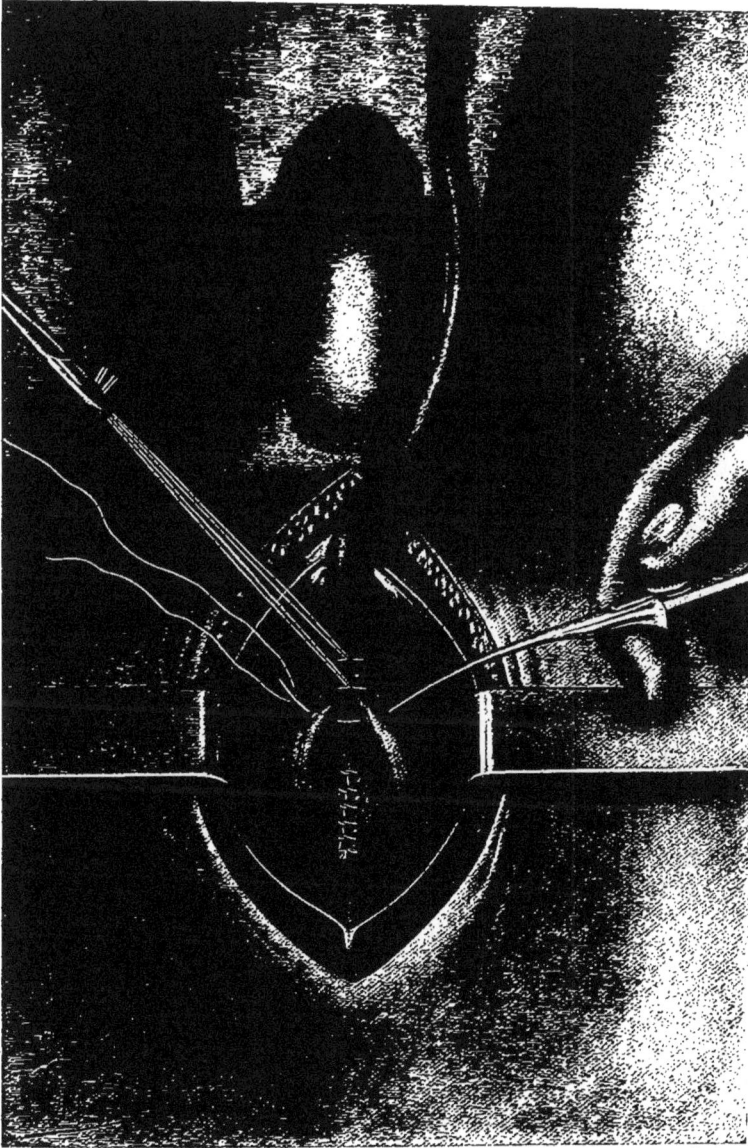

Fig. 245.— Taille hypogastrique longitudinale. Deuxième plan de suture vésicale à la Lembert.

en affrontant régulièrement la peau. Au-dessus du fil supérieur, entre les deux fils et au-dessous de l'inférieur, je place des crins ne traversant que la peau, pour mieux affronter les bords de la plaie. Entre le crin

inférieur et le drain prévésical, il existe toujours un certain espace
que je laisse libre, sans mèche aucune.

Pansement en cas de suture complète. — Le champ opératoire
étant bien nettoyé, on panse aseptiquement, avec des compresses de gaze
stérilisée et du coton hydrophile. Un bandage de corps en flanelle, un peu
serré, est maintenu par des sous-cuisses. On vérifie le fonctionnement
de la sonde et on la fixe définitivement avec une muselière et avec
deux fils qu'on entortille sur des épingles anglaises fixées de chaque
côté de la ligne médiane, sur le bandage de corps.

*Soins consécutifs à l'opération en cas de suture complète de la
vessie.* — Lorsque le malade est dans son lit, on adapte à la sonde à
demeure une rallonge de caoutchouc qui plonge dans l'urinal destiné
à recueillir les urines. Je me sers de l'urinal de Duchastelet (fig. 245bis)
qui a l'avantage de ne pas se renverser. Lorsque le malade est très
gros, son poids enfonce le lit et la sonde pourrait mal fonctionner : dans
ces cas, on peut mettre dans le lit un demi matelas s'arrêtant au

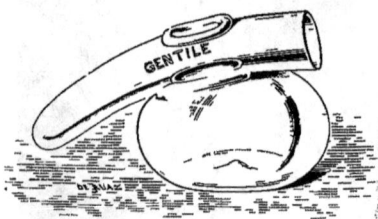

Fig. 245bis

siège du malade, de manière à ce
que l'urinal se trouve en contre-bas.
Parfois, il suffit de placer une
planche en bois au-dessous du matelas, au niveau des fesses du malade.

A partir de l'opération, on surveil-
lera le fonctionnement de la sonde
et on entretiendra sa propreté. Deux
fois par jour, dans les cas courants,

on fera, avec grande douceur, des **lavages de la vessie**, avec une
solution de protargol à 1 pour 1000 : on injectera une petite quantité de
liquide à la fois, 15 à 20 grammes, et on fera ainsi, par petits
coups, le lavage, jusqu'à ce que le liquide ressorte clair. Chaque fois
qu'on lavera la vessie, on nettoiera le méat et, au moins une fois par
jour, on lavera avec de l'eau bouillie le canal de l'urètre, autour de
la sonde à demeure. Chez les femmes, la toilette de la vulve et du vagin
sera faite, matin et soir, avec de l'eau bouillie.

Pour calmer les douleurs, le jour même de l'opération, on emploiera
la morphine ou de petits lavements avec de l'antipyrine et du laudanum :
ces moyens pourront être continués pendant plusieurs jours de suite.

Le surlendemain de l'opération le malade sera purgé.

Le **premier pansement** sera fait 48 heures après l'opération : on
retirera ce jour là le drain prévésical. Les fils métalliques sont enlevés
le 8e jour : si à leur niveau la peau est un peu rouge, on cautérisera les
points d'entrée et de sortie des fils avec de la teinture d'iode.

La **sonde à demeure** sera changée, plus ou moins souvent, en se guidant sur son bon fonctionnement et sur les incrustations qu'elle peut

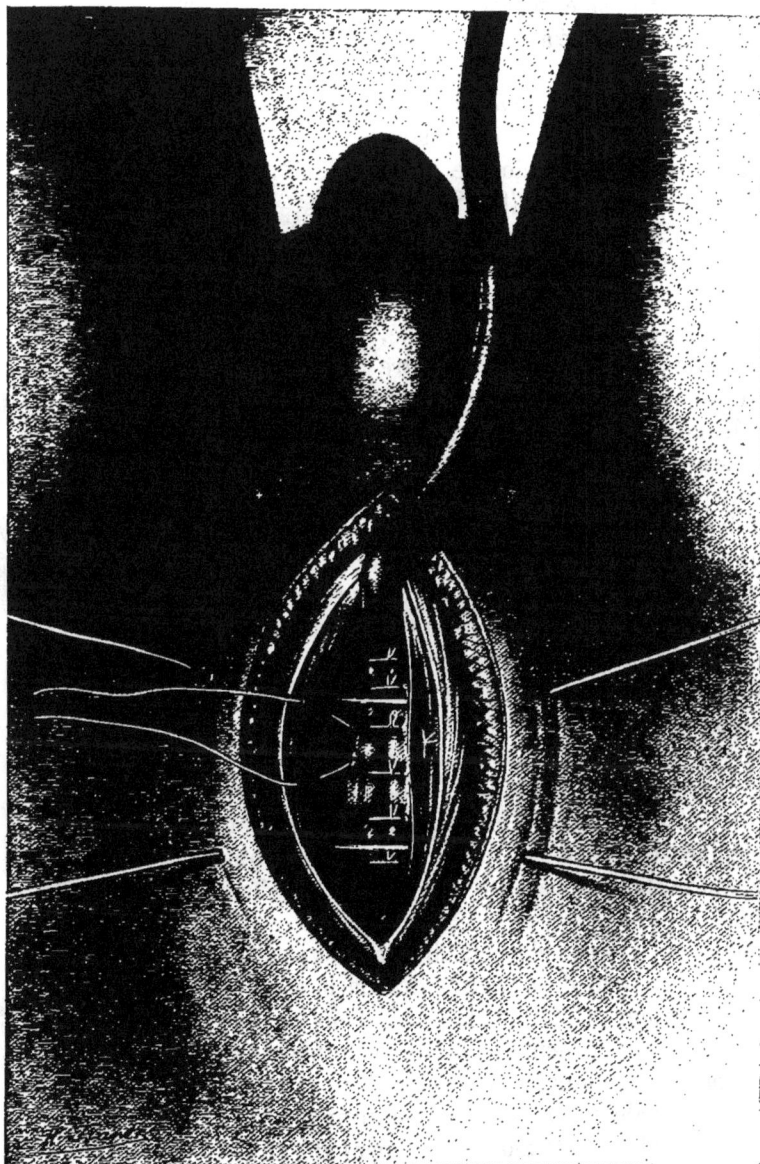

Fig. 246. — Taille hypogastrique longitudinale. Deux points au catgut fixent la vessie aux muscles droits. Deux fils métalliques traversent toute la paroi abdominale.

présenter. En règle générale, la sonde qui a été mise pendant l'opération peut être laissée pendant 6 ou 7 jours. On remet une nouvelle sonde qu'on retire définitivement le 14ᵉ jour après l'opération.

Le malade peut commencer à se lever le 15ᵉ ou le 16ᵉ jour. Il portera encore un bandage de corps serré jusqu'au 25ᵉ jour. Si le ventre est fort, il y aura utilité à porter une ceinture hypogastrique, pendant deux ou trois mois.

Drainage hypogastrique de la vessie. — Lorsqu'on se décide à drainer la vessie par l'hypogastre, on peut se servir du double tube-siphon de **Guyon-Périer** (fig. 247) ou d'un **tube simple** représenté figure 248, que j'emploie d'ordinaire. Ces tubes sont coudés à angle droit de manière que, le malade étant couché, leur petite portion, vésicale, pénètre verticalement dans la vessie, tandis

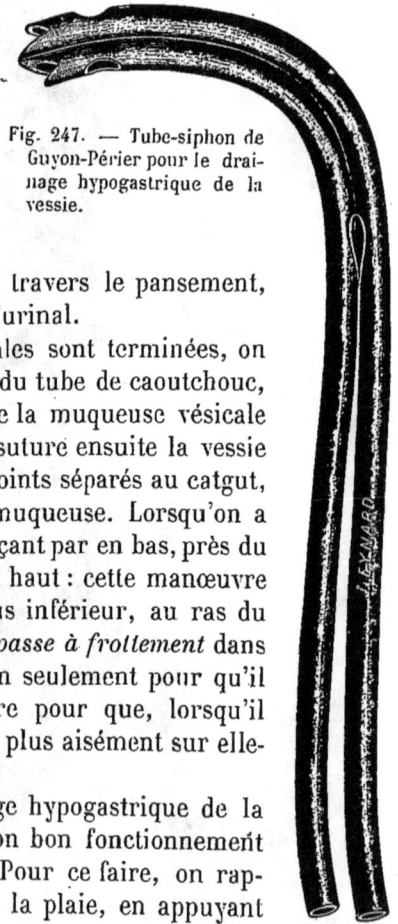

Fig. 247. — Tube-siphon de Guyon-Périer pour le drainage hypogastrique de la vessie.

que leur longue portion, passant, à travers le pansement, au-dessus du pubis, va plonger dans l'urinal.

Lorsque les manœuvres intravésicales sont terminées, on met dans la vessie la courte branche du tube de caoutchouc, de manière que son extrémité effleure la muqueuse vésicale au niveau de la base du trigone. On suture ensuite la vessie au-dessus du tube, par une série de points séparés au catgut, qui ne doivent pas comprendre la muqueuse. Lorsqu'on a déjà noué un ou deux fils, en commençant par en bas, près du tube, on prie l'aide de tirer ces fils en haut : cette manœuvre permet de placer un nouveau fil, plus inférieur, au ras du tube. Il est en effet utile que le tube *passe à frottement* dans l'orifice vésical qu'on lui ménage, non seulement pour qu'il se déplace difficilement, mais encore pour que, lorsqu'il sera enlevé, la plaie vésicale revienne plus aisément sur elle-même.

Lorsqu'on a ainsi placé le drainage hypogastrique de la vessie, il convient de s'assurer de son bon fonctionnement avant de fermer la plaie de la paroi. Pour ce faire, on rapproche momentanément les bords de la plaie, en appuyant sur la paroi abdominale, de manière à faire l'essai dans des conditions analogues à celles où se trouvera le malade lorsqu'il sera pansé. Un aide injecte alors doucement du liquide dans la vessie par le tube et lorsqu'il a introduit 30 ou 40 grammes, les laisse écouler : si tout le liquide ne ressortait pas bien, on rectifierait la position du tube en le retirant ou au contraire en l'enfonçant un peu. Si on a placé le double tube-siphon, le liquide qu'on injecte par un des tubes doit ressortir par l'autre : l'injection doit se faire avec douceur et d'une manière continue. Souvent, on remarque que le lavage de la vessie se fait mieux lorsque l'injection est poussée par l'un des deux tubes ; dans ce cas, il convient de marquer ce tube pour le reconnaître lors des lavages ultérieurs.

Si j'ai à peu près abandonné le double tube-siphon, c'est que le lavage vésical que l'on peut faire à leur faveur est plutôt moins efficace que celui qu'on fait par un tube simple : lorsqu'on injecte du liquide par un des doubles tubes, il ressort par l'autre sans laver autre chose que la partie de la vessie directement en rapport avec les tubes. Par le tube simple, on lave une partie plus ou moins considérable de la vessie, suivant la quantité de liquide qu'on injecte.

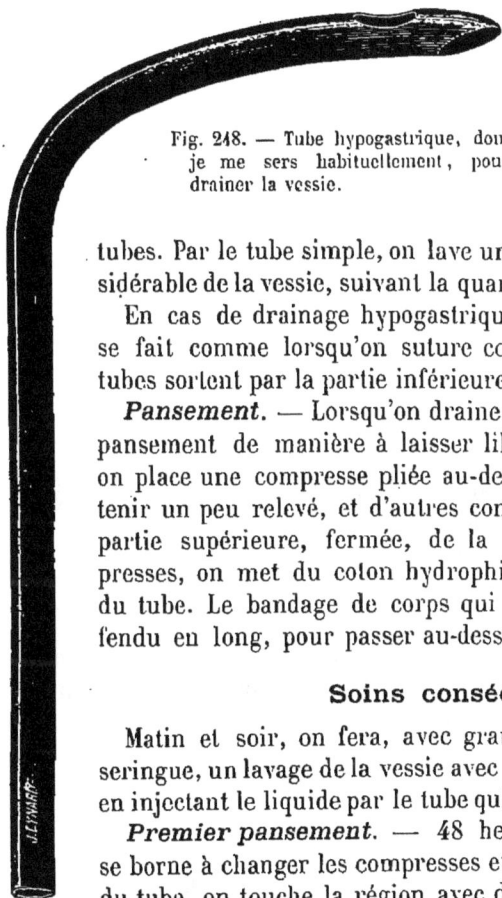

Fig. 248. — Tube hypogastrique, dont je me sers habituellement, pour drainer la vessie.

En cas de drainage hypogastrique, la fermeture de la paroi se fait comme lorsqu'on suture complètement la vessie : les tubes sortent par la partie inférieure de la plaie.

Pansement. — Lorsqu'on draine la vessie, il faut disposer le pansement de manière à laisser libre le tube de caoutchouc : on place une compresse pliée au-dessous du tube, pour le soutenir un peu relevé, et d'autres compresses au-dessus, dans la partie supérieure, fermée, de la plaie. Par-dessus les compresses, on met du coton hydrophile, au-dessus et au-dessous du tube. Le bandage de corps qui soutient le pansement est fendu en long, pour passer au-dessus et au-dessous du tube.

Soins consécutifs.

Matin et soir, on fera, avec grande douceur, à l'aide de la seringue, un lavage de la vessie avec du protargol à 1 pour 1000, en injectant le liquide par le tube qui fonctionnera le mieux.

Premier pansement. — 48 heures après l'opération, on se borne à changer les compresses et à nettoyer la plaie ; autour du tube, on touche la région avec de l'eau oxygénée. On panse ensuite tous les deux ou trois jours, si tout va bien ; plus souvent, si les compresses se mouillent ou s'il y a de la température.

Le tube hypogastrique reste un temps variable suivant la maladie pour laquelle on a opéré. Lorsqu'on désire que la plaie vésicale se ferme vite, on laisse le tube 6 à 8 jours et, en même temps, qu'on l'enlève, on place une sonde à demeure, sauf toutefois en cas de prostatectomie (voir p. 790). La sonde devra être retirée, lorque la plaie hypogastrique sera déjà fermée dans la profondeur : depuis 4 ou 5 jours, au moins, il ne se sera plus écoulé d'urine par l'hypogastre.

Difficultés et accidents opératoires.

Recherche de l'interstice des muscles droits. — Lorsque, après avoir incisé le tissu cellulaire sous-cutané et l'aponévrose, on ne voit pas l'interstice qui sépare les muscles droits, on le trouve aisément en disséquant un peu le muscle soit en dehors, soit en dedans : au besoin, si la recherche est difficile, on peut traverser le muscle droit, ce qui ne présente d'autre inconvénient que de déterminer un léger saignement.

Refoulement du péritoine. — D'ordinaire, en opérant comme je l'ai décrit, le péritoine se trouve refoulé avec la graisse périvésicale, sans qu'on le voie, mais lorsqu'il existe d'anciennes lésions de péricystite, le cul-de-sac du péritoine peut se trouver fixé dans le voisinage du pubis, la séreuse ne se laisse pas remonter et on risque de l'ouvrir. Pour éviter cet accident, on procédera avec soin, en voyant ce que l'on fait et on n'incisera la vessie que lorsqu'elle sera bien découverte. On la reconnaît d'ailleurs facilement aux veines qui rampent à sa surface et au lacis de ses fibres musculaires. Dans certains cas de péricystite, il pourra être indiqué de pratiquer la taille transversale, notamment lorsque la vessie, de capacité très réduite, ne se laisse pas distendre.

Dans ces circonstances, l'urine est septique et il pourrait y avoir danger à ouvrir le péritoine. Si malgré les précautions prises le péritoine est ouvert, le mieux est de le suturer de suite par un surjet au catgut double O, de refouler ensuite la séreuse et de continuer l'opération comme à l'ordinaire.

Hémorragie pendant l'incision de la vessie. — Chez certains malades, surtout en cas de rétention aigue, l'incision de la vessie donne assez de sang. Le plus souvent, il s'agit d'une hémorragie veineuse, qui s'arrête lorsque la vessie se vide de l'air ou de l'eau injectée, même lorsqu'on a sectionné des veines assez volumineuses. Parfois, une petite artère de la paroi vésicale peut être la cause d'un saignement plus persistant : il est toujours facile, dans ce cas, de la pincer.

Étanchéité de la suture vésicale — Lorsque la paroi de la vessie est épaisse, on réussit facilement à pratiquer une bonne suture assurant l'étanchéité du réservoir, mais lorsque la vessie présente des parois amincies, il peut être difficile de les bien suturer. Si, lorsqu'on essaie les sutures, l'eau qu'on injecte sort par un orifice quelconque, on doit renforcer la suture à ce niveau : ce qui me réussit le mieux, dans ce cas, c'est de faire des points en U, l'orifice que l'on veut fermer se trouvant compris dans l'anse de l'U. Il y a une réelle utilité à bien faire cette suture de la vessie pour empêcher l'urine, trop souvent infectée, de souiller l'atmosphère périvésicale. On évite ainsi de faire suppurer la plaie et d'allonger les suites opératoires.

Accidents post-opératoires.

On peut observer, après la taille hypogastrique, le phlegmon périvésical ou celui de la paroi, des fistules vésicales, des hémorragies intravésicales. Dans tous ces cas, et parfois aussi avec de simples phénomènes d'intolérance vésicale, la sonde à demeure peut mal fonctionner.

Mauvais fonctionnement de la sonde à demeure. — Le plus souvent, la sonde est mal tolérée ou ne fonctionne pas bien, parce qu'elle
n'est pas fixée en bonne situation ; presque toujours, la sonde, mal fixée,
est trop ressortie. On remédiera à cet inconvénient en surveillant le fonctionnement de la sonde et, lorsqu'elle ne laisse pas couler l'urine goutte
à goutte d'une manière régulière, en l'enfonçant davantage et en l'essayant à nouveau ; parfois, au contraire, en la faisant ressortir un peu.
Il peut arriver que la sonde fonctionne mal parce que la vessie, trop
sensible, se contracte sur elle : on essaiera alors les lavements ou les
suppositoires calmants ; au besoin, on calmera les douleurs avec des
injections sous-cutanées de morphine. Dans ces cas de vessie très douloureuse, on s'abstiendra de faire des lavages.

La sonde peut encore mal fonctionner parce qu'elle est obstruée par
des caillots — le mieux sera alors de faire de petits lavages fréquents,
avec de l'eau bouillie très chaude.

Parfois encore, chez certains malades, après trois ou quatre jours, la
sonde fonctionne mal, parce que des incrustations calcaires obstruent
sa lumière ; le mieux, dans ce cas, est de changer la sonde.

Quelle que soit la cause du mauvais fonctionnement de la sonde à
demeure, lorsqu'on ne réussit pas à ce qu'elle vide bien régulièrement
la vessie, il faut la remplacer par une autre.

Chez certains malades, une nouvelle sonde de la même variété fonctionnera mieux : chez d'autres, il faudra changer le modèle de sonde et
mettre par exemple une de Pezzer à la place d'une béquille ou vice
versa.

Hémorragies post-opératoires. — A propos de chaque maladie
ayant nécessité la taille hypogastrique, nous indiquerons les causes et
le traitement des hémorragies post-opératoires.

Phlegmon périvésical et de la paroi abdominale. — Trop souvent la taille hypogastrique est pratiquée sur des vessies infectées : les
précautions opératoires indiquées peuvent, dans ces cas, être insuffisantes et la contamination qui se fait pendant l'opération ou les jours suivants détermine des phénomènes de suppuration. On est toujours averti de
ces phénomènes infectieux par l'élévation de la température ; presque
toujours, on observe, en même temps, de la douleur au niveau de la plaie,

douleur spontanée et provoquée par la pression paramédiane. Souvent enfin, on voit de la rougeur et de la tension des bords de la plaie. Dans des cas assez fréquents, avec des phénomènes réactionnels très peu intenses, il se fait un décollement profond de la paroi au-dessous de la peau bien réunie : ceci se voit, plus particulièrement, lorsque la paroi a été réunie par suture séparée des muscles et de la peau. Toutes les fois qu'on observe une élévation de température arrivant à 38°, le lendemain ou le surlendemain de la taille, il faut défaire le pansement et inspecter la plaie : lorsque, localement, tout paraîtra en bon état, on maintiendra le drainage et on pourra se borner à donner une purgation saline. Souvent, cela suffit pour que tout rentre dans l'ordre. Si la fièvre persiste, ou si elle n'apparaît que vers le 3e ou 4e jour, on examinera encore soigneusement la plaie, on pressera sur les côtés de la paroi et on se décidera, d'après les phénomènes locaux, à enlever, en partie ou en totalité, les sutures de la paroi abdominale. Il faut, dans ces cas, ne pas craindre d'ouvrir largement, de désunir, s'il le faut, toute la plaie : il faut désunir jusqu'à ce que l'on trouve des tissus sains, pour ne pas s'exposer à la continuation des phénomènes infectieux. Lorsque la plaie aura été ainsi ouverte, on la lavera largement avec de l'eau oxygénée à 12 volumes et on fera un pansement humide : lavage et pansement seront renouvelés, matin et soir, jusqu'à ce que toute la surface de la plaie soit bien rosée.

Il va sans dire que, dans tous les cas, et notamment chez les personnes âgées, on ne négligera pas d'ausculter les malades et d'examiner soigneusement leur état général. Il n'est pas rare, chez le vieillard, d'observer des complications pulmonaires consécutives à l'infection de la plaie ; elles réclament les moyens médicaux habituels.

Fistules consécutives à la taille. — Chez certains malades, surtout lorsque la sonde à demeure ne fonctionne pas régulièrement, on observe, aussi bien en cas de fermeture totale de la vessie, qu'après le drainage hypogastrique, des fistules urinaires qui persistent. On essaiera d'abord d'obtenir la fermeture de la vessie en changeant la sonde et en mettant, de chaque côté de la plaie, de larges tampons d'ouate, qu'on serre avec le bandage de corps, pour appliquer l'un contre l'autre les bords de la plaie. Parfois, on réussit en ajoutant à ces moyens un grattage de la plaie hypogastrique. Si ces moyens simples ne suffisent pas, il vaut mieux ne pas trop attendre et se décider à fermer chirurgicalement la fistule, par le procédé décrit page 699.

TAILLE TRANSVERSALE

En 1750, Ledran([1]) indique qu'il y aurait de bonnes raisons pour faire

1. LEDRAN. *Manuel des différentes manières de tirer la pierre hors de la vessie.*

l'incision de la vessie transversalement, ce qui, dit-il, est très aisé. En 1855, Franc préconise la taille transversale que Gunther et Bruns employèrent les premiers sur le vivant. Vingt ans après ces auteurs, Trendelenburg fit sienne la taille transversale par ses descriptions' et ses

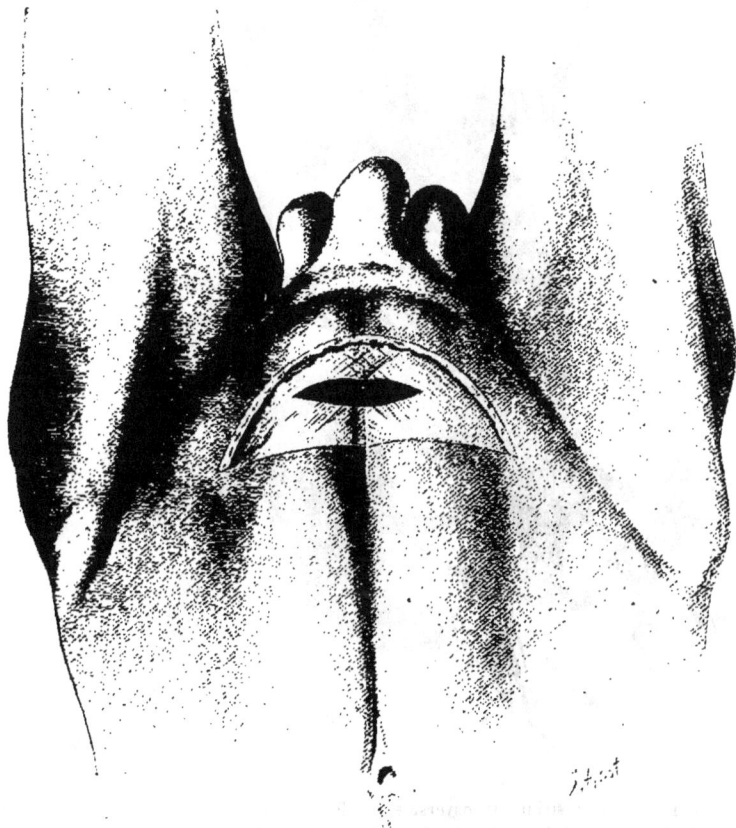

Fig. 249. — Taille hypogastrique transversale. La rétraction de la peau fait paraître plus concave qu'elle n'est en réalité l'incision opératoire. Au centre de la plaie les muscles droits sont sectionnés jusqu'à la couche de graisse pré-vésicale.

succès. En France, cette variété de taille est beaucoup moins en faveur qu'en Allemagne.

Voici le procédé que j'emploie :

Après avoir bien lavé la vessie, on la remplit d'air, comme il est dit page 571, et on renverse le malade en position inclinée de Morand-Trendelenburg. Je pratique alors, à un large travers de doigt au-dessus de la symphyse pubienne, une incision transversale dont les extrémités, en forme de croissant, se relèvent en dedans, au bord des orifices inguinaux

externes, préalablement explorés. La peau et les couches sous-cutanées
sont incisées jusqu'à ce que l'on découvre bien l'aponévrose ; je sectionne ensuite transversalement, à un demi-centimètre au-dessus du

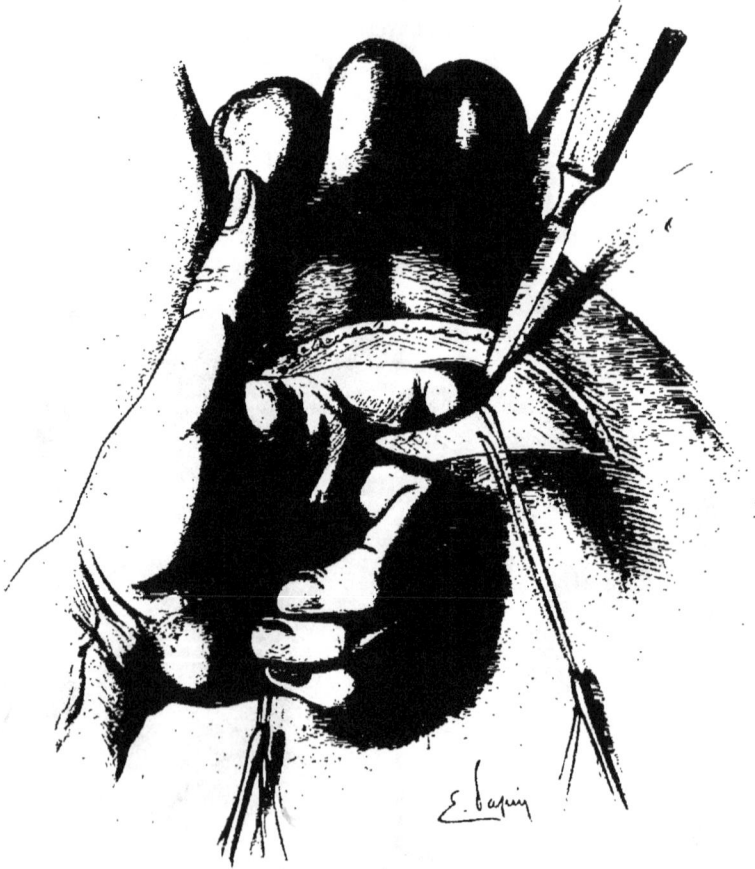

Fig. 250. — Taille hypogastrique transversale. On finit la section des muscles droits en se
guidant sur le doigt, après avoir embroché ces muscles avec un gros catgut.

pubis et au centre de la plaie, dans une étendue de deux à trois centimètres, l'aponévrose, les muscles pyramidaux et les muscles droits,
avec le feuillet profond de leur gaine, jusqu'au tissu graisseux périvésical (fig. 249). J'introduis alors l'index gauche dans la plaie, et,
me guidant sur lui, je passe, avec une aiguille courbée de Hagedorn,
un fil de catgut qui embroche, d'arrière en avant, la partie externe,
non encore sectionnée, du muscle droit et de sa gaine complète : la
même manœuvre est pratiquée pour chacun des deux muscles et, après
avoir repéré ces fils avec des pinces de Péan, je continue et je complète
transversalement la section musculaire (fig. 250).

C'est à ce moment de l'opération que je fais basculer la table et que je mets le malade dans la position de Morand-Trendelenburg.

Le cul-de-sac du péritoine est alors relevé avec la graisse qui le double, et la vessie est ensuite sectionnée transversalement, dans une étendue

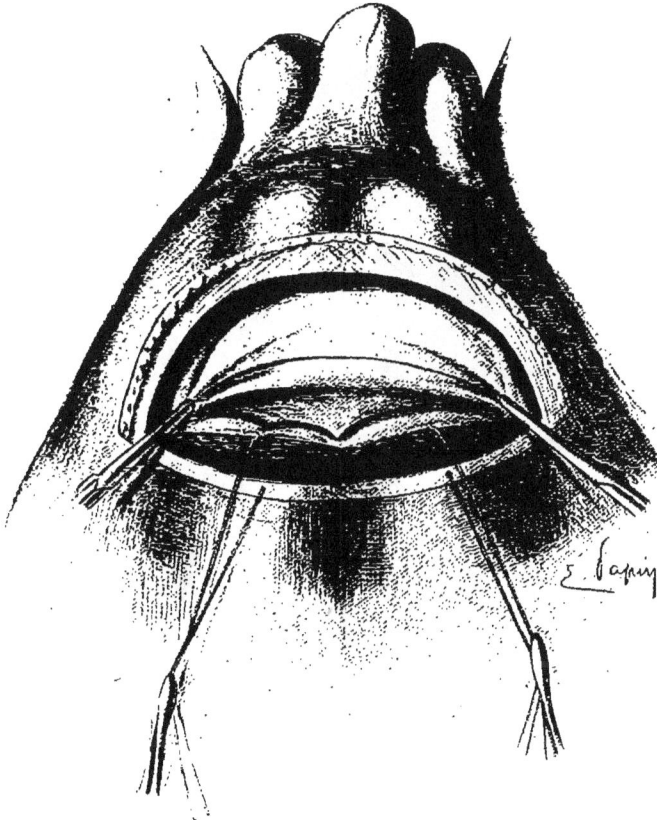

Fig. 251. — Taille hypogastrique transversale. Tracé de l'incision vésicale.

variable, suivant l'opération que je veux faire. L'incision de la vessie doit être faite assez haut, au-dessus du pubis, pour qu'on soit à même d'exécuter facilement la fixation temporaire de la vessie à la peau.

Les bords de la plaie vésicale sont fixés à la peau par quatre ou cinq points de suture temporaire ou par des pinces spéciales disposés comme le montre la fig. 252. La vessie est alors largement ouverte et on peut facilement opérer sur un point quelconque de sa cavité, y compris les alentours du col.

Lorsque l'intervention intra-vésicale est terminée, on enlève les fils de suture ou les pinces qui fixent la vessie à la peau et on procède à la fermeture de la plaie vésicale. Dans ce but, on fait, un premier plan, en surjet engaîné, avec du catgut n° 1, et, par-dessus, un second plan, à points séparés, à la Lembert ; je laisse, ou non, un orifice central pour le passage des tubes-siphons, suivant que je me propose de faire la réu-

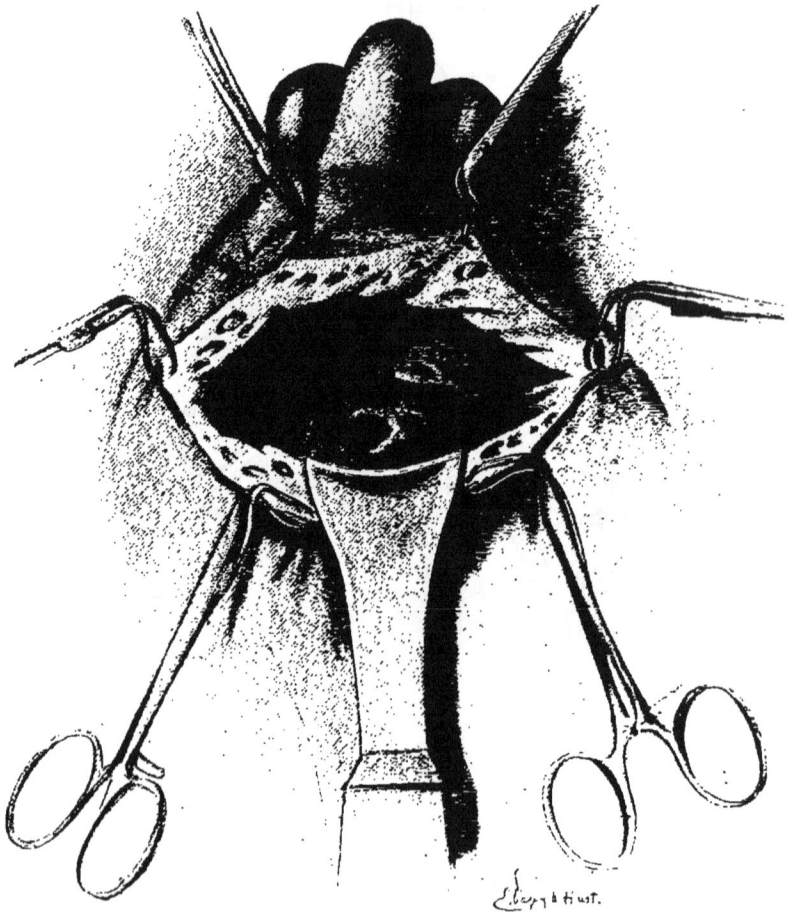

Fig. 252. — Taille hypogastrique transversale. La vessie ouverte est fixée à la peau par des pinces coudées.

nion primitive (fig. 253) ou la réunion secondaire. Il faut ensuite sutu-rer les muscles de la paroi abdominale coupés en travers. A ce moment de l'opération, la position inclinée du malade ne présente plus aucun avantage, aussi faut-il faire relever horizontalement la table, de manière à ne pas avoir les muscles trop tendus. En tirant alors légèrement sur les deux fils qui embrassent latéralement les muscles droits avec leurs gaines, j'arrive aisément à mettre en contact, sans aucun effort, les bouts supérieurs et inférieurs de ces muscles, et je puis les manier très facilement pour pratiquer ma suture principale (fig. 254). Celle-ci est une suture en bourse, faite avec un fil de catgut n° 2 suffisamment

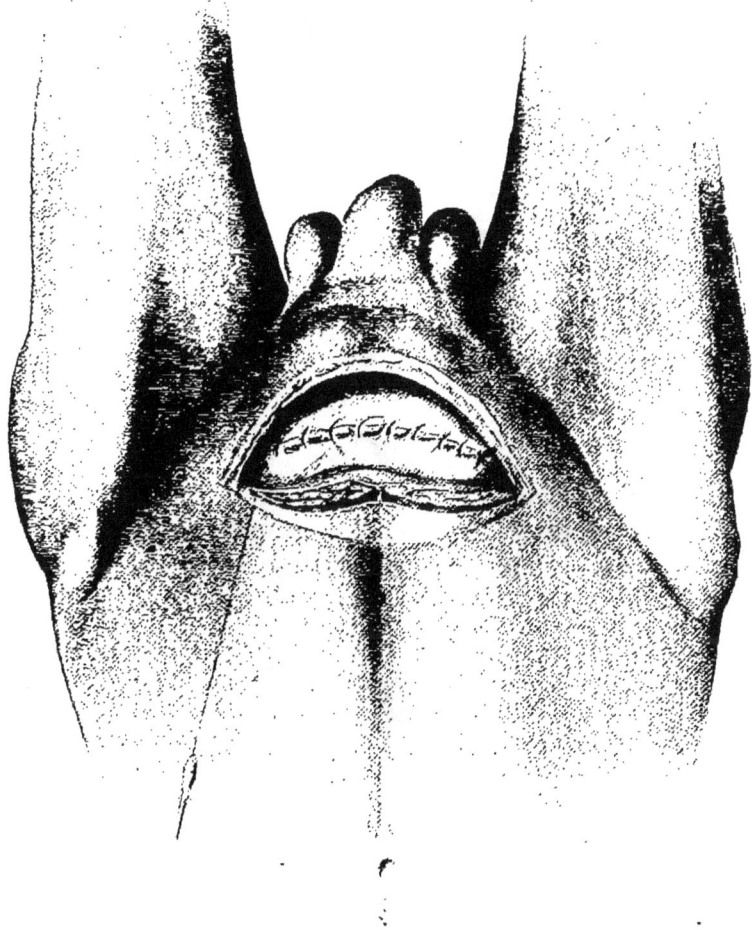

Fig. 253. — Taille hypogastrique transversale. Suture de la vessie.

long, enfilé dans une aiguille de Hagedorn, à grande courbure : l'aiguille pénètre d'abord du côté droit, en grattant le pubis, de manière à passer au-dessous des tissus fibreux pré-symphysiens, traverse, d'avant en arrière, le bout inférieur du muscle droit et va ressortir par la plaie : on la passe alors, d'arrière en avant, à un centimètre et demi de sa section, dans le bout supérieur du muscle droit correspondant, en y comprenant toute sa gaine : le même fil parcourt alors du côté gauche et en

sens inverse, un trajet analogue à celui qu'il a parcouru du côté droit,
c'est-à-dire qu'il traverse d'avant en arrière, le bout supérieur, et

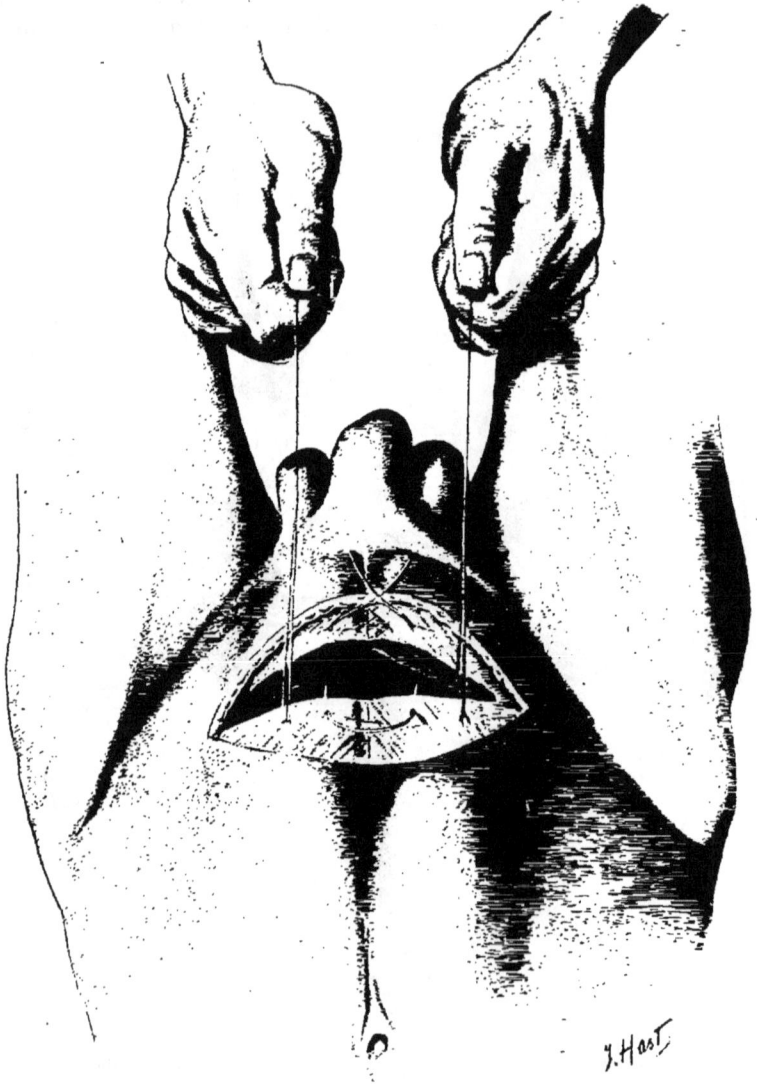

Fig. 254. — Taille hypogastrique transversale. Suture en bourse des muscles droits.

d'arrière en avant, le segment inférieur du muscle droit, en râclant
l'os du pubis. Les deux chefs du fil se trouvent ainsi en avant du pubis,
et il suffit de les nouer pour voir les deux segments, transversalement
sectionnés, des muscles droits se rapprocher et se réunir si solidement

que même les efforts des vomissements ne peuvent les écarter si peu
que ce soit. Pour consolider encore la réunion, je me sers des deux
fils, passés au début de l'opération dans le bout supérieur des muscles
droits ; avec ces fils, je fais, de chaque côté, un point de suture entre-

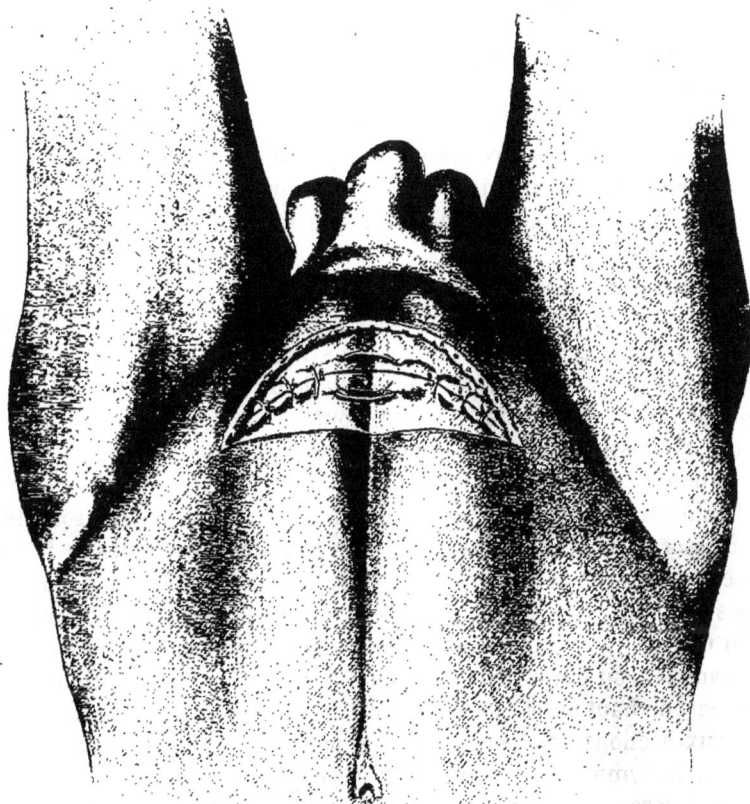

Fig. 255. — Taille hypogastrique transversale. Suture de la gaine aponévrotique.

coupée, réunissant les deux parties latérales des muscles sectionnés, en
ayant encore soin de raser avec l'aiguille le périoste du pubis.

Pour compléter l'opération, il suffit de pratiquer quelques points complémentaires qui affrontent l'aponévrose et suturer la peau, comme à
l'ordinaire, avec des crins de Florence. Lorsqu'on veut pratiquer le drainage de la vessie, il suffit d'écarter légèrement en long et sur la ligne
médiane les muscles droits, dans l'espace nécessaire pour laisser passer
les tubes.

Lorsque le malade est de nouveau couché dans son lit, je prends la précaution, pendant les deux premiers jours, de soutenir un peu élevée sa tête et ses épaules ; on évite ainsi, si des vomissements chloroformiques surviennent, le trop grand tiraillement des sutures.

TAILLE HYPOGASTRIQUE AVEC RÉSECTION DU PUBIS

Pour se donner plus de jour et aborder avec plus de facilité la partie inférieure de la vessie, différents chirurgiens ont préconisé de reséquer temporairement une partie ou la totalité de la portion horizontale du pubis. Je n'emploie pas ces procédés opératoires ; ils sont avantageusement remplacés par la taille transversale qui donne presque autant de jour et est plus simple. Je ne ferai que donner rapidement une idée de ces procédés,

Résection partielle du pubis. — **Procédé d'Helferich** ([1]). — Les coupes faites par Braune et Fehleiser ayant démontré que la vessie est plus facilement accessible à travers la symphyse pubienne, Helferich a eu l'idée de pratiquer la résection partielle du pubis pour faciliter l'extirpation des tumeurs de la vessie, tout en ne compromettant pas la solidité du bassin. Voici ce procédé opératoire, d'après la description de son auteur.

Incision transversale au-dessus de la symphyse, en ayant soin de ne pas blesser le cordon spermatique. Sur les parties latérales de la symphyse, on détache le périoste et on pratique dans l'os, en dehors des épines du pubis, une double encoche verticale, en se servant de la gouge et du maillet ; pendant ce temps opératoire, on a soin de ne pas pénétrer dans le trou obturateur et, à cet effet, on fait la coupe un peu obliquement, de haut en bas et de dehors en dedans. Il faut ensuite réunir les deux sections osseuses verticales par une section horizontale, en coupant la symphyse, d'avant en arrière, jusqu'à ce que le segment osseux, intercepté par les deux sections longitudinales puisse être relevé. Avec un écarteur, on sépare ensuite les parties molles inférieures tandis que les supérieures, simplement écartées avec le doigt, se soulèvent d'elles-mêmes, et la vessie se présente naturellement à l'opérateur.

Résection partielle temporaire du pubis. — **Procédé de Bramann** ([2]). — Incision longitudinale de taille hypogastrique sur laquelle on fait tomber une incision transversale au niveau de la symphyse pubienne. On coupe au ciseau un lambeau osseux, analogue à celui d'Helferich, en le laissant adhérent aux muscles droits. On décolle ce fragment de bas en haut et on le divise ensuite longitudinalement en deux parties : droite et gauche ; cette incision longitudinale, prolongée en haut, sépare

---

1. Helferich. *Arch. f. klin. Chir.*, vol. XXXVII, p. 625.
2 *Deutsche Zeitschrift f. Chir.*, 1891, avril.

les deux muscles droits l'un de l'autre, ce qui permet de découvrir la vessie. L'opération sur la vessie terminée, on suture les fragments osseux au corps du pubis.

Procédé de Clado (¹) - - Ce procédé est analogue au précédent, il en diffère en ce que le fragment osseux sur lequel s'insèrent les muscles droits est relevé sur l'abdomen avec ces muscles, manœuvre facilitée par une double incision longitudinale latérale, qui coupe longitudinalement les muscles droits, au niveau des bords latéraux des fragments osseux.

Résection totale temporaire. — **Procédé d'Ollier** (') — Voici comment Rochet décrit ce procédé :

« Le procédé d'Ollier a pour but, tout en donnant tout le jour désirable, d'assurer la vitalité des lambeaux osseux, et pour cela, les parties molles du pénil resteront adhérentes au lambeau pubien.

Dans ce procédé, le pubis sera divisé par une section faite, de chaque côté de la ligne médiane, à 5 centimètres de cette ligne en haut, à 2 centimètres d'elle en bas, de manière à découper un lambeau rectangulaire trapézoïdal, plus large en haut qu'en bas.

L'incision en ∩ comprend la peau et les parties molles. La partie supérieure convexe de cette incision répond à quelques millimètres au-dessus du bord supérieur du pubis. On a ainsi un lambeau à base inférieure, épais et bien nourri, qu'on renversera de haut en bas après la section du pubis, et qui continuera à nourrir le segment osseux détaché avec lui.

Sur le milieu de la partie convexe tombera, en haut, la fin de l'incision hypogastrique faite pour ouvrir la vessie ; on aura ainsi tout le jour nécessaire pour manœuvrer dans la région prévésicale, et on pourra facilement dénuder au doigt la face postérieure du pubis avant la section.

Avant de scier l'os, on coupera les insertions musculaires qui s'y attachent, en les sectionnant sur le doigt introduit par la plaie hypogastrique ; ce doigt les soulèvera, de dedans en dehors, pour les présenter aux ciseaux. On veillera aussi à écarter le cordon de chaque côté et à le faire maintenir protégé par un aide.

Alors, avec une petite scie à main (petite scie d'Ollier), on commencera la section de l'os suivant la ligne déjà indiquée. Arrivé à une profondeur d'un centimètre environ, on complétera la section osseuse au ciseau.

Puis, on renversera le lambeau en bas et en avant, en prenant de grandes précautions pour ne pas déchirer les plexus veineux rétropubiens.

1 CLADO *Traité des tumeurs de la vessie*, Paris 1895 p 522
2 ROCHET *Chirurgie de l'urètre de la vessie de la prostate*, Paris, 1895, p 202

Cette opération respecte le trou obturateur ; si on voulait avoir plus de jour encore, on prolongerait les sections osseuses sur les branches horizontales et descendantes du pubis. »

TAILLE HYPOGASTRIQUE AVEC SYMPHYSÉOTOMIE

En 1892, je décrivis un procédé de symphyséotomie chez l'homme d'après mes expériences cadavériques : la même année, M. Tuffier, dans un cas de tuberculose de la vessie et moi-même, pour une large résection nécessitée par un néoplasme, nous avons exécuté l'opération

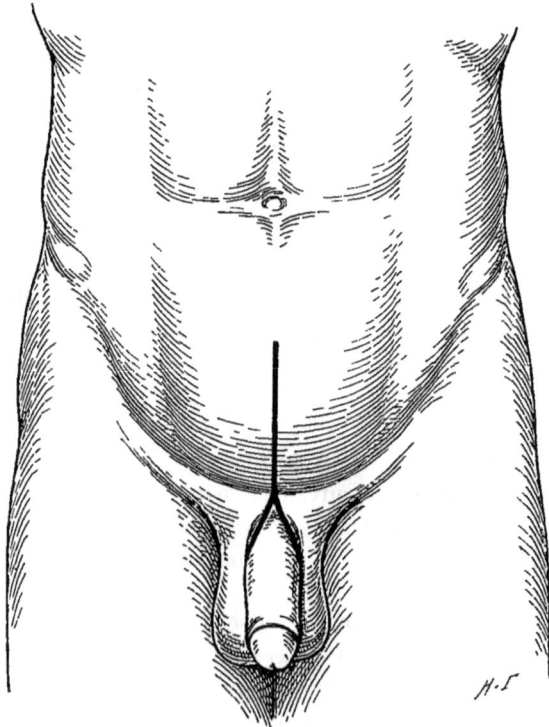

Fig. 256. — Symphyséotomie Incision en Y renversé.

sur le vivant. Depuis, j'ai pratiqué quatre fois la symphyséotomie, que je crois très rarement nécessaire.

Voici le procédé que j'ai suivi.

La vessie ayant été bien lavée et remplie d'air, comme d'habitude, on fait une incision longitudinale, commençant à trois travers de doigt au-dessus du pubis pour se terminer sur le pénis à un centimètre en deçà de sa racine; sur l'extrémité inférieure de cette incision, on en fait deux autres de deux centimètres de longueur, représentant les deux branches d'un Y renversé, dans le but d'éviter la déchirure de la peau lorsqu'on écarte la symphyse. On sectionne, au-devant des muscles, la paroi abdominale jusqu'à l'aponévrose et, au-devant du pubis tous les

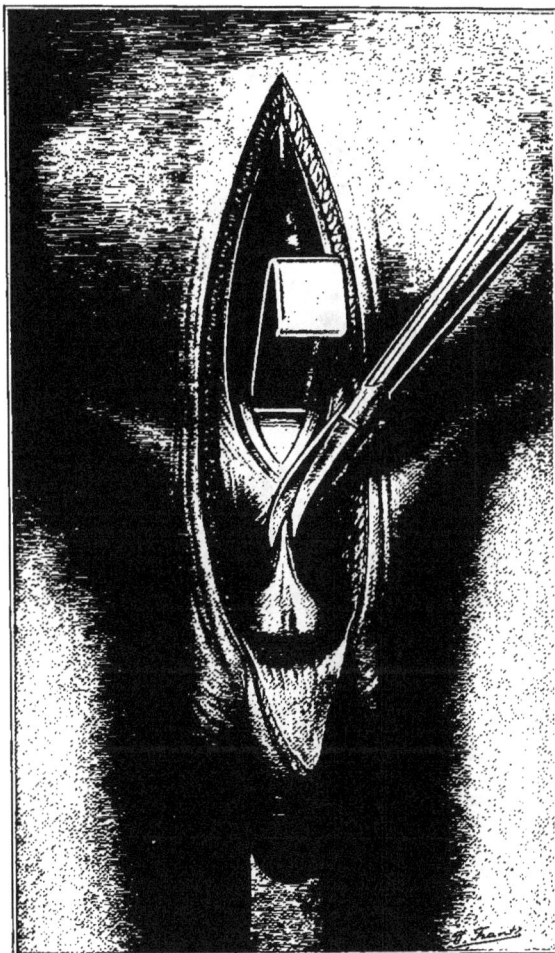

Fig. 257. — Symphyséotomie. Section du ligament suspenseur du pubis. Un écarteur protège la vessie avant la section de la symphyse.

tissus jusqu'à l'os : après avoir coupé la peau, le tissu cellulaire et le ligament suspenseur de la verge, on détache le pénis, qu'on écarte en bas, pour bien sentir avec le doigt le bord inférieur du pubis, et on coupe, jusqu'à l'os, tous les trousseaux aponévrotiques. On sectionne ensuite, au-dessus de la symphyse, l'aponévrose, les muscles pyramidaux et l'interstice des muscles droits qu'on sépare l'un de l'autre, avec

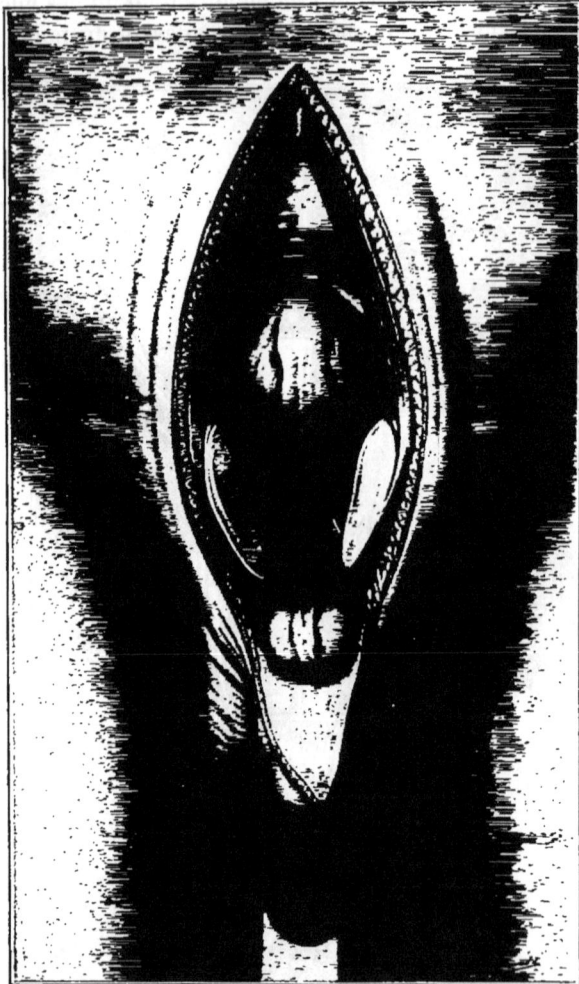

Fig, 258. — Symphyséotomie. La symphyse écartée laisse voir la face antérieure de la vessie.

le doigt, comme dans la taille longitudinale. De même on refoule le péritoine en haut pour bien dégager la vessie.

Passant le doigt en arrière de la symphyse le chirurgien sent le bord postérieur saillant de l'articulation, puis les ligaments pubo-vésicaux : il place alors, en arrière de la symphyse, un écarteur de Farabeuf dont la courte branche vient accrocher le bord inférieur du pubis et dont la tige protège la vessie. Un autre écarteur rabat la verge et met bien en vue, la face antérieure du pubis.

La section de la symphyse est faite, avec un fort bistouri à résection, exactement sur la ligne médiane : d'avant en arrière et de haut en bas, on coupe le cartilage, puis le ligament sous-pubien, très prudemment, pour éviter le plexus de Santorini et la veine dorsale profonde de la verge. Pour faciliter la section de la symphyse, on prie les aides de plier les cuisses du malade sur son ventre et de les écarter sans violence ; à mesure qu'on l'entame, l'articulation bâille et on peut ainsi, sans danger, couper le ligament sous-pubien.

Lorsqu'avec le doigt on s'est assuré que tous les tissus fibreux sont coupés, les aides écartent doucement les cuisses, jusqu'à ce qu'il se produise, entre les deux os, un écartement de 40 à 45 millimètres. Les expériences que j'ai faites, chez les cadavres d'hommes, celles de Gallet-Duplessis, montrent qu'avec un écartement de 4 à 4 1/2 centimètres on ne détermine, du côté des articulations sacro-iliaques, qu'un léger décollement, sans importance, du ligament antérieur.

L'intervention sur la vessie une fois terminée, on abrase, de chaque côté du pubis sectionné, le cartilage symphysien en mettant à nu le tissu spongieux pour faciliter la soudure osseuse.

Après avoir placé un tube à drainage derrière la symphyse, on fait allonger et rapprocher les cuisses du malade : si l'intervalle entre les deux os est petit, on pourra se contenter de suturer les parties molles présymphysiennes ; si, au contraire, la symphyse ouverte bâille assez fortement, mieux vaut assurer le contact des deux os, en faisant deux points de suture osseuse avec du fil d'argent, l'un d'eux étant placé près du bord supérieur, le second près du bord inférieur de l'os.

La paroi abdominale est suturée comme à l'ordinaire et les parties molles au-devant du pubis sont réunies par quelques crins de Florence.

Pansement habituel de la taille hypogastrique : par-dessus le pansement, une ceinture, en fort tissu, maintient solidement les deux os iliaques. On peut aussi placer le malade dans une gouttière de Bonnet.

La symphyséotomie, employée comme voie d'abord dans les grandes résections de la vessie, donne un large accès et permet d'opérer beaucoup plus à l'aise que par les autres procédés décrits. D'autre part, le traumatisme opératoire plus considérable aggrave l'opération et on peut craindre, en cas d'infection de la plaie, que les os ne se réunissent pas bien. Chez trois de nos opérés, la réunion osseuse s'est faite dans de très bonnes conditions : chez un quatrième, à qui j'avais réséqué presque toute la vessie et l'extrémité terminale d'un uretère pour un épithélioma, il se forma une fistule hypogastrique et les deux moitiés du pubis restaient écartées de un centimètre, lorsque, vingt jours après l'opération, le malade succomba. Dans ce cas, je n'avais pas fait, comme dans les autres, de suture osseuse.

TAILLE HYPOGASTRIQUE POUR CALCULS ET CORPS ÉTRANGERS

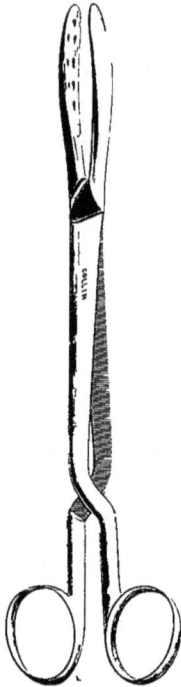

Fig. 259 — Tenettes pour saisir les calculs.

En cas de calcul non opérable par la lithotritie ou de corps étrangers qu'on ne peut extraire par les voies naturelles, l'opération indiquée est la taille longitudinale telle que je l'ai décrite page 571.

Il est rare que, dans ces cas, la vessie ne soit pas infectée et il faut prendre grand soin de ne pas souiller la plaie.

L'incision cutanée ne doit pas être trop longue; celle de la vessie sera proportionnée à la grosseur du calcul qui devra pouvoir passer par l'ouverture, sans déchirer la plaie.

Lorsque la vessie aura été incisée et les fils suspenseurs placés, on tirera sur ces fils de manière à **extérioriser la vessie** le mieux possible. On introduira alors les tenettes, fig. 259 pour saisir et extraire le calcul, soit directement, soit en se guidant sur l'index gauche introduit dans la vessie.

Si des phénomènes de cystite très intenses n'indiquent pas le drainage temporaire, on fermera la vessie et la peau, en laissant un simple drain prévésical.

CURETTAGE DE LA VESSIE PAR LA TAILLE HYPOGASTRIQUE

Dans les cystites rebelles, lorsqu'il se décide à pratiquer la taille hypogastrique pour curetter la vessie, le chirurgien doit tenir compte de la petitesse de la vessie et de la péricystite possible et fréquente.

La sensibilité de la vessie à la distension est très souvent si grande qu'on ne peut distendre le réservoir, ni avec du liquide, ni avec de l'air: il faut, dans ces cas, *opérer a vide*.

La péricystite peut fixer le péritoine très bas et empêcher de refouler la séreuse : elle modifie le tissu prévésical et peut rendre très difficile la recherche de la vessie.

Malgré ces conditions défavorables, la taille longitudinale doit être préférée pour pratiquer le curettage de la vessie : on opérerait plus à l'aise par la taille transversale, mais la nécessité de drainer pendant un certain temps et la possibilité d'une suppuration périvésicale, créent des conditions peu favorables à la réunion des muscles sectionnés transversalement, exposant ainsi le malade à l'éventration consécutive.

Manuel opératoire

Le *lavage de la vessie* sera fait comme à l'ordinaire, mais on ne laissera pas de liquide dans la vessie et on n'injectera pas de l'air : la vessie sera vidée, mais la sonde restera en place.

L'*incision de la peau* sera peu étendue et descendra franchement au-dessous du pubis, pour faciliter la recherche de la vessie.

La *découverte de l'aponévrose* des droits et l'écartement des deux muscles ne présentent aucune difficulté dans le cas particulier, mais on aura bien soin de découvrir nettement le bord supérieur du pubis et de se donner du jour, en coupant transversalement, de chaque côté, au ras du pubis, les tendons des muscles droits dans l'étendue d'un centimètre.

Le *refoulement du cul-de-sac péritonéal* se fait, prudemment, avec les doigts, à partir du bord supérieur du pubis. Il est souvent difficile de se rendre compte de ce refoulement, le péritoine étant peu visible : on réussit parfois, en pressant avec la main à plat sur l'abdomen au-dessus de la plaie, à voir le cul-de-sac péritonéal refoulé par une anse intestinale. Si le péritoine ne peut être refoulé en haut et si l'on risque de le blesser en ouvrant la vessie, il faut séance tenante couper transversalement les muscles droits pour se donner du jour.

Incision de la vessie. — La vessie ratatinée derrière le pubis peut être très petite et méconnaissable : on ne voit pas les veines longitudinales qui rampent sur sa face antérieure, on reconnaît mal ses fibres charnues. Le mieux est, avant d'inciser la vessie, de faire injecter par l'aide une certaine quantité d'eau par la sonde : le réservoir se distend plus ou moins et on le reconnaît dans la plaie. On peut encore, avant d'inciser la vessie, tâcher de reconnaître sa couche musculeuse, en dépouillant, avec la pince à griffes, ce que l'on croit être la vessie : on voit ainsi les fibres musculaires et on fait saigner la paroi vésicale enflammée. Parfois, aucune de ces manœuvres ne réussit et l'on ne peut distinguer la vessie avec certitude : il m'est arrivé alors d'inciser la paroi vésicale sur un instrument métallique introduit par l'urètre et même d'inciser au juger, un peu au-dessous et en arrière du pubis, pour reconnaître franchement la vessie, en voyant la muqueuse incisée.

Suspension de la vessie; exposition de la muqueuse. — Lorsque la vessie est ouverte, on peut toujours, en se guidant sur l'index gauche, placer deux fils suspenseurs, un de chaque côté de la plaie vésicale : ces fils embrasseront une bonne épaisseur de la paroi, un centimètre au moins, pour ne pas risquer, lorsqu'on l'attire, de déchirer la paroi vésicale enflammée.

Dans les cas de très petite vessie, on devra se contenter de l'écartement de la plaie vésicale; dans d'autres cas, on pourra placer un dépresseur vésical étroit ou un écarteur plat, à branche longue et étroite, pour exposer le mieux possible la cavité vésicale.

Curettage de la muqueuse. — Lorsqu'on a exposé la muqueuse, en extériorisant et en écartant la plaie vésicale, on procède au curettage de la muqueuse. A l'aide d'une curette un peu allongée et modérément tranchante, on gratte **toute la surface interne** de la vessie, à moins que les lésions soient nettement limitées. Le curettage commence par le col et on enfonce la curette dans la portion de l'urètre qui avoisine la vessie, toujours malade dans les grandes cystites; on gratte ensuite le trigone, sans se soucier des orifices uretéraux, puis les faces postérieures, latérales et antérieure de la vessie. Pour bien curetter, on essaie, avec les écarteurs, de tendre la portion de la vessie où l'on opère : la muqueuse épaissie, boursouflée, forme des plis qui rendent la manœuvre malaisée : la muqueuse saigne abondamment et on suit mal des yeux la manœuvre de la curette. Il faut essayer d'extirper le mieux possible la muqueuse, en mettant à nu la couche musculaire, mais il faut aussi se souvenir des lésions interstitielles du muscle vésical et ne pas agir avec brutalité pour éviter de crever la vessie : on ne sent pas dans le curettage vésical le cri spécial du muscle que l'on perçoit lorsqu'on curette l'utérus. Pour bien opérer, il faut s'y reprendre à plusieurs reprises, tamponner, nettoyer la surface saignante avec de l'eau très chaude : s'aider des ciseaux si des lambeaux de muqueuse détachés ne peuvent être bien enlevés avec la curette.

Cautérisation thermique de la muqueuse. — Le grattage terminé, il reste toujours des parties de la muqueuse qui ont été mal curettées : j'ai l'habitude de les cautériser au thermocautère pour détruire le mieux possible la muqueuse. Il restera toujours assez d'épithélium pour la régénérer : les expériences que j'ai faites avec Jungano démontrent la grande rapidité de cette régénération.

Drainage de la vessie. — La vessie doit être drainée comme il est dit page 580. Je préfère un siphon simple au double siphon et j'ai soin de bien fermer la plaie vésicale autour du tube, par quelques points de suture entrecoupée, faits avec du catgut.

Fixation de la vessie à la paroi. — Je crois utile de placer des fils spéciaux pour fixer la vessie à la paroi, en outre pour éviter les clapiers prévésicaux, on fait la suture de la paroi à un seul plan, en ayant soin que les fils passent à travers la couche de graisse périvésicale, au-dessus de l'ouverture de la taille, pour que la vessie soit collée à la paroi. La fixation de la plaie vésicale ouverte à la peau, c'est-à-dire la cystostomie, ne me paraît pas justifiée en cas de curettage vésical : dans la grande majorité des cas, il suffit de drainer la vessie, pendant une quinzaine de jours, pour obtenir d'excellents résultats.

Fermeture de la paroi abdominale. — On suit pour fermer la plaie de la paroi abdominale le manuel opératoire indiqué page 578.

Soins consécutifs.

Sans revenir sur ce qui a été dit à propos de la taille avec drainage hypogastrique, page 583, je me bornerai à indiquer l'utilité de laver doucement la vessie, une ou deux fois par jour, avec du protargol, et de nettoyer la plaie, autour du tube, avec un tampon imbibé d'eau oxygénée.

Le drainage hypogastrique sera maintenu pendant une quinzaine de jours. On mettra une sonde à demeure lorsqu'on enlèvera les tubes et on la maintiendra, tout en la changeant suivant les besoins, jusqu'à ce que la plaie hypogastrique soit bien fermée.

CURETTAGE DE LA VESSIE PAR LA VOIE URÉTRALE

Chez la femme, on peut pratiquer par les voies naturelles le curettage de la vessie. Cette opération a été employée par mon maître Guyon, dans les cas de cystite rebelle.

La paroi vésicale n'offrant une certaine résistance à la curette qu'au voisinage du col, on ne fait en réalité, par la voie urétrale, le grattage efficace de la muqueuse qu'au niveau du trigone et sur les parties antérieures et latérales du col ; partout ailleurs le grattage est très incomplet.

MANUEL OPÉRATOIRE

La femme est placée en position gynécologique et la vessie bien lavée, puis vidée. La sonde est retirée. Si l'urètre est étroit, on le dilate rapidement avec le dilatateur de Guyon ou avec des bougies d'Hegar ; s'il est de bonne largeur, on procède de suite au curettage.

L'index de la main gauche est introduit dans le vagin pour soutenir la paroi vésico-vaginale. On introduit dans la vessie une curette utérine et on gratte successivement le milieu et les deux parties latérales du trigone, puis les faces postérieure et latérale de la vessie, avec grande prudence pour ne pas perforer le réservoir ; enfin le pourtour du col en avant et sur les côtés. On gratte encore la partie initiale de l'urètre. La vessie est ensuite largement lavée au nitrate d'argent et on laisse à demeure une sonde de de Pezzer.

CYSTOSTOMIE HYPOGASTRIQUE

J'emploie la *cystostomie temporaire*, la vessie ne restant ouverte

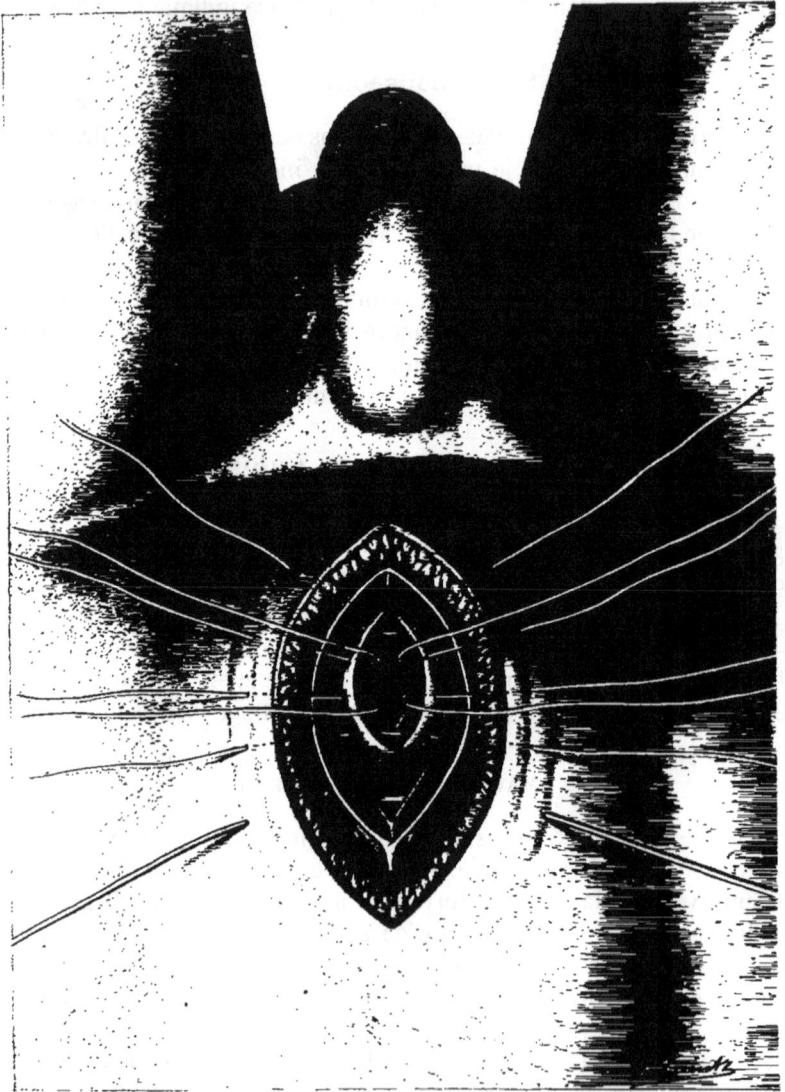

Fig. 260. — Cystostomie hypogastrique. Manière de passer les fils.

que pendant quelques jours ou quelques semaines, dans le plus grand nombre des cas de curettage vésical; dans certaines opérations de tumeurs de la vessie, lorsque je veux dériver temporairement le cours des urines pour favoriser la réussite de certaines résections de l'urètre.

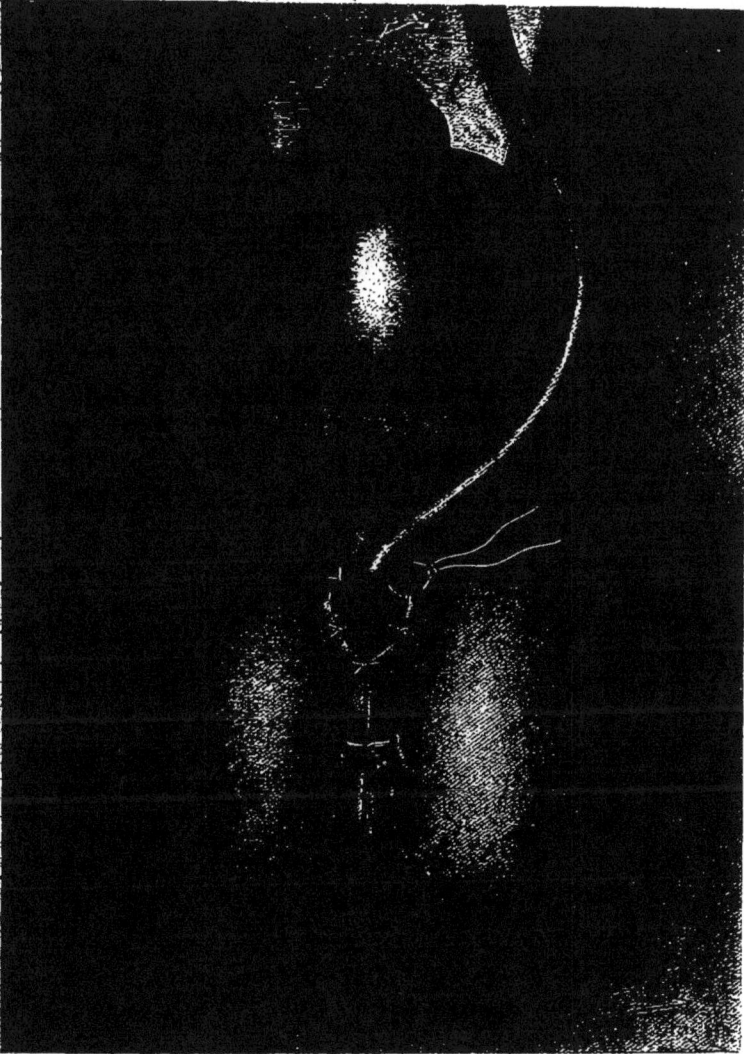

Fig. 261. — Cystostomie hypogastrique. Drainage de la vessie.

Dans tous ces cas, le manuel opératoire est celui décrit à propos de la taille hypogastrique avec drainage de la vessie.

La cystostomie hypogastrique peut encore être pratiquée avec l'intention de laisser la vessie *ouverte pendant longtemps*, dans certains cas de cystite rebelle, ou même pour donner passage à l'urine d'une manière *permanente,* dans certains cas d'hypertrophie de la prostate. Chez la femme, j'ai pratiqué le méat hypogastrique, avec fermeture de l'urètre et du vagin, dans un cas de fistule vésico-vaginale inopérable.

Dans toutes ces circonstances, l'opération doit être conduite de manière que le méat hypogastrique persiste sans se rétrécir, ce qu'on peut obtenir aisément, en suturant la muqueuse vésicale à la peau. A la suite de Poncet, de Lyon, qui a beaucoup préconisé le méat hypogastrique chez les prostatiques, on s'est efforcé, par des procédés différents, de créer une ouverture continente. Chez certains malades, on peut réussir à pratiquer un méat hypogastrique qui ne s'ouvre que pendant la miction, ou qui sert à pratiquer le cathétérisme plusieurs fois par jour. Le plus souvent on fait une ouverture qui laisse couler continuellement l'urine.

Manuel opératoire.

L'incision de la peau, la section des plans musculaires et l'ouverture de la vessie se font comme dans la taille hypogastrique longitudinale (voir page 571). La seule remarque à faire dans ces temps opératoires, c'est qu'il est inutile de faire de grandes incisions : 5 centimètres de longueur de l'incision cutanée suffisent d'habitude.

Fixation de la vessie. — La vessie ouverte est fixée à la peau par quatre points au crin ou au catgut, deux latéraux, un supérieur et un inférieur; au besoin on met deux autres fils latéraux. Chaque point latéral traverse la peau, le muscle droit correspondant et toute la paroi vésicale. Les deux points supérieur et inférieur passent d'un côté à l'autre de la paroi abdominale en prenant les deux angles de la plaie vésicale : le fil travers successivement la peau, le muscle droit, la paroi vésicale à côté de l'extrémité de l'ouverture du réservoir, puis de l'autre côté, de dedans en dehors, la vessie, le muscle droit et la peau. Au-dessus de ces sutures vésicales, on ferme la plaie de la paroi abdominale, par un fil d'argent qui traverse toute son épaisseur.

Les sutures terminées, on place, comme à l'ordinaire, le tube hypogastrique pour le drainage de la vessie.

Difficultés opératoires.

Lorsque la vessie a des parois très épaissies, lorsqu'elle est fixée par de la péricystite, surtout si la paroi abdominale est épaisse, il peut être impossible de suturer régulièrement à la peau les deux lèvres de son incision. Dans ces cas on fixera, par quelques points au catgut, les bords de la plaie vésicale aux muscles droits écartés.

Procédé de Wassilief. — Pour obtenir un véritable canal hypogastrique, allant de la peau à la vessie, et assurer la continence de l'urine par un double plan musculaire, Wassilief a proposé de détacher la muqueuse vésicale de la musculeuse qu'on laisse glisser en arrière : on fixe ensuite la muqueuse vésicale à la peau. Le canal muqueux se trouve ainsi enserré profondément par la musculeuse de la vessie et plus superficiellement par les muscles droits.

Procédé de Jaboulay. — Pour obtenir un méat hypogastrique continent, Jaboulay pratique l'opération en passant à travers le muscle droit : la bouche vésicale se trouve ainsi entourée d'une couche musculaire.

Soins consécutifs à l'opération.

Pendant les premiers jours, les soins post-opératoires sont les mêmes que dans le drainage hypogastrique, après la taille.

Les points de suture seront enlevés vers le 6ᵉ jour; plus tôt, s'ils coupent les bords de la plaie.

Le drainage doit être maintenu jusqu'à ce que la plaie soit cicatrisée, en diminuant après quelques jours le calibre du tube : on s'efforcera d'obtenir ainsi un orifice laissant passer, à frottement doux, une sonde Nélaton n° 30.

Pour recueillir ensuite les urines, on peut employer deux variétés d'appareils : les uns recueillent l'urine qui s'écoule au niveau de la peau ; les autres vont puiser l'urine dans la cavité même de la vessie.

La figure 262 représente l'urinal hypogastrique de Collin ordinairement employé en France. Une cuvette mé-

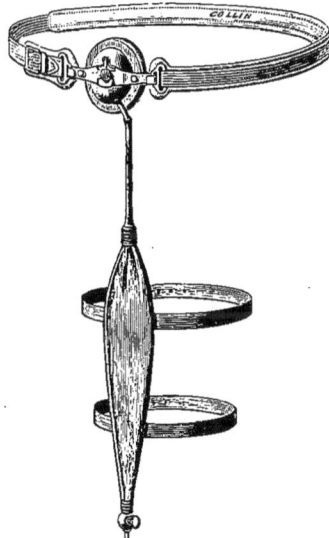

Fig. 262. — Urinal hypogastrique pour recueillir les urines après cystostomie.

tallique, dont le bord est entouré d'un bourrelet de caoutchouc, s'applique par ses bords autour de la plaie et recueille l'urine qui va se déverser dans un urinal attaché à la jambe du malade : la cuvette est maintenue en place par un ressort fixé à une ceinture maintenue par des sous-cuisses. Les malades finissent par s'habituer au port de cet

appareil : ils évitent les excoriations de la peau avec des soins minutieux de propreté et en mettant autour de la plaie une pommade épaisse
à l'oxyde de zinc.

J'ai fait fabriquer pour plusieurs de mes malades un urinal moins
incommode, facilement supporté, analogue à celui que j'emploie pour
les fistules rénales, fig. 99, page 209. Une sonde de Nélaton, assez longue
pour pénétrer à 2 ou 3 centimètres dans l'intérieur de la vessie,
recueille l'urine qui ne souille pas les bords de la plaie : l'extrémité
extérieure de la sonde traverse un anneau de caoutchouc, qui entoure
le méat hypogastrique et se raccorde, sur la face externe de ce bourrelet, avec un petit tube métallique coudé, qui déverse l'urine par un
tuyau de caoutchouc dans l'urinal. En changeant, matin et soir, la
sonde, que l'on fait bouillir, et en faisant à ce moment le lavage de
la vessie, l'appareil est bien toléré.

Suivant la tolérance du malade, on adoptera l'une des deux variétés
d'appareil : l'essentiel est d'avoir de grands soins de propreté.

EXTIRPATION DES TUMEURS DE LA VESSIE

Anatomie pathologique chirurgicale.

On ne trouve guère dans la vessie que trois grandes variétés de néoplasmes : les tumeurs épithéliales, papillomes ou épithéliomes, variétés
de beaucoup les plus communes ; les sarcomes, variété rare ; les myomes
qui sont exceptionnels. Pour mémoire, je mentionne les kystes, les
myxomes, les fibromes, les angiomes et les tumeurs hétérotopiques.

Le chirurgien a surtout intérêt à bien connaître les tumeurs épithéliales.

Tumeurs épithéliales de la vessie. — Parmi les tumeurs épithéliales de la vessie, les unes sont des papillomes qui revêtent toujours la
forme pédiculée, les autres des épithéliomas qui peuvent ou non être
pédiculées. On ne peut, à l'examen macroscopique, en opérant un malade, diagnostiquer avec certitude la variété histologique des tumeurs
pédiculées bénignes ou malignes que dans des cas rares : aussi, au
point de vue pratique, il faut distinguer, d'après la forme macroscopique, trois variétés de tumeurs épithéliales de la vessie.

Tumeurs pédiculées ;

Tumeurs sessiles ;

Tumeurs infiltrées, faisant ou non saillie dans l'intérieur de la cavité
vésicale.

Tumeurs pédiculées. — Les plus fréquentes des tumeurs vésicales
sont les tumeurs pédiculées. Dans 50 ou 40 pour 100 des cas, ces

tumeurs sont multiples : il est fréquent d'en trouver deux ou trois; exceptionnellement, on en trouve un grand nombre, disséminées sur

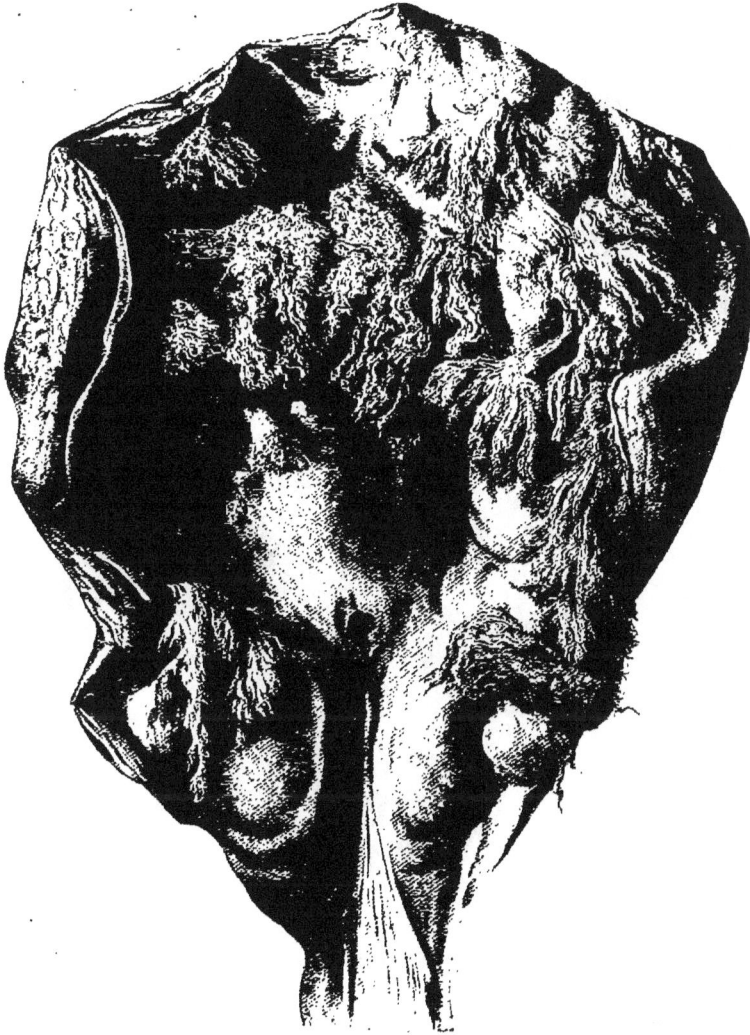

Fig. 265. — Tumeurs villeuses multiples de la vessie.

toute la surface de la vessie. Parfois encore, on peut observer, à côté d'une tumeur implantée par une large base, plusieurs tumeurs pédiculées.

Ces néoplasmes peuvent s'implanter en un point quelconque de la muqueuse vésicale : on les rencontre, plus fréquemment, dans la moitié inférieure de la vessie, aux approches du trigone ; fréquemment encore, sur la paroi antérieure de la vessie, non loin du col : souvent, le pédicule des tumeurs avoisine les orifices urétéraux.

Pendant l'opération, la plupart des tumeurs pédiculées apparaissent

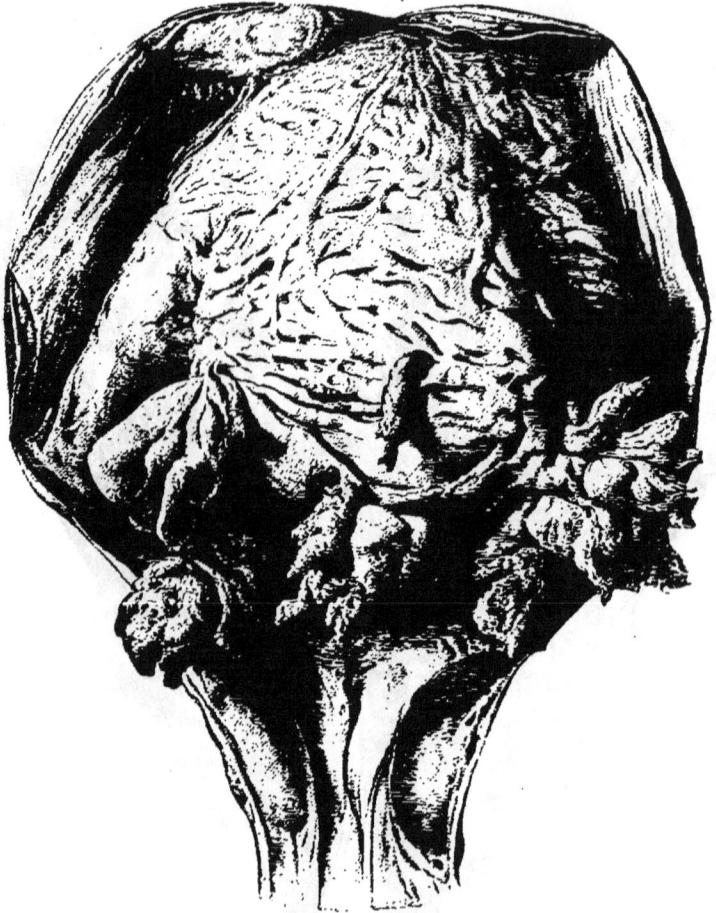

Fig. 264. — Tumeurs pédiculées non villeuses de la vessie.

comme des excroissances mamelonnées, de couleur rosée ou rouge, assez largement assises sur la muqueuse, plus pâle, de la vessie. Leur surface, étalée comme un champignon, cache leur point d'implantation. En les touchant, on se rend compte de leur extrême friabilité. L'ensemble de leur masse est très molle, douce au toucher, et glisse entre les doigts, comme si leur surface était enduite de mucus ; aussi, ces tumeurs ne résistent pas à la traction d'une pince, même lorsqu'on saisit entre les mors de l'instrument des fragments considérables. Quand on les attire avec les doigts ou avec un instrument, on se rend

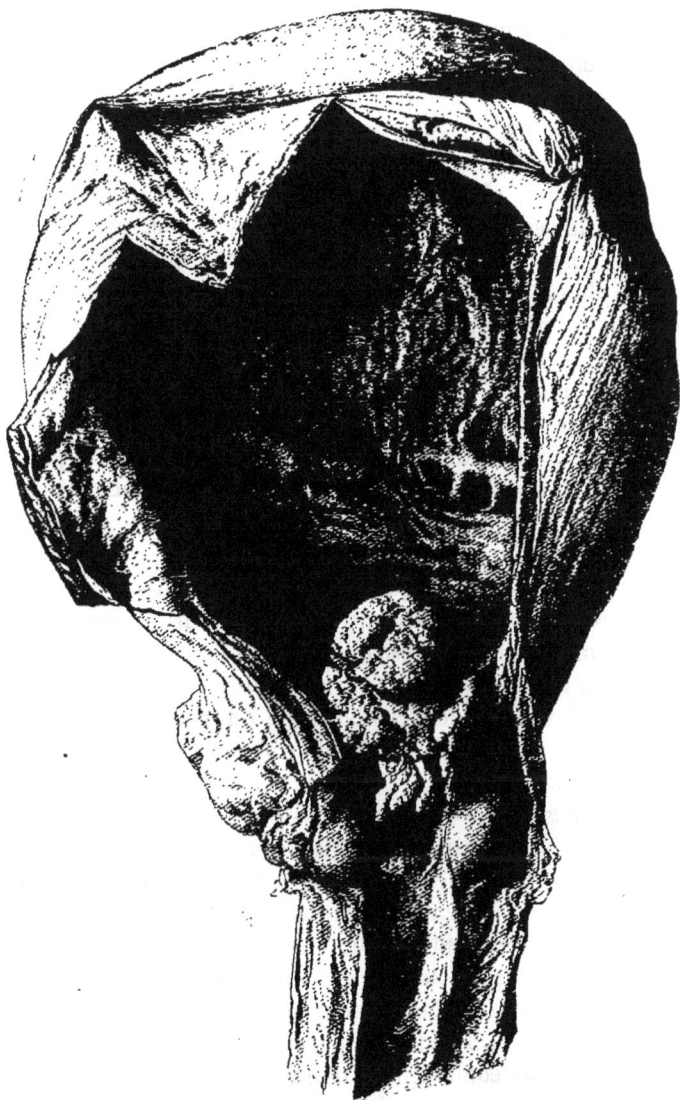

Fig. 265. — Tumeur pédiculée framboisée de la vessie, à pédicule dur et épais.

compte qu'elles sont attachées à la muqueuse par un pédicule plus dense, que la traction étire facilement.

Le pédicule est souvent aplati latéralement ou de haut en bas; il est d'ailleurs habituellement très court, et se confond avec la muqueuse, à ce point que, lorsqu'on tire sur la tumeur, c'est la muqueuse elle-

même qui le constitue presque complètement. La muqueuse du corps
de la vessie glisse facilement sur la musculeuse, grâce à la traction
exercée sur la tumeur, et lorsqu'on coupe, à la base. ce pédicule chirurgical, c'est la muqueuse elle-même et non le vrai pédicule de la tumeur
que l'on sectionne.

Cette disposition explique pourquoi il est nécessaire de faire 4 ou
5 points de suture pour fermer la plaie de la muqueuse, après la section d'un pédicule, très mince en apparence.

D'autres tumeurs, plus rares, paraissent plus solidement attachées
aux parois de la vessie; leur pédicule est plus ferme, et, lorsqu'on les
attire, la muqueuse ne glisse pas sur la couche musculeuse; cette différence s'explique par la plus ou moins grande quantité de tissu fibreux
contenu dans le pédicule, et n'a aucun rapport avec la bénignité de
la tumeur.

Ces mêmes tumeurs pédiculées, que je viens de décrire, présentent
un tout autre aspect lorsqu'on les examine flottant dans un liquide.
Lorsqu'on les regarde au cystoscope, ou lorsqu'elles sont plongées et
suspendues dans un bocal plein de liquide, on voit souvent des villosités s'élever de leur surface, sous forme de filaments, finement ramifiés, de couleur rosée chez le vivant.

Mais il ne faut pas croire que toutes les tumeurs pédiculées soient
villeuses; souvent, on en rencontre dont la surface est simplement
lobulée, comme on peut en voir un exemple dans la figure 265.

Les *tumeurs pédiculées à surface lisse* sont beaucoup plus rares que
les tumeurs villeuses ou les framboisées : on peut en trouver dont le
pédicule est long et d'autres à pédicule court : ces variétés sont presque
constamment malignes.

Tumeurs sessiles. — Les tumeurs sessiles vraies, faisant saillie
dans la cavité vésicale sans être rattachées aux parois par une partie
plus étroite, sont rares (9 cas sur 78); mais on trouve fréquemment
des formes de transition entre ces tumeurs et celles qui sont franchement pédiculées. Je considère comme tumeurs sessiles celles qui ne
peuvent être pédiculisées ou qui, au moins, ne le sont qu'en apparence,
c'est-à-dire aux dépens même de leur masse qu'on étrangle entre les
doigts ou avec l'instrument; la coupe, au niveau de ce pédicule, se fait
alors en plein tissu néoplasique et non sur la muqueuse saine, au moins
à un simple examen macroscopique.

Les tumeurs sessiles, qu'elles soient ou non villeuses à leur surface,
sont profondément implantées, elles envahissent la muqueuse et souvent, au microscope, on rencontre des nids épithéliaux jusque dans la
couche musculaire. Ce qui domine l'histoire de ces tumeurs sessiles, c'est
le fait des profondes racines, apparentes ou inaperçues à simple vue,
qu'elles poussent dans les couches sous-jacentes à la muqueuse vésicale.

Au point de vue de leur nature, je me bornerai à dire que toutes les tumeurs sessiles que j'ai examinées étaient des épithéliomas, variables dans leur structure.

Tumeurs infiltrées. — M. Guyon a établi une distinction essentielle entre les tumeurs infiltrées, en faisant voir qu'il existe deux variétés fort différentes d'infiltration : 1° l'infiltration larvée; 2° l'infiltration macroscopique.

1° **L'infiltration larvée** ne peut s'apercevoir qu'avec le secours du

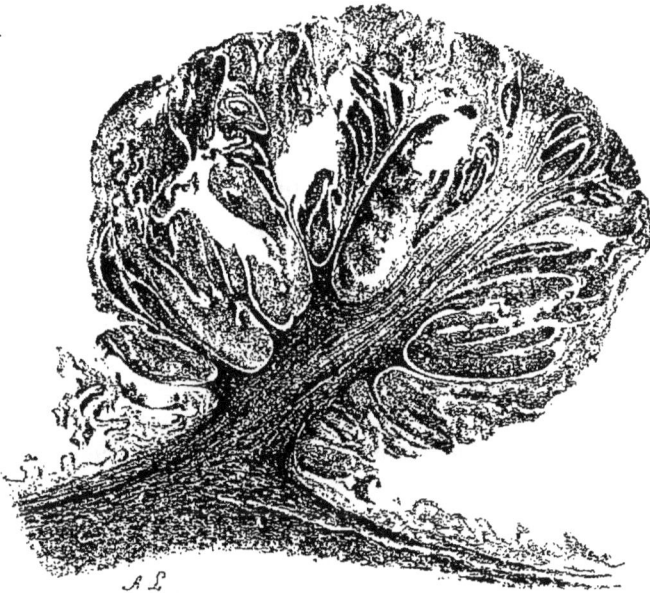

Fig. 266. — Coupe d'une tumeur épithéliale pédiculée de la vessie, à surface lisse.

microscope; les cellules d'un épithélioma s'infiltrent en suivant les traînées du tissu conjonctif, je dirai mieux, en suivant les voies lymphatiques, dans les couches sous-jacentes à la muqueuse; elles atteignent ainsi la sous-muqueuse et la musculeuse. L'existence possible de l'infiltration larvée commande l'extirpation très large des néoplasmes largement implantés.

Certaines tumeurs de la vessie présentent une infiltration macroscopique de l'épaisseur des couches du réservoir : ce sont celles qu'il convient de désigner sous le nom de tumeurs infiltrées. J'en distinguerai deux variétés, suivant qu'elles font ou non saillie dans l'intérieur de la cavité vésicale.

2° **Tumeurs infiltrées saillantes dans la cavité vésicale.** (*Tumeurs cérébriformes ou encéphaloïdes.*) — Ces néoplasies sont très fréquentes

dans la vessie : souvent, elles sont fort étendues et il n'est pas rare de
les voir englober presque tout le réservoir.

A l'ouverture de ces vessies, la cavité de l'organe apparaît plus ou
moins remplie par une masse fongueuse, déchiquetée, largement implantée sur les parois de la vessie : une urine sale, fétide, mêlée de
caillots et de lambeaux putréfiés, détachés du néoplasme, s'écoule souvent à l'ouverture de pareilles vessies.

Chez le vivant, la couleur de ces tumeurs est rouge foncé, souvent
ecchymotique par endroits ; leur consistance est molle dans l'ensemble, un peu plus ferme, et comme grenue en certains points.
Avec la curette, il est facile de détacher toute ou presque toute la portion de la tumeur qui fait saillie dans l'intérieur de la vessie ; et cela
sans que, d'habitude, on ait à redouter l'ouverture de vaisseaux méri-
tant une ligature. Il est même remarquable de voir la petite quantité
de sang qui s'écoule lorsqu'on gratte ces néoplasmes.

La différence essentielle, entre ces tumeurs et les tumeurs pédiculées
ou sessiles, se trouve dans les rapports qu'affecte le néoplasme avec les
parois de la vessie.

Lorsque, par le grattage, on a séparé toute la portion saillante de la
tumeur, il reste, au niveau de son point d'implantation, une surface
rugueuse, inégale, déchiquetée, qui montre à quel point cette opération
est incomplète ; l'infiltration néoplasique est évidente, et elle s'étend
le plus souvent jusque dans la couche musculaire, parfois plus loin,
jusqu'aux limites extérieures de la vessie, ou même au delà, dans les
tissus voisins.

Au point de vue histologique, ces néoplasmes sont tous des épithéliomas, présentant la structure la plus variée, suivant les cas, depuis
l'épithélioma lobulé, qu'on pourrait presque confondre avec un papillome du type vésical adulte, jusqu'au cylindrome ou l'épithélioma réti-
culé. Cliniquement, de telles néoplasies sont toujours malignes dans
leur évolution.

3° Les tumeurs infiltrées ne faisant pas saillie dans la cavité de la
vessie méritent le nom de cancroïdales, par leur ressemblance macroscopique avec les cancroïdes de la peau.

Petites, limitées dans certains cas, elles sont, la plupart du temps,
fort étendues. Elles apparaissent mamelonnées, bosselées et irrégulières, fronçant à leur niveau la surface muqueuse, comme dans le cas
représenté dans la figure 267 ; ou bien encore, se présentant sous la
forme de tumeurs ulcérées à bord surélevés, à surface grenue, irrégulière. Certaines tumeurs ont tout l'air d'être sous-muqueuses dans leur
plus grande étendue ; mais, de place en place, des ulcérations serpigi-
neuses détruisent la membrane muqueuse et laissent voir au-dessous
la masse néoplasique.

Dures ou fermes au toucher, ces tumeurs infiltrent profondément la vessie, dont la surface extérieure se trouve parfois soulevée par leurs bosselures; souvent encore, elles envahissent les parties voisines comme

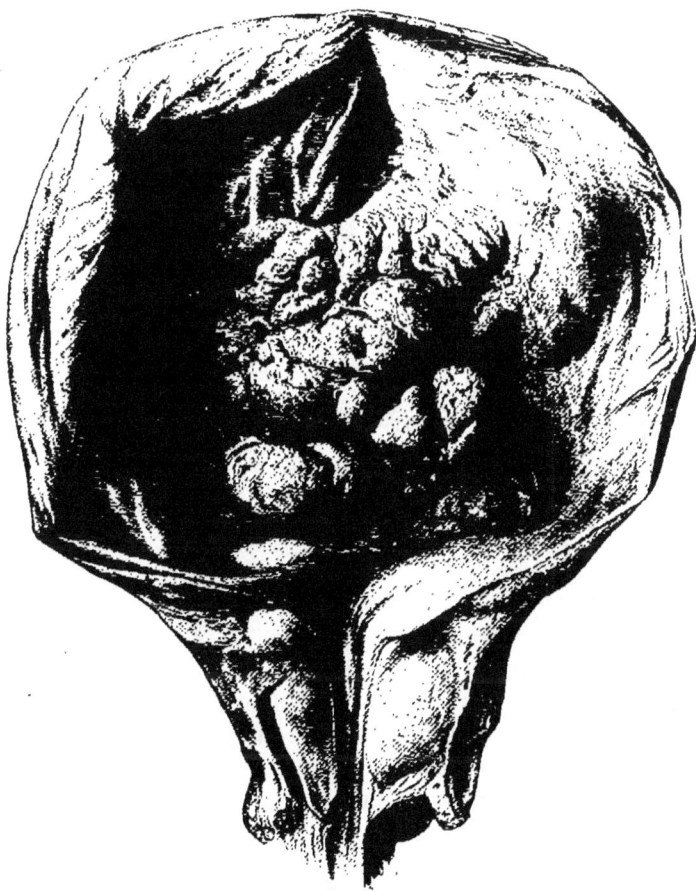

Fig. 267. — Tumeur infiltrée de la vessie. — Cancroïde.

si la tumeur, ne se développant guère dans l'intérieur de la cavité vési-cale, épuisait au dehors sa puissance proliférante.

Propagation des néoplasmes épithéliaux. — J'ai distingué quatre modes de propagation des tumeurs de la vessie que le chirurgien doit toujours avoir présents à l'esprit : 1° propagation par contact; 2° par continuité; 3° propagation ganglionnaire; 4° généralisation.

1° **Propagation par contact.** — J'ai montré que, fréquemment, les tumeurs de la vessie, comme certains néoplasmes du bassinet, se pro-pagent par véritable greffe sur différents points de la muqueuse et tout particulièrement sur les portions de la muqueuse voisine de la racine des tumeurs pédiculées. Je donne ici (fig. 268) le dessin d'une coupe histologique, passant dans l'axe d'une petite tumeur pédiculée de la vessie; la tumeur est fongiforme et, sur le point où elle se trouve en contact avec la muqueuse vésicale, on voit le début de la prolifération épithéliale qui va donner naissance à une nouvelle tumeur: on remarquera qu'entre le point où s'est développée la tumeur secondaire et le pédi-

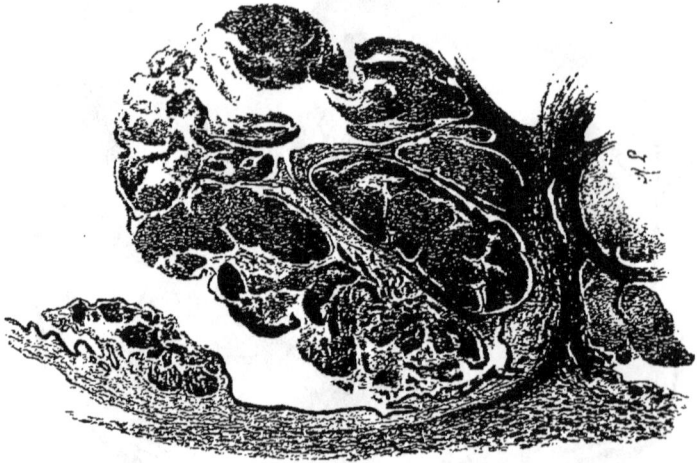

Fig. 268. — Coupe d'une tumeur pédiculée de la vessie; propagation par contact.

cule de la néoplasie primitive, il existe un espace où l'épithélium est normal; plus loin, aux approches du pédicule, on voit de nouveau l'épithélium de la vessie entrer en prolifération.

Ces faits nous font comprendre la fréquence des récidives locales des tumeurs pédiculées, et nous montrent la nécessité d'extirper, même dans les cas les plus simples, une large zone de muqueuse autour du pédicule.

2° **Propagation par continuité.** — Les tumeurs pédiculées ont le plus souvent une vie intravésicale, tandis que les tumeurs sessiles et les tumeurs infiltrées envahissent souvent la vessie bien plus loin que ne pourrait le faire croire l'examen macroscopique. Trop souvent, malgré des extirpations très larges, ces tumeurs récidivent sur place : il est indispensable, lorsqu'on opère pour ces variétés de néoplasme, de réséquer toute l'épaisseur de la paroi vésicale, dans une large zone, autour de la tumeur. Il faut craindre l'infiltration larvée de la paroi vésicale, même dans les tumeurs pédiculées, lorsque le pédicule est large et lorsque la muqueuse ne se laisse pas attirer, en glissant sur la couche sous-jacente.

Je n'insiste pas sur la propagation par continuité du côté du péritoine et des organes voisins, mais je dois une mention spéciale aux
propagations du côté de l'uretère et du côté de la prostate, importantes
au point de vue opératoire.

Il est très rare qu'une tumeur de la vessie envahisse l'uretère,
même lorsqu'elle est sessile ou pariétale. J'ai souvent vu des tumeurs
vésicales entourant complètement l'orifice urétéral, simplement tra-
versées par l'uretère sans envahir la paroi du conduit : j'ai extirpé de
ces néoplasmes avec la partie inférieure de l'uretère et j'ai constaté
qu'une zone de tissu conjonctif lâche séparait la portion intra-pariétale
de l'uretère de la tumeur vésicale.

Ce détail a une importance considérable au point de vue opératoire,
il nous montre que, dans la plupart des cas, il est inutile de poursuivre
très haut la résection urétérale.

La propagation à la prostate est moins rare qu'on ne le croyait. Les
travaux de Klebs, de Motz et Monfort ont montré que bon nombre de
néoplasmes vésicaux, siégeant au niveau et en arrière du col, sont en
réalité des néoplasmes nés de la prostate. Si on veut opérer des tumeurs
semblables, il faut enlever, en même temps, la vessie et la prostate.

3° **Propagation ganglionnaire et généralisation.** — En 1892, j'ai
montré la fréquente généralisation ganglionnaire des tumeurs infiltrées
de la vessie; de nombreux travaux ont confirmé mes premières recherches. La propagation aux ganglions hypogastriques me paraît rendre
inutile toute intervention : comme la généralisation de la tumeur, son
étude est du ressort de la pathologie, et non de la médecine opératoire.

Procédés opératoires

Le manuel opératoire que l'on doit employer pour extirper les tumeurs
de la vessie varie suivant les circonstances cliniques. J'envisagerai
plusieurs cas différents :

1° Tumeurs pédiculées quel que soit leur siège ;

2° Tumeurs implantées ou infiltrées, siégeant sur la paroi antérieure
ou les parois latérales de la vessie.

3° Tumeurs non pédiculées implantées près des uretères;

4° Tumeurs très étendues commandant l'extirpation totale.

Je m'abstiens de dire ici, comme je l'ai toujours fait dans ce livre,
les indications de ces différentes opérations : je me borne à décrire le
manuel opératoire que l'on doit, à mon avis, employer, lorsque l'indication d'opérer est établie, suivant le siège et la forme de la tumeur.

I. — EXTIRPATION DES TUMEURS DE LA VESSIE

Voie d'accès. — Lorsque le chirurgien a porté le diagnostic de tumeurs pédiculées de la vessie, la voie d'accès doit être d'une manière générale la taille hypogastrique longitudinale, telle que nous l'avons décrite page 571. Lorsque les tumeurs siègent près du col de la vessie, il est avantageux de sectionner le bord interne des muscles droits, dans l'étendue d'un ou deux centimètres pour se donner du jour. Dans

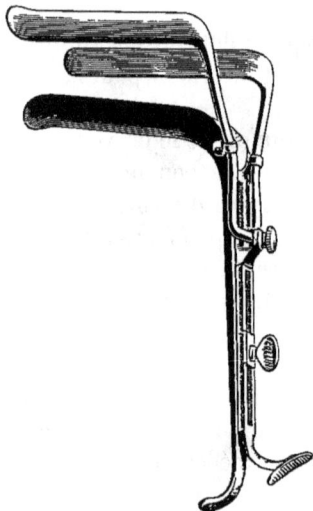

Fig. 269 — Ecarteur vésical trivalve.

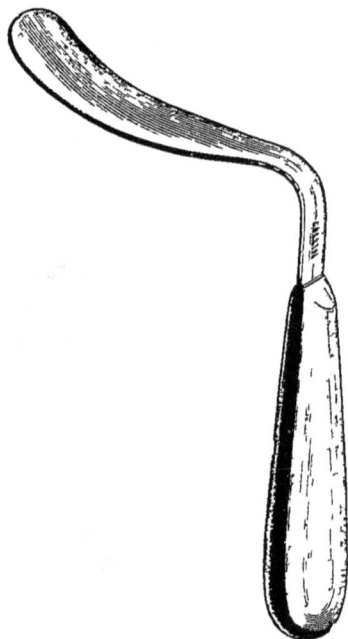

Fig. 270. — Dépresseur vesical de Legueu.

ces cas de tumeurs péri-cervicales et dans les tumeurs péri-urétérales, on peut employer la taille transversale chez les malades non infectés : les manœuvres sont plus aisées dans leur exécution, l'extirpation de la tumeur se fait mieux et la paroi abdominale se réunit bien. Chez les malades très infectés, il est plus prudent de pratiquer la taille longitudinale qui permet de bien enlever les tumeurs, quoique avec moins de facilité.

Exploration de la cavité vésicale. — Lorsque la vessie a été incisée et les fils suspenseurs placés, on expose à la vue l'intérieur de la cavité au moyen des écarteurs. Il convient, pour cela, de ne pas faire d'incision vésicale économique : la vessie doit être, d'emblée, incisée depuis le pubis jusqu'à la partie la plus haute de sa paroi antérieure.

Je me sers, suivant les cas, de quatre modèles différents d'écarteurs.

La figure 269 représente mon écarteur vésical trivalve : la valve postérieure déprime la partie postérieure et supérieure de la vessie, les deux

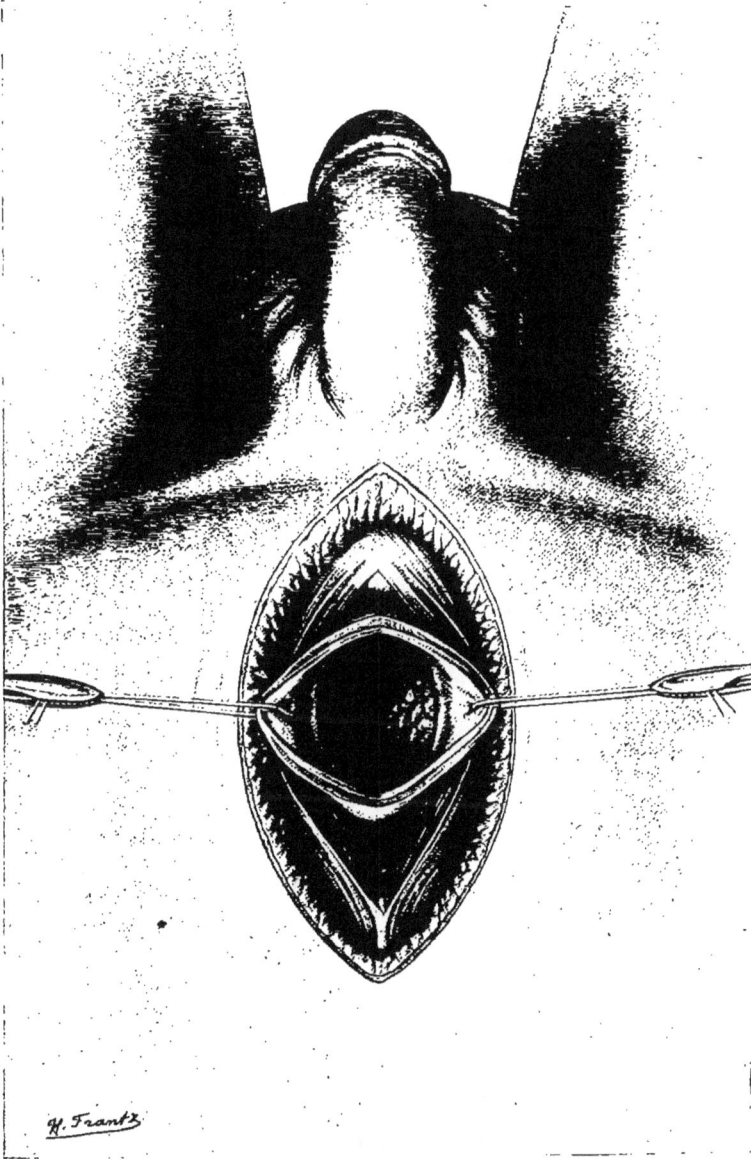

Fig. 271. — Taille hypogastrique longitudinale dans un cas de néoplasme. La vessie est suspendue par des fils avant que les écarteurs soient placés.

valves latérales, qu'on peut pousser à volonté en avant et en dehors, écartent les parois latérales. On introduit cet écarteur fermé, on l'enfoncc profondément dans la vessie, pendant que l'aide maintient les fils suspenseurs et on pousse ensuite la glissière pour faire avancer et écarter les valves latérales. L'avantage de cet écarteur est de supprimer l'aide qui tient à l'ordinaire les valves latérales; il permet d'opérer à l'aise dans bon nombre de cas.

La fig. 270 représente le dépresseur vésical de Legueu, destiné à refouler la paroi postérieure de la vessie : pour bien voir, il suffit rarement de l'employer seul et on doit y ajouter les écarteurs latéraux (fig.273) dont le modèle sera choisi suivant les dimensions de la vessie.

En disposant convenablement le dépresseur et un ou deux autres écarteurs, on peut voir nettement l'intérieur de toute la cavité vésicale. Si le malade est mis en position inclinée et si le jour de la salle est bon, on n'a aucunement besoin d'un éclairage supplémentaire. Si on ne voit pas suffisamment, on peut s'aider d'un miroir frontal ordinaire. Dans ce même but, Texo, de Buenos-Ayres, et Pousson ont fait construire des écarteurs, dont la concavité porte une lampe électrique : ces appareils ont l'inconvénient de se salir rapidement avec le sang. Il ne faut d'ailleurs pas oublier que l'asepsie de l'opération est d'autant plus rigoureuse que le matériel instrumental est moins compliqué.

En explorant la cavité de la vessie, le chirurgien devra **examiner de suite toute la surface de la muqueuse.** pour se rendre compte si, avec la tumeur principale, il n'existe pas d'autres papillomes encore peu développés. Si on néglige de faire l'examen de la muqueuse à ce moment de l'opération, on s'expose à ne pas voir ensuite de petits néoplasmes : lorsque la vessie est ouverte depuis un certain temps, sa surface interne se fronce formant de gros plis qui résistent à la traction des écarteurs et cachent les petites tumeurs. Un simple coup de ciseaux, une pointe de thermocautère, sur les élevures suspectes, bien unies lorsqu'on explore la vessie au début de l'opération, peuvent éviter des récidives dues à ces petits néoplasmes, négligés, parce qu'on ne les aperçoit pas, en les cherchant après l'extirpation des tumeurs principales.

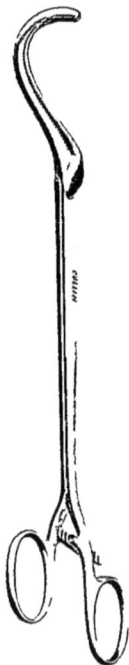

Fig. 272.
Pince a tumeurs vesicales de Guyon.

Pédiculisation de la tumeur. — Lorsque les écarteurs ont été placés, le chirurgien explore avec ses doigts le pédicule de la tumeur qu'on ne voit pas, caché qu'il est par la tumeur elle-même. Se guidant sur l'index et le médius de la main gauche, qui saisissent le pédicule, le chirurgien place une pince à tumeur de Guyon (fig. 272), le plus loin possible, du côté de la paroi vésicale (fig. 273). qu'il attire, de manière à ce que le pédicule opératoire se trouve sur la muqueuse elle-même, qui glisse

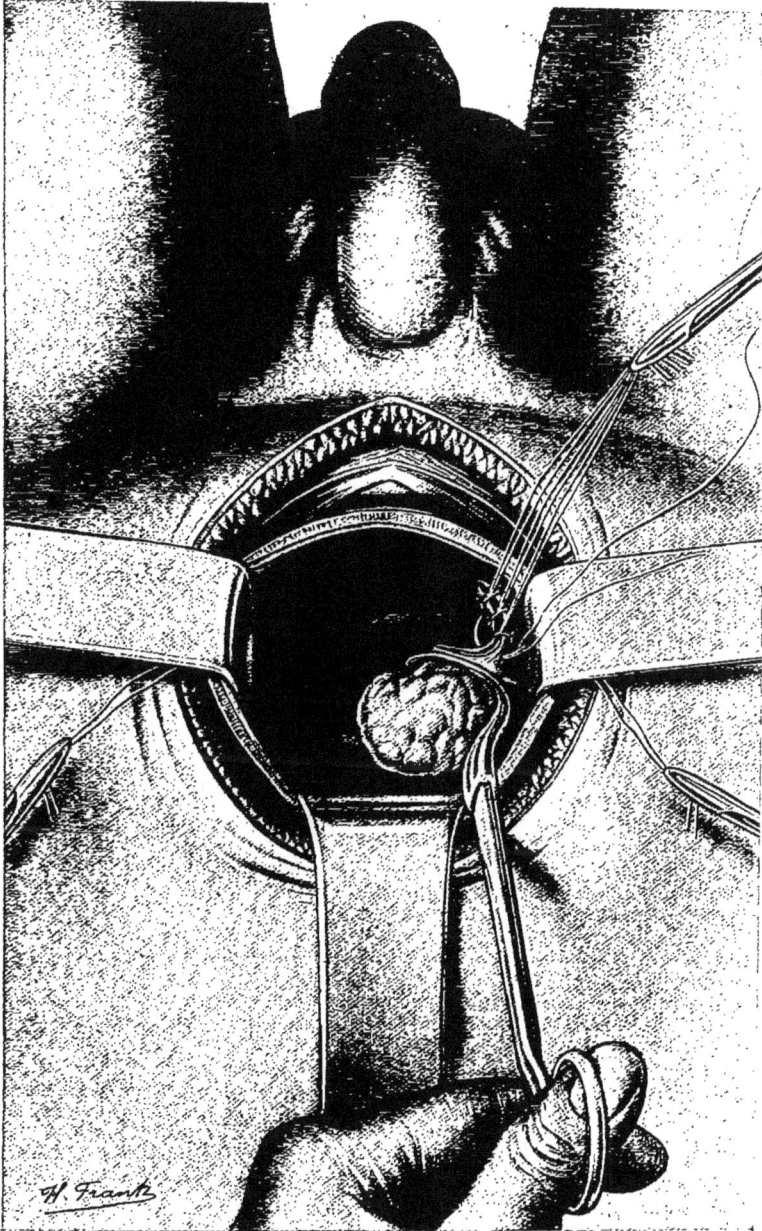

Fig. 273. — Extirpation d'une tumeur pédiculée de la vessie.

sur la musculeuse, bien au delà du pédicule anatomique. Dans la plu-

part des cas, la muqueuse se laisse ainsi attirer facilement, d'autres
fois la racine du néoplasme tient à la paroi qui se soulève à la traction
de la pince.

Extirpation de la tumeur et suture de la plaie d'exérèse. —
Lorsque la traction de la pince a bien pédiculisé la tumeur, on fait
essuyer la muqueuse vésicale et, avec une aiguille de Hagedorn, enfilée
avec du fil de calgut n° 1, on embroche la paroi vésicale, en passant au-
dessous du pédicule : l'aiguille entre et sort à deux centimètres au delà
de la pince. Si on voit clairement ce que l'on fait, on peut ainsi placer
le nombre des fils nécessaire, suivant la largeur du pédicule, en les
espaçant l'un de l'autre d'un centimètre, avant d'enlever la tumeur.

Dans ce cas, lorsque tous les fils sont placés, on coupe le pédicule
avec des ciseaux courbes à un centimètre au delà de la pince et on noue
chaque fil.

Lorsque le pédicule est très épais, ou lorsque le nombre des points de
suture exigés par sa largeur est assez considérable, on a avantage à
placer d'abord un seul fil, à sectionner la partie correspondante du
pédicule et à nouer ce premier point de suture; on place ensuite les
points suivants, en coupant peu à peu le pédicule, à mesure que les fils
sont placés et noués (fig. 273).

L'essentiel dans ce temps opératoire est de **placer les fils loin du
pédicule**, de manière à bien enlever la zone de muqueuse, toujours
suspecte, qui avoisine l'implantation de la tumeur.

On doit s'efforcer de faire l'hémostase complète du pédicule, au
moyen des sutures, en plaçant au besoin des fils complémentaires.
Lorsque le sang continue à suinter entre les sutures, le mieux est de
placer un ou deux **fils profonds en diagonale**, pour comprimer les tissus
dans un sens différent des sutures primitives.

Exploration secondaire de la vessie. — Après avoir enlevé la ou
les tumeurs principales, le chirurgien doit de nouveau explorer très
soigneusement toute l'étendue de la cavité vésicale : il n'oubliera pas
l'existence possible de très petites tumeurs en voie de développement et
il les recherchera avec soin. Si on voit une élevure suspecte, mieux vaut
l'enlever d'un coup de ciseaux et cautériser au thermocautère la petite
plaie que de s'exposer à une récidive.

*Suture ou drainage de la vessie, fermeture de la paroi abdo-
minale.* — Ces différents temps opératoires s'exécutent comme il est
dit page 576 et suivantes.

J'ai, le premier, pratiqué en 1891, la suture totale de la vessie après
extirpation de tumeurs de la vessie. L'expérience m'a appris que, dans
les cas d'urines non infectées, la réunion primitive est de règle et que,
si elle ne réussit pas, la petite fistule qui se forme n'a guère d'importance. Très souvent, je fais la réunion complète de la vessie, même lorsque

la vessie est enflammée et les urines troubles; dans ces conditions, on guérit encore, par réunion primitive, la plupart des malades. Lorsque la cystite est très intense, lorsque l'urine charrie beaucoup de pus, je fais le drainage hypogastrique temporaire.

Soins consécutifs.

Les soins qu'on donne au malade, après l'extirpation de tumeurs pédiculées de la vessie, sont ceux indiqués à propos de la taille, page 583. J'emploie d'habitude une sonde de de Pezzer n° 24, laissée à demeure. Les urines contenant souvent assez de sang, pendant deux ou trois jours, il convient de bien surveiller la sonde à demeure et de faire matin et soir un lavage de la vessie. Lorsque les urines sont infectées, les lavages au protargol sont faits trois ou même quatre fois dans les 24 heures. Pour ne pas provoquer les contractions de la vessie, on emploiera la solution faible à 1 pour 1000, tiédie, et on n'injectera que 15 ou 20 grammes de liquide à la fois.

La sonde à demeure est changée suivant les besoins et retirée du 12e au 15e jour, lorsque la plaie est réunie. Le malade pourra se lever le 16e ou 17e jour.

Difficultés opératoires

Les cas qui peuvent le plus embarrasser l'opérateur novice sont : les tumeurs très volumineuses ou très saignantes : l'implantation des néoplasmes près des uretères; le siège cervical de la tumeur ; la difficulté d'hémostase du pédicule.

Tumeurs très volumineuses ou saignant beaucoup. — Chez certains malades, la vessie entière est remplie par une masse néoplasique molle, glissant entre les doigts, qui saigne abondamment aussitôt que le réservoir est ouvert. D'autre fois encore, des tumeurs moins grosses, également molles, saignent beaucoup sans que l'on puisse, avec les compresses, tarir suffisamment le sang pour voir ce que l'on fait. Dans ces cas, il peut s'agir d'une tumeur unique, ou de néoplasmes multiples dont la masse se confond.

Dans ces conditions, il ne faut pas hésiter : le meilleur moyen de tarir le sang est d'arracher **les tumeurs avec les doigts** Sans aucune crainte, rapidement, on saisit la masse néoplasique avec les doigts et on arrache successivement et on rejette hors de la vessie tout ce qui vient de la masse molle du néoplasme, sans s'inquiéter du saignement. Lorsque la vessie est nettoyée on y empile des compresses pour étancher le sang et on peut aisément saisir le ou les pédicules avec des pinces, pour procéder ensuite comme à l'ordinaire.

Je me décide aussi à l'arrachement des tumeurs toutes les fois que, en dehors de l'hémorragie, la masse volumineuse du néoplasme m'empêche de saisir le pédicule. Le saignement est toujours peu important et vite tari par la pince qu'on place sur le point d'implantation de la tumeur.

Implantation des néoplasmes pédiculés près des orifices uré-téraux. — Lorsque les néoplasmes pédiculés s'implantent près des orifices urétéraux, on peut les extirper suivant la méthode ordinaire, sans craindre d'enlever la muqueuse de l'orifice de ces conduits. On aura soin dans ces cas de ne pas fermer complètement la plaie d'exérèse avec les sutures, de manière à ménager une ouverture par où puisse s'écouler facilement l'urine. J'ai souvent opéré ainsi, sans qu'il en soit résulté aucun inconvénient; l'orifice urétéral se re-forme et on peut voir plus tard au cystoscope l'éja-culation urétérale se faire comme à l'état normal.

Implantation péricervicale. — Si l'implanta-tion des tumeurs pédiculées se fait près du col, il est difficile de les bien saisir avec les pinces pour les extirper méthodiquement, aussi, si rien ne s'y oppose, il vaut mieux les aborder par la taille trans-versale.

Les pinces ordinaires à tumeurs ne permettent pas de saisir comme il faut le pédicule, surtout dans les cas où celui-ci se trouve au niveau même du col; souvent, il arrive que la tumeur est arra-chée par la pince, son pédicule restant en place. Pour éviter cet accident, ou s'il est arrivé, pour y remédier, le mieux est de saisir la muqueuse vési-cale, au niveau du point d'implantation de la tu-meur, avec une pince de Museux peu volumineuse ou encore d'embrocher la paroi vésicale avec un long tenaculum; ces instruments permettent de soulever la tumeur et d'extirper largement leur base d'implantation. On suture ensuite au catgut n° 1 la plaie qui en résulte.

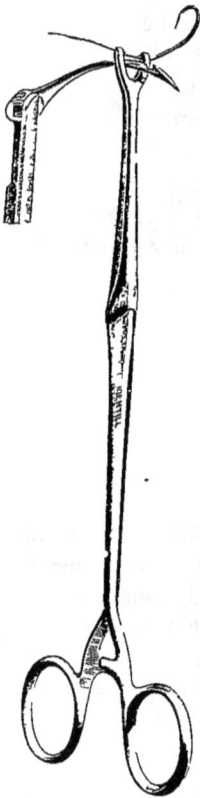

Fig. 274. — Pince porte-fil de Camiña.

Difficulté d'hémostase du pédicule. — On ne peut, dans tous les cas, placer aisément un ou plu-sieurs fils avant de suturer le pédicule, mais on peut toujours, sans crainte, enlever largement la tumeur. Le point d'implantation ne saigne pas beaucoup en général, il n'y a pas, en tout cas, de gros vaisseau qui donne et on ne voit guère parfois qu'un mince jet venant d'une artériole. Lorsque le pédi-cule est enlevé, une suture bien faite, prenant largement et profon-dément la paroi vésicale en dehors des bords de la plaie, assure une bonne hémostase. Si entre les fils le sang continuait à suinter, on placerait un ou deux autres fils en diagonale, en passant profondément dans la paroi de la vessie. Cette manœuvre est facilitée par les fils déjà noués qui permettent d'attirer la vessie et de mieux manœuvrer. Il est souvent difficile de bien faire les sutures de la vessie : pour passer les fils je me sers habituellement d'aiguilles de Hagedorn ; parfois il est plus commode d'employer des aiguilles de Reverdin de différente courbure qu'on peut aisément enfiler dans la profondeur de la plaie en se servant de l'ingénieuse pince porte-fil de Camiña (fig. 274).

II. — EXTIRPATION DES TUMEURS SESSILES
A LARGE BASE D'IMPLANTATION
OU DES TUMEURS INFILTREES SIÉGEANT
SUR LES PAROIS ANTERO-LATÉRALES DE LA VESSIE

Dans le cas de tumeurs non pédiculisables, situées en un point quelconque des parois antéro-latérales de la vessie, il est indispensable de pratiquer de larges résections, comprenant toute l'epaisseur de la paroi vésicale et dépassant, d'au moins deux centimètres, les limites de la tumeur. Même en opérant largement, la récidive est à craindre; elle serait à peu près fatale, après des opérations économiques.

Ces grandes resections de la vessie peuvent se faire de dedans en dehors ou, ce qui est presque toujours préférable, de dehors en dedans.

Voie d'accès. — Si la tumeur n'est pas très volumineuse, si on ne prévoit pas la section des uretères, ni la nécessité de couper jusqu'au col, la taille longitudinale avec section partielle du muscle droit du côté correspondant peut suffire; si, au contraire, une ou plusieurs des conditions que nous venons d'énumérer existent, il vaut mieux choisir franchement la taille transversale pour se donner du jour.

Exploration de la vessie. — Suivant le siège de la tumeur, déterminé par la cystoscopie, la vessie sera ouverte sur la ligne médiane ou un peu sur le côté; les écarteurs seront ensuite placés convenablement pour voir distinctement la tumeur et apprécier le morceau de vessie qu'il faudra enlever. On décidera alors, dans presque tous les cas, la résection de dehors en dedans.

Résection de dehors en dedans. Décortication de la vessie. — La main gauche du chirurgien saisit avec de fortes pinces à traction la paroi vésicale, à la faveur de l'ouverture de la taille tandis que la main droite décolle, en dehors, la vessie. Sur les côtés et sur la paroi anté-

rieure, ce décollement est facile, sur la face postérieure le péritoine adhérent constitue parfois un obstacle sérieux et la séreuse peut se déchirer

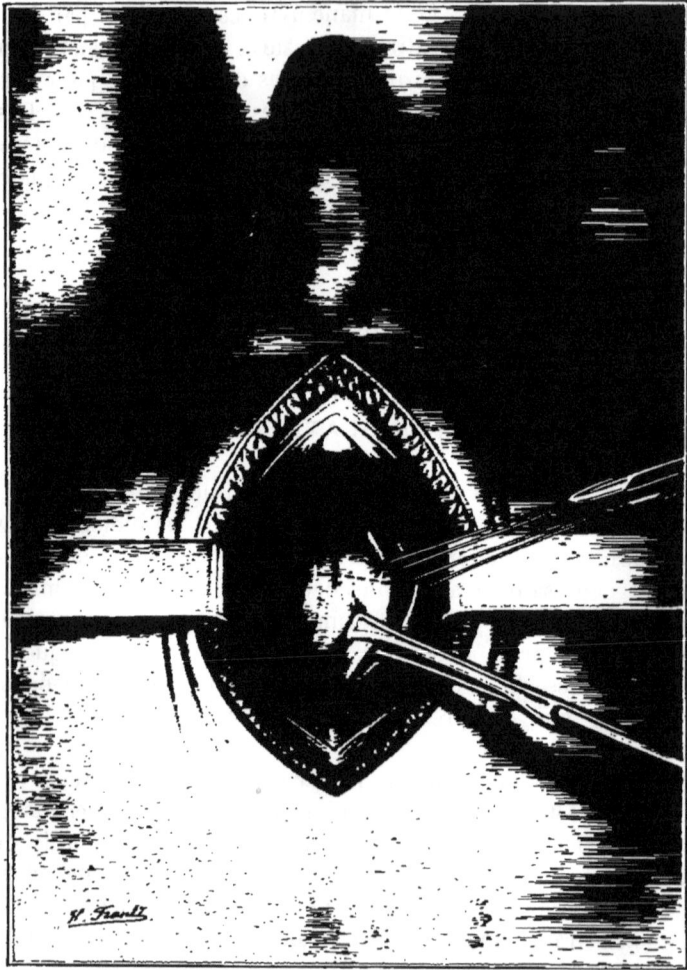

Fig. 275. — Résection partielle de la vessie de dehors en dedans.

pendant le décollement. Il faut, en tout cas, dépouiller avec soin la
paroi de la vessie au delà des limites du néoplasme.

Section de la paroi. — Lorsque la paroi vésicale est libérée, on
enlève aux ciseaux un quadrilatère de la paroi vésicale, le plus souvent de
forme trapézoïdale, dont l'incision de la taille forme un des côtés. Partant de cette incision, les ciseaux coupent la paroi vésicale, loin du
néoplasme et au moins à 2 centimètres au delà de ses limites. Cette
première section étant faite, on saisit, avec des pinces à anneaux à griffes,

le morceau de paroi vésicale qui porte la tumeur et on le tend, de manière à circonscrire, par une ou deux autres sections aux ciseaux, la

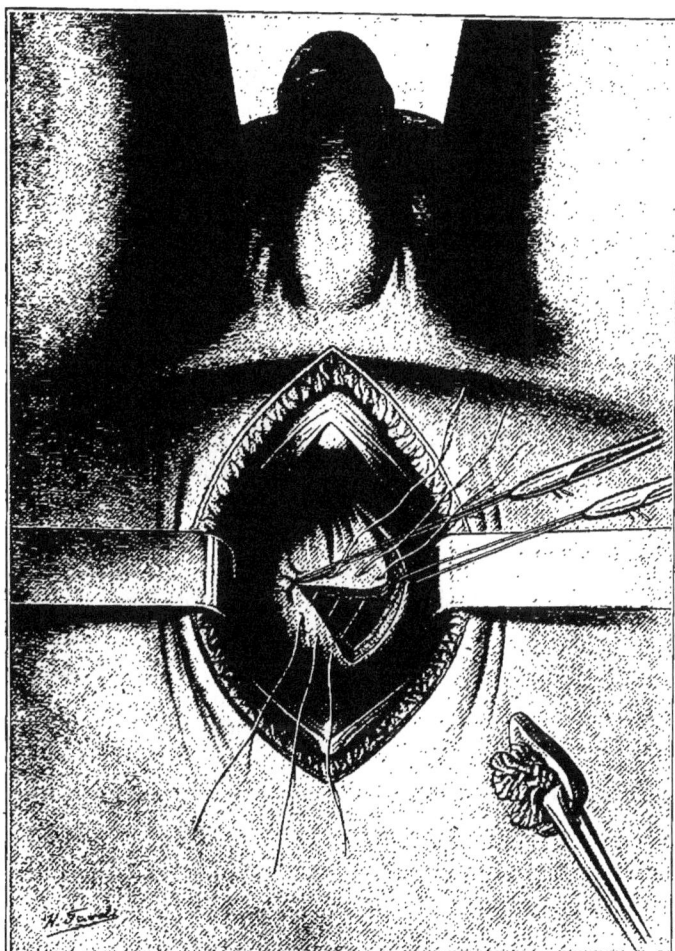

Fig. 276. — Résection de la vessie de dehors en dedans. Suture de la plaie d'exérèse.

partie de la paroi que l'on veut enlever. L'essentiel est de bien réséquer la vessie au delà des limites de la tumeur, mais, on aura soin de faire en sorte que les sections de la vessie soient disposées de telle manière que la réunion puisse s'effectuer le mieux possible. On ne peut sur ce point donner des règles précises, tout dépend du siège, du volume et de la forme de la tumeur. Le chirurgien doit pourtant savoir que *la paroi vésicale sectionnée se rétracte beaucoup* et avoir soin de repérer le bord des incisions avec des pinces.

Reconstitution de la vessie. — Après la résection, on reconstituera le mieux possible la vessie. Attirant les pinces qui repèrent la paroi sectionnée de la vessie, on se rendra compte de la meilleure manière de suturer les uns aux autres les bords des incisions, de manière à reconstituer la vessie et à la fermer, en ne laissant qu'un orifice, pour le passage du tube hypogastrique destiné à recueillir les urines dans la vessie et à les amener au dehors. Ces sutures seront faites avec du catgut 0, par points séparés ou par des surjets engainés, en commençant toujours, autant que possible, par placer les points les plus voisins du col. Les nœuds des fils seront tous placés sur la face externe de la vessie. Si on le peut dans de bonnes conditions, les fils ne perforeront pas toute l'épaisseur de la paroi vésicale : souvent, pourtant, on ne pourra faire de bonnes sutures qu'en perforant, de part en part, les tuniques vésicales y compris la muqueuse ; mieux vaut agir ainsi et avoir des sutures qui assurent l'étanchéité du réservoir.

Résection de dedans en dehors. — Si la tumeur se trouve loin de l'incision de la taille et la résection de dehors en dedans exige le sacrifice inutile d'une trop grande partie de la vessie, on peut faire la résection de dedans en dehors.

Section de la paroi. — On incisera au bistouri de dedans en dehors la paroi de la vessie au moins à 2 centimètres des bords de la néoplasie, de manière à enlever un morceau de vessie, comprenant la tumeur, par des incisions formant un ovale ou un losange, ce qui facilite les sutures. Au besoin, on extirpera la tumeur complètement, quelle que soit la forme des incisions qui la devront circonscrire.

Les incisions doivent être profondes et arriver franchement jusqu'à la couche de graisse qui double la paroi vésicale : souvent cette couche graisseuse est épaissie au-dessous de la tumeur. On facilite beaucoup l'extirpation du néoplasme, lorsqu'on commence par saisir, avec de longues pinces à griffes et à anneaux, l'angle du morceau qui doit être réséqué et que circonscrivent les premières incisions : en tirant sur les pinces, on soulève la tumeur et l'on peut mieux voir ce que l'on fait.

Reconstitution de la vessie. — Quoique la vessie se rétracte moins dans les résections de dedans en dehors, la plaie paraît toujours plus vaste que ne le ferait croire la grandeur du morceau enlevé. Pour fermer cette plaie d'exérèse, on saisira ses bords avec des pinces et on les suturera par des points séparés au catgut fin ou par un surjet engainé.

Drainage — Il faudra drainer la vessie et la cavité périvésicale qui résulte du décollement de la paroi.

Le drainage de la vessie se fera par un tube coudé comme il est dit page 581.

Le drainage périvésical sera assuré par un ou deux drains ordinaires du n° 55.

Fermeture de la paroi abdominale. — Voir la description à propos de la taille longitudinale et transversale page 578.

Soins consécutifs

La brèche que laisse une résection de la vessie paraît toujours, par suite de la rétraction des parois, très large; les sutures sont d'une exécution assez difficile et, par suite, l'étanchéité du réservoir moins bien assurée que dans une simple taille. Pour cette raison, il convient d'être sobre de lavages intravésicaux : si le tube-drain fonctionne régulièrement, mieux vaut ne pas faire de lavages et n'y avoir recours que si l'urine ne s'écoule pas bien, ou s'il survient des phénomènes infectieux.

Le tube-drain sera maintenu en place plus ou moins longtemps, suivant l'état du malade : si tout va bien, on peut le remplacer après une dizaine de jours par une sonde à demeure

Les drains périvésicaux resteront au moins pendant trois jours, presque toujours davantage, parce qu'il est rare que ces plaies ne suppurent plus ou moins, ce qui oblige à pratiquer des lavages avec l'eau oxygénée.

Difficultés opératoires.

Les principales difficultés opératoires sont dues :

1° Aux adhérences péritonéales;

2° Au défaut de place pour opérer à l'aise;

3° A l'extension de la tumeur jusqu'au col;

4° A l'hémorragie.

Défaut de place pour opérer — Même dans les cas les plus simples de résection de la vessie, il faut, si on pratique la taille longitudinale, se prémunir contre la gêne occasionnée par les muscles droits trop tendus, en sectionnant en travers la partie inférieure de ces muscles sans toutefois les couper complètement lorsque ce n'est pas nécessaire.

Si on ajoute à cette section des droits un écarteur mécanique. pour séparer les muscles, on peut opérer convenablement dans beaucoup de cas.

Si la tumeur est basse et s'étend vers le col, la taille transversale donnera encore plus de jour.

Au besoin, on pourrait avoir recours à un des procédés de résection temporaire du pubis, décrit page 594. Je n'ai moi-même jamais eu besoin de pratiquer ces résections.

2° *Adhérences péritonéales.* — Lorsque la tumeur est placée de telle manière qu'il faut, pour l'enlever convenablement, décoller le péritoine, il peut se faire qu'on réussisse ce décollement sans déchirer la séreuse. Plus souvent, en quelque endroit, le péritoine se déchire : il faut alors suturer la brèche péritonéale, par un fin surjet au catgut, et continuer ensuite le décollement.

Deux fois, il m'a été impossible de décoller complètement le péritoine : dans ces cas, j'ai incisé délibérément la séreuse, repéré le bord pariétal de mon incision avec des pinces et garni la cavité abdominale avec des compresses. J'ai ensuite réséqué le morceau de vessie, comprenant la tumeur, avec la partie adhérente du péritoine. Un surjet au catgut fin a réuni alors la séreuse péritonéale sectionnée, en isolant la cavité abdominale, avant de procéder à la reconstitution de la vessie. Dans un de ces cas, il s'agissait d'un épithélioma infiltré, dans l'autre, d'un myosarcome : les deux malades ont guéri sans aucun accident.

3° *Extension de la tumeur jusqu'au col.* — Dans ces cas, pour bien opérer, il faut attirer fortement la tumeur avec les pinces et ne pas craindre de couper les parties saines, en plein urètre prostatique, entamant la prostate, elle-même, comme j'ai dû le faire à plusieurs reprises. La difficulté, dans ces cas, consiste à bien reconstituer la vessie : on y arrive tant bien que mal en se servant d'aiguilles de Hagedorn très courbes. Il faudra parfois tamponner la plaie comme je vais le dire.

4° *Hémorragie.* — Les parois vésicales elles-mêmes ne donnent jamais un saignement considérable : quelques pinces placées sur des artérioles, quelques points de suture affrontant bien la plaie, arrêtent facilement ces hémorragies.

C'est surtout pendant le décollement périvésical, et lorsqu'on a extirpé une partie du col de la vessie, que le saignement peut devenir gênant.

L'hémorragie que détermine le décollement est surtout due à la déchirure des plexus veineux périvésicaux et à quelques artérioles sans importance. On s'en rend maître en tamponnant d'abord avec des compresses, qu'on maintient quelques instants en place, avant de placer des pinces et qu'on laisse au besoin pendant qu'on continue l'opération : dans aucun cas, je n'ai dû laisser un tamponnement périvésical après l'opération.

L'hémorragie au niveau du col peut être fort ennuyeuse et difficile à arrêter. Le mieux est de tamponner fortement un moment et d'essayer de faire des sutures hémostatiques. Si on ne peut y réussir, on n'hésitera pas à tamponner fortement la vessie, en introduisant les mèches dans le col et en les faisant sortir par la plaie abdominale, à côté du tube à drainage; 48 heures après, on peut enlever, sans inconvénient, ces mèches trempées d'urine sanglante.

III. — EXTIRPATION DES TUMEURS NON PÉDICULÉES IMPLANTÉES PRÈS DES URETÈRES

Lorsqu'une tumeur de la vessie envahit la zone urétérale, on doit, à mon avis, suivre une conduite différente, suivant que la tumeur est assez étendue dans la paroi latérale pour qu'on doive réséquer cette paroi jusqu'à l'ouverture de la taille, ou suivant que la tumeur, très limitée autour de l'uretère, n'exige pas une résection aussi étendue : dans le premier cas, j'opère de dehors en dedans; dans le second, de dedans en dehors.

A — TUMEUR ÉTENDUE SUR LA PAROI LATÉRALE

Dans ce cas, j'excise de la paroi antéro-latérale et de la paroi postérieure tout le morceau de vessie nécessaire pour que les incisions de la vessie passent loin de la tumeur. Je procède par résection de dehors en dedans, comme il a été décrit page 625, avec les modifications suivantes :

1° *Placer une sonde urétérale*. — Lorsque la vessie a été ouverte, si je vois l'orifice urétéral du côté de la tumeur, j'y introduis une sonde urétérale à bout arrondi du n° 8, pour trouver plus facilement ensuite ce conduit en dehors de la vessie. Si la tumeur empêche de voir l'uretère, on se passe de ce repère.

2° *Décortiquer la vessie*. — La décortication de la paroi de la vessie est poussée très loin, d'abord sur la paroi latérale, puis sur la paroi postérieure, de manière à sentir l'uretère en dehors de la vessie et à l'accrocher avec le doigt. On y réussit bien, en saisissant entre les doigts d'une main la paroi de la vessie, ou encore en l'attirant avec de fortes pinces de Museux, pendant que l'autre main dépouille méthodiquement sa face externe.

3° *Saisir et isoler l'uretère*. — Lorsqu'on a réussi à accrocher l'uretère avec le doigt, on passe au-dessous de lui un fil au moyen d'une aiguille courbe mousse; ce fil embrasse l'uretère et permet de l'attirer. Lorsqu'on a pu, au préalable, placer une sonde dans l'uretère, ce temps difficile de l'opération devient aisé, parce qu'on sent très bien le relief du conduit.

4° *Résection de la paroi*. — La résection de la paroi de la vessie se fait avec des ciseaux, en enlevant largement la tumeur et la zone qui l'avoisine. au moins à 2 centimètres au delà de ses limites. Le fragment de vessie ainsi détaché doit rester adhérent à l'uretère qui forme pour ainsi dire son pédicule. S'il est malaisé d'opérer de cette manière, on coupera l'uretère avant de faire la résection vésicale : il suffit pour cela d'attirer l'uretère avec le fil qui l'embrasse et de le sectionner en travers, avant son entrée dans la vessie.

5° *Section de l'uretère.* — Comme je viens de le dire, l'uretère sera sectionné avant ou après la résection de la vessie : dans l'un et l'autre cas. on coupera ce conduit un peu obliquement, de manière à ce que sa surface de section soit le plus large possible et on entourera son bout central d'une compresse, en le maintenant en dehors de la plaie. Pour éviter que l'urine souille le champ opératoire, je prends, en outre, la précaution de comprimer très modérément l'uretère avec un petit compresseur urétéral

L'uretère peut presque toujours être coupé très près de la vessie parce que la tumeur ne se prolonge pas sur ce conduit.

6° *Reconstitution de la vessie.* — La reconstitution de la vessie se fera en suturant les surfaces de sections (voir p. 628). Avant de finir de reconstituer le réservoir, lorsqu'il reste encore une ouverture suffisante pour manœuvrer à l'aise, et lorsqu'on peut se rendre compte de l'endroit où l'uretère pourra être fixé sans tiraillement, on passe au temps opératoire suivant :

7° *Implantation de l'uretère.* — Sur le bout central de l'uretère sectionné, on fait deux petites entailles latérales longues de 5 millimètres. de manière à former deux petits lambeaux urétéraux Chacun de ces lambeaux est embroché avec un fin catgut double 0, de manière à ce que le fil forme une anse, dont le milieu corresponde à la face externe de ce lambeau, sans pénétrer jusqu'à sa surface muqueuse.

Du côté de la vessie. on fait dans la paroi une boutonnière assez large, pour laisser passer de dehors en dedans l'uretère. Les deux fils d'un des lambeaux urétéraux pénètrent dans la vessie par la boutonnière et ressortent en traversant la paroi vésicale de dedans en dehors, de façon à pouvoir être noués sur la paroi externe de la vessie. la même manœuvre est faite avec les fils de l'autre lambeau urétéral. L'uretère béant dans la vessie se trouve ainsi bien fixé à sa paroi (¹).

On peut encore fixer l'uretère à l'extrémité d'une des plaies vésicales de résection, mais je crois qu'il vaut mieux faire pour lui une boutonnière spéciale, moins sujette à ne pas bien se réunir.

8° *Fermeture et drainage de la vessie.* — Ce temps opératoire ne présente aucune particularité; il sera exécuté comme il a été dit page 576.

1 Pour plus de détails au sujet de l'implantation urétérale. voir page 447.

B. — TUMEUR CIRCONSCRITE DE LA RÉGION URÉTÉRALE

On peut se trouver en présence d'une tumeur peu étendue de la région

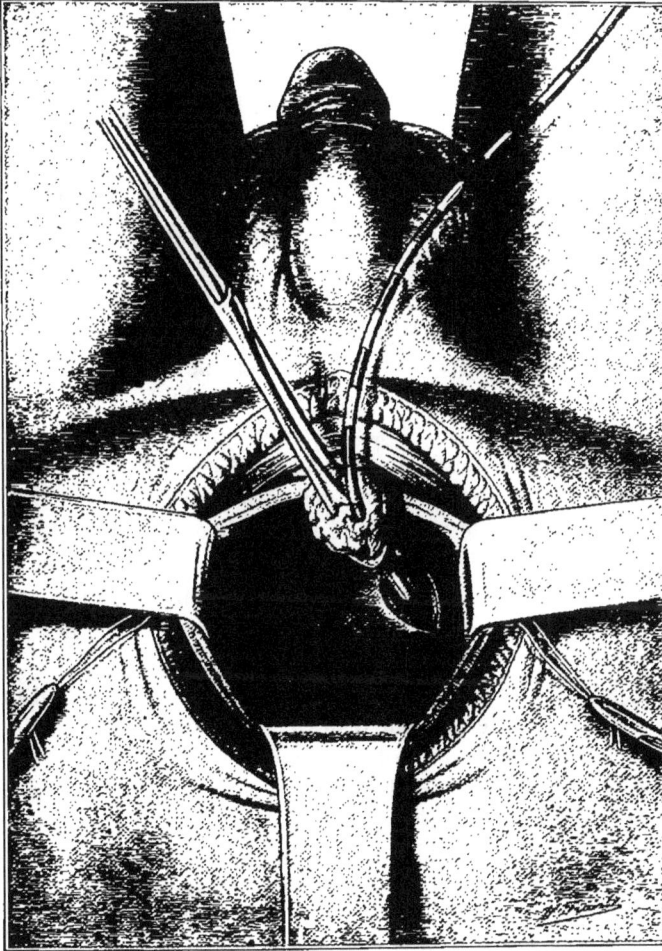

Fig. 277. — Cystectomie partielle, de dedans en dehors, pour tumeur à implantation urétérale ; isolement de l'uretère au delà de la vessie.

urétérale, existant seule ou accompagnée d'autres tumeurs pédiculées. Dans ce cas, on peut opérer de dedans en dehors et faire une large résection de la vessie, sans qu'il soit besoin d'extirper une grande partie saine de la paroi. J'ai décrit, en 1892, le procédé qu'on peut employer dans ces cas, je l'ai à plusieurs reprises exécuté moi-même sur le vivant et d'autres chirurgiens l'ont employé avec succès.

1° *Voie d'accès.* — La taille transversale donne pour cette opération une remarquable facilité opératoire ; c'est la voie qu'il convient de suivre, lorsque le diagnostic a été bien précisé par la cystoscopie. Si on ne prend connaissance du siège exact de la tumeur qu'après avoir fait la taille longitudinale, on pourra, au besoin, s'aider de la section partielle ou totale d'un ou des deux muscles droits.

2° *Placer une sonde urétérale.* — Si cela est possible, on placera une sonde urétérale pour trouver plus facilement l'uretère : si on ne réussit pas à placer la sonde, il peut être difficile de trouver le bout central de l'uretère.

3° *Résection de la vessie.* — La sonde urétérale étant placée et le champ opératoire bien en vue, on incise profondément la paroi vésicale avec le bistouri, en limitant le morceau de paroi que l'on se propose d'enlever. Saisissant alors avec des pinces de Museux un des angles de la partie à réséquer, on l'attire, tandis qu'avec des ciseaux pointus droits ou courbes, on dissèque toute l'épaisseur de la paroi vésicale dans la partie correspondante à la tumeur : on essaie de disséquer cette portion de la vessie tout autour de l'uretère qui en représente le pédicule et qu'on dégage avec le doigt. On arrive ainsi à pouvoir attirer suffisamment l'uretère pour le sectionner au-dessus de la vessie.

On sectionne d'abord la moitié de l'épaisseur de l'uretère et. par l'ouverture ainsi faite on passe un fil, à travers toute l'épaisseur de la paroi urétérale : lorsque ce fil est placé on finit la section de l'uretère et on passe un autre fil, sous la face postérieure de sa paroi, en face du premier.

Les deux fils ainsi placés maintiennent l'uretère et permettent de finir l'extirpation partielle de la paroi vésicale et de faire l'hémostase, avant d'implanter à nouveau le conduit sectionné.

Dans certains cas, les difficultés opératoires sont assez grandes pour qu'il ne soit pas possible de sentir l'uretère sur la face externe de la vessie. Chez trois de mes malades, j'ai dû enlever le morceau de vessie en sectionnant l'uretère sans avoir pu le repérer : chez deux d'entre eux, j'ai pu facilement découvrir l'uretère dans la plaie. après l'extirpation de la tumeur, le saisir et le bien fixer à la paroi; chez le troisième je n'ai pu le retrouver et j'ai dû l'abandonner. En tous cas, lorsqu'on voit l'uretère il vaut mieux le repérer de suite avec un fil qui traverse sa paroi et sort par sa lumière.

4° *Fixation de l'uretère.* — Deux fils de catgut double 0 traversent, à 5 millimètres de l'orifice de section, toute l'épaisseur de la paroi urétérale : l'un de ces fils est placé à droite. l'autre en face, à

gauche. Avec des ciseaux fins, on fend l'uretère en avant et en arrière, de manière à former deux petits lambeaux droit et gauche,

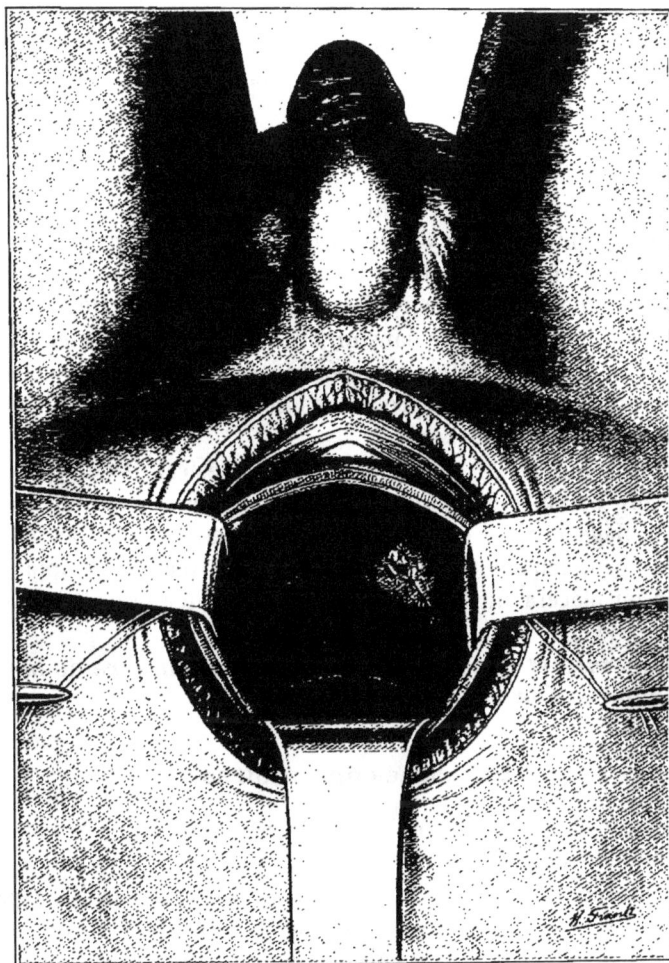

Fig. 278. — Cystectomie partielle de dedans en dehors. Suture de l'uretère, sectionné
au-dessus du néoplasme, à la paroi de la vessie.

traversés chacun à sa base par les fils qui vont les fixer à la paroi
vésicale.

Pour cette implantation vésicale de l'uretère, on choisit la partie de la
plaie de la vessie où elle peut se faire sans tiraillement et sans coudure
du conduit. Comme la partie d'uretère sectionné est habituellement
très courte, on peut fixer ce conduit à peu près au niveau de sa situation
normale. Suivant la disposition de la plaie de la vessie qui résulte de la

résection, on commencera par implanter l'uretère avant de suturer
entre elles les lèvres saignantes de la plaie vésicale, ou on fera l'implantation lorsque la plaie aura été partiellement réparée, en ménageant
l'espace nécessaire pour l'abouchement urétéral.

Pour fixer l'uretère à la vessie, on fait traverser à l'un des fils qui
embrochent un des deux lambeaux urétéraux toute l'épaisseur de la
paroi vésicale et on le noue avec l'autre chef du même fil, en plaçant le
nœud du côté de la cavité vésicale : d'une manière semblable, on fixe
l'autre moitié de l'uretère.

Par ce procédé, l'uretère est implanté dans la vessie, au niveau même
de la ligne de suture qui résulte de la réparation de la plaie vésicale
d'exérèse. On obtient ainsi d'excellents résultats. Si on voulait, dans
le cas de résection partielle de la vessie de dedans en dehors, suivre la
conduite que nous avons conseillée dans la résection de dehors en
dedans et implanter l'uretère dans un orifice spécialement ménagé dans
la paroi vésicale, on aurait de grandes difficultés techniques ; cet orifice
se trouverait d'ailleurs si rapproché des bords de la plaie qu'il ne pré-
senterait guère d'avantages.

5° *Réparation de la vessie.* — La plaie vésicale sera réparée soigneusement par une série de points séparés faits avec une aiguille
courbe de Hagedorn en se servant de fil de catgut n° 1. Chaque point
traversera complètement la paroi vésicale. Au niveau de l'implantation
urétérale on placera un fil double 0 pour affronter très exactement la
plaie.

6° *Fermeture et drainage de la vessie ; fermeture de la paroi
abdominale.* — Voir pages 576 et suivantes.

Difficultés opératoires.

Les deux principales difficultés opératoires sont d'extirper complètement la tumeur et de trouver l'uretère.

Extirper complètement la tumeur. — Nous avons dit, à propos
de l'anatomie pathologique, que certaines tumeurs avoisinant la zone
urétérale et le col de la vessie naissent de la prostate : ces néoplasmes
ne sont pas justiciables de la résection de dedans en dehors et ne pourraient être convenablement enlevés que si l'on ajoute l'ablation de la
prostate à la résection très large ou totale de la vessie. De même, la
résection de dedans en dehors, est contre-indiquée en cas de tumeur
dépassant les limites de la vessie pour envahir les tissus périvésicaux.
Même lorsque la tumeur périurétérale n'envahit que la paroi de la vessie, il faut craindre la propagation de la tumeur dans l'épaisseur des
parois du réservoir, au delà de la zone de muqueuse qui paraît envahie.
Cette crainte nous impose l'extirpation très large de la tumeur. Quelle

que soit la forme qu'on doive donner aux incisions, il faut réséquer la vessie bien au delà des limites de la tumeur ; lorsque la résection est faite, on arrive toujours, avec un peu d'ingéniosité dans la disposition des sutures, à reconstituer la vessie.

Recherche de l'uretère — Lorsqu'on a pu placer une sonde urétérale, on peut assez facilement sentir l'uretère, en dehors de la vessie, et le bien isoler. Lorsque la tumeur cache l'orifice urétéral et empêche de le voir, il peut arriver qu'on soit obligé d'enlever le morceau de vessie sans se rendre compte du moment où l'on coupe l'uretère.

Dans ce cas, il peut se faire que l'on aperçoive de suite la section urétérale qui tranche, par sa couleur grise, d'avec la graisse périvésicale qui l'entoure ; il est prudent alors de saisir aussitôt l'uretère, en traversant sa paroi, avec un fil, pour ne pas s'exposer à le perdre. Si on ne voit pas l'uretère, on le découvrira en le cherchant dans la graisse rétrovésicale, au besoin même, en agrandissant la plaie de la vessie dans la direction du conduit.

Il importe de trouver l'uretère pour l'aboucher à la vessie et éviter un rétrécissement ultérieur du conduit. Si, malgré des recherches bien conduites, on ne peut découvrir le conduit, on reconstituera la vessie en laissant sans sutures un espace de 1/2 centimètre au niveau de l'ouverture normale de l'uretère. Dans un cas, j'ai été obligé d'agir ainsi. Il y a plus de deux ans, j'extirpais largement chez un homme gros, âgé de cinquante-huit ans, un épithélioma de la vessie ayant envahi l'ouverture vésicale de l'uretère gauche : la section de l'uretère, que je n'avais pu repérer, porta à plus de 2 centimètres de la vessie. Ne pouvant retrouver facilement l'uretère et ne devant pas trop prolonger mes recherches, parce que le malade était très épuisé par d'abondantes hématuries, je me décidai à laisser le conduit sans le suturer à la vessie, me bornant à ne pas suturer une partie de la plaie de résection. Mon malade a très bien guéri et reste guéri de sa tumeur : au cystoscope, on voit un orifice infundibuliforme par lequel s'écoule l'urine trouble qui vient de l'uretère : avant l'opération, les urines étaient déjà troubles ; depuis le malade n'a jamais souffert de son rein.

Si, dans un cas semblable, on voyait se développer ultérieurement des phénomènes graves de rétention rénale, on pourrait soit agir directement sur le rein, soit pratiquer, comme à l'ordinaire, l'urétéro-cystostomie.

V. — EXTIRPATION DE LA VESSIE
POUR NÉOPLASMES. CYSTECTOMIE TOTALE.

Le professeur Bardenheuer, de Cologne, essaya le premier, en 1887, de pratiquer la résection totale de la vessie, chez un malade de 57 ans. atteint d'un cancer du bas-fond qui englobait les uretères. Il tenta l'opération en faisant l'incision abdominale de la taille transversale et abandonna les uretères dans la plaie ; ce malade mourut d'urémie le 14e jour.

En 1891, Küster fit la première extirpation complète de la vessie et de la prostate cancéreuse. La vessie et la prostate furent enlevées par une double incision abdominale, avec résection pubienne et périnéale : les uretères furent implantés dans le rectum. Le malade mourut le 5e jour de péritonite et d'infection rénale ascendante.

Pawlick, le premier, réussit l'extirpation totale de la vessie chez la femme, en 1888, en suivant le procédé qui sera décrit plus loin avec implantation des uretères dans le vagin. La malade vivait encore 14 ans après l'opération.

En 1896, j'ai pratiqué moi-même la cystectomie totale pour néoplasme à l'aide de la symphyséotomie ; la malade succomba. En 1900, Hogge, après symphyséotomie, extirpa à la fois, chez un homme, la vessie et tous les organes génitaux internes et externes : ce malade survécut 5 ans.

On a pratiqué actuellement une quarantaine d'extirpations totales de la vessie pour néoplasmes ; la mortalité opératoire est très considérable et les résultats éloignés sont moins que médiocres. La courte expérience aujourd'hui acquise ne m'autorise pas à recommander d'une manière précise un procédé déterminé : je décrirai, chez l'homme et chez la femme, le procédé qu'on pourrait exécuter, avec les principales variantes.

Il est d'importance capitale, lorsqu'on se propose de pratiquer l'extirpation complète de la vessie, de savoir ce qu'on fera des uretères. Nous devons envisager cette question à un double point de vue : 1° Faut-il ou non établir, avant la cystectomie, dans un temps opératoire préalable, la dérivation du cours des urines ; 2° quelle est la meilleure conduite à tenir à l'égard des uretères ?

1° *Il faut, avant la cystectomie totale, dériver le cours des urines.* — Je pense que l'effroyable mortalité de la cystectomie totale, (elle est de plus de 60 pour 100) doit être en grande partie attribuée aux opérations complémentaires qui ont été pratiquées, en même temps que la cystectomie, pour aboucher les uretères dans des endroits différents. Ces opérations sont elles-mêmes d'une exécution délicate et longue, elles exposent à des complications rénales importantes. Si on ajoute ces dangers à ceux d'une opération aussi considérable que l'est la cystectomie totale, la gravité opératoire devient trop grande. C'est ainsi que, sur 26 cas opérés, où il est fait mention de l'implantation immédiate des uretères, 7 malades sont morts de shock. Pour ces raisons mieux vaut, dans une première opération, dériver le cours des urines, et, lorsque le malade sera rétabli, pratiquer l'extirpation de la vessie.

2° *Quelle est la meilleure conduite à tenir à l'égard des uretères.* — On a fixé les uretères dans l'intestin, dans le vagin, dans l'urètre, dans la plaie abdominale, dans la paroi lombaire; on les a liés et pratiqué la néphrostomie, on a parfois été obligé de les abandonner dans le bassin. Les plus longues survies ont été obtenues par Pawlick qui fixa les uretères au vagin et par Hogge; chez ce dernier malade les uretères furent fixés au rectum, mais la suture ne tint pas et ces conduits s'abouchèrent spontanément au périnée.

Fixation des uretères au rectum. — La fixation des uretères au rectum a donné de très mauvais résultats dans la cystectomie totale pour cancer de la vessie.

Les opérés de Kuster, Wendel, Turetta, Weljanninow, Krause, Lund, Bardenheuer, Garré, Schede, Woolsey (un uretère dans le rectum, l'autre à la peau), Pauchet (un uretère dans le rectum, l'autre dans le cæcum) sont morts peu de temps après l'opération. Un malade de Tuffier survécut 7 mois avec une fistule. L'opéré de Hogge survécut 5 ans avec une fistule périnéale. Dans le cas de Wilms, la guérison se maintenait un an et demi après la fixation des deux uretères dans le rectum.

Au total, sur 13 implantations bilatérales du rectum après cystectomie pour cancer, nous voyons 10 morts; 2 survies de 7 mois et 5 ans, chez des malades dont l'implantation rectale ne tint pas (cas de Hogge et de Tuffier), et un seul cas, celui de Wilms, avec bon fonctionnement de l'anastomose 1 an et demi après l'opération.

D'autre part, sur 6 cas d'implantation double des uretères dans le rectum, avec hystérectomie et résection partielle ou totale de la vessie, nous trouvons 5 morts rapides et 1 mort après 14 mois (3 cas de Chalot, 2 de Martin, 1 de Giordano).

L'implantation rectale des deux uretères a encore été pratiquée chez des malades qui n'avaient pas de néoplasme. Trendelenburg, chez une jeune malade de 22 ans, extirpa un rein et la vessie, fixant l'autre uretère au rectum; la malade guérit, mais on ne sait pas les suites ultérieures de l'opération. Martin, dans un cas de tuberculose vésicale, implanta un uretère au rectum et l'autre à la peau : Mort en 36 heures. Cavazzani dans un cas d'hystérectomie sectionna l'uretère et le fixa au rectum : Guérison. Frisch pour une fistule vésico-vaginale implanta les deux uretères au rectum : Mort de pyélonéphrite. Dans un cas semblable d'Alexandrow, la malade sortit guérie 2 mois après. Enfin, sur 12 malades opérées pour fistule vésico-vaginale par Tichow, il y eut 5 morts et 7 guérisons datant de 2 à 12 mois.

D'après les observations que je viens de citer, la mortalité rapide après la double implantation des uretères dans le rectum est dans les cas de cancer de 76 pour 100, dans les fistules vésico-vaginales de 40 pour 100 ; la différence s'explique par la gravité plus grande de la cystectomie qui se surajoute à l'anastomose urétérale. La mortalité très élevée dans les cas de fistule vésico-vaginale montre la grande gravité de l'anastomose en elle-même, en sorte que, même à titre d'opération préliminaire, je ne saurais accepter l'anastomose double des uretères dans le rectum.

Fixation des uretères au gros intestin. — Les observations de cystectomie avec implantation des deux uretères dans le gros intestin que je connais sont celles de Casatti, Giordano (2 cas), Krause, Tulley et Pauchet, terminées par la mort, et celles de Trendelenburg et 2' de Krause (pour tuberculose), qui guérirent de l'opération.

Kronig pratiqua d'abord l'anus lombaire sur l'S iliaque ; plus tard il fit l'ablation de l'utérus cancéreux et de la vessie avec implantation des uretères dans le rectum : 4 mois après les urines étaient claires.

Verhoogen, dans deux cas de cancer de la vessie, a extirpé complètement la vessie en implantant les uretères dans le cæcum qu'il exclut et aboucha à la plaie abdominale. Mort dans les deux cas.

L'expérience acquise sur l'implantation des uretères dans les côlons en cas de cystectomie démontre la grande gravité de l'opération, mais je dois faire remarquer que bon nombre des insuccès doivent être attribués à ce que l'implantation urétérale a été pratiquée en même temps que la cystectomie. La greffe des uretères dans l'intestin pratiquée sans cystectomie donne des résultats meilleurs. Sur douze cas d'implantation d'un seul uretère dans les côlons, pour plaie du conduit, pour fistule urétérale ou pour fistule vésico-vaginale, on compte trois morts ; sur trois cas de double implantation pour fistule vésico-vaginale, deux morts.

Si on considère la grande différence de la mortalité dans les cas d'implantation unilatérale et bilatérale, on est conduit à penser que si l'opération réussit plus souvent lorsqu'on n'implante dans les côlons qu'un seul uretère, cela peut être dû à la destruction du rein dont l'uretère a été implanté. Ce raisonnement ne peut être appliqué à tous les cas parce que les malades de Guinard et d'Evans n'avaient qu'un seul rein capable de fonctionner, celui dont l'uretère fut anastomosé à l'intestin.

On ne peut juger définitivement aujourd'hui la question de l'implantation des uretères dans l'intestin, nous savons pourtant que l'implantation double est une opération très meurtrière dans ses suites prochaines et qui expose secondairement à la pyélonéphrite suppurée. Lorsqu'on se propose de pratiquer la cystectomie totale, le malade court d'assez grands dangers opératoires pour qu'on hésite à l'exposer encore aux redoutables aléas de l'implantation des uretères dans l'intestin.

Fixation des uretères au vagin. — Sur sept malades à qui on a implanté les uretères dans le vagin (cas de Pawlick, Kossinsky, Zeller, Robson, Mann (2 cas), Lafthon-Schmidt), 4 ont guéri : l'une d'entre elles, celle de Pawlick, vivait encore 16 ans après l'opération et pouvait évacuer volontairement l'urine contenue dans le vagin qui formait un réservoir de 300 centimètres cubes de capacité. La malade de Robson mourut de shock, ainsi que celle de Lafthon-Schmidt, qui fut opérée en deux temps ; celle de Zeller succomba à la pyélonéphrite.

L'implantation des uretères dans le vagin paraît exposer moins à la pyélonéphrite que l'implantation dans l'intestin. Je pense que cette immunité relative de l'appareil rénal supérieur est due, non seulement à ce que le vagin est moins septique que l'intestin, mais encore à ce que l'uretère, implanté près de son embouchure naturelle, ne présente pas de coudures qui puissent déterminer de la rétention urétéro-rénale et favoriser l'infection. D'autre part, la greffe vaginale des uretères peut permettre la formation d'un réservoir capable de retenir l'urine pendant un certain temps, comme chez la malade de Pawlick.

Je dois pourtant faire remarquer que, depuis 20 ans, le cas de Pawlick est resté unique : les autres opérées qui ont survécu perdaient leurs urines par le vagin. Or, on sait qu'il n'existe aucun appareil permettant de recueillir proprement les urines lorsqu'elles s'écoulent par le vagin et on connaît le malheureux sort des malades atteintes de fistules urétéro-vaginales. On a même fait la greffe intestinale de l'uretère pour guérir cette infirmité. A gravité égale, au lieu de la greffe vaginale, il vaudrait mieux faire une autre variété d'implantation urétérale qui permît de recueillir commodément l'urine.

Fixation des uretères à l'urètre. — Les bons résultats obtenus par l'opération de Sonnenburg, dans l'exstrophie de la vessie, ont engagé à fixer les uretères dans l'urètre après la cystectomie totale. Sur quatre malades opérés ainsi, trois sont morts de shock, le quatrième, opéré par Bardenheuer, qui fixa les uretères, d'abord à la plaie et secondairement à l'urètre, mourut de pyélonéphrite. Ces quelques faits ne suffisent pas à porter un jugement. Il est permis de penser que, chez l'homme, l'opération permettrait le port d'un urinal commode et n'exposerait pas aux coudures urétérales. Mais, d'autre part, elle peut être difficile ou même impossible à exécuter. Aussi, je crois devoir renoncer à ce mode d'implantation, parce que, en cas d'impossibilité opératoire, on perd le bénéfice que procure l'opération urétérale préalable.

Fixation des uretères à la plaie. — Quatre fois les uretères ont été fixés à la plaie opératoire. Le malade de Bardenheuer mourut de shock ; celui de Wassilieff allait bien sept mois après ; le malade de Verhoogen survécut 5 mois à l'opération, enfin, celui de Garré mourut de pyonéphrite treize mois après avoir été opéré.

Ces résultats sont relativement encourageants, mais le cas de Garré nous montre la complication tardive de rétention rénale et nous ignorons l'état éloigné des reins dans les autres cas. Il semble que la fixation des uretères à la plaie cutanée hypogastrique puisse faire craindre la rétention rénale, parce que l'uretère doit suivre un long trajet anormal pour venir s'aboucher au-dessus du pubis; il se trouve ainsi exposé à des coudures.

L'implantation des uretères à la plaie opératoire me paraît un pis aller ; on pourrait y avoir recours, lorsqu'on n'a pas fait d'implantation urétérale préalable, si, en cours d'opération pour tumeur de la vessie, on se décide à pratiquer la cystectomie totale. Dans ces circonstances, l'implantation urétérale serait faite à titre temporaire, en attendant une opération secondaire.

Fixation des uretères à la paroi lombaire. — Le Dentu, dans un cas de cancer utérin comprimant l'uretère, Pozzi, pour une blessure accidentelle de ce conduit, moi-même, dans un cas de résection urétérovésicale par néoplasme, enfin, Rowsing, dans trois cas de cystectomie totale, nous avons fixé les uretères à la peau de la région lombaire. Ces 6 malades ont tous survécu à l'opération. Nous ignorons le résultat éloigné chez 2 des malades de Rowsing ; le troisième d'entre eux eut de la rétention rénale, par sténose de l'orifice cutané de l'uretère. La malade de Le Dentu survécut 5 semaines, celle de Pozzi subit la néphrectomie 3 mois après pour guérir de sa fistule. J'ai pratiqué moi-même l'examen histologique des reins des malades opérés par Le Dentu et Pozzi et j'ai constaté qu'ils étaient en bon état. Chez mon opérée, j'avais fait l'implantation de l'uretère à la plaie de la région lombaire, après avoir extirpé la partie inférieure de ce conduit et une portion de la vessie, me proposant d'enlever plus tard le rein, déjà atteint de rétention rénale au moment de l'urétérectomie. Six semaines après l'urétérostomie, des phénomènes de rétention rénale infectée obligèrent à extirper le rein. La pièce montre que, malgré la large perméabilité de l'uretère au niveau de son embouchure cutanée, il s'était formé au-dessous du rein une coudure, cause de la rétention.

Les résultats cliniques de l'abouchement des uretères à la peau des lombes démontrent que la pyélonéphrite est moins à craindre qu'avec l'abouchement à l'intestin. Cette opération présente en outre le grand avantage d'être peu grave en elle-même et de permettre l'écoulement des urines dans un appareil commode et propre. Il n'est pas douteux que, pour le moment, l'anastomose de l'uretère à la peau des lombes ne soit préférable à l'anastomose intestinale. Il est pourtant nécessaire de prendre ses précautions pour empêcher le rétrécissement de l'embouchure par une bonne méthode d'implantation, et la coudure possible de l'uretère, en ayant soin de donner à ce conduit une courbure peu accentuée dans son trajet du bassinet à la peau (voir page 442).

Implantation de l'uretère au périnée. — Hogge, après extirpation complète de la vessie et de tous les organes génitaux, implanta les uretères dans le rectum; la suture ne tint pas et il se forma spontanément une double fistule uretéro-cutanée à la peau du périnée. Son malade ayant survécu 6 ans, l'excellent chirurgien de Liége pense qu'on pourrait, de propos délibéré, fixer les uretères au périnée. Sans doute, ce mode d'abouchement urétéral offre l'avantage de conserver aux uretères une direction voisine de la normale, mais on peut craindre de ne pouvoir attirer suffisamment ces conduits pour faire un abouchement à l'abri des rétrécissements ultérieurs. Si on est obligé de fixer les uretères au périnée, en même temps qu'on extirpe la vessie, on perd le bénéfice qu'assure l'opération faite en deux temps, un premier pour fixer les uretères, un second pour extirper la vessie. D'un autre côté, une fistule périnéale est plus incommode qu'une fistule lombaire ou iliaque. Pour ces raisons, je ne crois pas devoir recommander la fixation des uretères au périnée.

Abandon des uretères dans la plaie. — Parce que l'opéré était dans un état trop précaire pour continuer l'opération, ou parce qu'on n'avait pu trouver les uretères, Bardenheuer et Kummel ont dû abandonner les uretères dans la plaie : ces deux malades sont morts, l'un de shock, l'autre de pyélonéphrite. Deux autres malades, opérés par Kuster et par Turetta, chez qui les uretères furent implantés au rectum, mais dont les sutures lâchèrent, moururent aussi en peu de jours. Chez un opéré de Tuffier, la suture rectale ne tint pas non plus, mais il s'établit une fistule hypogastrique qui permit au malade de vivre quelques mois. Tous ces faits nous montrent que si, lorsqu'on abandonne les uretères dans la plaie, la mort rapide n'est pas une conséquence fatale, on ne doit se résigner à agir ainsi qu'en désespoir de cause. Si le malade survit, on devra faire une autre opération, néphrostomie ou urétérostomie lombaire, pour le mettre à l'abri des dangers qui le menacent.

Double néphrostomie lombaire. — On peut se demander s'il ne vaudrait pas mieux pratiquer une **double néphrostomie lombaire** que de pratiquer la double greffe cutanée de l'uretère. Watson a préconisé cette manière de faire. J'ai moi-même pratiqué la double néphrostomie lombaire, chez une femme atteinte d'un gros cancer de la vessie : je ne fis pas ultérieurement la cystectomie, parce que l'état de la malade me parut trop peu résistant. Cette femme vécut 9 mois, avec sa double fistule lombaire, portant un appareil qui recueillait bien ses urines : l'examen fonctionnel des deux reins, pratiqué trois mois après l'opération, montra que ces organes n'avaient pas souffert et qu'ils sécrétaient des urines semblables à celles qu'ils fournissaient au moment de l'opération.

Théoriquement on peut penser que la double néphrostomie préalable présente de grandes garanties en cas de cystectomie totale. L'opération est peu grave et de facile exécution (voir le *Manuel opératoire*, page 173), elle permet l'application d'un appareil commode et on est en droit de penser qu'elle est une sauvegarde contre la redoutable complication de pyélonéphrite, tout en assurant un bon fonctionnement rénal. L'exemple de ma malade semble le prouver et les cas nombreux de malades porteurs de reins fistulisés pour rétention rénale qui vivent ainsi dans de bonnes conditions viennent encore à l'appui de cette manière de voir. Parmi d'autres que j'ai observés, je citerai le cas d'une malade ayant déjà subi la néphrectomie, chez qui Chevalier pratiqua la néphrostomie du rein qui restait, pour un accès d'anurie avec rétention rénale : cette femme conserva sa fistule lombaire qui donnait passage à toute l'urine et se portait si bien que 2 ans après elle eut un accouchement normal.

Tout ce que nous venons de dire semble démontrer que la cystectomie totale doit comporter deux temps opératoires successifs : le premier, ayant pour but de dériver le cours des urines; le deuxième, d'extirper la vessie.

On ne peut préciser quelle est la meilleure méthode de dérivation des urines, mais, actuellement, nous croyons que les plus grandes garanties sont offertes par les méthodes de dérivation cutanée. Notre choix reste encore indécis entre la néphrostomie lombaire et l'abouchement des uretères à la peau des lombes. Si le malade refusait de porter une fistule cutanée, on pourrait pratiquer le double abouchement des uretères dans les côlons.

MANUEL OPÉRATOIRE DE LA CYSTECTOMIE TOTALE

A. — OPÉRATION CHEZ L'HOMME EN RESPECTANT LA PROSTATE

1er TEMPS : Dérivation du cours des urines. Voir pages précédentes.

2e TEMPS : Cystectomie.

1° **Garnissage de la vessie.** — Si sa capacité le permet, il est utile de garnir la vessie avec une quantité modérée de liquide, 150 à 200 centimètres cubes, pour faciliter le décollement du péritoine : on doit, dans ce cas, laisser la sonde dans la vessie pour évacuer le liquide après ce temps opératoire.

2° **Incision du périnée, décollement recto-vésical.** — Le malade sera placé dans la position de la prostatectomie. On fera une incision transversale interischiatique et on décollera le rectum de la prostate et de la partie inférieure de la vessie comme dans les premiers temps de la prostatectomie (voir page 677), en poussant le décollement aussi haut que possible. Ce temps opératoire facilitera l'extirpation de la vessie et laissera un large orifice déclive, bien disposé pour le drainage.

3° **Taille transversale.** — On changera la position du malade pour le mettre en **position inclinée** de Morand-Trendelenburg. La paroi abdominale sera alors incisée comme dans la taille transversale (voir page 588), c'est-à-dire qu'on sectionnera en travers la peau et les muscles droits, pour arriver sur la face antérieure de la vessie au-dessus et en arrière du pubis ; les muscles droits seront repérés avec des fils, pour les retrouver facilement à la fin de l'opération malgré leur forte rétraction. Si l'espace dont on dispose paraît insuffisant au cours de l'opération, on peut faire tomber, sur cette incision transversale, une autre incision verticale. On ne gagne pourtant pas beaucoup de place par cette incision en T renversé.

4° **Décollement du péritoine.** — Refoulant d'abord le cul-de-sac du péritoine sur la face antérieure de la vessie, on continue ensuite à décoller la séreuse avec les doigts sur sa face postérieure, jusqu'à ce qu'on ait rejoint le décollement vésico-rectal commencé par le périnée. On pourra parfois faire facilement ce décollement ; le plus souvent le péritoine sera déchiré une ou plusieurs fois et on devra le suturer avant de poursuivre l'opération. Lorsque le péritoine adhère intimement à la vessie, il vaut mieux l'ouvrir sans hésiter, en repérant avec des pinces les lèvres de la plaie séreuse ; on incise ensuite le péritoine plus bas, sous la face postérieure de la vessie, et on suture ce lambeau séreux inférieur à celui qui a déjà été repéré avec les pinces. On peut ensuite continuer l'opération en dehors du péritoine.

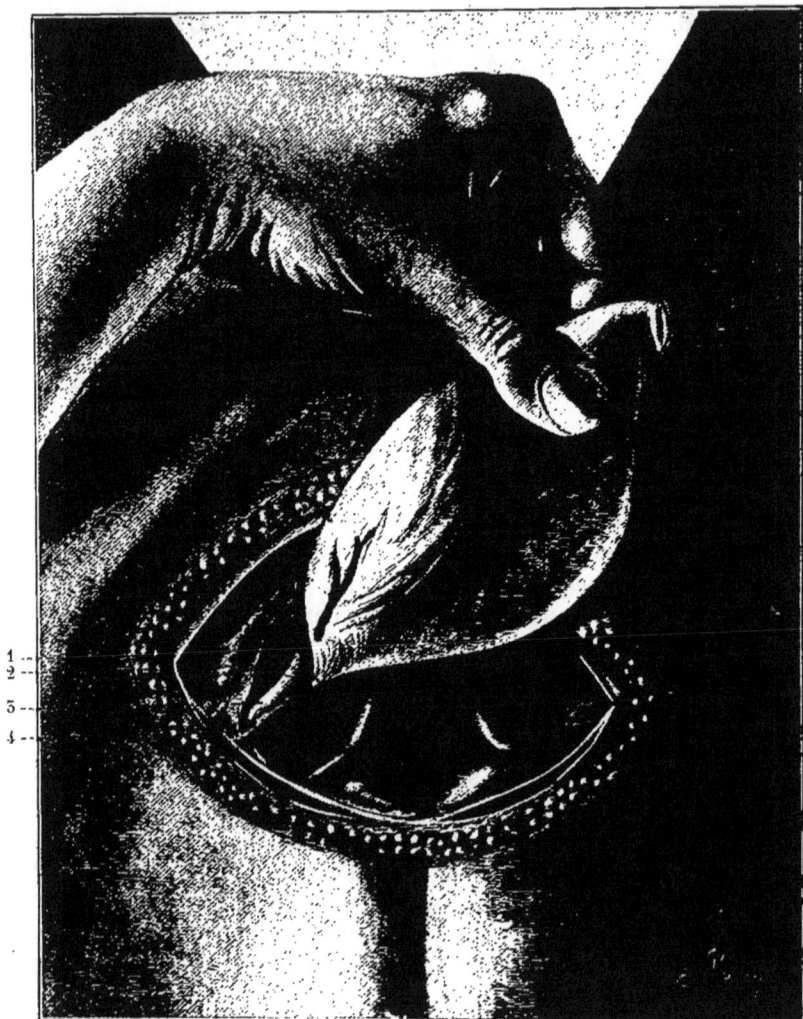

Fig. 279. — Cystectomie totale. Pédicule latéral gauche : 1. Artère ombilicale. 2. Veines périurétérales. — 3. Uretère. — 4. Artère vésicale inférieure.

5° **Section des ligaments pubo-vésicaux.** — Le décollement postérieur étant achevé, on sépare rapidement la vessie du pubis : dans ce but, on l'attire fortement en arrière et on sectionne entre deux pinces les ligaments pubo-vésicaux. Le saignement veineux qui se produit alors est étanché par tamponnement.

6° **Section des uretères et des pédicules latéraux de la vessie.** — Attirant fortement la vessie vers la gauche, le chirurgien découvre l'uretère

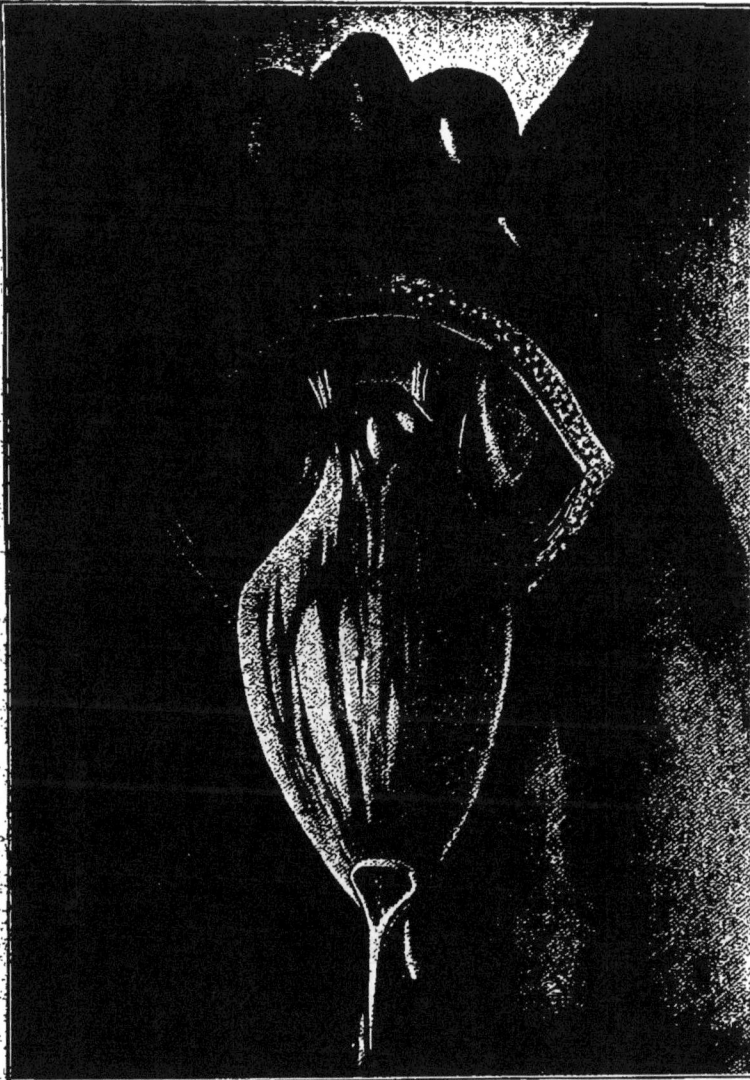

Fig. 280. — Cystectomie totale. La vessie est attirée en haut et en arrière pour sectionner le col. Les pédicules latéraux sont liés.

et le pédicule vasculaire latéral et inférieur du côté droit. L'uretère est sectionné, attiré le plus possible, après décollement, ligaturé et sectionné au thermocautère, en détruisant sa muqueuse. (Il s'agit ici de la portion de l'uretère qui se trouve au-dessous de l'abouchement préalable, fait dans une première opération.) Le pédicule vasculaire est saisi avec un clamp, qui reste, pour le moment, dans la plaie, et sectionné au niveau de la vessie.

Attirant ensuite la vessie vers la droite du malade, on lie, de la même manière, l'uretère et le pédicule vésical du côté gauche.

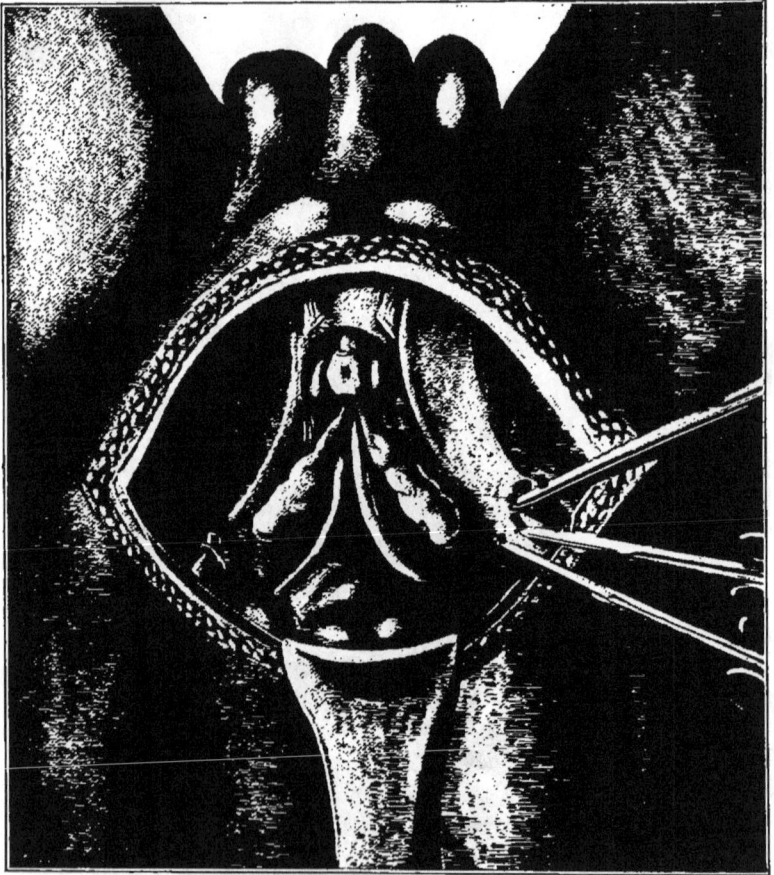

Fig. 281. — Cystectomie totale. La plaie après la section du col de la vessie.

7° **Section du col.** — Le sommet de la vessie étant fortement saisi avec des pinces à traction introduites par la plaie périnéale, on l'attire pour la faire basculer d'avant en arrière, comme si l'on voulait la faire sortir par cette plaie. Cette manœuvre dégage bien la partie antérieure du col qu'on sectionne d'avant en arrière au niveau de son incision avec l'uretère. La vessie, dégagée complètement, peut alors être enlevée par la plaie abdominale. Si on ne pouvait faire exécuter à la vessie le mouvement de bascule que je viens de décrire, on faciliterait la section du col en l'attirant fortement en haut et en arrière.

En sectionnant le col de la vessie il faut faire grande attention pour ne pas infecter la plaie ; la section sera faite au thermocautère, en brûlant fortement la muqueuse, aussi bien du côté de la vessie que du côté de l'uretère, le thermocautère pénétrant dans l'intérieur du canal. En outre, à mesure que la vessie est sectionnée, sa paroi est prise avec des pinces qui ferment sa cavité.

8° **Drainage, suture de la paroi.** — On fait le mieux possible l'hémostase, en posant des ligatures sur les pédicules latéraux et sur les vaisseaux qui ont été pincés aux alentours du col ; au besoin, en laissant des pinces à demeure, qu'on enlèvera 48 heures après. On place un gros drain n° 40 par le périnée, en le fixant à la lèvre antérieure de la plaie périnéale, et un autre gros drain qui sort par l'hypogastre. On ferme ensuite la paroi comme dans la taille transversale (voir page 590), en suturant d'abord les muscles, et ensuite la peau.

B. — EXTIRPATION DE LA VESSIE ET DE LA PROSTATE.

Pour extirper en même temps la vessie et la prostate, le procédé qui me paraît préférable consiste à isoler d'abord la prostate par le périnée et à dégager ensuite la vessie, pour enlever l'ensemble de la pièce par l'hypogastre. Ici encore on aura au préalable fait la déviation du cours des urines.

1° **Incision périnéale et dégagement de la face postérieure de la prostate.**

2° **Dégagement des parties latérales de la prostate.**

3° **Section de l'urètre membraneux, au niveau du bec de la prostate.**

4° **Dissection de la face extérieure de la prostate** jusqu'au col de la vessie et cautérisation au thermocautère des deux bouts de l'urètre.

Ces quatre temps opératoires sont exécutés comme il sera dit dans la prostatectomie périnéale totale pour cancer, page 854, le malade étant en position périnéale.

On met ensuite le malade en position inclinée et on fait la cystectomie par voie hypogastrique, décrite page 645, comprenant les temps opératoires suivants :

5° **Incision cutanée transversale et section des muscles droits.**

6° **Décollement du péritoine vésical.**

7° **Section des ligaments pubo-vésicaux.**

8° **Section des uretères et des pédicules vasculaires inférieurs de la vessie.**

La vessie et la prostate se trouvent alors isolées et peuvent être enlevées d'un bloc.

9° **Drainage sous-pubien et périnéal.**

10° **Suture de la paroi abdominale.**

Variantes opératoires.

Aussi bien pour la cystectomie totale que pour la cystoprostatectomie, j'ai décrit l'opération combinée par le périnée et l'hypogastre et j'ai recommandé de pratiquer, dans une première opération, la dérivation des urines pour ne pas avoir à se soucier des uretères. Faute de cette opération antérieure, tous les opérateurs ont dû allonger les manœuvres pour fixer les uretères dans le point qu'ils avaient choisi ; parfois même, ils se sont vus obligés d'abandonner les uretères dans la plaie.

En ce qui concerne la cystectomie elle-même, presque toutes les interventions ont été conduites par la voie abdominale, sans incision périnéale : cette dernière a été employée, à la suite de Küster, lorsqu'on a enlevé la prostate en même temps que la vessie.

Les procédés opératoires employés peuvent être classés en deux groupes, suivant que les chirurgiens ont opéré en dehors du péritoine ou à travers le péritoine.

Opérations extra-péritonéales.

Pour aborder la vessie on a employé l'incision abdominale en T renversé (Tuffier), la résection temporaire du pubis et la symphyséotomie (Albarran, Hogge). La symphyséotomie est la voie qui donne le plus de jour, mais elle présente l'inconvénient de comporter une suture métallique perdue, dans une plaie qui s'infecte facilement et de nécessiter un pansement compressif gênant pour les soins de la plaie : elle expose en outre à la désunion du pubis. La résection temporaire du pubis donne moins de jour et présente les mêmes inconvénients.

La simple incision en T renversé des parties molles ne facilite guère l'opération.

Pour extirper en même temps la vessie et la prostate, Rowsing se sert d'une simple incision abdominale en poursuivant le décollement de haut en bas derrière la prostate. Ce procédé est d'une exécution pénible et il vaut mieux libérer la prostate par le périnée.

A ces différents procédés, je préfère les incisions combinées de la taille transversale et de la périnéotomie que j'ai décrites.

Pour extirper la vessie tous les auteurs ont suivi le procédé de décortication que j'ai décrit, avec des variantes sans importance. Pour

éviter l'hémorragie, Rowsing, après d'autres, place un **clamp au niveau
du col** et sectionne la vessie au-dessus : le clamp reste à demeure. Ce
procédé a l'inconvénient d'être un peu aveugle et de ne pas permettre
de savoir avec précision à quel niveau porte la section.

Dans un grand nombre de cas, les opérateurs ont **ouvert la vessie**
pour se rendre compte de l'étendue des lésions. Autant que possible
mieux vaut enlever la vessie d'une seule pièce, comme un néoplasme,
parce que sa cavité est toujours infectée : il faudra même, au moment
de la section du col, prendre les plus grandes précautions et détruire
au thermocautère la muqueuse du moignon de l'urètre.

Voie transpéritonéale. — Mann et Kossinsky ont fait, par laparotomie, l'extirpation totale de la vessie et de l'utérus en fixant les
uretères au vagin. D'autres opérateurs, à la suite de Chalot, ont extirpé
à la fois l'utérus et la vessie en fixant les uretères à l'intestin. La plupart des opérateurs qui ont extirpé la vessie par la voie sous-péritonéale
ont ouvert accidentellement la séreuse pendant le décollement ou ont été
obligés d'en réséquer une partie adhérente à la vessie. On peut, délibérément, après avoir décollé autant que possible le péritoine de la face
antérieure de la vessie, ouvrir la cavité de la séreuse et l'inciser sur les
faces latérales et postérieures de la vessie, jusqu'à quelques centimètres
du fond du cul-de-sac de Douglas, par deux incisions obliques en bas et
en dedans. On reconstitue ensuite le péritoine par un surjet et on poursuit l'opération comme à l'ordinaire.

C. — OPÉRATION CHEZ LA FEMME.

La cystectomie totale est plus facile à exécuter chez la femme que
chez l'homme.

Manuel opératoire.

On peut suivre un procédé analogue à celui que nous avons décrit
chez l'homme, l'incision du vagin, remplaçant celle du périnée, ou pra-
iquer la cystectomie sans ouvrir le vagin.

a) *Procédés abdomino-vaginaux.* — 1° **Incision du vagin et décollement de la vessie.** — La femme étant mise en position gynécologique,
on incise longitudinalement le vagin, depuis l'urètre jusqu'au cul-de-sac
antérieur. On décolle ensuite, sur les côtés et en haut, la vessie du vagin.

2° **Section transversale de la paroi abdominale.** — Comme nous
l'avons vu pour l'homme, on sectionne en travers la peau et les muscles
droits de l'abdomen, au-dessus du pubis.

3° **Dégagement de la vessie.** — Après avoir décollé le péritoine de la vessie on rejoint en arrière l'incision vaginale; on coupe ensuite entre des pinces les ligaments pubo-vésicaux et les pédicules des artères vésicales inférieures.

4° **Section du col.** — Une pince à traction saisit le fond de la vessie, en passant par la plaie vaginale et retourne cet organe en faisant sortir son fond par le vagin. Le col se trouve ainsi dégagé, ce qui permet de le sectionner soigneusement d'avant en arrière, au thermocautère, en fermant à mesure avec des pinces la cavité vésicale et en détruisant la muqueuse du col de la vessie.

5° **Fermeture de l'urètre, du vagin et de la paroi abdominale.** — La vessie ayant été enlevée par le vagin, on ferme le moignon urétral par quelques points de catgut. On suture ensuite le vagin et la paroi abdominale en établissant de chaque côté un double et large drainage.

Dans le procédé que je viens de décrire, on ne s'inquiète pas des uretères, une opération préalable ayant dérivé le cours des urines. Dans le but de créer un réservoir pour les urines aux dépens du vagin, en y implantant les uretères, Pawlick procéda comme il suit.

Procédé de Pawlick. — 1ᵉʳ TEMPS. — **Création d'une double fistule urétéro-vaginale.** — Avec un spéculum de Simon, on introduisit par l'urètre une sonde métallique dans l'uretère; en se guidant sur la sonde, on incisa la paroi antérieure du vagin, par laquelle on attira l'uretère ligaturé avec un fil de soie. L'uretère fut incisé longitudinalement dans l'étendue d'un centimètre et la partie supérieure de cette incision suturée à l'extrémité supérieure de la plaie vaginale; on retira alors la sonde, et les fils déjà placés qui n'avaient été noués que très lâchement furent mieux assujettis. On sectionna l'uretère au-dessous, et le reste de la suture fut soigneusement fait pour réunir la muqueuse urétérale à la muqueuse vaginale. Ce procédé fut appliqué aux deux uretères : on introduisit ensuite des sondes en gomme dans les deux conduits, et le liquide déversé par les cathéters fut recueilli dans un récipient contenant de l'eau phéniquée. Les sondes urétérales furent retirées quelques jours après ; et comme dans des explorations antérieures on avait reconnu un rétrécissement de l'uretère droit siégeant un peu au-dessus de l'endroit où il avait été abouché dans le vagin, on fit la dilatation progressive jusqu'au n° 6 de la filière Charrière.

2ᵉ TEMPS. — **Extirpation de la vessie.** — La vessie fut remplie avec une émulsion iodoformée et on fit une incision hypogastrique médiane et longitudinale de 10 centimètres de longueur.

Par cette ouverture, la vessie fut mise à nu, disséquée et ainsi décortiquée du péritoine qui la recouvrait; lorsqu'elle fut isolée jusqu'à l'urètre, on la vida de son contenu, on tamponna la plaie hypogastrique pour arrêter l'hémorragie et l'opération fut continuée par le vagin.

Une incision pratiquée sur le vagin, immédiatement au-dessus de l'urètre, laissa passer entre ses deux lèvres écartées le corps de la vessie dans l'intérieur du vagin (fig. 282). On sectionna ensuite la partie la plus profonde de l'urètre, contre le col de la vessie, de manière à détacher complètement ce dernier organe qu'on retira par le vagin; on plaça ensuite dans les uretères des sondes élastiques qui sortaient par l'urètre. Il fut procédé alors aux sutures, qu'on fit comme l'indique la figure 283, c'est-à-dire que la paroi antérieure du vagin fut

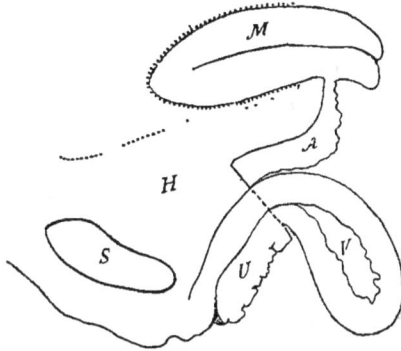

Fig. 282 — Extirpation totale de la vessie par le procédé de Pawlick.

S Symphyse — H Loge vésicale — M Utérus — A Paroi antérieure du vagin — V Vessie — U Urètre

suturée à la paroi antérieure de l'urètre, et la paroi postérieure réunie à la portion correspondante du canal. De cette manière, le vagin, qui depuis trois semaines déjà était en communication avec les uretères, se trouvait maintenant en continuité avec l'urètre et remplaçait la vessie dans son rôle de réservoir des urines.

Cette ingénieuse opération eut un succès complet, que ne saurait diminuer la formation d'une petite fistule du côté du vagin, et d'une autre fistulette sur la paroi antérieure, communiquant avec la cavité rétro-symphysienne.

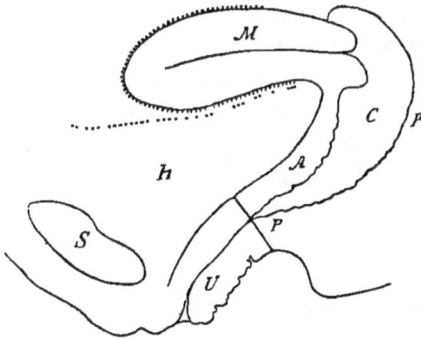

Fig. 283 — Cystectomie totale Procédé de Pawlick.

S Symphyse — H Loge vésicale — U Utérus — A Paroi antérieure du vagin suturée à la paroi antérieure de l'urètre U — P Paroi vaginale postérieure suturée à la paroi postérieure de l'urètre — C Cavité du vagin formant réservoir pour l'urine

b) *Procédé abdominal.*

—L'ouverture du vagin peut avoir de sérieux inconvénients au point de vue de l'asepsie de la plaie; sans elle on peut bien extirper la vessie chez la femme par la simple incision de la taille transversale. L'opération sera conduite comme nous l'avons dit pour l'homme, avec cette-

seule différence que, au-dessous du péritoine, on décollera avec les doigts ou avec la pointe des ciseaux fermés la vessie de la paroi vaginale : ce décollement de la paroi postérieure de la vessie est plus facile chez la femme que chez l'homme.

VI. — TRAITEMENT CYSTOSCOPIQUE DES TUMEURS DE LA VESSIE.

Les conditions anatomiques des tumeurs de la vessie, que j'ai exposées plus haut, exigent, même dans les cas simples, l'ablation large du point d'implantation des néoplasmes. J'ai insisté, en décrivant les opérations faites par la taille, sur la nécessité de réséquer la portion de la muqueuse vésicale qui est en contact avec la tumeur, pour éviter les récidives dues aux greffes de certains papillomes. Dans tous les cas de tumeur maligne, dans la plupart même des tumeurs bénignes, les opérations endovésicales ne sont pas, à mon avis, indiquées parce qu'elles sont insuffisantes.

Ces opérations peuvent, au contraire, être pratiquées avec avantage dans certains cas de tumeurs papillaires pédiculées de petit volume ; elles peuvent encore être utiles dans les tumeurs bénignes récidivantes. Pour cette raison j'ai cru devoir les décrire ici.

Les tentatives d'extraction des tumeurs vésicales par les voies naturelles datent de loin. Civiale, Leroy d'Etiolles sont les premiers qui ont cherché à opérer ainsi, sans ouvrir la vessie. Mais c'est surtout grâce à la cystoscopie que les interventions endovésicales ont pu prendre quelque importance. Antal, après avoir bien repéré la place d'une tumeur, put l'enlever avec une sorte de lithotriteur. Grünfeld semble être le premier qui opéra dans la vessie, sous le contrôle de l'œil ; se servant d'un simple tube d'endoscopie, il a pu voir et enlever en totalité ou en partie quelques tumeurs de petit volume.

Mais toutes ces tentatives semblaient devoir rester à l'état d'exception quand Nitze, ayant doté la chirurgie de son cystoscope à appareil optique, eut l'idée de transformer cet appareil de recherches en appareil de traitement. Le premier, il arriva à construire un instrument utilisable en pratique, et si un certain nombre de chirurgiens ont fait et publié quelques observations d'opérations endovésicales, on peut dire que Nitze resta toujours à l'avant-garde, travaillant sans cesse pour modifier et améliorer l'instrumentation, et publiant les statistiques les plus considérables ; les points les plus importants de la technique endovésicale lui appartiennent en propre.

Deux sortes d'interventions sont possibles : la **cautérisation simple**, et l'**ablation**, plus ou moins complète, suivie ou non de cautérisation. Je les passerai en revue successivement.

Des instruments multiples ont été proposés un peu partout ; les décrire tous serait excessif, et inutile aussi, car ils se rapportent tous à deux types principaux que je décrirai : le **tube endoscopique simple**, primitif, l'**urétroscope à lumière externe ou interne**, et le **cystoscope à appareil optique de Nitze, devenu cystoscope opérateur** par l'adjonction de dispositions spéciales.

I. — CAUTÉRISATION ENDOSCOPIQUE

1° *Tubes endoscopiques simples* et *cystoscopes dits « à vision directe »*. — Grünfeld le premier se servit, je l'ai dit plus haut, d'un simple tube urétroscopique qu'il poussa jusque dans la vessie pour voir et atteindre des petites tumeurs. Son exemple a été suivi depuis par de nombreux chirurgiens. D'abord, on utilisa simplement un éclairage externe, puis avec Nitze, Oberländer, Kollmann, Valentine, etc., la source lumineuse se trouva placée dans le tube cystoscopique lui-même ; pour éviter l'écoulement constant de l'urine vésicale par le tube endoscopique, Hogge, de Keersmaecker, Luys, etc., ajoutèrent ensuite à l'instrument primitif un petit canal accessoire, par lequel l'urine peut s'écouler d'elle-même, ou mieux encore, être aspirée au cours de l'opération.

a) **Choix et préparation de l'instrument.** — On emploie de préférence un des modèles muni du canal de dérivation pour l'urine. La figure 284 représente

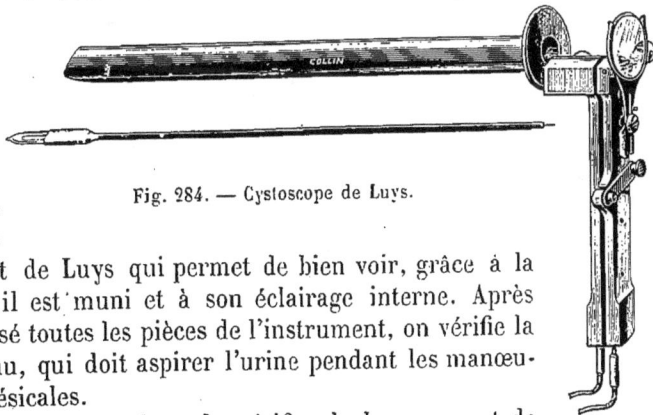

Fig. 284. — Cystoscope de Luys.

l'instrument de Luys qui permet de bien voir, grâce à la loupe dont il est muni et à son éclairage interne. Après avoir stérilisé toutes les pièces de l'instrument, on vérifie la trompe à eau, qui doit aspirer l'urine pendant les manœuvres intravésicales.

De même, il est prudent de vérifier la lampe avant de commencer à opérer et de fixer le maximum de lumière qu'on peut utiliser, pour éviter de voir brûler la lampe et de perdre du temps au cours de l'intervention.

Une série de porte-tampons et un galvanocautère à tige longue et étroite, susceptibles d'être introduits facilement dans le tube endoscopique, doivent se trouver à la portée de l'opérateur.

b) **Position du malade et préparation de la vessie.** — L'opération devant se faire dans une vessie remplie d'air, il n'est pas besoin de remplissage spécial. Il est préférable toutefois de commencer par un grand lavage, destiné à permettre d'opérer dans de meilleures conditions de propreté chirurgicale.

La position le plus généralement adoptée est celle du renversement, le malade étant couché sur le dos, la tête basse, et bien symétriquement placé. Par suite du renversement, la vessie se trouve comme attirée à l'intérieur de la cavité abdominale, et cette sorte d'aspiration lui permettra de se remplir d'air et de déplisser ses parois, dès que le tube cystoscopique aura été introduit dans sa cavité.

L'anesthésie générale est inutile; on peut, pour opérer plus facilement, recourir à l'anesthésie locale, en injectant dans la vessie quelques grammes d'une solution de cocaïne ou de stovaïne à 1 pour 100.

c) **Introduction de l'instrument et recherche du point à cautériser.** — Le malade étant placé et tout étant disposé comme je l'ai indiqué, l'instrument est introduit dans la vessie.

Chez la femme, cela est facile ; chez l'homme cette introduction nécessite une préparation antérieure du canal. Dans l'un et l'autre cas, l'instrument est d'abord muni de son mandrin ; dès que l'appareil a pénétré dans la vessie, le mandrin est retiré et l'air pénètre dans la vessie qu'il distend.

La lampe est allumée et l'opérateur se met en devoir de chercher le point de la vessie sur lequel doit porter son intervention. La tumeur étant bien placée dans le champ de l'instrument, il est facile au moyen du cautère de l'atteindre.

Pendant tout ce temps, l'aspiration est faite comme il a été indiqué plus haut.

d) **Cautérisation de la tumeur.** — Le galvanocautère habituellement employé se compose d'une tige fine à l'extrémité de laquelle le fil se contourne en spirale. Parfois, un petit couteau se trouve plus indiqué.

Si la tumeur est très petite, comme elle doit l'être lorsqu'on emploie ce genre d'instrument, elle peut être détruite par quelques coups de

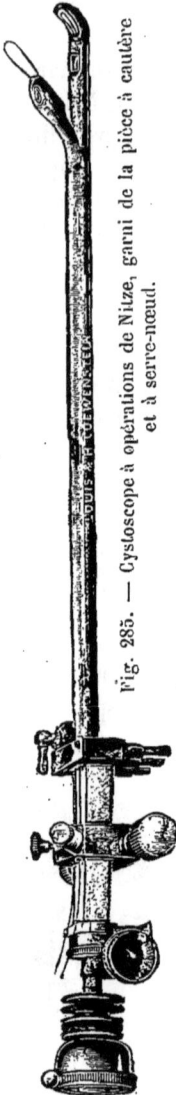

Fig. 285. — Cystoscope à opérations de Nitze, garni de la pièce à cautère et à serre-nœud.

LOUIS, J. QUÉVENNE et C°

cautère; si elle est plus volumineuse, il faut chercher à atteindre plutôt son pédicule; mais, en général, il est préférable alors de se servir d'un autre instrument que je decrirai plus loin.

Si on emploie une dose de chaleur convenable, qu'on aura pu limiter à l'avance, il ne se produit aucun saignement et en quelques instants, on a terminé sans à-coup.

e) **Soins consécutifs.** — Ils se trouvent réduits au strict minimum. Il importe surtout de laisser reposer la vessie et d'éviter des lavages abondants et inutiles.

2° *Instruments de Nitze. Cystoscope à cautérisations.* — On peut évidemment, avec un cystoscope, simple déterminer des brûlures

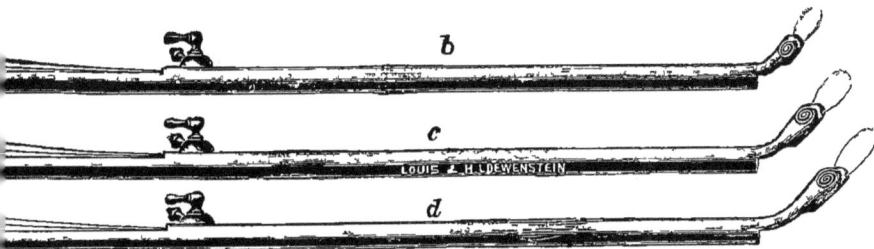

Fig 286 — Pieces porte-cautere du cystoscope operateur de Nitze dont le bec est plus ou moins long

de la paroi vésicale; les débutants en cystoscopie ont presque tous constaté de semblables lésions, qui peuvent dans certains cas, exceptionnels d'ailleurs, être assez profondes. Ce moyen serait donc à la rigueur utilisable en thérapeutique, mais on ne saurait l'ériger en méthode, car il serait difficile de limiter son action. On doit se servir d'un instrument spécial de la série de ceux que Nitze a fait construire pour opérer dans la vessie.

a) **Choix et préparation de l'instrument.** — Le cystoscope-cautère de Nitze se compose, comme tous les instruments opérateurs de ce chirurgien, de deux parties : un cystoscope simple à appareil optique, et un instrument spécial, ici un cautère galvanique, qui y est annexé.

Le cystoscope est plus long et d'un plus petit calibre que les cystoscopes ordinaires du modèle courant. Son extrémité vesicale se termine par une partie de forme spéciale, destinée à s'adapter sur la partie correspondante du cautère.

La pièce opératoire est essentiellement composée d'un tube creux, moins long que la tige du cystoscope, et destiné à recevoir dans sa cavité, pour lui former comme une enveloppe externe, ce tube cystoscopique. A son extrémité vésicale, cette pièce opératoire présente un bec coudé, comme une sonde béquille, et au sommet de cette béquille se trouve le cautère, formé d'une petite assiette de porcelaine sur laquelle s'enroule un fil métallique. A son autre extrémité la pièce opératoire possède un petit tambour muni d'une lame de caoutchouc ; il sert à fermer hermétiquement l'instrument et à empêcher le liquide intra-vésical de fuir pendant l'opération. C'est à ce niveau également que viennent se fixer les fils amenant le courant.

Comme il est nécessaire de pouvoir atteindre tous les points de la vessie, il devient indispensable d'avoir à sa disposition des pièces porte-cautère dont le bec est plus ou moins long (fig. 286). Si l'on veut atteindre un point situé tout près du col on emploie un cautère court ; si l'on veut atteindre un point plus éloigné, et en particulier la paroi postérieure dans sa moitié supérieure, on se sert d'un cautère moyen ou long. Dans certains instruments la portion vésicale de la pièce opératoire est amovible, si bien que sur une même tige on peut adapter à volonté le cautère de longueur désiré.

La **préparation de l'instrument** est assez simple. Le cautère ayant été choisi de longueur convenable pour le cas particulier, on commence par essayer le courant, avec précaution, en appliquant le fil sur un linge mouillé ; puis, sachant de combien il faudra pousser la manette du rhéostat pour obtenir la chaleur voulue, on monte la pièce sur le cystoscope proprement dit, dont la lampe a été elle-même vérifiée. Cela fait, on ferme l'instrument, c'est-à-dire qu'on pousse le porte-cautère sur la tige cystoscopique, jusqu'à ce que les portions béquillées des deux pièces s'adaptent complètement l'une sur l'autre, de façon à former un instrument de calibre régulier et de surface unie. Dès lors, tout est prêt pour l'introduction dans la vessie.

b) **Position du malade et préparation de la vessie.** — D'une façon générale, pour les opérations endovésicales pratiquées au moyen des instruments de Nitze, le malade doit être placé dans la position ordinaire des examens cystoscopiques. Couché sur une table ou un fauteuil préparé à cet effet, le siège débordant légèrement le bord, les jambes et les genoux écartés, les pieds maintenus et soulevés à hauteur convenable pour éviter la fatigue et assurer la stabilité ; pour Nitze, le siège soulevé et le malade couché horizontalement, pour d'autres au contraire le haut du corps relevé, le malade étant, en quelque sorte, plus assis.

La vessie est lavée avec de l'eau bouillie ou avec une solution tiède non irritante et incapable de provoquer par elle-même des contractions intempestives (eau boriquée à 4 pour 100). Si l'on veut employer l'anes-thésie locale, ce qui est préférable, on laisse pendant 4 à 5 minutes quelques grammes d'une solution de cocaïne à 1 ou 2 pour 200, puis la vessie est vidée à nouveau et on y introduit définitivement une quantité de liquide qui varie de 150 à 200 grammes, liquide légèrement tiède afin d'éviter les contractions de la vessie, mais aussi peu chaud que possible.

c) **Introduction de l'instrument** et **recherche du point à cautériser.**
— L'instrument, graissé comme à l'ordinaire, est introduit fermé,
comme je l'ai expliqué plus haut, à la façon d'un instrument rigide
béquillé.

Quand le bec a été dégagé dans la cavité vésicale, le tambour, qui est
à l'extrémité extérieur du porte-cautère, est desserré de façon à ce qu'on
puisse faire glisser les deux pièces de l'instrument l'une sur l'autre.

On pousse alors le cystoscope, en maintenant en place la pièce opératoire ; la lampe ainsi que le prisme se dégagent dans la vessie, s'éloignant du cautère. Sans s'occuper du cautère, on va à la recherche de la
tumeur et du point sur lequel doit porter la cautérisation ; quand ce
point est bien placé dans le champ cystoscopique, maintenant exactement à sa place la pièce cystoscopique, on fait pivoter le bec du cautère
et on le pousse de la longueur nécessaire pour l'amener, lui aussi, dans
le champ, juste en regard du point à cautériser.

d) **Cautérisation de la tumeur.** — Voyant nettement l'endroit exact
sur lequel doit porter la brûlure, on applique à ce niveau le bec du
cautère sous le contrôle de la vue ; puis, on fait passer le courant.

Dès que le circuit est fermé, on entend souvent une sorte de petit gré-
sillement, en même temps que le malade accuse une légère sensation
de picotement ou de brûlure. Il est prudent d'ailleurs de ne pas le prévenir du moment où va commencer la cautérisation, la manœuvre
n'en est que facilitée.

Il faut être prudent dans ces cautérisations, car on peut, avec cet
instrument, déterminer des brûlures très profondes. Nitze a bien insisté
sur ces faits. En écartant l'instrument de la paroi, on constate, suivant
le degré de la cautérisation, une brûlure plus ou moins profonde qui
se traduit, soit par la simple trace de la figure spiralée du fil du cautère,
soit par une escarre profonde indiquant la destruction complète des
tissus attaqués.

La cautérisation peut s'appliquer de différentes manières dans le cas
de tumeur vésicale ; s'il s'agit d'une très petite saillie néoplasique, une
seule opération peut suffire ; s'il s'agit d'une tumeur plus volumineuse,
il peut être nécessaire de la traiter à nouveau par la simple cautérisation, il faut alors agir en plusieurs séances successives, séparées par
un temps variable ; s'il reste après une ablation cystoscopique un pédicule saillant, il est indiqué également de le cautériser ainsi, une ou
plusieurs fois.

Une fois l'opération terminée, pour retirer l'instrument, il est nécessaire de ramener le cystoscope sur la ligne médiane, bec en haut ; on
replace également dans cette position la pièce porte-cautère, puis on
ferme l'instrument en appliquant les deux pièces l'une sur l'autre,
comme on l'avait fait avant l'introduction, et fixant bien le tambour,

on retire l'instrument tout entier. Pour être certain de réussir cette manœuvre à coup sûr, dans l'intérieur de la vessie, il est bon de l'avoir répétée quelquefois sur le fantôme.

e) **Soins consécutifs.** — Après la cautér.sation, quand on fait uriner le malade, le liquide vésical a une odeur de chair grillée. La douleur ressentie par le patient est d'ailleurs légère et dure généralement peu ; quelques calmants peuvent au besoin être utilisés, mais, en général, il faut se garder de faire un traitement intravésical actif.

Pendant les 2 ou 3 semaines qui suivent la cautérisation, les bords de l'escarre sont rouges, puis les tissus atteints tombent par petits lambeaux et laissent à leur place une surface irrégulière, qu'il est bon de connaître pour éviter de la confondre avec une récidive de la tumeur détruite.

Plus tard la surface s'égalise ; il reste pendant quelque temps une zone rougeâtre qui finit par disparaître, si bien qu'il est difficile de savoir exactement la place où siégeait la tumeur opérée.

II. — ABLATION ENDOSCOPIQUE DES TUMEURS VÉSICALES

1° *Tubes endoscopiques simples.* — Tout ce qui a été dit plus haut, à propos de ces instruments, serait à reprendre ici. Je ne reviendrai donc pas sur ce qui a trait au **choix** et à la **préparation de l'instrument**, à la **position du malade** et à la **préparation de la vessie**, à l'**introduction de l'instrument** et à la **recherche de la tumeur**. Il reste à parler de l'ablation proprement dite.

Les manœuvres nécessaires pour l'ablation des tumeurs sont très difficiles avec ces instruments, car d'une part le champ visuel est très restreint, et d'autre part, le champ opératoire est aussi petit. Il est réduit à la surface de section du tube endoscopique et il est nécessaire d'y introduire soit une petite pince, soit de fins ciseaux, soit une anse de fil métallique disposée en serre-nœud. On comprend que l'emploi d'une semblable instrumentation tente peu le chirurgien et qu'il préfère recourir à d'autres procédés.

Quoi qu'il en soit, on peut, dans certains cas exceptionnels, utiliser ces petits moyens ; il faut beaucoup de patience et de ténacité, surtout chez l'homme, où la longueur du tube endoscopique ajoute encore à la difficulté.

Le manuel opératoire n'a pas besoin d'être décrit spécialement après ce que j'ai dit de la cautérisation ; chacun doit s'inspirer des circonstances et utiliser, au mieux pour le cas donné, les instruments délicats avec lesquels il faut aller sectionner ou arracher une partie de la tumeur.

Il est nécessaire toutefois de se méfier du saignement qu'on pourrait déterminer par des manœuvres malheureuses ou brutales ; une cautérisation du point saignant devrait alors être tentée, ainsi qu'il a été dit plus haut.

2° **Instrument de Nitze. Cystoscope opérateur.** — De même que Nitze a fait construire un cystoscope destiné aux cautérisations endovésicales, de même, il a donné le moyen de changer la pièce porte-cautère par d'autres pièces capables de permettre toutes les opérations endovésicales. On peut donc dire qu'il a ajouté au cystoscope simple une pince coupante, un lithotriteur, un serre-nœud, dont l'anse peut même être transformée en anse galvanique. Il me reste à décrire chacune de ces parties.

Pince cystoscopique. — Je laisse de côté, une fois pour toutes, la description de la pièce cystoscopique qui est toujours à peu près la

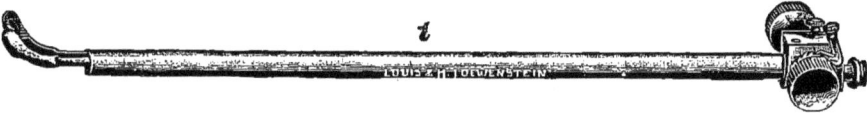

Fig. 287. — Pièce du cystoscope à opérations de Nitze servant de pince cystoscopique.

même ; je ferai seulement remarquer que la lampe doit être changée avec chaque appareil particulier, pour pouvoir s'adapter complètement sur ce dernier.

La pièce qui porte la pince présente, dans son ensemble, la forme d'un tube, à l'intérieur duquel se déplace le tube cystoscopique. A son extrémité interne se trouve une pince, formée de deux branches latérales qui peuvent se rapprocher l'une de l'autre au moyen d'une manette située à l'autre extrémité de l'instrument. Cette pince est peu résistante dans son ensemble et peu capable de sectionner ou d'arracher un pédicule de tumeur ; par contre, elle peut servir à enlever une partie de tumeur saillant dans la cavité vésicale, pour permettre un examen histologique.

Lithotriteur. — La pièce opératoire présente ici à son extrémité vésicale la forme d'une forte pince plate, dont les mors garnis de profondes rainures s'écartent l'un de l'autre dans le sens antéro-postérieur. La branche femelle, la plus longue, est perforée au niveau de sa base, de façon à permettre à la partie de vessie saisie entre les mors d'être toujours visible par le prisme situé au-dessous d'elle. Contrairement à la pince précédente, celle-ci est très résistante et permet de broyer de petits calculs, comme de laminer en quelque sorte certaines productions néoplasiques saillantes sur la paroi vésicale.

Les mouvements de ce lithotriteur sont commandés par une roue à crémaillère, placée sur l'extrémité externe de l'instrument.

Serre-nœud. Anse galvanique. — Cette pièce a une importance considérable, car c'est avec elle qu'on peut surtout attaquer les tumeurs, pour peu qu'elles ne soient pas d'un volume excessif, ou qu'elles n'aient pas une surface d'implantation trop étendue (fig. 285).

L'appareil est assez compliqué, car pour pouvoir donner de bons résultats, il faut qu'il s'adapte à des applications très différentes : la formation d'une anse régulière, arrondie, aussi petite ou aussi grande qu'il peut être nécessaire, le retrait progressif, ou au contraire, assez brusque de l'anse, la transformation de l'anse froide en anse galvanique.

La formation d'une anse régulière, arrondie, de grandeur donnée est nécessaire pour pouvoir embrasser la tumeur tout entière ou du moins une partie de la saillie qu'elle forme. Voici comment on l'obtient : dans la longueur de la pièce opératoire, terminée à son extrémité vésicale par un bec en forme de béquille, se trouvent deux petits conduits, par où passent les deux bouts d'un fil métallique d'acier ou de platine. Je reviendrai sur ces détails. Ces deux canaux viennent s'ouvrir à l'extrémité du bec de l'instrument et là, les deux bouts de fil se continuent pour former une ébauche d'anse métallique. A l'autre extrémité de l'instrument, les deux bouts du fil sont traités différemment ; l'un est fixé de façon à ne pouvoir progresser vers la vessie, alors qu'on peut facilement l'attirer au dehors ; l'autre, plus long, peut au contraire s'avancer du côté de la vessie. Pour obtenir l'anse désirée, on fait avancer dans la vessie un des bouts du fil, mais l'anse ainsi formée est encore irrégulière et, pour l'arrondir, il est nécessaire de tirer sur l'autre bout du fil, pour faire rentrer à l'intérieur de l'instrument la portion de fil qui était primitivement coudée à l'extrémité de l'appareil, avant la formation de l'anse. Dès lors l'anse régulière obtenue peut être étendue à volonté, par la progression du fil à l'intérieur de la vessie. Elle peut également diminuer progressivement par le retrait de l'autre bout du fil métallique.

Si, après avoir saisi la tumeur, on désire obtenir le retrait de l'anse en masse, une disposition spéciale permet d'attirer à la fois les deux extrémités du fil.

Pour pouvoir transformer cette anse froide en anse galvanique, un des deux conduits de la pièce opératoire est disposé de manière à permettre l'isolement complet du fil et il est possible d'amener en bonne place le courant.

Comme fil, on emploie, soit un fil d'acier de 4 à 6 dixièmes de millimètre, soit un fil de platine de 5 dixièmes de millimètre, ou plus, pour l'anse froide, ce qui donne un fil plus souple et plus solide à la fois.

De même que pour les porte-cautères, il est nécessaire d'avoir à sa disposition plusieurs modèles de porte-fil, différant de longueur de bec, suivant les places au niveau desquelles on doit opérer. Point n'est besoin d'insister à nouveau.

On voit donc que pour pouvoir convenablement entreprendre l'ablation cystoscopique d'une tumeur vésicale, il faut posséder toute une série d'instruments variés, et, étant familiarisé avec les manœuvres cystoscopiques, savoir s'en servir adroitement.

Choix et préparation de l'instrument. — Si la tumeur est très petite, on peut songer à la détruire en l'écrasant avec la pince plate et forte.

Si l'on tient surtout à prélever un morceau en vue d'un examen histologique on peut se servir de la pince coupante.

Si l'on veut attaquer une tumeur pédiculée, en coupant son pédicule ou en abrasant une portion de sa surface, c'est à l'anse froide, ou mieux à l'anse galvanique, qu'il faut donner la préférence.

De toute manière, il est nécessaire de vérifier et le cystoscope et la pièce opératoire, en particulier l'anse et le passage du courant.

L'instrument doit toujours être introduit fermé, c'est-à-dire la pièce opératoire appliquée sur la lampe.

Position du malade, préparation de la vessie et introduction de l'instrument. — Comme pour la cautérisation, qui peut suivre ou non l'ablation de la tumeur.

Ablation de la tumeur. — Si l'on emploie une des deux *pinces,* commencer à dégager le cystoscope, en le poussant dans la vessie plus loin que la pièce opératoire. Aller à la recherche de la tumeur sans s'occuper de la pince ; une fois la tumeur bien placée dans le champ cystoscopique, y amener la pince, en faisant pivoter la pièce opératoire autour de son axe, puis ouvrir la pince et en approchant l'instrument tout d'une pièce, saisir la tumeur, serrer fortement la pince, puis éloigner l'instrument et le refermer complètement avant de vouloir retirer l'appareil de la vessie. Laisser le morceau de tumeur dans la vessie, d'où il sera rapidement chassé au moment d'une miction.

Fig. 288. — Cystoscope à opérations de Nitze, muni de la pièce servant de lithotriteur.

Si l'on emploie l'*anse froide,* dégager, de même, tout d'abord, le cys-

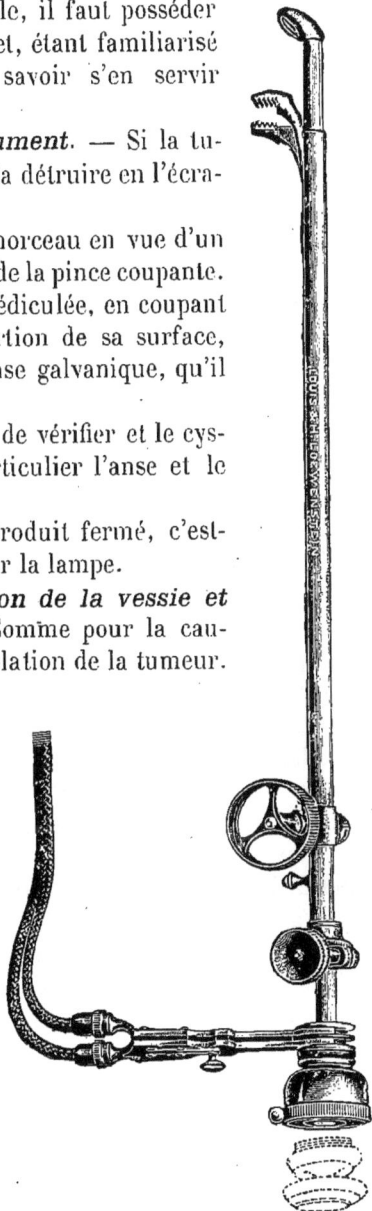

toscope, en le poussant dans la vessie, de façon à avoir dans le champ le bec du porte-fil. Aller à la recherche de la tumeur et voir quelle dimension d'anse sera nécessaire, puis, revenir bec en haut, pour voir l'extrémité du porte-fil : à ce moment, dégager l'anse comme il a été dit plus haut ; quand on a obtenu une anse bien régulière, tourner l'instrument en masse pour voir à la fois la tumeur, le bec du porte-fil et le plus qu'on peut d'anse libre.

Si l'anse est dégagée en bonne inclinaison, dans la direction exacte du bec du porte-fil, si le porte-fil a été bien choisi pour la place sur laquelle on opère, on peut arriver à placer la tumeur à l'intérieur de l'anse. On place le sommet de l'anse sur la paroi vésicale saine, en arrière de la tumeur, puis, râclant en quelque sorte la paroi avec l'anse, on vient accrocher la tumeur elle-même, au niveau de son pédicule. On applique alors le bec du porte-fil sur la paroi, en avant de la tumeur et on agit sur l'anse pour en diminuer l'étendue ; elle se trouve ainsi saisir la tumeur en bonne place et, en serrant plus fortement, on peut arriver à sectionner le pédicule, ou même la portion de la muqueuse avoisinante.

Si l'on emploie l'*anse galvanique*, c'est à ce moment qu'il convient de faire passer le courant, grâce auquel la section peut parfois être faite à blanc. La tumeur ou le fragment de tumeur sectionné doit rester dans la vessie pour être évacué lors d'une prochaine miction.

L'important pour bien réussir dans cette manœuvre est d'avoir d'abord une anse bien arrondie, bien dirigée, et d'étendue exactement proportionnée au volume de la partie qu'il s'agit d'abraser.

L'ablation des tumeurs par ce procédé se fait très rarement en une seule séance : il s'agit au contraire d'un traitement à séances multiples, pendant lesquelles on enlève successivement de nouveaux fragments de la masse. La fixation des séances ultérieures dépend seulement des suites de la première intervention ; si le saignement qui suit ordinairement l'ablation d'une partie de tumeur cesse rapidement, on peut continuer aussitôt sans inconvénient ; dans le cas contraire, il est préférable d'attendre.

Pour éviter ce saignement ou le diminuer, pour assurer, dans le cas de section nette du pédicule, la guérison plus complète, il peut être bon de terminer la séance par la cautérisation au moyen du galvano-cautère, comme je l'ai montré plus haut. A cet effet, il existe des instruments sur lesquels on trouve à la fois un serre-nœud galvanique et un cautère avec fil spiralé.

L'opération terminée, il faut, après s'être assuré de visu que l'anse est totalement rentrée dans la pièce opératoire, replacer celle-ci sur la pièce cystoscopique, pour sortir le tout sans risquer de léser le canal.

Soins consécutifs. — La douleur qui accompagne l'ablation d'une tumeur vésicale est le plus souvent minime et bien supportée par le malade.

Après l'opération, il peut y avoir un suintement sanguin persistant, capable d'attirer l'attention, soit par son abondance, soit par sa durée. Des évacuations de caillots peuvent être nécessaires ; en cas de besoin, on pourrait, comme ressource ultime, terminer par une taille destinée à arrêter l'hémorragie, mais Nitze, sur plus de 150 cas, déclare n'avoir jamais eu besoin de faire une telle opération.

VII. — TAILLE PÉRINÉALE

Malgré le procédé de taille hypogastrique, décrit par Franco en 1561, la taille périnéale, pratiquée depuis les temps les plus anciens, a été a peu près exclusivement employée jusqu'au dernier quart du XIXᵉ siècle pour enlever les calculs de la vessie. Aujourd'hui, on ne pratique plus guère cette opération aveugle qui, à mon avis, n'est indiquée que s'il est impossible de pratiquer la lithotritie ou la taille hypogastrique. Je ne m'attarderai guère à décrire les innombrables modifications que la taille périnéale a subi à travers les âges, me contentant de donner une idée sommaire des procédés les plus suivis dans les temps modernes. Je dirai ensuite, comment on devrait, à mon avis, exécuter aujourd'hui la taille périnéale si l'indication opératoire venait à se présenter.

Manuel opératoire.

L'opération de la taille périnéale consiste à pratiquer une boutonnière urétrale en avant de la prostate, à couper le col de la vessie et la prostate avec un instrument nommé lithotome et à extraire la pierre de la vessie à la faveur de l'incision ainsi faite.

La taille est dite médiane, lorsque l'incision de la paroi et de la prostate se fait

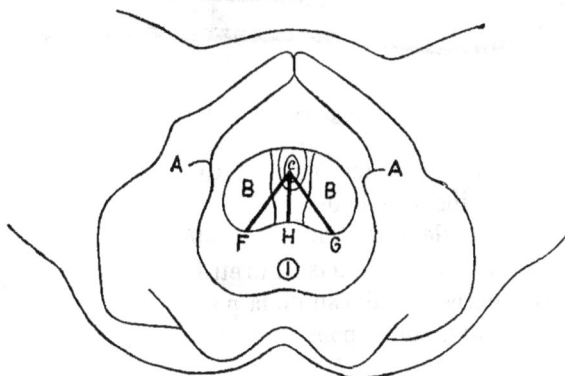

Fig. 289 — Schema des différents procedes de taille perineale (d'apres Senn)

AA Branches desc du pubis — BB Prostate — C Uretre — I Rectum CG, CF Taille latéralisée — CII Taille mediane

sur la ligne médiane. Le peu d'épaisseur de la prostate sur la ligne médiane expose dans cette variété de taille ou à se donner un jour insuffisant ou à dépasser les limites de la glande et couper le rectum : ces inconvénients ont fait abandonner cette opération. La description de la taille médiane, en suivant, dans ses grandes lignes, le texte de Malgaigne, peut servir de type et bien faire comprendre les deux autres variétés de taille, **latéralisée** et **bilatérale**, plus fréquemment employées.

TAILLE MÉDIANE

Position de l'opéré. — Le malade est couché sur une table, le siège reposant sur un coussin et débordant la table : les cuisses sont fléchies sur l'abdomen et écartées; les jambes pliées sur les cuisses. Il est maintenu en position par des jambières ou par des aides.

Lavage de la vessie, avec une solution de protargol ou d'oxycyanure de mercure.

Mise en place d'un cathéter cannelé. — On introduit dans la vessie un cathéter courbe, cannelé sur la convexité, dont la cannelure s'arrête avant d'arriver à son extrémité vésicale (fig. 290). Ce cathéter est confié à un aide, qui le maintient sur la ligne médiane pour servir de guide à l'incision de l'urètre et à l'introduction du lithotome.

Incision de la peau et des parties molles. — Sur le raphé périnéal, on fait une incision de 5 centimètres de longueur, qui se termine à 1 centimètre en avant de l'anus. On coupe ensuite le tissu cellulaire,

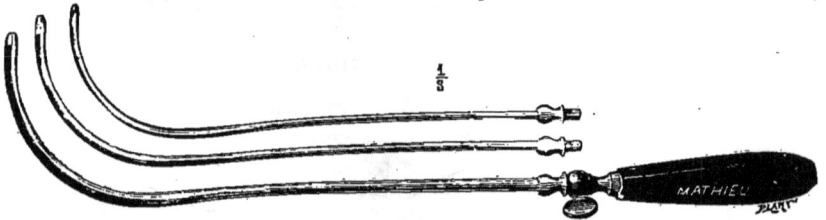

Fig. 290. — Cathéter courbe cannelé.

le raphé du sphincter, du transverse et du bulbo-caverneux, en dégageant le bulbe avec le doigt.

Incision de l'urètre. — Protégeant le bulbe avec le doigt, qui sent le cathéter, on incise l'urètre de haut en bas, dans l'étendue de 2 centimètres, au niveau de la portion membraneuse : le cathéter sert de guide au bistouri pour faire cette incision (fig. 291).

Introduction du lithotome. — En se guidant sur la cannelure du cathéter, on introduit le lithotome fermé jusque dans la vessie : dans ce mouvement, on abaisse le manche du lithotome, d'autant plus que la prostate est plus grosse.

Incision du col de la vessie et de la prostate. — Le cathéter
cannelé, devenu inutile est retiré; le lithotome est ouvert, de manière à faire sortir sa lame coupante de 2 centimètres et on le retire

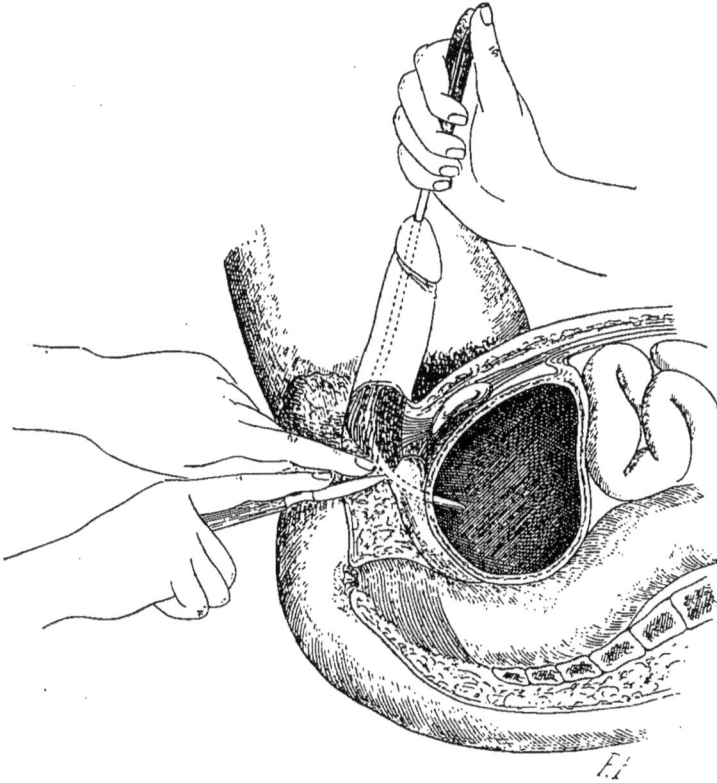

Fig. 291. — Taille médiane. Incision de l'urètre sur le conducteur cannelé.

ouvert, tranchant en bas, en sectionnant le col et la prostate; l'instrument est ensuite fermé, pour le retirer sans couper le périnée.

Inspection de la plaie et du calcul, placement du gorgeret. —
L'index droit introduit dans la vessie, juge de la grosseur de la pierre
et de l'étendue de la plaie qui doit lui donner passage, pour, au
besoin, l'agrandir. Sur le doigt, on introduit le gorgeret (fig. 295) qui
protègera la plaie pendant l'extraction de la pierre.

Extraction du calcul. — On introduit dans la vessie la tenette
droite ou courbe, en se guidant sur le gorgeret et on place ses branches
transversalement, un des mors regardant en avant, l'autre en arrière :
en ouvrant l'instrument, on saisit le calcul et on l'extrait doucement,
en faisant de légers mouvements de latéralité, en même temps qu'on
attire la tenette et que le gorgeret déprime fortement la plaie.

Si la pierre est trop grosse, on peut essayer de la saisir suivant un

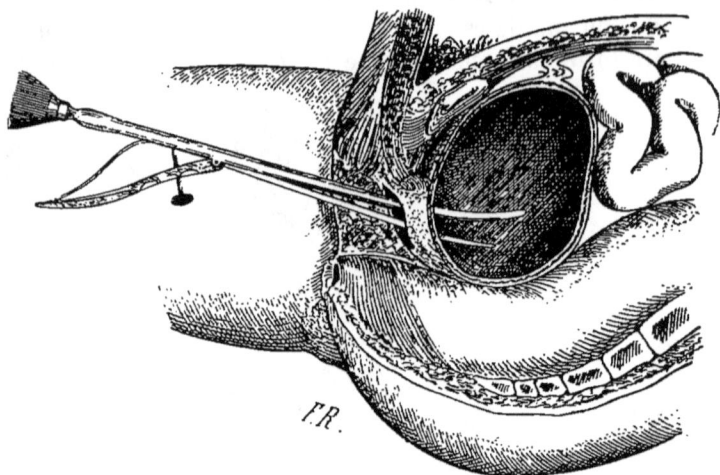

Fig. 292. — Le lithotome ouvert sectionne le col de la vessie et la prostate.

autre diamètre, et si on ne réussit pas mieux, on la brise avec un lithotriteur.

Drainage de la vessie. — Chez l'enfant, on ne fait aucun drainage ; chez l'adulte, on peut drainer la vessie pendant 5 ou 6 jours

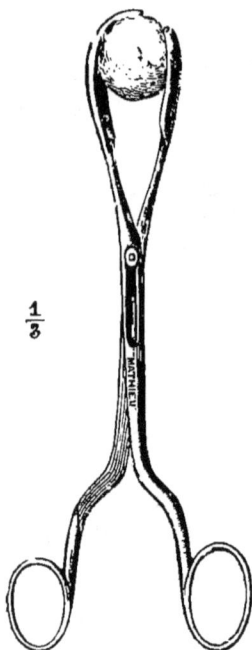

Fig. 293. — Gorgeret.

par un tube périnéal et placer ensuite une sonde à demeure.

TAILLE LATÉRALISÉE

Dans cette variété de taille, la prostate est sectionnée, en bas et en dehors, suivant son diamètre oblique, qui est le plus grand.

La vessie est lavée et le cathéter cannelé mis en place, comme dans la taille médiane.

Incision de la peau et des parties molles. — L'incision commence sur la ligne médiane, à 4 centimètres

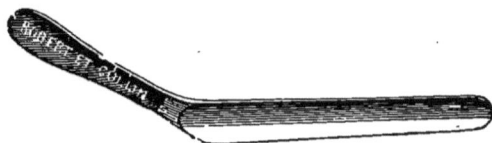

Fig. 294. — Tenette pour saisir le calcul.

en avant de l'anus et se dirige obliquement en bas et en dehors, pour
atteindre le milieu d'une ligne
réunissant l'orifice anal à l'ischion. On coupe ensuite, couche par couche, les parties
molles du triangle ischio-bulbaire pour arriver à l'urètre en
arrière du bulbe

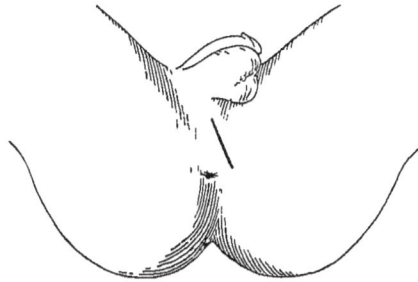

Ponction de l'uretère. —
Tourner un peu sur le côté le
cathéter ; sentir avec l'index

Fig. 295. — Taille latéralisée Trace de l'incision
cutanée.

gauche sa cannelure ; protéger
le bulbe avec ce doigt et ponctionner l'urètre en se guidant sur lui.

La section de l'urètre et l'introduction du lithotome dans la vessie se
fait comme il a été dit page 666.

Section du col et de la prostate. — Le lithotome est réglé de
façon qu'étant ouvert, l'écartement maximum de ses branches ne dépasse pas 22 millimètres. Il est introduit fermé dans la vessie, puis

retiré ouvert, en le dirigeant
en bas et en dehors, dans la
direction de la plaie cutanée,
pour sectionner le col et la
prostate dans cette direction.

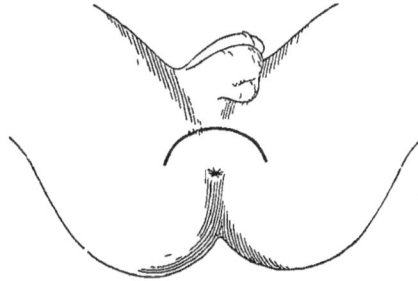

TAILLE BILATÉRALE

La taille latéralisée donne
peu de jour et expose à la
section de l'artère bulbaire.
Pour éviter ces inconvénients

Fig. 296. — Taille bilatérale Trace de l'incision
cutanée

Dupuytren imagina d'aborder l'urètre par une incision transversale

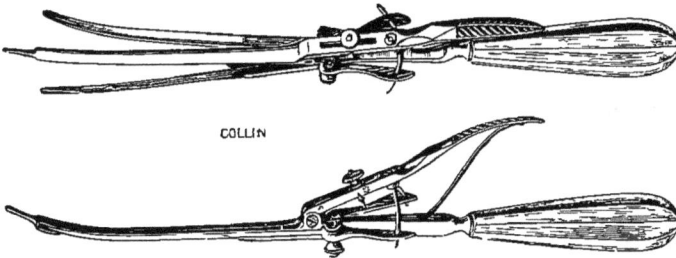

COLLIN

Fig 297 — Lithotome

bi-ischiatique (fig. 289) et Nélaton par une incision demi-circulaire prérectale (fig. 296).

Procédé de Dupuytren. — Dans le procédé de Dupuytren, l'incision cutanée, bi-ischiatique, légèrement courbée en arrière, passe à 2 centimètres 1/2 en avant de l'anus : plus profondément, on coupe la partie extérieure du sphincter externe, on passe en arrière du bulbe et on aborde à ce niveau l'urètre.

Le lithotome de Dupuytren a deux lames et lorsque après l'avoir introduit dans la vessie on le retire ouvert, on coupe à la fois le col de la vessie et la prostate de chaque côté, suivant le diamètre oblique en bas et en dehors.

Taille prérectale de Nélaton. — La taille prérectale de Nélaton ne diffère de la précédente que par la manière d'aborder l'urètre. Après avoir introduit l'index gauche dans le rectum, on fait, au-devant de l'anus, une incision demi-circulaire, dont la partie médiane se trouve à 15 millimètres de l'anus et les parties latérales à 2 centimètres de cet orifice. On arrive ensuite à l'urètre, en arrière du bulbe, au niveau

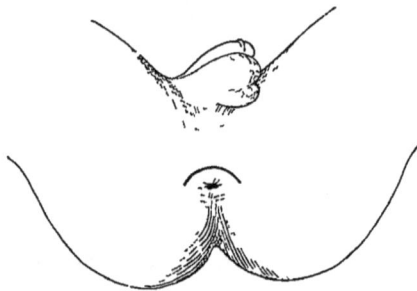

Fig 298 — Tracé de l'incision cutanée dans la taille prérectale de Nélaton.

du bec de la prostate, en se guidant sur le doigt rectal.

Telle que je viens de la décrire la taille périnéale est une opération aveugle, intéressante au point de vue historique, mais qu'on ne saurait recommander aujourd'hui.

Voici comment je conseille de procéder :

1° Lavage et garnissage de la vessie :

2° Mettre le malade en position, le laver et placer sous son siège la plaque de mon écarteur périnéal ;

5° Mettre une sonde métallique à robinet et à cannelure dans la vessie ;

4° Incision cutanée prérectale ;

5° Section des parties molles du périnée ;

6° Décollement recto-prostatique et mise en place d'un écarteur protégeant le rectum ;

7° Renverser le malade pour mieux voir la face postérieure de la prostate.

Tous ces temps opératoires sont les mêmes que dans la prostatectomie périnéale ; ils seront décrits en détail, à propos de cette opération page 803 et suivantes.

8° **Incision de l'urètre prostatique.** — Sur la ligne médiane, on incise l'urètre prostatique, dans l'étendue de 2 centimètres 1/2, à partir de la portion membraneuse. On retire la sonde métallique ;

9° **Exploration de la vessie.** — L'index introduit dans la vessie par la brèche prostatique explore la cavité, sent le calcul et, s'aidant de la main gauche qui presse l'hypogastre, essaie de placer la pierre en long pour qu'elle puisse être plus facilement retirée. On se rend compte aussi s'il est nécessaire d'agrandir l'ouverture prostatique : il faut que le calcul puisse sortir sans contusionner et sans déchirer les bords de la plaie ;

10° **Extraction du calcul.** — Avec des tenettes peu courbées ou droites, on saisit le calcul suivant son petit diamètre et on l'attire au dehors.

Suture partielle ou totale de l'urètre. — Si la vessie n'est pas infectée, on met une sonde à demeure, n° 20, et on suture, par points séparés au catgut, n° 1, toute l'incision de la prostate. Ces points commenceront en haut, du côté de la vessie, pour finir à la partie antérieure de la plaie : ils ne perforeront pas la muqueuse.

En cas d'infection sérieuse, on placera dans la vessie un tube-drain, non perforé : la plaie urétrale sera fermée, sauf à sa partie antérieure par où sortira le drain.

Suture cutanée. — On rétrécira la plaie cutanée par deux crins placés à droite et deux autres à gauche.

Pansement. — S'il n'y a pas de saignement, on placera quelques compresses extérieures, un peu d'ouate et un bandage en T. Si la plaie saigne, on la tamponnera, comme dans la prostatectomie périnéale (voir page 816).

Soins consécutifs

Mêmes soins que pour la prostatectomie périnéale, page 818.

Difficultés opératoires

Je passe sur tout ce qui concerne la découverte de la face postérieure de la prostate (voir page 820), me limitant aux difficultés d'extraction du calcul.

On peut retirer un calcul très gros par le périnée, à condition toutefois de ne pas déchirer le col de la vessie, pour éviter l'incontinence consécutive. Il faudrait, au besoin, prolonger l'incision en haut, couper franchement le col au bistouri et n'enlever la pierre que lorsque la brèche est suffisante. On peut ensuite suturer toute la plaie comme à l'ordinaire, mais si la prostate n'a pas été enlevée, la suture sera d'une

exécution difficile. Aussi, dans les cas de grosse pierre, il est plus simple d'introduire un lithotriteur par la plaie de l'urètre prostatique et de
fragmenter le calcul : on enlève ensuite les fragments avec les tenettes
et par de grands lavages, avec une sonde en métal.

Lorsque les calculs sont multiples, ou lorsqu'on a fragmenté la
pierre, on doit craindre de ne pas tout enlever : aussi faut-il bien
explorer la vessie avec le doigt et par le palper bimanuel avant de fermer l'urètre.

CYSTOSTOMIE PÉRINÉALE

Lorsque je veux drainer la vessie par le périnée je me contente habituellement de faire une simple boutonnière périnéale.

Deux fois j'ai pratiqué la taille périnéale en maintenant simplement
la béance de la plaie par un drainage à demeure.

Ces procédés simples sont suffisants dans la pratique. Si pourtant, on
voulait pratiquer une véritable cystostomie périnéale, avec suture de la
muqueuse vésicale à la peau, on pourrait suivre le procédé essayé sur
le cadavre par Rochet et Durand.

Procédé de Rochet et Durand. — La figure 299 montre le tracé
des lambeaux cutanés. La figure 300 nous fait voir ces lambeaux en

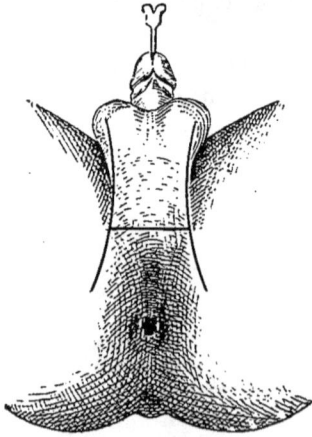

Fig. 299. — Cystostomie périnéale.
Procédé de Rochet et Durand. Tracé
des incisions.

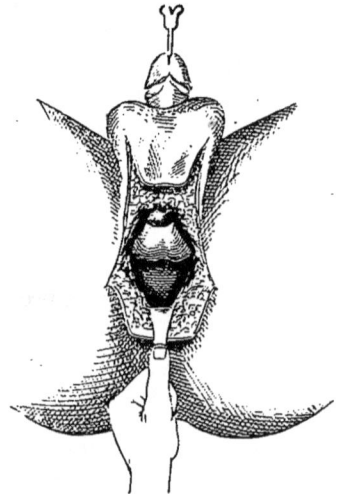

Fig. 300. — Cystostomie périnéale. Procédé de Rochet et Durand. Après le
décollement de la prostate, une valve
protège le rectum.

partie disséqués et comment on sépare la prostate du rectum, de la
même manière que dans la prostatectomie périnéale.

On décolle largement la face postérieure de la prostate et de la vessie jusqu'au cul-de-sac péritonéal qu'on refoule en arrière, du côté du rectum.

La vessie est incisée sur la ligne médiane, entre les vésicules séminales; on se guide sur la pointe du cathéter introduit dans la vessie, que l'aide tourne en arrière, en déprimant la paroi vésicale. On saisit ensuite les deux lèvres, droite et gauche, de l'incision de la vessie, avec des pinces, en ayant bien soin de ne pas laisser échapper la muqueuse qui tend à se rétracter.

Les lambeaux cutanés, disséqués pour être mobilisables, sont suturés aux lèvres de l'incision vésicale tirées par les pinces. On a ainsi créé une large dépression périnéale recouverte dans sa plus grande partie par la peau et profondément par la muqueuse vésicale (fig. 301).

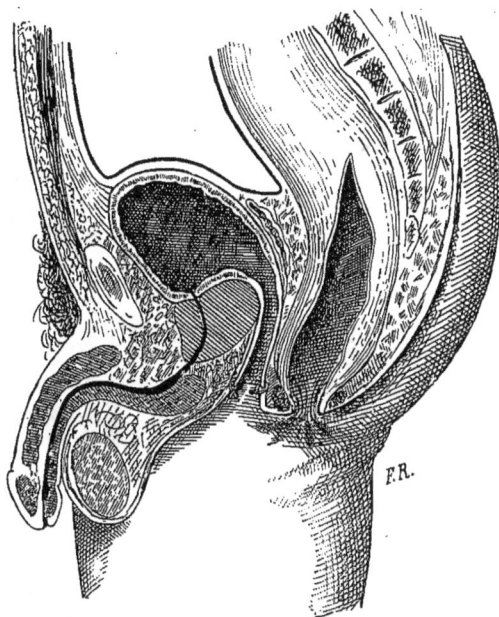

Fig. 301. — Cystostomie périnéale par le procédé de Rochet et Durand. Fixation de la vessie à la peau.

VIII. — TAILLE VAGINALE

On ne pratique guère de nos jours la taille vaginale que pour enlever des calculs ou des corps étrangers : même dans ces cas, on préfère habituellement d'autres opérations.

Position de l'opérée. — La malade est mise dans la position de la taille, les cuisses écartées et repliées sur le ventre, attachées aux jambières comme le montre la figure 302. On dispose les épaulières de manière que le siège de la malade déborde légèrement le bord de la table, ce qui permettra de conserver la même position lorsque la table sera renversée.

Au-dessous du siège de la malade, on dispose la large plaque de mon écarteur périnéal, de façon à ce que la tige qui porte l'écrou où doit s'emmancher la valve puisse être amenée à bonne hauteur (fig. 302). On place ensuite un écarteur concave, qui déprime la paroi postérieure

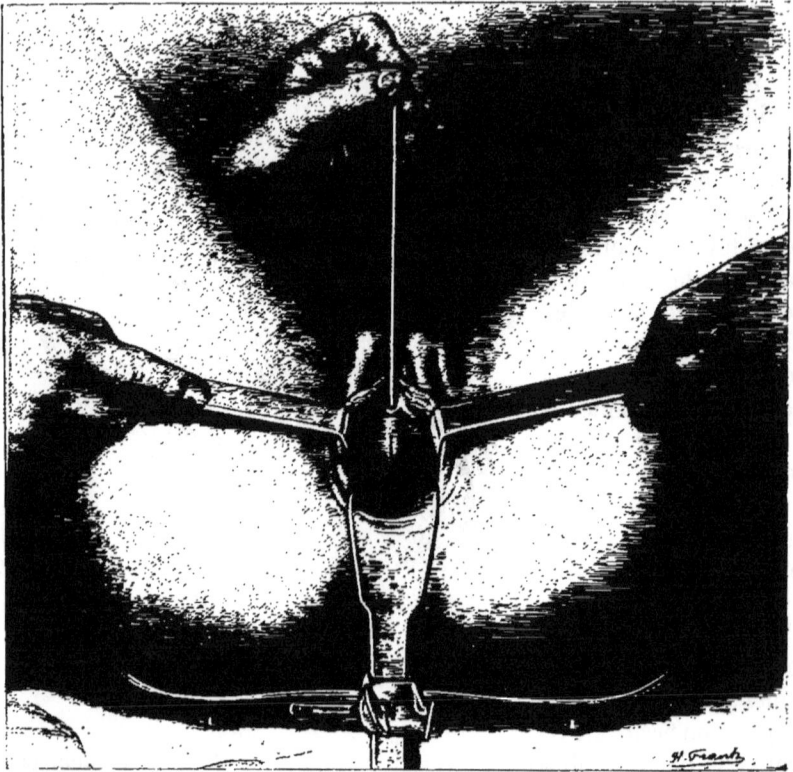

Fig. 302. — Taille vaginale. Tracé de l'incision.

du vagin et on le fixe à l'écrou de la plaque. Si on ne possède pas cet écarteur, qui supprime un aide, on fera déprimer la paroi postérieure du vagin par une valve ordinaire.

Les choses ainsi disposées, on fait incliner modérément la table, ce qui met bien en vue la paroi antérieure du vagin.

Lavage de la vessie. — La vessie a été lavée largement, avant de placer l'écarteur et de renverser la table : on y laisse 150 centimètres d'une solution de protargol à 2 pour 1000, ou d'oxycyanure de mercure à 1 pour 2000.

Déprimer la paroi vésicale. — On introduit dans la vessie, par le méat, un Béniqué, une sonde métallique courbe, ou une simple pince courbe et on la place de manière à déprimer, sur la ligne médiane, la paroi vésico-vaginale.

Incision du vagin et de la vessie. — Sur la ligne médiane, à 3 1/2 ou 4 centimètres du méat, on incise le vagin et la vessie jusqu'à ce que le bistouri sente la sonde introduite dans la vessie. L'incision est prolongée vers le col utérin dans l'étendue nécessaire, suivant le but de l'opération : en moyenne, l'incision sera longue de 4 centimètres. On coupera d'abord la paroi du vagin, dans toute la longueur de l'incision, puis, successivement, la cloison vésico-vaginale et la vessie elle-même.

Extraction du calcul ou du corps étranger. — Après avoir exploré la vessie, avec le doigt, on saisira le calcul avec les tenettes suivant son plus petit diamètre et on l'enlèvera, en ayant soin de ne pas contusionner les bords de la plaie ; au besoin, dans ce but, on agrandira la plaie du côté de l'utérus. Les corps étrangers sont saisis par leur extrémité avec une pince quelconque.

Fermeture de la vessie et du vagin. — Un premier plan de sutures non perforantes réunit les bords de la plaie vésicale : un surjet engainé, au catgut double o, remplit bien ce but. Un deuxième plan de sutures au catgut, à points séparés, ferme la plaie vaginale.

Sonde à demeure. — On place dans la vessie, en l'introduisant par l'urètre, une sonde de de Pezzer n° 24.

Pansement et soins consécutifs.

Pour tout pansement, je fais mettre sur la vulve, sans les introduire dans le vagin, des compresses de gaze aseptique. Matin et soir on fait une injection vaginale avec la solution d'oxycyanure de mercure à 1 pour 2000. Une fois par jour, un lavage de la vessie au protargol à 2 pour 1000.

Depuis de longues années, j'ai renoncé au tamponnement vaginal dans toutes les opérations sur le vagin, parce que, derrière les tampons, il s'accumule une certaine quantité de liquide ou des mucosités septiques, qui favorisent l'infection de la plaie.

La sonde à demeure est retirée vers le 12e jour.

Difficultés opératoires.

La taille vésico-vaginale est une opération très simple, d'exécution toujours facile. On ne s'exposera pas à sectionner le col de la vessie, en commençant l'incision assez loin du méat, à 4 centimètres de son ouverture. On évitera aussi la section d'un uretère, en faisant l'incision exactement sur la ligne médiane.

CYSTOSTOMIE VAGINALE.

Lorsqu'on veut établir une fistule vésicale par le vagin, notamment dans certaines cystites très douloureuses, on pratique l'opération de la taille vésico-vaginale qui vient d'être décrite, avec cette seule différence qu'au lieu de fermer la vessie et le vagin, on suture la muqueuse vésicale à la muqueuse vaginale.

Suture bimuqueuse. — On saisit avec une pince à griffes la muqueuse de la vessie et on la réunit à la muqueuse du vagin, en bordant complètement l'orifice chirurgical : il doit rester une ouverture suffisante pour laisser passer facilement le petit doigt.

La suture des deux muqueuses peut se faire par un surjet continu ou par des points séparés au catgut n° 1.

Pansement extérieur par des compresses recouvertes d'ouate et renouvelées suivant les besoins. Lavage du vagin par une injection deux fois par jour.

IX. — FISTULES VÉSICO-VAGINALES ET VÉSICO-UTÉRINES

Les fistules vésico-génitales répondent à deux types, qui, bien qu'ayant une physionomie commune, des signes et des complications analogues, diffèrent au point de vue thérapeutique. Le premier type groupe les fistules **vésico-vaginales**, les plus fréquentes, le second correspond aux fistules **vésico-utérines**, qui sont beaucoup plus rares.

Anatomie pathologique chirurgicale.

Le **siège** de la fistule est variable ; tantôt elle est située, à une certaine distance de la vulve, dans la région du bas fond vésical ; tantôt elle occupe le cul-de-sac vaginal antérieur, sans intéresser toutefois le col utérin lui-même, qu'elle avoisine seulement : fistules **vésico-vaginales**. D'autres fois, la lèvre cervicale antérieure amincie, scléreuse, intimement soudée à la vessie, limite la fistule en arrière ; quelquefois, cette lèvre antérieure du col est partiellement détruite, voire totalement, si bien que la vessie communique largement avec le canal cervical et le vagin, et que la perte de substance est limitée en arrière par la lèvre postérieure du col utérin : fistules **juxta-cervicales**.

Dans certains cas, enfin, la lèvre antérieure du col est perforée, la vessie communique avec le canal cervical, l'urine coule dans le vagin à travers le museau de tanche ; c'est la fistule **intra-cervicale**.

La fistule est très petite, difficile à découvrir ou plus large, admettant l'extrémité du doigt, ou béante, véritable cloaque uro-génital, quand la cloison vésico-vaginale est presque entièrement détruite.

Unique ou multiple, constituée alors par des pertuis de tissus scléreux cicatriciels, la fistule vésico-vaginale est en forme de fente. plus ou moins oblique, parfois transversale, en croissant. Les deux muqueuses vaginale et vésicale se continuent au niveau des bords de la fistule, la vésicale restant cachée, la vaginale s'enroulant en entropion. La fistule est **simple** quand ses bords sont souples et mobiles. quand la muqueuse vaginale est saine, la vessie en bon état et l'urine claire. Elle est **compliquée**, quand elle a des dimensions exagérées, des bords indurés, calleux, épaissis, d'où partent des brides cicatricielles qui l'immobilisent. Ces brides cloisonnent le vagin, le rétrécissent, fixent la brèche vésico-vaginale aux os du bassin.

L'urètre peut être plus ou moins entamé par la fistule, il peut être rétréci, dévié par les brides cicatricielles. La vessie toujours vide se rétracte, s'infecte à la longue : l'infection même peut se propager à l'uretère et de là gagner le rein.

Le passage continu de l'urine est pendant longtemps toléré par la muqueuse vaginale ; à la longue, il provoque une réaction inflammatoire peu intense, mais, quand l'urine est altérée, de la vaginite chronique survient plus ou moins marquée, en même temps que des érythèmes et des excoriations de la vulve et des cuisses se manifestent.

A quel moment doit-on opérer?

La fistule vésico-génitale ne doit pas être traitée dès son apparition ; il faut attendre quelques semaines, afin que les escarres soient éliminées, que les tissus aient fait leur involution, soient moins vascularisés et moins friables ; il ne faut pas attendre pourtant qu'ils soient scléreux et rétractés. En général, d'ailleurs, les malades ne se décident que longtemps après l'apparition de leur fistule à subir une opération et nous n'avons que rarement la faculté de choisir le moment opportun. Lorsque, cependant, nous le pouvons, c'est la 8e semaine après son apparition que de préférence nous opérons la fistule.

D'autre part, si une tentative opératoire est restée sans résultat, et cela est malheureusement fréquent quand la fistule est large, à bords calleux, quand le vagin est rigide, cloisonné par des brides cicatricielles, il faudra attendre 2 à 5 mois avant de tenter une nouvelle intervention, et nous choisirons les jours qui suivent immédiatement les règles.

Soins préparatoires.

Quelle que soit la variété de fistule vésico-génitale, la préparation de la malade est d'importance capitale.

Avant de rien entreprendre, il faut soigner l'érythème de la vulve et des cuisses, la vaginite, l'infection vésicale; il faut modifier les urines : purulentes, elles feront échouer les sutures, et même, si elles sont seulement chargées de sels, elles peuvent donner lieu à des concrétions calcaires qui troubleront la réunion. Il faut vérifier la perméabilité de l'urètre, dilater les rétrécissements que l'on pourra rencontrer. Si le vagin est rétréci et déformé par des brides cicatricielles, on peut soit sectionner ces brides au bistouri et dilater immédiatement et progressivement le vagin, soit, ce qui est préférable, par des tamponnements répétés avec de la gaze aseptique ou par l'emploi de boules d'aluminium de Bozeman, faire une dilatation lente et graduelle. Cette préparation mécanique durera des semaines, mais elle élargira, elle assouplira surtout les parois vaginales et modifiera heureusement les tissus sur lesquels portera l'intervention. Les soins préliminaires immédiats ne présentent rien de particulier : dans la mesure du possible, on assurera l'asepsie vaginale, en faisant, pendant les jours qui précèdent l'opération, des irrigations répétées avec une solution de permanganate de potasse à 1 pour 400 ou d'oxycyanure de mercure à 1 pour 1000. La vessie sera lavée, le rectum vidé par purgation, puis immobilisé par l'opium, (0,05 centigrammes par prises de 0,01 en une pilule).

I. FISTULES VÉSICO-VAGINALES

L'oblitération de l'orifice qui fait communiquer la vessie avec le vagin peut être obtenue soit **directement**, par fermeture de la fistule, soit **indirectement**, en fermant le vagin au-dessous de la fistule, créant ainsi sous la vessie un nouveau réservoir. La première méthode est la méthode de choix, la méthode indirecte n'est qu'un pis aller : elle supprime en général le coït, toujours la possibilité de fécondation, enfin elle a fréquemment pour conséquence de la cystite, des infections génitales. Pourtant, elle pourra être indiquée dans les cas mauvais, où toute tentative d'occlusion directe est impossible, dans ceux aussi où plusieurs tentatives par la méthode directe auront échoué.

I. OBLITÉRATION DIRECTE

La fermeture de la fistule, but de l'intervention, peut se faire soit par **voie vaginale**, la plus simple et la plus généralement employée, mais qui ne permet pas d'accéder aux fistules haut situées, impossibles à abaisser; cette voie ne peut, d'autre part, être employée quand le vagin est rétréci, parcouru de brides cicatricielles, ayant résisté aux dilatations longtemps prolongées. Dans ce cas, on atteindra la fistule, à travers la vessie, par **voie sus-pubienne**, ou à travers le **creux ischio-rectal**, qui mène aisément sur le dôme vaginal, ou même, par **laparotomie**, à travers le cul-de-sac vésico-utérin.

Quelle que soit la voie employée, le temps essentiel de l'intervention, la fermeture de la fistule, est le même, que l'on y procède soit par avivement, soit par dédoublement et suture.

Mais, pour pouvoir agir convenablement, pour intervenir dans de bonnes conditions, il faut voir clair et opérer à l'aise; le **champ opératoire doit être sous les yeux et sous les doigts** : il faudra donc bien exposer la fistule, en donnant à la malade une position commode et extérioriser le champ opératoire autant qu'on le pourra. Ce sont là des précautions générales, communes aux divers procédés, mais la facilité plus ou moins grande de l'intervention en dépendra.

A. — *Oblitération par voie vaginale.* — Position de la malade. — La femme sera placée en position dorso-sacrée, le siège relevé, les jambes fléchies sur les cuisses, elles-mêmes fortement fléchies sur le bassin.

Découverte de la fistule. — Une valve concave, courte et pas trop large, écarte et abaisse la paroi postérieure du vagin : cette valve est fixée par la pièce fessière de mon écarteur, fig. 303, ou confiée à un aide; elle ne doit pas être trop enfoncée, de façon à ne pas gêner l'abaissement du col utérin, qui peut être nécessaire dans les fistules haut placées. Quand la fistule n'est pas située trop haut, la paroi vaginale est saisie à l'aide de deux pinces tire-balles placées de chaque côté,

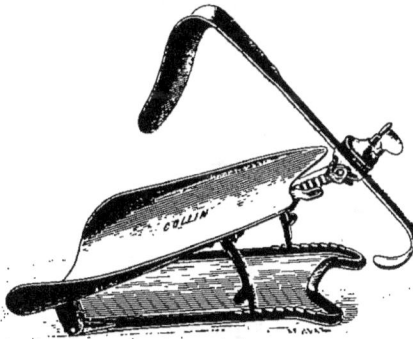

Fig. 303. — Écarteur périnéal d'Albarran.

à quelque distance des bords de l'orifice fistuleux; en tirant fortement sur les pinces, la paroi vaginale est abaissée et étalée. Quand la fistule est haute, le col utérin est, en outre, attiré à l'aide d'une pince fixée sur la lèvre antérieure.

Fermeture de la fistule. — La fermeture de la fistule peut être obtenue, soit par le procédé de l'avivement, celui du dédoublement ou encore par celui imaginé par Braquehaye, qui tient à la fois des deux précédents et dont je me sers habituellement.

Procédé de l'avivement. — Aviver les bords de la fistule. — Pincer les bords de la fistule avec une longue pince à griffes, de façon à bien tendre la muqueuse vaginale qui va être coupée. On la section-

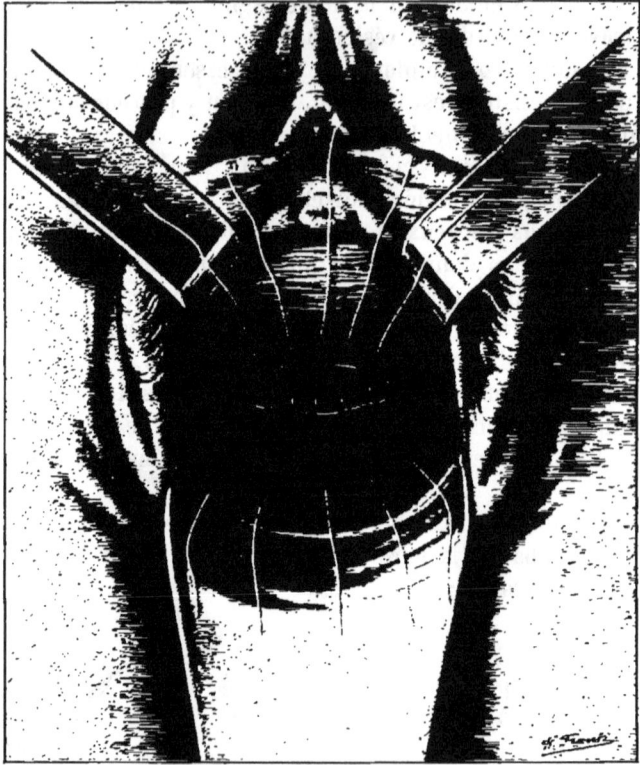

Fig. 304. — Fistule vésico-vaginale. Procédé de l'avivement. Avivement des bords de la fistule; passage des fils.

nera très obliquement, en biseau, avec des ciseaux pointus et très courbes ou au bistouri tenu presque à plat, en taillant deux lambeaux corres-pondant, l'un à la moitié supérieure, l'autre à la moitié inférieure de l'orifice fistuleux, qu'ils circonscriront à un centimètre ou plus, si les tissus voisins manquent de souplesse. Cet avivement en enton-noir comprendra la muqueuse vaginale et toute l'épaisseur de la cloi-son, mais respectera la **muqueuse vésicale**. On s'assurera qu'il ne reste nulle part de muqueuse pouvant compromettre l'accolement de la sur-face cruentée.

Suture. — A l'aide de fines aiguilles d'Hagedorn, montées sur un porte-aiguilles, ou de l'aiguille courbe de Reverdin, on placera, dans le sens du grand axe de l'avivement, une série de points de suture au catgut, à 6 ou 8 millimètres les uns des autres. Les fils pénétreront à 5 millimètres environ du bord de l'avivement, glisseront obliquement dans la cloison vésico-vaginale, en respectant la muqueuse vésicale et

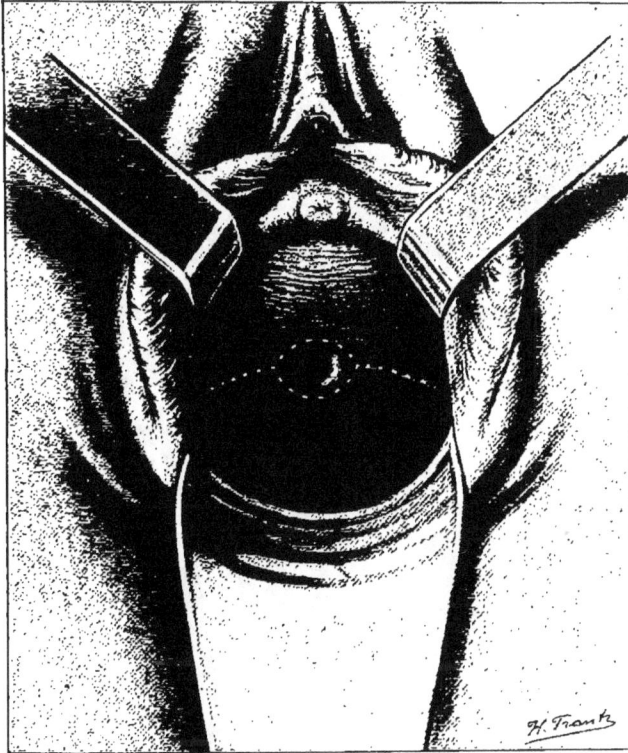

Fig. 305. — Fistule vésico-vaginale. Procédé du dédoublement. Incision de la muqueuse vaginale.

ressortiront sur l'autre bord, en décrivant, en sens inverse, un trajet analogue. Le premier point sera placé sur la ligne médiane, les autres seront disposés, en nombre suffisant, de chaque côté de lui.

Pendant qu'un aide refoule les surfaces avivées du côté de la vessie, avec une sonde cannelée, on nouera les fils sans trop les serrer.

La suture terminée, on lave le vagin et on l'assèche, et, pour s'assurer que la suture est étanche, on injecte dans la vessie du protargol faible ou de l'oxycyanure au 1/2000. Au cas où le liquide filtrerait à travers la ligne de suture, on placerait un ou plusieurs points supplémentaires.

Procédé du dédoublement. — Ce procédé, beaucoup plus sûr que le précédent, doit lui être préféré.

Tracé de l'incision. — On fait au bistouri, sur le pourtour même de

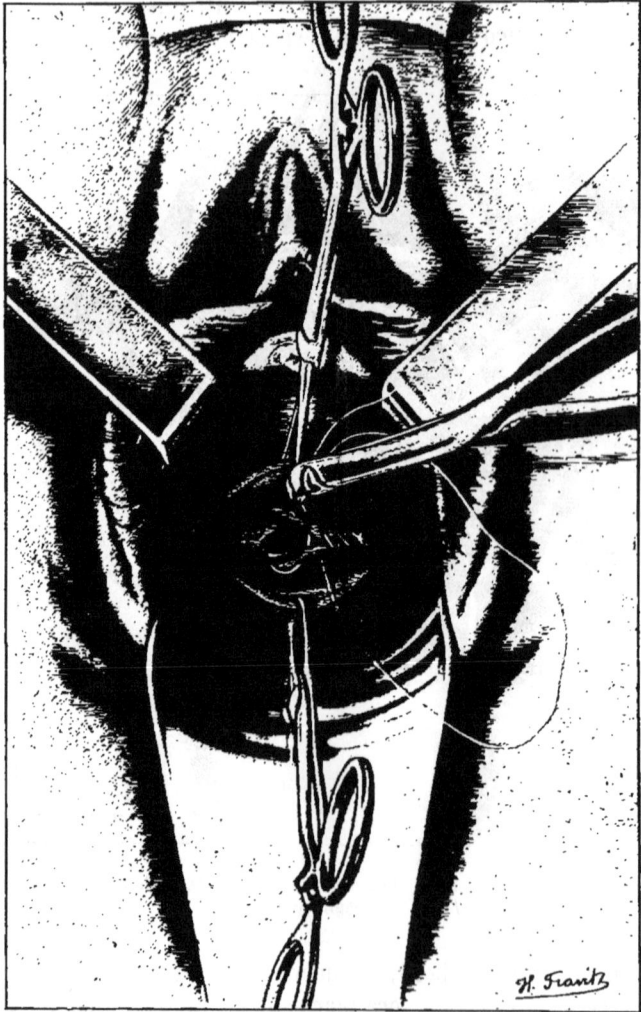

Fig. 306. — Fistule vésico-vaginale. Procédé du dédoublement. Suture de la vessie. .

l'orifice fistuleux, une incision, en circonscrivant le bord, incision qui sera prolongée latéralement de chaque côté.

Dédoublement. — Par dissection d'abord, par clivage ensuite, on séparera les parois vésicale et vaginale, sur une étendue de 1 à 3 centimètres. Les deux lambeaux ainsi formés seront jalonnés avec deux pinces; on vérifiera s'ils sont bien mobiles et s'ils peuvent facilement s'adosser sans tension pour les disséquer, au besoin, plus largement, ou faire des incisions libératrices. Pendant la traction sur les lambeaux, la paroi vésicale libérée apparaît flasque et flottante autour de

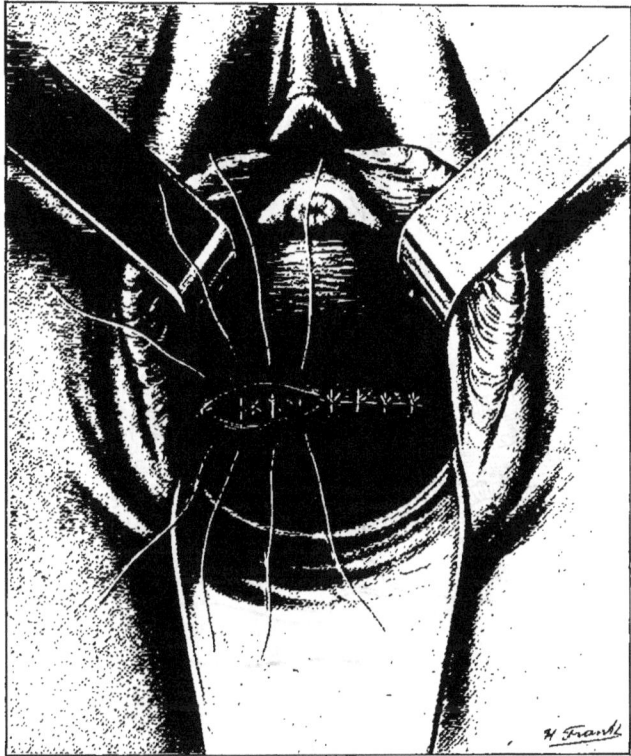

Fig. 307. — Fistule vésico-vaginale. Procédé du dédoublement. Plan de suture vaginale par-dessus la suture perdue de la vessie.

l'orifice vésical de la fistule, qui doit être, lui aussi, franchement avivé.

Sutures. — Le plan vésical est fermé, soit par une suture en bourse, soit par un surjet au catgut fin, soit avec une aiguille de Hagedorn ou l'aiguille courbe de Reverdin; les points seront passés à la Lembert, sans traverser la muqueuse vésicale.

Par-dessus ce plan vésical, on suturera les lambeaux vaginaux à l'aide de points séparés de catgut, traversant les lambeaux à leur base.

On s'assurera de l'étanchéité des sutures, comme je l'ai décrit plus haut.

Procédé de Braquehaye. — Tracé de l'incision. — A quelque distance de la fistule, une incision elliptique, s'éloignant beaucoup plus de l'orifice dans la partie inférieure de son tracé, où elle en est distante d'environ 12 millimètres, alors que, dans sa partie supérieure, elle s'en rapproche à 7 ou 8 millimètres, sectionne la muqueuse vaginale.

Dans certains cas, il peut être utile, pour bien exposer le fond du

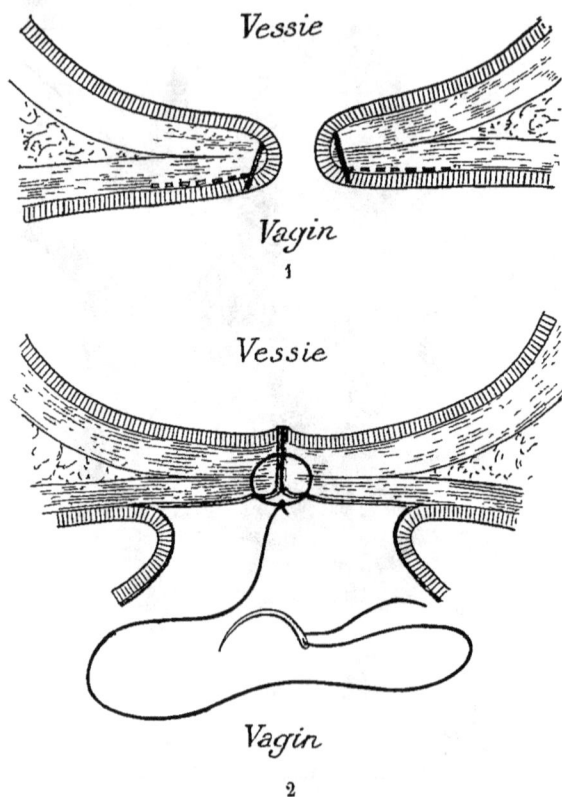

Fig. 308. — Schémas montrant le procédé du dédoublement dans les fistules vesico-vaginales.
Procédé du dédoublement,
1. Tracé de l'incision. — 2. Sutures.

vagin et ouvrir une large voie sur la fistule, de pratiquer le débridement vulvo-vaginal, préconisé par Chaput. On l'exécutera, par transfixion, à l'aide d'un couteau à amputation qui ponctionnera la peau à 5 ou 6 centimètres de la vulve, à égale distance de la vulve et de l'ischion, et qui ressortira dans le vagin, à 1 ou 2 centimètres du col utérin, sectionnant rapidement le pont de tissus qu'il aura chargés.

On comprime fortement les surfaces de section et on pince les vaisseaux qui saignent. Ce débridement vaginal peut se pratiquer, soit d'un seul côté, soit des deux côtés en même temps.

La fermeture de la fistule étant achevée, on suturera la plaie vulvo-vaginale, avec une longue aiguille courbe, en se servant de crins pour la peau et de catgut pour la partie vaginale de l'incision.

Dédoublement. — L'îlot de muqueuse vaginale ainsi circonscrit est disséqué, aux ciseaux ou au bistouri, de la périphérie vers le centre,

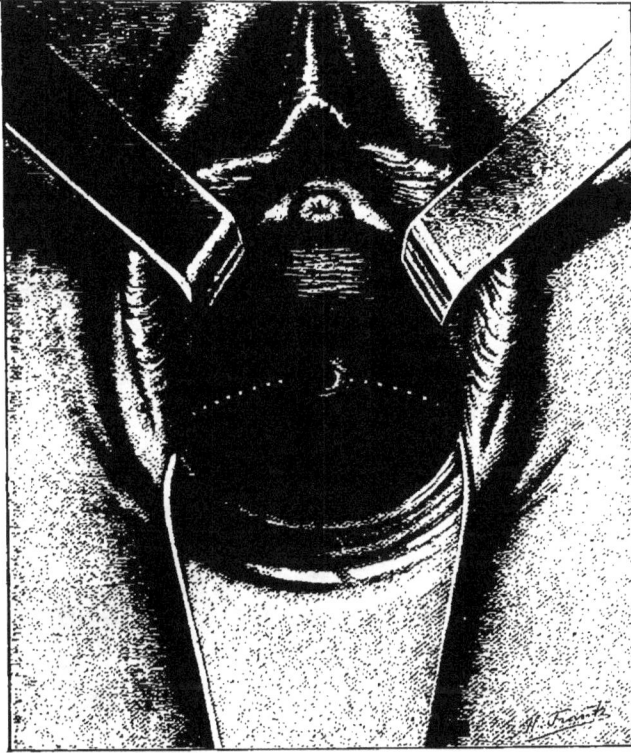

Fig. 309. — Fistule vésico-vaginale. Procédé de Braquehaye. Tracé de l'incision.

jusqu'à deux ou trois millimètres de la fistule, là où les tissus deviennent cicatriciels. La collerette est alors relevée, sa muqueuse regardant la vessie, de façon que sa surface cruentée s'adosse à elle-même.

J'associe habituellement le dédoublement à ce temps du procédé de Braquehaye original. Au delà de la collerette, on dédouble, comme il a été dit plus haut, la paroi vésico-vaginale, dans l'étendue de deux à trois centimètres.

Sutures. — A l'aide d'un surjet de catgut fin, on suture, avec l'aiguille de Reverdin ou une Hagedorn très courbe, la surface cruentée de la collerette vésico-vaginale adossée à elle-même, de manière à rejeter l'orifice du côté de la vessie. On fait cette suture, au catgut fin, à la

Lembert, en ayant soin de ne pas faire de points perforants. Il n'y aura plus qu'à suturer, comme dans le procédé par dédoublement, les lam-

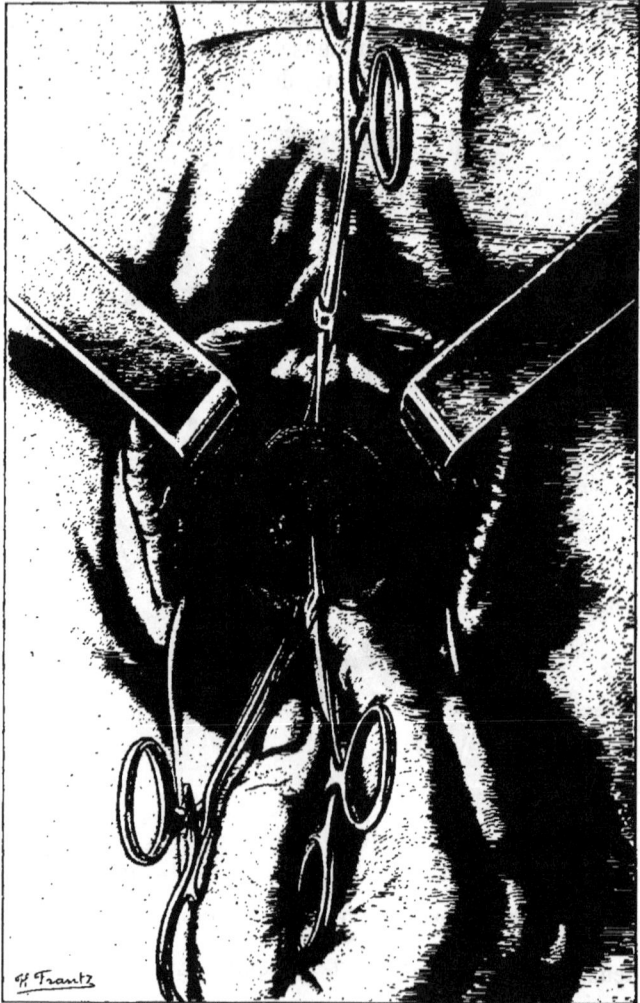

Fig. 10. — Procédé de Braquehaye modifié en y ajoutant le dédoublement.

beaux avivés qui restent du côté du vagin, à l'aide de points séparés de catgut.

Vérification de l'étanchéité.

Soins post-opératoires.

Immédiatement après l'intervention, on nettoie soigneusement le vagin, pour le débarrasser des caillots de sang. On place dans la vessie une sonde de de Pezzer, dont l'extrémité plongera dans un urinal, mais dont il faudra avoir soin de contrôler le fonctionnement. Lorsque je le

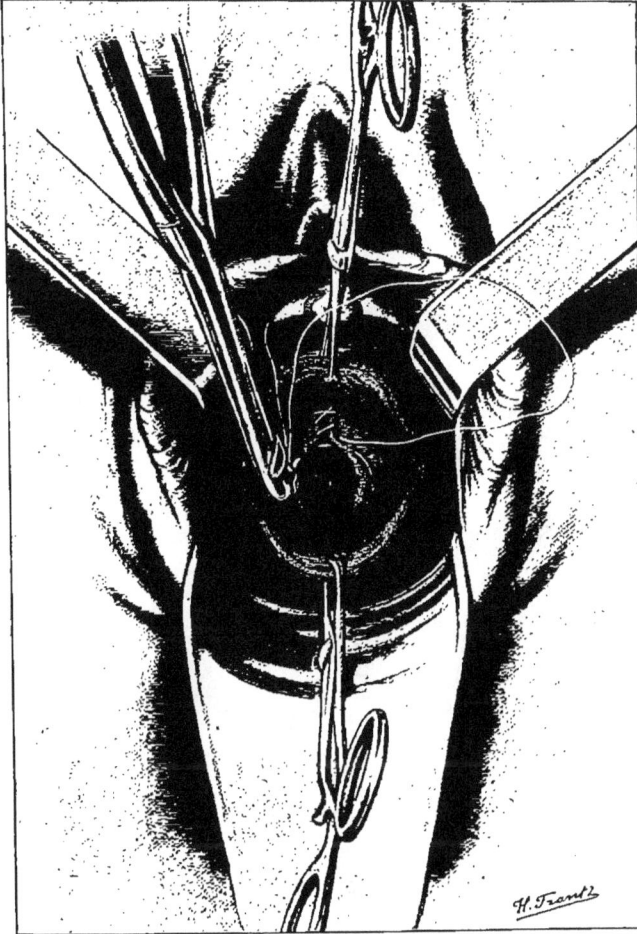

Fig. 311. — Fistule vésico-vaginale. Procédé de Braquehaye modifié. Suture de la vessie avec enfouissement de la collerette de la fistule.

puis, je préfère faire sonder régulièrement les malades toutes les deux heures d'abord, moins souvent ensuite. J'ai depuis longtemps proscrit tout tamponnement vaginal, même lâche. Quelques compresses et une feuille de coton hydrophile aseptiques sur la vulve constituent tout le pansement, que l'on pourra renouveler aisément, autant qu'il sera nécessaire de le faire.

La malade est replacée dans son lit, dans le décubitus dorsal; ses jambes sont maintenues rapprochées, soulevées par un coussin glissé sous les jarrets.

La vessie sera lavée, trois ou quatre fois par jour, à l'aide d'une seringue

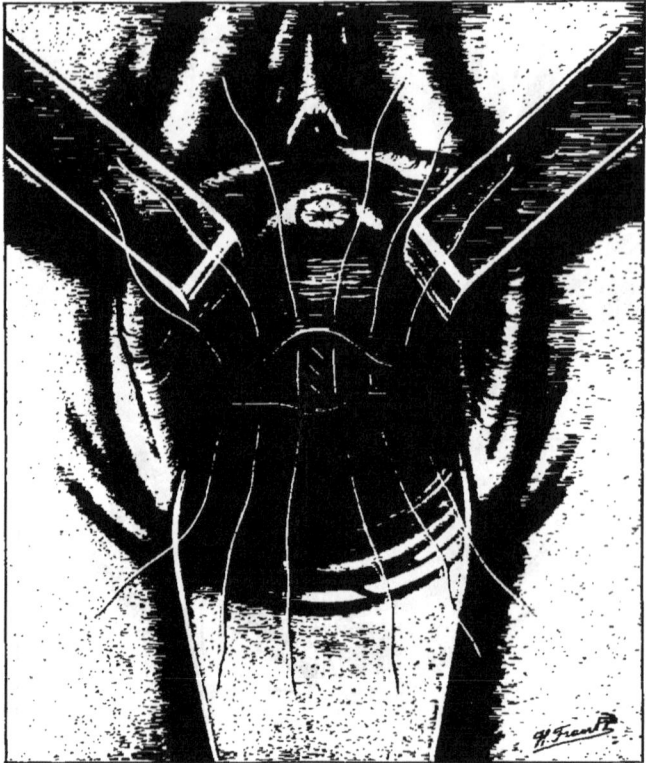

Fig. 312. — Fistule vésico-vaginale. Procédé de Braquehaye. Au-dessus du premier plan de sutures vésicales perdues on réunit le vagin.

chargée d'une solution tiède de protargol à 1/1000, ou d'oxycyanure d'hydrargyre à 1/4000. Les lavages seront faits à petits coups, pour ne pas distendre la vessie et ne pas tirailler les sutures. Lorsque les urines seront devenues claires, on se contentera de deux lavages par jour. Matin et soir, on fera au bock un lavage vaginal, avec de l'eau bouillie, additionnée d'un quart d'eau oxygénée.

Pendant les quatre premiers jours, on continuera l'usage de l'opium, pour maintenir la constipation. Le cinquième jour, on donnera un lavement à la malade, et, le sixième jour, on la purgera. La sonde sera supprimée vers la même époque et remplacée par le sondage méthodique, mais rigoureusement aseptique, pratiqué toutes les trois à quatre heures. La malade se lèvera vers le quinzième jour.

B. — *Oblitération par voie sus-pubienne ou hypogastrique.* — On place la malade et on fait l'incision des téguments et de la vessie, comme dans la taille hypogastrique ordinaire. (Voir page 572.)

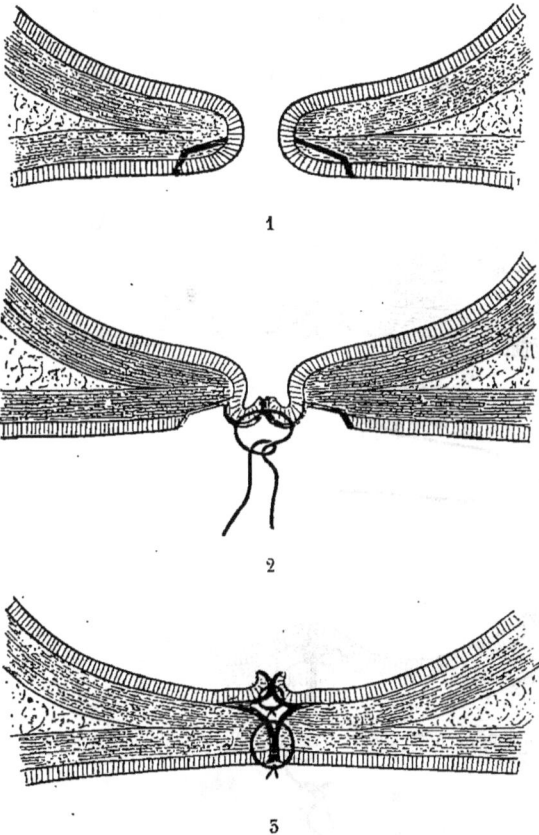

Fig. 313. — Schémas montrant le procédé de Braquehaye dans les fistules vésico-vaginales.
1. Incision de la collerette de la fistule. — 2. Enfouissement de la collerette. — 3. Double plan de suture.

La vessie ouverte, on place un dépresseur vésical en arrière et deux écarteurs latéraux ; si cela est possible, on utilise la lumière électrique, pour bien éclairer le fond de la vessie.

Avivement des bords de la fistule. — Maintenant, à l'aide de crochets ou de pinces à griffes, les bords de la fistule, on en fera, avec des ciseaux très courbes et pointus un large avivement, en ayant soin de ne pas laisser d'îlot de muqueuse, qui pourrait compromettre la réunion.

Suture. — On placera un premier fil de catgut, à l'aide d'une aiguille de Hagedorn très courbe, montée sur le porte-aiguille ; ce premier point, qui ne perforera pas la cloison vésico-vaginale, sera placé à l'une des extrémités du grand axe de l'avivement et servira de tracteur, pour

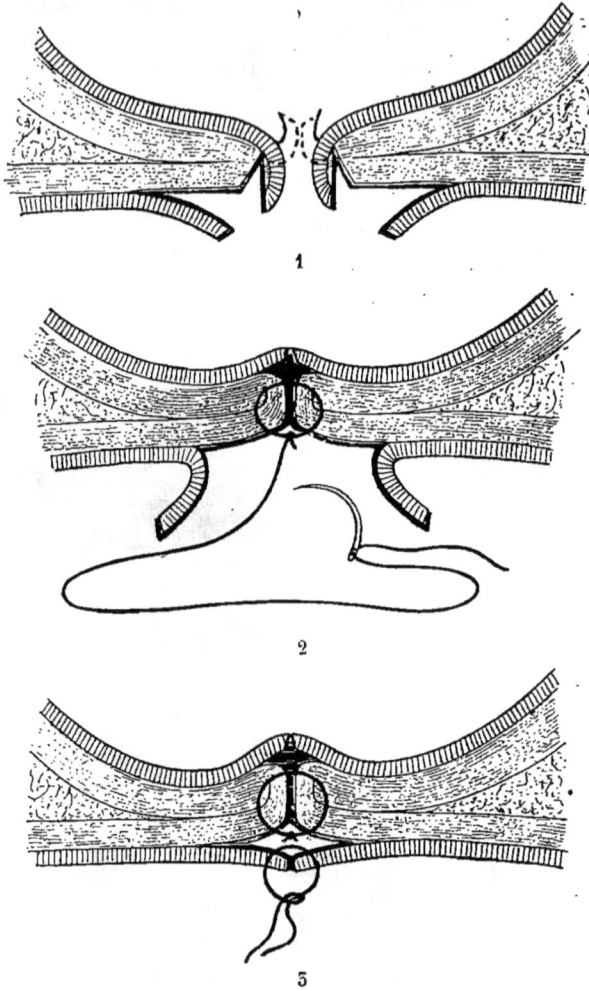

Fig. 314. — Fistules vésico-vaginales. Schémas du procédé de Braquehaye modifié avec dédoublement.
1. Libération de la collerette de la fistule et dédoublement vésico-vaginal. — 2. Enfouissement de la collerette. — 3. Double plan de sutures.

placer les fils suivants. Je préfère les points séparés au surjet, difficile à bien faire.

On peut également fermer la fistule par dédoublement, ainsi qu'on le fait par voie vaginale. Le dédoublement est moins facile à exécuter, mais il donne plus de sécurité. Dans ce cas, la brèche sera suturée en deux plans, l'un profond, extra-vésical, l'autre intra-vésical superficiel.

Fermeture de la vessie et réunion des plans sus-jacents. (Voir Taille hypogastrique, page 576.)

Sonde de de Pezzer à demeure. Pansement hypogastrique.

C. *Oblitération par voie ischio-rectale.*

Cette voie, préconisée par Micheaux et exécutée par lui, dans un cas, permet d'aborder les fistules très haut placées, en mettant à nu la fistule et toute la partie supérieure de la paroi vésico-vaginale.

Position de la malade. — La malade est couchée, en chien de fusil, sur le côté, le siège débordant légèrement le bord de la table d'opération. Ses cuisses sont maintenues fléchies au delà de l'angle droit, la supérieure un peu plus que l'inférieure. Si la fistule siège à droite, on y accédera, à travers la fosse ischio-rectale gauche, et inversement.

Incision. — L'incision des téguments et du tissu cellulaire sous-cutané sera faite parallèlement et à un bon travers de doigt du sillon inter-fessier. Elle commencera en arrière,

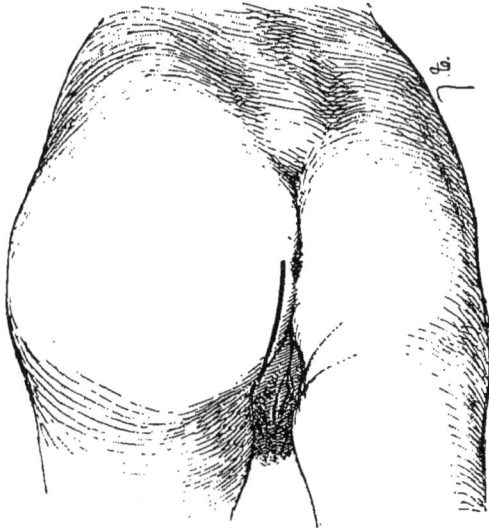

Fig. 515.

à la hauteur de l'anus, et se dirigera en avant, sur une longueur de 10 centimètres environ, jusqu'au point de croisement de l'arcade ischio-pubienne, par la grande lèvre.

Découverte du vagin. — Avec les doigts, on décolle la graisse ischio-rectale et on la refoule, en haut, contre la tubérosité ischiatique où elle est maintenue à l'aide d'une large valve courte. Il faut avoir soin, durant cette manœuvre, de ne pas déchirer les vaisseaux et nerfs hémorroïdaux inférieurs.

Dans la partie antérieure de la plaie, on voit bientôt apparaître, profondément, la paroi latérale du vagin, recouverte par les fibres du releveur anal.

Incision du vagin. — Un doigt, introduit dans le vagin, en soulève la paroi et permet de la ponctionner, à travers le releveur, à 3 ou 4 centi-

44·

mètres du col. L'incision ainsi faite est agrandie aux ciseaux, vers le col et vers la vulve, sur une longueur de 6 à 8 centimètres, à égale distance, à peu près, des faces vaginales, antérieure et postérieure.

Les lèvres des volets vaginaux sont repérés, à l'aide de pinces de Kocher.

Préhension du col. — A l'aide d'une pince tire-balles, on saisit le col et on l'attire à travers la brèche.

Fermeture de la fistule. — On procédera à la fermeture de la fistule, par l'un des procédés d'avivement ou de dédoublement, comme dans l'opération par voie vaginale.

Suture de l'incision vaginale. — A l'aide d'un surjet de catgut, on ferme la brèche vaginale, dont on avait repéré les lèvres.

Suture de la brèche ischio-rectale. — Quelques crins passés profondément, à l'aide de l'aiguille de Reverdin courbe, affronteront les lèvres de l'incision des téguments. Un drain est placé au contact de la paroi vaginale, où il est laissé pendant deux jours.

Pansement, soins post-opératoires, comme dans les opérations par voie vaginale.

II. — OBLITÉRATION INDIRECTE

Cette méthode présente de nombreux inconvénients : réalisant l'occlusion génitale, elle ne devra être employée que si l'altération des tissus est très profonde, si la cloison vésico-vaginale a presque complètement disparu, ou si des tentatives, réitérées par les méthodes permettant l'oblitération directe, ont échoué.

L'oblitération porte sur le vagin (colpocléisis), qu'elle ferme au-dessous de la fistule.

Colpocléisis. — Si la femme est encore réglée, on s'assurera que l'orifice vésico-vaginal est assez large pour permettre l'écoulement facile du sang menstruel, et, dans le cas où il serait insuffisant, on l'agrandirait.

Soins pré-opératoires et position de la malade. — Les mêmes que dans les oblitérations directes par voie vaginale. On place un écarteur de Sims, large et court, en arrière, deux écarteurs latéraux droits et étroits

Incision du vagin. — Le plus près possible de la fistule, mais en tissu sain, on tracera, sur toute la circonférence du vagin, deux incisions, obliques de haut en bas et d'arrière en avant; parallèles entre elles, ces deux incisions seront distantes, l'une de l'autre, de 2 à 3 centimètres, et n'intéresseront que la muqueuse vaginale qui, pendant le tracé de l'incision, sera tendue, avec des pinces à griffes, au-devant du bistouri.

Avivement. — Le lambeau, délimité par les incisions, sera disséqué et excisé au bistouri ou aux ciseaux courbes avec beaucoup de soin, de façon à éviter de crever le rectum ou la vessie.

Hémostase. — On pincera les vaisseaux qui donnent et on les liera avec des catguts fins.

Suture. — Avec une grande aiguille de Hagedorn très courbe, on place des catguts, qui, partant de la partie inférieure de l'avivement, cheminent sous la surface cruentée, ressortent à la partie supérieure, pour décrire sur la face opposée, en sens inverse, un trajet identique. Quand on aura fait un nombre suffisant de points de suture, on les nouera. Quelques points plus superficiels corrigeront l'affrontement.

Soins post-opératoires. — Les mêmes que dans les oblitérations directes par voie vaginale.

II. — FISTULES VÉSICO-UTÉRINES

Les deux variétés de fistules vésico-utérines diffèrent notablement, au point de vue thérapeutique.

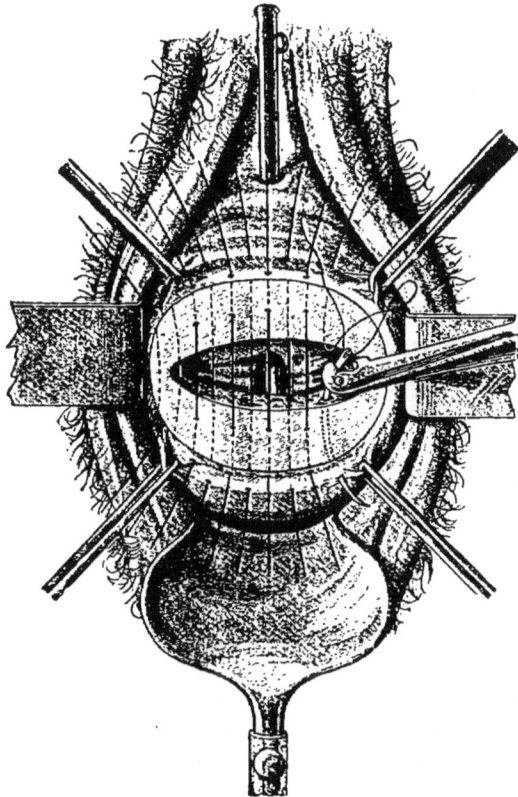

Fig. 316. — Oblitération indirecte d'une fistule vésico-vaginale par colpocléisis.

Les fistules **juxta-cervicales** ne sont que des fistules vésico-vaginales haut placées, tangentes au museau de tanche, ou intéressant, plus ou moins, la lèvre antérieure du col. Dans les fistules **intra-cervicales**, le segment inférieur du col est conservé, la vessie communique, avec lui, à travers le canal cervical. Chacune de ces deux variétés est justiciable de **l'oblitération directe** par avivement, ou par dédoublement, ou de **l'oblitération indirecte**.

I. — FISTULES JUXTA-CERVICALES

A. — OBLITÉRATION DIRECTE

L'oblitération directe peut se faire, soit par avivement simple et suture, soit par avivement et dédoublement, suivi de suture.

Un écarteur, large et court, étant placé dans la commissure postérieure du vagin, une pince tire-balles saisit la lèvre postérieure du col
et l'abaisse fortement, pendant que deux écarteurs latéraux donnent du
jour au champ opératoire.

L'avivement de la fistule sera fait au bistouri suivant les préceptes
indiqués à propos des fistules vésico-vaginales. Il sera large et portera
à la fois sur la paroi vésico-vaginale et le canal utérin, où il peut être
difficile à exécuter à cause de l'induration et de la destruction des
tissus qui font que la lèvre antérieure du col est amincie et sclérosée.

Suture. — Avec une aiguille de Hagedorm très courbe, on placera
transversalement des catguts qui réuniront la surface cruentée. Mais la
suture hermétique est difficile à exécuter. Aussi, est-il toujours préférable de joindre à l'avivement le dédoublement de la cloison vésico-
cervicale. On suivra, dans ce but, les principes indiqués à propos des
fistules vésico-vaginales, afin de pouvoir mobiliser les lèvres de la
fistule.

On suturera ensuite séparément la perforation vésicale et la brèche
utérine (fig. 318).

B. — OBLITÉRATION INDIRECTE

Avivement. — Pendant que le bord de la fistule est fixe et tendu à
l'aide d'une pince à griffes, on avive au bistouri ou aux ciseaux très
courbes et pointus la lèvre antérieure de la fistule. Ceci fait, saisissant
la lèvre inférieure du col utérin, sur sa face postérieure, à l'aide d'une
pince tire-balles, on la maintiendra abaissée et on avivera son bord
antérieur.

Suture. — A l'aide d'une aiguille très courbe de Hagedorn, on placera des points séparés de catgut, l'aiguille traversant, d'avant en arrière,
la paroi vésico-vaginale, en passant sous la partie cruentée, puis, elle
traversera la lèvre postérieure du col : les fils noués, cette lèvre postérieure viendra, par sa face cruentée, s'adosser à l'avivement de la lèvre
antérieure de la fistule, formant obturateur, et comblant la perte de
substance.

Soins post-opératoires. — Les mêmes que pour les opérations par
voie vaginale.

II — FISTULES INTRA-CERVICALES

Comme les autres fistules, les intra-cervicales, fistules utérines vraies, peuvent être oblitérées, soit **directement**, soit **indirectement**.

A. — OBLITÉRATION DIRECTE

L'oblitération directe de l'orifice de communication entre la vessie et le canal cervical peut être faite par la voie vaginale, par la voie intra-vésicale, déjà décrite, ou par la voie intra-péritonéale.

Opération par voie vaginale.

Elle permet de fermer les fistules par **avivement** ou **dédoublement**.

Les soins pré-opératoires et la position de la malade sont les mêmes que dans les autres procédés empruntant cette voie. Un écarteur postérieur déprime la fourchette, deux écarteurs latéraux exposent à la vue le champ opératoire.

Procédé par avivement. — **Préhension et section du col.** — Les deux lèvres du col sont saisies chacune par une pince tire-balles et fortement abaissées. Un coup de ciseaux donné, de chaque côté sur son orifice externe, le divise en deux lèvres, antérieure et postérieure, et permet d'accéder facilement à l'orifice fistuleux, siégeant sur la valve antérieure. La section du col doit aller jusqu'à l'insertion du vagin.

L'avivement des bords de la fistule et la **suture** de la surface cruentée qui en résulte sont alors aisées.

Suture des valves cervicales. — Il est rare que la fistule soit exactement médiane : en ce cas, on suturera, soit avec l'aiguille à pédale, soit avec une aiguille de Hagedorn, les deux valves du col, en accolant toute leur épaisseur et en plaçant un nombre suffisant de points de catgut. Dans le cas où la fistule ne siège pas sur la ligne médiane, on ne pratique cet accolement que du côté où elle se trouve. Du côté sain au contraire, pour éviter un rétrécissement cicatriciel de l'orifice externe du col, on suture la muqueuse de l'intérieur du canal cervical à celle qui tapisse la face externe du museau de tanche.

Procédé par dédoublement. — **Préhension du col.** — Une pince tire-balles fixée sur la lèvre antérieure du col l'abaisse fortement.

Incision du cul-de-sac vaginal. — A l'aide du bistouri, on incise transversalement la muqueuse vaginale du cul-de-sac antérieur, au niveau de son point de réflexion du col sur la vessie. L'incision portera sur la muqueuse qui recouvre le col.

Dédoublement de la cloison cervico-vésicale. — A l'aide des ciseaux et des doigts, la cloison vésico-cervicale est dédoublée, les lèvres de la

44 ·

fistule sont mobilisées, aussi bien du côté de la vessie que du côté du col.

Avivement et suture de la fistule. — Du côté de la vessie, l'avivement est fait selon les préceptes habituels (voir page 680) et la brèche suturée.

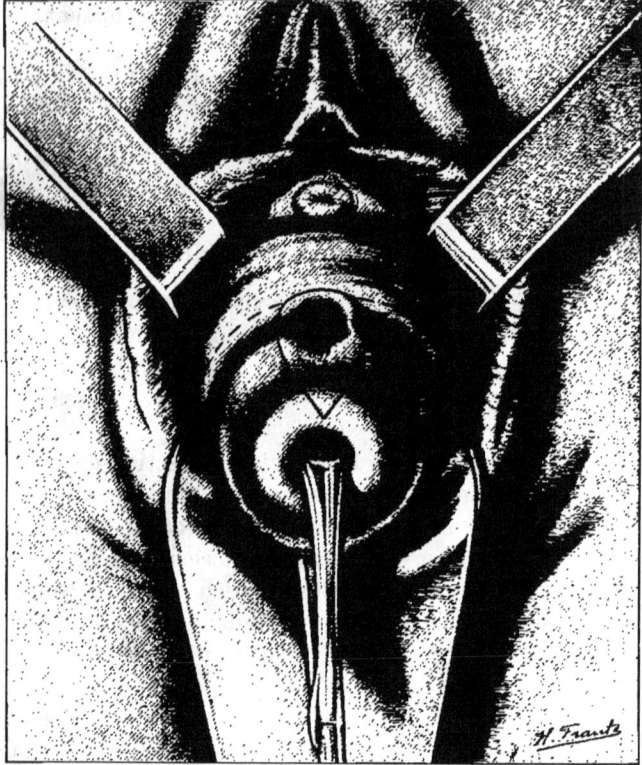

Fig. 317. — Fistule vesico-cervicale. Tracé de l'incision.

Sur le col utérin, le trajet fistuleux est excisé, puis la perte de substance réparée par des points de catgut, accolant largement les surfaces cruentées, sans traverser toutefois complètement l'épaisseur du col, du côté du canal cervical (fig. 318).

Suture du cul-de-sac vaginal. — L'incision du cul-de-sac vaginal est ensuite suturée au catgut.

Soins post-opératoires. — Les mêmes que dans les autres opérations par voie vaginale.

Opération par voie transpéritonéale. — Le procédé de Dittel et Forgue, qui atteint la fistule par le cul-de-sac vésico-utérin, peut, dans certains cas, donner des résultats très favorables.

Position de Trendelenburg. — **Laparotomie médiane sus-pubienne.**
— Le péritoine, ouvert sur toute la longueur de l'incision, est repéré, à l'aide de pinces à mors plats. Les bords de l'incision pariétale sont écartés et une valve sus-pubienne large est introduite.

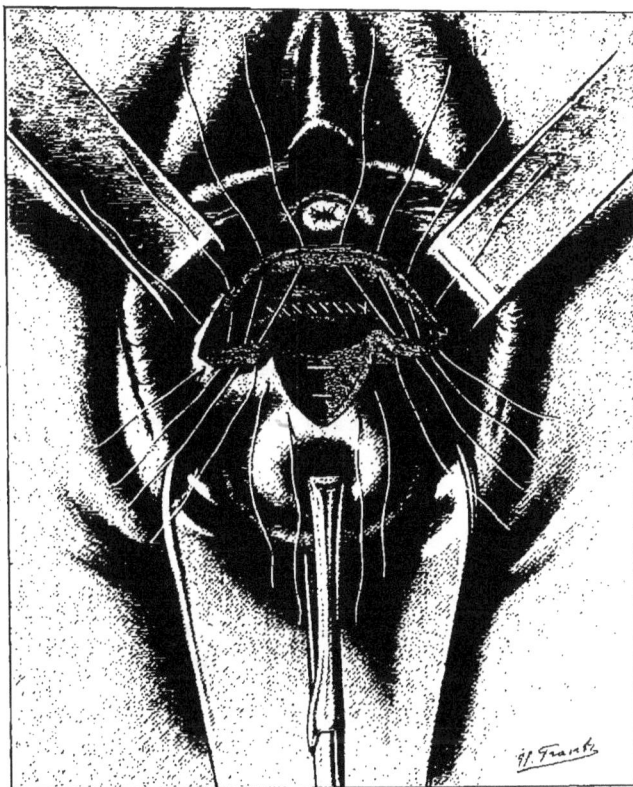

Fig. 318. — Fistule vésico-cervicale. Procédé du dédoublement. Sutures de la vessie dans
le plan profond ; du vagin et du col de l'utérus dans le plan superficiel.

L'intestin est isolé complètement du champ opératoire par des compresses stérilisées qui le recouvrent et qui seront disposées avec le
plus grand soin.

Incision du cul-de-sac vésico-utérin. — Le péritoine du cul-de-sac
vésico-utérin est incisé transversalement, au niveau du point de
réflexion de la séreuse, quittant l'utérus pour tapisser la vessie, et la
lèvre antérieure en est répérée avec deux pinces qui la soulèveront.

Séparation de la vessie du col utérin. — A l'aide de l'index, coiffé
d'une compresse, la vessie est séparée suivant son plan de clivage
d'avec le col utérin et la fistule est découverte largement.

Suture de la fistule vésicale. — A l'aide d'une aiguille de Hagedorn courbe, montée sur un porte-aiguille, on place un premier plan
de sutures en surjet sur la vessie pour fermer la fistule vésicale. Les
points de suture seront placés à 3 ou 4 millimètres de l'orifice fistuleux
et ne perforeront pas la muqueuse vésicale. Par-dessus ce premier plan,
on en placera un second, en points à la Lembert, destiné à enfouir le
premier.

Avivement de la fistule utérine. — Pendant que l'utérus est attiré en
arrière et en haut, on avive au bistouri les bords de la fistule utérine.

Suture de l'utérus. — Des points séparés de catgut sutureront les
bords de cette fistule ainsi avivée. Ils seront placés avec des aiguilles
de Hagedorn très courbes.

Suture du cul-de-sac péritonéal. — Un surjet de catgut fin rappro-
chera les lèvres de l'incision péritonéale.

Fermeture de la paroi abdominale.

Soins post-opératoires.

Les mêmes que dans le procédé par voie transvésicale.

B. OBLITÉRATION INDIRECTE
HYSTÉRO-STOMATOCLÉISIS

L'intervention consiste à fermer l'orifice externe du col utérin. Il est
indispensable, si la femme a encore ses règles,
que l'orifice de communication entre la vessie et
le canal cervical permette l'écoulement facile du
sang menstruel dans la vessie.

Abaissement du col. — A l'aide de deux pinces
tire-balles, fixées sur les deux lèvres du museau
de tanche, le col est fortement abaissé et attiré à
la vulve.

Avivement. — Au bistouri, on avivera la face
interne de chaque lèvre cervicale, en enlevant la
muqueuse et la couche musculaire immédiatement sous-jacente.

Suture. — Des points antéro-postérieurs au catgut, placés avec l'aiguille courbe de Reverdin et
traversant toute l'épaisseur du col, affronteront les
deux surfaces cruentées (fig. 319).

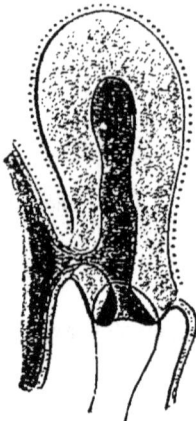

Fig. 319. — Oblitération
indirecte d'une fistule
vésico-utérine. Hystéro-
stomatocléisis.

Les soins post-opératoires ne diffèrent pas
de ceux employés dans les opérations pour
l'oblitération des fistules vésico-vaginales.

X. — FISTULES VÉSICO-CUTANÉES

Les fistules vésico-cutanées consécutives à la taille hypogastrique ou à la cystostomie seront fermées par un double plan de suture vésical et musculo-cutané, lorsque le chirurgien se sera assuré qu'il n'existe aucun obstacle à l'écoulement de l'urine par les voies naturelles.

Manuel opératoire.

1° *Placer une sonde* de de Pezzer n° 23, qui devra rester à demeure. Lavage de la vessie par la sonde.

2° *Disséquer le trajet fistuleux.* — On circonscrit le trajet fistuleux par une incision ovalaire, dont les deux extrémités se prolongent sur la ligne médiane, au-dessus et au-dessous de la fistule. A la faveur de ces incisions, le trajet est disséqué jusqu'à la vessie et extirpé. Pendant ce temps de l'opération, on a soin de disséquer assez en dehors de la fistule, pour que les fibres musculaires de la paroi abdominale soient mises à nu.

3° *Fermeture de la vessie.* — L'orifice vésical de la fistule est largement extirpé, de manière que les sutures portent sur les parties saines. Les bords de la plaie vésicale sont fermés par un surjet au catgut n° 1, dont les points ne doivent pas perforer la muqueuse.

On essaie ensuite l'étanchéité de la suture, en injectant du liquide par la sonde.

4° *Fermeture de la paroi.* — On réunit, en un seul plan, la peau et la couche musculaire par deux fils d'argent, en laissant dans la partie inférieure de la plaie un petit drain juxta-vésical, qu'on retirera après quarante-huit heures.

XI. — FISTULES VÉSICO-INTESTINALES

On ne voit guère de fistules vésico-intestinales que dans les cas de néoplasme de l'intestin ouvert dans la vessie. Plus exceptionnellement, l'intestin et la vessie peuvent communiquer à travers une masse phlegmoneuse.

Si, dans des cas semblables, on se décidait à intervenir, il faudrait pratiquer la laparotomie et garnir le mieux possible le champ opératoire pour isoler la partie de l'intestin adhérente à la vessie. Après avoir vidé l'intestin et placé des compresses afin d'éviter la sortie des matières, on séparerait par dissection l'intestin de la vessie. On ferait ensuite, suivant les cas, la résection d'une partie de l'anse intestinale ou l'entérorrhaphie simple et on fermerait ensuite l'orifice vésical par deux plans de suture. Sonde à demeure; drainage juxta vésical.

XII. — FISTULES VÉSICO-OMBILICALES

Ces fistules sont consécutives à la persistance de l'ouraque. Le canal fistuleux, qui réunit l'ombilic à la vessie, est placé en avant du péritoine, entre la séreuse et l'aponévrose des muscles droits : il peut adhérer fortement à la séreuse ou être au contraire assez facilement isolable; on sera forcé, suivant les cas, d'ouvrir le péritoine, comme on l'a fait habituellement, ou, comme dans le cas de Pauchet, on pourra décoller le conduit avec les doigts.

Opération. — Incision ovalaire, circonscrivant la fistule et se prolongeant en bas, le long de la ligne médiane jusqu'au-dessus du pubis. Dissection de la fistule et, si on le peut, décollement de l'ouraque jusqu'à son insertion sur la vessie. Si on ne réussit pas à décoller, ouvrir le péritoine de chaque côté de l'ouraque et enlever, avec ce conduit, un étroit lambeau de la séreuse. Les bords externes de l'incision péritonéale seront repérés avec des pinces. Sectionner ensuite l'ouraque, au niveau de la vessie, puis suturer par un surjet la paroi vésicale. Un deuxième plan vésical à la Lembert, pour invaginer le moignon vésical. Réunir ensuite la paroi abdominale, d'abord par un surjet péritonéal au catgut double O, ensuite, plus superficiellement, la peau et les muscles par quelques points séparés au fil d'argent.

XIII. — EXSTROPHIE DE LA VESSIE

Anatomie pathologique chirurgicale.

L'exstrophie de la vessie forme une tumeur, située sur la ligne médiane de la paroi abdominale, au-dessous de l'ombilic : la tumeur est constituée par la paroi postérieure de la vessie, repoussée par les anses intestinales, formant hernie à travers la fente que laissent entre eux les muscles droits écartés. Ces muscles s'insèrent, à droite et à gauche, sur les deux moitiés du pubis, séparées par un intervalle variable. La vessie et l'urètre tout entier sont disposés, comme s'ils avaient été fendus sur la ligne médiane antérieure et largement étalés à droite et à gauche.

La tumeur formée par la vessie elle-même est de dimensions variables, plus large que haute, faisant une saillie plus ou moins considérable sur le plan de la paroi abdominale. La surface de la tumeur est formée par la muqueuse vésicale, rosée en haut, plus humide en bas, à l'endroit où s'écoule l'urine des uretères, qui s'ouvrent à l'extérieur au niveau de cette partie inférieure. Ces orifices urétéraux siègent sur deux petits mamelons, moins écartés l'un de l'autre que les orifices des uretères dans la vessie normale; l'espace qui sépare leur embouchure excède rarement 2 centimètres. Par toute sa circonférence, la muqueuse de la vessie se continue avec la peau de la paroi abdominale, qui présente, à ce niveau, un aspect cicatriciel, surtout en haut, du côté de l'ombilic, qu'on ne voit souvent pas, parce qu'il correspond au bord supérieur de l'exstrophie. Souvent, les bords de la muqueuse vésicale sont en partie épidermisés; le reste de la muqueuse présente des lésions, plus ou moins marquées, de cystite.

En bas, la vessie se continue avec la verge épispade, toujours de dimensions restreintes, et relevée en haut, de manière à cacher la région vésicale correspondant au trigone, en sorte que, pour bien voir les orifices urétéraux, il faut attirer et abaisser la verge en bas. Au-dessous du gland fendu et étalé, le prépuce est représenté par un grand repli cutané, qu'on utilise dans les opérations autoplastiques. Chez la femme, la vessie se continue avec le clitoris et l'urètre fendus et étalés, bornés de chaque côté par les grandes lèvres écartées.

Les bourses sont petites, appliquées contre les deux segments du pubis écartés; les testicules, habituellement non descendus, sont au-dessus des canaux inguinaux, en ectopie abdominale.

Le périnée antérieur est peu développé; l'anus paraît situé plus en avant qu'à l'état normal.

Voici les principales dispositions anatomiques des parties dont je viens de décrire sommairement l'apparence extérieure.

Squelette. — Le pubis est divisé en deux, les deux os iliaques ne s'étant pas réunis sur la ligne médiane : l'écartement entre les deux os varie de 3 à 8 et même 12 centimètres. Cet écartement est plus grand et s'accentue lorsque le sujet avance en âge. Entre les deux os on trouve un trousseau fibreux qui les réunit et qu'on a nié sans raison : la continuité de la vessie et de l'urètre se fait au-devant de ce trousseau. Chacune des deux moitiés de pubis est bien constituée, quoiqu'un peu atrophiée; la surface interne de l'os, celle qui correspondrait à l'articulation, est recouverte d'un tissu fibreux adhérent.

Les **articulations sacro-iliaques** sont réunies par du tissu fibreux plus épais qu'à l'état normal; leur ligament postérieur est très solide.

Muscles. — Les muscles droits de l'abdomen sont moins épais que normalement; écartés au niveau de la ligne médiane pour laisser passer la vessie, ils s'insèrent sur la moitié correspondante du pubis. Au-dessus de la vessie, entre les deux muscles, le péritoine est doublé, en avant, par un fascia aponévrotique résistant. Au-dessous de la portion musculaire des droits, le fascia transversalis est épaissi; il diminue d'épaisseur, au niveau des bords de la vessie, mais en arrière de cet organe, entre sa paroi et le péritoine, on trouve encore une mince lamelle fibreuse.

Les releveurs de l'anus, écartés en avant et mal développés dans leur portion antérieure, n'enserrent plus le rectum dans une sangle bien formée; cette disposition explique en partie que la continence des matières soit moins bien assurée, chez les malades atteints d'exstrophie de la vessie. Ceci est important, au point de vue des procédés opératoires qui, en implantant les uretères dans l'intestin, mélangent l'urine aux matières fécales.

Les muscles adducteurs des cuisses sont bien développés.

Péritoine. — Le péritoine tapisse la paroi postérieure de la vessie sans lui adhérer, descendant très bas, jusqu'à 3 ou 4 centimètres de la peau du périnée, il remonte ensuite sur le rectum. Au niveau de la vessie, le péritoine se déprime avec la paroi postérieure de l'organe, constituant un véritable sac herniaire que l'intestin remplit; lorsque le sac ainsi formé a quelque profondeur, son ouverture, sorte de collet, est plus étroite que le fond. A ce niveau, le péritoine correspond, en dehors, aux bords tendus des muscles droits, en sorte que les uretères peuvent subir une certaine compression entre l'intestin que refoulent la vessie et la sangle musculaire : c'est là, je crois, la principale cause de la dilatation très fréquente des uretères.

La *vessie* présente une paroi musculaire assez épaisse. La muqueuse peut être atteinte de cystite, surtout en haut, au-dessus de la partie recouverte par la verge relevée. Chez une femme de 57 ans, j'ai vu un large épithélioma développé sur cette muqueuse : dernièrement, j'ai observé un nouveau cas d'épithélioma de la vessie exstrophiée.

Le sphincter lisse de la vessie n'est représenté que par des fibres peu développées.

Les *uretères* sont presque toujours plus ou moins dilatés, allongés et flexueux.

Les *reins* présentent souvent des lésions de rétention rénale simple ou infectée

La *prostate* est peu développée. Chez l'enfant, on ne la voit guère ; chez l'adulte, on peut constater que ses deux lobes latéraux existent de chaque côté de l'urètre fendu.

L'*urètre*, fendu et étalé, plus court que normalement, montre, en avant, ses lacunes de Morgagni ; dans la région prostatique, le verumontanum et les orifices des canaux éjaculateurs.

Le **sphincter de la région membraneuse** n'existerait plus suivant la plupart des auteurs. Trendelenburg soutient, au contraire, qu'il existe des fibres musculaires autour de la partie initiale de l'urètre. Chez un enfant, j'ai vu moi-même des fibres musculaires striées assez développées, dans la portion de l'urètre qui correspondait aux portions prostatique et membraneuse.

Les **corps caverneux**, moins développés qu'à l'état normal, se trouvent sur les côtés et en arrière de la fente urétrale ; sur la ligne médiane postérieure ils sont séparés l'un de l'autre par la paroi postérieure de l'urètre.

Le **gland**, aplati, fendu en haut et étalé, présente la même disposition que dans l'épispadias simple.

Procédés opératoires.

Parmi les très nombreux procédés opératoires, imaginés par plusieurs générations de chirurgiens, il n'en existe aucun qui permette la guérison complète de l'infirmité. La disposition anatomique des parties est telle qu'on ne peut pas reconstituer une vessie ayant quelque capacité, susceptible de bien se contracter pour vider son contenu. l'atrophie plus ou moins marquée de l'appareil sphinctérien lisse et strié ne permet guère d'obtenir la continence de l'urine, si ce n'est dans des cas très rares. Certains procédés opératoires visent pourtant à guérir l'infirmité, en refaisant une vessie continente. D'autres méthodes opératoires se proposent un but palliatif : supprimer les causes d'irritation de la muqueuse et permettre l'application commode d'un appareil destiné à recueillir les urines ou encore déverser l'urine dans l'intestin, pour empêcher le malade d'être constamment souillé.

Ne pouvant décrire ici tous les procédés employés par les différents auteurs, je me bornerai à donner une idée du manuel opératoire des principaux procédés qui peuvent être complètement ou partiellement utilisés. Je décrirai ainsi :

1° Les procédés avec section osseuse ;
2° Les procédés autoplastiques muqueux ;
3° Les procédés autoplastiques cutanés ;
4° Les procédés de dérivation de l'urine.

I. — PROCÉDÉS AVEC RÉSECTION OSSEUSE

Procédé de Trendelenburg. — Dans une première séance opératoire, on fait la double arthrotomie sacro-iliaque, qui permet de rapprocher les deux pubis. Plus tard, on avive et on suture les bords de la vessie.

Première opération : arthrotomie sacro-iliaque. — On couche

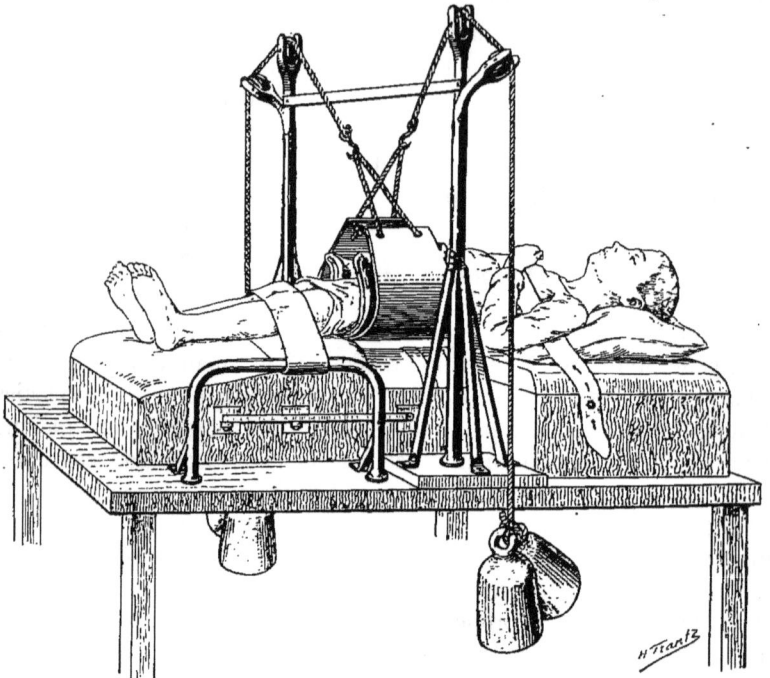

Fig. 320. — Exstrophie de la vessie. Gouttière de Trendelenburg pour rapprocher les os iliaques après l'arthrotomie sacro-iliaque.

le malade à plat ventre et on détermine, par le toucher rectal, la grande échancrure sciatique.

Incision longitudinale de la peau, au niveau de l'articulation sacro-iliaque ; section du ligament postérieur de l'articulation et du ligament interosseux très résistant. Par une forte pression latérale sur l'os iliaque correspondant, on fait bâiller l'articulation, ce qui permet de sectionner plus complètement le fort trousseau fibreux et de rapprocher le pubis de celui du côté opposé ; les fibres les plus profondes du ligament interosseux font entendre un craquement, lorsqu'elles sont rompues par la pression du bassin.

La même opération est pratiquée du côté opposé.

On peut alors rapprocher les deux pubis écartés, mais il faut les maintenir en place, pendant toute la durée de la cicatrisation de l'articulation, pour empêcher la rétraction cicatricielle de les écarter à nouveau. Dans ce but, le malade est mis dans la gouttière représentée (fig. 320), qui permet de comprimer le bassin.

Pour empêcher l'urine de souiller le malade, on adapte un urinal hypogastrique à la vessie et, au besoin, on fait l'aspiration continue de l'urine par une trompe à eau (Trendelenburg).

Deuxième opération. — Trois ou quatre mois après la première intervention, lorsque l'articulation est consolidée, on suture les bords de la vessie. Après avoir soigneusement avivé tout le rebord cutanéomuqueux de l'exstrophie, on fait une suture, en un seul plan, qui comprend la peau, les muscles et la paroi vésicale, sans traverser la muqueuse. On laisse un drain dans la vessie, pour recueillir les urines.

Habituellement, la suture ne réussit pas dans toute son étendue et il se forme un ou plusieurs trajets fistuleux, qui nécessitent des opérations complémentaires.

Lorsque la réussite est complète, on augmente la longueur du pénis, dont les deux moitiés, étalées par l'écartement des os, se trouvent rapprochées avec eux. La vessie forme un réservoir continent, dont la capacité peut s'accroître avec les années. Malheureusement, la plupart des opérés restent incontinents et sont obligés de porter un appareil : sur 23 cas réunis par Katz, seuls 5 malades avaient une vessie continente. D'autre part, la mortalité opératoire a été de 22 pour 100.

Modification du procédé de Trendelenburg. — Je signalerai le *procédé de Berg* : ce chirurgien coupe, à ciel ouvert, l'os iliaque, au-dessus de la grande échancrure sciatique. On obtient ainsi le rapprochement du pubis, sans avoir à craindre leur écartement ultérieur par rétraction de la nouvelle articulation, comme dans le procédé de Trendelenburg : l'intervalle osseux est, en effet, comblé par un cal rigide.

Dans le *procédé de Kœnig*, on réalise le rapprochement des deux pubis mobilisés par la section de la branche horizontale et de la branche descendante des pubis : les os rapprochés, on suture la vessie.

Le *procédé de Schlange* est analogue au précédent, mais la section osseuse porte plus en dedans : on sectionne la branche horizontale du pubis, immédiatement en dehors de l'insertion du muscle droit de l'abdomen, de manière à conserver l'insertion osseuse du muscle. Sur la paroi abdominale, on fait de chaque côté de la vessie, à 4 centimètres de ses bords, deux incisions qui aboutissent en bas au pubis : on dénude et on sectionne l'os, en dehors de l'insertion du muscle droit. On avive ensuite les bords de la vessie et on les suture entre eux pour reformer la cavité. On recouvre la vessie fermée avec les lambeaux musculo-cutanés qui contiennent les muscles droits, qu'on suture entre eux, laissant de chaque côté les incisions libératrices se combler par bourgeonnement.

Dans un deuxième temps opératoire, on reconstitue la verge et, dans

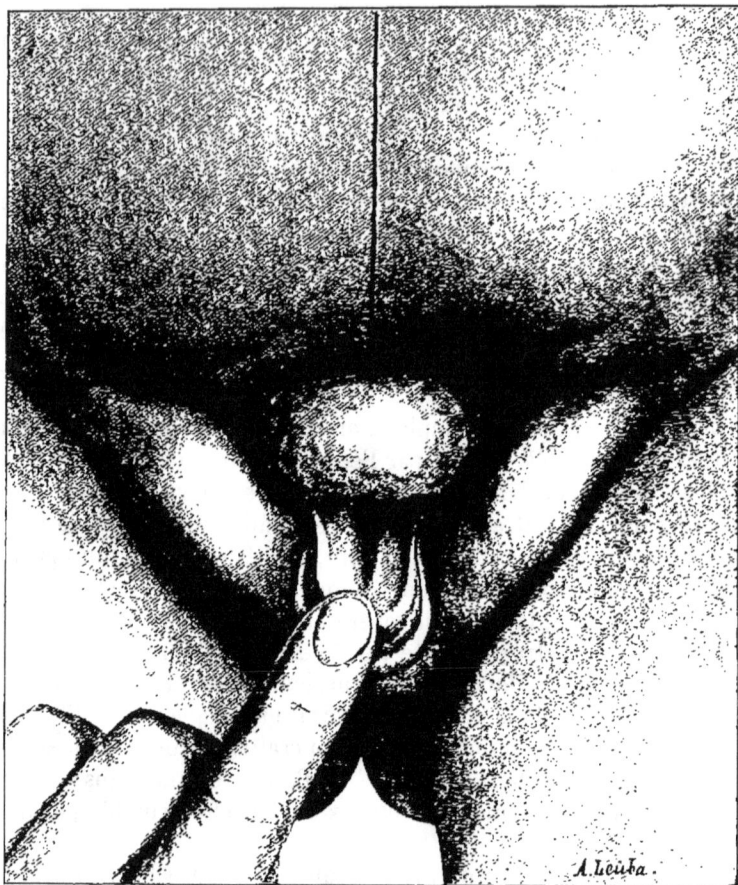

Fig. 521. — Procédé pour l'exstrophie de la vessie. Tracé de l'incision.

une troisième opération, on ferme l'orifice qui reste entre la verge et la vessie.

Voici comment j'ai opéré un enfant :

Mise en place de deux sondes urétérales. — En abaissant la verge, on voit bien les deux orifices urétéraux : de chaque côté, on met une sonde urétérale à sifflet n° 7 qu'on enfonce à 15 centimètres.

Incision circonscrivant complètement la demi-circonférence gauche de la vessie, au niveau de la continuité de la muqueuse et de la peau :

en bas, l'incision se prolonge sur les parties latérales de la verge
jusqu'au gland : en haut, sur la ligne médiane, l'incision monte
verticalement au-dessus de l'ombilic, qui se trouve contre la
vessie, dans une étendue suffisante pour que les muscles droits

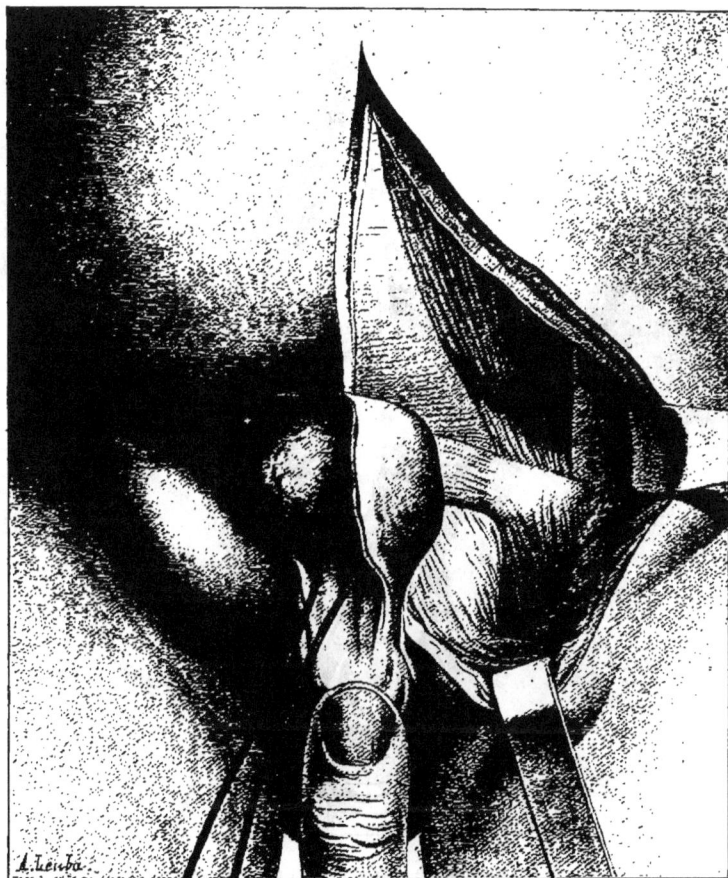

Fig. 322. — Procédé pour l'exstrophie de la vessie. Chaque uretère est muni d'une sonde :
la moitié gauche de la vessie a été disséquée.

puissent être dégagés dans la suite de l'opération (fig. 321).

Dissection de la moitié gauche de la vessie. — Dégageant la peau
et la couche sous-cutanée en haut, jusqu'au fascia qui réunit profondément le bord interne des muscles droits, je puis, assez facilement,
disséquer la face externe de la moitié gauche de la vessie, sans
ouvrir le péritoine. Du côté de la verge, j'avive largement le bord de la
gouttière pénienne, en ayant soin de laisser une épaisse couche de
tissu, au niveau du col de la vessie (fig. 322).

Dissection des muscles droits et du pubis. — Poursuivant le
dégagement du bord externe de la plaie, le muscle droit est largement
mis à nu; en bas, je découvre la face antérieure du pubis, de manière·

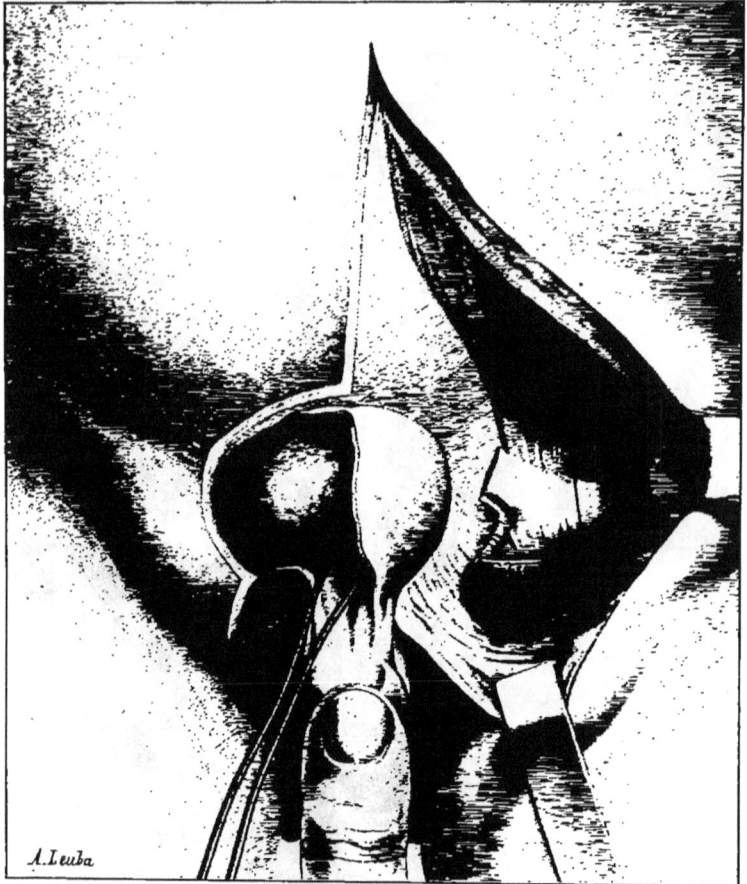

Fig. 323. — Procédé pour l'exstrophie de la vessie. Section de la branche horizontale du pubis
et de la branche ascendante de l'ischion.

à bien voir la bandelette fibreuse qui réunit les deux os et l'insertion
des muscles droit interne et grand adducteur.

Libération du pubis. — En dedans, au ras de son insertion osseuse, on sectionne la bandelette inter-pubienne, pour bien mettre à nu
la face interne du pubis. Plus en dehors, on coupe la branche horizontale du pubis et la branche ascendante ischio-pubienne : le fragment
d'os ainsi isolé reçoit l'insertion du muscle droit; il est débarrassé des
insertions des muscles de la cuisse. Profondément, par sa face postérieure, le fragment osseux n'est pas dépouillé.

Suture vésico-urétrale. — Après avoir exécuté les mêmes manœuvres du côté droit, on suture les bords de la vessie et du canal urétral. Cette suture, au catgut fin, ne comprend pas la muqueuse : on

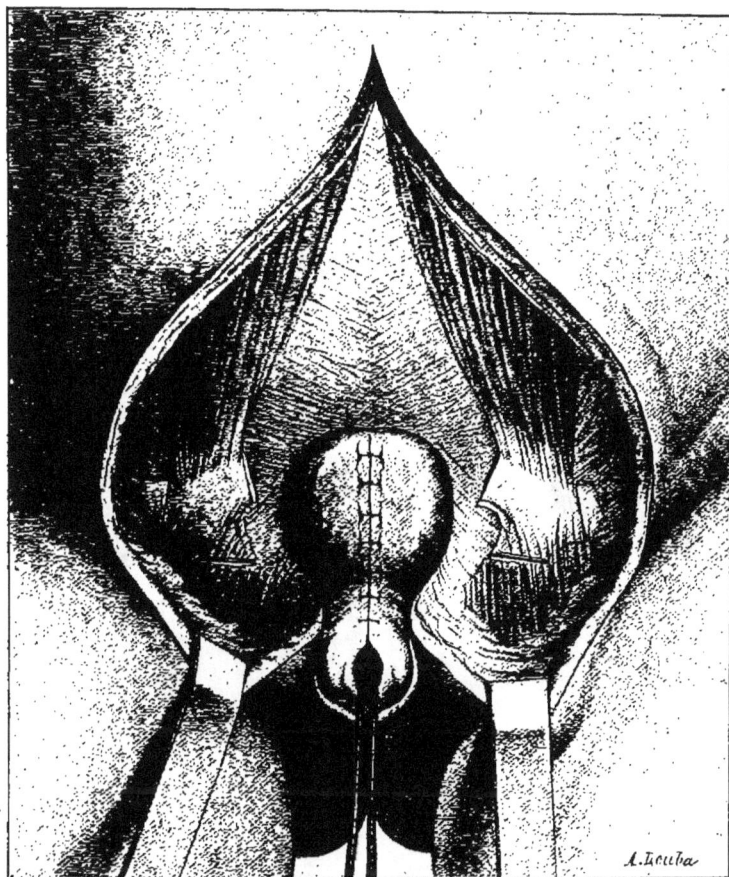

Fig. 324. — Procédé pour l'exstrophie de la vessie. Suture de la vessie et de l'urètre.

peut faire un surjet enchaîné ou suturer par des points séparés.

Suture des deux pubis. — Par-dessus la vessie fermée (fig. 324), les deux fragments du pubis sont rapprochés : leurs bords internes sont en contact, et il est facile de les réunir par deux points de suture. Pour bien faire, il a fallu libérer le bord externe des muscles droits dans l'étendue de quelques centimètres. Les fragments ayant de la tendance à basculer en dedans, deux points de suture au catgut fixent leurs bords externes aux tissus périphériques (fig. 325).

Suture des muscles droits et de la peau. — Au-dessus du pubis,

on suture entre eux les deux bords internes des muscles droits. Un troisième plan de suture au crin réunit la plaie cutanée : au niveau de la
base de la verge reconstituée on place de chaque côté un **drain juxta-
vésical** (fig. 326).

Pansement. — Un pansement aseptique couvre la plaie : il laisse

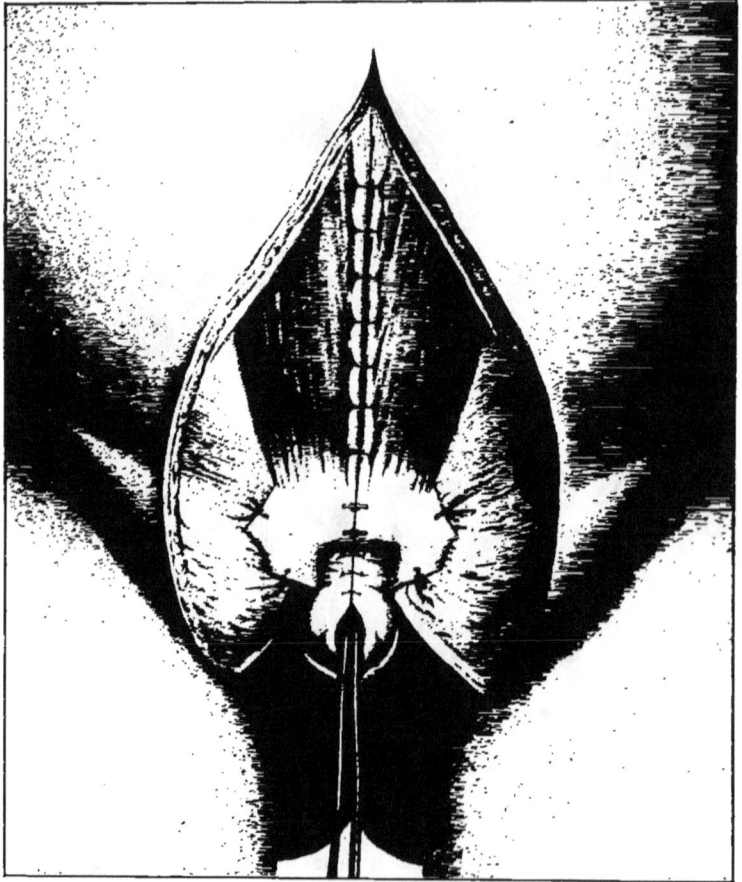

Fig. 325. — Procédé pour l'exstrophie de la vessie. Suture des deux pubis au-devant
de la vessie fermée.

passer les sondes urétérales qui déversent l'urine dans un urinal et sont
fixées au pansement par des fils.

Tous les procédés avec section osseuse essaient de refaire la vessie et
l'urètre, en reconstituant, autant que possible, les formes naturelles ;
tous tâchent d'obtenir une vessie continente, capable de retenir les
urines et de les expulser à volonté. Ces résultats ne peuvent malheureusement être obtenus que dans un nombre restreint de cas. On sait que

l'appareil sphinctérien, capable de retenir les urines dans la vessie normale, est formé par deux muscles : 1° le sphincter de la vessie ; 2° le sphincter de la portion membraneuse : chez les malades atteints d'exstrophie ces muscles existent, le sphincter membraneux peut même être assez développé, mais la reconstitution opératoire des anneaux

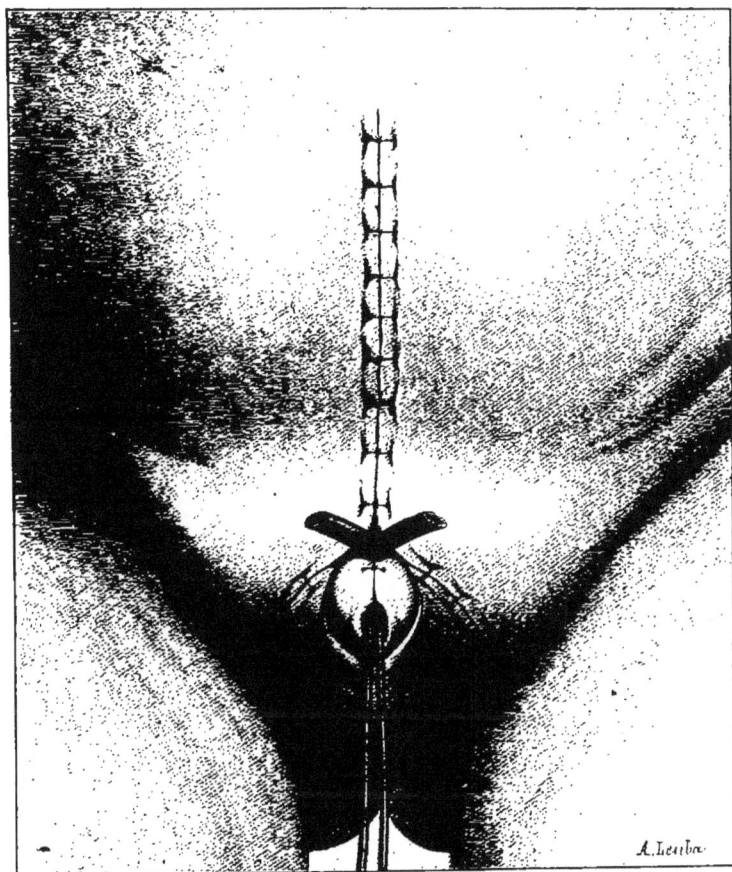

Fig. 326. — Procédé pour l'exstrophie de la vessie. Sutures superficielles : drainage des uretères.

musculaires est imparfaite et la plupart des malades restent incontinents. Lorsque l'incontinence persiste, le seul résultat obtenu est le port plus facile d'un appareil ; or, ce but peut être atteint à moins de frais par des opérations beaucoup moins graves, telles que les procédés autoplastiques.

II. — PROCÉDÉS AUTOPLASTIQUES

Les procédés autoplastiques peuvent être distingués en deux groupes, suivant qu'on se sert de la paroi de la vessie, repliée sur elle-même, pour reconstituer la cavité, ou de la peau du voisinage qui, renversée sur la vessie, face épidermique en dessous, forme sa paroi antérieure.

A. — AUTOPLASTIE MUQUEUSE

Procédé de Segond. — L'opération a pour but de replier la

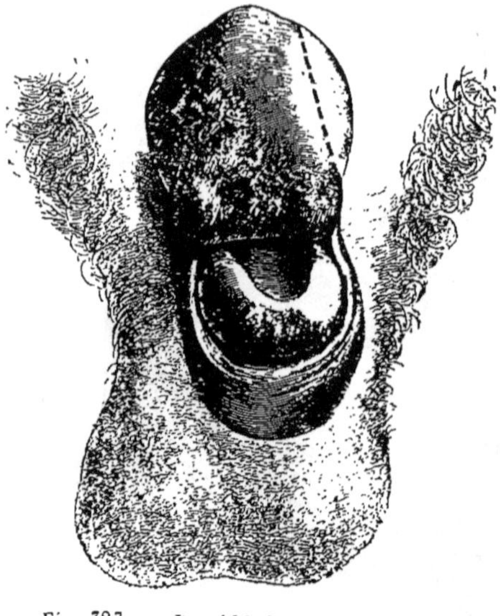

Fig. 327. — Procédé de Segond, 1er temps. Le pointillé indique l'étendue de vessie qu'on doit réséquer.

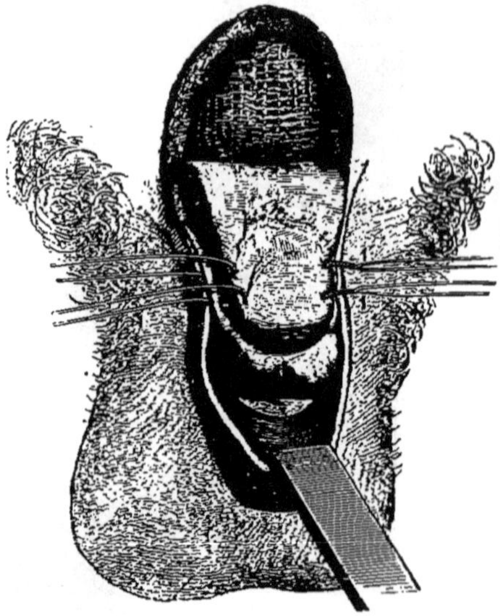

Fig. 328. — Procédé, de Segond 2e temps. Vessie rétrécie et rabattue sur la gouttière pénienne déjà fixée par les deux premiers fils 1, 1'. L'écarteur est placé sur le prépuce préparé.

moitié supérieure de la vessie sur sa partie inférieure et sur le pénis épispade, pour former un canal muqueux qui livre passage aux urines.

1er temps. — On fait une incision en fer à cheval, ouvert en bas, qui circonscrit la vessie à l'union de la muqueuse et de la peau et on dissèque la vessie avec grand soin, pour ne pas entamer le péritoine, jusqu'au niveau de l'insertion des uretères, point où la paroi vésicale sera repliée. Pour que la vessie s'adapte au pénis, on la rétrécit, en coupant sa paroi, suivant les lignes pointillées de la figure 327. Poncet, de Lyon, a modifié, avec raison, ce temps opératoire : il conserve toute la largeur de la vessie, ce qui permet la formation d'un petit réservoir et facilite les sutures délicates à placer du côté des uretères.

2ᵉ *temps*. — Les bords de la gouttière pénienne sont largement avivés et on fixe les bords du lambeau de la vessie, rabattue aux bords avivés de la gouttière pénienne, par quelques points au catgut fin (fig. 528).

3ᵉ *temps*. — On tend, avec les doigts, le prépuce, qui, chez ces malades, pend au-dessous du gland, et on le perfore avec un bistouri, en traversant ses deux feuillets cutanés; l'ouverture doit être suffisante pour laisser passer aisément le gland, ce qui permet d'étaler tout le capuchon préputial sur la face cruentée du lambeau vesical, replié sur lui-même. Quelques points de suture, au fil d'argent ou au crin, fixent le prépuce étalé : il convient de commencer ces sutures, au niveau du méat.

4ᵉ *temps*. — On comble, par le procédé autoplastique qui paraîtra le plus facile, la plaie qui résulte de la dissection de la vessie et, si possible, on fixe aux bords inférieurs des lambeaux autoplastiques le bord supérieur de la peau préputiale étalée.

Ce temps autoplastique peut s'exécuter dans une deuxième séance, en même temps que l'on ferme les orifices qui persistent habituellement près des uretères.

Le procédé de Segond est d'une grande bénignité et a été exécuté un grand nombre de fois, en France. Il permet d'obtenir un canal muqueux et de recueillir les urines par un urinal.

Procédés de Rutkowski et Mikulicz — Se basant sur les expériences de Tizzoni et Poggi, qui ont démontré la possibilité de former un réservoir, capable de contenir l'urine, avec une anse intestinale isolée, Rutkowski et Mikulicz ont pratiqué, chez l'homme, des autoplasties avec la muqueuse intestinale.

Rutkowski commença par faire une laparotomie sus-ombilicale et par isoler une anse d'intestin grêle, longue de 6 centimètres, qu'il laissa adhérente au mésentère; la continuité de l'intestin fut rétablie par entéro-anastomose. L'anse intestinale isolée fut ouverte sur son bord convexe et le lambeau ainsi obtenu, suturé par ses bords aux bords avivés de la vessie. On réduisit dans le ventre la nouvelle vessie et on referma la paroi abdominale.

Mikulicz opéra en plusieurs séances. Dans une première séance, il isola une anse intestinale de 12 centimètres de long, ferma un de ses bouts et aboucha l'autre bout ouvert à l'angle inférieur de la plaie, immédiatement au-dessus de la vessie. Une seconde opération consista à supprimer le pont cutané qui restait entre la vessie et le bord inférieur de l'anse abouchée à la peau; en outre, la moitié inférieure de cette anse fut avivée, ainsi que la moitié supérieure du bord de la vessie, et les deux organes furent suturés au fil d'argent. La troisième séance eut pour dessein d'aviver et de suturer les bords de la gouttière pénienne, pour reconstituer la verge. La quatrième opération reconstitua la vessie. Dans ce but, par une incision autour de l'insertion cutanée de l'anse intestinale, on libéra cette anse et on fixa sa demi-circonférence supérieure à la demi-circonférence inférieure de la vessie, dont les bords avaient été avivés. La cavité ainsi constituée, formée en partie par l'intestin, en partie par la vessie, fut réduite dans le ventre et recouverte par la paroi abdominale suturée au-devant d'elle.

Ces procédés d'autoplastie intestinale permettent de former un réservoir plus vaste, mais ils ne dispensent pas du port d'un appareil et sont beaucoup plus graves que la simple autoplastie faite avec la muqueuse vésicale elle-même.

B. — AUTOPLASTIE CUTANÉE

Roux, de Toulon, pratiqua, en 1852, la première opération autoplastique pour exstrophie de la vessie : sa méthode, plus ou moins modifiée, a inspiré de très nombreux procédés, parmi lesquels je citerai celui de Le Fort, modification du procédé de Wood, et celui de Pozzi.

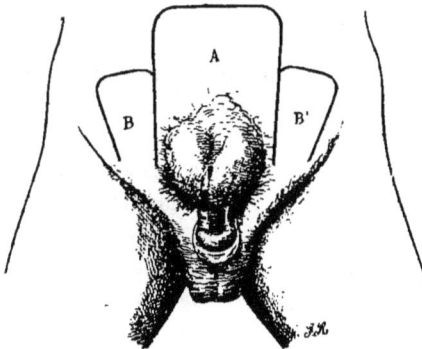

Fig. 329. — Extrophie de la vessie.
Autoplastie cutanée. Tracé des lambeaux par le procédé de Wood.

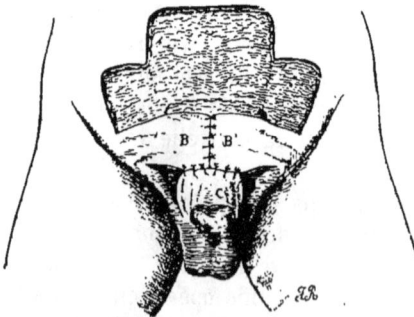

Fig. 330. — Extrophie de la vessie.
Procédé de Le Fort.

Le lambeau A a été rabattu et fixé au prépuce C étalé sur la verge. Les lambeaux cutanés B sont suturés par-dessus.

Procédé de Le Fort. — En des séances successives, séparées par plusieurs semaines d'intervalle, Le Fort opéra ainsi l'épispadias et l'exstrophie :

1° Incision à la base du prépuce, traversant ses deux couches cutanées, assez large pour laisser passer le gland : étaler le prépuce sur la gouttière pénienne ;

2° Tailler un lambeau rectangulaire, à base inférieure, au-dessus de la vessie (comme dans le procédé de Wood (fig. 329) ; renverser ce lambeau, face cutanée en dessous, et le fixer au bord supérieur du prépuce avivé ;

3° Taille de deux lambeaux latéraux glissés sur la face cruentée du lambeau sus-vésical, comme l'indique la figure 330.

Procédé de Pozzi. — 1° Incision en fer à cheval, à 4 centimètres
en dehors de la tumeur, et la cernant complètement. Deux incisions
transversales rejoignent inférieurement cette incision curviligne aux
limites de là tumeur ; deux autres incisions analogues sont faites,
en haut, de manière à diviser, en trois segments, le lambeau unique,
primitivement dessiné par le fer à cheval.

2° Dissection des trois lambeaux, de dehors en dedans, jusqu'à leur
base, qui correspond à l'écartement des muscles droits. Suture bord à

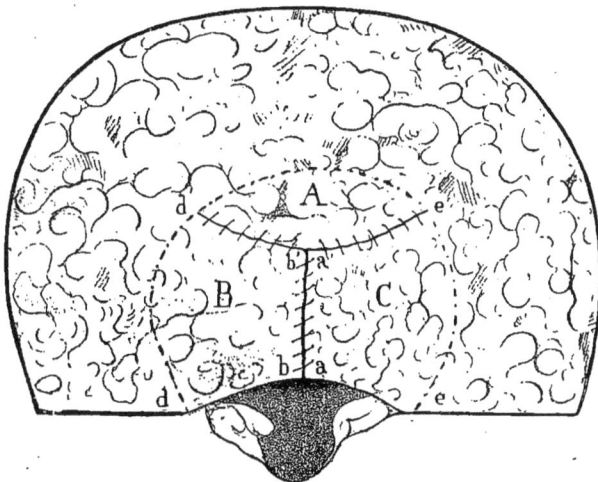

Fig. 331. — Exstrophie de la vessie. Procédé de Pozzi.
Les trois lambeaux cutanés A, B, C, rabattus et suturés entre eux, formant la paroi antérieure
de la vessie.

bord de ces trois lambeaux, au catgut (par des sutures à la Lembert),
de manière à reconstituer une face antérieure de la vessie, formée par
de la peau, dont la surface cornée est tournée du côté de la cavité
nouvelle (fig. 331).

3° Pour permettre de refaire un plan musculo-fibreux au-devant de
ce plan profond, on essaie de rapprocher les muscles droits qui ont été
mis à découvert par la dissection de la peau. Leur écartement est tel
qu'on ne peut y parvenir, même en y faisant des incisions libératrices.
On prend alors le parti de détacher, avec la pince coupante, de chaque
côté, la partie des pubis (très éloignés l'un de l'autre), sur laquelle se
fait inférieurement leur insertion et de la renverser de dehors en
dedans. On parvient ainsi à rapprocher un peu la portion supérieure
des muscles et on la suture au catgut. Reste inférieurement un espace
considérable où ce rapprochement est impossible, même avec des incisions libératrices sur le tissu musculaire. On fait alors rétracter les
muscles, et, grâce à une incision, portée aussi loin que possible, en

dehors, sur la paroi postérieure de leur gaine fibreuse et suivie de dédoublement de cette gaine de dehors en dedans, on obtient deux lanières fibreuses très résistantes, qu'on parvient à suturer sur la ligne médiane, plus bas que la suture des muscles droits (fig. 332).

On prolonge ainsi le plan musculo-aponévrotique, jusqu'au niveau de la partie médiane du plan cutané déjà reconstitué et, à l'aide d'une

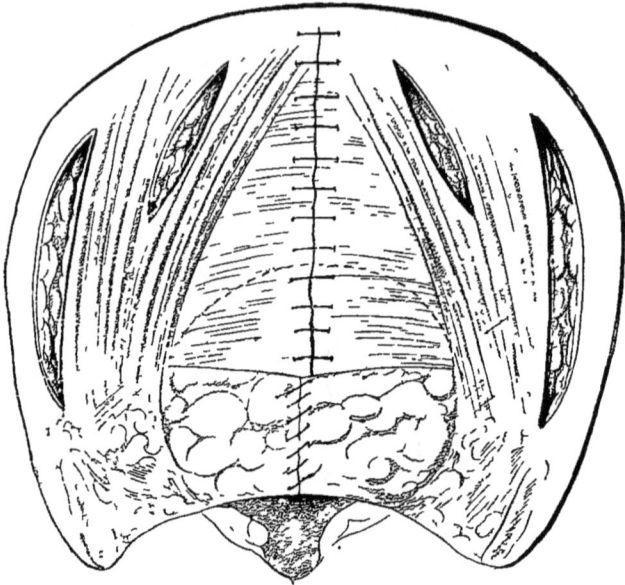

Fig. 332

spatule, on refoule, à mesure, la saillie herniaire au-dessous de lui; la réduction se maintient très bien.

4° Il reste à recouvrir de peau l'énorme surface dénudée, qui ne mesure pas moins de 15 centimètres de diamètre. Après rapprochement des bords, on fait deux grandes incisions libératrices, immédiatement en dedans des épines iliaques, et on dissèque la peau, en dedans de cette incision et en dehors de la grande plaie. On la mobilise ainsi de manière à permettre un glissement.

Les procédés d'autoplastie cutanée sont à peu près abandonnés et on ne les utilise guère que pour compléter d'autres opérations. La paroi antérieure de la vessie est formée, après ces autoplasties, par la face épidermique de la peau, qu'il faut soigneusement dépouiller de ses poils pour éviter la formation de calculs. Malgré toutes les précautions, la formation de calculs secondaires est toujours à craindre.

III. — PROCEDÉS DE DÉRIVATION DES URINES

Avec Katz, on peut classer en deux groupes les procédés de dérivation des urines :

1° Les procédés qui essaient d'implanter les uretères ou le trigone dans l'intestin, pour obtenir la miction volontaire par le rectum ;

2° Les procédés qui cherchent à pouvoir recueillir les urines dans un appareil, en fixant les uretères à l'urètre, au vagin ou à la peau.

A. — DÉRIVATION DE L'URINE DANS L'INTESTIN

Nous avons déjà exposé, page 465 et suivantes, les différents procédés d'abouchement des uretères dans l'intestin et nous avons dit la redoutable fréquence de l'infection ascendante. Nous ne reviendrons pas sur ce point. Je laisserai aussi de côté les tentatives faites par Simon et par d'autres chirurgiens pour créer une fistule vésico-rectale, et je me bornerai à décrire le procédé de Maydl, dont la vogue, très grande il y a peu d'années, est moindre aujourd'hui. On a pu, en effet, se rendre compte de la fréquence des pyélo-néphrites ascendantes, consécutives à l'opération et de la gravité de l'acte opératoire lui-même, plus grande qu'on ne croyait. Ce procédé expose pourtant moins à l'infection ascendante que la simple insertion à l'intestin des uretères sectionnés, parce qu'il transplante dans l'intestin le trigone entier avec les orifices urétéraux : l'uretère conserve son embouchure normale, oblique à travers la paroi vésicale et ne risque pas de se rétrécir comme dans les procédés qui insèrent sur l'intestin l'uretère sectionné. Maydl pensait en outre qui la conservation de tout le trigone avait une importance considérable, parce qu'on laissait ainsi intact le muscle interurétéral. En réalité, on peut considérer que cette bande musculaire interurétérale, privée d'innervation, ne joue aucun rôle de préservation pour l'uretère ; c'est d'ailleurs ce que démontrent les opérations qui fixent à l'intestin chacun des deux uretères, séparément l'un de l'autre, et dont les résultats sont aussi bons que ceux de l'opération de Maydl.

Procédé de Maydl. — *Cathétérisme des uretères.* — Abaissant fortement la verge, on introduit, dans chaque uretère, une sonde n° 7 ou 8, à extrémité taillée en biseau ; les sondes sont poussées à 15 centimètres de profondeur et leur ouverture bouchée, pour empêcher l'urine de souiller la plaie. Il convient d'introduire les sondes avant d'endormir le malade, parce que les éjaculations urétérales permettent de bien voir les orifices urétéraux souvent difficiles à trouver ; pendant l'anesthésie, les éjaculations sont souvent séparées par de longs intervalles.

Dissection de la vessie. — Au niveau du bord supérieur de la ves-

sie et suivant son contour, on incise la paroi abdominale, dans toute
son épaisseur, y compris le péritoine. Deux doigts de la main gauche,

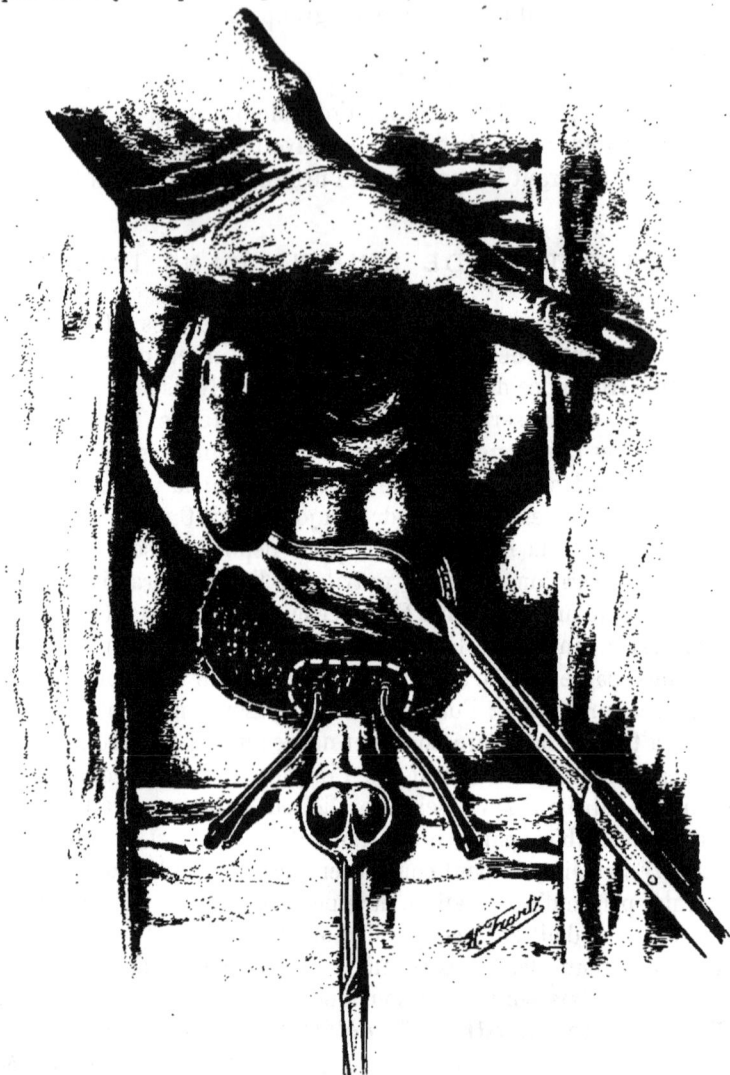

Fig. 333. — Exstrophie de la vessie. Procédé de Naydl. Dissection de la vessie qui sera
réséquée suivant la ligne pointillée en conservant le trigone (d'après Katz).

introduits dans le ventre, servent à se guider, pour continuer à
détacher sans danger toute la circonférence de la vessie, jusqu'aux
bords de la gouttière pénienne, en passant en dehors des uretères et en
ménageant ces conduits. Si l'un des uretères s'insérait près de la peau,
il faudrait passer plus en dehors et garder, avec la vessie, un mor-

ceau de peau pour éviter de sectionner le méat urétéral. Pendant cette dissection de la vessie, on aura soin de se porter toujours assez en dehors, pour ménager les artères ombilicales (Katz) (fig. 335).

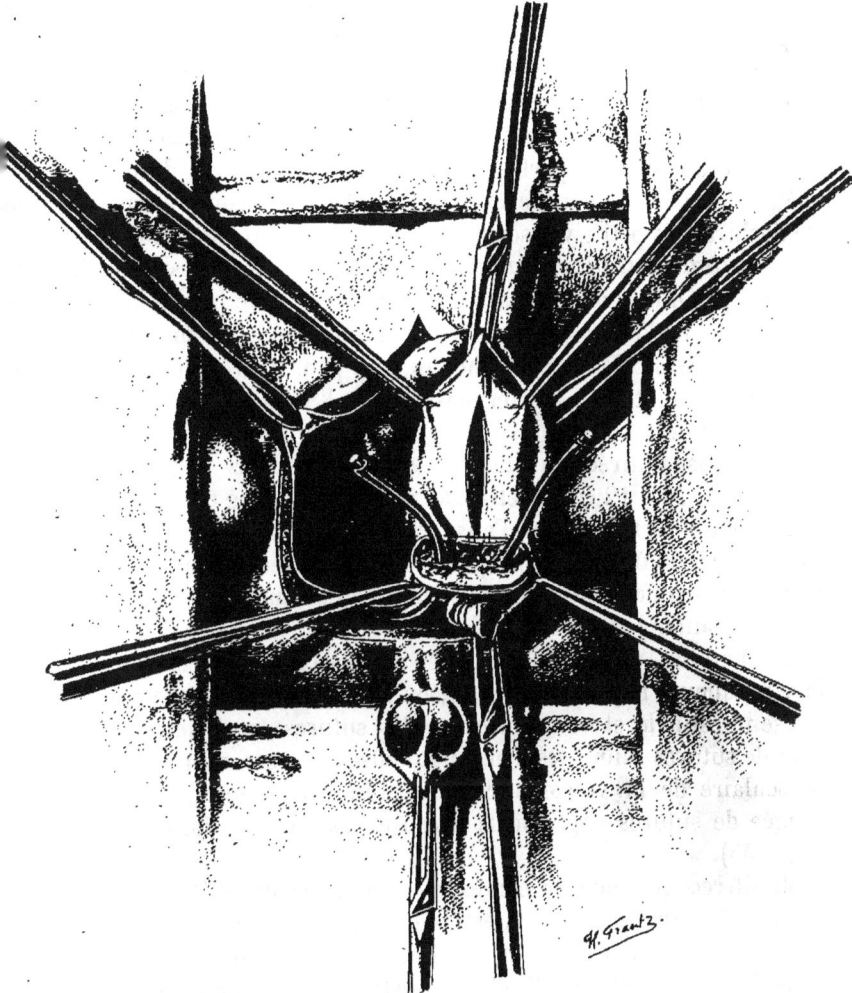

Fig. 334. — Exstrophie de la vessie. Procédé de Maydl. Incision de l'anse sigmoïde où sera implanté le trigone libéré avec les uretères (d'après Katz).

Libération de la vessie. — Après avoir détaché, en haut et sur les côtés, la vessie de la paroi abdominale, on coupe en travers l'urètre, immédiatement au-dessus de l'embouchure des canaux éjaculateurs. On peut ainsi libérer la vessie et commencer à dégager avec les doigts la face externe des uretères.

Taille du lambeau vésical qui sera fixé à l'intestin. — On

extirpe la vessie libérée, en conservant un centimètre de paroi, tou
autour des uretères; il reste ainsi, adhérente à l'extrémité inférieure
de ces conduits, une portion ovalaire de la vessie, à grand diamètre
transversal, qui contient l'embouchure des deux uretères. Beck conseille
de donner au lambeau vésical une forme losangique, pour faciliter son
implantation dans l'ouverture verticale de l'intestin. En extirpant la
vessie, on a soin de couper le péritoine plus en dehors que la muqueuse et la musculeuse, de manière qu'il reste un excédent de séreuse,
qui protégera ensuite les sutures vésico-intestinales. Lorsque le lambeau
vésical est taillé, on parfait la libération des 3 ou 4 derniers centimètres des uretères, en ne les dépouillant pas de trop près, par crainte
de déchirer les petits vaisseaux qui les nourrissent (fig. 334).

Anastomose trigono-intestinale. — Le lambeau vésical extirpé est
protégé par une compresse aseptique. Au-dessus de la plaie de la paroi
qui résulte de l'extirpation de la vessie, on prolonge, sur la ligne médiane, l'incision de la paroi abdominale, pour attirer au dehors l'anse
sigmoïde de l'intestin. L'extériorisation de l'S iliaque se fait d'habitude
sans difficulté.

Sur l'anse attirée, on limite, avec deux pinces à coprostase, un
segment de 10 à 12 centimètres, au niveau duquel se fera l'anastomose.

On incise verticalement l'anse intestinale sur son bord libre, dans
une étendue suffisante, pour que, en attirant avec des pinces de chaque
côté le milieu de la plaie longitudinale, on ait une ouverture suffisante
pour implanter le lambeau vésical.

Le lambeau vésical est renversé en arrière, de façon que sa surface muqueuse regarde l'intestin; on l'insinue dans l'ouverture faite à
l'anse intestinale et on l'y fixe par des sutures en surjet. Un premier
plan de sutures réunit les deux muqueuses; un second plan la couche
musculaire de la vessie à celle de l'intestin; enfin, une troisième
rangée de sutures applique la séreuse vésicale à celle de l'S iliaque
(fig. 335).

Maydl recommande de commencer par fixer au péritoine pariétal la
partie inférieure de l'anse intestinale attirée, d'ouvrir ensuite l'intestin
et de commencer les sutures en faisant d'abord un plan séro-séreux
dans la partie haute de la plaie intestinale. La fixation de l'anse à la
paroi a pour but de rendre l'opération extra-péritonéale et de sauvegarder la grande cavité séreuse, en cas de fistule stercorale : elle me
paraît présenter le grave inconvénient de rendre plus accusée la courbure que forment les uretères au niveau de leur implantation. La
fixation de l'anse à la paroi ne permet pas, en effet, de rentrer l'intestin
dans le ventre après l'anastomose trigono-intestinale et, avec elle, les
uretères qui se trouvent ainsi coudés.

Fermeture de la paroi. — Si on le peut, le mieux est de refermer la paroi abdominale, en pratiquant, au besoin, sur les parties latérales, des incisions libératrices. Presque toujours, l'ouverture de la paroi est trop large pour qu'il soit possible de la fermer en totalité; aussi, faut-

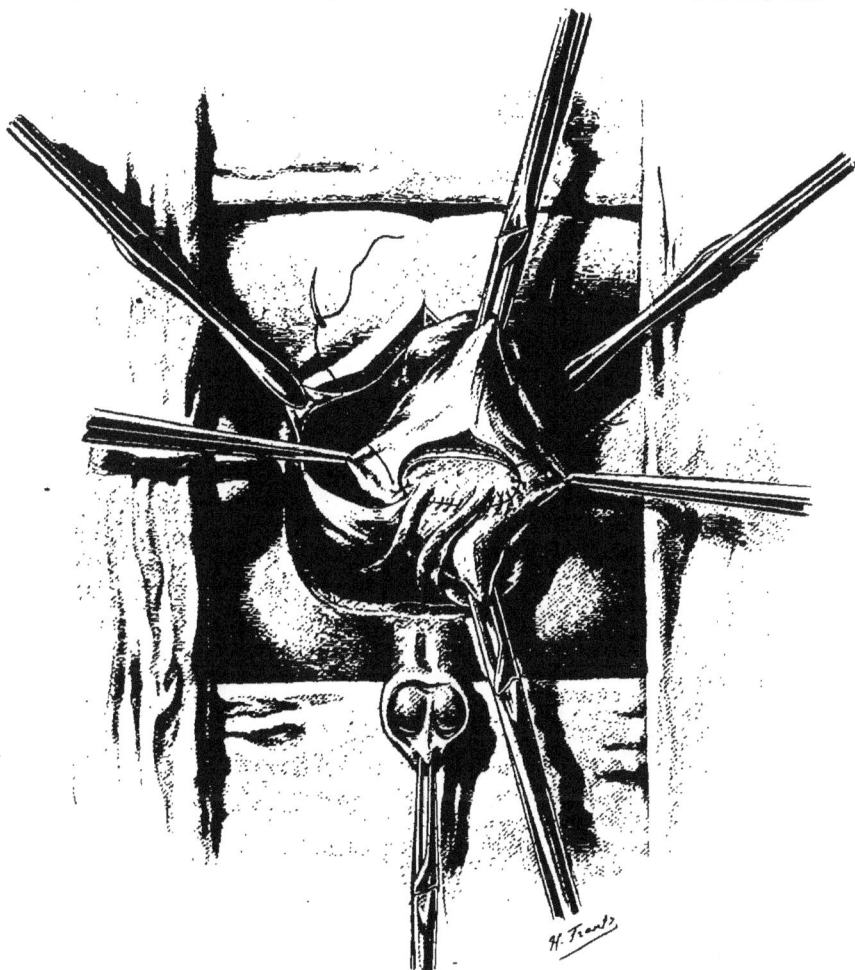

Fig. 555. — Exstrophie de la vessie. Procédé de Maydl. Anastomose vésico-intestinale.
(D'après Katz.)

il se contenter de fermer la partie supérieure de la plaie et de bourrer de gaze sa partie inférieure, en y plaçant un drain.

Pansement. — On met sur la plaie abdominale un pansement asep-tique. On introduit dans le rectum un tube qui recueille les urines et les matières, qu'il déverse dans un urinal. Le malade est placé dans un lit, garni d'un demi-matelas, pour que l'urinal se trouve dans un plan inférieur à celui du corps.

Soins consécutifs. — Le malade doit être attentivement surveillé, parce que les matières s'échappent souvent en partie autour du tube rectal : point n'est besoin d'insister sur la nécessité d'une propreté absolue, pour empêcher l'infection de la plaie abdominale ouverte.

Le tube rectal est retiré le 5ᵉ jour. Pendant les quelques jours qui suivent, le malade a de l'incontinence rectale des urines, puis le sphincter anal commence à fonctionner et les mictions, d'abord très rapprochées, s'espacent de plus en plus : quelques semaines après l'opération, les mictions sont souvent séparées par des intervalles de 1 ou 2 heures. Plus tard, ces intervalles pourront être de 3 ou 4 heures. Au début, les matières sortent avec l'urine; plus tard, quelques malades ont des mictions indépendantes de la défécation.

Les mèches abdominales sont enlevées du 3ᵉ au 5ᵉ jour; la plaie est ensuite pansée avec d'autres mèches et se ferme après 3 ou 4 semaines, ou même beaucoup plus tardivement.

Difficultés et accidents opératoires. — **Blessure des uretères.** — Il faut avoir soin de ne pas blesser les uretères pendant la dissection de la vessie; on y parvient facilement, en suivant la technique indiquée. Parfois, un des deux uretères s'insère sur la vessie presque à l'union de la muqueuse à la peau; pour éviter de blesser le conduit, il faut, dans ce cas, disséquer en dehors de l'orifice urétéral, en sorte que le lambeau vésical qui devra être implanté dans l'intestin présente une partie cutanée. Cette précaution est nécessaire pour ne pas rétrécir l'orifice urétéral avec les sutures d'implantation.

Hémorragie. — L'hémorragie peut provenir de l'artère ombilicale, de l'artère urétérale ou des vaisseaux vésico-prostatiques. Pour éviter de couper l'artère ombilicale, on ne rasera pas de trop près la vessie en la disséquant : une ligature simple arrêterait le saignement.

L'artère urétérale se détache de l'hypogastrique assez haut pour ne pas être blessée si on opère avec soin : sa blessure aurait le sérieux inconvénient de rendre plus précaire la nutrition de la partie inférieure de l'uretère.

Lorsqu'on détache la vessie de l'urètre, on sectionne quelques vaisseaux qui donnent habituellement un peu de sang : la compression, au besoin quelques pinces hémostatiques, arrêtent ce saignement peu important.

Difficulté d'amener l'anse intestinale au dehors. — Facile d'habitude, l'extériorisation de l'anse peut être rendue malaisée par des adhérences qu'il faudrait détacher. Si d'ailleurs on était gêné, on ferait l'implantation dans le côlon ou dans le rectum.

Difficulté des sutures. — Il faut apporter grand soin à l'exécution des surjets qui réunissent la vessie à l'intestin; de mauvaises sutures ont déterminé la mort, dans plusieurs cas, par épanchement de matières dans le péritoine. C'est surtout au niveau des parties latérales, près des uretères, que se produisent les fistules; on fera le possible pour bien renforcer les points séro-séreux à ce niveau.

Accidents post-opératoires. — La péritonite généralisée, consécutive à l'épanchement des matières dans le péritoine, est un accident fatalement mortel. Pour l'éviter, il faut faire très soigneusement les sutures et isoler, avec des mèches de gaze, l'anastomose trigono-intestinale. Si les sutures n'ont pu être exécutées d'une manière parfaite, on fixera l'anse intestinale à la paroi, par une collerette séro-séreuse, de manière à rendre l'anastomose extra-péritonéale.

Les **fistules stercorales ou urinaires** sont fréquentes après l'opération de Maydl. Ordinairement, lorsque le foyer d'anastomose est bien isolé, ces fistules se ferment d'elles-mêmes, en quelques jours, sans qu'il soit besoin de faire une opération complémentaire.

Pyélo-néphrite. — Malgré la conservation des sphincters urétéraux, la pyélo-néphrite est une complication fréquente. On l'observe dans les quelques jours qui suivent l'opération ou tardivement, après plusieurs mois ou plusieurs années. Au début surtout, la pyélo-néphrite suppurée aigue s'annonce par l'élévation de la température, souvent par de violents frissons et de la douleur lombaire. Cette redoutable complication a été la cause la plus fréquente de la mort des opérés. Le seul traitement rationnel, que les auteurs n'ont d'ailleurs pas employé, serait de pratiquer la néphrostomie.

Rectite. — La muqueuse intestinale supporte bien d'habitude le contact de l'urine; lentement le rectum se dilate et finit par constituer un véritable réservoir. Parfois pourtant, il se développe une inflammation violente, avec formation d'ulcérations : à la souffrance des malades s'ajoute alors le danger plus grand d'infection urétéro-rénale. Le traitement de cette complication sera institué par des lavements à l'eau boriquée, par des lavages rectaux au nitrate d'argent; au besoin, je n'hésiterais pas à pratiquer la néphrostomie pour empêcher l'urine de s'écouler dans le rectum.

Incontinence rectale. — Après la période d'incontinence du début, le sphincter rectal peut retenir les urines, pendant un temps de plus en plus long. Parfois pourtant, on voit, après une période de continence, le sphincter remplir moins bien ses fonctions. Si l'incontinence rectale devenait définitive, il faudrait avoir recours à l'un des procédés qui permettent de dévier les urines vers la peau, soit par la néphrostomie, soit par la double urétérostomie lombaire.

Procédé de Peters. — Voici l'ingénieuse opération de Peters pour dévier les urines dans le rectum :

On dissèque extra-péritonéalement la vessie exstrophiée et on l'extirpe. Les deux uretères, garnis de sondes, sont séparés l'un de l'autre:

autour de leur embouchure vésicale, on ménage une petite collerette de muqueuse et on fixe les sondes à la paroi urétérale, à l'aide d'un fil. On dissèque ensuite le rectum par le périnée, sans arriver au cul-de-sac du péritoine, et on fait, de chaque côté de la paroi antérieure du rectum, une petite fente, par laquelle on passe une pince qui va saisir les sondes urétérales et les faire sortir par l'anus. Les uretères pénètrent dans la cavité intestinale, où leurs extrémités pendent dans une étendue de 2 à 5 centimètres; on ne les fixe pas à la paroi rectale à laquelle ils adhèrent suffisamment, après trois jours, pour qu'on puisse retirer les sondes urétérales.

Harry Sherman réunissait, en 1906, 11 cas opérés par le procédé de Peters, avec 2 morts. La statistique de Katz pour l'opération de Maydl donnait 15 morts sur 57 opérés (1903).

Procédé de Soubottine. — Dans cet intéressant procédé, on détache de la paroi antérieure du rectum de quoi former un canal qui conduira l'urine à l'extérieur, en passant en dedans du sphincter de l'anus; en arrière de ce canal, on reconstitue la paroi rectale. On essaie ainsi de prévenir l'infection ascendante, en isolant les matières fécales du canal urinaire (fig. 556 et 557).

On commence par pratiquer une incision longitudinale, qui de l'anus va au delà de la base du coccyx, et par réséquer cet os. La paroi postérieure du rectum est alors incisée longitudinalement, pour bien voir la paroi antérieure de l'intestin. On incise ensuite longitudinalement cette dernière paroi, dans une étendue de 5 centimètres, au-dessus du sphincter anal et on ouvre la paroi postérieure correspondante de la vessie, repérée par un doigt qui la repousse. Les bords des deux ouvertures vésicale et rectale sont alors suturés, pour créer une large fistule vésico-rectale.

Une incision en fer à cheval à convexité supérieure, dont les deux branches verticales aboutissent à la peau de l'anus, circonscrit cette ouverture,

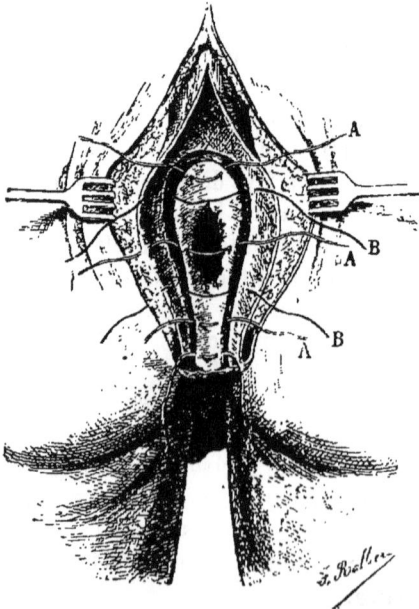

Fig. 556. — Exstrophie de la vessie.
Procédé de Soubottine.

passant assez loin de ses bords, pour isoler un tiers de la circonférence

du rectum. On réunit les bords de ce lambeau rectal, de manière à constituer un canal fermé, qui fait communiquer l'orifice de la vessie avec le périnée, canal qui se trouve inclus dans l'intérieur de l'anus. Pour former ce canal, on fait un double plan de sutures sur la paroi rectale, le premier muqueux, le second musculaire.

Le dernier temps de l'opération consiste à reconstituer le rectum, en suturant d'abord sa paroi antérieure, puis sa fente postérieure. On ferme ensuite la plaie rétrorectale, en laissant une partie ouverte en bas.

Un tube mis dans le rectum laisse passer les gaz et les matières.

Quinze jours après l'opération, on cathétérise le nouvel urètre et on continue à le faire tous les jours.

Fermeture de la vessie. — On peut, dans la même séance, ou plus tardivement, fermer la vessie, à l'aide d'un procédé à lambeaux cutanés (Soubottine) ou muqueux. On a soin de laisser un orifice à la partie inférieure de la vessie et d'y maintenir une sonde. Cet orifice sera ultérieurement fermé par une opération complémentaire.

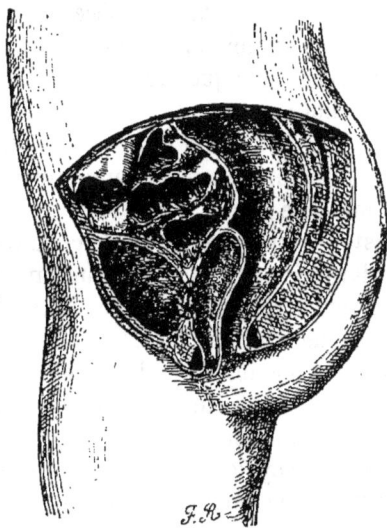

Fig. 337. — Exstrophie de la vessie. Coupe montrant le résultat de l'opération par le procédé de Soubottine.

L'opération terminée, on voit dans le périnée, au niveau de l'anus, deux orifices, inclus dans l'intérieur du sphincter; le plus antérieur, étroit, est le nouvel urètre; le plus postérieur est le véritable anus (fig. 337). Dans un de ses cas, Soubottine avait obtenu une continence parfaite; le malade pouvait rester quatre heures sans uriner.

Katz a proposé, d'après ses recherches cadavériques. de modifier le procédé de Soubottine.

« L'opération complète serait faite en trois séances.

« Dans un premier temps, on établirait la fistule vésico-rectale; cette fistule je la ferais par la voie abdominale, en incisant la paroi postérieure de la vessie, entre les deux uretères, jusqu'à pénétration dans le rectum, et en suturant exactement la muqueuse vésicale à la muqueuse rectale.

« Quelques jours après, on procédera au deuxième temps de l'opération, qu'on exécutera de la façon suivante :

« Le malade anesthésié est mis en position périnéale élevée. L'anus est dilaté à l'aide du spéculum de Trélat; on se rend compte après la dilatation si l'on peut, ou non, évoluer par l'anus, pour la taille du lambeau en U renversé. Juge-t-on la lumière suffisante, alors on procède à la confection de l'urètre rectal, d'après la technique déjà indiquée de M. Soubottine; si, malgré la dilatation, on craint de ne pouvoir mener à bien l'opération par l'anus, alors on opère par la voie sacrée de la façon suivante : on mène une incision, depuis l'anus jusqu'au bord supérieur du coccyx; la pointe du coccyx est mise à nu et avec de forts ciseaux on sectionne la deuxième pièce du coccyx, en deux moitiés, dans le sens de la longueur; arrivé au niveau de l'articulation médio-coccygienne, on détache chaque moitié de la première pièce du coccyx et on la luxe au dehors.

« Ceci fait, on a sous les yeux la face postérieure du rectum; on fait à celle-ci une incision longitudinale de 4 à 5 centimètres, incision qui commence en bas, **au-dessus du sphincter** externe de l'anus, **qui doit rester intact.** Les lèvres de cette incision sont repérées et écartées; par la large fenêtre ainsi obtenue, on taille sur la face antérieure du rectum l'U renversé et on procède aux sutures. Il est préférable de faire trois plans de sutures, deux pour le canal proprement dit, un pour réunir les lèvres externes de la plaie. Lorsqu'on approche du périnée, on peut continuer les sutures par l'anus. Une fois le canal fait, le rectum fermé en avant, on suture la paroi postérieure du rectum et on rabat les deux volets coccygiens qu'on fixe l un à l'autre par un ou deux points qui prennent le périoste. Enfin, on suture la peau.

« *Fermeture de la vessie.* — On ne procédera à ce temps de l'opération que lorsque toutes les plaies rectales seront complètement cicatrisées. Quant à la fermeture, le mieux est de procéder comme dans le procédé de Segond, en disséquant un lambeau vésical, de haut en bas, jusqu'au niveau des orifices urétéraux; ce lambeau rabattu est suturé aux bords avivés de la vessie, puis, par devant la vessie fermée, on reconstitue, autant que faire se peut, la paroi abdominale. »

Procédé de Lorthoir. — Lorthoir s'est proposé de fermer la vessie et de créer un canal périnéal permettant de porter une sonde de façon à ce que l'urine coule par le périnée. Il décrit ainsi son procédé:

« 1° J'ai fait une taille périnéale et mis un drain en caoutchouc allant du périnée à la vessie. J'ai laissé ce drain pendant plusieurs mois, de façon à obtenir de l'épidermisation du canal.

« 2° Par une première autoplastie par glissement, j'ai formé une cavité au moyen de l'appareil de Nota, et j'ai obtenu ainsi une réunion des deux tiers de la surface muqueuse.

« 3° Pour pouvoir fermer complètement en avant, j'ai fait l'ablation de la verge.

« 4° Enfin, j'ai achevé l'émasculation en enlevant les testicules et j'ai guéri, par la même occasion, une volumineuse hernie inguinale droite. La suture cutanée, au lieu d'être rectiligne, a été faite en croix, de façon à diminuer la tension latérale de la peau et à faciliter la dernière autoplastie que je me propose de faire pour arriver à fermer complètement la région abdominale.

« Mon but, en agissant ainsi, est d'arriver à faire uriner l'enfant par un canal nouveau aboutissant au périnée.

« Certes, je n'ose pas espérer la continence de l'urine par un sphincter, quoiqu'il soit possible que les muscles du plancher du périnée s'opposent, dans une certaine mesure, à l'écoulement des urines, qui ne pourraient alors s'échapper que par une pression des muscles abdominaux.

« Quoi qu'il arrive, le patient pourra toujours porter un simple urinal, dans lequel aboutira une sonde, placée dans le canal périnéal de nouvelle formation. »

B. — DÉRIVATION DES URINES PAR GREFFE DES URETÈRES A L'URÈTRE, AU VAGIN OU A LA PEAU

Gluck et Zeller ont démontré expérimentalement qu'on peut obtenir de longues survies, chez le chien, en extirpant complètement la vessie et **en fixant les uretères à l'urètre**. Guidé par ces recherches, Sonnenburg a pratiqué plusieurs fois, chez l'homme, une opération semblable en cas d'exstrophie de la vessie.

Procédé de Sonnenburg. — Circonscrivant la vessie par une incision pratiquée aux limites de la peau et de la muqueuse, on la dissèque, de haut en bas, en ayant soin de ne pas ouvrir le péritoine. On libère les uretères dans l'étendue de 5 centimètres et on extirpe la vessie. Les deux uretères sont ensuite attirés hors du ventre et fixés aux bords de la gouttière urétrale qui se trouve avivée par l'exérèse de la vessie. On ferme ensuite la plaie abdominale, dans la partie correspondant à la vessie.

Lorsque les uretères ne sont pas très séparés l'un de l'autre et qu'au niveau de leur embouchure la muqueuse vésicale est en bon état, Sonnenburg se contente d'extirper la vessie, au-dessus du trigone.

Ce procédé est d'une grande bénignité : il a pour avantage de permettre le port d'un appareil qui recueille les urines et de supprimer la surface irritable de la vessie.

Lorsque les deux uretères sont fixés à l'urètre, il faut craindre le rétrécissement de leur ouverture et la formation de concrétions calculeuses.

L'implantation des uretères au vagin a été pratiquée par Chavane, qui s'inspire de l'opération d'extirpation totale de la vessie faite par Pawlick, que nous avons décrite page 651.

Procédé de Chavane. — On pratique le double cathétérisme urétéral; on extirpe extrapéritonéalement la vessie et on isole l'extrémité inférieure des uretères. Une incision, faite dans la paroi antérieure du vagin, permet d'attirer et d'y fixer les deux uretères, par quelques points de suture. La plaie abdominale pourra être fermée, suivant les cas, par simple suture ou par autoplastie.

L'implantation des uretères à la peau est rejetée par tous les classiques. Seul Harrisson pratiqua cette opération, dans un cas d'exstrophie, où il dut extirper l'autre rein.

Dans ces derniers temps, on semble revenir sur l'ostracisme, dont on a frappé le méat urétéral cutané et Bottomby a récemment proposé d'y avoir recours en cas d'exstrophie de la vessie. J'ai discuté ailleurs l'anastomose urétéro-cutanée (voir page 441) et montré l'inconvénient qu'elle peut présenter, en déterminant la rétention rénale.

Avec Yung, je pense qu'il vaudrait mieux pratiquer la **double néphrostomie lombaire**, qui permet le port d'un appareil aussi commode pour recueillir les urines et qui offre beaucoup plus de garanties contre l'infection rénale secondaire.

Contrairement au plan adopté par ce livre, j'ai dû décrire un grand nombre de procédés applicables au traitement opératoire de l'exstrophie de la vessie. En réalité, aucun des procédés décrits n'est satisfaisant et j'ai tenu à laisser le choix au lecteur.

L'exstrophie constitue une infirmité repoussante et dangereuse : à ce double titre, elle mérite d'être opérée, mais les conditions anatomiques sont telles que les meilleurs résultats obtenus sont médiocres. Pour les juger, il convient de déterminer pourquoi l'exstrophie est dangereuse et ce que valent les procédés employés, au point de vue des périls futurs que le malade peut craindre.

Le grave danger qui menace les malades atteints d'extrosphie est la pyélonéphrite, cause fréquente de la mort, dont le mécanisme ne me parait pas avoir été bien étudié.

Je pense, comme tous les auteurs, que la pyélonéphrite est due à la facile infection des uretères ouverts à l'extérieur, en contact avec une muqueuse septique et enflammée. Mais je pense aussi que la cause qui favorise cette infection est la stagnation de l'urine dans l'uretère, dont j'ai montré, dès 1888, le rôle prépondérant dans la pathogénie de la pyélonéphrite ascendante. De fait, dans les autopsies, comme dans les opérations, on constate la grande fréquence de la rétention urétéro-

rénale. Katz attribue la rétention à la compression de la portion intra-
pariétale de l'uretère par les parois épaissies de la vessie; s'il en était
ainsi, on devrait voir la même rétention dans les cystites interstitielles
ordinaires avec épaississement des parois, ce qui n'est pas. Je pense
que l'obstacle au cours des urines, dans l'exstrophie, est principalement
dû à la compression, plus ou moins marquée, que subit la partie inférieure des uretères, par la pression de l'intestin qui forme hernie au
niveau de la vessie; à cette cause s'ajoute le trajet, courbé en avant,
que suivent les uretères pour parvenir de la paroi abdominale postérieure au trigone, situé sur la paroi antérieure.

Il résulte de cette pathogénie que, pour éviter le danger de pyélonéphrite qui menace le malade porteur d'une exstrophie vésicale, l'opérateur devra se préoccuper, non seulement des microorganismes qui
peuvent exister au niveau du futur abouchement des uretères, mais
encore de modifier les dispositions anatomiques qui favorisent la rétention rénale, et de n'en pas créer de nouvelles.

Les **procédés autoplastiques**, par lambeaux muqueux ou cutanés,
ne satisfont à aucune des deux conditions ci-dessus énumérées. Ils se
bornent à cacher la difformité, sans modifier ni l'infection ni la disposition des uretères. Le seul résultat obtenu avec les meilleurs de ces
procédés, c'est de permettre le port plus commode d'un appareil : les
causes de la pyélonéphrite persistent et le malade y reste aussi exposé
que s'il n'était pas opéré. Certains malades pourront vivre pendant
longtemps, comme peuvent vivre certains autres non opérés, mais ils
restent exposés aux complications rénales ascendantes.

Le procédé d'**extirpation simple de la vessie**, dans sa portion
sus-urétérale, présente des conditions analogues; elle est d'exécution
plus simple et supprime avantageusement la portion de la vessie la
plus irritable, celle qui présente les lésions de cystite les plus intenses.
Aussi, lorsque cette opération est praticable dans de bonnes conditions,
elle me paraît préférable à l'autoplastie muqueuse. En tout cas, on ne
devra, à mon avis, avoir recours à ces procédés, qui ne modifient pas
la disposition des uretères, que s'il est démontré que les reins fonctionnent convenablement et qu'il n'existe pas de rétention urétérale : il
est aisé de s'en assurer par le cathétérisme urétéral et l'étude de la
valeur fonctionnelle des reins, déterminée par mon procédé de polyurie
expérimentale. Si la rétention rénale septique ou aseptique existe, il
faudrait avoir recours à d'autres procédés opératoires.

La méthode de **dérivation des urines dans l'intestin** abouche les
uretères dans un milieu septique : elle modifie, il est vrai, les conditions anatomiques de l'uretère, mais risque de déterminer elle-même
la rétention urétérale, par suite du trajet rétrograde que ces conduits
doivent suivre pour s'aboucher dans l'intestin. Ces deux causes

réunies rendent fréquente la pyélonéphrite, après l'opération de Maydl.

Si nous ajoutons que l'intervention opératoire, elle-même, présente une grande gravité et que le rectum ne tolère pas toujours bien le contact de l'urine, nous arriverons à conclure que l'indication opératoire n'est pas très bien établie, malgré les apparences séduisantes du procédé.

L'opération pratiquée à la manière de Peters, avec abouchement isolé de chaque uretère dans l'intestin, a l'avantage de placer ces conduits en bonne position, donnant ainsi plus de garanties contre la rétention urétérale. L'exécution est plus simple et l'opération moins grave, quoiqu'elle présente le danger de blessure du cul-de-sac recto-vésical du péritoine, très développé en cas d'exstrophie. Parmi les procédés d'abouchement de l'uretère dans l'intestin, celui de Peters me paraît préférable, parce qu'il conserve intacts les orifices urétéraux normaux, tout en présentant les avantages ci-dessus énumérés.

Le procédé de Soubottine satisfait aux principales indications : en abouchant la vessie à un segment isolé du rectum, qui reste entouré par le sphincter anal, il évite la septicité de l'intestin, met en garde contre l'incontinence rectale et permet la formation d'un réservoir continent. Si l'exploration urétérale montre que, chez le malade à opérer, il n'y a pas de rétention rénale, on pourrait essayer ce procédé.

Les procédés de suture de la vessie et de reconstitution de la paroi abdominale, après section osseuse, ont des avantages importants. Ils reconstituent, le mieux possible, la verge et la vessie; ils réduisent, d'une manière permanente, la hernie vésicale et suppriment ainsi la compression urétérale, cause de rétention : dans certains cas enfin, rares d'ailleurs, la vessie peut être continente. Ces avantages sont compensés par la gravité de l'acte opératoire, analogue à celle de l'opération de Maydl. On pourra pourtant essayer ces procédés, chez les malades dont les pubis ne sont pas trop écartés, lorsqu'ils sont déjà en âge de supporter sans trop de danger le shock opératoire.

La dérivation de l'urine vers la peau ne mérite pas l'ostracisme dont on l'a frappée. La néphrostomie me paraît indiquée, toutes les fois qu'on peut constater l'existence d'un certain degré de rétention urétérale : dans ce cas, aucune méthode n'offre d'aussi sérieuses garanties d'avenir. La néphrostomie double permet, sans danger opératoire, de se prémunir contre l'infection ascendante; en outre, par des appareils très simples, on peut recueillir commodément l'urine. Tout fait prévoir, d'ailleurs, que les malades ainsi opérés peuvent vivre de nombreuses années, parce que l'expérience nous montre que même des reins très altérés continuent à bien fonctionner pendant des années lorsqu'ils ont été néphrostomisés.

QUATRIÈME PARTIE

PROSTATE

ANATOMIE DE LA PROSTATE

Bien qu'elle appartienne au système génital, en tant qu'organe sécré-
teur, la prostate peut être rattachée à l'appareil urinaire, si l'on consi-

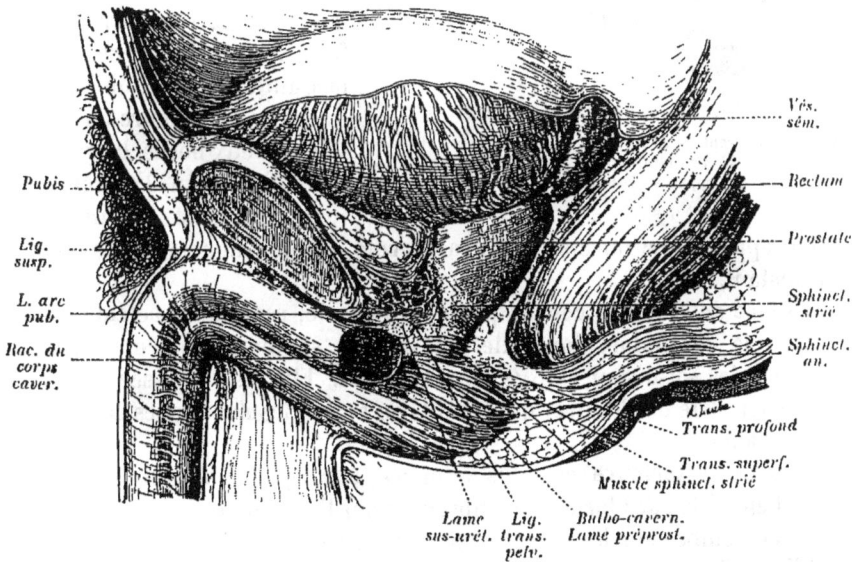

Fig. 338. — Prostate vue de profil.

dère sa topographie, ses intimes rapports avec la vessie et l'urètre et le
retentissement de ses lésions, bien plus considérable sur les fonctions
urinaires que sur les fonctions génitales.

Configuration extérieure.

La prostate est une masse musculo-glandulaire, ayant la forme d'un cône tronqué, à sommet inférieur, aplatie fortement d'avant en arrière. Ses bords sont partout arrondis, son aspect et son volume l'ont fait, depuis Winslow, comparer à une châtaigne. Elle est traversée par l'urètre, qui s'engage dans son épaisseur, au-dessous du col de la vessie. Mais l'urètre est situé excentriquement dans la masse prostatique, de telle sorte que la plus grosse partie de la glande est derrière, tandis que, devant l'urètre, il n'y a qu'une petite portion qui peut même faire défaut.

On distingue à la prostate une face supérieure, face vésicale ou base, une face antérieure ou pubienne, une face postérieure ou rectale et deux bords larges et arrondis ; enfin, l'extrémité inférieure est ordinairement appelée bec ou apex, mauvais terme, comme nous verrons dans un instant.

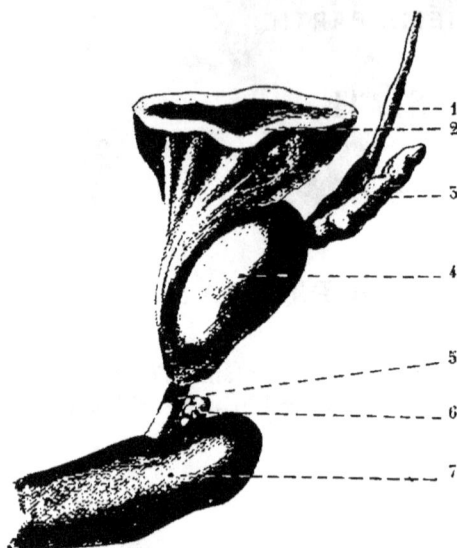

Fig. 359. — Prostate vue de côté.

1. Canal déférent. — 2. Col de la vessie. — 3. Vésicule séminale. — 4. Prostate. — 5. Urètre membraneux. — 6. Glande de Cooper. — 7. Bulbe de l'urètre.

La face antérieure, courte, presque verticale, regarde directement la symphyse des pubis, dont elle est séparée seulement par un espace logeant le soi-disant plexus de Santorini. Elle est tapissée par le sphincter strié de l'urètre, qui réunit, en avant, les deux lobes latéraux de la glande.

La face postérieure est plus allongée, elle répond à l'ampoule rectale. Dépouillée des formations fibreuses qui l'enveloppent, elle apparaît lisse et bombée sur les côtés, séparée en deux gros lobes, par un sillon médian. Ce sillon vient mourir, en bas, du côté du sommet de la prostate ; en haut, au contraire, il s'accuse et s'élargit, déterminant, sur le bord postéro-supérieur, une large encoche appelée incisure prostatique. Si l'on a eu soin de couper les canaux éjaculateurs à leur entrée dans la glande et de bien disséquer la capsule péri-prostatique, on a sous les yeux la figure, classiquement décrite, du cœur de carte à jouer.

Des deux **bords latéraux**, larges et arrondis, il y a peu de chose à dire ; séparés du muscle releveur de l'anus par les aponévroses et

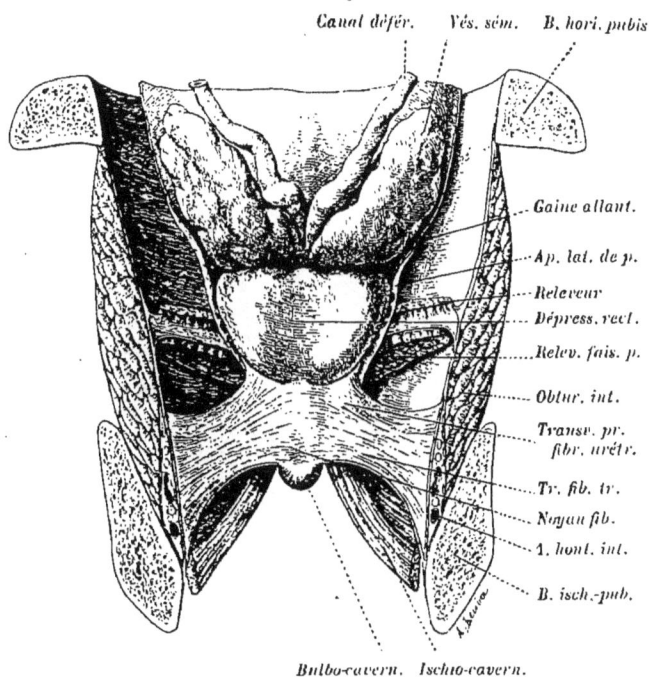

Fig. 540. — Prostate vue par la face postérieure (Poirier).
La partie du bassin située en arrière de la prostate a été enlevée. La prostate et la vessie sont
légèrement tirées en haut.

plexus latéraux de la prostate, ils se continuent sans ligne de démarcation nette avec les faces antérieure et postérieure de la glande.

La partie inférieure, **sommet ou bec de la prostate**, est en réalité « mousse et même légèrement écrancrée, à concavité antérieure » (Albarran).

Reste la **paroi supérieure ou base** : c'est sur elle que nous voulons insister, parce qu'elle est ordinairement mal décrite dans les classiques.

Pour bien voir cette base de la prostate, il faut enlever la vessie en coupant les fibres musculaires qui réunissent les deux organes, puis enlever les vésicules séminales et couper les canaux éjaculateurs aussi ras que possible, de façon à bien mettre à jour la dépression qui les loge.

On voit alors que cette dépression transversale, profonde, qui n'atteint pas tout à fait les bords latéraux, sépare la base en deux régions distinctes : un bord postérieur assez mince, échancré à sa partie moyenne par l'incisure prostatique et une région antérieure plus

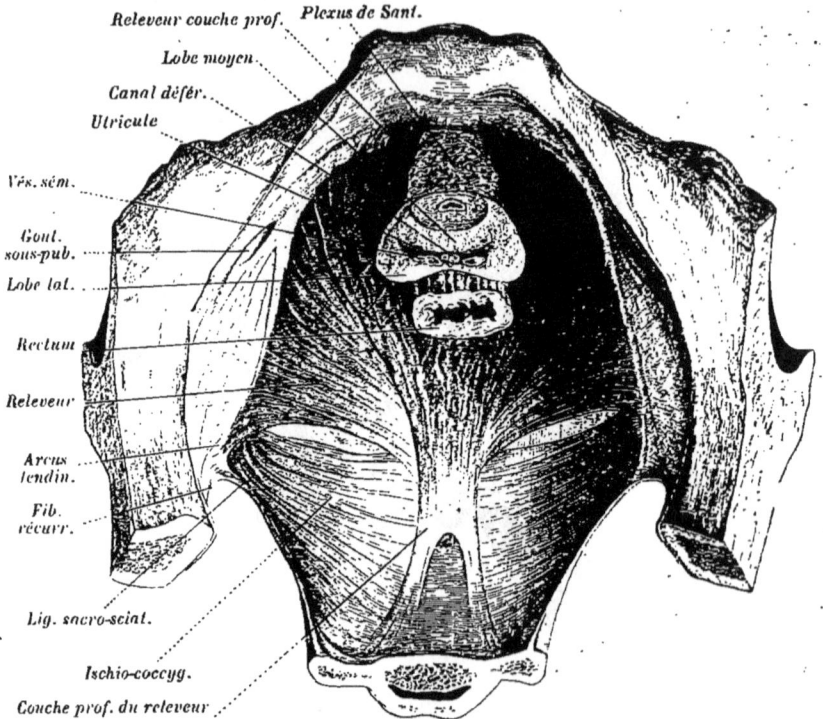

Fig. 541. — Prostate vue en place par sa face supérieure ou base
(en partie d'après Spalteholtz).

large qui présente un versant postérieur, regardant les vésicules sémi-nales et un versant antérieur, répondant au col de la vessie; la crête qui les sépare répond au fond de la vessie, juste derrière le col. Deux petits sillons antéro-postérieurs, plus ou moins marqués, séparent en trois segments cette région préspermatique; le segment moyen est le lobe médian (fig. 541 et 543).

On voit que la base de la prostate est toute entière rétro-urétrale : devant elle, apparaît la coupe de l'urètre entouré de son sphincter lisse et de fibres longitudinales venant de la vessie : il n'y a rien devant l'urètre.

Rapports de la prostate.

Les rapports chirurgicaux de la prostate ont été bien étudiés, tant en France qu'à l'étranger, surtout depuis que se pratique fréquem-

·ment· la prostatectomie. Ils se font par l'intermédiaire d'une capsule
prostatique qui engaine la prostate et qu'il faut étudier tout d'abord.

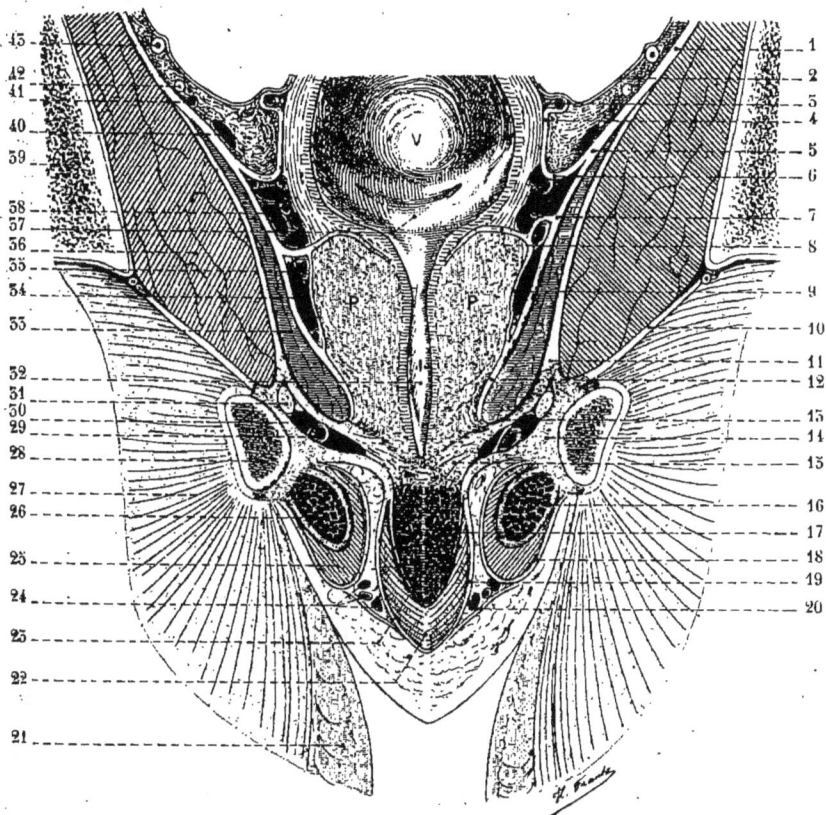

Fig. 542. — Coupe vertico-frontale de la vessie et du plancher pelvien.

V. Vessie. — P. Prostate. — En jaune. Apon. périnéale supérieure, ou pelvienne. — En vert. Apon.
périn. moyenne. — En rouge orangé. Apon. périn. superficielle.

1. Apon. supérieure du releveur de l'anus. — 2. Péritoine. — 3. Artère ombilico-vésicale. — 4. Apon.
latéro-vésicale. — 5. Apon. pelvienne se dédoublant une première fois. — 6. Feuillet dédoublé de
cette apon. remontant le long de la vessie former l'apon. périvésicale. — 7. Second dédoublement
de l'apon. pelvienne. — 8. Feuillet intervésico-prostatique. — 9. Feuillet latéro-prostatique, ou
apon. latérale de la prostate. — 10. Membrane obturatrice. — 11. Apon. de recouvrement de l'obturateur interne. — 12. Partie inférieure de l'apon. pelvienne ayant constitué l'apon. latéro-prostatique. — 13. Fusion de cette apon. pelvienne ou périnéale supérieure avec l'apon. périn. moyenne.
— 14. Insertion de l'apon. périn. moyenne sur la branche ischio-pubienne. — 15. Portion médiane de
l'apon. périn. moyenne. — 16. Gaine formée à chaque corps caverneux par l'apon. périn. moyenne. —
17. Gaine formée au bulbe par l'apon. périn. moyenne. — 18. Gaine du muscle ischio-caverneux
formé par l'apon. périn. superficielle. — 19. Gaine du muscle bulbo-caverneux formée par l'apon.
périn. superficielle. — 20. Apon. périnéale superficielle. — 21. Tissu cellulo-graisseux de la cuisse.
— 22. Muscle bulbo-caverneux. — 23. Bulbe. — 24. Vaisseaux périnéaux superficiels. — 25. Muscle
ischio-caverneux. — 26. Corps caverneux. — 27. Muscle adducteur de la cuisse. — 28. Branche
ischio-pubienne. — 29, 30, 31. Artère, veine et nerf honteux internes. — 32. Coupe de l'urètre
prostatique avec le *veru montanum*. — 33. Releveur de l'anus. — 34. Plexus latéro-prostatique. —
35. Artère prostatique. — Muscle obturateur interne. — 37. Trigone vésical. — 38. Vaisseaux vésicaux
inférieurs. — 39. Coupe de l'os iliaque. — 40, 41, 42. Veine, artère et nerfs obturateurs. — 43. Canal
déférent.

La **capsule prostatique** est constituée par l'ensemble des lames fibreuses qui forment la loge de la prostate, loge ouverte en haut, du côté de la vessie; mais de capsule proprement dite, il n'y en a point; quand on a isolé la prostate de sa gaine aponévrotique, on constate que sa base adhère fortement au col de la vessie et aux vésicules séminales, et que, ni en avant, ni en arrière, ni sur les côtés, il n'y a de lame isolable, pouvant

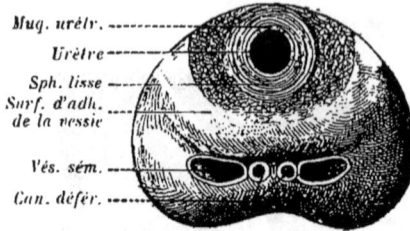

Fig. 543. — Base de la prostate.

être considérée comme capsule propre de l'organe. Le terme de loge prostatique est donc préférable.

La **loge prostatique** est formée, en arrière, par l'aponévrose prostato-péritonéale de Denonvilliers, sur les côtés par les aponévroses latérales de la prostate, en avant par une mince lame dite préprostatique, en bas, par l'aponévrose moyenne du périnée.

L'**aponévrose prostato-péritonéale** continuant, en haut, le feuillet supérieur de la gaine du transverse profond, gagne la base de la prostate et se dédouble, pour engainer les vésicules séminales et la portion terminale des déférents, avant d'atteindre le cul-de-sac recto-vésical du péritoine. Cette lame adhère fortement à la prostate sur la ligne médiane, elle peut s'en décoller sur les côtés; au contraire, sa face postérieure est séparée du rectum par un tissu cellulaire lâche, facilement décollable au doigt, comme l'ont montré Zuckerkandl, Quénu et Hartmann.

Les **lames latérales** font partie de ce système antéro-postérieur de formations fibreuses, qui, venues du sacrum, enserre successivement le rectum et la prostate, pour gagner, en avant, la face postérieure des pubis. Ces lames sont en réalité dédoublées, contenant, entre leurs deux feuillets, les grosses veines péri-prostatiques, aplaties sur les préparations cadavériques. Le feuillet interne est en rapport avec le tissu glandulaire, il lui adhère assez fortement pour que le décollement au doigt soit difficile. Le feuillet externe est en contact avec le muscle releveur, fig. 543, 12.

La **lame préprostatique** est un mince feuillet qui, partant de la face superficielle de l'aponévrose moyenne, dans sa portion pré-urétrale (ligament transverse du pelvis), se réfléchit au-devant de la glande et du muscle sphincter urétral, qui la tapisse à ce niveau : cette lame sépare ainsi la prostate du confluent veineux décrit sous le nom défectueux de plexus de Santorini.

En bas, la loge est limitée par l'aponévrose moyenne du périnée, en réalité, il n'y a là que l'orifice urétral, et ce n'est qu'approximativement

qu'on peut dire que la loge prostatique est cubique : comme la glande
qu'elle contient et dont elle épouse à peu près les contours, la loge est
conique à sommet inférieur tronqué.

Telle est la loge prostatique. Mais y a-t-il une capsule vraie, autre que
cette loge aponévrotique, entourant au-dessus d'elle le tissu glandulaire? Freyer le croit : d'après lui, quand on enlève la prostate par la
voie hypogastrique, on extirpe toute la glande avec sa capsule propre,
comme on enlève une orange de son écorce, l'ensemble des gousses

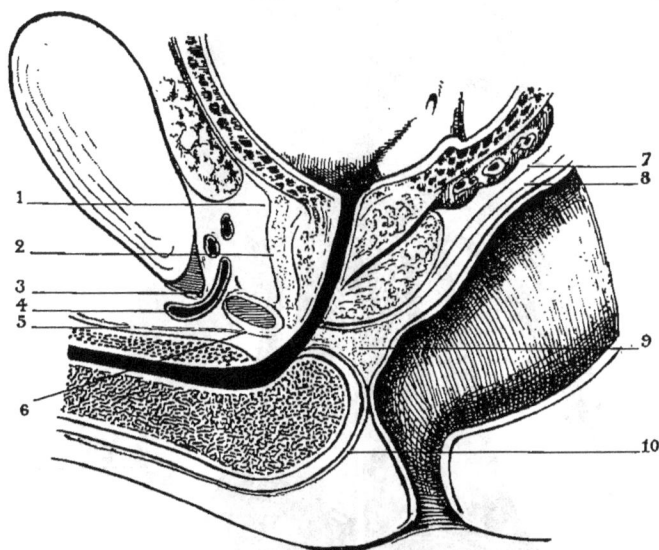

Fig. 344. — Loge prostatique et aponévroses du périnée.

1. Lame préprostatique. — 2. Sphincter strié : segment prostatique. — 3. Ligament sous-pubien. —
4. Veine dorsale de la verge. — 5. Lame sus-urétrale. — 6. Ligament transverse du périnée. —
7; 8. Les deux feuillets de l'aponévrose de Denonvilliers. — 9. Sphincter strié (portion membraneuse)
et transverse profond. — 10. Lame sous-urétrale.

étant tout de même enveloppées par une mince capsule. Je dirai plus
tard en détail comment l'anatomie pathologique explique l'erreur de
Freyer : dans les prostates fibro-adénomateuses, forme la plus commune de l'hypertrophie, une portion du tissu glandulaire tassé et
refoulé contre la loge prostatique enveloppe à la manière d'une capsule
la portion hypertrophiée. Dans la prostatectomie sus-pubienne, on
n'enlève pas toute la prostate; le décollement se fait en réalité entre la
portion hypertrophiée et cette fausse capsule, formée par l'aplatissement
de la vraie prostate, voir page 764.

Dans la loge qui l'emboîte, la prostate se met en rapport avec le
rectum en arrière ; avec la symphyse, dont la sépare les veines antéro-
vésicales, en avant; avec les releveurs sur les côtés; enfin avec la vessie, en haut et le périnée en bas. Rien à dire des faces antérieure et

latérales, seules les deux autres sont importantes : la face rectale est celle de l'exploration, mais cette face rectale est surtout importante, parce qu'elle constitue la voie d'abord ordinaire de la glande. Actuellement, la voie hypogastrique est également employée pour l'ablation des adénomes. Il est donc nécessaire de décrire avec quelques détails les rapports de ces deux faces.

Rapports de la face rectale. — Pour atteindre la face rectale de la prostate, par la voie périnéale, il faut passer entre le périnée antérieur

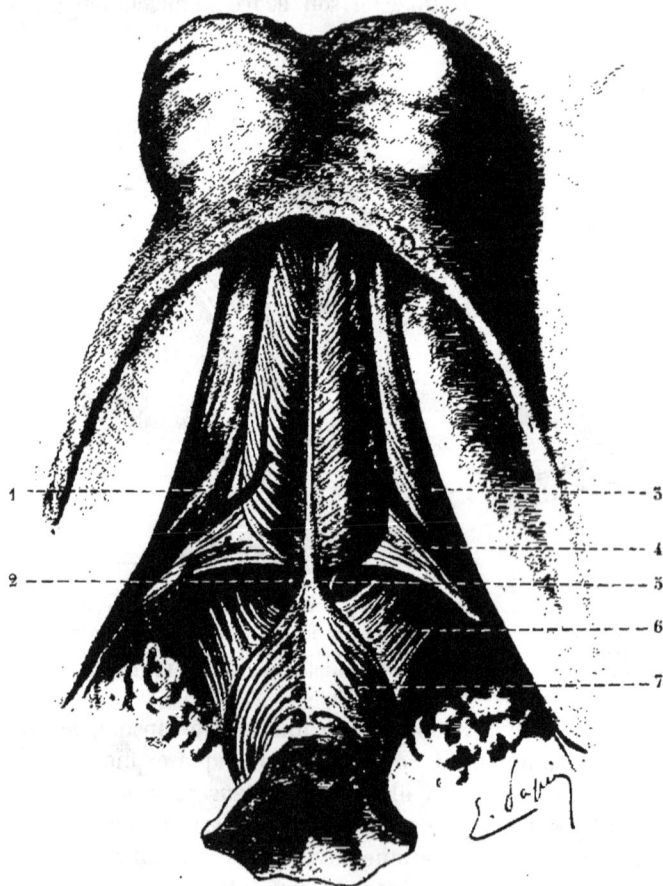

Fig. 545. — Muscles superficiels du périnée.

1. Artère bulbaire. — 2. Muscle recto-urétral. — 3. Muscle ischio-caverneux. — 4. Muscle transverse superficiel. — 5. Raphé ano-bulbaire. — 6. Releveur de l'anus. — 7. Sphincter anal.

et le périnée postérieur, puis entre l'urètre membraneux et prostatique et le rectum.

Le périnée antérieur est constitué par les trois muscles pairs, ischiocaverneux, bulbo-caverneux et transverse superficiels, ces deux derniers unis au niveau du noyau fibreux du périnée. Sur ce noyau fibreux, vient également s'insérer le muscle unique, impair et médian du périnée postérieur, le sphincter de l'anus, de forme elliptique. Sa portion superficielle aplatie s'avance assez loin sur le raphé qui sépare les

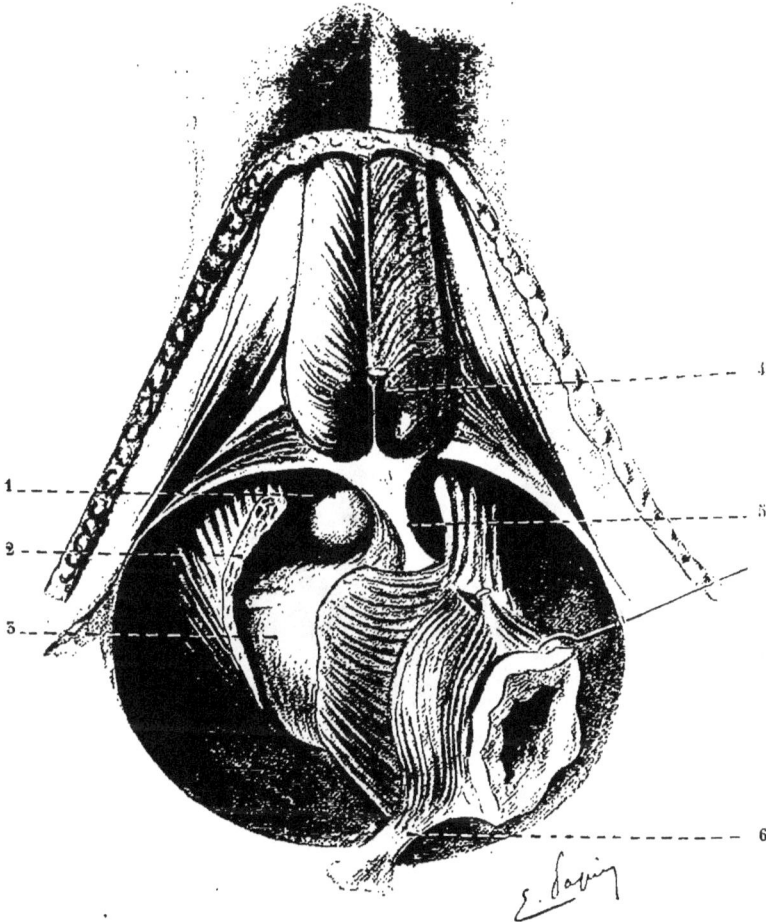

Fig. 346. — Muscle recto-urétral.

1. Prostate. — 2. Releveur de l'anus droit coupé. — 3. Rectum. — 4. Raphé ano-bulbaire sectionné.
5. Muscle recto-urétral. — 6. Muscle recto-coccygien.

deux bulbo-caverneux. Ce petit raphé blanc, repère précieux qu'il faut suivre d'avant en arrière dans la prostatectomie périnéale, donne donc insertion, de chaque côté, aux fibres du sphincter, et cette insertion se continue tout le long du raphé qui contourne, avec le bulbo-caverneux, la face postérieure du bulbe. Ici, ce sont les fibres de la portion profonde du sphincter anal qui viennent prendre insertion. Il y a donc,

entre le bulbo-caverneux et le sphincter anal, une longue ligne d'adhérences, d'abord horizontale, puis recourbée sur la face postérieure du
bulbe : elle doit être entièrement sectionnée pour que le périnée postérieur se détache du périnée antérieur.

Mais alors se présente un autre obstacle, qui fixe le rectum et
l'empêche de se laisser refouler en arrière, c'est ce qu'on appelle le
muscle recto-urétral. Il n'y a pas de muscle recto-urétral, il y a des
muscles recto-urétraux. Ce sont des fibres lisses, parties de la face antérieure du rectum et convergeant vers l'urètre membraneux. Vu de côté,
c'est une sorte d'éventail ouvert en arrière et dont le sommet se perd
dans le sphincter de l'urètre membraneux (fig. 346). Si, on coupe ces
faisceaux au ras du bulbe, on s'aperçoit à peine de leur présence; si.

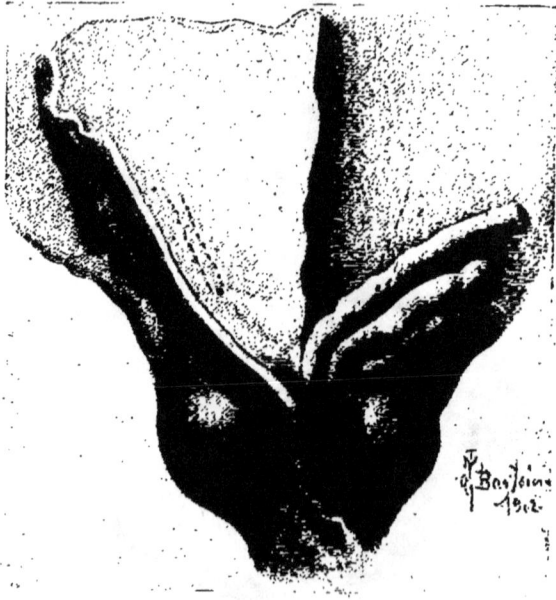

Fig. 347. — Rapports de la prostate avec la vessie. La moitié gauche de la paroi vésicale a
été enlevée pour laisser voir les rapports, en arrière, de la portion de cette paroi correspondant au trigone.

au contraire, on s'égare en arrière, il faut les sectionner sur une assez
grande hauteur.

Ces fibres coupées, on arrive dans l'espace décollable rétro-prostatique, séparé de la face postérieure de la prostate par l'aponévrose
prostato-péritonéale.

Rapports de la face hypogastrique. — Voyons maintenant les rapports de la glande avec la vessie.

Dans un travail en collaboration avec M. Motz, j'ai montré que la prostate ne s'étend pas au-dessous du trigone. Il y a naturellement, tout autour du col, une zone d'adhérences entre la vessie et la prostate, puisque la musculature vésicale se continue avec la musculature de l'urètre prostatique. Mais au delà, la vessie ne repose sur la prostate qu'au niveau de la partie supérieure des lobes latéraux, de chaque côté de la ligne médiane. Cette zone de contact est une simple bande, longue de 12 à 13 millimètres, et s'étendant en arrière et en dehors. Or cette zone est située, de chaque côté, en dehors du bord correspondant du trigone. Au contraire, la partie moyenne de la base prostatique n'est en contact avec l'aire du trigone que tout à fait en avant, immédiatement derrière l'orifice du col; on trouve là les quelques lobules préspermatiques qui, hypertrophiés, formeront le lobe médian. En arrière, les canaux éjaculateurs, les canaux déférents et la pointe des vésicules séminales, séparent la base prostatique de la base vésicale. Walker, qui a récemment étudié de nouveau ces rapports, arrive à peu près aux mêmes résultats. On voit donc que, normalement, les rapports entre la vessie et la prostate sont peu étendus. Il n'en est pas de même dans l'hypertrophie prostatique : c'est pourquoi l'ablation de l'hypertrophie par la voie transvésicale est possible, alors qu'il est très difficile d'extirper ainsi une prostate normale.

Urètre prostatique. — Au sortir de la vessie, l'urètre traverse la glande prostatique, laissant en arrière de lui la plus grosse partie de cet organe. Cette première portion, portion prostatique de l'urètre, est en moyenne longue de 3,5 cm. Il est un peu plus large à sa partie moyenne.

En général, la majeure partie de la prostate est derrière l'urètre ; c'est une anomalie que la présence d'un segment prostatique important en avant; mais il y a presque toujours un isthme pré-urétral, seulement cet isthme est le plus souvent musculaire et conjonctif et ne contient que des glandes intra-sphinctériennes.

On dit en général, que dans les trois quarts supérieurs, l'urètre est plus près de la face antérieure de la prostate, tandis que, dans le quart inférieur, il est au milieu ou même en arrière. A l'époque des tailles périnéales, on mesurait soigneusement les différents rayons allant de l'urètre à la superficie, mais ces chiffres ont perdu de leur intérêt.

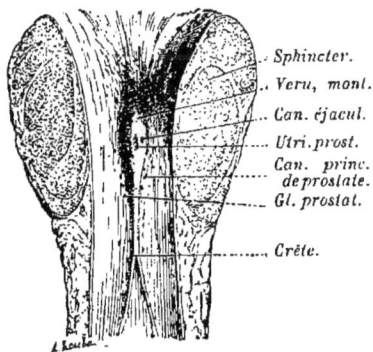

Sphincter.
Veru, mont.
Can. éjacul.
Utri. prost.
Can. princ. de prostate.
Gl. prostat.
Crête.

Fig. 548. — Urètre prostatique.
(D'après Jarjavay.)

Lorsqu'on incise l'urètre prostatique au niveau de sa paroi antérieure, on découvre sa paroi postérieure qui présente une saillie oblongue et médiane, large à sa partie moyenne, effilée à ses extrémités : c'est le **colliculus seminalis** ou **veru-montanum**. Il mesure environ 3 millimètres de hauteur à sa partie moyenne ; il se prolonge vers le col, par une crête (crête du veru-montanum), tandis que son extrémité inférieure se bifurque, formant les freins du veru montanum.

Au sommet du veru, une pente mince et allongée, suivant l'axe du canal, conduit dans l'utricule prostatique. De chaque côté, deux petits orifices indiquent l'embouchure des canaux éjaculateurs. Enfin, plus en arrière, débouchent les orifices des canaux prostatiques. Riolan en comptait 3, Jarjavay 7 à 8 de chaque côté, mais Sappey a montré que chaque dépression contient 3 ou 4 orifices, ce qui ferait 45 à 50. Ces orifices sont rangés de chaque côté du veru montanum. Griffiths décrit, en outre, des orifices spéciaux, situés à la partie supérieure du veru-mon-

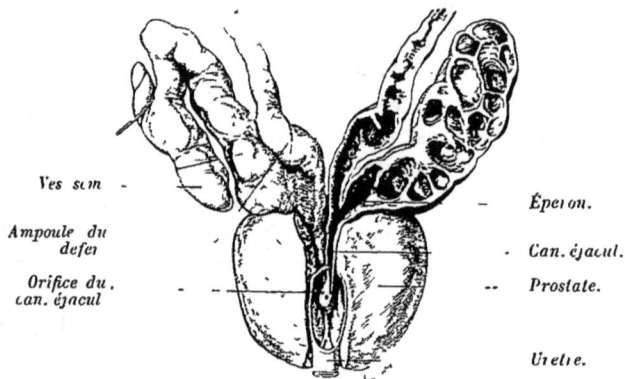

Ves sem -

Ampoule du
defer

Orifice du.
can. éjacul

Éperon.

Can. éjacul.

Prostate.

Uretre.

Fig. 349. — Ampoule du canal déférent, vésicules séminales et canaux éjaculateurs.
(D'après Spalteholz.)

tanum et correspondant au groupe sous-cervical (Albarran); mais ce sont des glandes urétrales intra-sphinctériennes et des orifices semblables existent à la face antérieure de l'urètre. Il ne faut donc pas les décrire comme orifices des glandes prostatiques vraies.

L'utricule prostatique qui s'ouvre au sommet du veru est une cavité piriforme et allongée, longue d'environ 10 à 12 millimètres. Ses parois sont normalement appliquées l'une à l'autre.

Les canaux éjaculateurs sont formés par le confluent du canal déférent et de la vésicule séminale de chaque côté. Ils s'enfoncent aussitôt dans le tissu de la prostate, en convergeant en avant. Le canal éjaculateur mesure 15 à 16 millimètres de longueur ; il augmente d'épaisseur de son origine vers sa terminaison. Sa coupe est ovalaire, le diamètre

de 8 millimètres à l'origine, est seulement de 3 millimètres à sa terminaison.

A leur origine, les canaux éjaculateurs sont logés entre la base de la
prostate et la vessie, mais ils s'enfoncent aussitôt dans la prostate,
cheminant l'un contre l'autre et séparés seulement par l'utricule prostatique. Par rapport aux canaux éjaculateurs, on peut donc distinguer à
la prostate une portion pré-spermatique et une portion rétro-spermatique, mais si l'on se rappelle la forte échancrure du bord postéro-supérieur de la prostate, on verra que la portion rétro-spermatique n'est
qu'une bande très basse et peu épaisse, reliant les deux masses latérales derrière les canaux éjaculateurs et que, sur la ligne médiane, il y a
beaucoup plus de tissu prostatique devant les canaux que derrière. Si
même, on s'en rapporte au développement et si l'on considère des prostates d'embryons ou de très jeunes sujets, on voit que les canaux éjaculateurs cheminent entre les deux masses latérales de la prostate qui
ne se sont pas encore rejointes derrière eux.

Mensurations

Avant de passer à l'étude de la structure de la prostate, nous donne-
rons ici quelques mensurations :

Poids. Chez l'adulte 20 à 25 grammes; plus petit chez l'enfant, avant
la puberté.

Longueur	28 à 30 mm.
Largeur	40 à 45 —
Épaisseur.	20 à 25 —
Distance moyenne à la symphyse.	8 à 12 cent.
— du sommet de la prostate à l'anus	5 à 4 —
Angle de l'axe prostatique avec la verticale. . . .	25 à 30 —
— de la face postérieure avec l'horizontale . .	40 a 45 —
Rayons partant de l'urètre : Médian antérieur . .	4 mm.
— Médian postérieur	18 —
— Transverses.	16 —
— Obliques en dehors et en arrière.	24 —

Structure de la prostate.

Si l'on considère une coupe horizontale de la prostate, vers sa partie
moyenne, on voit, fig. 552, 553 et 356 :

1° Au centre, la lumière de l'urètre, fente convexe en avant circonscrivant le veru-montanum;

2° Le sphincter lisse, assez mal différencié, laissant, en dedans de lui, les glandes urétrales et perforé par les canaux des glandes prostatiques :

5° Le tissu glandulaire prostatique qui forme, en général, un fer à cheval embrassant les trois quarts postérieurs de l'urètre, mais dont

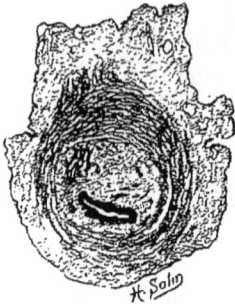

Fig. 350. — Coupe de la portion membraneuse de l'urètre.

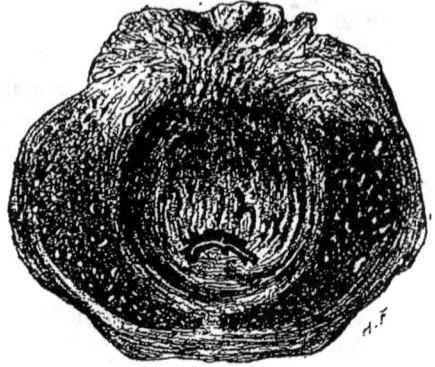

Fig. 351. — Premier segment de la portion prostatique.

les deux extrémités peuvent pourtant se mettre en contact au devant de l'urètre ;

4° En avant seulement, les fibres du sphincter strié formant des arcs concaves en arrière allant d'un lobe à l'autre ;

5° Les aponévroses formant la loge prostatique : lame pré-prostatique, aponévroses latérales et aponévrose de Denonvilliers.

Si nous faisons des coupes horizontales, au-dessous de la précédente, nous voyons le sphincter strié envelopper, de plus en plus, les parties latérales

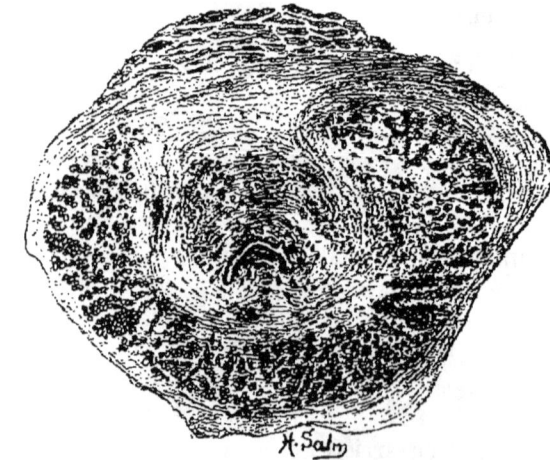

Fig. 352. — Coupe de la prostate passant sur la partie antérieure du *veru montanum*. En avant du demi-croissant formé par l'urètre, on voit les glandes urétrales ; autour de l'urètre le sphincter lisse ; sur les côtés et en arrière, le croissant glandulaire prostatique ; en haut de la figure le sphincter strié.

de la glande ; en outre, l'urètre devient étoilé, enfin la portion pré-urétrale augmente d'épaisseur.

Si, au contraire, nous faisons des coupes horizontales, en remontant vers la vessie, nous voyons diminuer l'étendue du sphincter strié,

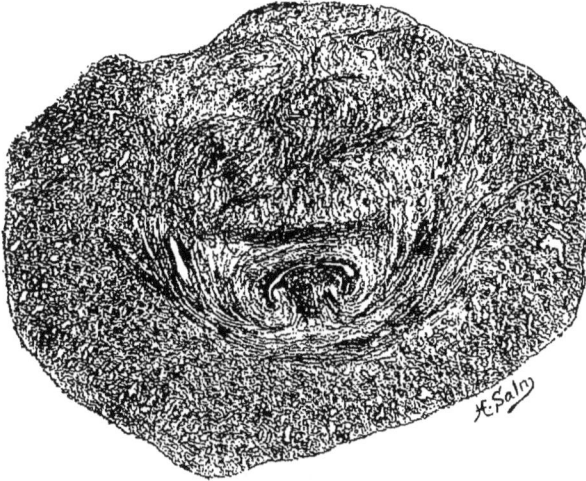

Fig. 353. — Coupe passant au milieu du *veru montanum*. Les glandes urétrales du groupe central sont peu nombreuses en avant et assez marquées au-dessous du canal : la prostate forme un croissant plus épais, mais moins fermé que dans la figure 352. Sur les parties latérales et en avant, le tissu de la prostate dépasse de beaucoup le niveau de l'urètre.

s'écarter les deux cornes du croissant prostatique, et enfin apparaître la coupe des canaux éjaculateurs, qui est, de plus en plus, postérieure (fig. 350 à 354).

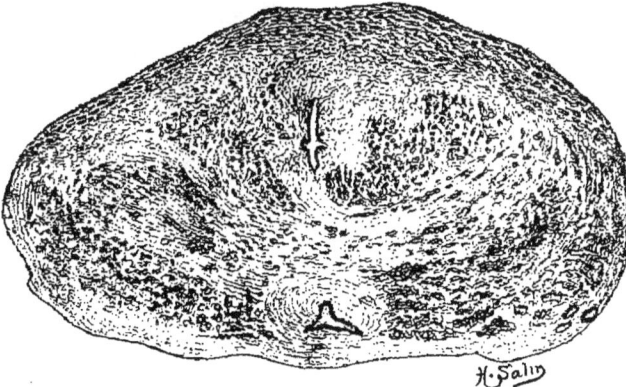

Fig. 354. — Prostate en avant du col de la vessie. La coupe de l'urètre, située plus en avant que dans les figures précédentes, a la forme d'un fer de lance. La prostate est tout entière située de chaque côté et en arrière de cet orifice. Sur la ligne médiane, quelques lobules glandulaires séparent seuls la section urétrale des canaux éjaculateurs, situés au-dessous.

Une série de coupes sagittales peuvent compléter l'étude d'ensemble ; on voit, sur une coupe médiane : au milieu, l'urètre avec ses glandes, puis le sphincter lisse, en avant, l'isthme pré-urétral, puis le sphincter strié ; en arrière, la grosse masse prostatique, coupée en deux par les canaux éjaculateurs, la plus grosse partie étant devant.

Cette vue d'ensemble de la prostate nous montre qu'il s'agit d'un

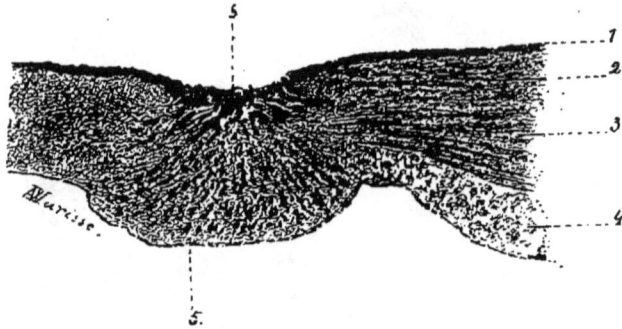

Fig. 355. — Coupe longitudinale de la prostate d'un enfant. On distingue très nettement deux grands groupes glandulaires. Le groupe postéro-inférieur dont les canaux s'abouchent en rayonnant dans l'urètre représente les glandes prostatiques : plus haut, au niveau du col de la vessie, dans l'épaisseur même de la muqueuse, se voient d'autres glandes indépendantes de la prostate et séparées de celles-ci par le muscle vésical : ce sont les glandes cervicales du col.

organe complexe, dans lequel on trouve du tissu glandulaire, du tissu musculaire strié et lisse, enfin du tissu conjonctif et élastique.

Glandes de la prostate. — Dans le système glandulaire qui entoure l'urètre de l'homme adulte, depuis le sphincter de la portion membra-

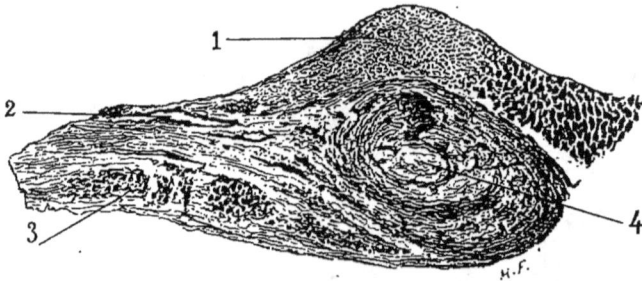

Fig. 356. — Coupe longitudinale passant par le *veru montanum*. Au-dessous de la coupe du canal éjaculateur (2), on voit la portion rétro-urétrale de la prostate (3). Au-dessus de ce canal, entre celui-ci et la vessie, une partie de la prostate, placée au-dessous de la couche musculaire de la vessie, constitue le vrai lobe médian anatomique ; c'est la portion *pré-spermatique* de la prostate (4). Au-dessous de la muqueuse de la vessie, on voit le groupe de glandes sous-cervicales du col (1).

neuse jusqu'au col de la vessie, on peut distinguer deux groupes de glandes : l'un central, l'autre périphérique (fig. 352, 355 et 356).

Le groupe **central** est constitué par des glandes, situées immédiatement au-dessous de la muqueuse de l'urètre ou qui s'en éloignent peu. On les trouve sur toute la longueur et sur toute la circonférence de la portion prostatique de l'urètre. Sur la paroi antéro-supérieure du canal, les glandes sont relativement peu nombreuses; un grand nombre d'entre elles ne sont représentées que par des diverticules, dans lesquels s'enfonce l'épithélium urétral; d'autres, ont un court canal excréteur. Sur la paroi inférieure de l'urètre, les glandes sont plus nombreuses et plus développées dans toute l'étendue du canal prostatique ; elles forment deux agglomérations principales, l'une vers le milieu de la prostate, au niveau du **veru montanum**, l'autre au niveau du col vésical. L'**agglomération sous-montanale** est constituée par des glandes, dont le canal excréteur aboutit directement à l'urètre ou dans la cavité de l'utricule prostatique.

L'**agglomération sous-cervicale** est formée par un groupe de glandes, empiétant à la fois sur l'urètre et sur la partie du trigone vésical voisine du col ; ces glandes sont situées au-dessous de la muqueuse, entre elle et la couche musculaire de la vessie qui les sépare de la prostate proprement dite.

Le **groupe périphérique** de glandes péri-urétrales, constitue la portion glandulaire de la prostate proprement dite. Situées plus excentriquement que les glandes centrales, elles sont séparées, plus ou moins distinctement de celles-ci, par des fibres musculaires lisses qui continuent dans la région|prostatique le sphincter lisse de la portion membraneuse. Les glandes prostatiques proprement dites, forment, dans le milieu de la région, une ceinture à peu près complète à l'urètre; en haut, du côté du col vésical, on ne les trouve plus qu'en arrière et sur les côtés; en bas, juste derrière le sphincter membraneux, les glandes ne forment qu'une demi-gouttière postérieure.

Musculature striée. — Elle est formée par le sphincter externe strié ou encore uro-génital. Ce muscle, qui entoure complètement l'urètre membraneux et dont les fibres se réunissent, en arrière de lui, sur un raphé médian, éclate comme le dit

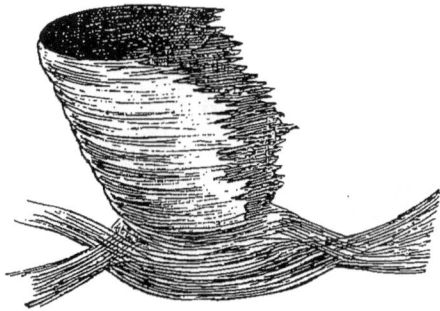

Fig. 357. — Schéma du sphincter externe de l'urètre. En haut, la portion prostatique rompue en arrière. En bas, la portion membraneuse continuée en avant par le muscle dit de Wilson, en arrière par le recto-urétral.

Testut, parce qu'il est insuffisant à engainer la prostate, de sorte qu'il ne recouvre plus que la partie antéro-latérale de cet organe, la rupture s'étant faite en arrière; et comme la prostate augmente de volume de bas en haut, il s'ensuit que le sphincter strié est de plus en plus insuffisant et finit en haut par ne plus recouvrir que la partie antérieure de la glande.

Musculature lisse. — Elle a été très étudiée et sa description reste encore très confuse.

En réalité, on peut distinguer dans la prostate trois ordres de fibres musculaires lisses ; deux couches péri-urétrales et des fibres éparses, intraglandulaires (fig. 350 à 353). Autour de l'urètre, on distingue des fibres longitudinales peu développées et des fibres circulaires, formant un anneau incomplet, disposé comme un fer à cheval ouvert en avant. Ces fibres circulaires continuent, dans la portion prostatique du canal, le sphincter lisse de l'urètre : en dedans d'elles, se trouvent les glandes qui appartiennent en propre à l'urètre ; en dehors d'elles, les glandes volumineuses qui constituent la prostate proprement dite, dont le canal excréteur passe à travers les fibres musculaires, pour aller s'ouvrir dans l'urètre. Le troisième groupe de fibres musculaires lisses est disséminé, sans ordre, dans toute l'épaisseur de la prostate, formant avec le tissu conjonctif et élastique, le stroma de la glande.

Le *veru montanum* ne possède pas la musculature spéciale que lui avait décrite Pettigrew : il ne contient que les fibres musculaires, qui entourent les canaux éjaculateurs.

Porosz a montré (1905) que chaque canal éjaculateur possède un sphincter lisse propre, qui l'entoure complètement, et qu'en outre un manchon commun de fibres musculaires lisses engaine, à la fois, les deux canaux éjaculateurs et l'utricule prostatique.

Tissu conjonctif. — Il est loin d'être quantité négligeable : chez tous les animaux jeunes ou nouveau-nés, il forme un quart de l'organe, et est très riche en cellules ; avec l'âge, il devient fibreux. Il forme une masse épaisse devant et derrière l'urètre, là où il n'y a pas de culs-de-sac glandulaires, et détache des cloisons entre les lobes et les lobules de la glande ; il constitue, autour des acinis, la membrane basale, dont certains auteurs ont nié à tort l'existence.

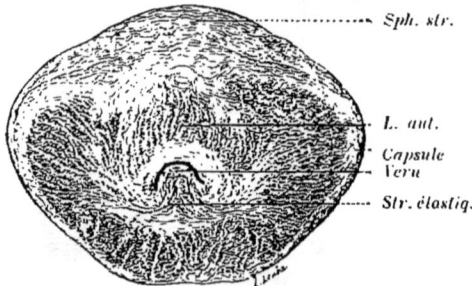

Fig. 358. — Coupe de la prostate vers sa partie moyenne, faible grossissement.

Chez le vieillard, l'élément conjonctif se développe beaucoup et étouffe l'élément musculaire.

Chez les castrats, la glande est presque entièrement transformée en tissu conjonctif.

Tissu élastique. — A peine mentionné dans les classiques, il a été décrit par moi-même, par Walker et récemment par Cosentino (1905).

On le rencontre surtout autour de l'urètre, et principalement dans le veru montanum, où il forme un gros amas autour de l'utricule (fig. 358).

Un autre système entoure les canaux éjaculateurs, enfin d'autres fibres cheminent entre les lobules formant un système interstitiel qui va rejoindre d'autres fibrilles éparpillées, à la surface de la glande que Cosentino décrit sous le nom de système capsulaire.

Tissu glandulaire. — Nous avons vu que les glandes prostatiques pouvaient être divisées en deux groupes : les unes, glandes prostatiques proprement dites, sont situées en dehors du sphincter lisse ou dans son épaisseur, les autres sont en dedans de lui, sous la muqueuse.

Les **glandes intra-sphinctériennes** forment des culs-de-sac simples, parfois des glandules alvéolaires tout autour de la fente urétrale ; elles sont les homologues des glandes de Littre de l'urètre membraneux.

Les **glandes prostatiques proprement dites** formeraient, dit-on, 40 ou 50 lobules plongés dans le stroma musculo-conjonctif.

Sur les coupes transversales de la prostate on voit que la région située en arrière du veru montanum ne présente pas de culs-de-sac glandulaires : ceux-ci sont répartis seulement en arrière et sur les côtés. La coupe atteint, en ce point, les canaux excreteurs de la glande, et l'on peut voir que les uns sont dirigés d'arrière en avant, vers l'urètre, les autres décrivent des courbes à concavité antéro-interne pour gagner les goutlières latérales de l'urètre prostatique : cette disposition arquée, déjà visible chez l'enfant, s'accuse davantage chez l'adulte, à mesure que le fer à cheval prostatique se transforme en anneau complet.

Vaisseaux et nerfs de la prostate.

Les artères. — Les artères de la prostate appartiennent au système hypogastrique : groupe des branches viscérales.

C'est principalement l'artère génito-vésicale (fig. 359) et accessoirement l'hémorroïdale moyenne qui fournissent à la prostate.

La **génito-vésicale**, artère principale, se bifurque en prostato-vésicale et vésiculo-déférentielle ; la première devenant prostatique et vésicale inférieure, la seconde vésiculaire et déférentielle.

C'est la disposition typique, mais ces quatre branches peuvent se grouper autrement : il nous suffit de savoir qu'il y a quatre branches terminales, dont deux nous intéressent : la *prostatique* qui chemine de chaque côté, dans les aponévroses latérales, en s'inclinant en bas et en dedans, et donne des rameaux aux faces latérales de la glande ; et la *vésicale inférieure*, qui envoie des rameaux à la base, au-dessous de la vessie.

Enfin, accessoirement, l'**hémorroïdale moyenne** peut fournir des rameaux aux bords postéro-latéraux.

Les ramifications de premier ordre de toutes ces artères sont conte-
nues dans l'épaisseur de la capsule prostatique et il n'entre dans la

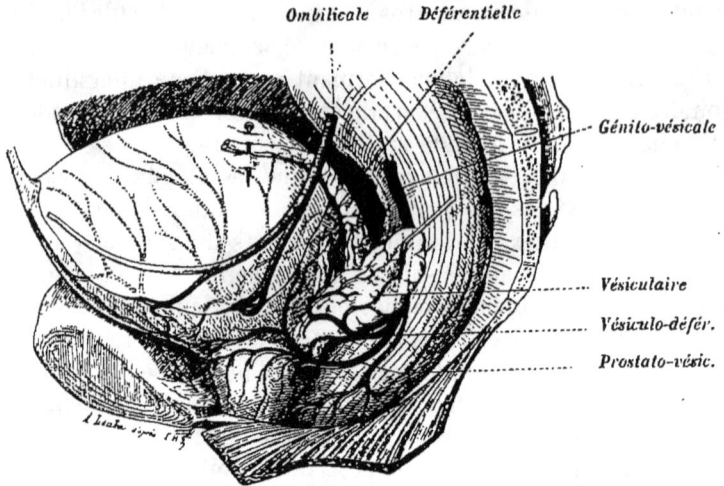

Fig. 559. — Les artères de la vésicule séminale et du canal déférent (artère génito-vésicale typique. (D'après Farabeuf.)

glande que des rameaux de deuxième ordre : c'est pourquoi le décollement de la glande, dans sa loge se fait, sans hémorragie.

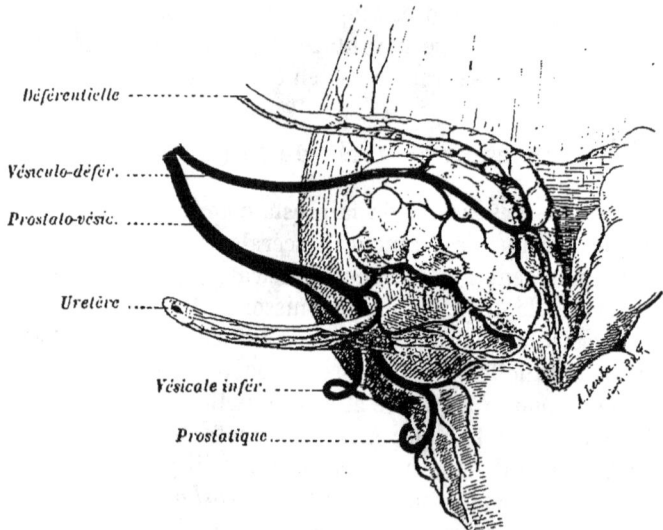

Fig. 360. — Les artères des vésicules séminales, du canal déférent et de l'uretère. (D'après Farabeuf.)

Dans la glande, les terminaisons artérielles forment des réseaux autour
des acini, autour des canaux excréteurs et des canaux éjaculateurs.

Veines. — Bien étudiées par Ziegler, et plus récemment par Farabeuf.

« La prostate, dit Farabeuf, organe musculo-glandulaire est par elle-
même peu vasculaire. L'urètre a, au contraire, sous la muqueuse, une

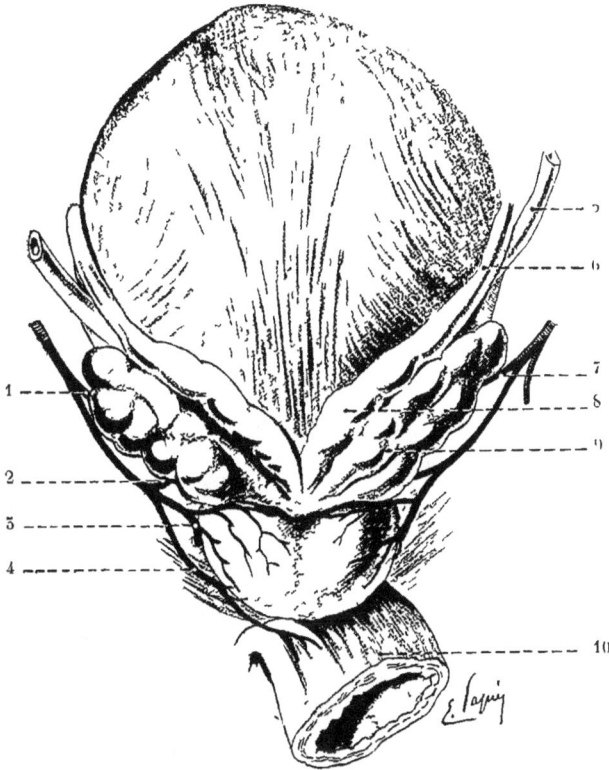

Fig. 561 — Artères de la prostate, vue postérieure

1 Artère genito-vésicale bifurquée en vésiculo-déférentielle (7) et prostato-vésicale (2 3) —
2 Branches vésicales de la prostato-vésicale — 3 Branches prostatiques — 4 Branches hémorroïdales — 5 Uretère — 6 Canal déférent — 7 Artère vésiculo-déférentielle — 8 Canal déférent — 9 Vésicule séminale — 10 Rectum

couche de veinules longitudinales anastomosées qui se prolonge jusqu'à
20 ou 25 millimètres dans la vessie (voir fig. 220, page 528). »

Ces veinules sortent, en avant, à travers et surtout au-dessus et au-
dessous de l'isthme prostatique.

Elles donnent naissance aux veines latéro-vésicales, qui sont séparées,
en haut, des veines de la vessie par une lame celluleuse, issue de l'aponévrose pelvienne supérieure.

Arrivés aux bords postéro-latéraux de l'organe, les plexus latéraux
s'anastomosent avec la veine hémorroïdale moyenne, la vésicale inférieure et les vésiculo-déférentielles en un vaste carrefour veineux.

Sur la face postérieure de la prostate, courent aussi des veines qui vont, obliques en haut et en dehors, gagner ce carrefour veineux.

En avant, le système des veines prostatiques communique avec l'origine des veines honteuses internes, et les veines vésicales antérieures, dont l'ensemble constitue ce qu'on a appelé à tort le plexus de Santorini.

Les veines périprostatiques sont comprises dans un dédoublement des aponévroses, les veines issues de la prostate et qui sont de petit calibre, perforent, comme les artères, le feuillet interne de ces aponévroses.

Lymphatiques. — Sappey décrit de nombreux lymphatiques, issus

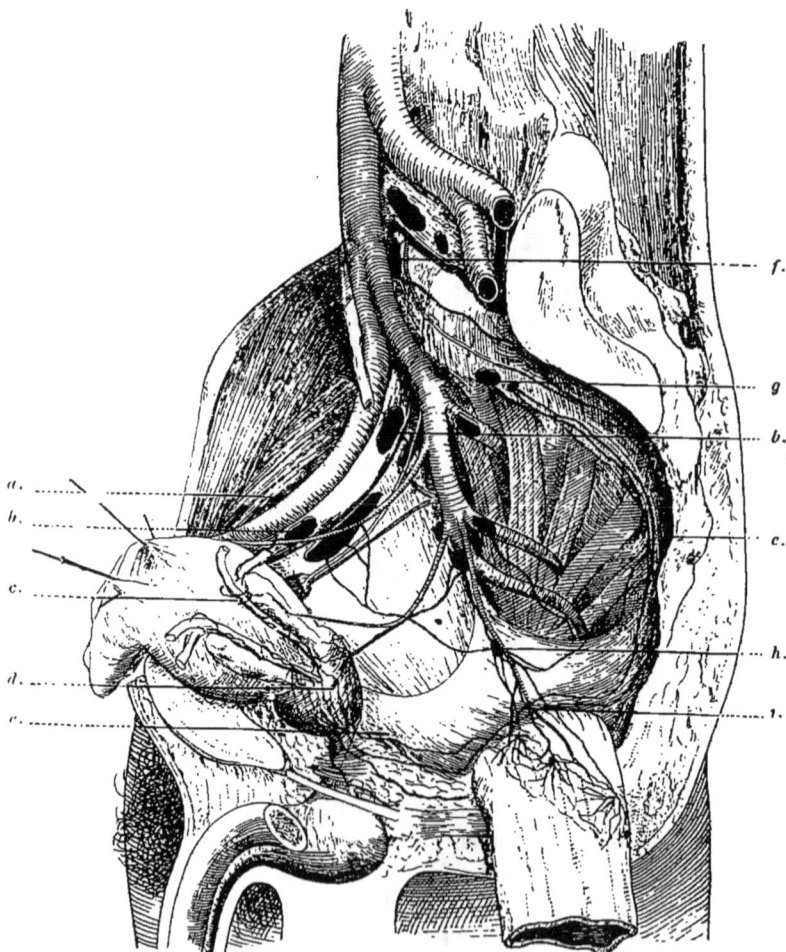

Fig. 562. — Lymphatiques de la prostate (Cunéo et Marcille).

a, *b*. Ganglions iliaques externes. — *c*. Pédicule prostatique iliaque externe. — *d*. Nodules ganglionnaires rétro-prostatiques. — *e*. Pédicule prostatique du promontoire. — *f*. Ganglion du promontoire. — *g*. Ganglion sacré latéral. — *h*. Ganglion hémorroïdal moyen. — *i*. Troncs hémorroïdaux moyens.

des espaces périlobulaires, qui sont drainés par quatre troncs principaux, deux droits et deux gauches, et qui vont aux ganglions intra-pelviens les plus antérieurs.

Pasteau reproduit cette description et insiste sur les relations entre les lymphatiques de la prostate, de la base de la vessie et des vésicules séminales, ce que confirment les recherches de Walker, de Cunéo et Marcille, et de Stahr, il faut aussi citer le travail de C. Bruhns (1904).

D'après ces différents travaux, la disposition des lymphatiques collecteurs peut se résumer ainsi :

1° Vaisseaux *antérieurs et lateraux*, allant aux ganglions prévésicaux de Gerota et Waldeyer; ils sont en connexion avec le réseau vésical antérieur.

2° Vaisseaux *postérieurs et lateraux*, suivant à peu près l'uretère et gagnant les ganglions situés dans la bifurcation iliaque, puis ceux qui longent l'iliaque externe, mais jamais ceux-ci directement : ils sont en connexion avec le réseau vésical postérieur et le réseau des vésicules séminales et des canaux déférents.

3° Vaisseaux *descendants* contournant le rectum et gagnant un ganglion situé sur le sacrum et de là, la chaîne aortique. Ils sont en connexion avec le rectum très probablement, bien que la démonstration n'en soit pas nette.

L'origine intra-glandulaire de ces lymphatiques, jusqu'ici assez négligée, a été étudiée récemment par Caminiti ([1]). Il décrit un réseau sous-capsulaire à larges mailles et un réseau sous-muqueux péri-urétral, et, entre les deux, un riche réseau périacineux qui se continue, mais moins serré, sur les canaux excréteurs. Enfin, il existe une série de mailles lymphatiques autour de l'utricule prostatique et des canaux éjaculateurs.

Nerfs. — La prostate est un organe très riche en nerfs, contenant de nombreuses cellules ganglionnaires et des organes terminaux.

Les nerfs de la prostate viennent du plexus hypogastrique et se dirigent des vésicules vers les côtés de la prostate. Les fibres qu'ils contiennent viennent des troisième et quatrième nerfs sacrés. Reimot a décrit, sur leur trajet, un amas ganglionnaire.

D'après Gentès, outre les fibres blanches qui lui viennent par l'intermédiaire des plexus hypogastrique et prostatique, la prostate recevrait des fibres venant directement du plexus hypogastrique; quelques-unes se jettent ensuite dans le plexus hypogastrique, mais il en est qui restent indépendantes, jusqu'à la prostate.

Il existe dans la prostate de nombreux organes terminaux, notamment des corpuscules de Vater-Pacini; Timofew en a repris l'étude, et a même décrit des formes nouvelles.

1. *Ann. des Mal des Org. Gén.-Urin.*, 1905

II. — **PROSTATECTOMIE**

L'extirpation de la prostate hypertrophiée se fait par la voie hypogastrique, à travers la vessie ouverte ou par la voie périnéale. Par l'une et
l'autre voie, l'opération peut être totale ou partielle.

La prostatectomie transvésicale se fait dans les cas d'hypertrophie de
la prostate : elle peut être *partielle* ou *subtotale*. On croit, à tort, que la
prostatectomie transvésicale, par énucléation, est *totale*, en réalité, on
laisse toujours une grande partie de la glande.

La prostatectomie périnéale totale ne s'applique qu'aux néoplasmes de
la prostate. Dans l'hypertrophie de la prostate, on fait une prostatectomie subtotale presque complète. Des prostatectomies périnéales partielles, plus incomplètes, sont pratiquées dans certaines prostatites et
dans la tuberculose prostatique.

Je décrirai les opérations suivantes :
Prostatectomie hypogastrique subtotale.
Prostatectomie hypogastrique partielle.
Prostatectomie périnéale pour hypertrophie de la prostate.
Prostatectomie partielle pour tuberculose.
Prostatectomie partielle pour prostatite (curettage de la prostate).
Prostatectomie périnéale totale pour cancer.

PROSTATECTOMIE POUR HYPERTROPHIE
DE LA PROSTATE

Anatomie pathologique chirurgicale de l'hypertrophie de la prostate.

Volume. — Le volume de la prostate peut être accru dans des proportions considérables et la glande peut peser 300 grammes et davantage. Le plus souvent, le diamètre de la prostate est de 3 à 6 centimètres et son poids moyen varie de 60 à 150 grammes.

Forme. — Il faut distinguer deux principales variétés, dans la forme
de la prostate hypertrophiée, suivant que l'hypertrophie l'atteint régulièrement dans son ensemble ou que certaines portions, plus particulièrement la portion pré-spermatique sous-cervicale de la glande, ont
pris un développement particulier.

Hypertrophie totale.

La glande conserve assez bien sa forme, mais elle devient plus globuleuse. Si on examine la prostate isolée, dégagée complètement de sa

loge, on voit que, dans son ensemble, la glande présente la forme d'une **poire à sommet vésical** et à extrémité antérieure mousse, arrondie, formée par les deux lobes latéraux, entre lesquels se trouve la fente allongée de l'urètre. L'extrémité pointue variant de forme avec celle du lobe médian se trouve du côté de la vessie : on y voit l'orifice du col souvent déformé à lèvre inférieure plus saillante.

Lorsqu'on regarde la prostate dans sa loge, par sa face postérieure, on remarque que son bec paraît plus émoussé qu'à l'état normal ; lorsqu'il est bien dégagé, on le voit même un peu concave en avant, du côté de la portion membraneuse. La base de la prostate perd son échancrure normale et paraît droite ou légèrement convexe, le sillon médian qui sépare les deux lobes, droit et gauche, est moins prononcé.

Fréquemment, une des deux moitiés, droite ou gauche, se développe plus que l'autre. Rarement, la portion

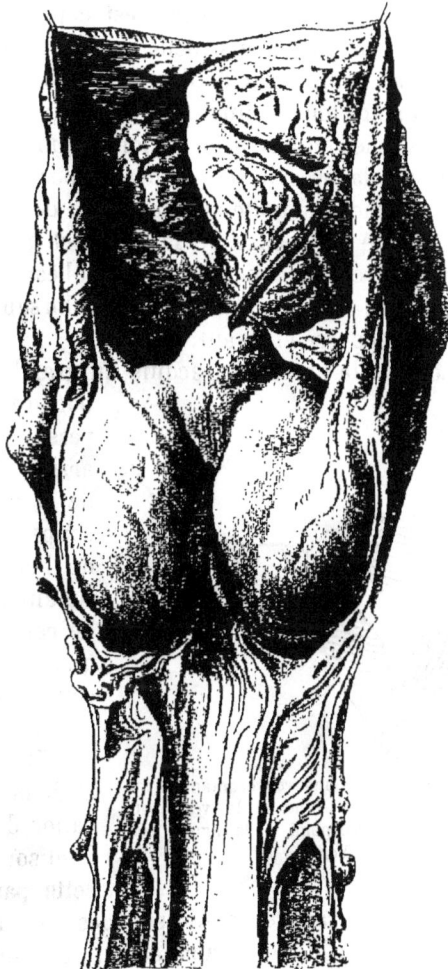

A. Leuba.

Fig. 363. — Hypertrophie totale de la prostate. Les lobes latéraux et le lobe moyen sont hypertrophiés.

préurétrale se développe d'une manière notable ; de même, sur la ligne médiane, en arrière de l'urètre, il est exceptionnel que l'épaisseur de la prostate dépasse quelques millimètres.

Je mentionnerai encore les irrégularités de la surface de la glande, dues au développement des corps sphéroïdes devenus superficiels.

Rapports de la prostate avec la vessie. — En augmentant de volume, la prostate doit forcément écarter les parois de sa loge. Le diamètre antéro-postérieur peut s'agrandir facilement, parce que, en arrière de la glande, l'aponévrose de Denonvilliers forme une faible barrière, et la paroi rectale est dépressible : le diamètre transverse s'accroît de même, aisément, par la dépressibilité des bords du releveur de l'anus, qui double les lames aponévrotiques pubo-rectales. Le diamètre longitudinal ne peut s'agrandir que par en haut, du côté de la vessie; en bas, la forte cloison que constitue l'aponévrose moyenne, empêche la prostate de se développer. Il résulte de cette disposition anatomique que toute augmentation de volume de la prostate repousse l'extrémité inférieure de la vessie et que, en remontant, la prostate soulève le col. Comme la prostate est beaucoup plus développée en arrière du col que sur sa partie antérieure, lorsqu'elle s'hypertrophie, le col se trouve repoussé en avant.

Lorsque la prostate a acquis un grand volume, une coupe verticale, portant sur la partie médiane de la vessie et de la prostate, fait voir, en arrière du col, la coupe horizontale de la paroi vésicale, au lieu de la coupe, oblique en bas et en avant, de l'état normal (fig. 566). La partie antérieure du trigone fait partie de cette surface horizontale, tandis que la portion la plus reculée de cette région de la vessie est devenue presque verticale. Le schéma ci-joint (fig. 564), représente cette disposition et démontre que, dans ces cas, l'élévation du col et la formation du bas-fond sont dues au développement de cette partie de la prostate qui est située au-devant et au-dessus des canaux éjaculateurs. Ce schéma correspond à la coupe sur nature, représentée figure 565 (Albarran et Motz).

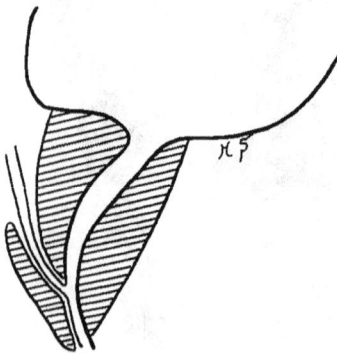

Fig. 564. — Schéma représentant la formation du bas-fond de la vessie. Ce schéma correspond à la figure 566. (Albarran et Motz.)

Pour comprendre la disposition réelle du bas-fond, telle que je l'ai décrite, il est nécessaire de se bien pénétrer de ce fait, que **la partie de la vessie qui, normalement, adhère à la prostate subit, pour ainsi dire, une distension active et continue à recouvrir la glande grossie.** De même que l'urètre se distend et s'allonge dans l'hypertrophie prosta-

tique, de même, la portion juxta-cervicale de la vessie, qui adhère normalement à la prostate, se développe avec la glande et se distend pour
recouvrir la surface plus grande de la prostate. Il ne s'agit pas, comme
toutes les descriptions des auteurs le faisaient croire, d'une vessie normale qui se laisse
repousser passive-
ment par la pros-
tate grossie, les
dispositions ana-
tomiques seraient
alors tout autres.

On se rendra
bien compte du
développement
par distension mé-
canique de la ves-
sie, en constatant
que la distance
qui sépare le col
des orifices urété-
raux, normale-
ment de 5 centi-
mètres, peut at-
teindre 6 centimè-
tres et davantage.

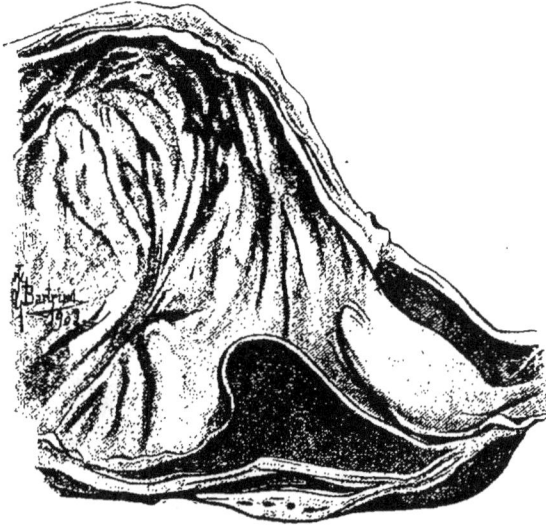

Fig. 365. — Hypertrophie de la prostate. Coupe passant par le lobe
médian. Le canal éjaculateur sépare la portion pré-spermatique,
hypertrophiée, de la portion rétro-urétrale normale. (Albarran et
Motz.)

La distension de la paroi vésicale amincit la couche musculaire et la
muqueuse, de telle sorte que, dans les endroits où la prostate fait le
plus saillie dans la cavité vésicale, on n'a parfois à traverser qu'une
mince couche muqueuse pour arriver au tissu glandulaire ; par suite de
cette disposition, on peut, à la manière de Freyer, commencer la décortication de la prostate, dans la prostatectomie transvésicale, en déchirant
la muqueuse avec l'ongle.

Voici comment les choses se présentent vues dans leur ensemble du
côté de la cavité vésicale, le sujet supposé couché, la tête un peu basse,
dans la position de la prostatectomie sus-pubienne : Au-dessus du pubis,
se voit une surface plane, verticale, de forme plus ou moins rectangulaire, à grand diamètre transversal ; c'est une véritable face antérieure
de la vessie, percée, en son milieu, par l'orifice du col et à laquelle aboutissent, par des courbes émoussées, les parois antérieure, postérieure
et latérale de la vessie.

L'orifice du col est au centre, presque toujours plus rapproché du
bord antérieur que du bord postérieur du rectangle. La forme de l'orifice est variable, le plus souvent en fente longitudinale, parfois en

forme de croissant, lorsqu'un des lobes prostatiques est plus développé
que l'autre, souvent encore modifié par les saillies de son bord inférieur,
que nous décrirons bientôt.

En dessous du col, lorsqu'il n'existe pas de saillies sous-cervicales, la
surface plane se prolonge, dans une étendue qui peut atteindre 3 ou
4 centimètres, et se termine en avant du muscle inter-urétral. C'est à
ce niveau que se trouve la partie la plus profonde de la cavité vésicale,

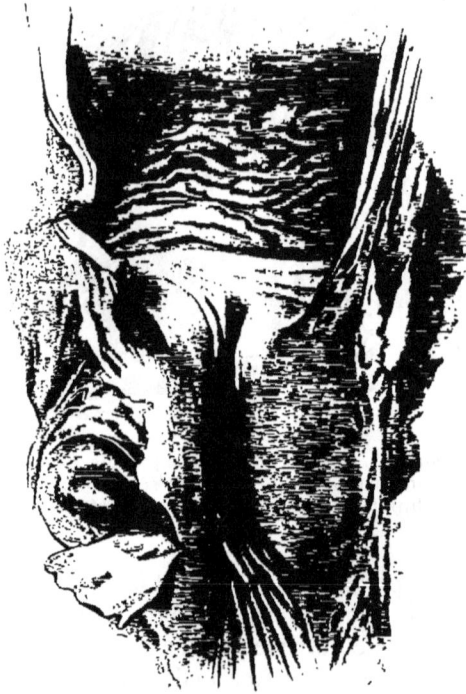

Fig. 506. — Hypertrophie de la prostate. Déviation de l'urètre. Bas-fond vésical.

le vrai bas-fond, mieux nommé, je crois, **dépression rétro-cervicale**. La
paroi inférieure ou postérieure de cette dépression comprend la partie
la plus reculée du trigone et toute la paroi postérieure de la vessie.

Sur les côtés, et en arrière du col, la surface vésicale repose sur les
lobes latéraux de la prostate, qui peuvent former une saillie convexe,
plus ou moins régulière.

Rapports de la prostate avec l'urètre. — Du fait de l'hypertrophie de la prostate, la portion de l'urètre qui traverse la glande subit
des modifications dans sa longueur, dans sa forme, dans sa direction;
on doit, en outre, étudier la disposition du tissu glandulaire, tout
autour de l'urètre.

La **longueur** de l'urètre prostatique est toujours augmentée ; de 5 centimètres à l'état normal, la traversée de l'urètre prostatique atteint souvent 6 à 8 centimètres, souvent plus.

Forme et calibre de l urètre. — Dans les différentes coupes que nous représentons ici, empruntées au travail que nous avons publié avec Motz, on voit l'urètre présenter une forme allongée d'avant en arrière, plus rapprochée de la face postérieure que de la face antérieure de la prostate ; c'est la disposition habituelle. La hauteur de la fente, c'est-à-dire, le diamètre antéro-postérieur de l'urètre,

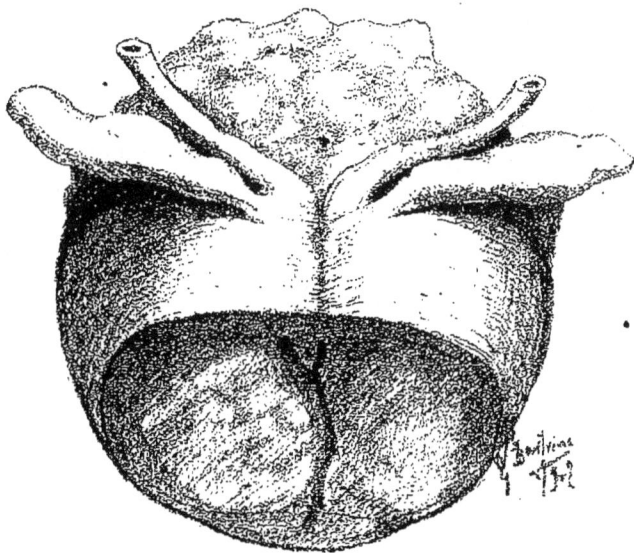

Fig. 367. — Hypertrophie totale de la prostate. Coupe transversale à la partie antérieure du *veru montanum*. Le point marqué entre les vésicules séminales repère le col de la vessie.

atteint souvent 2 centimètres et demi à 5 centimètres ; dans quelques cas, ce diamètre est énorme ; chez un de nos opérés, nous avons mesuré 8 centimètres, entre la paroi antérieure et la paroi postérieure de l'urètre ; le poids de tissu prostatique enlevé chez ce malade atteignait 220 grammes.

La fente qui représente la coupe de l'urètre est parfois incurvée d'un côté, lorsqu'un des lobes est plus développé que l'autre, comme cela se voit, dans la figure 568. Parfois, ce n'est pas un lobe tout entier qui repousse ainsi l'urètre de côté, mais un simple corps sphéroïde qui, dans un point limité, refoule la muqueuse urétrale. Il importe de savoir que, dans ces cas, le corps sphéroïde n'est recouvert du côté du canal que par la muqueuse urétrale amincie, qu'on peut facilement déchirer en

opérant ; lorsque les corps sphéroïdes juxta-urétraux sont nombreux, la
fente urétrale peut présenter des irrégularités très grandes, dont la
figure 368 pourra donner une idée : dans ces cas, on trouve sur les parties latérales et même
sur la face antérieure
de l'urètre des fentes
ou diverticules, qui
peuvent s'étendre très
loin. Plus fréquem-
ment, on rencontre des
diverticules du canal
sur la paroi inférieure.
Il est fréquent de voir,
de chaque côté du veru
montanum, des dépres-
sions de la muqueuse à
bords falciformes, dont
l'orifice largement ou-
vert en avant, du côté

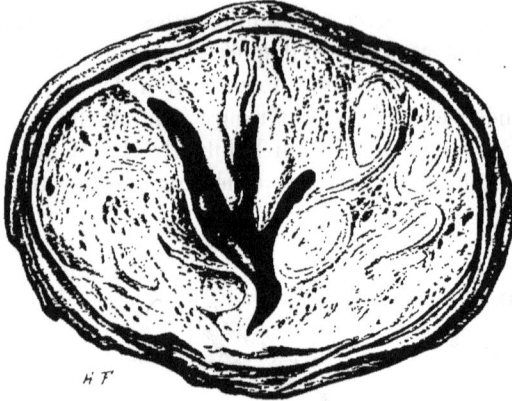

Fig. 368. — Diverticules urétraux dans une prostate
hypertrophiée.

du méat, constitue une amorce de fausses routes pendant le cathétérisme. Dans quelques cas, ces diverticules de la paroi inférieure sont
très étendus et d'une telle irrégularité qu'ils défient toute description.

Dans les cas ordi-
naires d'hypertro-
phie prostatique, le
canal urétral se
trouve aplati trans-
versalement et allon-
gé dans son diamètre
antéro-postérieur.
Dans certains cas, le
diamètre transversal
est lui-même élargi
au niveau de la paroi
inférieure, près de la
vessie. Cette disposi-
tion peut se rencon-

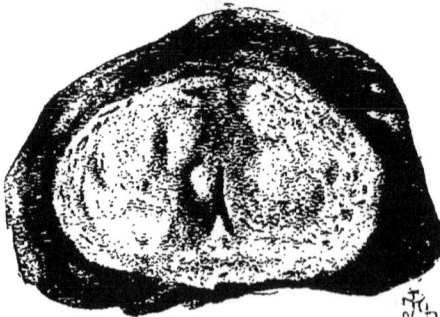

Fig. 369. — Coupe transversale de la prostate hypertrophiée.
Corps sphéroïdes visibles à l'œil nu.

trer, lorsqu'il n'y a pas de lobe médian, ou lorsque, s'avançant dans
l'urètre, le lobe médian écarte, à la manière d'un coin, les deux lobes
latéraux. La largeur de l'urètre peut être, dans certains cas, assez considérable pour qu'on puisse se tromper et croire que les instruments
ont pénétré jusque dans la vessie, alors que, en réalité, ils sont encore
dans la portion prostatique du canal.

Situation de l'urètre par rapport au tissu glandulaire. — Voici une série de coupes transversales, dans un cas d'hypertrophie banale, sans développement marqué
d'un lobe médian.

Sur la figure 370,
la coupe passe à la
partie antérieure
de la prostate, en
avant de l'utricule
prostatique. L'urè-
tre forme une fente
triangulaire, allon-
gée d'avant en ar-
rière ; l'épaisseur
du tissu prostati-
que, au-dessous de
l'urètre, est peu
considérable ; en
avant, il y a, au
contraire, une grande quantité de prostate, ainsi que sur les côtés.

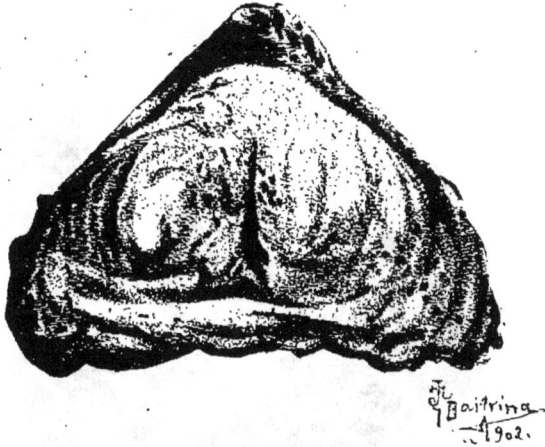

Fig. 370. — Coupe de la prostate hypertrophiée. Augmentation notable du calibre de l'urètre.

Dans la coupe suivante, représentée figure 371, l'urètre représente
une longue fente antéro-
postérieure : au-dessous
de sa coupe, il y a fort
peu de tissu prostatique :
en avant, sur la ligne
médiane, l'épaisseur de
la prostate est beaucoup
plus grande ; comme
dans la figure précé-
dente et dans celles qui
vont suivre, la grande
masse de l'hypertrophie
se trouve sur les parties
latérales de l'urètre.

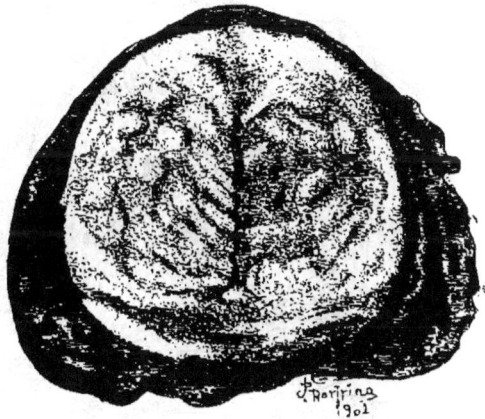

Fig. 371. — Hypertrophie de la prostate. Coupe passant au milieu de la prostate.

La disposition est la
même dans la coupe
qui passe, plus près de
la vessie, à l'endroit où la prostate acquiert le plus gros volume.
Les lobes latéraux sont énormes et se rejoignent en avant de
l'urètre : le tissu prostatique, pré-urétral est abondant et présente 15 millimètres d'épaisseur. En arrière de l'urètre, on voit

une étroite bande glandulaire avec la section d'un canal éjaculateur.
Plus loin enfin, au niveau du col de la vessie (fig. 372), la pros-

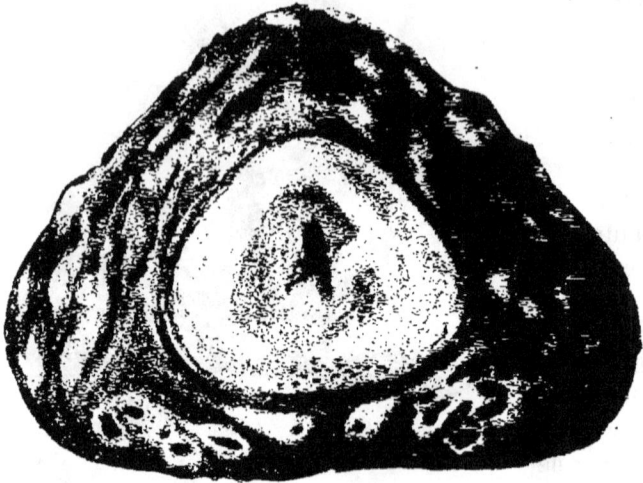

Fig. 372. — Hypertrophie de la prostate. Coupe passant au col de la vessie. En bas, on voit
les vésicules séminales.

tate est plus petite : l'orifice du col se trouve plus rapproché du bord

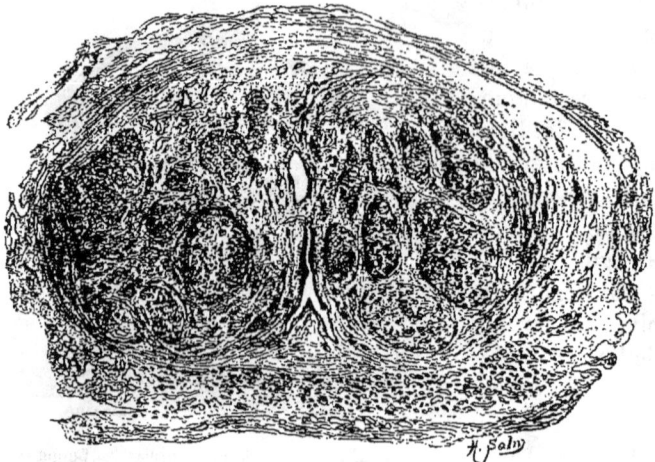

Fig 373. — Coupe de la prostate hypertrophiée vue à la loupe. On voit bien en arrière de
l'urètre le tissu glandulaire refoulé par la partie hypertrophiée de la glande.

antérieur que du bord postérieur de la prostate. Voici encore, dessi-
née à la loupe, une autre coupe transversale d'une autre prostate

hypertrophiée : elle montre bien la disposition du tissu glandulaire autour de l'urètre.

Dans la figure 573, on voit la forme triangulaire de l'urètre beaucoup plus rapproché de la face postérieure que de la face antérieure de la prostate. Le tissu néoformé se trouve sur les côtés du canal et dépasse largement, en avant, le niveau de sa paroi antérieure; sur la ligne médiane même, on voit, dilatées et déformées, les glandules urétrales du groupe central. Toute la partie postérieure de la préparation, au-dessous de l'urètre, est occupée par du tissu glandulaire normal refoulé, avec des culs-de-sac aplatis ou dilatés; sur les côtés, on reconnaît aussi des portions atrophiées de la glande primitive.

Cette série de coupes démontre à l'évidence ce que depuis longtemps j'avais fait remarquer, et ce sur quoi a de nouveau insisté Petit, après l'avoir constaté dans toutes nos opérations. L'urètre est beaucoup plus près qu'on ne croyait de la face postérieure de la prostate hypertrophiée. Sur la ligne médiane postérieure, on ne trouve presque pas de tissu glandulaire : c'est sur les côtés de l'urètre et très profondément en avant, jusque sur la face, ou mieux, jusque sur le bord antérieur de la fente urétrale, que se trouve le tissu hypertrophié. La prostate n'acquiert quelque épaisseur, en arrière, que tout près de la vessie, au niveau du col. Nous reviendrons sur ce point, en étudiant l'hypertrophie des glandes sous-cervicales et de la portion pré-spermatique de la prostate.

Je dois insister ici sur l'**impossibilité de séparer l'urètre de la glande par simple clivage**, parce que de nombreux opérateurs ont cru pouvoir énucléer la prostate avec le doigt, tout en ménageant l'urètre. A l'état normal, urètre et prostate sont pour ainsi dire confondus, réunis par les canalicules des glandes prostatiques, qui s'ouvrent dans la muqueuse urétrale. De même à l'état pathologique, l'urètre adhère intimement au tissu prostatique et ne peut être séparé de lui : on parvient, dans certains cas, à extirper avec le doigt, en plein tissu prostatique des corps sphéroïdes isolés, sans blesser l'urètre, mais on ne peut faire ainsi la prostatectomie totale, sans enlever, en même temps, l'urètre et la prostate. Même lorsqu'on se borne à enlever des corps sphéroïdes, on déchire largement, à leur niveau, la muqueuse urétrale distendue et amincie au niveau de leur portion saillante.

La capsule prostatique dans l'hypertrophie. — Lorsque la prostate est hypertrophiée, la capsule prostatique couvre, comme à l'état normal, les faces antérieure, postérieure et latérales de la glande; la base et le sommet de la prostate n'ont pas de capsule.

Lorsqu'on regarde la face postérieure de la prostate découverte par l'incision de la prostatectomie périnéale, on voit que la capsule, refoulée par l'augmentation de volume de la glande, paraît plutôt plus épaisse qu'à l'état normal, surtout près du sommet de la glande. A ce niveau, on peut toujours bien la reconnaître et, en l'incisant sur la ligne médiane, la détacher facilement, dans presque tous les cas, du tissu glandulaire avec un instrument mousse ; lorsque la capsule est bien détachée en bas, on voit que le sommet de la prostate forme une courbe à concavité antérieure, embrassant l'urètre, qui se distingue très nettement.

Dans les parties supérieures de la face postérieure de la prostate, la capsule s'amincit et lorsque, en la décollant, on s'approche des vésicules séminales, on la déchire facilement.

Les parties latérales et antérieure de la capsule prostatique se laissent, dans la plupart des cas, séparer facilement de la glande avec le doigt.

Dans certains cas pourtant, la capsule adhère à la prostate dans des portions plus ou moins étendues, au niveau desquelles le décollement est impossible : cela se voit notamment lorsque l'hypertrophie s'accompagne de prostatite. Dans le relevé de mes 30 premières prostatectomies périnéales, on note 5 cas d'adhérences intimes de la capsule et 7 fois des adhérences empêchant la décortication sous-capsulaire méthodique.

Au-dessous de la capsule vraie, on peut artificiellement créer, dans certains cas, une **fausse capsule prostatique.** Voici comment se forme cette fausse capsule de grande importance opératoire. Lorsque la presque totalité de la prostate est constituée par des lobules adénomateux, le tissu glandulaire interposé à chacun des lobules néoplasiques se trouve refoulé et aplati, présentant par places des culs-de-sacs atrophiés ou dilatés. La partie périphérique de la prostate se trouve refoulée en dehors et aplatie entre les corps sphéroïdes néoplasiques et la capsule, disposition bien visible dans la figure 373. Si dans un cas semblable, on incise profondément la capsule, on coupera en même temps le tissu glandulaire atrophié et on pourra poursuivre, au-dessous de lui, un décollement facile ; croyant ne laisser que la capsule prostatique, l'opérateur laissera, en réalité, une partie plus ou moins considérable de la prostate.

Dans la prostatectomie transvésicale, le doigt arrive à la prostate à travers la muqueuse vésicale, **dans la partie de la glande qui n'est pas recouverte de capsule** et, suivant le contour de la prostate, la décolle, soit en passant entre la fausse capsule prostatique et la partie adénomateuse de la glande, soit plus rarement entre la prostate et la capsule vraie : en avant, lorsque la prostate est enlevée d'une seule pièce, le doigt passe entre la capsule et le sphincter prostatique de l'urètre que j'ai souvent reconnu, en pratiquant des coupes sur mes pièces.

La fausse capsule prostatique n'existe que lorsque l'hypertrophie est constituée par ces lobules fibro-adénomateux qu'on nomme corps sphéroïdes : lorsque l'hypertrophie est purement glandulaire, formée par des culs-de-sac plus ou moins dilatés sans corps sphéroïdes, variété beaucoup plus rare, il n'y a pas de portion normale de la glande refoulée à la périphérie. Aussi, dans ces cas, le décollement de la prostate, plus difficile, ne peut se faire qu'au-dessous de la capsule vraie.

Rapports de la prostate hypertrophiée avec les canaux éjaculateurs. — Pour bien comprendre les rapports des canaux éjaculateurs, il ne faut pas oublier que la prostate est primitivement formée de deux masses glandulaires, droite et gauche, et que ces canaux se trouvent placés entre elles deux. Ces deux prostates droite et gauche se fusionnent plus tard sur la ligne médiane, au-devant des éjaculateurs . en arrière, quelques lobules se réunissent seuls au niveau de la partie terminale des canaux.

En examinant les coupes transversales, représentées figures 567 et 572, et les coupes verticales de la figure 565, on peut comprendre les rapports de la prostate hypertrophiée et des canaux éjaculateurs.

Au niveau du col de la vessie, la figure 572 montre que la capsule prostatique sépare, en arrière, la face postérieure de la prostate des canaux éjaculateurs. Dans la figure 565 et dans la figure 567, on voit que les canaux éjaculateurs ne s'enfoncent réellement dans la prostate, laissant, en arrière d'eux, une mince bande de tissu prostatique, que tout près de leur terminaison dans le veru montanum : dans tout leur trajet, les canaux éjaculateurs sont engainés par du tissu conjonctif, qui les sépare de la prostate. L'examen de la figure 565 fait bien comprendre comment, en décollant la prostate à partir de la vessie, on aboutit en avant, du côté de l'urètre et, sur la ligne médiane, au niveau du veru montanum. Cette disposition anatomique nous explique que, dans la prostatectomie transvésicale, les canaux éjaculateurs soient habituellement conservés : leur extrémité terminale au niveau de leur ouverture urétrale est seulement plus ou moins déchirée lorsque le doigt crève la muqueuse ou lorsqu'on l'arrache en tirant sur la prostate.

Sur les parties latérales de la face postérieure de la prostate, le décollement se poursuit plus en avant, jusqu'à l'extrémité arrondie des lobes latéraux. L'extrémité antérieure de la prostate, enlevée par énucléation, présente toujours, vue par-derrière, une encoche médiane qui correspond à la partie terminale des canaux éjaculateurs, plus rapprochée de la vessie que l'extrémité antérieure des lobes latéraux. Ce n'est que lorsqu'on enlève avec la prostate l'urètre membraneux lui-même que la glande extirpée présente une extrémité antérieure terminée en pointe.

Les rapports des canaux éjaculateurs que je viens de décrire permettent de comprendre comment on peut aisément les ménager dans la prostatectomie périnéale, si on n'ouvre l'urètre qu'en avant de leur terminaison au niveau du veru, et si on incise les lobes latéraux à quelques millimètres de la ligne médiane.

Structure de la prostate hypertrophiée. — Sans entrer dans des
détails oiseux, je dois indiquer les trois grandes variétés de structure
de la prostate hypertrophiée : il importe de les connaître au point de
vue opératoire.

Dans l'hypertrophie **fibroadénomateuse** commune, la masse hypertrophiée est facilement isolable de la partie encore saine de la glande
refoulée contre la capsule ; il existe un plan de clivage que le doigt suit
aisément au niveau de cette fausse capsule prostatique (voir page 764).
La masse hypertrophiée, elle-même, contient des corps sphéroïdes,
entourés parfois d'une zone de tissu plus lâche, qui permet au doigt de
passer facilement entre eux ; dans ces conditions on peut croire faire la
décortication autour de la masse hypertrophiée, lorsqu'en réalité on la
fait partiellement dans son intérieur et on peut laisser en place de gros
morceaux de la glande. Dans la variété d'**hypertrophie adénomateuse
pure**, le clivage ne peut se faire qu'en dehors de la glande, entre elle et
la capsule vraie ; la décortication au doigt est toujours plus malaisée
dans ces cas et souvent des fragments de la prostate restent adhérents
à la capsule. On observe surtout ces difficultés lorsqu'à l'hypertrophie
s'ajoute la prostatite.

L'**hypertrophie fibreuse** est rare : la prostate, dans cette forme d'hypertrophie, est plus petite ; elle adhère à sa capsule et ne peut que très
difficilement être décortiquée.

Hypertrophie sous-cervicale.

Sur la ligne médiane, entre la muqueuse du col de la vessie et les
canaux éjaculateurs, on trouve deux groupes de glandes (voir page 746).

a) Les glandes sous-cervicales, situées au-dessous de la muqueuse ;
ces glandes font partie du groupe central des glandes de la portion prostatique de l'urètre et appartiennent, en propre, à la muqueuse urétro-
cervicale ; elles n'existent pas chez tous les sujets.

b) Plus profondément, et séparées des premières par la couche musculaire de la vessie se terminant a ce niveau, sont les glandes qui constituent la portion pré-spermatique de la prostate. Elles font partie
intégrante de la prostate.

Le lobe médian peut être exclusivement constitué par le développement adénomateux d'un seul de ces groupes glandulaires ou à la fois
par les deux groupes.

Voici la figure 574, dans laquelle on voit le lobe sous-cervical formé
par l'hypertrophie exclusive des glandes sous-cervicales du col :
au-dessous du lobe, on voit les fibres musculaires de la vessie. La prostate elle-même ne prend pas part à la formation du lobe médian.

Voici maintenant, dans la figure 575, le début du développement adénomateux de la portion pré-spermatique de la prostate. Il n'y a pas encore de saillie sous-cervicale, mais déjà la couche musculaire de la vessie est un peu refoulée et dissociée.

Dans la figure 576, le développement hypertrophique est considé-

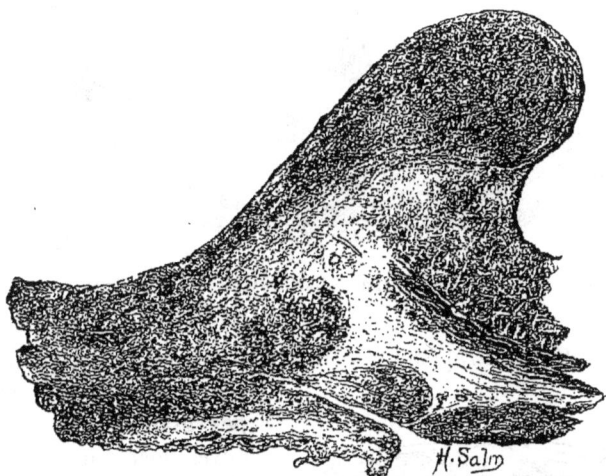

Fig. 574. — Hypertrophie de la prostate. Coupe longitudinale montrant que, dans ce cas, le lobe moyen est formé par les glandes sous-cervicales du col.

rable; la couche musculaire qui recouvre le lobe pathologique s'amin-

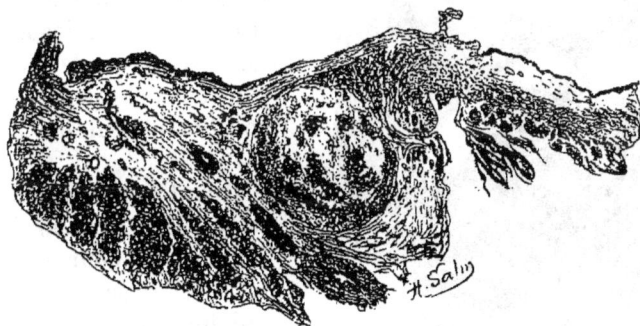

Fig. 575. — Hypertrophie de la partie pré-spermatique de la prostate : en s'agrandissant le noyau d'hypertrophie, situé au-dessus du canal éjaculateur, formera au niveau du col de la vessie un lobe moyen, développé aux dépens de la vraie prostate.

cit et s'atrophie. Dans une partie même, la tumeur vient affleurer la muqueuse vésicale.

D'autres fois, il y a combinaison des deux processus, représentés d'un côté par les figures 374 et 375. Dans ces cas, une portion du tissu musculaire de la vessie sépare, au début, les lobules adénomateux des glandes sous-cervicales de ceux des glandes prostatiques ; plus tard, ces

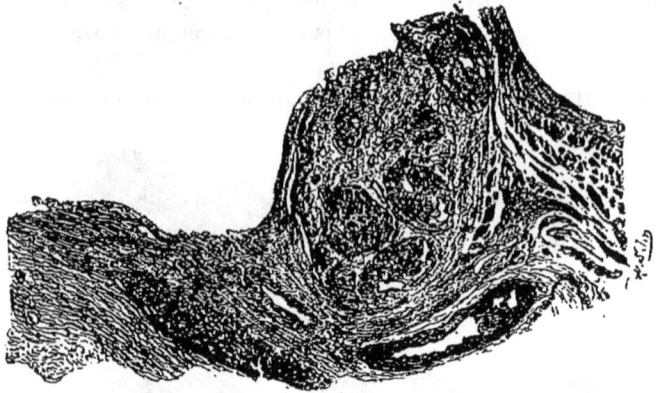

Fig. 376. — Énorme hypertrophie du lobe médian. La vésicule séminale et le canal éjaculateur contournent les productions adénomateuses.

lobules se mettent en rapport plus direct, et on ne saurait plus dire la part que chacun de ces groupes glandulaires a prise au développement du lobe médian.

Au point de vue macroscopique, on peut décrire, comme nous l'avons fait, quatre variétés principales de l'hypertrophie sous-cervicale : annulaire, transversale, sessile et pédiculée, ces deux dernières constituant seules le lobe médian.

Dans l'**hypertrophie annulaire**, de beaucoup la plus rare, tout le pourtour du col est surélevé par un bourrelet, qui lui donne une grossière analogie avec un bourrelet hémorroïdal, parfois l'anneau est un peu bosselé ; souvent, comme dans la figure 377, il est plus développé sur la lèvre inférieure du col. Très

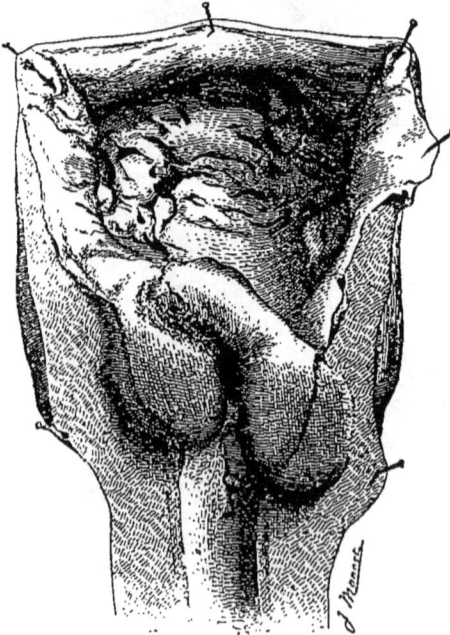

Fig. 377. — Hypertrophie annulaire de la prostate formant barre transversale au-dessous du col.

exceptionnellement, il se forme, au-dessus de la lèvre antérieure du col, une dépression importante.

L'hypertrophie transversale forme, sur la lèvre inférieure du col, une épaisse saillie transversale, surélevée au-dessus du plancher urétral. C'est une des variétés de la **barre** qui est alors de nature glandulaire.

Plus rarement, comme on le voit dans la figure 378, la barre située sur la lèvre inférieure du col entre les deux lobes latéraux est constituée par la muqueuse tendue entre ces lobes.

L'hypertrophie sessile du bord inférieur du col (lobe médian ou sous-cervical sessile) est la plus fréquente. On voit alors, soulevant plus ou moins la lèvre inférieure du col et les muqueuses contiguës de l'urètre et du trigone, une saillie de volume et de forme varia-bles. Fréquemment, le volume de la production nouvelle atteint la grosseur d'une

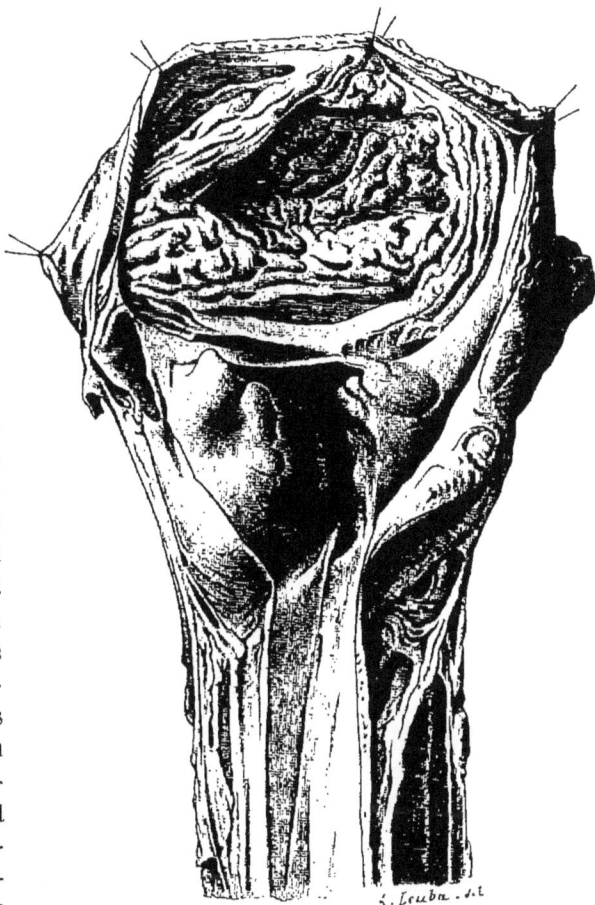

Fig. 378. — Hypertrophie de la prostate. La muqueuse tendue entre les deux lobes latéraux forme une *barre muqueuse*.

noisette; il n'est pas rare d'en observer d'aussi grosses qu'un marron et on en voit qui peuvent atteindre et dépasser le volume d'une mandarine.

La saillie constituée par la néoformation peut être **arrondie**, lisse, régulière; dans ce cas, son volume est généralement peu considérable et on peut souvent, en incisant la muqueuse qui la recouvre, l'énucléer facilement. Parfois, le lobe médian, quoique d'assez gros volume, conserve cette forme arrondie (fig. 579). Plus souvent, le lobe médian est

piriforme, à sommet dirigé vers le col, à base arrondie du côté de la
vessie, et sa surface recouverte par la muqueuse est lisse ou bosselée,

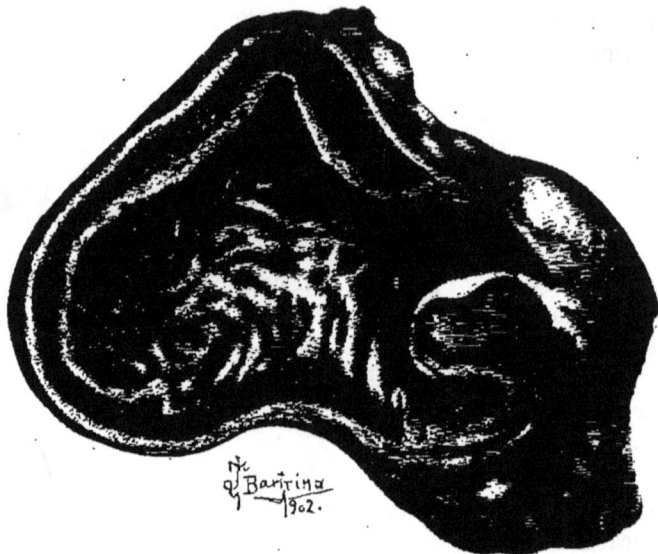

Fig. 379. — Lobe médian sessile. Coupe transversale.

souvent parcourue par des sillons divergents qui convergent vers le col ;
dans ce dernier cas, c'est bien, comme le dit Guyon, l'hypertrophie en

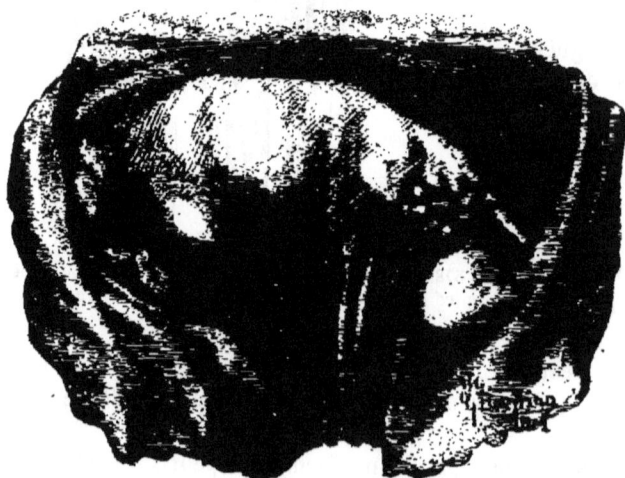

Fig. 380. — Lobe médian en éventail plus développé du côté droit.

éventail (fig. 380). D'autres fois, le lobe moyen, largement implanté,
s'élève comme un cône tronqué. Parfois encore, on rencontre une va-

riété intéressante que j'ai décrite et qui peut être classée dans les lobes sessiles ou dans ceux à large pédicule. Lorsque la vessie et l'urètre sont ouverts par leur paroi antérieure, le col paraît peu déformé, sa lèvre inférieure se continue par une surface plane dans l'intérieur de la vessie et se termine brusquement, à quelques centimètres du col, par un bord abrupt; on pourrait croire qu'il s'agit du soulèvement du trigone, avec un bas-fond situé au delà du muscle inter-urétral; mais, si on enfonce le doigt dans ce bas-fond, on reconnaît qu'il

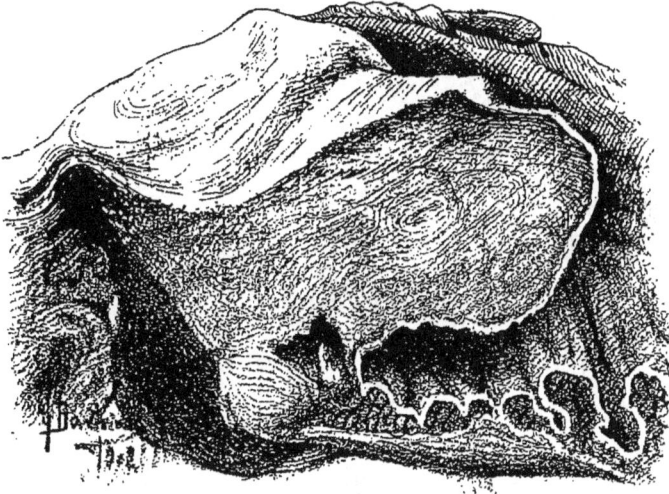

Fig. 381. — Lobe médian sessile. Nombreux corps sphéroïdes. Diverticule avec plusieurs calculs.

se prolonge vers le col au-dessous du bord abrupt et que, en réalité, il s'agit d'une tumeur à large pédicule insérée sur la lèvre inférieure du col. Nous avons extirpé une de ces tumeurs, dont la longueur était de 5 centimètres, la plus grande largeur de 4 centimètres, et dont le pédicule avait plus de 2 centimètres d'épaisseur. La figure 381 représente un de ces cas.

On rencontre tous les intermédiaires entre ces énormes lobes intra-vésicaux et ceux représentés dans les figures 383 et 384, qui s'élèvent obliquement ou verticalement (sujet couché) de la lèvre inférieure du col. Dans ce dernier cas, le lobe médian n'est qu'une légère exagération de la déformation commune du col dans l'hypertrophie totale de la prostate.

Dans la forme d'**hypertrophie pédiculée** (fig. 382), la néoformation constitue une saillie rattachée au col par un pédicule de largeur variable; souvent, il s'élève de la partie inférieure du col une petite tumeur qui a la forme d'un croupion de poulet (Guyon), d'autres fois c'est une masse arrondie ou lobulée, sans forme déterminée.

Il est à remarquer que les formes pédiculées à pédicule mince se voient assez souvent avec des prostates peu développées; dans ces cas, la saillie du lobe médian joue le principal rôle dans l'obstacle à la miction, qui siège bien au niveau du col; l'urètre est peu déformé.

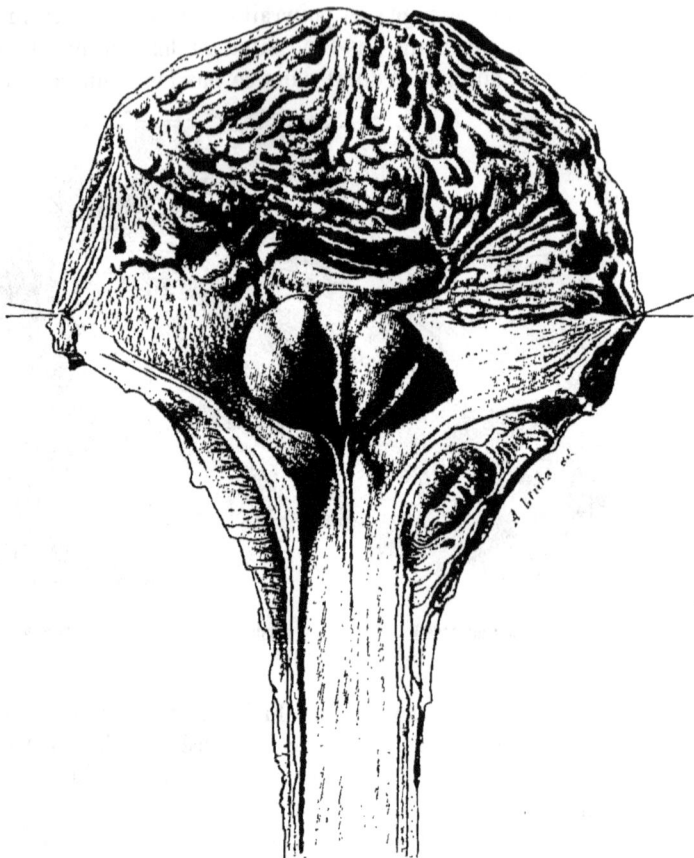

Fig. 582 — Hypertrophie de la prostate. Le lobe moyen est pédiculé.

Les lobes sessiles s'accompagnent presque toujours d'une forte hypertrophie des lobes latéraux; leur développement exagère du côté de l'urètre la courbure antéro-postérieure du canal, ayant parfois pour effet d'arrondir en pente douce la face postérieure de l'urètre et pouvant, dans d'autres cas, déterminer dans cette paroi postérieure la formation d'un angle plus ou moins obtus. On voit la face postérieure du canal de forme angulaire, lorsque le lobe médian, exclusivement cervical, ne s'avance pas du côté du *veru-montanum*; dans ce cas, entre les deux lobes latéraux, l'urètre est profondément enfoncé jusque près du col, la saillie brusque du lobe médian à ce niveau détermine la formation d'une coudure dans la paroi postérieure du canal. Lorsque, au contraire,

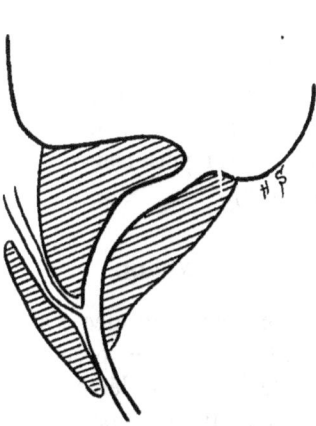 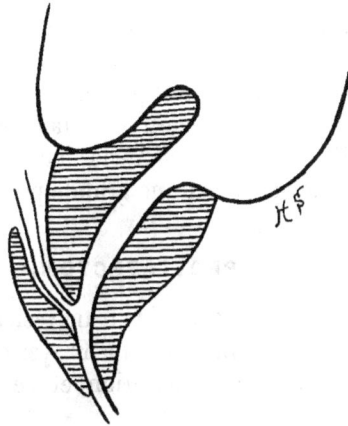

Fig. 383.   Fig. 384.

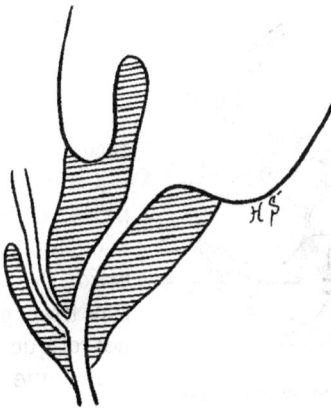

Fig 385.

Schemas montrant les differentes dispositions du lobe median

Fig 385. — Le lobe médian s avance directement vers la levre anterieure du col de la vessie

Fig 384 — Le lobe médian pénetre dans la vessie, obliquement dirige en avant et en haut, donnant lieu à la formation d'une profonde dépression rétro cervicale

Fig 385 — Le lobe médian penetre dans la vessie sur le meme plan que la paroi posterieure de l uretre.

le lobe médian s'avance en avant jusqu'au *veru montanum*, toute la portion de la paroi urétrale située entre le veru et le col forme un plan incliné régulier.

Vu du côté de la vessie le lobe médian modifie plus ou moins le bas-fond, tel que nous l'avons décrit dans l'hypertrophie totale. Si le lobe médian s'élève directement de la lèvre postérieure à la lèvre antérieure

du col, la déformation est la même que dans l'hypertrophie totale avec
une dépression rétro-cervicale plus forte (fig. 383). Si le lobe médian
s'élève en avant et en haut dans l'intérieur de la vessie, il se forme, en
arrière de ce lobe, une dépression rétro-cervicale dont la paroi inférieure,
au lieu d'être plane, devient concave en haut; dans ce cas, la lèvre
postérieure du col est plus haute et plus longue que la lèvre antérieure
et peut gêner mécaniquement la miction, à la manière d'une valvule
(schéma 384). Lorsque enfin le lobe médian se prolonge dans l'intérieur
de la vessie en continuant la direction de la paroi urétrale, la dépression
rétro-cervicale, comprise entre ce lobe et la paroi postérieure de la
vessie, acquiert une grande profondeur (fig. 385).

PROSTATECTOMIE TRANSVESICALE TOTALE

La prostatectomie transvésicale paraît avoir été pratiquée d'abord
par Fuller, mais c'est à Freyer que l'on doit la description précise du
procédé par énucléation et ce sont ses succès qui ont déterminé la
vogue actuelle de l'opération.

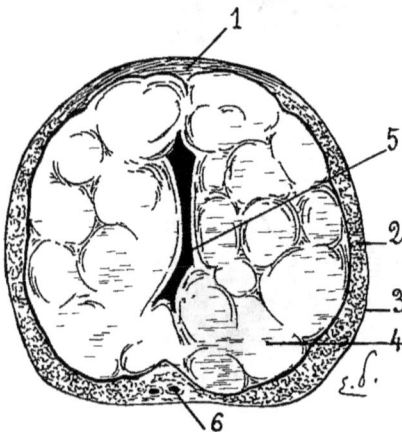

Fig 386 — Coupe transversale schématique
de la prostate hypertrophiée

1 Sphincter strié de l'urètre — 2 Portion non
adénomateuse de la glande — 3 Capsule prosta
tique vraie — 4 Portion adénomateuse (hyper
trophie) — 5 Coupe de l'urètre — 6 Coupe des
canaux éjaculateurs

Dans la prostatectomie transvésicale, on extirpe la prostate,
en l'énucléant avec le doigt, à la
faveur d'une incision pratiquée
dans la partie de la vessie qui
recouvre la glande.

Lorsque la prostate hypertrophiée conserve une structure
adénomateuse pure, la décortication de la glande se fait entre
son tissu propre et la loge aponévrotique qui la contient.

Lorsque — et c'est de beaucoup le cas le plus fréquent —
la prostate présente une structure fibro-adénomateuse avec
corps sphéroïdes, le plan de
clivage se trouve compris entre
la masse prostatique hypertrophiée et le tissu glandulaire, qui persiste
encore à sa périphérie, tissu aplati entre la tumeur prostatique et la
capsule aponévrotique.

Dans l'un et l'autre cas, contrairement à ce que soutient Freyer, la
prostate n'est pas enlevée dans sa totalité; sur la ligne médiane, en
allant de la vessie vers l'urètre, le doigt passe en avant des canaux éjaculateurs et ne dépasse pas leur point d'ouverture urétrale. La portion

de la prostate qui se trouve au-dessous et en arrière de ces canaux reste en place (fig. 365 et 387).

La portion de l'urètre comprise entre le col de la vessie et le *veru montanum* est plus ou moins complètement enlevée avec la prostate, suivant le mode de décortication.

Lorsqu'on contourne complètement la prostate avec le doigt en suivant sa surface externe, tout l'urètre prostatique est enlevé avec la glande. La masse extirpée a la forme d'une poire à grosse extrémité antérieure, traversée par un canal qui comprend l'orifice muqueux du col de la vessie et l'urètre prostatique déchiré au niveau du *veru montanum*, en arrière de son union avec l'urètre membraneux (fig. 388).

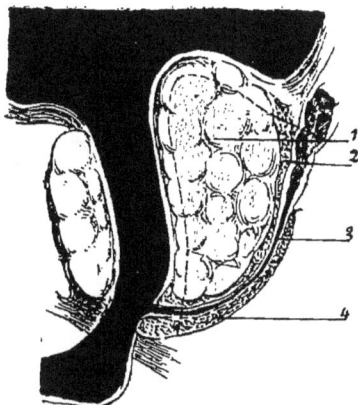

Fig. 587. — Coupe schématique longitudinale de la prostate hypertrophiée.

1. Tissu adénomateux. — 2. Portion non altérée de la glande. Dans la prostatectomie transvésicale, l'énucléation se fait entre 1 et 2. — 3. Coupe d'un canal éjaculateur. — 4. Portion rétro-spermatique de la prostate non hypertrophiée.

Lorsqu'on a déchiré l'urètre à l'union de sa paroi antérieure avec ses parois latérales, la masse enlevée est ouverte en avant, en forme de fer à cheval, dont la concavité est tapissée par la muqueuse urétrale; l'urètre prostatique est enlevé, sauf une lanière de sa paroi supérieure (fig. 389 et 590).

Soins préliminaires.

C'est une condition essentielle de succès que de bien préparer les malades à subir l'opération. Sans sortir du cadre de ce livre, je rappellerai que les prostatiques que

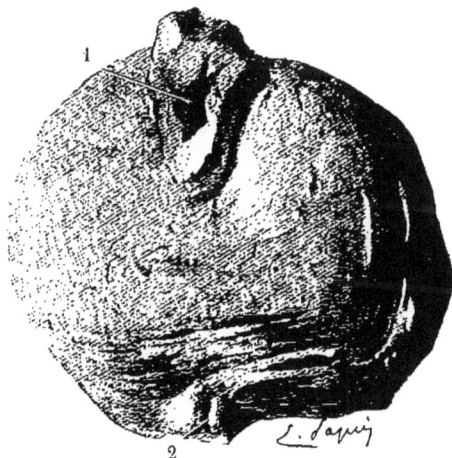

Fig. 588. — Prostate énucléée par la voie transvésicale; énucléation circulaire complète.

1. Portion correspondant au col de la vessie. — 2. Partie antérieure, urétrale.

l'on opère sont le plus souvent des vieillards à santé fragile, fréquemment infectés localement et que le chirurgien doit veiller à ce qu'ils se trouvent dans les meilleures conditions possibles, au double point de vue de l'état général et de l'état local.

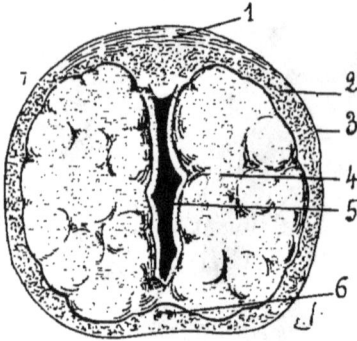

Fig. 389. — Coupe transversale de la prostate hypertrophiée.

1. Sphincter strié de l'urètre. — 2. Portion non adénomateuse de la glande. — 3. Capsule prostatique vraie. — 4. Portion adénomateuse (hypertrophie). — 5. Coupe de l'urètre. — 6. Coupe des canaux éjaculateurs.
Lorsqu'on déchire l'urètre en 7, la prostate est enlevée ouverte en avant, comme un fer à cheval.

Au point de vue de l'état général, on veillera au fonctionnement régulier des grands appareils nerveux, digestif, pulmonaire, cardiaque et rénal.

Localement, on aura en vue de combattre l'infection des urines par les diurétiques aqueux, par l'antisepsie interne, surtout par les lavages répétés de la vessie, lorsqu'elle est infectée.

Pendant les trois jours qui précèdent l'opération, on donnera 3 grammes de chlorure de calcium par jour.

La veille de l'opération le malade sera purgé le matin. Dans l'après-midi il sera baigné et on fera l'asepsie de l'hypogastre et du périnée, mettant ensuite sur ces régions un pansement aseptique sec.

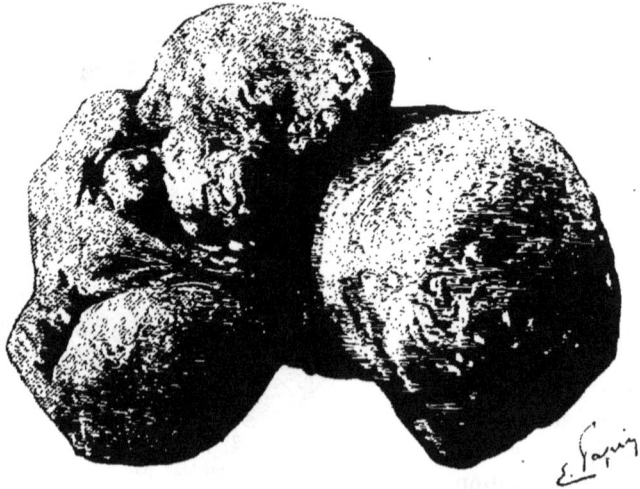

Fig. 390. — Prostate énucléée par la voie hypogastrique : elle a été enlevée ouverte, la paroi antérieure de l'urètre ayant été déchirée avec le doigt.

Instruments.

On peut faire la prostatectomie sus-pubienne sans aucun instrument spécial. Je crois pourtant utile d'avoir à côté des instruments ordinaires nécessaires à toute opération :

1° Un bistouri long, pour inciser le col de la vessie ;

2° De longs ciseaux courbes, pour couper l'urètre, en avant du bec de la prostate ;

3° Une ou deux pinces de Museux, pour, au besoin, attirer la prostate ;

4° Deux gros gants de Chaput pour la main gauche, pouvant couvrir tout l'avant-bras. Ces gants, qu'on met très rapidement, sont destinés à protéger la main et l'avant-bras, lorsqu'on introduit l'index gauche dans l'anus.

Manuel opératoire

Position du malade. — Le malade est couché sur le dos, sur une table à inclinaison qu'on renverse *légèrement*. Il ne faut pas incliner trop les malades, parce que cette position pourrait avoir des inconvénients chez le vieillard ; il est utile de l'incliner un peu pour mieux voir le col de la vessie.

Lavage de la vessie et remplissage d'air — Au moyen d'une sonde béquille ordinaire, la vessie est lavée largement avec une solution antiseptique faible d'oxycyanure de mercure à 1 pour 3000. On la remplit ensuite d'air, comme dans une taille ordinaire, avec l'embout d'Ertzbischoff (voir p. 572).

Incision de la paroi jusqu'à la vessie. — Ce temps opératoire se fait comme il a été dit page 572. Je dois seulement faire remarquer qu'il est inutile de pratiquer une longue incision de la peau ; 5 à 6 centimètres suffisent pour opérer à l'aise.

En refoulant le cul-de-sac péritonéal, on aura grand soin de ne pas déterminer des décollements péri-vésicaux qui favoriseraient par la suite l'infection.

Incision de la vessie. — Au ras du pubis, le bistouri ponctionne la vessie et coupe sa paroi de bas en haut dans l'étendue de 5 centimètres, suffisante pour laisser passer les écarteurs.

Suspension de la vessie, mise en place des écarteurs. — A peine la vessie est-elle incisée, on introduit dans sa cavité l'index gauche et en accrochant sa paroi on l'éverse en dehors de la plaie ; sur chaque lèvre de l'incision on place un ou mieux deux fils de soie destinés à soutenir la paroi vésicale. Un aide soutient ces fils, de manière que

PROSTATE.

le restant de l'opération puisse être exécuté, sans que le tissu péri-vésical soit contaminé.

On place ensuite un dépresseur vésical long qui déprime la paroi

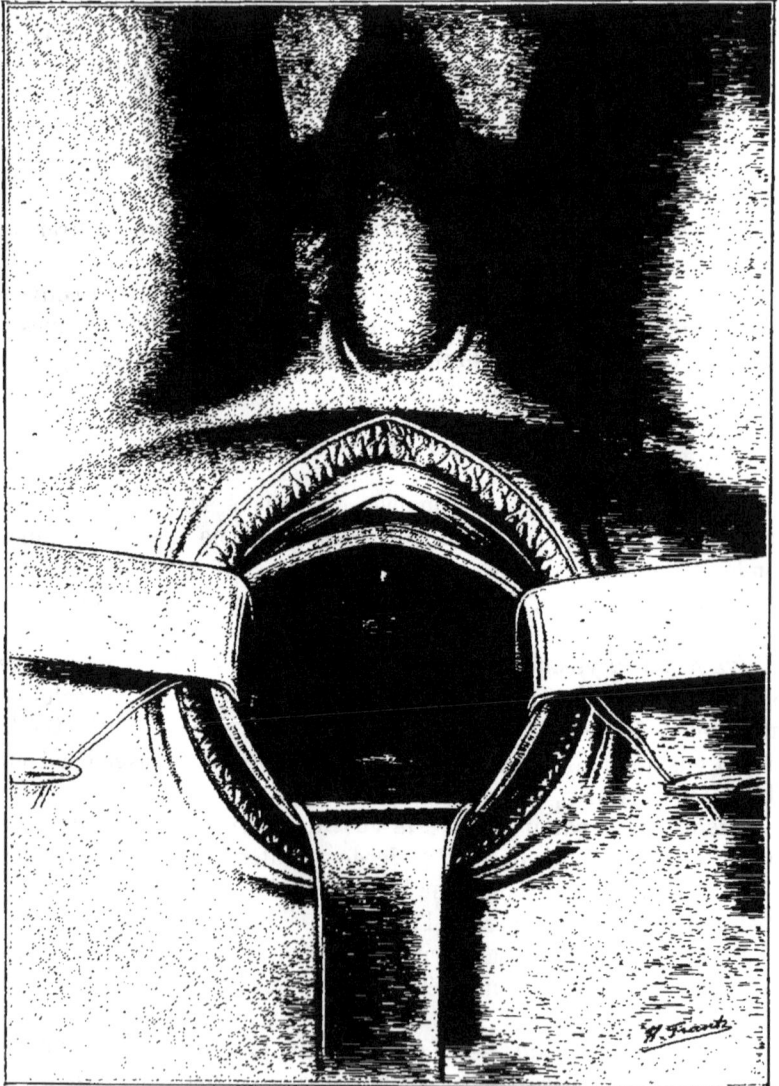

Fig. 391. — Prostatectomie hypogastrique. Mise en place des écarteurs.

supérieure de la vessie, appuyant sur sa paroi inférieure pour bien
l'étaler : deux écarteurs droits, longs et plus étroits, sont placés l'un à
droite, l'autre à gauche, dans l'intérieur de la vessie. Les choses ainsi
disposées, on voit bien le col.

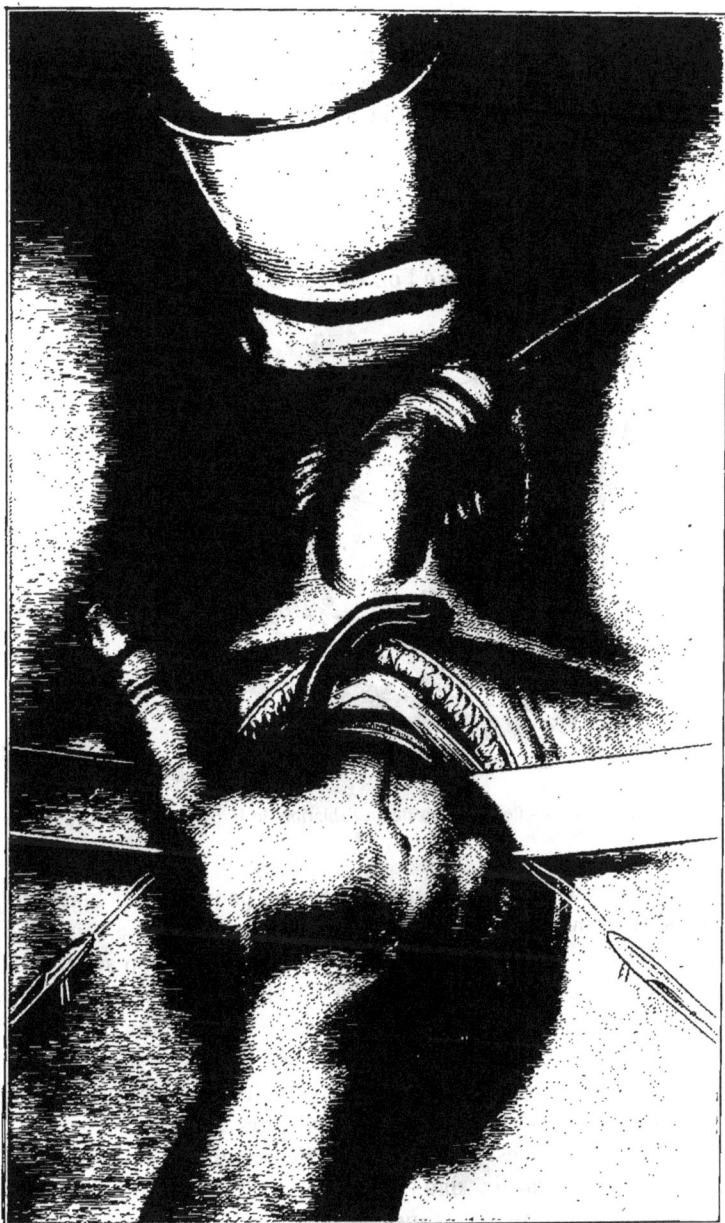

Fig. 392. — Prostatectomie hypogastrique. Décortication : position des mains.

Incision péri-cervicale. — Saisissant avec une pince la sonde vésicale, le chirurgien fait au bistouri une incision circulaire autour du col. L'incision doit être faite tout près du col, parce que, à ce niveau, l'épaisseur de la paroi vésicale est moindre. Lorsque, sur la lèvre inférieure du col une saillie du lobe médian gêne pour faire l'incision, on prend la saillie avec une pince et, en la relevant, on incise la muqueuse vésicale au-dessous de la partie saillante. Lorsque des saillies sessiles se trouvent au pourtour du col, l'incision porte directement sur ces portions saillantes, toujours près de l'orifice de l'urètre.

Contrairement à ce que l'on conseille habituellement, **l'incision péri-**

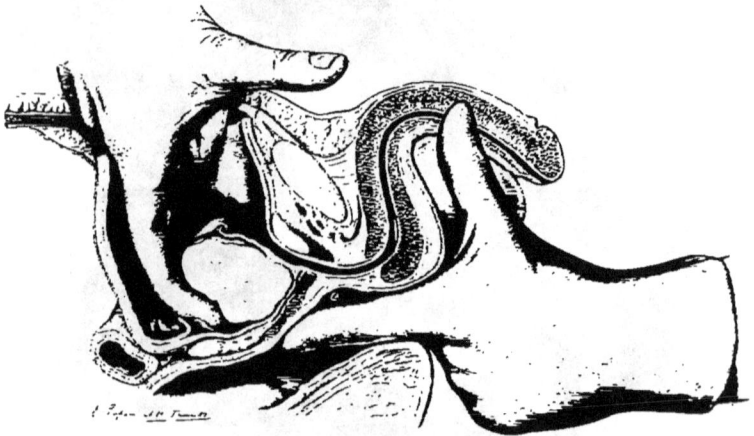

Fig. 395. — Coupe verticale de l'ablation de la prostate par l'hypogastre.

cervicale est faite assez profondément pour que le bistouri pénètre dans le tissu prostatique ; je donne habituellement à l'incision la profondeur de 1 centimètre. Lorsque l'incision est trop superficielle il est souvent difficile de trouver le plan de clivage ; lorsqu'elle est profonde, il est aisé de sentir, en y introduisant le doigt, dans quel plan on doit décoller.

Décollement de la prostate. — Le chirurgien gante sa main gauche, pendant que les aides retirent les écarteurs vésicaux.

L'index gauche est introduit dans le rectum et appuie sur la prostate en la faisant saillir dans la vessie. L'index droit, introduit dans l'intérieur de la vessie, s'insinue dans la plaie circulaire faite autour du col, sur un des côtés de celui-ci, à droite ou à gauche : dépassant la muqueuse vésicale incisée, le doigt pénètre dans l'espace décollable périprostatique, le plus souvent entre la partie encore saine de la glande refoulée et la portion hypertrophiée, et contourne la glande. On décolle d'abord sur le côté droit, puis en arrière, ensuite sur le côté opposé et, passant au-devant de l'urètre, on vient rejoindre le point de départ. En avant, on poursuit la décortication, jusqu'à ce qu'on sente bien l'extrémité antérieure arrondie des lobes

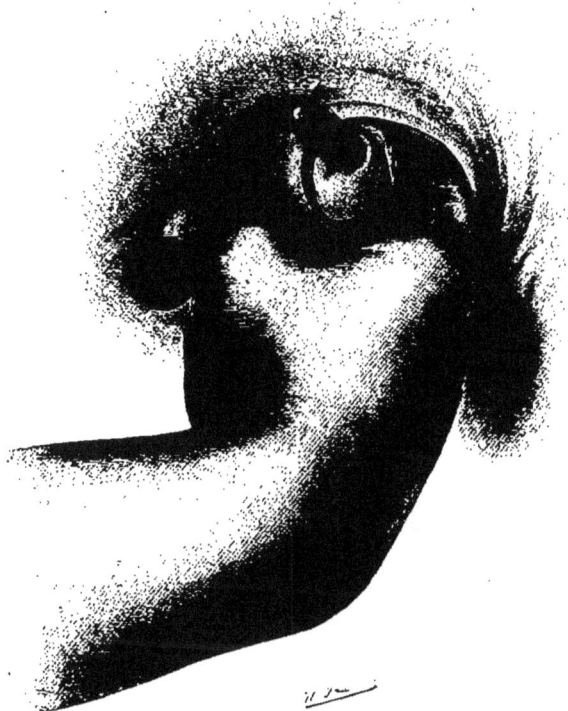

Fig. 594. — Prostatectomie hypogastrique. Doigt faisant la décortication.

prostatiques; on contourne, de dehors en dedans, puis d'avant en arrière, ces lobes et l'on arrive ainsi à l'urètre dont la paroi cède souvent à la pression du doigt.

Il arrive parfois, lorsqu'on commence le décollement, qu'on ne trouve pas aisément le plan de clivage : sans trop s'attarder sur le même point, mieux vaut, en ce cas, introduire le doigt dans une autre partie de l'incision péricervicale, ce qui permettra de s'y retrouver.

Dans la décortication telle que je viens de la décrire le doigt fait complètement le tour de la prostate qui sera enlevée en entier, traversée par le canal de l'urètre.

On peut encore enlever la glande en laissant plus ou moins intacte la paroi supérieure de l'urètre. Dans ce but, lorsque la décortication est faite sur la face externe des lobes latéraux, on introduit le doigt dans l'urètre et, déchirant la muqueuse urétérale de dedans en dehors, on finit de décortiquer la partie antérieure des lobes latéraux : en opérant ainsi, la glande enlevée a la forme d'un croissant ouvert en avant (fig. 395).

Les lobes latéraux, tapissés en dedans par l'urètre, sont réunis entre eux, en arrière, par la commissure postérieure de la prostate, portion préspermatique de la glande, tapissée elle-même par la muqueuse urétrale.

Extirpation de la prostate après rupture ou section de l'urètre. — Lorsque toute la surface externe de la prostate a été décortiquée, la glande n'est plus retenue que par l'urètre qui la traverse et vient se continuer au-devant d'elle avec l'urètre membraneux.

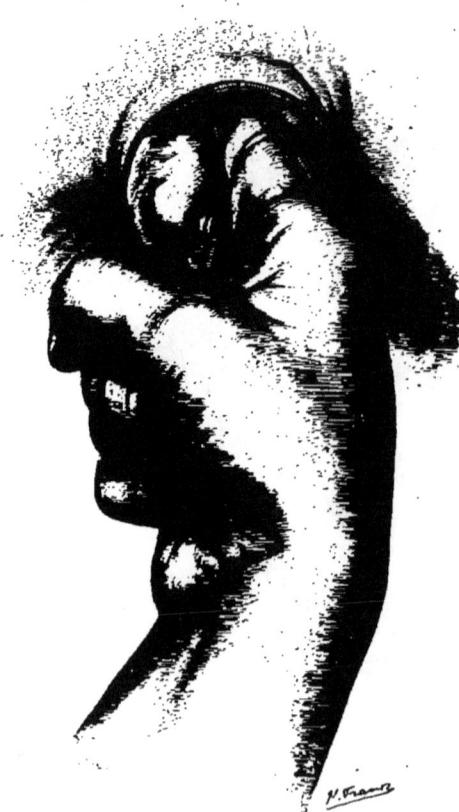

Fig. 395. — Prostatectomie hypogastrique. Doigt crevant l'urètre de dedans en dehors.

Or, lorsque l'hypertrophie est d'un certain volume, l'urètre distendu a des parois très minces qui se déchirent facilement, plus particulièrement sur les côtés et sur sa paroi supérieure : la paroi inférieure de l'urètre, moins distendue, résiste mieux.

Aussi, lorsque, en décortiquant, le doigt contourne la partie antérieure de la prostate, on sent le plus souvent dans les grosses hypertrophies que la paroi urétrale cède et qu'on pénètre dans la cavité urétrale : si on continue à attirer vers la vessie la glande décortiquée, il n'est sou-

vent pas besoin d'un grand effort pour que l'urètre finisse par céder
complètement à la traction, en se déchirant dans les parties encore
intactes de sa paroi postérieure. La déchirure de l'urètre se fait alors,
sur la paroi inférieure, le plus souvent un peu plus près de la vessie

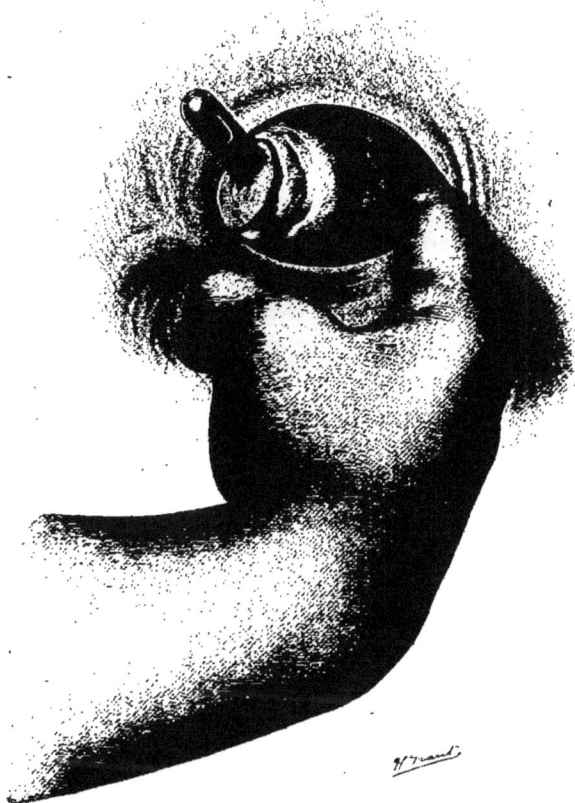

Fig. 596. — Prostatectomie hypogastrique. Doigt crevant l'urètre de dehors en dedans.

que le point d'ouverture des canaux éjaculateurs, parfois, au niveau
même de cette ouverture ; en tout cas, la prostate libérée est aisément
attirée dans la vessie et sortie au dehors avec les doigts ou avec une
pince.

Lorsque la prostate est petite, l'urètre n'a pas subi la même distension
que lorsqu'elle est grosse, son tissu résiste au doigt et ne se déchire pas
facilement : si, dans ces cas, après avoir décortiqué la glande on l'attire
violemment avec les doigts vers la cavité vésicale, l'urètre s'étire avant
de se rompre et la rupture peut se faire en avant des canaux éjacula-

teurs, au niveau même de la portion membraneuse, qui peut elle-même être arrachée.

En examinant la prostate enlevée, on peut se rendre compte de l'endroit où l'urètre a été déchiré. Dans une prostatectomie bien faite, la prostate enlevée affecte la forme d'une poire, dont la petite extrémité

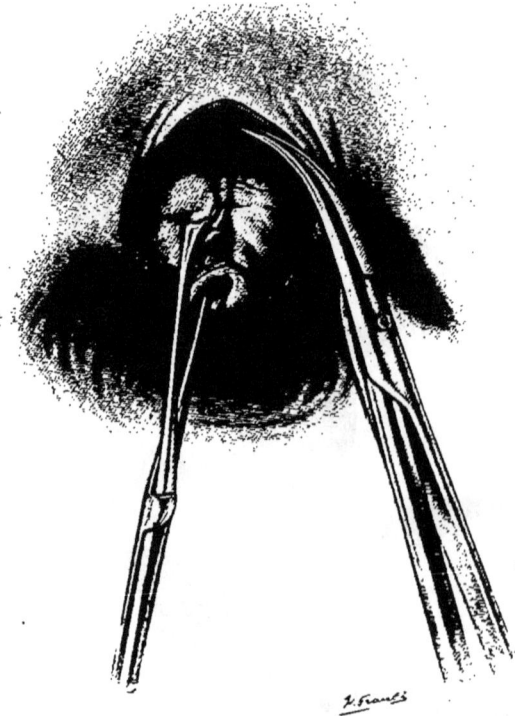

Fig. 597. — Prostatectomie hypogastrique. Section de l'urètre membraneux aux ciseaux.

correspond au col de la vessie et montre la section chirurgicale du col : l'extrémité antérieure de la glande présente de chaque côté les lobes latéraux arrondis, et au milieu la fente antéro-postérieure de l'urètre, plus enfoncée que l'extrémité des lobes latéraux. Dans son ensemble, vue de face, la forme de cette extrémité intérieure de la prostate rappelle celle de l'extrémité inférieure du fémur. L'urètre est déchiré au ras de la prostate et ne la dépasse pas : si on ouvre la commissure antérieure de la prostate, on voit que l'urètre, très mince, tapisse les lobes latéraux, qu'il s'épaissit sur la commissure postérieure et que, à ce niveau, il montre les plis qui correspondent aux freins du *veru-monta-*

num : le bord antérieur de cette face postérieure de l'urètre est festonné au niveau de la déchirure.

Lorsqu'en même temps que la prostate on a enlevé une portion de l'urètre jusqu'en avant de l'ouverture des canaux éjaculateurs, on voit, sur la pièce extirpée, entre les lobes latéraux, ce segment du canal; le plus souvent ce n'est qu'une languette se continuant avec la paroi postérieure de l'urètre, parfois, un véritable canal circulaire qui dépasse le plan antérieur des lobes latéraux.

Pour éviter d'enlever ainsi par déchirure irrégulière, une portion plus ou moins considérable de l'urètre je préfère couper le canal, avec des ciseaux, au lieu de le déchirer avec les doigts. Dans ce but, lorsque la prostate a été décortiquée avec le doigt et son extrémité antérieure bien contournée jusqu'à l'urètre, on replace les écarteurs vésicaux et on saisit la prostate, avec une pince à griffes à traction : on attire la glande dans la vessie et avec des ciseaux courbes qui suivent son extrémité antérieure, on sectionne l'urètre au ras de la prostate (fig. 397).

On peut se dispenser de cette manœuvre lorsque l'urètre cède facilement sous le doigt; elle me paraît très utile lorsque le canal résiste à la traction.

Je résumerai ainsi ma pratique au point de vue de la décortication et de l'extirpation de la glande.

Prostates petites et moyennes. — Décortication totale périprostatique au doigt ; attirer la glande avec une pince à traction vers la vessie ; sectionner l'urètre, avec des ciseaux, au ras de l'extrémité antérieure de la glande.

Prostate grosse. — Décortication totale périprostatique ou, en partie, de dedans en dehors pour enlever la glande comme un croissant ouvert en avant. Urètre déchiré avec le doigt s'il cède très facilement, coupé aux ciseaux, comme précédemment, s'il résiste.

Hémostase et lavage de la vessie. — Lorsque la prostate est enlevée, il reste à sa place une large cavité qui revient en partie sur elle-même (fig. 398). En haut, du côté de la vessie, la paroi vésicale épaisse saigne assez abondamment au bord de la cavité.

En arrière, la paroi de la cavité est constituée par la loge prostatique, doublée d'une couche plus ou moins épaisse de tissu prostatique; un vague relief dessine les canaux éjaculateurs, séparés de la cavité par la loge aponévrotique; ils viennent s'ouvrir au niveau du veru montanum. En avant, du côté de l'urètre, la section plus ou moins régulière du canal donne un peu de sang. Sur les côtés et sur la paroi inférieure, les parois de la loge prostatique saignent plus ou moins, suivant que pendant la décortication on a ou non déchiré les plexus périprostatiques.

Pour arrêter suffisamment l'hémorragie qui vient de ces différentes surfaces, je me contente habituellement d'une irrigation chaude et de la malaxation des parois de la loge. Un aide fait une irrigation, avec une solution faible d'oxycyanure de mercure, chauffée à 45°, à la faveur

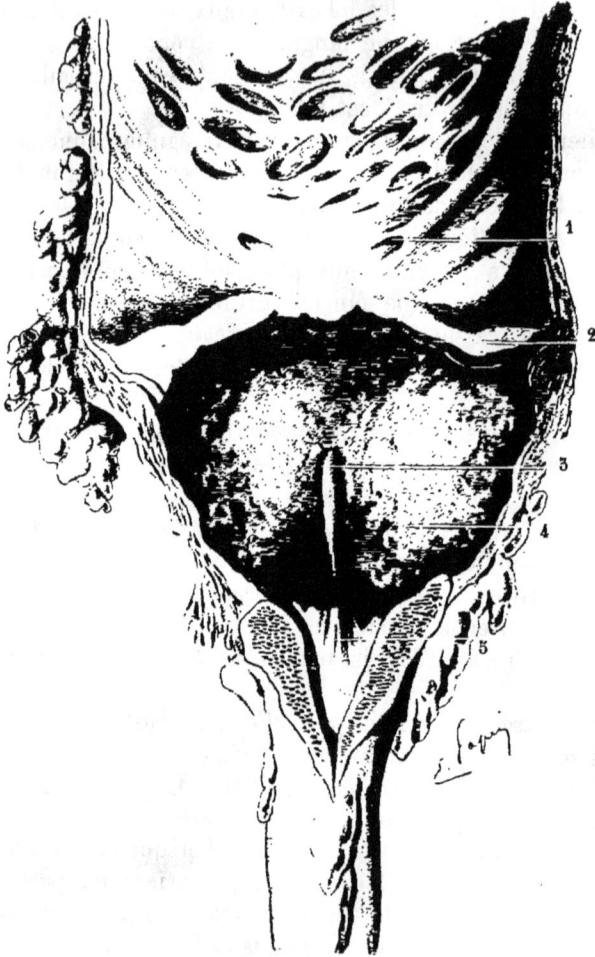

Fig. 398. — La cavité qui reste après l'ablation de la prostate par la voie transvésicale.

1. Uretères. — 2. Muqueuse vésicale. — 3. Relief des canaux éjaculateurs. — 4. Loge prostatique. 5. Veru montanum.

de la sonde introduite dans la vessie dès le début de l'opération ou, lorsque la sonde a été enlevée pour sectionner l'urètre, en introduisant la canule dans la vessie. Pendant ce temps, l'autre aide attire les fils suspenseurs pour que le liquide sorte librement par la plaie. Le chirurgien peut à ce moment presser entre son doigt rectal et les doigts de la main droite introduits dans la vessie les parois de la loge, pour comprimer les vaisseaux déchirés, manœuvre d'une efficacité contestable.

On arrête l'irrigation chaude lorsque l'hémorrhagie est peu considérable ; on éponge le liquide encore contenu dans la vessie et on met en place un gros tube de drainage.

Fermeture et drainage de la vessie. — Après avoir essayé différents procédés de drainage, je me sers du gros tube de Freyer représenté figure 399. C'est un gros tube en caoutchouc, percé d'une large ouverture latérale dans son extrémité vésicale : ce tube a une largeur de 15 millimètres et une longueur de 10 centimètres. Suivant la pratique de Freyer, le tube n'est pas mis dans la loge prostatique, mais bien dans la vessie, au-dessus d'elle ; son extrémité vésicale ne touche pas tout à fait la paroi postérieure de la vessie, près du trigone ; son extrémité externe dépasse le niveau de la peau de 1/2 centimètre.

Le drain est placé au niveau de la partie la plus inférieure de la plaie de la paroi antérieure de la vessie, qui sera fermée au-dessus, par des points séparés, de manière que le tube soit bien étroitement pris dans la boutonnière vésicale. Pour faire cette suture, l'aide attire en haut les deux lèvres de la

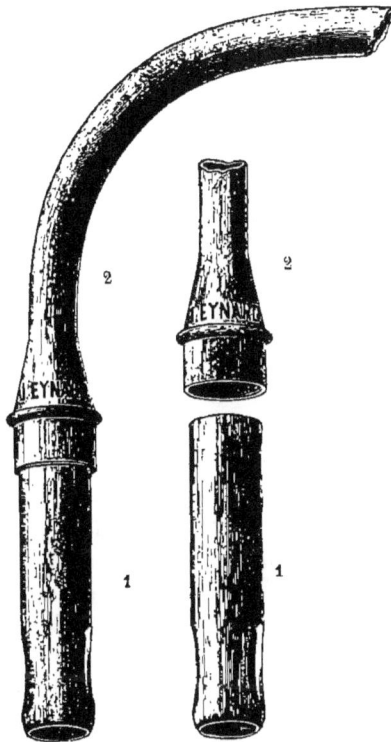

Fig. 399. — Tubes pour le drainage de la vessie après la prostatectomie transvésicale.

1. Gros drain de Freyer. — 2. Rallonges en caoutchouc qui s'emboîtent dans le drain, directement, comme dans ces figures, ou par l'intermédiaire d'un tube en verre coudé.

plaie vésicale qu'il écarte, à l'aide des fils suspenseurs, pendant que le chirurgien passe un premier fil près du drain en réunissant les deux lèvres de la plaie vésicale sans traverser la muqueuse : on place ensuite d'autres points séparés pour suturer toute la plaie vésicale. Pour mieux assurer l'étroitesse de l'orifice qui livre passage au tube, on attire en haut tous les fils déjà noués et on place un nouveau point dans la partie inférieure de la plaie.

Fermeture de la paroi abdominale. — Pour ne pas laisser d'espace mort entre la vessie et la paroi abdominale, je mets d'abord deux points de suture au catgut qui réunissent la vessie à la partie profonde des muscles droits; ces points ne sont pas perforants. La paroi abdominale est suturée ensuite, au-dessus du tube, à l'aide des deux fils métalliques, qui traversent toute la paroi d'un côté, la couche celluleuse de la vessie et toute la paroi de l'autre côté; on complète ensuite l'accolement de la peau avec deux crins de Florence. Il n'est pas nécessaire de fixer le tube de drainage à la peau, il est bien tenu par la vessie suturée.

Pansement. — Des mèches introduites par le tube étanchent d'abord le sang, puis, on introduit, dans l'intérieur de ce drain, un gros tube en verre coudé qui se continue avec une rallonge en caoutchouc, pour recueillir l'urine dans un urinal.

Des compresses de gaze, de l'ouate hydrophile par dessus, le tout soutenu par un bandage de corps en flanelle, complètent le pansement.

Variantes opératoires.

Procédé de Freyer. — Freyer opère ainsi : vessie remplie de liquide, petite incision de la paroi abdominale et de la vessie, qu'il fait sans refouler le péritoine. L'index de la main droite est introduit dans le rectum, tandis que l'index gauche pénètre dans la vessie et déchire la muqueuse vésicale sur la partie la plus saillante de la prostate. Décortication rapide et arrachement de la prostate qui est extirpée entière ou ouverte en avant. Ablation de la glande, ramenée dans la vessie, avec une pince qui la cueille et la retire, en forçant l'étroite plaie vésicale. Irrigation chaude et malaxation de la plaie entre les deux doigts. Mise en place du gros drains et d'une mèche au-dessous. Pansements par des compresses et du coton. On laisse le malade se mouiller et on change le pansement aussi souvent qu'il est nécessaire de le faire.

Pour opérer ainsi, il faut déployer une grande force, surtout lorsque la prostate fait peu saillie dans la vessie. La décortication est beaucoup plus aisée lorsqu'on incise la muqueuse autour du col. Presque tous les chirurgiens français font l'incision de la vessie au bistouri, en coupant la partie postérieure du col en croissant plus ou moins fermé. J'ai remarqué qu'en agissant ainsi, on est souvent gêné pour finir la décortication par la bande de muqueuse respectée en avant; aussi je fais circulairement la section autour du col.

J'ai dit plus haut comment dans les prostates peu grosses on s'expose à trop arracher l'urètre, en opérant à la manière de Freyer, adoptée généralement, voir page 785. Je ne fais pas non plus l'incision de la taille sans refouler le péritoine, parce que s'il existe des adhérences on s'expose à le blesser.

Ces inconvénients du procédé de Freyer sont rachetés par le fait que l'infection périvésicale est moins à craindre en raison de la petitesse des incisions et du moindre décollement prévésical.

Je ne vois aucun avantage à laisser les malades baigner dans l'urine : tous les chirurgiens français préfèrent, avec ou sans gros tube, recueillir l'urine dans un urinal.

Dans ces derniers temps, pour empêcher le malade d'être mouillé, Freyer a employé une cuvette hypogastrique en celluloïd, analogue à l'urinal pour les fistules hypogastriques de Collin.

Tamponnement de la vessie. — Un grand nombre de chirurgiens tamponnent la vessie pour arrêter l'hémorragie. Les uns, comme Nicolich, remplissent la vessie de gaze. La plupart mettent de longues mèches qui bourrent la cavité prostatique, drainent la vessie au-dessus et enlèvent les mèches vingt-quatre ou quarante-huit heures après l'opération. Escat, tamponne avec une sorte de Mikulicz, dont le sac est formé par une compresse, portant un fil en son milieu : le fil sort par l'urètre et permet d'attirer la compresse qui forme sac pouvant être rempli de mèches de gaze. J'ai souvent essayé le tamponnement qui ne me paraît pas utile dans la plupart des cas : actuellement, je ne tamponne que lorsque le saignement est abondant : dans ce cas, je place une ou deux longues mèches dans la cavité prostatique, en les faisant sortir au dessous du tube de drainage.

Fixation de la vessie à la paroi. — Pour éviter l'infection périvésicale, un certain nombre de chirurgiens, dont Pauchet, d'Amiens, fixent la vessie ouverte à la paroi abdominale. Cette pratique a l'inconvénient de donner souvent lieu à la formation d'une fistule hypogastrique, qui nécessite une seconde intervention. Elle ne met pas d'ailleurs absolument à l'abri de l'infection périvésicale ; cette infection me paraît souvent due à ce que le champ opératoire a été souillé au moment de l'intervention, soit par les liquides injectés dans la vessie, soit par les mains du chirurgien qui touchent la muqueuse infectée. La plupart des chirurgiens se contentent de solidariser la vessie à la paroi musculaire par quelques fils de catgut : j'ai dit comment je fais cette solidarisation, à la fois avec des fils de catgut et des fils d'argent.

Drainage de la vessie. — Au lieu de se servir du tube de Freyer, nombre de chirurgiens préfèrent le double *tube siphon de Guyon-Perier*. Je préfère le gros tube, parce qu'il permet la sortie plus facile des caillots qui s'accumulent dans la loge prostatique et dans la vessie. Lorsqu'on tamponne, le gros tube est moins nécessaire.

Certains chirurgiens mettent de suite après l'opération une **sonde à**

demeure, tout en drainant par l'hypogastre. Cette pratique ne me
paraît pas bonne, parce qu'elle favorise l'infection de la poche prostatique ; pour pénétrer dans la vessie, la sonde traverse cette poche dans
toute sa longueur ; or, nous savons que le long d'une sonde à demeure
il se produit toujours, quelques soins que l'on prenne, un peu de suppuration. Je crois, avec Freyer, que la sonde à demeure est nuisible au
début.

Pour assurer le drainage déclive de la cavité prostatique, on pratique
aussi le **drainage périnéal**, à travers une boutonnière urétrale. La plupart
des chirurgiens n'emploient pas ce mode de drainage qui complique
l'opération. Je ne le crois utile que lorsque la prostate est très volumineuse et laisse après son extirpation une très grande cavité.

Procédé de Duval. — Ayant en vue de ne pas laisser sans revêtement la surface de la loge prostatique, Duval a exécuté un procédé intéressant, mais rarement applicable.

On sectionne la muqueuse du col de la vessie circulairement, autour
de l'orifice de l'urètre ; on décortique la glande et on coupe l'urètre au
niveau de son bec. On suture ensuite la tranche de section de l'urètre
à la muqueuse du col : la cavité résultant de l'ablation de la prostate
se trouve ainsi recouverte de muqueuse et la vessie peut être fermée
par première intention.

Sauf dans des cas exceptionnels, on ne pourra faire dans de bonnes
conditions cette suture urétro-vésicale.

Soins consécutifs à l'opération.

On a beaucoup compliqué les soins consécutifs à la prostatectomie
suspubienne. Je crois que ces soins doivent être fort simples.

Le plus souvent, pendant les premières vingt-quatre heures, l'urine
du malade est très sanglante : il ne faut pas s'inquiéter de cette
hémorragie qui diminue bientôt et qui disparait habituellement, dès le
lendemain ou le surlendemain de l'opération. Parfois, de gros caillots
obstruent plus ou moins complètement le tube à drainage : dans ce cas,
on défait, dans la journée le pansement, on enlève le tube de verre, on
retire les caillots avec une pince et on remet le tout en place, sans faire
aucun lavage. S'il n'y a pas de caillots et si l'urine coule bien, on peut
se dispenser de toucher au pansement s'il n'est pas souillé.

Le lendemain de l'opération, on fait le pansement : après avoir retiré
avec une pince les caillots qui peuvent se trouver dans le tube de drainage, on fait un lavage de la vessie avec la solution d'oxycyanure de
mercure à 1 p. 3 000. Ce lavage doit être fait avec grande douceur,

pour ne pas provoquer les contractions de la vessie et ne pas détacher trop tôt les caillots qui font l'hémostase. On met le malade sur un bassin et on se sert d'un bock, dont la canule est adaptée à une grosse sonde de Nelaton : la sonde est introduite dans le gros tube à drainage et on laisse couler le liquide, à faible pression, jusqu'à ce qu'il remplisse le gros tube de drainage; on retire alors la canule et, la sonde faisant siphon, on laisse couler dans le bassin le liquide qui remplit la vessie. On recommence la même manœuvre jusqu'à ce que le liquide ressorte clair.

Ce même second jour, on fait un autre lavage dans l'après-midi. De même, les jours suivants, on fait chaque jour deux pansements avec lavage.

Trois jours après l'opération on enlève le gros tube vésical après avoir bien lavé la vessie et on met a sa place un tube siphon simple pour laisser la plaie vésicale revenir sur elle-même et se rétrécir. Ce tube sert à faire des lavages deux fois par jour : on le laisse en place pendant 6 ou 7 jours, jusqu'au 9e ou 10e jour après l'opération.

A partir du 6e jour après l'opération on ajoute à ce lavage de la vessie par le tube, un lavage qui se fait par l'urètre de la manière ordinaire sans sonde : par simple pression, le liquide pénètre par l'urètre, lave la loge prostatique et ressort par le tube vésical.

Vers le 10e jour on enlève le tube siphon, on met en place une sonde béquille à demeure et on fait un pansement compressif pour laisser se fermer la plaie hypogastrique. Suivant l'état des urines, on fait, une ou deux fois par jour, de petits lavages vésicaux. La sonde est changée selon les besoins.

La fermeture de la plaie hypogastrique est obtenue dans un délai moyen de 20 à 30 jours après l'opération.

Lorsque les malades supportent mal le séjour au lit, on peut les faire lever 5 ou 6 jours après l'opération, en supprimant le siphon et la sonde à demeure; on laisse, en ce cas, la plaie hypogastrique se fermer d'elle-même : dans ces conditions, les malades commencent à uriner spontanément par la verge du 15e au 20e jour. Pour les empêcher d'être souillés par l'urine on peut placer sur l'hypogastre un appareil à fistule. Avec ou sans appareil, lorsqu'on laisse l'urine s'écouler par l'hypogastre, il convient à chaque pansement de protéger la peau contre l'irritation déterminée par l'urine, en badigeonnant les alentours de la plaie avec la pommade suivante.

> Oxyde de zinc . . . . 10 gr.
> Vaseline . . . . } ãã 15 gr.
> Lanoline. . . . . }

Difficultés et accidents opératoires.

Les difficultés opératoires relatives à la taille hypogastrique elle-même, ont été exposées, page 584.

Difficulté de bien faire l'incision péricervicale de la vessie. — Lorsqu'un lobe median fait saillie dans la vessie, il peut être difficile de bien inciser le pourtour du col : comme ce lobe devra être enlevé avec la prostate, le mieux est de le saisir et le relever avec une pince à traction et d'inciser la muqueuse au dessous de son attache vésicale. Dans tous les cas, lorsque les écarteurs sont bien placés, on peut faire l'incision péricervicale dans de bonnes conditions.

Difficultés de la décortication. — La décortication est parfois malaisée, parce qu'on ne trouve pas de plan de clivage ou parce qu'on suit un faux plan, dans l'intérieur même de la glande.

Lorsqu'il s'agit d'une prostate fibro-adénomateuse, de moyen ou de gros volume, si l'incision de la vessie est bien conduite profondément, comme je le recommande, on trouve facilement le plan de clivage, à condition toutefois de ne pas pénétrer brutalement avec le doigt dans l'intérieur même de la masse hypertrophiée. Si on va trop loin, on risque de tomber dans un faux plan de clivage, entre de gros corps sphéroïdes et on s'expose à laisser une partie de la glande. En tous cas, lorsque la prostate a été enlevée, il convient d'explorer la cavité entre le doigt rectal et le doigt vésical, pour s'assurer qu'il ne reste pas une partie de la glande dont l'ablation nécessiterait une nouvelle décortication.

Lorsque la prostate, petite ou de moyen volume, présente surtout une structure glandulaire, sans corps sphéroïdes, la décortication est plus malaisée, parce qu'elle doit se faire entre la glande et sa capsule aponévrotique. On y arrive toujours, avec un peu d'adresse, en agissant lentement et sans brutalité. Très exceptionnellement, une seule fois au cours de mes opérations, j'ai dû m'aider de quelques coups de ciseaux, dans un cas d'inflammation de la glande avec fortes adhérences. Si, dans ces cas difficiles, on agit avec brutalité, on peut s'exposer à crever complètement la loge prostatique et même à pénétrer dans le rectum, comme cela est arrivé à des opérateurs maladroits.

Quelle que soit la forme de l'hypertrophie, lorsqu'on ne trouve pas le plan de clivage d'un côté du col, on essaiera de le trouver du côté opposé ou en arrière. Si on ne réussit pas, on introduira le doigt dans l'urètre et on tâchera, en crevant la muqueuse amincie, de décortiquer, de dedans en dehors, la partie supérieure et antérieure des lobes latéraux. En tout cas, il vaudra mieux procéder chirurgicalement, en s'aidant des ciseaux et en voyant ce que l'on fait, plutôt que de déchirer brutalement les tissus.

Arrachement de l'urètre membraneux — J'ai indiqué page 785 comment on évite cet accident, qui est cause d'incontinence permanente d'urine, en sectionnant l'urètre au-devant de la prostate, au lieu de tirer violemment sur la prostate pour l'arracher.

Hémorragie pendant l'opération — L'hémorragie pendant l'opération peut être assez abondante pour qu'on craigne sa prolongation. Si l'irrigation très chaude ne réussit pas à diminuer suffisamment le saignement, on tamponnera fortement la loge prostatique avec de très longues mèches qu'on fait sortir par la plaie abdominale, au-dessous du tube. Si le saignement a été complètement arrêté, on peut enlever les mèches 24 heures après ; si l'urine est trop sanglante on ne les retirera qu'après 48 heures.

Accidents post-opératoires.

Les vrais dangers de la prostatectomie transvésicale sont l'hémorragie et l'infection. Plus rarement, surviendront des embolies, des accidents pulmonaires et cardiaques. Par la suite, on peut observer des fistules hypogastriques, l'incontinence d'urine, des orchites, des difficultés dans le cathétérisme.

1° *Hémorragie post-opératoire*. — Il n'est guère d'opérateurs qui n'aient observé, à la suite de la prostatectomie transvésicale, des hémorragies graves : l'hémorragie joue le rôle principal dans les accidents de shock opératoire et peut être cause de la mort. Lorsque, malgré les précautions prises pendant l'opération, l'hémorragie devient inquiétante, si malgré les injections de sérum et de strychnine le pouls faiblit et le shock persiste, il ne faut pas hésiter à ouvrir la plaie vésicale et à tamponner fortement la vessie, tout en continuant de mettre en œuvre les moyens que je viens d'indiquer.

2° Le *shock*, sans grand saignement, peut s'observer chez des malades affaiblis, surtout lorsqu'on a employé le chloroforme les meilleurs moyens de le combattre seront encore les injections de strychnine et de caféine, les grandes injections de sérum, les boissons alcooliques, lorsque le malade est capable de les supporter.

3° *L'infection post-opératoire* — Assez souvent, on constate, dans les premiers jours, après la prostatectomie, une légère élévation de la température, avec pouls fréquent, qui témoigne d'une infection atténuée. Les lavages répétés, l'enlèvement des caillots, celui des tam pons, quand on en a mis, suffisent pour que tout rentre dans l'ordre.

D'autres fois, les accidents sont plus sérieux : la fièvre plus haute se prolonge, l'état général est médiocre, la langue devient sèche; en quelques jours la situation s'aggrave et le malade est en danger de mort. Souvent dans ces cas, on note des phénomènes de congestion ou d'œdème pulmonaire; parfois, le pouls devient irrégulier; souvent encore, les urines sont moins abondantes. La plupart du temps ces accidents pulmonaires, cardiaques ou rénaux, auxquels la mort est attribuée, sont des manifestations secondaires d'une infection opératoire.

L'infection a son point de départ dans la loge prostatique ou dans le tissu périvésical. L'infection de la loge prostatique est facile, parce qu'il s'agit d'une cavité anfractueuse qui, après l'opération, se remplit de caillots et qui se trouve en contact avec l'urine. L'infection périvésicale est fréquente, parce que pendant l'opération les tissus périvésicaux sont souillés par le contenu de la vessie, rarement aseptique, ou par les mains du chirurgien qui travaillent au contact de la muqueuse infectée.

Le traitement de ces phénomènes infectieux, qui sont la cause de mort la plus fréquente après la prostatectomie, est préventif et curatif.

Le **traitement préventif** comprend tous les moyens et toutes les précautions opératoires et post-opératoires, que j'ai indiquées, chemin faisant.

J'insiste à nouveau sur la préparation du malade; au point de vue local, par l'antisepsie urinaire interne et les lavages de la vessie, qui doivent faire disparaître ou atténuer grandement l'infection ; au point de vue général, par tous les moyens qui pourront accroître la résistance du malade : l'alimentation surveillée, le cœur soutenu dans son action, etc.

Lorsque les moyens habituels n'ont pu combattre suffisamment l'infection d'origine vésicale, si on croit devoir quand même pratiquer la prostatectomie, il conviendra d'exécuter l'opération en deux temps.

La **prostatectomie en deux temps** comprend : 1° la cystostomie; 2° la prostatectomie proprement dite.

Le manuel opératoire de la cystostomie ne présente rien de particulier et s'exécute comme il a été dit page 604. Dans un délai qui varie, suivant l'amélioration obtenue, de deux semaines à plusieurs mois, on peut pratiquer la prostatectomie sus-pubienne, en agrandissant la plaie de la cystostomie.

Dans les cas d'infection vésicale, la prostatectomie hypogastrique est beaucoup moins grave lorsqu'on a au préalable pratiqué la cystostomie, mais l'opération ainsi faite perd ses avantages de rapidité et de facilité :

à mon avis, elle doit, presque toujours, céder le pas à la prostatectomie par la voie périnéale.

Le **traitement curatif** des accidents infectieux post-opératoires se déduit logiquement des conditions anatomiques; le chirurgien devra rechercher si les accidents sont dus au développement d'un phlegmon périvésical ou à l'infection de la cavité prostatique elle même.

Lorsqu'en examinant l'hypogastre, on constate de la douleur au niveau des bords de la plaie et une certaine induration, il vaut mieux, même en l'absence de rougeur, enlever les points de suture, panser à plat et laver la plaie à l'eau oxygénée deux fois par jour. Si on n'intervient pas rapidement, ces infections périvésicales peuvent s'étendre au loin et déterminer des accidents graves de suppuration simple ou gangréneuse, qui se terminent parfois par la mort du malade.

Lorsque les phénomènes infectieux ne dépendent pas des tissus périvésicaux et que les fréquentes irrigations de la vessie ne les améliorent pas rapidement, il ne faut pas hésiter à faire une boutonnière périnéale pour drainer directement la loge prostatique, tout en continuant le drainage hypogastrique.

Dans tous ces cas d'infection, on ne négligera pas le traitement général par les injections sous-cutanées de sérum et de caféine ou de strychnine, par les grandes injections de sérum, par le collargol, etc.

4° *L'embolie* est un accident d'une fréquence relative, après la prostatectomie sus-pubienne; on comprend son mécanisme si l'on songe à la blessure possible, certainement fréquente, des plexus veineux prostatiques. Chez un de mes malades, j'ai vu à quelques jours d'intervalle, malgré une parfaite évolution de la plaie, 4 embolies pulmonaires successives, dont le patient finit par guérir; d'autres fois, l'embolie est mortelle d'emblée.

5° Les *accidents pulmonaires* sont le plus souvent des congestions pulmonaires bâtardes, s'accompagnant parfois d'œdème du poumon; d'autres fois, ce sont des broncho-pneumonies plus ou moins franches Suivant les cas, la gravité de ces phénomènes est très variable. On combattra ces accidents pulmonaires par la position à demi assise du malade dans son lit, par la révulsion répétée sur la poitrine, au moyen des ventouses sèches et des cataplasmes sinapisés ; on soutiendra l'action du cœur; on facilitera l'expectoration par les moyens appropriés. Pendant ce temps, l'antisepsie locale du côté de la plaie sera plus rigoureuse, les lavages plus fréquents.

6° *Accidents cardiaques* — Indépendamment des accidents pulmonaires dont nous venons de parler, ou simultanément, on voit parfois le cœur faiblir, ses battements devenir irréguliers, ses bruits plus sourds : ces phénomènes trahissent souvent un cœur fatigué, anciennement atteint de myocardite. La thérapeutique active consistera sur-

tout dans l'emploi des toniques cardiaques, de la digitale, du strophantus; en même temps, on favorisera la diurèse par les boissons
abondantes, la théobromine, la lactose.

7° Les *fistules hypogastriques* sont fréquentes après la prostatectomie transvésicale, surtout lorsque, pour empêcher l'infection périvésicale, l'opérateur fixe la vessie ouverte aux muscles ou lorsqu'il fait
une vraie cystostomie. Si, malgré l'emploi de la sonde à demeure, la
plaie hypogastrique ne se ferme pas, si la fistule persiste et n'a pas de
tendance à se fermer, mieux vaux ne pas trop attendre et fermer chirurgicalement l'orifice vésical. Avec la simple anesthésie locale à la
cocaïne ou à la stovaïne, on peut aisément aviver les bords de la plaie,
suturer d'abord la vessie et ensuite la paroi ; pendant 10 jours, on
laissera encore une sonde à demeure, du modèle de de Pezzer de préférence.

On jugera, dans chaque cas, de l'époque où il convient de pratiquer
cette intervention secondaire : d'une manière générale, on ne gagne
rien à trop attendre et on pourra fermer la fistule vers le 20° ou le
25° jour.

7° *L'épididymite* est un accident assez fréquent après la prostatectomie transvésicale : certains chirurgiens, tel Pauchet, d'Amiens, font,
pour la prévenir, la section des canaux déférents, au moment de
l'opération.

Lorsqu'elle est déjà développée, l'épididymite sera soignée par les
moyens habituels.

8° *L'incontinence d'urine* définitive est exceptionnelle à la suite de
la prostatectomie transvésicale : elle résulte de l'arrachement de la
portion membraneuse de l'urètre par des manœuvres trop violentes.
Un observe, dans quelques cas, une incontinence temporaire qui guérit
d'elle-même.

9° *Difficultés du cathétérisme.* — Fréquemment, après la prostatectomie, lorsqu'on cathétérise le malade, la sonde arrive facilement
dans la loge prostatique, donnant issue à l'urine, mais ne pénètre pas
dans la vessie elle-même. L'obstacle est dû au rebord que forme le
bord saillant de la vessie, qui, avant l'opération, correspondait au col,
à la limite postérieure de la loge prostatique : on arrive, dans ces cas,
à faire pénétrer la sonde dans la vessie, en soulevant son bec avec un
doigt introduit dans le rectum.

D'autres fois, l'obstacle au cathétérisme est déterminé par un rétrécissement urétral, dû aux déchirures de la portion de l'urètre postérieur
qui est resté après l'ablation de la prostate; peut-être aussi, parfois, à
des déchirures s'étendant jusqu'à la portion membraneuse. On soignera
ces rétrécissements par la dilatation progressive avec des Beniqués.

10° *Formation de calculs secondaires dans la loge prostatique.*

— Malgré l'ablation de la prostate, les urines peuvent rester infectées ; très exceptionnellement, on a signalé dans ces cas, la formation de calculs phosphatiques au niveau de la loge prostatique. Si on se trouvait en présence de cette complication, il faudrait enlever les calculs par une incision périnéale. J'ai opéré ainsi, en juillet 1908, un énorme calcul de la loge prostatique développé chez un malade à qui un autre chirurgien avait pratiqué, trois ans auparavant, la prostatectomie transvésicale.

PROSTATECTOMIE TRANSVÉSICALE PARTIELLE

A la suite de Mac Gill, un grand nombre de chirurgiens ont pratiqué la prostatectomie sous-pubienne partielle. Depuis l'année 1900, lorsque les prostatectomies sub-totales par voie périnéale ou transvésicale furent bien réglées, les opérations partielles ont été à peu près abandonnées. Dans certains cas pourtant, lorsque le lobe médian seul, ou à peu près seul, s'est développé du côté de la vessie, la prostatectomie partielle peut se trouver indiquée.

Manuel opératoire.

Les premiers temps opératoires, jusqu'à y compris l'exposition à la vue du col de la vessie, à la faveur de la taille et des écarteurs intra-vésicaux, sont semblables à ceux de la prostatectomie transvésicale totale. Il convient seulement de placer le malade en position fortement inclinée pour mieux manœuvrer et mieux voir.

Section du lobe médian. — Suivant la forme du lobe médian, on l'extirpera par un procédé différent. Autant que possible, on s'efforcera de faire des incisions qui puissent permettre une bonne suture, de manière à éviter l'hémorragie et à fermer complètement la vessie, en vue de la réunion par première rétention.

Le plus souvent, on fera deux incisions antéro-postérieures, circon-scrivant un ovale, dans lequel sera compris le lobe médian avec la muqueuse qui le recouvre : ces incisions pénétreront en avant du col dans l'urètre et se prolongeront en arrière sur la muqueuse vésicale. Parfois, les incisions devront être assez profondes pour enlever un segment de la glande, notamment lorsque le lobe a un large pédicule et lorsque l'hypertrophie sous-cervicale a la forme d'une barre réunissant, sur la lèvre postérieure du col, les deux lobes latéraux. D'autres fois, le lobe médian est formé par un gros corps sphéroïde qui s'énu clée facilement. D'autres fois encore, le pédicule assez mince peut être sectionné sans que le parenchyme glandulaire soit profondément intéressé.

Suture de la plaie. — La plaie résultant de l'ablation du lobe médian est, autant que possible, suturée avec des fils de catgut qu'on passe assez profondément, à l'aide d'une aiguille de Hagedorn. Si la suture est difficile, ou impossible, par suite du trop grand écartement de la plaie, on peut négliger ce temps opératoire.

Fermeture de la vessie. — Lorsqu'il n'y a pas d'hémorragie, surtout lorsqu'on a pu bien suturer la plaie d'exérèse, quand l'infection de l'urine ne commande pas de drainer la vessie, on fait la suture de la vessie et de la paroi abdominale, comme il a été dit, page 576, à propos de la taille hypogastrique. Dans ces cas, on place une sonde à demeure. Dans les autres cas, on drainera la vessie par l'hypogastre (voir p. 580).

PROSTATECTOMIE PÉRINÉALE POUR HYPERTROPHIE DE LA PROSTATE

Dans de rares cas d'hypertrophie de la prostate, on a pratiqué l'extirpation complète de la prostate par la voie périnéale, l'urètre prostatique y compris, en suivant le procédé décrit par Proust, dont je parlerai à propos de la prostatectomie pour cancer. La prostatectomie totale ainsi comprise est une opération grave, exposant trop à la formation de fistules permanentes, que je ne crois jamais indiquée dans l'hypertrophie simple.

La prostatectomie périnéale habituelle laisse l'urètre prostatique entouré d'une mince couche de tissu prostatique et peut être appelée, avec Proust, prostatectomie subtotale.

Le chirurgien qui pratique la prostatectomie périnéale doit, pour bien réussir à rétablir complètement la miction, ne pas perdre de vue plusieurs faits de première importance.

1° *L'opération doit être aussi complète que possible.* — Si on ménage trop le tissu glandulaire, soit du côté de l'urètre, soit du côté de la vessie, on n'obtient que des résultats incomplets. Ces opérations incomplètes sont, avec la difficulté opératoire, la vraie cause de la défaveur qui, dans ces dernières années, a fait abandonner par un grand nombre de chirurgiens l'excellente opération qu'est la prostatectomie périnéale.

Dans tous les cas, le chirurgien doit se préoccuper d'enlever les lobes latéraux de la prostate, le lobe moyen lorsqu'il existe, enfin, la partie médiane rétro-cervicale de la glande.

a) **Enlever les lobes latéraux.** — Pour que les lobes latéraux de la prostate soient complètement enlevés, il faut décortiquer la glande jusqu'à sa face antérieure, en suivant la technique que nous donnons plus loin.

b) **Enlever le lobe médian.** — Nous avons vu, page 766, que le lobe médian peut être surtout développé aux dépens des glandes sous-cervicales du col ou naître de la glande prostatique elle-même. **Dans le premier cas, surtout si le lobe est pédiculé, on ne peut l'extirper de dehors en dedans**; il est nécessaire de le cueillir dans la cavité vésicale et de l'extirper de dedans en dehors. De par ce fait, des procédés analogues à celui de Young exposent à opérer incomplètement (voir p. 828). Lorsqu'au contraire le lobe moyen est sessile, on peut et on doit l'extirper, de dehors en dedans, comme il sera dit, page 813.

c) **Enlever la partie médiane rétro-cervicale de la glande.** — La plupart des opérateurs négligent ce temps opératoire, essentiel à mon avis. Lorsqu'on a enlevé les deux lobes latéraux et même le lobe médian, l'opération n'est pas finie : dans tous les cas, il reste, en arrière et en dessous du col, une partie de tissu glandulaire, située en avant des canaux éjaculateurs; si on laisse cette partie de la prostate, la vessie ne s'amène pas facilement dans la plaie, le col n'a pas toute la souplesse qu'il doit avoir, enfin les sutures se font mal ; par

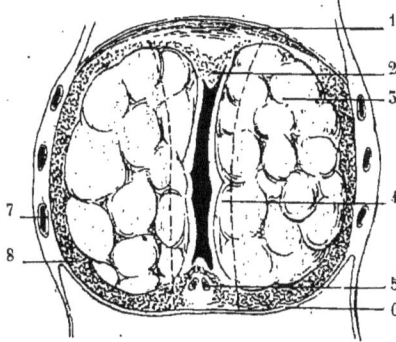

Fig. 400. — Coupe transversale de la prostate montrant ce qu'on enlève dans la prostatectomie périnéale sub-totale.

1. Sphincter strié. — 2. Commissure antérieure de la prostate. — 3. Partie de la prostate que l'on enlève. — 4. Partie de la prostate que l'on conserve formant doublure à l'urètre. — 5. Canaux éjaculateurs. — 6. Capsule prostatique. — 7. Veines périprostatiques. — 8. Portion du tissu prostatique refoulé par les productions adénomateuses.

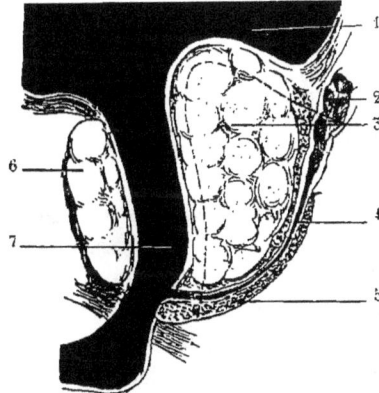

Fig. 401. — Coupe longitudinale de la prostate hypertrophiée montrant ce que l'on enlève dans la prostatectomie périnéale sub-totale.

1. Vessie. — 2. Vésicule séminale. — 3. Portion de la prostate que l'on extirpe. — 4. Canal éjaculateur. — 5. Portion rétro-spermatique de la prostate non adénomateuse. — 6. Portion pré-urétrale de la prostate. — 7. Urètre prostatique.

la suite, il persistera souvent un certain degré de rétention d'urine. Si, au contraire, on fait l'opération telle que je la décrirai, la vessie se videra complètement.

Lorsqu'on pratique la prostatectomie périnéale, il ne doit pas, à mon avis, être question de conserver la puissance génitale. Avec des prostatectomies subtotales bien faites, certains malades conservent la puissance génitale, la plupart voient leur puissance très diminuée ou abolie. Lorsqu'on ménage les canaux éjaculateurs la puissance est mieux conservée ; cela est dû, non à la conservation des éjaculateurs, mais à ce que l'opération est moins complète. au point de vue de l'ablation de la glande et moins destructive des filets nerveux. Ce résultat, désirable mais non indispensable, s'obtient au détriment du but principal qui est de guérir la rétention.

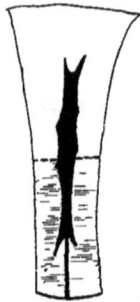

Fig 402 — Schéma montrant ce qui reste en trop de l'urètre après l'ablation des lobes latéraux.

1 Commissure antérieure de la prostate — 2 Tissu prostatique péri-urétral qu'il faut respecter — 3 Urètre coupe transversale — 4 Tissu prostatique péri-urétral entourant après ablation des lobes latéraux, la partie inférieure de l'urètre la partie ombrée doit être extirpée pour retrécir l'urètre trop haut

2° *On doit s'efforcer de ménager la paroi supérieure de l'urètre prostatique* pour que le malade puisse être ensuite facilement sondé.

3° *Les parois latérales de l'urètre doivent être assez épaisses pour être bien nourries et éviter leur sphacèle :* ceci nous impose de laisser, de chaque côté de la paroi urétrale, une certaine épaisseur de tissu prostatique, 5 millimètres à peu près.

4° *Il faut extirper, sur la paroi inférieure, ce qui reste en trop de l'urètre lorsque les lobes latéraux sont enlevés.* — Nous avons vu que dans l'hypertrophie le diamètre antéro-postérieur de l'urètre acquiert des dimensions considérables : si, lorsque la prostate est enlevée, on laisse persister tout l'urètre, on crée au-devant de la vessie une véritable poche. A ce niveau, l'urine s'accumule facilement et lors de la miction presse sur les parois de la poche. d'où cicatrisation plus lente de la plaie ; d'un autre côté, lorsque la cicatrice est faite, la sonde s'égare facilement dans cette poche prévésicale dépressible, qui peut constituer un sérieux obstacle au cathétérisme.

Soins préliminaires.

Plusieurs jours avant l'opération, on fera, comme je l'ai conseillé page 775, pour la prostatectomie transvésicale dans le cas d'urine infectée, le nettoyage aussi complet que possible de la vessie. De même, le malade prendra, les trois jours qui précèdent l'opération, de 3 à 4 grammes de chlorure de calcium par jour.

La veille de l'opération, on donnera une purgation saline; le malade prendra, en outre, un lavement quelques heures avant l'opération et on

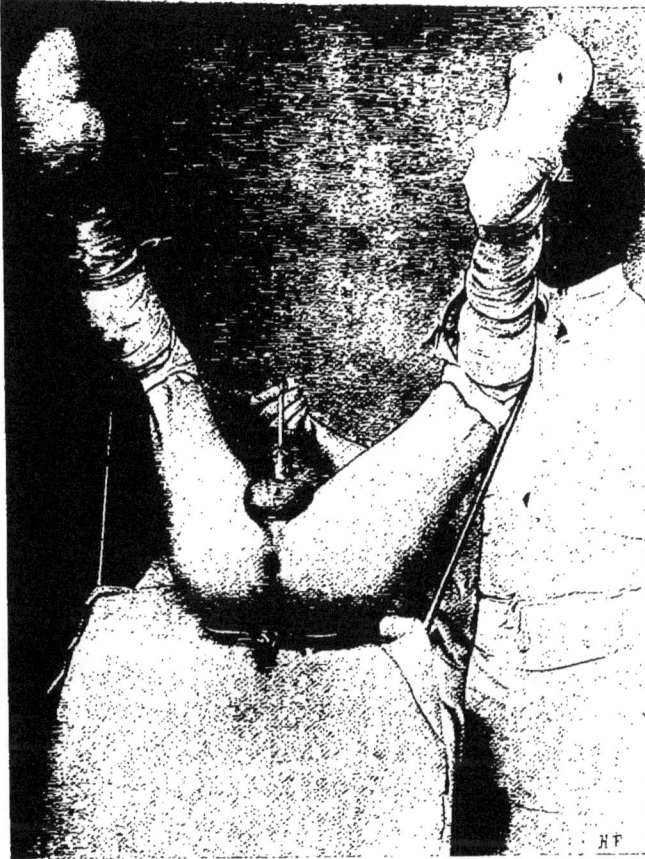

Fig. 403. — Position du malade pour la prostatectomie périnéale. La plaque de l'écarteur est mise sous les fesses. Un aide maintient le conducteur métallique.

veillera à ce que l'intestin soit bien évacué. Il ne faut pas constiper les malades ni avant ni après l'opération : il s'agit de personnes âgées, chez qui la constipation présente des inconvénients.

La veille de l'opération, dans l'après-midi, le malade prendra un bain savonneux; on rasera le périnée, le pénil et les bourses.

Au moment de l'opération, avant de faire l'asepsie du pubis des organes génitaux et du périnée, on lavera largement la vessie avec la solution de protargol à 4 pour 1000 ou avec de l'oxycyanure de mercure

à 1 pour 2000 et on laissera dans le réservoir 150 cc. de la solution.
On fera ce lavage avec une sonde-béquille n° 18 ou 20, le malade étant
couché horizontalement avant de le placer en position : si on veut faire
le lavage lorsque le malade a déjà les jambes relevées et assujéties, le
liquide qu'on injecte revient mal et le lavage vésical est moins complèt.

La position à donner au malade est celle indiquée p. 666, à propos
de la taille périnéale, et représentée fig. 403. Pendant la première
partie de l'opération, la table est horizontale; lorsque la prostate sera
découverte, on devra incliner un peu le malade, ce qui nécessite l'emploi d'une table à renversement.

Le chirurgien devra se placer assis en face du périnée du malade,
ayant à sa droite les instruments; un aide se tient du côté gauche, un
second aide devra soutenir le conducteur intra-urétral, comme il sera
dit bientôt.

L'asepsie du champ opératoire doit comprendre non seulement le
périnée, mais encore le mont de Vénus et tous les organes génitaux
externes : cela est nécessaire non seulement parce qu'on devra introduire dans l'urètre un conducteur métallique, mais encore parce que,
à la fin de l'opération, il sera nécessaire de couper les deux canaux
déférents.

Instruments.

En plus des instruments ordinaires, bistouris, ciseaux, pinces à
griffes, pinces hémostatiques, aiguilles droites et courbes, je me sers :

1° D'un conducteur métallique, du calibre n° 18, cannelé sur sa
convexité, destiné à servir
de guide dans la recherche
de l'urètre membraneux.
On peut le remplacer par
une sonde métallique or-
dinaire ou par une bougie
métallique Béniqué ;

2° D'un écarteur spé-
cial, composé de deux
pièces indépendantes pou-
vant s'articuler ensem-
ble :

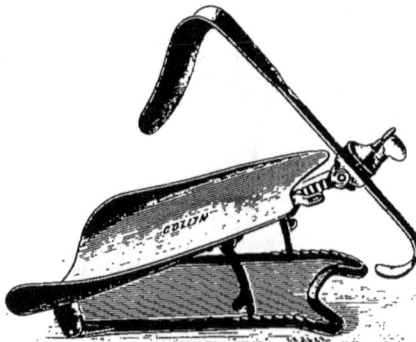

Fig. 404. — Écarteur périnéal d'Albarran.

a) Un large plateau qui
doit être placé sous les
fesses du malade, avant de pratiquer l'incision cutanée. Ce plateau
porte une tige qu'on fait sortir plus ou moins à l'aide d'une crémaillère; la tige se termine par une encoche destinée à recevoir le manche
de la valve qui se fixe à l'aide d'une vis. Une seconde vis permet d'in-

cliner facilement, à volonté, la valve lorsqu'elle est articulée à la tige ;

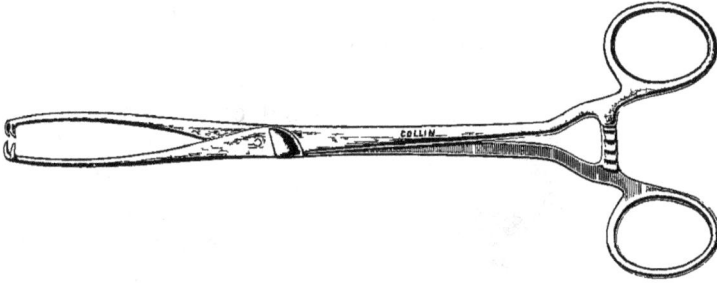

Fig 405 — Pinces à traction d Albarran pour la prostatectomie

b) La valve de l'écarteur est un peu inclinée sur son manche et fortement concave, disposition qui augmente beaucoup le jour qu'on se donne ; le manche de la valve est aplati pour s'adapter facilement à l'encoche de la tige de la plaque fessière. Cet écarteur, très utile, remplace très avantageusement un aide ;

3° **Deux pinces à anneaux, terminées par trois griffes,** destinées à saisir la prostate.

Après avoir essayé différents **tracteurs,** pour attirer la prostate, modèles construits d'après mes propres indications ou d'après celles d'autres chirurgiens. j'ai renoncé à leur emploi. En se servant de ces instruments, on n'opère pas plus facilement et on se rend bien moins compte de ce que l'on fait.

4° Une longue spatule, pour décoller facilement la capsule prostatique, fig. 406.

Manuel opératoire.

Le malade étant mis en position, la plaque de l'écarteur placée sous les fesses, les cuisses et le bas-ventre garnis des champs opératoires, le chirurgien, encore debout, place le conducteur urétral.

1° *Placer le conducteur urétral.* — On introduit dans l'urètre le conducteur cannelé courbe, **sans se préoccuper de le faire pénétrer, quand même, jusque dans la vessie,** ce qui peut être difficile et ne présente aucune utilité : il suffit que l'extrémité du conducteur arrive dans la portion prostatique. son rôle se bornant à bien repérer la portion membraneuse de l'urètre et le bec de la pros-

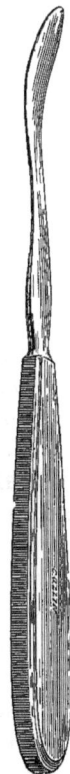

Fig 406. Spatule pour décoller la capsule prostatique

tate. L'instrument mis en place est confié à un aide qui le maintient sur la ligne médiane.

2° *Incision cutanée.* — Le chirurgien, assis en face du périnée du malade, repère, de chaque côté, les ischions, sur la ligne médiane, la dépression rétro-bulbaire, et il trace, de gauche à droite, une incision, légèrement concave en arrière, qui réunit ces trois points, en coupant la peau et le tissu cellulaire sous-cutané. La dépression rétro-bulbaire, située en avant du sphincter externe de l'anus, est en général très facilement sentie, en enfonçant la pulpe des doigts dans la partie postérieure du périnée : elle se trouve habituellement à 5 centimètres en avant de l'anus.

3° *Découvrir le bulbe urétral.* — Après avoir coupé le tissu cellulaire sous-cutané, souvent fort épais, on refoule avec l'index et le médius gauche la graisse en arrière, du côté de l'anus, tandis que le bistouri se dirigeant en avant va franchement à la recherche du bulbe de l'urètre, sans essayer de passer d'emblée en arrière de lui. Bientôt, on découvre la bandelette blanche que forme la cloison qui sépare les deux muscles bulbo-caverneux et on reconnaît, de chaque côté de la ligne médiane, les fibres de ces muscles, obliquement dirigées en avant et en dehors (fig. 408).

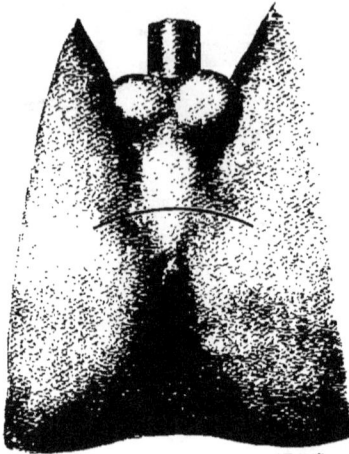

Fig. 407. — Incision de la peau dans la prostatectomie périnéale.

4° *Contourner le bulbe urétral et couper le muscle recto-urétral.* — Sans se préoccuper d'approfondir l'incision sur les parties latérales de la plaie, on suit de près avec le bistouri, d'avant en arrière, la cloison aponévrotique du bulbe : bientôt, on arrive à la partie postérieure arrondie du bulbe et, en la suivant de près, on la contourne pour arriver ainsi jusqu'à la portion membraneuse de l'urètre, qu'on reconnaît facilement, en touchant, à travers sa paroi peu épaisse, le conducteur intra-urétral.

En suivant méthodiquement le bulbe, comme je viens de dire, on coupe l'entre-croisement des fibres du sphincter externe de l'anus et du transverse superficiel ; plus profondément, on sectionne le muscle recto-urétral, sans qu'on ait eu besoin d'aucune manœuvre spéciale et on arrive, en se tenant loin du rectum, à l'espace décollable rétro-prostatique. L'essentiel pendant ce temps opératoire difficile est de ne pas s'écarter du bulbe.

5° **Décoller la prostate du rectum**. — Lorsqu'on arrive à bien sentir la portion membraneuse garnie du conducteur, on abandonne le

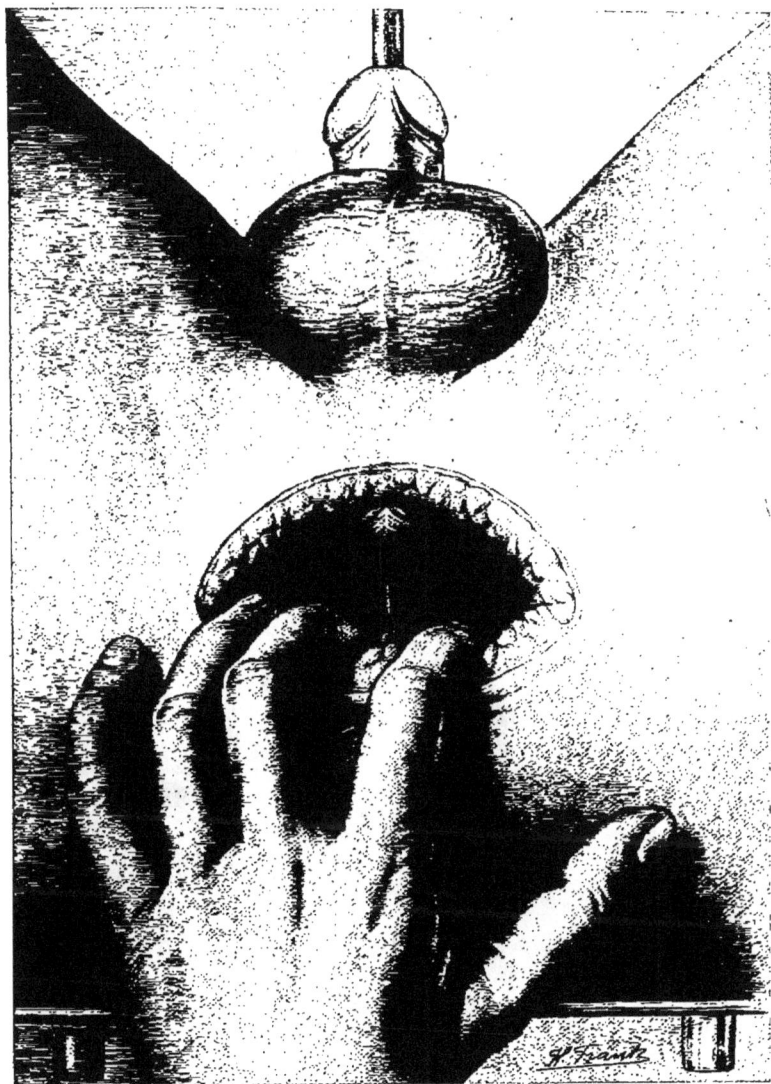

Fig. 408. — Prostatectomie périnéale. L'index et le médius refoulent en arrière la graisse pour bien découvrir le raphé du bulbe.

bistouri et avec l'index droit on décolle la prostate du rectum. Touchant avec l'ongle de l'index dont la pulpe est tournée en arrière la portion membraneuse, on pénètre sans effort dans l'espace rétro-prostatique : si quelques brides résistent, débris de la cloison recto-urétrale

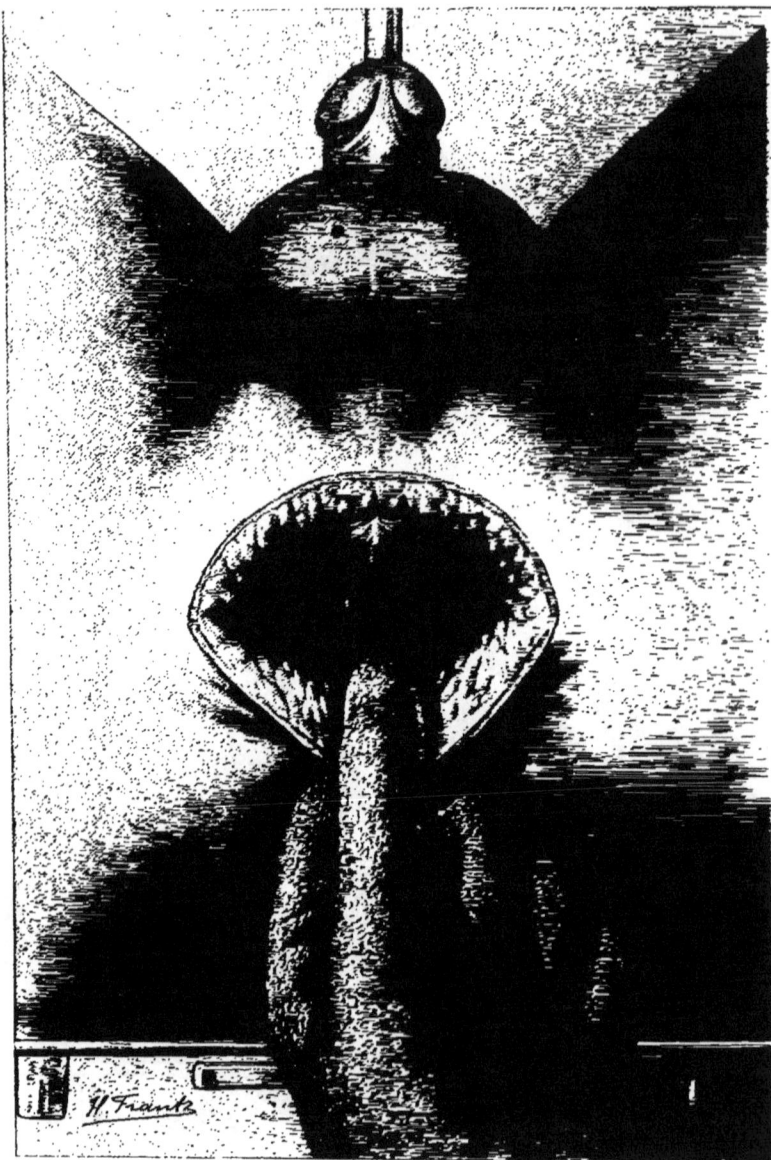

Fig. 409. — Prostatectomie périnéale. Section du muscle recto-urétral. Habituellement, je fais cette section en contournant le bulbe sans qu'il soit nécessaire d'introduire un doigt dans le rectum, comme le représente la figure.

non coupés, on les sectionne avec précaution, toujours en avant, du côté de l'urètre, sans jamais forcer pour pénétrer avec le doigt. Si, malgré tout, on craint de blesser le rectum, on met un gant dans la main gauche et on introduit l'index de cette main dans l'anus, tandis qu'avec

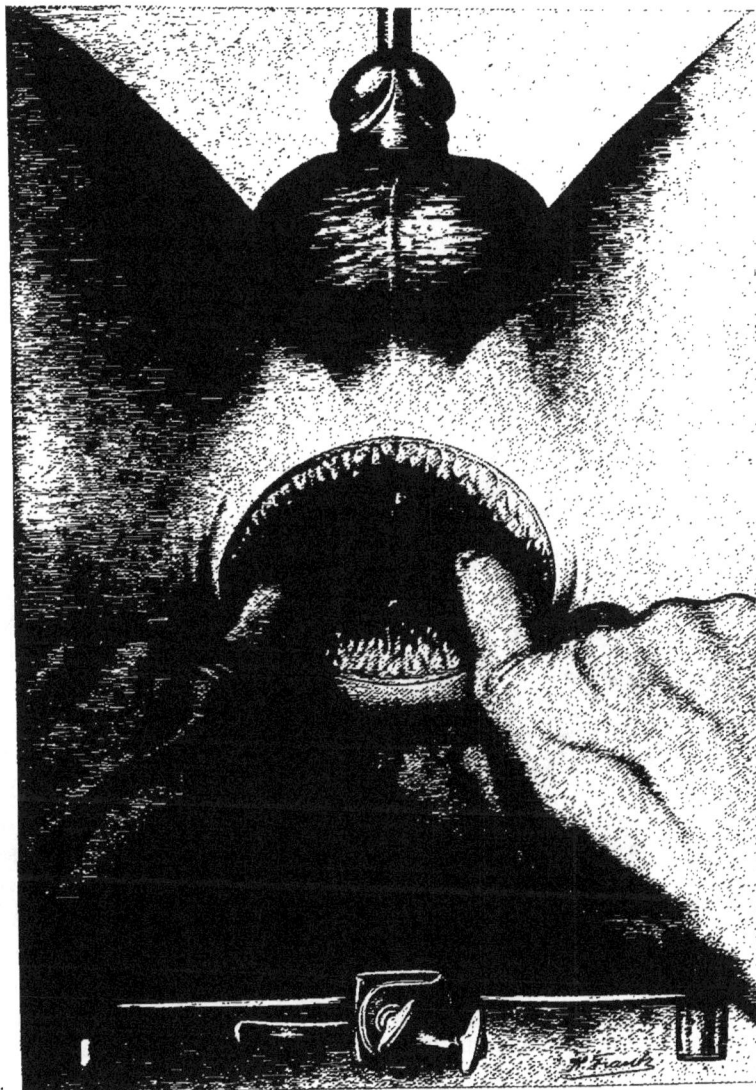

Fig. 410. — Prostatectomie périnéale. Les deux index décollent la prostate du rectum.

son pouce on saisit la lèvre postérieure de la plaie; sentant ainsi l'épaisseur de la paroi rectale le chirurgien peut, avec plus de confiance, couper les brides qui résistent et décoller la prostate du rectum (fig. 409).

Le décollement se fait d'abord sur la ligne médiane, en enfonçant progressivement le doigt, qui sent la face postérieure de la prostate et en donnant quelques petits coups latéraux pour élargir l'espace. On pénètre ainsi, aussi loin qu'on le peut, avec le seul index droit et avec ce doigt on élargit à droite et à gauche l'espace décollé. On met ensuite dans la plaie l'index de la main gauche et plaçant les deux index dos à dos on élargit transversalement le décollement, comme si on voulait, avec les deux doigts, élargir un orifice quelconque (fig. 410). Ceci fait, on doit sentir la surface lisse de la face postérieure de la prostate profondément libérée.

6° **Placer la valve de l'écarteur.** — Pour bien voir la face postérieure de la prostate et protéger le rectum, on doit, à ce moment, placer la valve de l'écarteur. Lorsque les deux index sont retirés de la plaie, l'ouverture paraît trop petite pour laisser pénétrer l'écarteur : en réalité, ses bords latéraux dépressibles, bornés par les releveurs de l'anus, laissent passer très aisément la valve.

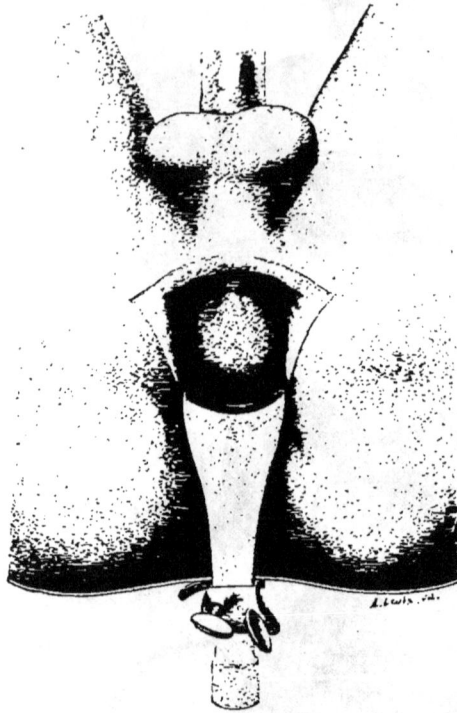

Fig. 411. — La valve de l'écarteur mise en place.

Pour introduire l'écarteur on le saisit par le manche et on appuie son extrémité sur la face postérieure de la prostate, en l'enfonçant de la sorte aussi loin que la longueur de la valve le permet. Attirant ensuite fortement en arrière le manche de l'écarteur, on le fait pénétrer dans la mortaise de la tige de la plaque fessière et on l'y fixe à l'aide de la vis : la plaie est largement ouverte.

7° **Incliner le malade.** — A ce moment, on fait incliner un peu la table d'opérations, ce qui met bien en vue, en face du chirurgien, la région opératoire profonde, sans qu'il soit pour cela nécessaire de faire une forte inclinaison. On voit alors la face postérieure, lisse, un peu brillante, de la prostate recouverte de sa capsule; en avant, l'urètre membraneux qu'embrasse, en arrière, le sommet échancré de la glande.

8° Inciser la capsule prostatique et la décoller de la glande.

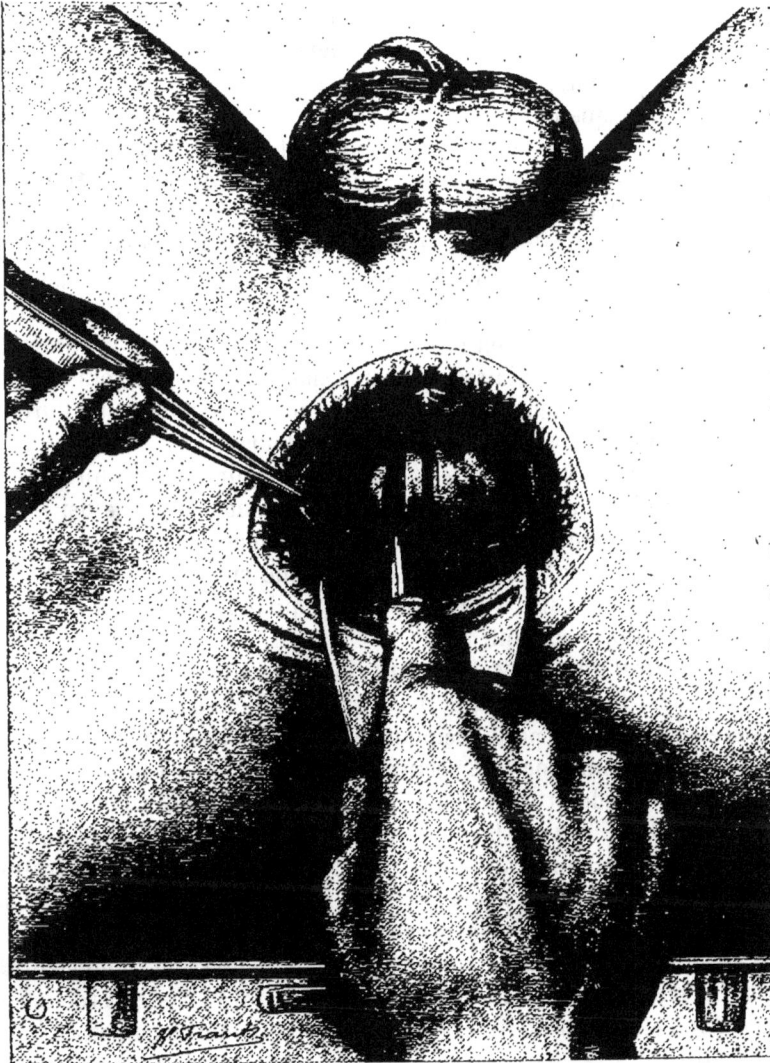

Fig. 412. — Prostatectomie périnéale. Après décollement de la capsule l'urètre a été incisé; à 5 millimètres en dehors de cette incision on coupe profondément avec le bistouri le tissu prostatique.

— Sur la ligne médiane, on incise d'avant en arrière la capsule prostatique, commençant au niveau de l'urètre pour finir à la base de la glande; l'incision, peu profonde, n'ouvre que la capsule et entame à

peine le tissu de la prostate. Saisissant alors avec une pince à griffes
le bord droit de la capsule incisée, on commence à le séparer du tissu
de la prostate avec la spatule courbe ou avec la pointe des ciseaux; on
continue ensuite le décollement avec l'index de la main droite, en séparant la capsule en avant, en arrière et dans la profondeur, aussi loin
que possible. On décolle ensuite par des manœuvres semblables la moitié
gauche de la prostate, sans laisser en place aucune pince qui gênerait
l'opérateur. Lorsque la capsule est décollée, on constate que, en avant,
du côté de l'urètre, ses deux moitiés s'écartent à angle aigu; à ce niveau,
la plaie est bridée et il convient de donner, à droite et à gauche, un coup
de ciseaux sur chaque valve capsulaire pour bien découvrir la prostate.

9° *Incision et exploration digitale de l'urètre prostatique.* —
On prie l'aide qui tient le conducteur urétral de le pousser un peu en
arrière; sur la ligne médiane, en commençant au niveau de la partie
antérieure de la prostate, on fait une incision longue de 2 centimètres
et demi, suffisante pour laisser passer l'index. Le bistouri coupe ainsi,
dans toute son épaisseur, mais non dans toute sa longueur, l'urètre
prostatique, mettant à nu le cathéter conducteur.

L'aide retire alors le cathéter et avec l'index droit introduit dans la
plaie on examine l'urètre prostatique : on se rend compte ainsi de la
longueur de la prostate, souvent assez considérable pour qu'on ne
puisse pénétrer jusqu'à la vessie : on examine surtout s'il n'existe pas
de diverticules urétraux, rares d'ailleurs, qui obligeraient à modifier
le temps opératoire suivant.

10° *Ablation des lobes latéraux de la prostate.* — Le chirurgien
voit nettement l'incision de l'urètre : à 5 millimètres de la lèvre droite
de l'urètre, il plonge profondément le bistouri dans l'épaisseur de la
prostate, faisant une incision verticale, qui commence à la partie antérieure de la glande et se prolonge en arrière dans toute l'étendue du
lobe latéral droit, qui est bien en vue (fig. 412). La profondeur de l'incision est proportionnée à l'épaisseur de la glande que l'exploration
intra-urétrale a fait apprécier, mais il ne faut pas vouloir aller d'emblée jusqu'aux limites de la prostate, ce qui exposerait à blesser la
vessie. Mieux vaut, pour le moment, n'inciser qu'à une profondeur de
2 centimètres et demi en moyenne. L'incision, s'il n'existe pas de diverticules, doit être antéro-postérieure, parallèle à la moitié correspondante
de l'urètre.

On saisit ensuite avec la pince à prostate (pinces à anneaux et à
griffes) le lobe droit de la glande, les deux branches de la pince pénétrant dans le tissu glandulaire, l'une en dedans, par l'incision que l'on
vient de faire, l'autre en dehors, à la faveur du décollement capsulaire :
la prise doit être épaisse, pour qu'on puisse tirer sur la prostate sans la
déchirer (fig. 413). La pince étant fermée, on attire avec la main

droite le lobe prostatique saisi, tandis qu'avec l'index gauche on parfait
facilement le décollement, en séparant la glande de la capsule. Ce temps

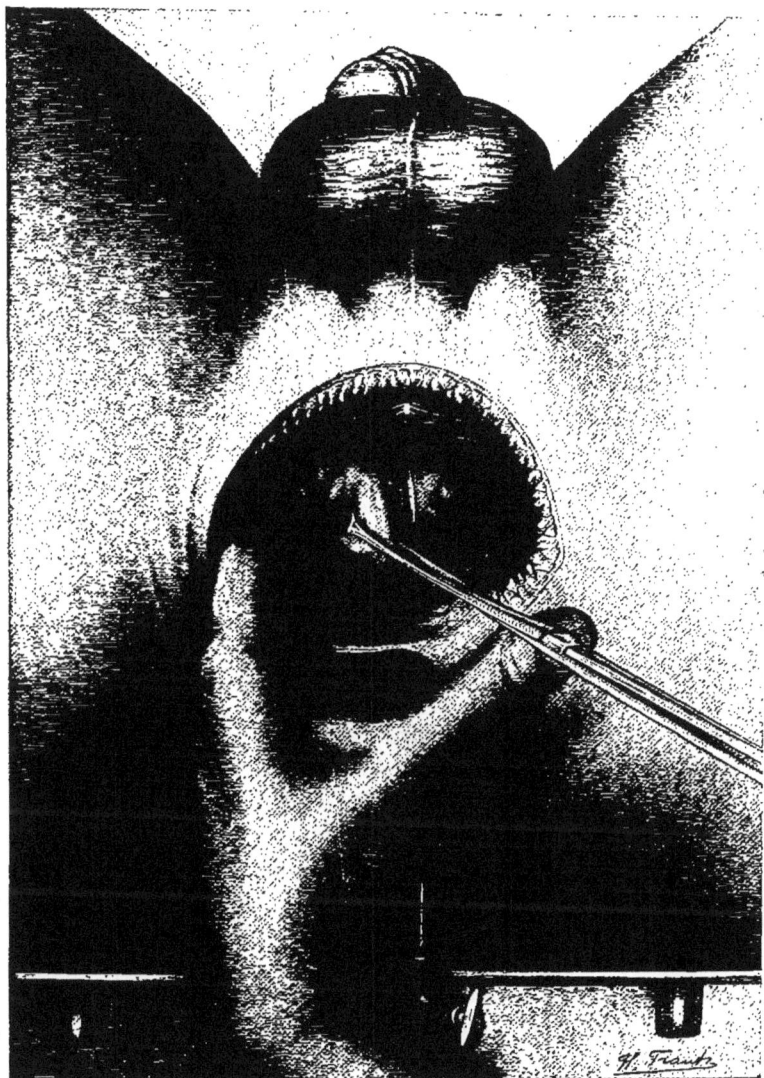

Fig. 413. — Prostatectomie périnéale. Décollement d'un lobe prostatique saisi par une pince
entre l'incision para-urétrale en dedans et la capsule prostatique en dehors.

opératoire est essentiel; le décollement fait au début n'est jamais complet, il faut maintenant le compléter et le doigt doit, contournant toute
la face latérale de la prostate, arriver jusqu'à sa partie antérieure.

Lorsque le décollement est bien fait on continue aux ciseaux l'incision du lobe prostatique commencée au bistouri, en se dirigeant plutôt un peu en dehors qu'en dedans pour ménager l'urètre, jusqu'à ce qu'on atteigne la face externe décortiquée du lobe latéral. Pendant ce temps, le tissu prostatique peut se déchirer en partie et, dans ce cas, il faut faire avec une autre pince une prise plus profonde que la première.

Lorsque le lobe latéral droit est ainsi extirpé, on explore profondément avec le doigt pour s'assurer qu'on n'en a pas laissé un morceau ; s'il en était ainsi, on extirperait soigneusement ce qui pourrait rester par un morcellement méthodique.

On procède ensuite, par des manœuvres semblables, à l'ablation du lobe gauche de la prostate, qui se trouve du côté droit du chirurgien.

Lorsque les deux lobes sont bien extirpés, on doit sentir, en mettant l'index de chaque main dans les cavités qui résultent de l'ablation de chaque moitié de la prostate, que les deux doigts ne restent séparés, sur la face antérieure de l'urètre, que par une mince épaisseur de tissu.

11° *Extirpation du lobe médian.* — Le chirurgien introduit dans la vessie l'index de la main gauche, pour explorer le col et constater s'il existe ou non une saillie formée par le lobe médian : cette manœuvre se fait aisement lorsque les lobes latéraux ont été extirpés. L'exploration peut révéler trois dispositions différentes :

1° L'existence d'un lobe médian pédiculé ;

2° L'existence d'un lobe médian sessile ;

3° L'absence du lobe médian.

La conduite à tenir diffère, dans le premier cas, de ce qu'elle doit être dans les deux autres.

a) **Lobe médian pédiculé.** — Lorsque le lobe médian est pédiculé, on peut parfois, en l'accrochant avec l'index gauche, le faire sortir par l'ouverture de l'urètre ; le plus souvent, ce lobe est trop éloigné et il faut le saisir avec la pince prostatique à griffes, qu'on guide aisément sur l'index gauche. Lorsqu'on a saisi le lobe médian, on l'attire avec la pince pour l'accrocher à travers l'incision de l'urètre, ce qui permet de l'extirper par des procédés appropriés à sa disposition. Lorsque la saillie prostatique est lisse, arrondie, formant un véritable corps sphéroïde recouvert de la muqueuse amincie, il suffit d'inciser la muqueuse pour énucléer le lobe. Lorsque le pédicule lui-même paraît contenir du tissu prostatique, on le sectionne franchement avec des ciseaux et on suture le mieux possible la plaie qui en résulte : on peut même se passer de suture, sans avoir à craindre d'hémorragie sérieuse.

Lorsque le lobe médian postérieur est enlevé, il ne faut pas oublier que, chez certains malades, on trouve des **saillies multiples** garnissant les parties latérales du col : on enlèvera ces saillies en les attirant avec la pince à griffes dans l'ouverture urétrale.

b) **Lobe médian sessile.** — Lorsque la saillie du lobe médian est largement implantée, on l'enlève de dehors en dedans. Le doigt gauche

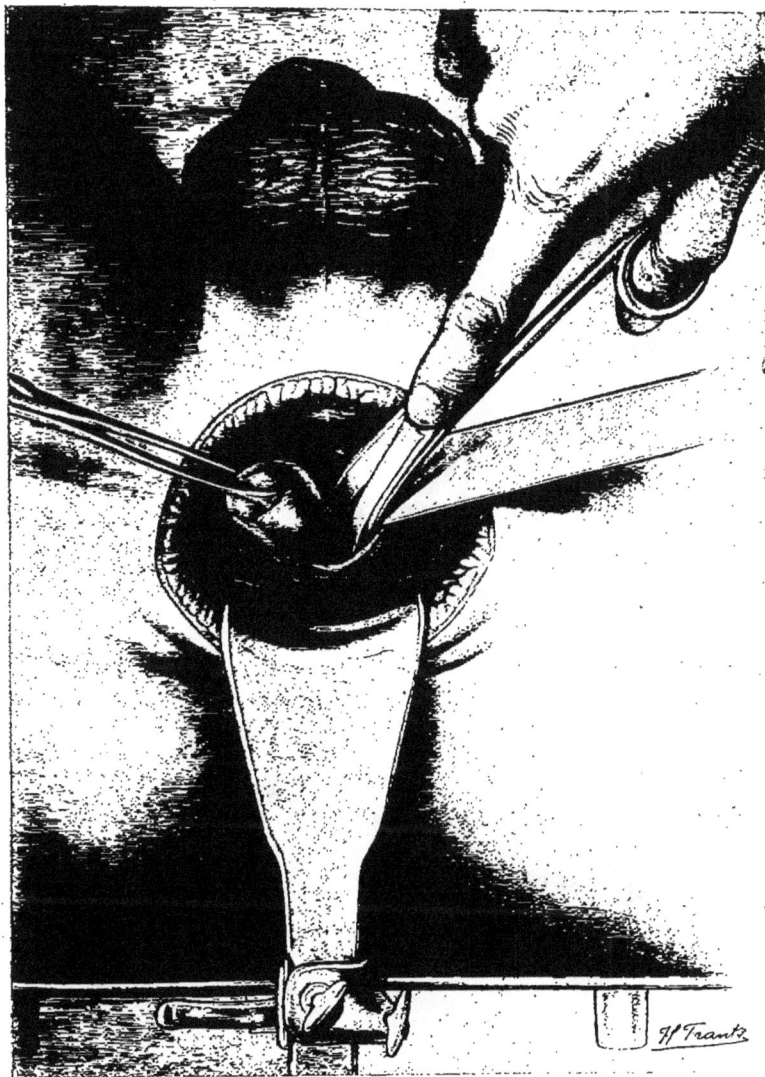

Fig. 414. —Prostatectomie périnéale. — Extirpation du lobe médian attiré par une pince à travers la plaie de l'urètre.

est introduit dans la vessie et déprime la saillie prostatique ; la main droite, armée des ciseaux, coupe horizontalement, au-dessous de l'urètre et d'avant en arrière, la portion médiane rétro-urétrale de la prostate, jusqu'au niveau de la base de la glande et de la pointe des vésicules séminales (fig. 415). A mesure que la bande prostatique

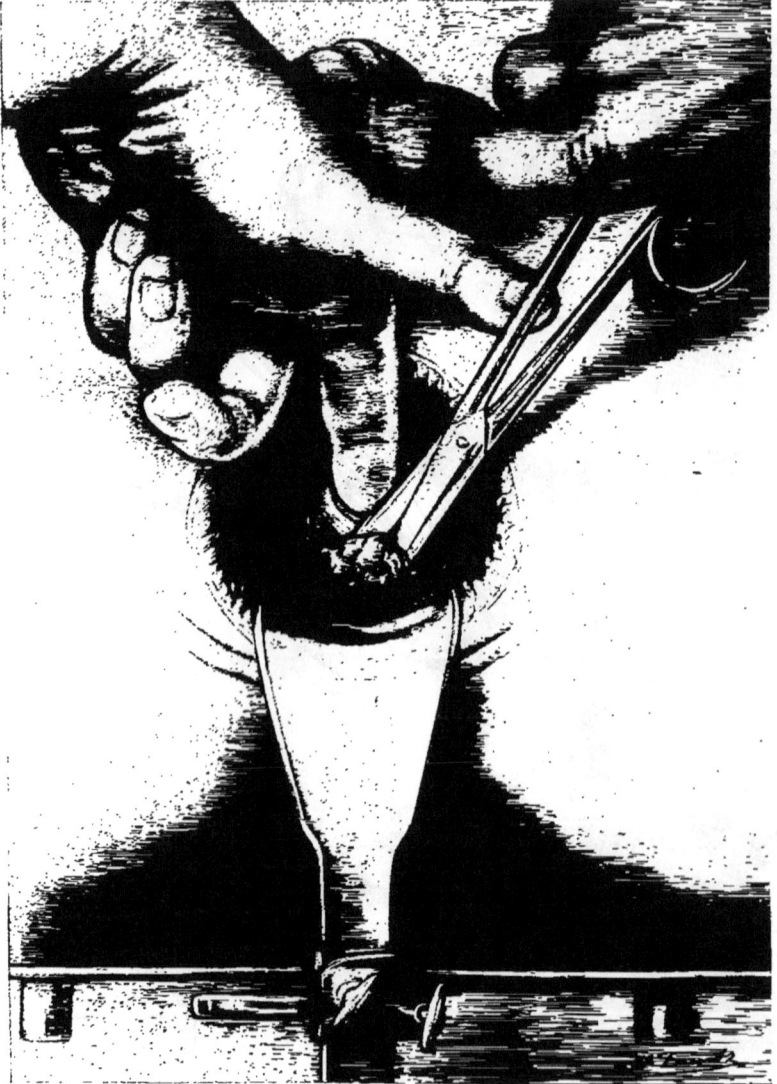

Fig. 415. — Prostatectomie périnéale. Extirpation de la portion rétro-spermatique de la prostate, en se guidant sur l'index gauche introduit dans la vessie.

rétro-urétrale médiane est détachée du col, le doigt intravésical sent que la saillie du lobe médian s'efface et disparaît, en même temps que la vessie s'amène facilement et descend vers le périnée. On extirpe

ainsi, guidé par le doigt intra-vésical, qui permet de bien se rendre
compte de l'épaisseur des tissus sectionnés, le lobe médian et on parfait
aux ciseaux l'extirpation de la prostate.

Lorsqu'on a opéré comme je viens de le dire, la partie médiane rétro-
cervicale de la prostate, qu'on détache ainsi de l'urètre et de la vessie,
se rétracte et n'est plus soutenue que par les vésicules séminales et les
canaux éjaculateurs : en la saisissant avec une pince on la détache par
un coup de ciseaux, qui montre béante la cavité des vésicules.

12° **Extirpation de la portion médiane rétro-urétrale de la prostate.**
— Pour que la prostatectomie périnéale donne de bons résultats au
point de vue de l'évacuation complète de la vessie, il faut que toute la
région profonde de l'urètre et le col de la vessie soient parfaitement
souples ; il faut encore que la vessie se laisse facilement attirer vers la
plaie. Or, pour que ce résultat puisse être obtenu, il ne suffit pas de
bien enlever les lobes latéraux, il faut encore enlever la partie médiane
postérieure de la prostate, qui constitue la portion préspermatique de
la glande, d'autant plus épaisse qu'on se rapproche davantage du col :
dans ce temps opératoire les canaux éjaculateurs sont sacrifiés. La plupart des opérateurs négligent d'enlever la portion préspermatique de
la prostate et, trop souvent, on doit attribuer à cette négligence les résultats incomplets de l'opération par la voie périnéale.

Ce temps opératoire s'exécute de la même manière que l'ablation du
lobe médian sessile décrite précédemment : l'index gauche est introduit dans la vessie, tandis qu'avec les ciseaux, d'avant en arrière, on
extirpe la portion médiane postérieure de la prostate.

13° *Réséquer partiellement l'urètre prostatique lorsqu'il est
trop large.* — Dans les cas de grosse prostate, lorsque la glande a été
enlevée, on constate la trop grande largeur de l'urètre prostatique. Les
parois latérales de l'urètre trop hautes et mal nourries risquent de se
sphacéler partiellement ; en outre, lorsque la cicatrice sera faite dans
cette partie prévésicale de l'urètre, il restera une poche précédant la
vessie où l'urine pourra s'accumuler et qui constituera un obstacle
sérieux au cathétérisme. Pour empêcher cet inconvénient, on réséquera
sur chaque lèvre de l'incision urétrale la paroi du conduit dans la hauteur nécessaire, afin que, après suture des deux bords, l'urètre ait un
bon calibre, mais non une largeur trop exagérée : un coup de ciseaux
à droite et à gauche permet d'obtenir facilement ce résultat.

14° *Suture de la plaie urétrale avec ou sans drainage périnéal.*
— Lorsque l'urine est aseptique ou légèrement infectée, je ferme complètement la plaie de l'urètre, en laissant une sonde à demeure.

Lorsque l'urine est infectée, lorsque les conditions locales de la vessie
et de la prostate enflammées sont peu satisfaisantes, je fais le drainage
périnéal.

a) **Fermeture complète de l'urètre.** — On place d'abord dans la vessie une sonde béquille, à deux yeux, du n° 21 : la sonde est introduite par le méat, guidée par un doigt au niveau de la plaie et placée dans la vessie. On suture ensuite, par une série de points entrecoupés au catgut n° 1, les deux lèvres de l'incision urétrale, en commençant du côté de la vessie, pour finir vers l'urètre membraneux : chaque point traverse les deux lèvres épaisses de la plaie de l'urètre, sans pénétrer dans sa cavité : les points sont placés à 6 ou 8 millimètres l'un de l'autre.

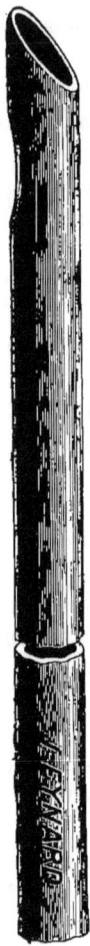

b) **Drainage périnéal.** — Pour ce drainage, je me sers de tubes en caoutchouc du n° 25 au n° 30, percés à leur extrémité vésicale et présentant en outre, près de cette extrémité, de larges yeux latéraux, un de chaque côté, à la manière des sondes (fig. 416). Ces tubes sont longs de 35 centimètres et à parois assez épaisses pour ne pas se plier facilement.

En cas de drainage périnéal, on suture l'urètre comme il a été dit plus haut, en laissant dans la partie la plus antérieure de la plaie l'espace occupé par le tube, qui entre ainsi dans l'urètre et dans la vessie à frottement dur. Ceci a pour but de laisser une moindre ouverture urétrale lorsque le tube sera retiré, et de le mieux maintenir en place pendant les premiers jours.

15° *Vérification des sutures*. — Par la sonde ou par le tube périnéal, suivant les cas, on injecte dans la vessie 200 cc. de liquide, eau bouillie, ou solution de nitrate d'argent dans les cas septiques, pour vérifier si la vessie a été blessée et si les sutures sont étanches : pas une goutte de liquide ne doit sortir par la plaie.

16° *Tamponnement de la cavité*. — Afin de se prémunir contre des hémorragies possibles, même lorsque sur le moment la plaie saigne peu, il convient de tamponner fortement ; pour pouvoir enlever commodément les tampons, dans les jours suivants, en ne faisant pas souffrir le malade et en ne provoquant pas de saignement, il faut tamponner méthodiquement. Après avoir bien essuyé le fond de la plaie, je place une série de mèches de gaze en tissu serré qui garniront, sur une seule épaisseur, toute la paroi cruentée. Une mèche est d'abord placée de chaque côté, en pénétrant, par son extrémité, jusqu'au fond de la cavité qui résulte de l'ablation de la prostate. Puis, on garnit de même, en avant du côté de l'urètre et en arrière du côté de l'écarteur, tout le tour de la plaie. On place ainsi 4 mèches de gaze,

Fig. 416.
Tube drain pour la prostatectomie périnéale.

larges de 3 à 4 centimètres, formant couronne et garnissant toute la surface cruentée, mais ne servant pas à tamponner; ces mèches périphériques sont destinées à empêcher le contact des tampons cen-

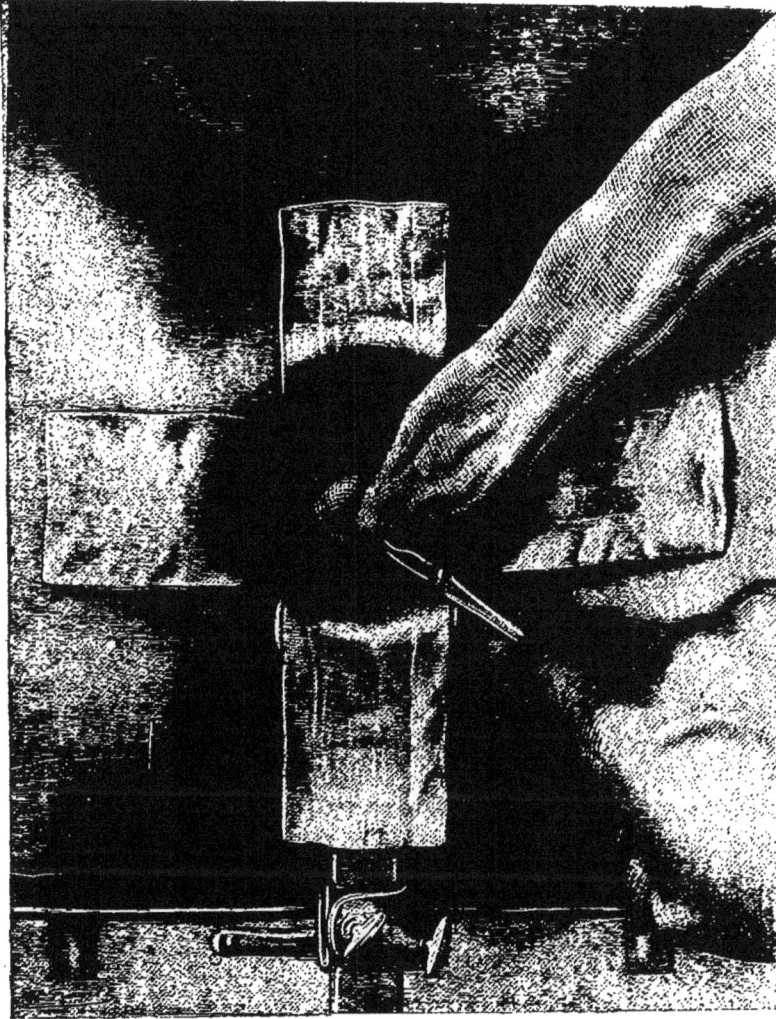

Fig. 417. — Prostatectomie périnéale. Tamponnement de la plaie.

traux avec la surface cruentée, ce qui permettra ensuite d'enlever facilement ces derniers. Dans la cavité ainsi garnie, on place, en **tamponnant à fond**, une série de compresses de gaze d'un tissu qui permette de les distinguer facilement des mèches périphériques; pour ce tamponnement central, on met autant de gaze qu'il en faut pour bien garnir la cavité.

16° *Suture de la peau*. — Lorsque le tamponnement est fini, on soutient les tampons avec la main gauche, tandis qu'avec la main droite on retire la valve de l'écarteur, qui est resté en place pendant toute l'opération. De chaque côté, on rétrécit ensuite la plaie cutanée par deux crins de Florence.

Si on a mis un drain périnéal, on le fixe par un crin à la lèvre antérieure de la plaie. Il y aurait inconvénient à le fixer à la lèvre postérieure, parce que, dans les jours suivants, cette lèvre est toujours plus ou moins éversée.

17° *Section des deux canaux déférents*. — Pour éviter l'ennuyeuse et fréquente complication d'orchite, je finis l'opération en coupant entre deux ligatures au catgut les deux canaux déférents au niveau des bourses. Au-dessus de l'épididyme, le pouce et l'index gauches saisissent le canal déférent, facile à sentir, et le maintiennent contre la peau : on fait une incision longue de deux centimètres, assez profonde pour arriver sur le cordon spermatique ; d'un coup de sonde cannelée on dégage le déférent, au-dessous duquel on passe un catgut double n° 1 ; entre deux ligatures, on coupe le cordon et on termine par un ou deux points de suture cutanée au crin.

Pansement.

Quelques compresses de gaze sur le périnée et les bourses ; par-dessus un peu d'ouate hydrophile et un bandage en T constituent tout le pansement.

Soins consécutifs.

Position du malade dans le lit. — Lorsque le malade a une sonde à demeure, il suffit de le coucher sur le dos, et de mettre à la sonde une rallonge de caoutchouc qui plonge dans un urinal de Duchastelet.

Lorsqu'on draine par le périnée, on met dans le lit un demi-matelas sur lequel le malade est couché et qui s'arrête au niveau du siège : la rallonge en caoutchouc ajoutée au tube périnéal plonge dans un urinal placé au-dessous du demi-matelas, du côté de la partie la plus déclive du lit.

Lavages. — Dans les cas aseptiques, il suffit de faire tous les jours un lavage léger au protargol pour entretenir la propreté de la vessie. Dans les cas septiques, si le drain fonctionne bien et si le malade n'a pas de fièvre, on peut suivre la même conduite : dans le cas contraire, on lavera la vessie une ou deux fois par jour avec la solution de nitrate d'argent au 1/1000.

Pansements. — Le lendemain de l'opération, on se contente de changer les pièces extérieures du pansement, sans toucher aux tampons. Mais déjà ce jour, on insinue la canule d un irrigateur entre les tampons et on les imbibe largement avec de l'eau oxygénée.

48 heures après l'opération, on commence à enlever les tampons. Tout d'abord, on les arrose abondamment avec de l'eau oxygénée, puis on retire un à un les tampons centraux, en s'arrêtant un moment après chaque morceau de gaze qu'on enlève, pour voir si la plaie saigne. On retire ainsi autant de tampons centraux qu'on peut, sans provoquer d'hémorragie et on s'arrête quand on voit du saignement : chez certains malades, on peut enlever tous les tampons centraux ; parfois, il faut encore en laisser quelques-uns, qu'on retirera le lendemain.

L'après-midi de ce second jour, lavage simple de la plaie à l'eau oxygénée, en introduisant la canule entre les tampons. Le jour suivant, on continue à enlever, après lavage, les tampons qui restent, et, vers le 4e ou le 5e jour, on enlève la couronne extérieure de mèches de gaze, en évitant, autant que possible, de faire saigner le malade. On n'enlève les mèches qu'une fois par jour, mais on fait, matin et soir, les lavages qui facilitent leur extraction.

Lorsque toutes les mèches ont été supprimées, on se borne à laver la cavité de la plaie, deux fois par jour, à l'eau oxygénée, sans placer de nouvelles mèches, ni aucune sorte de drainage.

Selles — Je ne fais pas constiper les malades. D'une manière générale, je leur fais donner régulièrement de grands lavements évacuants à partir du 3e jour : il faut pour ces lavements employer des canules souples et longues, en recommandant de les introduire en suivant la paroi postérieure du rectum. Si les lavements ne déterminent pas de suffisantes évacuations, je fais donner une purgation saline : après chaque selle la plaie est largement lavée à l'eau oxygénée.

Sonde à demeure. — La sonde reste en place jusqu'à ce que la cicatrisation de la plaie paraisse assez avancée pour que l'urètre soit fermé : d'habitude, elle est enlevée du 20e au 25e jour. Pendant ce temps, elle sera changée, suivant les besoins, en plaçant la nouvelle sonde à l'aide d'un mandrin courbe.

Tube périnéal. — Lorsqu'on a drainé par le périnée, si tout va bien, on peut enlever le tube le 6e jour et le remplacer par une sonde à demeure : on se conduira ensuite comme dans le cas précédent.

Lorsque l'opération a été régulièrement pratiquée, il est facile de mettre une sonde à demeure à l'aide du mandrin ; la sonde suit la paroi supérieure intacte de l'urètre. Si, d'ailleurs, on avait quelque difficulté, un doigt introduit dans la plaie soutiendrait la paroi postérieure de l'urètre et guiderait la sonde.

Soins après l'enlèvement de la sonde. — Lorsque la sonde étant

enlevée, le malade urine facilement par l'urètre, sans qu'il sorte de
l'urine par le périnée, il ne reste plus qu'à donner les soins habituels à
la plaie, qui bientôt est complètement cicatrisée. Si le malade perd une
partie de ses urines par le périnée, il faut recommander, à chaque miction, de fermer la plaie avec les doigts pour que l'urine sorte plus
facilement par l'urètre. En outre, tous les jours, on passera dans le
canal de gros Béniqués ; deux ou trois numéros par séance, d'un calibre
variant du 50 au 60.

Difficultés et accidents opératoires.

1° *Difficulté d'arriver à l'espace décollable et blessure du rectum.* — Un des temps les plus difficiles de la prostatectomie périnéale
est de bien découvrir la prostate, sans blesser le rectum : si on coupe le
nœud périnéal trop en arrière, on arrive sur les fibres musculaires du
rectum, on ne sectionne pas le muscle recto-urétral près de l'urètre et
on risque de blesser l'intestin, ou tout au moins de mettre à nu la
face externe de la muqueuse rectale, qui peut ultérieurement se sphacéler en donnant naissance à une fistule stercorale secondaire. Pour éviter
ces accidents, il faut suivre exactement la technique indiquée page 805,
et ne pas écarter le bistouri du bulbe de l'urètre, en le contournant
jusqu'à sa face supérieure. L'opérateur doit toujours penser qu'il
vaut mieux aller trop en avant que trop en arrière et si, à un moment donné, il s'égare, s'il ne peut bien suivre le bulbe, il ne doit pas
hésiter à ganter sa main gauche et à introduire l'index de cette main
dans l'anus : sentant alors bien avec le doigt l'épaisseur de tissu qui
reste en arrière de l'incision qu'il fait, il peut facilement arriver à la
face postérieure de la prostate.

Un opérateur maladroit pourrait encore déchirer le rectum avec le
doigt, en voulant forcer, pour pénétrer dans l'espace décollable rétro-
prostatique, sans avoir sectionné dans toute sa hauteur la cloison
recto-urétrale : on évitera cet accident, en se souvenant qu'on doit
entrer facilement dans l'espace décollable, en suivant l'urètre membraneux que le conducteur intra-urétral fait bien sentir et la face postérieure
lisse de la prostate : si pour pénétrer dans l'espace décollable on
doit forcer, c'est qu'il reste encore quelques brides fibro-musculaires
qu'on doit sectionner près de l'urètre.

Si, malgré tout, on blesse le rectum, il faut le suturer de suite très
soigneusement, en ayant soin de faire au catgut n° 1 des points non
perforants qui adossent de larges surfaces, et non des bords, de la
paroi rectale : il faut que les surfaces adossées aient une bonne vitalité
pour que la réunion réussisse.

2° *Étroitesse de l'espace bi-ischiatique.* — Chez certains mala-

des, l'espace qui sépare les deux ischions est très étroit et ne permet
que la mise en place d'une valve étroite : quoique plus difficilement,
avec un peu d'adresse, on peut mener à bien l'opération, si on opère
méthodiquement. Dans ces cas, il est inutile de couper les releveurs de
l'anus; ces muscles se laissent facilement déprimer par la valve et leur
section n'augmente pas le jour dont on dispose.

3° **Difficulté de la décapsulation.** — Lorsque la prostate est
enflammée, il peut être impossible de la décapsuler méthodiquement;
la capsule adhérente se déchire, en même temps qu'on provoque un
saignement abondant. Le mieux, dans ces cas, est de sectionner un peu
plus profondément le tissu prostatique et de tâcher de faire la décapsulation au niveau de la fausse capsule que forme, entre la masse hypertrophiée et la capsule aponévrotique, la partie encore conservée et
refoulée du tissu prostatique (voir page 764). Lorsque l'hypertrophie de
la prostate est de nature purement glandulaire, cette fausse capsule
n'existe pas et on devra décapsuler le mieux possible, en se tenant plutôt dans le tissu glandulaire que du côté des parois musculaires de la
loge prostatique. Dans ces cas de prostate enflammée, l'hémorragie est
parfois assez abondante parce que le tissu prostatique saigne, et parce
qu'on peut blesser et déchirer les plexus veineux périprostatiques.

Lorsque la décapsulation n'a pu bien se faire, l'ablation complète de
la prostate est difficile : on ne peut enlever d'un seul bloc chacun des
lobes latéraux et on est obligé, pour opérer complètement, de pratiquer
le **morcellement méthodique** de chaque moitié de la glande. Dans une
première prise, on enlève ce qui a pu être décapsulé, puis, saisissant
plus profondément une nouvelle partie de la glande, on essaie de la
décapsuler avec le doigt, au besoin avec les ciseaux et on extirpe ainsi
chaque lobe, par des prises successives.

4° **Friabilité du tissu prostatique.** — Dans les prostates à structure glandulaire, dans celles qui sont enflammées et qui présentent
des abcès, le tissu de la tumeur est friable et se déchire facilement lorsqu'on l'attire avec des pinces. Il faut, dans ces cas, faire des prises aussi
larges que possible, et, lorsqu'on sent que la pince déchire, l'enlever en
reprenant le tissu plus profondément avec une autre pince.

5° **Blessure de l'urètre.** — C'est une faute fréquente des opérateurs novices que de blesser l'urètre. Lorsqu'on a fait, à côté et en
dehors de l'incision urétrale, la profonde entaille du tissu hypertrophié,
on traverse souvent et on sectionne des corps sphéroïdes, plus ou
moins développés : lorsque la moitié correspondante de la prostate est
enlevée, on voit alors, du côté de l'urètre, le tissu glandulaire sectionné
bomber dans la plaie et simuler une forte épaisseur de tissu prostatique.
Si on saisit avec la pince ce tissu, on attire avec lui la paroi urétrale, et en l'extirpant on enlève un morceau de l'urètre. En réalité,

si avant de rien enlever on met un index dans l'urètre tandis que l'autre index explore le tissu en dehors, on sent que l'épaisseur du tissu est petite et que souvent les corps sphéroïdes, coupés par la moitié, ne sont séparés de la cavité urétrale que par la muqueuse distendue. L'opérateur doit toujours penser à cette disposition, il doit aussi ne pas oublier que, pour que la suture urétrale ait chance de tenir, il faut que la paroi soit épaisse et bien nourrie.

Lorsqu'on a fait un trou à l'urètre, il faut continuer l'opération et ne s'en occuper qu'au moment des sutures : on verra alors comment on peut arranger les choses, sans laisser de lambeaux flottants mal nourris. Tantôt, on pourra conserver davantage de tissu du côté de l'autre lèvre de l'incision urétrale ; tantôt, on se servira des débris de la capsule pour combler la brèche ; tantôt encore, on réussira à reformer l'urètre, en faisant d'abord un ou deux points antéro-postérieurs, du côté de la plaie du canal.

6° *Blessure de la vessie* — On risque de blesser la vessie lorsqu'on enlève les lobes latéraux, en tirant fortement sur eux, sans les avoir bien décapsulés ; on court le même risque lorsqu'on extirpe la partie postérieure de la prostate, sans se guider avec l'index gauche introduit dans la vessie.

En cas de blessure de la vessie, on attire avec des pinces la plaie vésicale et on suture soigneusement ses bords avec du catgut n° 1.

7° *Calculs vésicaux.* — Lorsqu'il existe des calculs dans la vessie, on risque de les laisser, parce qu'on ne les sent pas, ou encore, en les sortant de force par une plaie trop étroite, de déterminer par la suite l'incontinence d'urine.

Pour ne pas laisser de calculs dans la vessie, on doit explorer soigneusement la cavité, avec le doigt, en déprimant fortement la paroi abdominale avec la main gauche.

Pour éviter de déchirer le col, en faisant sortir un calcul trop gros avec les tenettes, il faut soit pratiquer la lithotritie des calculs volumineux, soit prolonger franchement en arrière la plaie urétrale et couper le col de la vessie qu'on suturera ensuite.

8° *Hémorragie pendant l'opération.* — Dans le cas d'hypertrophie fibro-adénomateuse simple, l'hémorragie pendant l'opération est de très petite importance : on arrive le plus souvent à la prostate sans avoir eu besoin de placer une seule pince hémostatique ; la décapsulation et l'extirpation de la prostate se font sans hémorragie. Lorsque l'hypertrophie est adénomateuse, le tissu prostatique saigne un peu lorsqu'on le coupe. Dans les hypertrophies fibreuses, rares d'ailleurs, et dans les cas d'hypertrophie avec prostatite, le saignement peut être assez abondant, sans que pourtant il devienne dangereux : c'est toujours une hémorragie en nappe que le tamponnement arrête facilement. Tout à fait exceptionnellement, on doit placer profondément une pince hémostatique.

Lorsqu'on blesse la vessie, l'hémorragie peut être plus abondante ; il faut dans ce cas l'arrêter par la suture de la plaie vésicale. De même on arrête par la suture le saignement, peu abondant d'ailleurs, déterminé par l'ablation du lobe médian : lorsqu'on ne peut bien suturer, dans ce dernier cas, l'hémorragie qui persiste est de peu d'importance et il n'y a pas lieu de s'en inquiéter.

Accidents post-opératoires.

Les principaux accidents post-opératoires sont : l'hémorragie, la fièvre, les congestions pulmonaires, les fistules rectales secondaires, les fistules urinaires, l'incontinence d'urine, les difficultés du cathétérisme, l'orchi-épididymite.

Hémorragie post-opératoire. — Même lorsque la plaie opératoire ne saigne pas à la fin de l'opération, on peut voir, dans les heures qui suivent, lorsque la circulation est bien rétablie, des hémorragies sérieuses qui peuvent mettre en danger la vie des malades : de bons chirurgiens ont pu perdre ainsi des opérés ; j'ai vu moi-même, lorsque je tamponnais moins la plaie que je ne le fais aujourd'hui, une hémorragie assez importante pour m'obliger à faire un nouveau tamponnement.

Pour éviter ces accidents, je fais, depuis des années, le tamponnement méthodique et serré décrit (p. 810) ; jamais, depuis que je suis cette pratique, je n'ai vu d'hémorragie post-opératoire par la plaie périnéale. Ceux qui n'ont pas l'habitude de tamponner ainsi, pourraient craindre que le malade ne soit gêné par la gaze introduite dans la cavité prostatique ; en réalité, le malade n'en souffre aucunement. Si on a mal tamponné et si le malade saigne abondamment, le mieux est de le remettre sur la table à opération, enlever tous les tampons mis d'abord et refaire un bon tamponnement bien serré.

Lorsqu'on a enlevé le lobe médian sans bien suturer la muqueuse, et même avec une bonne suture, on voit l'urine charrier une certaine quantité de sang : cette hémorragie vésicale est peu importante ; d'habitude les urines s'éclaircissent rapidement pour ne plus contenir de sang, vers le 3e jour. Au besoin, on combattrait l'hémorragie vésicale par l'aspiration des caillots que la vessie pourrait contenir et par de grands lavages à l'eau très chaude.

Fièvre et accidents pulmonaires — Il est remarquable de voir le peu de réaction générale que détermine habituellement la prostatectomie périnéale. La plupart des malades, même lorsqu'ils sont âgés, de santé délicate et avec des urines infectées, sont dès le lendemain dans un état d'euphorie complète et sans aucune élévation de la température. Aussi, lorsqu'on observe,· même quelques dixièmes d'élévation de température, il faut penser à l'existence d'une infection locale et détamponner la plaie le plus rapidement possible, en enlevant tous les tampons centraux dès le 2ᵉ jour, et en irriguant abondamment la cavité, avec de l'eau oxygénée. Si la fièvre persiste ou augmente, on enlèvera le 5ᵉ jour une partie ou la totalité des tampons périphériques, quitte à en mettre d'autres moins serrés si la plaie saigne. En outre, on fera la désinfection soigneuse de la vessie, en pratiquant trois fois par jour des lavages, dont un au nitrate d'argent à 1/1000 et deux au protargol à 4/1000.

Lorsqu'on a opéré, ce qui ne doit pas se faire, des malades dont les reins atteints de pyélonéphrite fonctionnent mal, on peut observer des accidents graves, auxquels s'ajoutent des phénomènes de congestion pulmonaire hypostatique ou de la broncho-pneumonie. Ces accidents d'infection générale seront combattus par la révulsion sur la poitrine et sur la région rénale; par les médicaments qui soutiennent l'action du cœur, la digitale, le strophantus, enfin par les diurétiques aqueux et, en cas d'oligurie, par les diurétiques épithéliaux, dont le plus puissant est la théobromine.

Fistules rectales secondaires. — Chez quelques malades, on a observé, du 5ᵉ au 10ᵉ jour après l'opération, la formation d'une fistule rectale, qui laisse passer des matières par la plaie. Ces fistules sont dues au sphacèle secondaire de la paroi rectale, lorsque, pendant l'opération, on a commis la faute de se reporter trop en arrière et de couper ou de déchirer la paroi rectale qui reste réduite à la muqueuse seule. Ces fistules se tarissent le plus souvent d'elles-mêmes, lorsque la cicatrisation s'avance; elles peuvent persister et nécessiter plus tard l'avivement et la suture de l'orifice rectal.

Fistules urinaires. — Lorsqu'on enlève la sonde à demeure avant que la cicatrisation soit complète dans la profondeur de la plaie, on observe, pendant les premiers jours, que l'urine passe en partie par le périnée, lorsque le malade urine : habituellement, en quelques jours, toute l'urine passe par la verge. On facilite le retour à la miction normale, en dilatant l'urètre avec de gros Béniqués, ou encore en remettant, pendant quelques jours, la sonde à demeure.

Chez certains malades, ces moyens ne suffisent pas et la fistule périnéale persiste: c'est là un accident très rare, qui ne s'observe que dans les très mauvais cas, chez les malades dont l'état général est mauvais, lorsque la prostate est suppurée, la vessie infectée et le périnée épais. Dans ces cas de fistule persistante, on se bornera, pendant les premiers mois, à entretenir le bon calibre du canal au moyen des Béniqués, passés deux fois par semaine, et on laissera s'améliorer l'état général des malades qui bénéficient toujours grandement de l'intervention. On

pourra ensuite employer un moyen très simple qui réussit souvent :
avec le galvano-cautère, on cautérise profondément, jusqu'à l'urètre,
le trajet fistuleux et on laisse une sonde à demeure jusqu'à ce que
l'escarre soit tombée et la fistule paraisse fermée, ce qui demande
une quinzaine de jours. Du premier coup, on peut réussir ainsi; parfois,
on ne réussit que partiellement et il faut, quelque temps après, refaire
une nouvelle cautérisation. En cas d'échec de ce procédé, on pourra, si
les conditions locales paraissent suffisantes, rouvrir le périnée, gratter
et extirper le trajet fistuleux, placer une sonde à demeure et essayer
d'obtenir la réunion de la plaie de la partie profonde à la surface.

Incontinence d'urine. — Chez certains malades, dans les premières semaines après la prostatectomie, le besoin impérieux d'uriner
ne permet pas de bien retenir les urines : en peu de temps, ce symptôme s'atténue et disparaît. L'incontinence vraie, qui persiste, peut
être observée lorsqu'on a sectionné les nerfs du sphincter membraneux
et déchiré le col de la vessie, en faisant sortir par le col non incisé
un gros calcul vésical : il est facile d'éviter cette faute opératoire. En
dehors de ce cas particulier, que j'ai observé chez un de mes premiers
opérés, je n'ai jamais vu d'incontinence d'urine consécutive à la prostatectomie périnéale.

Difficultés du cathétérisme. — Lorsque la prostatectomie périnéale a été bien faite, le cathétérisme est facile avec une sonde béquille
ordinaire. Lorsque l'opération a été irrégulièrement exécutée, il peut
être difficile de sonder le malade par deux sortes d'obstacle : 1° parce
que l'urètre, blessé et irrégulièrement cicatrisé, est dévié; 2° parce que
la paroi inférieure de l'urètre prostatique se laisse déprimer par la
sonde, qui s'accroche au-dessous du col, sans pouvoir pénétrer dans la
vessie.

Dans le premier cas, lorsque l'urètre prostatique est dévié, on pourra
essayer de passer avec des sondes-bougies, plus ou moins coudées et de
calibre variable, qu'on laissera à demeure pendant quelques jours; on
passera ensuite des Béniqués, pour régulariser le mieux possible le
canal.

Lorsqu'il existe une poche urétrale, due à ce qu'on n'a pas réséqué
l'urètre trop large (page 815), on réussit le cathétérisme en se servant
du mandrin courbe et en soutenant et soulevant le bec de la sonde avec
l'index introduit dans le rectum.

Orchi-épididymite. — C'est là une complication fréquente de la prostatectomie périnéale déterminée par infection ascendante le long du
canal déférent.

Ces épididymites surviennent parfois vers le 4° ou le 5° jour, d'autres
fois, même chez les malades qui vont très bien, vers le 15° ou le
17° jour; souvent l'inflammation se termine par résolution; parfois, elle

peut suppurer. On évitera cette ennuyeuse complication en ayant soin, comme je le fais dans tous les cas, de sectionner les canaux déférents au niveau des bourses.

AUTRES PROCÉDÉS DE PROSTATECTOMIE PÉRINÉALE POUR HYPERTROPHIE DE LA PROSTATE

Le procédé opératoire que je viens de décrire et que j'ai modifié dans ses détails, depuis 1901, s'inspire des recherches cadavériques de Gosset et Proust. Ces auteurs conseillaient l'incision du périnée, en forme d'Y

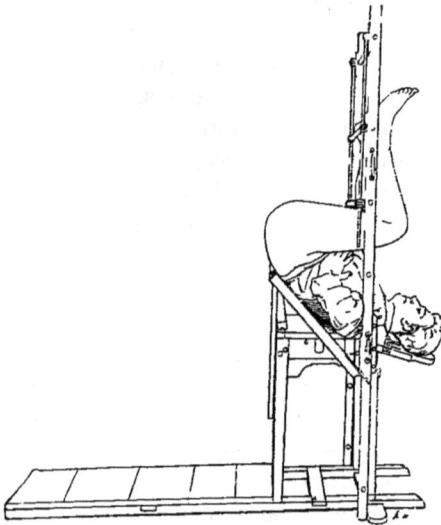

Fig 418 — Position du malade sur la table de Proust Vue de profil

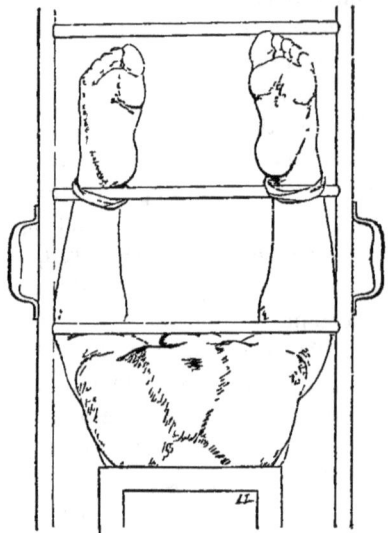

Fig 419. — La même. Vue de face.

renversé; le décollement prostatorectal; la décapsulation de la prostate; l'incision de l'urètre; l'extirpation des deux lobes latéraux de la glande et la suture de l'urètre sur une sonde; j'ai modifié le procédé dans l'incision cutanée, l'extirpation de la partie postérieure de la prostate; celle du lobe médian; le drainage de la vessie; le morcellement méthodique et la résection partielle de l'urètre, parfois nécessaires.

D'autres chirurgiens opèrent par des procédés différents: je ne crois utile d'indiquer ici que la position sacro-verticale de Proust, l'emploi des enclaveurs, le procédé par énucléation et celui de Young.

Position sacro-verticale de Proust. — Proust a préconisé pour la prostatectomie périnéale de placer le malade en position sacro-verticale. Les fig. 418 et 419 donnent une bonne idée de la table de Proust et de la position du malade.

L'emploi des désenclaveurs. — La plupart des opérateurs pratiquent la prostatectomie périnéale, en se servant de désenclaveurs variés, destinés à attirer la prostate dans la plaie périnéale, pour mieux la décortiquer et l'extirper. Tous ces instruments, dont celui de Young ici figuré peut donner une idée, sont introduits fermés dans la vessie, à la faveur de l'incision de l'urètre; lorsque les branches de l'instrument sont ouvertes dans la vessie, on confie le manche à un aide, qui attire la prostate, en la faisant saillir dans la plaie.

J'ai essayé autrefois les désenclaveurs et j'ai renoncé à leur emploi, parce qu'ils ne me paraissent pas utiles. Lorsqu'on met un désenclaveur, on ne peut suivre les différentes phases de l'opération, comme je le fais, en introduisant le doigt dans la plaie urétrale; leur emploi ne rend pas l'opération plus aisée et expose à des déchirures du col et de l'urètre lorsque l'instrument dérape.

Procédés par énucléation. — Un certain nombre de chirurgiens américains enlèvent la prostate par le périnée, en faisant une véritable énucléation de la glande, analogue à celle que l'on fait par l'hypogastre. Arrivant à la portion membraneuse de l'urètre, par une incision périnéale verticale ou en Y renversé, on incise l'urètre : on introduit le doigt dans le canal et on déchire la muqueuse prostatique pour enlever la glande, en l'énucléant, en deux ou plusieurs fragments.

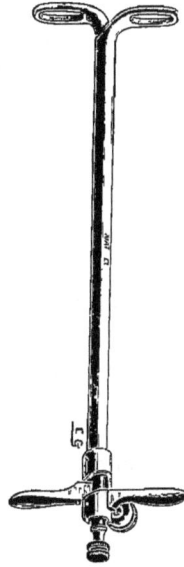

Fig 420
Desenclaveur
de Young

Ce mode de procéder est aveugle et ne me paraît pas devoir être conseillé. Lorsque la prostate est volumineuse, il peut être très difficile sinon impossible d'atteindre sa limite supérieure. Après l'opération, on peut craindre des hémorragies sérieuses et l'infection de la cavité prostatique.

Si la prostatectomie périnéale présente un avantage sur l'opération pratiquée par la voie hypogastrique, c'est d'être moins grave parce qu'elle n'expose pas à l'hémorragie et que l'infection est moins à craindre. Si l'hémorragie n'est pas à redouter, c'est parce qu'on opère à ciel ouvert, en voyant ce que l'on fait; si les phénomènes infectieux sont moins à craindre, c'est parce que la vessie et la muqueuse de la portion prostatique du canal restent intactes, la boutonnière urétrale exceptée; il en résulte que l'urine n'est pas en contact avec la plaie anfractueuse En pratiquant l'énucléation de la prostate par le périnée, on perd ces deux avantages et l'opération n'a sur la prostatectomie transvésicale d'autre avantage que celui d'un meilleur drainage.

Procédé de Young. — Voulant conserver à ses malades la faculté d'éjaculer, Young pratique ainsi la prostatectomie périnéale : Incision périnéale en Y renversé ; décollement de la prostate, incision de l'urètre membraneux et mise en place du désenclaveur qui attire la glande dans la plaie. De chaque côté de la ligne médiane, obliquement en bas et en dehors, incision du tissu prostatique qui ménage les canaux éjaculateurs, puis extirpation de la moitié droite et de la moitié gauche de la prostate. D'après Young, le désenclaveur repousse même le lobe médian, qui peut ainsi être extirpé de dehors en dedans. Les malades ainsi opérés conserveraient, pour la plupart, les fonctions génitales.

En réalité, si chez certains malades il est désirable de conserver la puissance sexuelle, chez la majorité des opérés, ce point est d'importance secondaire parce que, déjà avant l'opération, le pouvoir sexuel est nul ou presque nul. En tout cas, on ne doit pas perdre de vue le but principal de l'opération, qui est de guérir la rétention d'urine. Or, on ne conserve la puissance sexuelle, d'après ce que nous savons, qu'en pratiquant une opération moins complète : il est probable que si certains malades ont encore des érections satisfaisantes, c'est parce qu'on a détruit moins de filets nerveux et conservé une partie de la glande, non parce qu'on a respecté les canaux éjaculateurs.

Le procédé de Young, malgré les bons résultats qu'il donne à son auteur, me paraît trop exposer à opérer incomplètement : j'ai déjà dit, page 815, que dans la prostatectomie périnéale ordinaire, on obtient souvent des résultats incomplets, lorsqu'on n'a pas soin d'enlever la partie médiane postérieure de la prostate que le procédé de Young respecte. De même, on ne peut, en opérant comme cet auteur, réséquer l'excédent d'urètre prostatique dans les grosses hypertrophies. Enfin, en cas de lobe médian pédiculé, et c'est là un reproche grave, la saillie intravésicale ne peut être enlevée de dehors en dedans (voir page 814).

PROSTATECTOMIE PÉRINÉALE PARTIELLE DANS LES PROSTATITES CHRONIQUES FOLLICULAIRES SUPPURÉES

J'ai proposé et, à plusieurs reprises, pratiqué[1] la prostatectomie périnéale pour guérir des prostatites chroniques à foyers suppurés disséminés. Dans ces cas, comme il s'agit habituellement de malades jeunes, il est utile de conserver non seulement la puissance génitale, mais aussi la faculté de féconder ; d'un autre côté, il n'y a pas à craindre le

[1] ALBARRAN De l'intervention chirurgicale dans les abcès de la prostate. *Association française d Urologie*, 1907.

développement d'un lobe médian intravésical; aussi dans l'opération, je ménage l'urètre et les canaux éjaculateurs. Chez tous mes opérés, la génitalité a été conservée et l'éjaculation est normale.

Manuel opératoire. — Découverte de la prostate par incision périnéale transversale prérectale, comme dans la prostatectomie périnéale ordinaire; placer un écarteur, protégeant le rectum, après avoir décollé la face postérieure de la prostate : à un demi-centimètre de la ligne médiane, de chaque côté de l'urètre qu'on ménage, inciser la capsule prostatique, en dirigeant l'incision en bas et en dehors; le mieux possible, décoller la capsule prostatique sur chaque lobe latéral, manœuvre rendue plus ou moins difficile, selon les adhérences de la capsule au tissu glandulaire. L'extirpation partielle de chaque lobe latéral de la prostate se fait ensuite, en incisant au bistouri le tissu glandulaire suivant la ligne de l'incision capsulaire, et en attirant avec des pinces chaque lobe qu'on enlève avec des ciseaux. On ne peut ici, comme dans les cas d'hypertrophie simple, faire une extirpation très régulière parce que la prostate adhère à la capsule, aussi on devra s'aider de la curette tranchante pour enlever des fragments de la glande, nettoyer et curetter les abcès.

Le pansement consiste en un simple tamponnement.

Les suites opératoires sont d'une grande simplicité.

PROSTATECTOMIE ET CURETTAGE POUR TUBERCULOSE DE LA PROSTATE

Anatomie pathologique chirurgicale de la tuberculose prostatique.

On peut distinguer plusieurs formes de tuberculose prostatique : l'infiltration nodulaire; les cavernules et cavernes prostatiques, la dégénérescence massive; enfin, la prostatite avec périprostatite.

Forme nodulaire. — Lorsque les lésions sont encore peu avancées, le volume de la prostate peut être à peu près normal ; dans un grand nombre de cas, la prostate est peu grossie; parfois, son diamètre longitudinal peut atteindre et dépasser 5 centimètres.

A la coupe, la glande apparaît criblée de masses tuberculeuses, entourées de zones sclérosées, variables en nombre et en volume. Cette tuberculose nodulaire se présente sous deux aspects : elle envahit soit la région péri-urétrale de la prostate, soit sa face rectale ou son centre. Dans le premier cas, les granulations se développent sous la muqueuse urétrale (Dolbeau), puis, des masses caséeuses soulèvent par places l'épithélium (Guyon), parfois, un abcès fait saillir la paroi postérieure de l'urètre et oblitère sa lumière.

Lorsque la tuberculose se développe en arrière, qu'elle est *excentrique*, le canal est libre, mais le corps même de la glande est envahi : sa face postérieure est soulevée, bosselée, et les lésions peuvent se propager à la paroi rectale.

Forme caverneuse. — Lorsque la tuberculose marche vers la caséification, les cavernules et les cavernes succèdent à la forme nodulaire. Les tubercules abcédés s'ouvrent, en avant, dans l'urètre, et la paroi postérieure du canal est percée de multiples orifices, par où s'écoule le pus des cavernules sous-jacentes. Parfois, un gros tubercule évacué laisse sur la paroi urétrale une seule et large perforation, ou plusieurs tubercules, en se réunissant, forment une caverne, limitée seulement par sa capsule fibreuse, souvent traversée par des brides qui la cloisonnent et dans laquelle l'urine stagne. C'est une véritable poche urineuse, comme en ont décrit Bauchet, Guyon et Le Dentu. J'ai opéré moi-même, un malade, dont la caverne prostatique

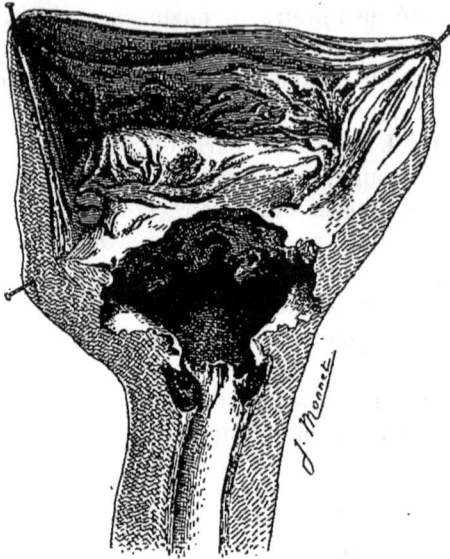

Fig. 421. — Caverne tuberculeuse de la prostate.

s'étendait, en arrière de la vessie, jusqu'auprès des uretères, tout en respectant la paroi vésicale et qui s'ouvrait largement dans l'urètre, en avant du col ; sa capacité était de 45 grammes; chez deux autres malades j'ai vu des cavernes moins étendues. La fig. 421 représente un cas remarquable, parmi mes pièces d'autopsie.

L'orifice de communication des cavernes prostatiques varie : tantôt, l'urètre traverse la poche et ne communique avec elle que par un petit orifice de sa paroi postérieure ; tantôt, cette paroi même est entièrement détruite ; tantôt enfin, le bas fond vésical est complètement ulcéré et il se forme un cloaque vésico-prostatique.

La *dégénérescence massive* est un envahissement total de la glande: la tuberculose « infiltre tout, remplit tout, remplace tout » (Grancher). On trouve un énorme bloc caséeux, limité par la capsule périprostatique, parsemée parfois de concrétions calcaires. Ce foyer est isolé, ne communique ni avec l'urètre, ni avec la vessie, ni avec le rectum : c'est une tuberculose éteinte, une sorte de guérison spontanée. Elle est analogue à la tuberculose massive du rein, accompagnée d'oblitération de l'uretère. Klebs, Maxwel en ont rapporté chacun un bel exemple.

La *transformation fibreuse* répond aux tubercules de guérison de Cruveilhier, aux granulations fibreuses de Grancher; c'est une tuberculose spontanément guérie. Les observations de sir Henry Thompson, Le Dentu, Dittel en affirment l'existence; Brown a même rapporté un cas de transformation calcaire.

La *forme périprostatique* d'English est un envahissement du tissu cellulaire pelvien sans altérations de la glande, ou avec lésions glandulaires minimes; elle évolue soit vers le rectum, soit vers le périnée. J'ai vu, chez un malade, la périprostatite tuberculeuse constituer une énorme tumeur remplissant presque le petit bassin et simulant, à s'y méprendre, un sarcome de la prostate.

Les **lésions de propagation** sont fréquentes. La tuberculose prostatique évolue soit vers le **rectum**, soit vers le **périnée**. Dans le premier cas, les lésions gagnent la paroi rectale, puis la muqueuse; celle-ci, d'abord simplement adhérente, finit par s'ulcérer; il se crée une fistule prostato-rectale; parfois, les lésions ne se bornent pas là; une rectite tuberculeuse secondaire se déclare par propagation.

Dans sa marche vers le périnée, la tuberculose donne lieu à des abcès froids des espaces pelvi-rectaux supérieur et inférieur qui, s'ouvrant à la peau du périnée, créent des fistules prostatiques, urinaires parfois. Ricord insistait déjà sur l'origine prostatique des fistules tuberculeuses de la région anale.

L'infiltration du bas fond vésical a été maintes fois signalée, mais le péritoine vésico-rectal semble être une véritable barrière. Le cul-de-sac de Douglas n'est pas envahi, la pelvi-péritonite ne semble presque jamais avoir une origine prostatique.

D'autres propagations plus rares ont été observées, du côté de la verge, en suivant le périnée, et dans les ganglions iléo-abdominaux, avec formation d'abcès froids.

Manuel opératoire

Dans les cas de prostatite tuberculeuse de forme nodulaire, on peut pratiquer la prostatectomie périnéale, par un procédé analogue à celui que nous avons décrit pour l'hypertrophie de la prostate. Plus souvent, on a occasion d'intervenir lorsque la prostate présente des cavernes : dans ces cas, l'opération se fait par morcellement, plus ou moins irrégulier.

L'incision prérectale ordinaire de la prostatectomie périnéale permet d'arriver jusqu'à la face postérieure de la glande et de la séparer du rectum. On incise ensuite la capsule prostatique qu'on décolle mal et incomplètement, à cause des adhérences et on plonge le bistouri dans la prostate. Suivant la disposition des lésions, on pourra ensuite extirper la glande par morceaux, en s'aidant de pinces à traction, des ciseaux et, au besoin, de la curette. On place une sonde à demeure et on tamponne la plaie qui doit rester largement ouverte.

Malgré la nature tuberculeuse des lésions, l'opération ainsi conduite peut aboutir à la cicatrisation complète de la plaie, sans formation de fistule.

PROSTATECTOMIE PÉRINÉALE TOTALE POUR CANCER DE LA PROSTATE

La prostatectomie périnéale totale comprend l'ablation complète de la prostate avec l'urètre prostatique. L'urètre est sectionné au-devant de la prostate, au niveau de la portion membraneuse ; en arrière, la section porte sur le col de la vessie, ou au delà, sur la paroi vésicale.

L'opération ainsi comprise n'est, à mon avis, indiquée que dans certains cancers de la prostate encore peu développés. Proust avait proposé l'opération et Czerny l'a pratiquée pour l'hypertrophie simple.

Anatomie chirurgicale du cancer de la prostate.

On observe deux variétés de tumeurs malignes de la prostate, l'épithéliome et le sarcome. Le sarcome de la prostate, très rare, se voit surtout chez les enfants et prend rapidement un grand développement ; je ne parlerai ici que de l'épithélioma.

L'épithélioma de la prostate se présente sous deux formes, circonscrite ou diffuse.

1° *Épithélioma circonscrit.* — Le cancer circonscrit de la prostate est caractérisé par sa limitation, la néoplasie n'ayant pas encore dépassé les limites de la capsule prostatique. Certains cancers de la prostate restent ainsi limités jusqu'à la mort du malade; tandis que d'autres, après un certain temps, envahissent les tissus périphériques.

Dans la variété de néoplasmes prostatiques que, Hallé et moi, nous avons fait connaître, la glande se présente à l'œil sous l'apparence d'une hypertrophie banale : la prostate est augmentée de volume dans toutes ses parties ou plus particulièrement dans un de ses lobes; elle est lisse, régulière, bien encapsulée, et, par son développement progressif, déforme l'urètre et la vessie comme l'hypertrophie. A la coupe, la prostate présente l'aspect lobulaire et vasculaire décrit dans les hypertrophies glandulaires, mais on remarque, en un ou plusieurs points, des nodules plus denses, opaques, si petits parfois, qu'on les distingue à peine à l'œil nu ; d'autres fois, les nodules sont beaucoup plus gros, arrondis ou irréguliers. Parfois encore, une grande partie de la prostate est infiltrée d'une manière diffuse.

Dans une autre forme de cancer circonscrit, la prostate n'est pas augmentée de volume et peut même paraître atrophiée ; le néoplasme peut alors infiltrer toute la glande ou n'envahir qu'un de ses lobes : la masse qui le constitue est dure et présente une surface souvent irrégulière.

Dans d'autres cas enfin, la prostate augmente de volume, devient irrégulière et présente des bosselures de consistance dure, qui refoulent les organes voisins et se développent surtout du côté du rectum ou de la vessie : l'étape de cancer circonscrit est alors vite franchie et l'envahissement périphérique est proche.

Épithélioma diffus. — Guyon a beaucoup insisté sur la diffusion et la propagation rapide de ces cancers de la prostate qu'il a décrits sous le nom de **carcinose prostato-pelvienne diffuse**. Dans cette variété, c'est le néoplasme lui-même qui prolifère : la masse néoplasique n'est pas, comme on l'a dit, formée par la dégénérescence ganglionnaire, celle-ci est secondaire et vient encore, en se surajoutant au néoplasme, compliquer les désordres. Le cancer s'échappe de la loge prostatique ; il envahit et détruit la capsule glandulaire, traverse les aponévroses qui le brident, infiltrant le tissu fibreux qui les constitue. Au début, c'est particulièrement vers le haut, le long des vésicules séminales, d'un seul ou de deux côtés, que la tumeur dépasse les limites de la prostate ; souvent alors, le bord supérieur de la prostate présente deux prolongements latéraux, en forme de croissant, qui plus tard sont réunis par une masse intermédiaire formant plastron en arrière de la vessie. Sur les côtés, la tumeur arrive aux parties latérales du petit bassin, qu'elle remplit et semble chercher tous les orifices pour s'échapper au dehors, gagnant les échancrures sciatiques, fusant vers le périnée le long de l'ischion, usant et érodant le tissu osseux. Dans un cas de M. Guyon, « on a dû littéralement sculpter les os du bassin pour extraire les organes de la cavité pelvienne ».

La **vessie** est souvent envahie dans le cancer de la prostate : Monfort constate cet envahissement 27 fois sur 78 pièces, Motz et Majenski, 20 fois sur 26 cas. En réalité, au point de vue clinique, au moment où l'on observe les malades, l'envahissement de la vessie, quoique fréquent, n'est pas aussi constant. On peut voir la paroi vésicale envahie par infiltration, sans grande déformation ; d'autres fois, des saillies, des végétations peuvent même simuler une tumeur primitive de la vessie. L'opérateur doit tenir compte de cette propagation fréquente de la tumeur prostatique à la vessie : sous peine d'opérer incomplètement, il devra le plus souvent enlever, en même temps que la prostate, une portion plus ou moins considérable de la vessie et même la vessie toute entière.

L'urètre est souvent comprimé et dévié, rarement envahi par le néoplasme. On a pourtant observé, et j'ai vu moi-même, dans un cas, l'envahissement des corps caverneux. Une autre fois, dans un cas de prostate peu développée, la cavité de l'urètre était remplie de bourgeons néoplasiques.

Les vésicules séminales sont très fréquemment englobées par la tumeur; assez souvent même, elles sont directement envahies.

Au point de vue opératoire, lorsqu'on opère pour un cancer de la prostate, il faut enlever les vésicules.

L'envahissement ganglionnaire peut être considéré comme un fait à peu près constant dans les pièces d'autopsie. Les ganglions le plus souvent pris sont ceux qui se trouvent le long de l'iliaque ou de ses branches, dans la proportion de 87 pour 100 des cas; viennent ensuite les ganglions inguinaux (36 pour 100) et les ganglions lombaires (27 pour 100) (Pasteau) Parmi les ganglions iliaques, les uns se trouvent dans la cavité du bassin accompagnant les branches de l'**iliaque nterne**; les autres, contenus dans la fosse iliaque, entourent les vaisseaux **iliaques externes**. L'envahissement ganglionnaire peut s'étendre le long de la colonne vertébrale jusqu'au médiastin. On voit même la dégénérescence des ganglions sus-claviculaires.

Une des conséquences de l'envahissement ganglionnaire et de la propagation diffuse du cancer de la prostate est la compression des uretères déterminant des rétentions rénales importantes.

Je signalerai encore la fréquence des métastases osseuses dans l'épithélioma prostatique.

La grande difficulté du diagnostic dans le cancer prostatique circonscrit, sa facilité de propagation par continuité et l'envahissement ganglionnaire précoce dans les cas d'épithélioma cliniquement confirmé, expliquent la rareté des succès opératoires, même temporaires. La prostatectomie périnéale totale, telle que je vais la décrire, n'a des chances de succès que dans les cancers encore très limités; dans les néoplasmes qui dépassent les limites de la loge prostatique, même lorsque la tumeur est peu volumineuse, il est à craindre que l'ablation totale de la vessie et de la prostate soit elle-même insuffisante, parce qu'on ne peut extirper complètement, ni toutes les fusées le long du tissu cellulaire, ni tous les ganglions envahis.

Manuel opératoire de la prostatectomie périnéale totale.

Position du malade. — Le malade est placé dans la position de la prostatectomie périnéale, ou, si on le préfère, pour opérer debout, dans la position périnéale inversée de Proust, représentée figure 418.

Incision périnéale. — L'incision courbe prérectale est semblable à celle de la prostatectomie subtotale. On peut encore faire tomber, sur l'extrémité de cette incision, placée du côté droit du chirurgien, une autre incision antéro-postérieure, oblique en arrière et en dehors, suivant la direction de la branche ischio-pubienne, mais on ne gagne guère de jour.

Décollement recto-prostatique et mise à nu de la face postérieure de la prostate. — Ce temps opératoire est semblable à celui

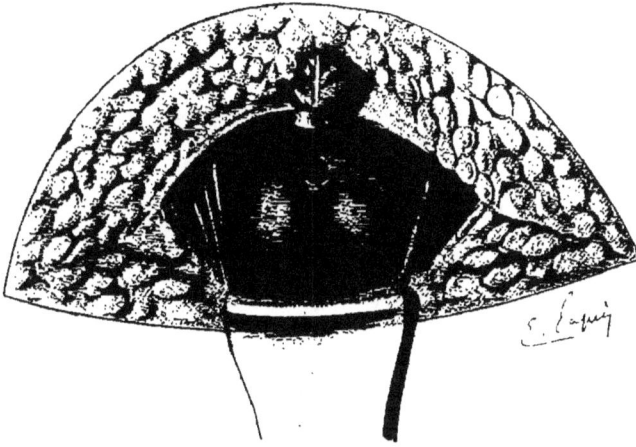

Fig. 422. — Prostatectomie périnéale totale. L'urètre a été sectionné en travers en avant de la prostate : la paroi inférieure de l'urètre prostatique a été incisée pour donner bonne prise aux pinces qui attireront la prostate.

de la prostatectomie périnéale pour hypertrophie de la prostate, décrit page 809. Lorsque la face postérieure de la prostate est bien découverte et l'écarteur qui protège le rectum mis en place, on amorce, avec le doigt, sur ses parties latérales, **en dehors de sa capsule,** le décollement de la prostate qu'on complétera plus tard.

Hémisection postérieure de la prostate. — En suivant la ligne médiane, guidé par la sonde métallique introduite dans l'urètre au commencement de l'opération, on sectionne d'avant en arrière l'urètre prostatique, de la portion membraneuse au col de la vessie.

Section de l'urètre membraneux. — On retire la sonde métallique et on sectionne en travers, en avant de la prostate, l'urètre membraneux.

Décortication de la prostate. — Saisissant à plein tissu, avec de fortes pinces à traction, les deux moitiés latérales de la prostate, on décortique avec les doigts, et au besoin avec les ciseaux, les parties laté-

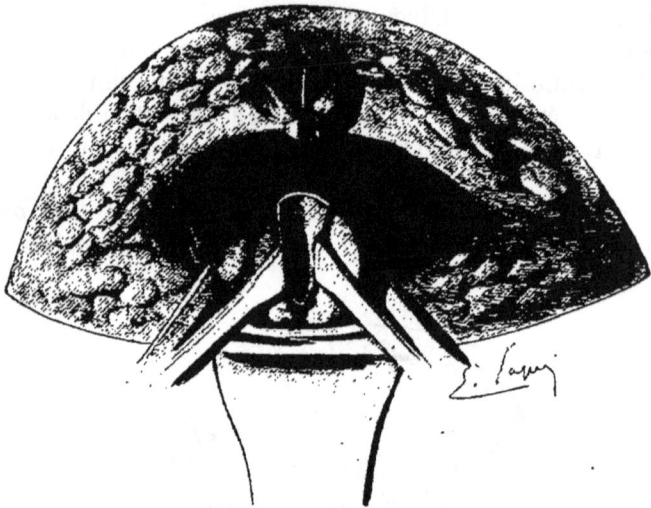

Fig. 423. — Prostatectomie périnéale totale. Après la section de l'urètre, la prostate est fortement attirée en arrière pour dégager sa face antérieure.

rales de la prostate en dehors de la capsule, sans se soucier de section-ner les plexus veineux latéraux.

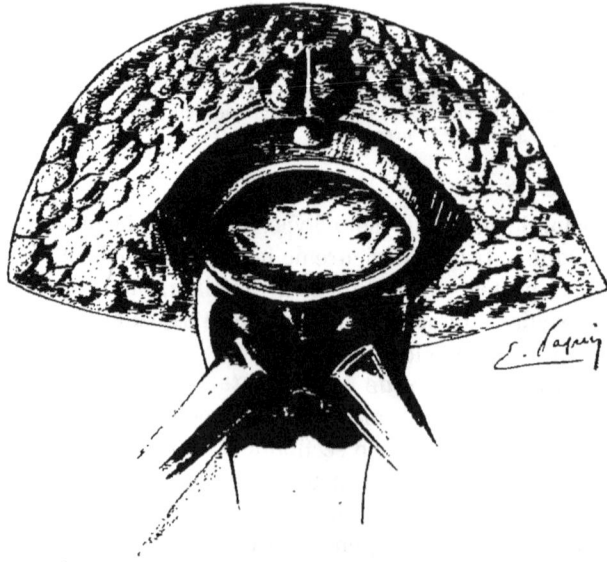

Fig. 424. — Prostatectomie périnéale totale. Après avoir décortiqué la face antérieure de la prostate, on sectionne, d'avant en arrière, la paroi de la vessie un peu au-dessus du col, ce qui permet de bien voir le trigone.

En attirant ensuite en bas et en arrière les deux moitiés de la prostate, encore réunies par la commissure antérieure, on peut, avec le doigt, décoller jusqu'à la vessie cette face antérieure de la tumeur.

Section de la paroi vésicale antérieure au-dessus du col. — En dégageant la face antérieure de la prostate, on arrive au col de la vessie; on attire fortement avec les pinces la prostate en bas et en arrière, et on incise la paroi antérieure de la vessie. Par cette incision on découvre largement le trigone, figure 424.

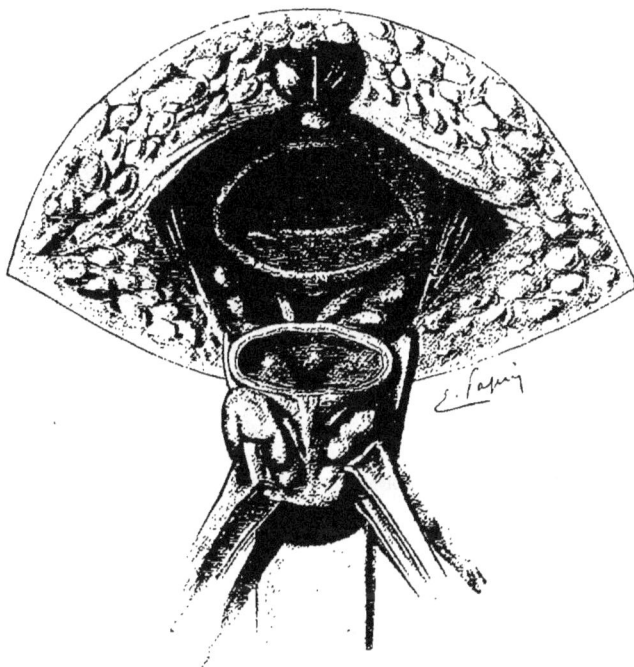

Fig. 425. — Prostatectomie périnéale totale. La paroi postérieure de la vessie a été sectionnée d'avant en arrière, entre le col et les orifices urétraux ; on voit, au-dessous de la vessie, les vésicules séminales, qui seront enlevées avec la prostate.

Hémisection antérieure de la prostate et section de la paroi vésicale postérieure. — D'avant en arrière, on coupe la commissure antérieure de la prostate, ce qui permet de mobiliser une des deux moitiés de la glande et d'inciser en bonne place la paroi du trigone, entre les orifices urétéraux et le col de la vessie, pour arriver à la face antérieure de la vésicule séminale correspondante.

Dégagement de la vésicule séminale et extirpation de la moitié gauche de la prostate. — Lorsque la paroi vésicale est sectionnée, on arrive dans la couche celluleuse qui se trouve en avant des vésicules séminales : on peut aisément, avec le doigt, dégager la vésicule et le canal déférent correspondant à la moitié de la prostate qu'on extirpe, et placer une pince hémostatique, qui restera à demeure sur le pédicule supérieur.

Extirpation de la moitié droite de la tumeur. — Par des manœuvres semblables, on coupe, d'avant en arrière, la paroi de la vessie, on décolle la vésicule et le canal déférent du côté droit, on place une

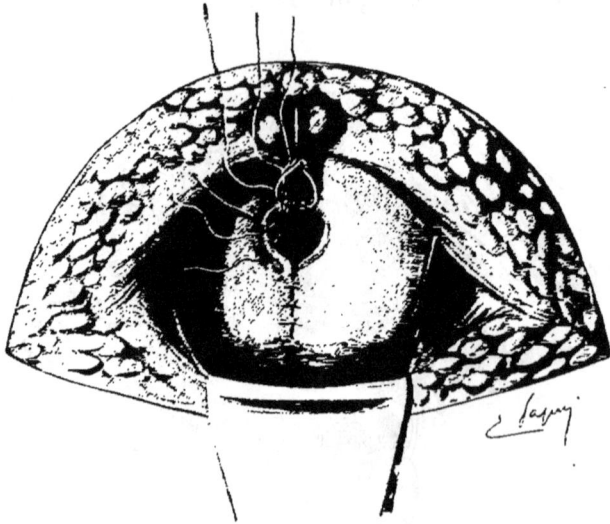

Fig. 426. — Prostatectomie périnéale totale. Suture vésicale et vésico-urétrale.

pince sur le pédicule vasculaire et on extirpe la moitié correspondante de la prostate.

Lorsque la prostate n'est pas très volumineuse, on peut, comme le représentent les figures 424 et 425, ne pas sectionner la commissure antérieure, attirer fortement la prostate en arrière et couper la vessie d'avant en arrière, entre le col et les uretères.

Suture urétro-vésicale. — On attire facilement avec des pinces la vessie dans la plaie, ce qui permet de suturer la partie antérieure du réservoir à la paroi urétrale supérieure. On suture ensuite, d'arrière en avant, la plaie vésicale et, lorsqu'elle est suffisamment rétrécie, on la réunit le mieux possible à la demi-circonférence postérieure de l'urètre ; pour élargir la section de l'urètre membraneux, je pratique sur sa paroi inférieure une fente longitudinale de quelques millimètres. Avant de faire cette suture, on met une sonde à demeure, ou on draine directement la vessie par le périnée.

Pansement.

En opérant par le procédé que je viens de décrire, et que j'ai pratiqué deux fois avec succès sur le vivant, on fait l'extirpation extra-capsulaire de la prostate, d'une partie du trigone et des vésicules séminales. L'hémorragie est assez sérieuse : on s'en rend maître en plaçant des pinces à forcipressure qu'il vaut mieux laisser à demeure, sans perdre un temps inutile à exécuter difficilement des ligatures dont on peut se passer. Malgré les pinces, il persiste un saignement en nappe, qu'on arrête par le tamponnement bien fait.

Variantes opératoires.

En 1903, Proust a décrit un élégant procédé de prostatectomie totale, dont j'ai suivi la technique, avec de légères variantes, dans les cas que j'ai opérés. Après avoir bien découvert la face postérieure de la prostate, on sectionne l'urètre membraneux : sur les parties latérales, on décolle la prostate, au-dessous de sa capsule, qui forme une sorte de collerette autour du col. La prostate, saisie avec des pinces, est basculée en bas, de manière à découvrir le col de la vessie; on sectionne ensuite l'urètre, d'avant en arrière, un peu en avant du col vésical. Vient ensuite le décollement vésico-prostatique, l'hémisection de la prostate, la ligature des pédicules supérieurs de chaque côté et la suture vésico-prostatique.

Dans les deux cas que j'ai opérés, je n'aurais pas pu réussir à enlever la prostate convenablement, sans pratiquer l'hémisection de la tumeur dès le début de l'opération. Je crois aussi qu'il y a grande importance, au point de vue de la récidive, à faire le décollement et la dissection de la prostate franchement en dehors de la capsule, malgré l'abondante hémorragie veineuse. De même, il importe d'enlever la partie de la vessie qui avoisine le col, souvent envahi, tout en conservant l'insertion vésicale des uretères.

Si la trop grande étendue de la tumeur obligeait à enlever la vessie au delà des orifices urétéraux, il vaudrait mieux, dans une opération préalable, traiter ces conduits comme il a été dit à propos de l'extirpation totale de la vessie, page 644. Dans aucun cas, je n'implanterai les uretères dans le rectum.

Je signalerai encore le **procédé de Young** qui se rapproche de celui que j'ai employé, en ce qu'il extirpe la partie de la vessie, qui avoisine le col.

Après avoir sectionné l'urètre membraneux, Young introduit dans la
vessie son tracteur et, en attirant la glande, il peut disséquer sa face
antérieure, jusqu'au niveau de la vessie : il sectionne ensuite la paroi
vésicale antérieure, d'avant en arrière, puis la paroi postérieure en
avant des uretères. On extirpe ensuite les vésicules séminales, et on
suture la vessie à l'urètre.

Difficultés et accidents opératoires.

Je mentionnerai : l'hémorragie, la blessure du rectum, la difficulté
des sutures.

L'*hémorragie* est beaucoup plus considérable dans la prostatectomie
totale que dans l'opération sous-capsulaire pour hypertrophie prostatique. Il est rare, dans ce dernier cas, qu'on ait à pincer et à lier un
vaisseau. Dans la prostatectomie totale, on est gêné par l'hémorragie
veineuse des plexus périprostatiques et par quelques vaisseaux artériels : quelques pinces à pression, au besoin, le tamponnement temporaire, permettent quand même d'opérer, en voyant ce que l'on fait.
Quant aux pédicules supérieurs et latéraux de la prostate, il est
nécessaire d'y placer des pinces avant de les sectionner. Ces pédicules
sont très haut placés et il est difficile de bien les lier : j'ai trouvé plus
commode et plus expéditif d'y laisser des pinces, que j'ai retirées quarante-huit heures après.

Blessure du rectum. — Fréquemment signalée dans les extirpations
totales de la prostate, la blessure du rectum se comprend facilement
par les difficultés de l'opération dues aux adhérences du néoplasme. En
cas de blessure de l'intestin, on fera une suture à double plan.

Difficultés de la réunion de la vessie à l'urètre. — Cette suture
est toujours difficile : pour bien réussir, le mieux est de réunir, par
les premiers points, le bord antérieur de la plaie vésicale à la demi-
circonférence supérieure de l'urètre. On ferme ensuite, d'arrière en
avant, la vessie et on finit en réunissant la demi-circonférence inférieure de l'urètre, incisé pour l'élargir, à l'ouverture vésicale
rétrécie.

Complications post-opératoires.

L'*infection* de la plaie est à peu près constante dans la prostatectomie totale pour cancer. L'ouverture large du périnée, les lavages à
l'eau oxygénée, au besoin un bon drainage, suffisent en général à ce
que tout se réduise à la suppuration localisée. En aucun cas, il ne
faudrait mettre des mèches dans la plaie périnéale, pour ne pas retenir
les sécrétions dans la cavité qui résulte de l'opération.

Il est fréquent d'observer des *fistules urinaires*, dues à ce que la suture urétro-vésicale n'a pas suffisamment tenu. Ces fistules peuvent être de longue durée et nécessiter ultérieurement une opération secondaire. On les traitera au début par la sonde à demeure, puis, par le passage régulier des Béniqué. Chez un de mes malades, j'ai pourtant réussi à obtenir une parfaite réunion vésico-urétrale, sans aucune fistule, même temporaire.

Les *fistules rectales* primitives ou secondaires ont été souvent observées : si elles ne se ferment pas spontanément, on pourra les opérer tardivement, lorsque la plaie périnéale sera complètement cicatrisée depuis quelques semaines.

II. — PROSTATOTOMIE

On entend habituellement par prostatotomie l'incision du col de la vessie et du tissu prostatique dans le but d'élargir l'orifice du col. Cette opération peut se faire par les voies naturelles, avec un « inciseur », comme la pratiquait Mercier, ou avec l'instrument de Bottini. On peut encore opérer par la voie transvésicale.

Mercié faisait la prostatotomie pour couper les valvules qu'il décrivit au niveau du col de la vessie ; après lui, l'opération fut délaissée jusqu'à ce que, en 1885, Bottini, de Pavie, décrivit son procédé de prostatotomie galvanique, dont il vanta les résultats dans l'hypertrophie de la prostate.

La prostatotomie, au bistouri ou galvanique, peut se faire à ciel ouvert par la voie transvésicale ou par les voies naturelles ; elle n'est guère employée que dans certains cas de rétention d'urine, avec petite prostate scléreuse, plus rarement, dans l'hypertrophie de la prostate, lorsqu'on ne veut pas enlever la glande.

PROSTATOTOMIE TRANSVÉSICALE

Les premiers temps de l'opération sont semblables à ceux de la prostatectomie transvésicale ; mieux vaut opérer en position renversée afin de bien exposer le col de la vessie.

Ces premiers temps opératoires, déjà décrits pages 777 et suivantes, sont :

1° *Incision des parties molles et découverte de la vessie ;*

2° *Incision et suspension de la vesssie ;*

3° *Mise en place des écarteurs pour bien voir le col ;*

4° *Exploration du col*. — Le col de la vessie sera exploré par la vue et par le toucher, ce qui permettra de constater s'il existe des saillies autour de l'orifice, si, à sa partie inférieure, la prostate forme une barre réunissant ses deux lobes latéraux, enfin si l'orifice étroit, dur, paraît enserré par la prostate scléreuse et indurée.

Incision au bistouri. — Lorsqu'on se propose d'élargir l'orifice du col, on peut opérer au bistouri, en faisant, dans le sens de l'urètre, une incision longitudinale qu'on suturera en travers, comme on fait dans l'urétéro-pyéloplastie pour élargir l'orifice d'abouchement de l'uretère dans le bassinet. Cette opération n'est indiquée que lorsque la prostate ne forme pas de saillie au niveau du col.

Avec deux pinces à traction, dont un des mors est introduit dans l'urètre et l'autre dans la vessie, on attire les parties latérales du col, de manière à mettre bien en vue son rebord inférieur. Une incision longue de 5 centimètres commence au delà du col, dans l'urètre prostatique, coupe le col et entame la muqueuse vésicale : cette incision, plus profonde au niveau du rebord du col, ne traverse pas complètement l'épaisseur de la paroi vésicale

Un premier point de suture au catgut réunit les deux extrémités urétérale et vésicale de l'incision : ce point noué, on en place deux autres, à droite et à gauche, sur la plaie devenue transversale.

Incision au galvano-cautère. — Lorsqu'on veut détruire une partie du tissu prostatique, en laissant la plaie se réunir par seconde intention, on peut se servir d'une lame ordinaire de galvano-cautère introduite par la plaie vésicale, ou de l'appareil de Bottini modifié par Freudenberg, décrit et figuré page 427, qu'on introduit par l'urètre, mais dont on dirige la manœuvre à la faveur de l'incision de la taille hypogastrique.

L'incision galvanique sera dirigée directement en arrière lorsqu'il existe une barre au niveau du col (fig. 377); elle entamera les lobes latéraux de la prostate, lorsque l'hypertrophie porte sur ces lobes. En tout cas, l'incision sera proportionnée, dans sa profondeur, à l'épaisseur de tissu que l'on veut détruire et se prolongera plus ou moins loin dans l'intérieur de l'urètre, suivant le volume de la prostate.

Pour éviter des hémorragies, le cautère sera porté à l'incandescence rouge sombre, et la section se fera lentement, n'avançant guère que d'un centimètre à la minute.

Sonde à demeure et fermeture de la paroi. — L'incision de la prostate terminée, on placera à demeure une sonde de bon calibre, n° 22 ou 25, et on fermera, comme à l'ordinaire dans la taille hypogastrique, la vessie et la paroi abdominale.

PROSTATOTOMIE PAR LES VOIES NATURELLES.
OPÉRATION DE BOTTINI

En 1885, Bottini, de Pavie, fit connaître sa méthode d'incision thermogalvanique de la prostate pour guérir l'hypertrophie de la prostate. L'opération n'est entrée réellement dans la pratique que depuis 1897, lorsque Freudenberg, de Berlin, publia ses premières observations et les importantes modifications qu'il a fait subir à l'appareil primitif de Bottini. Actuellement l'opération de Bottini est peu employée. Texo, de Buenos-Ayres, lui reconnaît pourtant des indications étendues.

L'opération a pour but de détruire, à l'aide du cautère galvanique, une partie du tissu prostatique, en créant une large rigole, permettant le facile passage de l'urine.

Instruments.

L'appareil de Bottini, modifié par Freudenberg, a la forme générale d'un lithotriteur; il est constitué par deux branches, mâle et femelle, qui peuvent glisser l'une sur l'autre, au moyen d'un écrou placé dans la poignée.

La **branche femelle** est creusée, dans toute sa longueur, d'une rigole destinée à recevoir la branche mâle : elle porte, en outre, deux canaux d'irrigation, qui permettent de faire circuler de l'eau dans son intérieur, pendant toute l'opération, de manière à refroidir l'instrument pour éviter la brûlure de l'urètre.

La **branche mâle** est terminée par une lame de platine iridié, recourbée comme le bec de la branche femelle. Au moyen d'une roue, placée sur la poignée de l'instrument, la branche mâle peut exécuter des mouvements d'aller et de retour le long de la branche femelle; une graduation, marquée sur sa tige, indique à l'opérateur le chemin parcouru. Cette branche mâle se termine, du côté de la poignée, par une tige dans laquelle pénètre le cylindre qui doit établir le contact avec les électrodes de la source électrique : le courant est ouvert ou fermé par une petite vis placée sur le cylindre.

La source électrique est un puissant accumulateur ou plus simplement le courant de la Ville avec un transformateur : entre la source

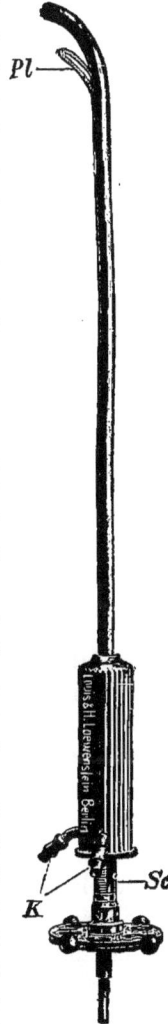

Fig. 427.

électrique et l'instrument, on interposera un ampèremètre afin de juger
de l'intensité du courant nécessaire pour faire rougir le couteau galvanique.

Pour mieux adapter l'instrument aux différents volumes que la
prostate peut présenter, Desnos, en 1901, puis, en 1902, Young, ont
fait fabriquer des lames interchangeables de grandeur différente.

Dans le but de contrôler, par la vue, le mode d'action de l'instrument
et le résultat obtenu, Wossidlo et Freudenberg ont fait fabriquer des
inciseurs prostatiques, munis d'un tube cystoscopique.

Soins préliminaires.

Les plus sérieux dangers dans l'opération de Bottini sont de dépasser,
dans la section de la prostate, les limites de la glande et l'infection

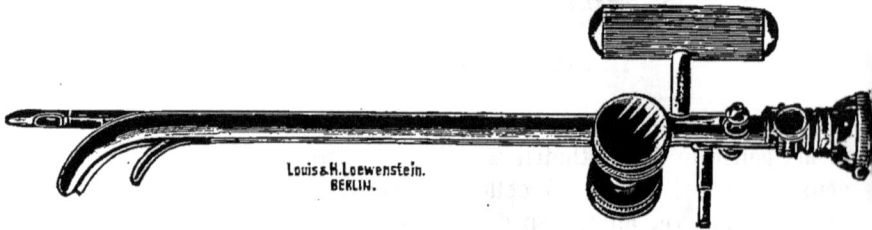

Fig. 428. — Inciseur prostatique muni d'un tube cystoscopique.

post-opératoire. D'un autre côté, il est indispensable de bien connaître
la disposition des lobes prostatiques pour faire porter la section dans
les endroits convenables.

Désinfection de la vessie. — Plusieurs jours avant l'opération, on
aura soin de nettoyer la vessie, aussi bien que possible, à l'aide de
lavages au protargol, à l'oxycyanure de mercure ou au nitrate d'argent,
choisissant le liquide suivant l'intensité de l'infection. Parfois, il sera
utile de placer une sonde à demeure, chez les rétentionistes infectés ou
encore lorsque la prostate est grosse et molle, dans le but de diminuer
la congestion de la prostate et l'hémorragie opératoire. Je conseille
également de faire prendre au malade, les trois jours qui précèdent
l'opération, 3 grammes de chlorure de calcium par jour.

Exploration de la prostate. — Le chirurgien connaîtra d'avance,
par le toucher rectal et le palper combiné, la longueur de la prostate
et le développement des lobes latéraux : il déterminera, par le cathétérisme, la longueur de la portion prostatique de l'urètre, du col de
la vessie au sphincter membraneux. Par l'examen cystoscopique, il se

rendra compte de l'existence ou de l'absence d'un lobe médian et de
la saillie que peuvent faire dans la vessie les lobes latéraux.

Anesthésie. — L'opération étant de courte durée et peu douloureuse,
on peut se contenter d'injecter 5 centimètres cubes d'une solution de
cocaïne à 1 pour 100 au niveau du col de la vessie. La plupart des chirurgiens préfèrent employer le chloroforme ou la rachistovaïnisation.

Manuel opératoire.

Position du malade. — Le malade est couché sur le dos, le siège
soulevé par un coussin et les cuisses écartées. Le chirurgien se place
entre les jambes du malade.

Essai de l'instrument. — On essaye l'irrigation et la bonne marche de l'écrou de l'instrument : on fait passer le courant et on mesure
l'intensité nécessaire pour que la lame coupante soit portée au rouge
cerise.

Lavage et garnissage de la vessie. — A l'aide d'une sonde béquille, la vessie est lavée largement, avec une solution faible d'oxycyanure de mercure (1,5000). On laisse dans la vessie 150 centimètres
cubes de la solution.

Introduction et mise en place de l'instrument. — On introduit
l'inciseur galvanique comme un lithotriteur : il arrive dans la vessie bec
en haut. On tourne ensuite l'instrument en dirigeant son bec en bas et
on le ramène, sur la ligne médiane, au contact de la prostate, en appuyant le bec sur la paroi vésicale. La main gauche soutient alors l'instrument, tandis qu'avec l'index de la main droite gantée, on va vérifier
par le rectum que le bec de l'instrument est bien au delà de la prostate. On se rend ainsi compte de la situation de l'instrument : c'est
une manœuvre importante sur laquelle Freudenberg a beaucoup
insisté. D'autre part, on apprécie l'épaisseur de tissu prostatique, au
niveau de la base de la prostate, entre le doigt rectal et la tige de l'appareil. Plus bas, vers la partie inférieure de la prostate, l'épaisseur du
tissu prostatique, sur la ligne médiane, est toujours peu considérable
dans l'hypertrophie vraie.

Par les explorations faites avant l'opération, et par le toucher rectal
pratiqué lorsque l'instrument est déjà en place, l'opérateur juge de la
profondeur des incisions qu'il devra pratiquer.

Incision de la prostate. — Le chirurgien prend, à pleine main,
l'instrument de la main gauche et garde libre la main droite, pour
faire tourner la roue. Un aide fait marcher l'irrigation et la surveille
en même temps qu'il regarde l'ampèremètre.

L'inciseur étant au contact avec le lobe prostatique que l'on veut
inciser, on tourne la roue de l'instrument, avec douceur, jusqu'à ce

qu'elle n'avance plus; elle est à ce moment bien au contact du tissu prostatique. On ouvre le courant et, en tournant lentement la roue, on sent que le couteau avance, tandis qu'on lit sur l'échelle graduée la profondeur de l'incision. Lorsqu'on juge l'incision suffisante, le couteau toujours allumé, on le fait glisser en arrière à l'aide de la roue pour le ramener à son point de départ : on interrompt alors le courant. On a détruit ainsi les débris de tissu qui restent adhérents au couteau.

Si l'on veut pratiquer plusieurs incisions, on recommence les mêmes manœuvres sur un autre point de la prostate.

Comment il faut pratiquer les incisions. — On fait, le plus souvent, une incision en bas et deux sur les lobes latéraux : dans aucun cas, on ne fait d'incision en haut, pour ne pas blesser le plexus de Santorini. Lorsqu'il existe un lobe médian sessile ou une barre transversale au niveau du col, l'incision médiane inférieure peut être suffisante pour détruire cet obstacle ; lorsque le lobe médian est pédiculé, l'incision médiane inférieure risque de passer à côté du lobe et d'être inefficace ; aussi, dans ces cas, Young a conseillé, avec raison, de faire deux incisions obliques vers la ligne médiane, qui sectionnent plus ou moins complètement le pédicule et déterminent l'atrophie secondaire du lobe mal nourri. La profondeur des incisions doit varier, suivant les cas, avec l'épaisseur du tissu prostatique : en moyenne, on se sert du couteau dont la lame a 12 millimètres de hauteur. Pour les lobes latéraux, on peut, dans bien des cas, prendre des lames plus hautes ; pour la section médiane inférieure, des lames trop hautes sont dangereuses, parce que, à ce niveau, la commissure du tissu glandulaire qui réunit les lobes latéraux est toujours peu haute et le couteau risque de dépasser les limites de la glande.

La longueur des incisions varie, suivant le volume de la prostate, de 15 à 30 ou 40 millimètres. Lorsqu'il sectionne la partie inférieure, le chirurgien se souviendra que, sauf l'existence d'une saillie cervicale, l'obstacle prostatique est toujours peu épais à ce niveau.

Retirer l'instrument ; sonde à demeure. — Lorsque les incisions de la prostate sont effectuées et la lame de platine éteinte, on attend quelques instants pour laisser refroidir l'instrument, l'irrigation continuant toujours à fonctionner jusqu'à son extraction de la vessie.

On place ensuite une sonde à demeure, et on fait un lavage de la vessie, avec du nitrate d'argent à 1 pour 1000.

Soins consécutifs.

La sonde à demeure est laissée en place, de 1 à 4 ou 5 jours, suivant l'état des urines : on s'en sert pour faire, deux fois par jour, des lavages de la vessie.

On peut, comme le font beaucoup de chirurgiens, se passer de la
sonde à demeure : il est plus prudent d'en mettre une, moins pour prévenir l'hémorragie que pour se mettre en garde contre l'infection.

Lorsque la sonde aura été enlevée, on pourra, selon les besoins, faire
des lavages de la vessie.

Pendant les jours qui suivent l'opération et jusqu'à la chute des
escarres, on ordonnera au malade de boire abondamment et on lui
fera prendre 2 grammes d'urotropine par jour.

Difficultés et accidents opératoires.

L'accident le plus redoutable dans l'opération de Bottini est de faire
des sections trop profondes et de dépasser les limites de la prostate.
Sur le moment, on peut voir des hémorragies sérieuses, inquiétantes
même, dues à la blessure des plexus péri-prostatiques et même à la
section de l'uretère membraneux et du bulbe ; plus tardivement, il faut
redouter des complications infectieuses. Nous avons indiqué les précautions opératoires à prendre pour éviter ces accidents : les principales
sont de sentir par le toucher rectal que l'instrument est bien placé et
de ne pas faire de trop profondes incisions, surtout en bas.

On peut se tromper sur la longueur des incisions qu'on fait, parce
que, l'urètre prostatique étant très large dans l'hypertrophie, le bec de
l'instrument qu'on croit dans la vessie s'est trouvé ramené dans l'intérieur du canal : l'ensemble de l'instrument, branche femelle et
branche mâle, a pénétré dans l'urètre. Pour éviter cet accident, Young
se sert d'un appareil dont le bec est plus long que celui de l'instrument
de Freudenberg. En cas d'hémorragie opératoire grave, la conduite
la plus logique à tenir serait d'inciser par le périnée, d'ouvrir l'urètre,
de placer un drain dans la vessie et de tamponner directement la partie
qui saigne.

Accidents post-opératoires

Hémorragie. — Habituellement, l'opération détermine une légère
hémorragie, qui cesse dans la journée ou le lendemain : lorsque le
saignement se prolonge, il s'agit presque toujours de prostates molles,
très vasculaires.

La sonde à demeure, les lavages vésicaux très chauds, le chlorure de
calcium à l'intérieur, suffisent pour arrêter ce saignement. Ces mêmes
moyens seront employés, en cas d'hémorragie tardive, lorsque les
escarres se détachent.

Infection. — Il est fréquent de voir, après l'opération de Bottini, que

l'infection préexistante de la vessie augmente et avec elle les phénomènes de cystite : quelques lavages au nitrate suffisent dans la plupart
des cas. Si les phénomènes d'infection vésicale sont plus accentués, la
sonde à demeure deviendra nécessaire.

Parfois, on observe des phénomènes infectieux locaux et généraux
graves, notamment chez les malades préalablement infectés et
atteints de pyélonéphrite : dans ces cas, lorsque la sonde à demeure
ne suffit pas, malgré de fréquents lavages, il pourra être nécessaire de
pratiquer la cystostomie, pour drainer directement la vessie par l'hypogastre.

Les phénomènes d'infection localisée, du côté de la prostate ou des
tissus périprostatiques, pourront exiger l'intervention par la voie périnéale.

Rétention d'urine. — Parfois, on observe à la suite de l'opération,
dans les premiers jours, une rétention d'urine plus considérable que
celle qui existait avant l'opération : elle est due au gonflement congestif
et inflammatoire de la prostate. En quelques jours, la sonde à demeure
fait disparaître ces rétentions.

Incontinence d'urine. — On observe l'incontinence lorsque l'incision trop longue a intéressé le sphincter membraneux; peut-être encore
est-elle due, dans certains cas, à une trop profonde incision du col de
la vessie. Le plus souvent, l'incontinence disparaît en quelques
semaines; certains opérés, pourtant, ont été atteints d'incontinence
définitive.

Embolie. — On a cité, comme dans toutes les opérations portant sur
la prostate, quelques cas de phlébite, et même de mort, par embolie.

III. — INCISION DES ABCÈS DE LA PROSTATE

Anatomie pathologique chirurgicale.

Les abcès de la prostate, nés dans l'intérieur des follicules glandulaires ou dans le tissu interstitiel de la glande, sont habituellement
multiples. Dans le cours de l'évolution, plusieurs petits abcès se
réunissent pour former un ou plusieurs gros abcès séparés par des
cloisons plus ou moins complètes; les abcès plus gros ont eux-mêmes
des parois irrégulières, qui témoignent de leur mode de formation.
Parfois, presque toute la glande est détruite et transformée en une
grosse cavité purulente.

Les abcès peu développés peuvent siéger près de l'urètre, laissant

intacte la plus grande partie de la glande. Lorsque dans la prostatite
suppurée il se forme un gros abcès, on le trouve presque toujours dans
les lobes latéraux ; il y est soit central, soit cortical, soit sous-muqueux.

Une fois constitué, l'abcès, en se développant, tend à s'ouvrir au
dehors. Le plus souvent l'ouverture se fait du côté de l'urètre, sur les
parties latérales du veru montanum, par un orifice unique de dimensions variables ou par des ouvertures multiples, qui criblent la paroi
postérieure de l'urètre prostatique. Thomson, Civiale, Guyon ont décrit
des pièces d'autopsie, dans lesquelles on voyait l'urètre indemne traverser un véritable lac purulent : en opérant, j'ai trouvé deux fois cette
disposition. Ce que le chirurgien doit retenir c'est que, même lorsqu'on
intervient avant l'ouverture de l'abcès dans l'urètre, le pus n'est jamais
très éloigné du canal : la paroi urétrale est, dans ces cas, facile à
déchirer ; souvent encore, malgré l'ouverture chirurgicale de l'abcès
par le périnée, les lésions du canal sont assez avancées pour que, après
l'opération, l'urètre cède et l'urine passe en partie par le périnée pendant la miction.

L'inflammation de la prostate se propage souvent au tissu cellulaire
rétro- et sus-prostatique, donnant ainsi naissance à la **périprostatite**.
Ce n'est guère qu'en arrière, du côté du rectum, qu'on observe l'inflammation d'abord, puis la suppuration du tissu cellulaire périprostatique.
Au début, la périprostatite non suppurée est un simple phlegmon qui
fait adhérer la prostate au rectum, et qui, s'étendant plus ou moins en
hauteur, englobe le tissu cellulaire autour des vésicules séminales et des
canaux éjaculateurs. Plus tard, il se forme, en arrière de la prostate, un
(plus souvent plusieurs) abcès, qui communique avec la collection
prostatique par un orifice à bords déchiquetés, irréguliers : la cavité
générale qui contient le pus prend alors une forme en bissac.

L'ouverture rectale des abcès de la prostate se fait par l'intermédiaire de la périprostatite : parfois, sans formation d'abcès rétro-
prostatique proprement dit, le tissu cellulaire enflammé fait adhérer la
prostate au rectum et la collection prostatique envahissant ce tissu
interposé vient détruire la paroi rectale et s'ouvrir dans l'intestin ;
parfois encore, un abcès rétro-prostatique communique à la fois avec
l'abcès de la prostate et avec le rectum. Dans certains cas, le pus se fait
jour et du côté de l'urètre et du côté du rectum, donnant ainsi naissance à une fistule recto-urétrale.

*La marche de l'abcès prostatique vers le périnée est loin
d'être rare :* dans ces cas, la collection peut venir s'ouvrir : 1° au-
devant de l'anus ; 2° dans une des fosses ischio-rectales ; 5° plus rarement, fusant en avant, dans le triangle ischio-bulbaire.

Je ne ferai que mentionner les fusées purulentes exceptionnelles,
avec ouverture du côté du cul-de-sac péritonéal, au niveau de l'orifice

inguinal, vers les régions obturatrices, ombilicale, costale ou fessière.

A côté des phlegmons périprostatiques, il convient de signaler les foyers de suppuration éloignés de la prostate, sans phlegmon intermédiaire, en particulier les adéno-phlegmons de la fosse iliaque et de l'aine.

Procédés opératoires

Les abcès de la prostate peuvent être ouverts par la voie urétrale, par le rectum ou par le périnée.

L'ouverture chirurgicale par voie urétrale est aujourd'hui abandonnée. Pourtant quelques auteurs conseillent encore de faire crever l'abcès par des massages de la prostate ; il faut rejeter ce procédé parce que l'on s'expose au danger d'infection périprostatique et de phlébite ; on craindrait, en outre, que l'ouverture ne fût insuffisante. Si on croyait devoir ouvrir un abcès de la prostate par l'urètre, mieux vaudrait inciser la paroi urétrale, à côté du veru montanum, en se servant d'un tube endoscopique : même ainsi faite, l'ouverture de l'abcès serait souvant insuffisante.

Ouverture par la voie rectale. — Lorsque l'abcès fait franchement saillie dans le rectum, certains chirurgiens font l'ouverture de la collection à travers la muqueuse rectale. L'opération très simple se pratique en mettant dans le rectum une valve postérieure qui découvre la face antérieure du rectum où bombe la collection on incise couche par couche jusqu'à ouverture de l'abcès. Je ne fais pas l'incision des abcès par le rectum, parce qu'elle expose à l'infection périprostatique, aux fistules recto-urétrales et à la guérison incomplète de l'abcès.

Voie périnéale. — J'ouvre toujours les abcès de la prostate par la voie périnéale : pour arriver à la collection purulente, on suit le même trajet que dans la prostatectomie périnéale pour découvrir la face postérieure de la prostate. Je me contenterai de mentionner les particularités opératoires en cas d'abcès, renvoyant à la page 800, pour les détails communs aux deux opérations.

1° **Position du malade.** Comme pour la prostatectomie périnéale, le malade est couché sur le dos, le siège débordant la table d'opération, les cuisses fléchies sur le ventre (fig. 802).

Incision pré-anale, bi-ischiatique, légèrement convexe en avant.

Découverte du bulbe de l'urètre que l'on contourne au bistouri, pour arriver au bec de la prostate et section du muscle recto-urétral.

Décollement recto-prostatique et mise en place d'un écarteur qui découvre la face postérieure de la prostate. — Ce temps opératoire ne peut le plus souvent être exécuté régulièrement, parce que l'inflammation du tissu cellulaire rétro-prostatique fait adhérer le rectum à la prostate.

Il arrive souvent que, lorsque avec le bistouri on a contourné le bulbe et coupé les faisceaux recto-urétraux, le pus jaillit dans la plaie et l'abcès se trouve ouvert. Dans ce cas, on abandonne de suite le bistouri et, avec le doigt, on agrandit l'ouverture faite à la collection.

D'autres fois, on arrive bien au bec de la prostate, mais on ne trouve pas d'espace décollable : il faut alors introduire un doigt dans le rectum et, se guidant sur ce doigt, continuer l'incision du périnée profondément, dirigeant le bistouri en avant, pour ménager le rectum. On verra, à un moment donné, le pus sortir par l'incision, et, comme dans le cas précédent, on agrandira, avec le doigt, l'ouverture de l'abcès.

Parfois enfin, il n'existe pas encore de périprostatite, la collection est limitée à la glande et on réussit, comme dans la prostatectomie, à décoller le rectum, à placer un écarteur et à bien voir la face postérieure de la prostate : dans ce cas, on fera, en plein tissu prostatique, une incision antéro-postérieure de chaque côté de la ligne médiane : ces incisions auront 3 centimètres de longueur et feront sortir le pus.

Régulariser la cavité de l'abcès. — De quelque manière qu'on soit arrivé à ouvrir la collection purulente, il faut introduire le doigt dans la cavité et détruire les brides incomplètes qui la cloisonnent ; on ne doit pas oublier qu'il peut exister, à côté d'une collection principale, d'autres abcès plus petits et ne pas négliger de les ouvrir. Mieux qu'avec des tampons, on régularise avec le doigt la cavité de l'abcès. En somme, il faut bien vider l'abcès et faire en sorte que l'ouverture de la collection soit large. Ces manœuvres provoquent un certain saignement qu'on arrête facilement en tamponnant la cavité.

Drainage. — On met dans la cavité de l'abcès un drain n° 35, qu'on fixe avec un crin à la lèvre antérieure de la plaie périnéale. En cas de saignement, on tamponne autour du drain. Exceptionnellement, si la plaie ne saigne pas, on ne met qu'un tube à drainage, sans mèches périphériques.

Pansement.

La plaie drainée est laissée largement ouverte. On la recouvre de compresses aseptiques et de coton hydrophile, le tout soutenu par un bandage en T.

Soins consécutifs.

Pansement tous les jours, avec lavage de la cavité à l'eau oxygénée.

Le drain est enlevé après deux ou trois jours : la plaie laissée ouverte n'est pas garnie avec des mèches. On se contente chaque jour, en faisant

le lavage, d'écarter les lèvres de la plaie cutanée avec la canule en verre
de l'irrigateur, pour empêcher la fermeture hâtive de la peau.

Cinq à six jours après l'opération, on s'assurera, par le toucher rectal,
que l'évacuation du pus se fait bien ; au besoin, on aidera cette évacuation
par quelques pressions faites avec le doigt rectal.

Accidents opératoires.

Blessure du rectum. — On évitera ce fâcheux accident opératoire, en
suivant bien le bulbe de l'urètre pour arriver à la prostate. Si on n'est
pas très sûr de sa technique, il faut introduire l'index de la main gauche
gantée dans le rectum pour se guider. Si, malgré tout, on ouvrait le
rectum, je crois que le mieux serait de ne pas faire de suture de l'intestin, qui ne tiendrait pas dans ce milieu infecté, et, si une fistule stercorale persistait, attendre plusieurs semaines pour l'opérer.

Ouverture de l'urètre. — La paroi postérieure de l'urètre prostatique est toujours très fragile, en cas d'abcès de la prostate ; autant que
possible, le chirurgien doit éviter de crever l'urètre, ce qui d'ailleurs
n'est pas toujours possible. Parfois, l'urètre s'est déjà ouvert spontanément
lorsqu'on intervient ; d'autres fois, lorsque la collection est vidée, on
constate que le canal s'est ouvert pendant les manœuvres : parfois
encore, c'est deux ou trois jours après l'opération que l'écoulement de
l'urine par le périnée, pendant les mictions, témoigne de l'ouverture
secondaire de l'urètre. L'ouverture de l'urètre est, parfois encore, provoquée par le cathétérisme, pratiqué au moment de l'opération pour
se guider dans l'ouverture périnéale, ou, après l'opération, pour vider
la vessie du malade. Ce cathétérisme préalable ou consécutif est inutile : on peut très bien ouvrir les abcès de la prostate par le périnée
sans qu'il soit besoin de conducteur urétral. Après l'opération, le malade
urine seul à moins qu'on ait trop fortement tamponné la plaie et, dans
ce cas, il suffirait de la détamponner.

Si l'urètre est ouvert, le chirurgien ne doit pas s'en préoccuper : le
plus souvent, en quelques jours, la fistule urétrale se ferme d'elle-
même. Si, par exception, la fistule persistait après la guérison de l'abcès,
on pourrait la traiter, suivant les cas, par la cautérisation galvanique ou
par la résection du trajet fistuleux.

IV. — EXTRACTION DES CALCULS DE LA PROSTATE

Anatomie pathologique chirurgicale

Laissant de côté les petites concrétions prostatiques, qui existent en plus ou moins grande abondance à l'état normal, je ne m'occuperai ici que des véritables concrétions de la prostate qui nécessitent un traitement chirurgical.

Ces calculs prostatiques sont formés par le trop grand développement des concrétions normales, ou par l'addition excentrique des phosphates calciques. Exceptionnellement on trouve une seule pierre, qui peut atteindre le volume d'un œuf de poule; d'habitude, les calculs sont multiples, souvent en très grand nombre : j'ai opéré un malade, dont la prostate contenait 54 calculs de dimensions variées. Ces calculs sont les uns irréguliers, friables, d'autres arrondis, lisses; souvent il y en a plusieurs, ayant le volume et l'apparence de grains de chènevis. Les calculs se trouvent dans des loges, séparées les unes des autres par des cloisons complètes ou incomplètes; souvent, on trouve des cavernes irrégulières, à parois friables, contenant plusieurs pierres avec une certaine quantité de pus. Toujours l'urètre prostatique est enflammé, fragile; très souvent, l'urètre présente une ouverture irrégulière, communiquant avec une caverne prostatique : l'urètre prostatique peut être largement perforé et la prostate elle-même, convertie en un sac irrégulièrement cloisonné contenant les calculs.

L'inflammation de la glande fait que son tissu adhère à la capsule propre, dont on ne peut le décoller. Souvent encore, il y a de la périprostatite, de l'inflammation du tissu cellulaire périvésiculaire et périvésical. Dans presque tous les cas, l'urine est plus ou moins infectée, au moment où l'on doit opérer le malade.

Le chirurgien doit toujours avoir présente à l'esprit, en opérant, la multiplicité fréquente des calculs; se souvenir que, dans des logettes séparées de la cavité principale, il peut y avoir de petites concrétions; il pensera aux lésions urétrales que nous venons de signaler et au danger qui résulte du passage de l'urine infectée dans la cavité anfractueuse créée par l'opération.

Manuel opératoire.

Incision prérectale, inter-ischiatique, et découverte de la face postérieure de la prostate, comme dans la prostatectomie ordinaire, page 800.

L'adhérence de la prostate enflammée au rectum peut gêner dans l'exécution de ce temps opératoire : si l'on ne parvient pas à décoller la prostate du rectum, en suivant le procédé que nous avons indiqué, page 805, on arrivera sur la glande, après avoir mis un doigt dans le rectum, pour se guider, de manière à éviter de blesser l'intestin.

Incision de la prostate. — Sur la partie la plus saillante de la glande, on fera au bistouri une longue incision du tissu prostatique. Si des adhérences rectales ont gêné le décollement de la glande, il arrive souvent que la prostate se trouve incisée sans être décollée ; il a fallu, dans ces cas, sculpter aux ciseaux les tissus enflammés pour arriver directement ensuite sur les calculs.

Extraction des pierres. — En partie avec les doigts, en partie avec des tenettes ordinaires ou avec des pinces, on enlèvera les calculs. Il faudra, avec le doigt, déchirer les cloisons qui séparent les loges contenant des pierres. Pour mieux faire sortir les débris des calculs et les petites concrétions, je me sers d'un tube de caoutchouc, à travers lequel on pousse avec la seringue de fortes injections de nitrate d'argent à 1 pour 1000.

Lorsque la cavité prostatique qui reste est très irrégulière, et qu'elle présente des débris de cloisons, je crois nécessaire de la régulariser, soit en coupant avec les ciseaux les lambeaux du tissu glandulaire, soit en la grattant à la curette. En tout cas, il est essentiel que l'ouverture de la poche soit très large de façon à bien assurer l'écoulement des liquides. De même, lorsque l'urètre est ouvert, mieux vaut avoir une ouverture large et régulière que de conserver des lambeaux de muqueuse qui se sphacéleront par la suite.

Drainage vésical. — Il est fréquent d'observer des phénomènes infectieux graves, à la suite de l'extraction des calculs prostatiques : pour les éviter, lorsque l'urètre est ouvert, on drainera la vessie par le périnée à l'aide d'un tube en caoutchouc, comme on le fait dans la prostatectomie périnéale, en se servant d'un tube dont le calibre est en rapport avec l'ouverture urétrale.

Dans les cas de destruction très large de l'urètre, je n'hésiterais pas, si l'urine est infectée et l'état général grave, à pratiquer de suite le drainage hypogastrique de la vessie, pour dériver pendant quelques jours le cours de l'urine.

Drainage et tamponnement de la cavité prostatique. — Un drain n° 35 ou 40 plonge par sa pointe dans la cavité prostatique et sort par le périnée, où on le fixe à la lèvre antérieure de la plaie cutanée. Autour du drain, des mèches de gaze tamponnent la cavité et arrêtent le saignement. La plaie périnéale est laissée largement ouverte.

Pansement. — Dès le lendemain, lavage à l'eau oxygénée et

enlèvement des tampons, qui ne seront remplacés qu'en cas d'hémorragie, pour laisser libre écoulement aux sécrétions de la plaie.

Le drain sera retiré vers le 6ᵉ ou le 8ᵉ jour.

Accidents post-opératoires.

Ce sont l'hémorragie et l'infection.

Hémorragie. — Lorsqu'on a dû curetter la prostate, il peut se produire un saignement assez abondant, si l'on n'a pas pris la précaution de bien tamponner la plaie. Dans ce cas, il faudra refaire le pansement, laver la cavité avec la solution de nitrate d'argent très chaude, et bien tamponner.

Infection. — C'est une redoutable complication : la résorption des produits septiques dans la cavité irrégulière de la prostate, chez des malades dont l'état général est souvent mauvais, peut déterminer la mort.

J'ai dit les précautions nécessaires à prendre, au moment même de l'opération, pour bien drainer la vessie et la cavité prostatique. Si malgré tout, des phénomènes infectieux surviennent après l'opération, on les combattra par les lavages de la cavité prostatique à l'eau oxygénée et par les lavages de la vessie au nitrate d'argent à 1 pour 1000 : au besoin, on pourra pratiquer la cystostomie pour dériver le cours des urines. Il va sans dire qu'on ne négligera pas le traitement général.

CINQUIÈME PARTIE

URÈTRE

ANATOMIE DE L'URÈTRE

L'urètre est le conduit excréteur de la vessie. Il est purement urinaire chez la femme où, après un court trajet, il vient s'ouvrir à la partie
antérieure de la vulve ; chez l'homme, deux centimètres après son origine, il reçoit les canaux éjaculateurs et devient, dans le reste de son
long parcours, jusqu'au bout de la verge, génito-urinaire.

Urètre chez l'homme.

Long, en moyenne, de 16 centimètres, l'urètre masculin, pelvien à
son origine, traverse d'abord la prostate, puis le plancher périnéal
(périnée moyen) ; se coudant alors en avant, il s'engage entre les corps
caverneux, et, entouré par eux, parcourt, de bout en bout, la verge pour
venir s'ouvrir au niveau de son renflement terminal ou gland par le
méat urinaire.

Divisions. — Dans ce long trajet, on lui a distingué des portions
différentes, suivant le point de vue auquel on se plaçait.

Au point de vue purement **anatomique**, on lui considère trois portions :
une première, **intraprostatique** ou **prostatique**, longue de 3 à 4 centimètres ; une seconde, très courte, comprenant la traversée du plancher urogénital et caractérisée par son manchon aponévrotique et musculaire, elle est dite portion **membraneuse** et longue de 1 centimètre à
1 centimètre et demi ; enfin, le reste du conduit, comprenant les trois
quarts antérieurs, est entouré dans tout son trajet par un manchon
veineux ou corps spongieux, qui se renfle en arrière pour former le
bulbe et en avant pour constituer le gland, elle est dite **spongieuse** ;
longue de 12 centimètres environ, elle chemine dans son tiers postérieur appendue au périnée, puis devient scrotale ; dans ses deux tiers

antérieurs, elle occupe la partie inférieure de la verge : de là, deux
nouveaux segments, en arrière, le **segment périnéo-scrotal**; en avant,
le **segment pénien**.

Les chirurgiens, ayant surtout en vue les manœuvres pratiquées sur
ce conduit, ont divisé l'urètre en une **partie fixe**, postérieure, non

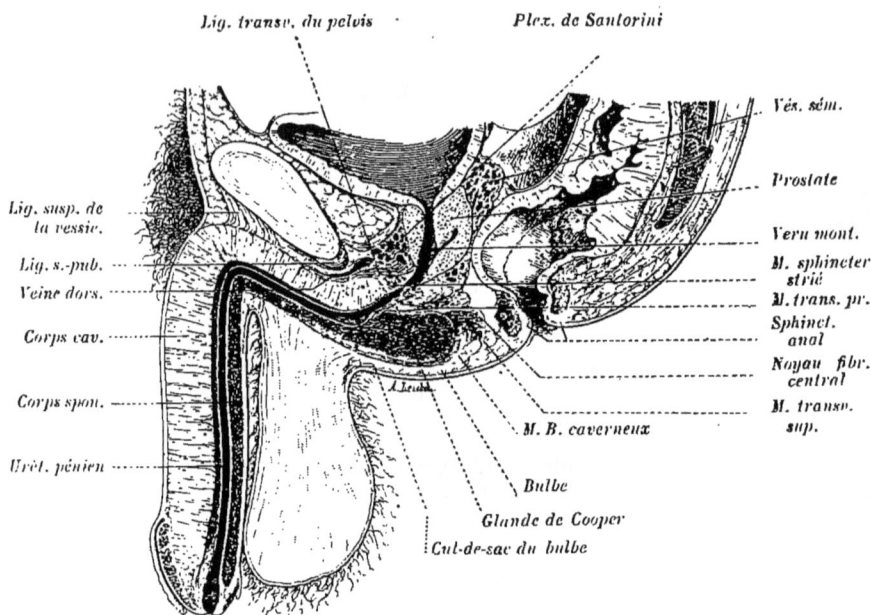

Fig. 428. — Urètre. Disposition générale (Poirier et Charpy).

mobilisable ou très peu, qui comprend les portions prostatique, membraneuse, et le segment périnéo-scrotal, — et une **portion mobile**,
antérieure, pénienne. Ces deux portions sont d'égale longueur, ayant à
peu près chacune 8 centimètres.

M. Guyon, s'appuyant sur l'embryologie, la physiologie et la pathologie de l'urètre, a distingué deux portions : l'urètre antérieur et l'urètre
postérieur. L'urètre **antérieur** comprend la portion spongieuse; —
l'urètre **postérieur** est constitué par les portions membraneuse et
prostatique.

Notons enfin, la distinction embryologique et physiologique de l'urètre
purement urinaire, développé aux dépens de la partie inférieure de la
vésicule allantoïde, — et de l'urètre urogénital, constitué aux dépens
du bourgeon urogénital, comprenant le reste du conduit. Ce second segment, nous l'avons déjà dit, manque chez la femme.

Direction. — La verge étant pendante, l'urètre décrit, d'arrière en avant, deux courbes de sens opposé dans un même plan sagittal, figurant assez bien un S couché horizontalement.

A partir du col vésical, le canal se dirige d'abord obliquement en bas et en avant dans ses portions prostatique et membraneuse; arrivé au-dessous du pubis, il se coude, pour devenir ascendant dans une courte partie de son trajet et atteindre le niveau de la partie inférieure de la face antérieure du pubis. A ce niveau, l'urètre forme un angle, pour devenir de nouveau descendant dans sa portion pelvienne.

Des deux courbures ainsi formées, l'antérieure n'a guère d'importance, parce qu'elle disparaît lorsqu'on relève la verge : la courbure postérieure est, au contraire, relativement fixe et mérite d'être étudiée avec précision.

Le point initial ou origine de l'urètre (col de la vessie), se trouve à 2 centimètres en arrière du pubis, sur une ligne horizontale qui passerait à mi-hauteur, dans le sens vertical de cet os.

Le point terminal, ou angle prépu-

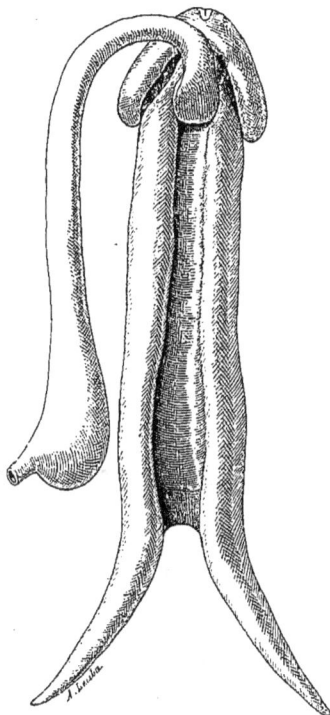

Fig. 429.
Moule de l'urètre antérieur.

bien (union des segments périnéoscrotal et pénien), beaucoup plus bas

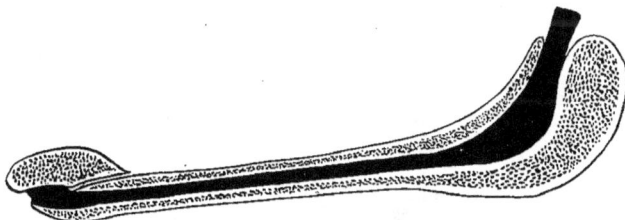

Fig. 430. — Coupe de la portion spongieuse de l'urètre, montrant que le canal urétral perfore le manchon érectile, en arrière, à sa face supérieure et, en avant, à sa face inférieure.

situé, se trouve au-dessous et un peu en avant du pubis, à peu près au niveau d'une ligne horizontale, rasant son bord inférieur.

Le sommet de la courbe, ou point le plus déclive, se trouve sur la verticale abaissée de l'angle symphysien (ou bord inférieur du pubis) et à 1 centimètre au-dessous de celui-ci. Ce point est situé au niveau

de la portion spongieuse, en plein cul-de-sac du bulbe, toujours nettement en avant de l'aponévrose moyenne.

4 centimètres le séparent du point initial, 3 du point terminal.

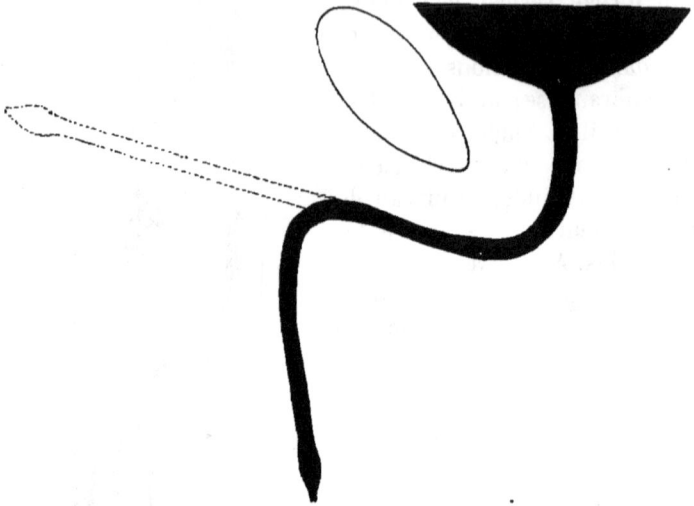

Fig. 431. — En noir : urètre pendant normalement. En pointillé : urètre redressé pour le
cathétérisme.

L'angle formé par les deux segments, correspond, à peu de chose
près, à un angle droit, exactement 93°.

En résumé, cet urètre fixe a une longueur totale de 7 centimètres,
4 pour la portion ini-
tiale descendante (ré-
tropubienne), qui s'a-
baisse au-dessous de
son point de départ, ou
col vésical, de 3 centi-
mètres et demi, — et
de 3 centimètres pour
la portion ascendante
(sous-pubienne), mais
très peu ascendante,
puisqu'elle ne remonte
que d'un demi-centi-
mètre à peine.

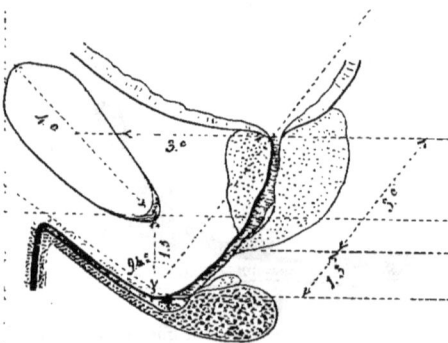

Fig. 432. — Situation des diverses portions de l'urètre
fixe par rapport à la symphyse (Poirier et Charpy).

La portion, dite fixe, de l'urètre ne l'est que d'une manière relative : en abaissant fortement la racine de la verge, on fait descendre
l'angle prépubien de 5 à 7 centimètres; le col vésical peut, lui aussi,

s'abaisser un peu. Il en résulte que, sans grand tiraillement, on peut

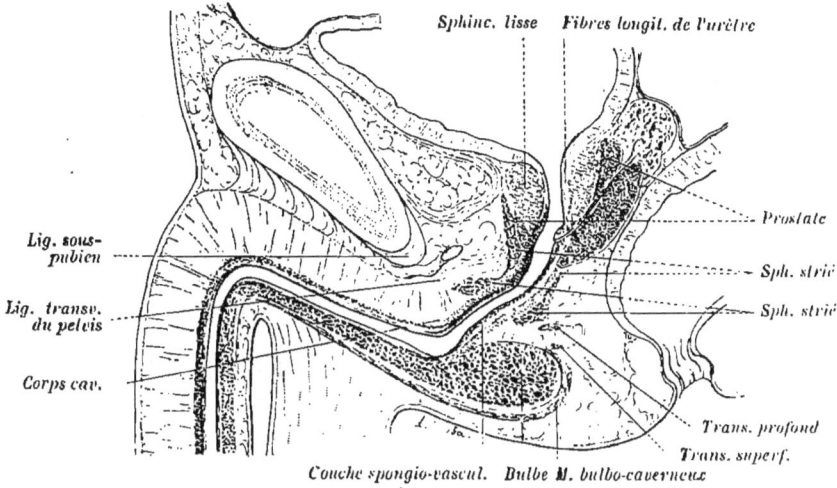

Fig. 433. — Urètre fixe (demi-schématique) (Poirier et Charpy).

rendre l'urètre à peu près rectiligne, ce qui permet de faire pénétrer facilement dans la vessie des instruments rigides rectilignes.

Calibre et forme. — L'urètre est un canal virtuel, dont les parois sont appliquées l'une à l'autre, à l'état de repos; il se dilate physiologiquement pour laisser passer l'urine et le sperme; on peut le dilater chirurgicalement pour y introduire des instruments.

A l'**état de repos**, au niveau du méat, l'urètre a la forme d'une fente antéro-postérieure; dans la portion pénienne, la fente est transversale. Dans la portion spongieuse, la coupe

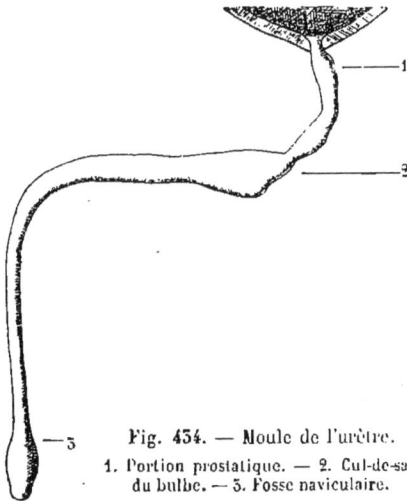

Fig. 434. — Moule de l'urètre.
1. Portion prostatique. — 2. Cul-de-sac du bulbe. — 3. Fosse naviculaire.

du canal est de forme rayonnée; au niveau de la prostate, enfin, la coupe de l'urètre constitue une fente concave en arrière.

Le conduit urétral est loin de constituer un cylindre régulier, il présente, au contraire, une succession de parties alternativement larges

et étroites. Il y a quatre segments rétrécis, qui sont : d'avant en arrière,
le méat, la portion pénienne, la portion membraneuse, la partie terminale (ou col de la vessie). Intermédiaires, les segments dilatés sont au
nombre de trois : la fosse naviculaire, dans le gland ; le cul-de-sac
bulbaire, au niveau du bulbe ; le sinus prostatique, dans la traversée
de cette glande.

La plus importante de ces dilatations est la dilatation bulbaire. Ce
cul-de-sac du bulbe, peu accentué chez l'enfant et l'adolescent, se
développe avec l'âge et peut acquérir des dimensions étendues chez le
vieillard. Il se constitue exclusivement aux dépens de la paroi inférieure
de l'urètre, d'où la présence d'un ressaut à l'entrée de la portion membraneuse, lorsqu'un instrument déprime le cul-de-sac. L'urètre membraneux, a dit Guyon, s'ouvre dans le bulbe, comme l'urètre pénien au
dehors, par un véritable méat, le méat postérieur.

La dilatation de l'urètre situé dans la portion prostatique se fait,
elle aussi, aux dépens de la paroi inférieure. Il en résulte, au point de
vue pratique que pour pénétrer d'avant en arrière dans la portion
membraneuse, comme pour traverser la partie prostatique du canal, il
faut suivre la paroi supérieure de l'urètre.

Le schéma ci-joint donne les chiffres du calibre de l'urètre d'après
Reybard.

Le **calibre chirurgical** de l'urètre, celui qu'on peut obtenir par la
dilatation instrumentale, varie beaucoup suivant le point considéré.

Le méat, assez dilatable chez certains sujets l'est fort peu dans
d'autres cas ; aussi, pour introduire de gros instruments dans l'urètre,
est-il souvent nécessaire de l'inciser : l'urètre membraneux ne peut
guère se dilater au delà de 10 millimètres ; au niveau du bulbe, on
peut arriver à 12 ou 14 millimètres et jusqu'à 20, dans la portion
prostatique.

Les **dimensions de l'urètre antérieur**, mesuré, sur le vivant, par
de la Calle, à l'aide d'un dilatateur, sont les suivantes :

	MOYENNES	LES PLUS FRÉQUENTES	PLUS BASSES
Méat. . . .	31	25-30	25
Fosse naviculaire . .	34	30-35	25
Region penienne . .	37	35-35	28
— scrotale . . .	37	36-39	35
Bulbe	36	35-38	34

Conformation intérieure. — La conformation intérieure de l'urètre diffère suivant les portions.

1° Celle de la **portion prostatique** a été déjà étudiée page 741, avec

sa saillie postérieure très marquée, le veru montanum, et l'embouchure des très nombreuses glandes
prostatiques, des deux canaux
éjaculateurs et de l'utricule prostatique.

2° La **portion membraneuse** présente quelques plis longitudinaux
sur sa paroi postéro-inférieure, et,
sur tout le pourtour, l'embouchure
de très nombreuses glandes muqueuses (glandes de Littre).

3° La **portion spongieuse** offre
également d'assez nombreux replis,
développés sur sa paroi inférieure,
accusés surtout au niveau du cul-
de-sac bulbaire. Comme ceux de
l'urètre membraneux, ils sont surtout
longitudinaux, parallèles à l'axe du
canal. Dans toute la longueur de
l'urètre spongieux, on trouve une
série de dépressions, sortes de lacunes, dites lacunes de Morgagni. Les
unes sont grandes et appelées foramina; au nombre de 10 à 12, elles
n'existent que dans la portion pénienne et sur sa paroi supérieure
seulement. Les petites, beaucoup
plus nombreuses, se rencontrent
dans toute la longueur de la portion spongieuse, mais, avec une plus
grande fréquence encore, sur la paroi supérieure. Toutes ces lacunes
présentent une ouverture oblique,
dirigée vers le méat. Quelques-unes
présentent 3 et 4 millimètres de
diamètre, et jusqu'à 15 et 20 millimètres de profondeur.

Tout près de l'entrée du canal, à
1 ou 2 centimètres en arrière du
méat, se trouve toujours, sur la paroi supérieure, une sorte de lacune
beaucoup plus largement ouverte,
profonde de 6 à 8 millimètres, c'est

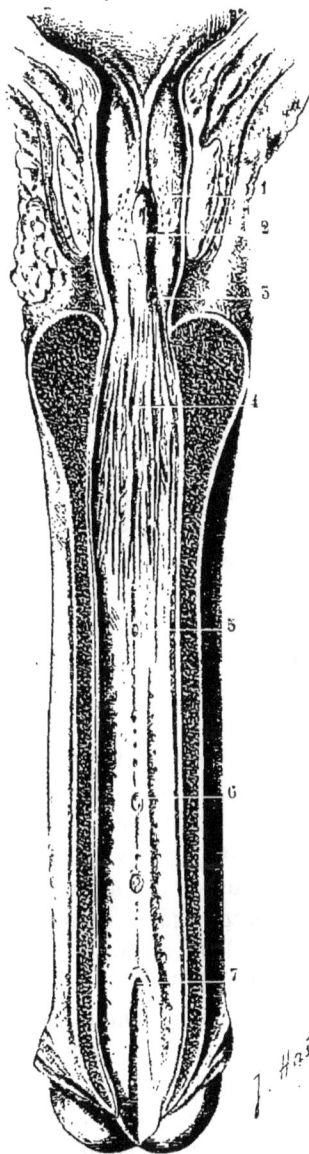

Fig. 455. — Urètre étalé après avoir été
fendu sur la paroi supérieure.

1. Urètre prostatique. — 2. *Veru montanum.* —
3. Portion membraneuse. — 4. Cul-de-sac du
bulbe. — 5. Foramina. — 6. Lacune de Morgagni. — 7. Valvule de Guérin.

le sinus de Guérin, limité en bas par un repli valvulaire, la valvule de
Guérin.

Rapports de l'urètre.

Je décrirai séparément les rapports de l'urètre, dans les différents
segments prostatique, membraneux, périnéo-scrotal et pénien.

Pour les rapports de l'urètre prostatique et membraneux, je renvoie
à la page 741.

I — URETRE PÉRINÉOSCROTAL

Pour bien comprendre ces rapports, il est nécessaire d'avoir une idée
précise de la constitution du périnée.

Nous n'entrerons ici dans aucune discussion anatomique, nous contentant d'exposer ce que montrent et la dissection et les travaux, actuellement classiques, sur ce sujet.

Le **périnée** est l'ensemble des formations musculo-aponévrotiques
qui ferment en bas la cavité du petit bassin.

La ligne bi-ischiatique divise le périnée en deux régions : l'antérieure,
génito-urinaire, la postérieure, rectale.

Nous n'avons à nous occuper que du périnée antérieur.

Schématiquement, il est constitué par un squelette osseux, l'arcade
pubienne, entre les branches de laquelle est tendue une lame épaisse
et rigide de constitution complexe, appelée aponévrose moyenne : cette
lame est percée de trous, où passent l'urètre, des vaisseaux et des
nerfs.

Au-dessus de l'aponévrose moyenne, dont l'ensemble constitue l'étage
moyen, se trouve l'étage supérieur du périnée : c'est la loge prostatique,
encastrée entre les deux releveurs, que tapisse l'aponévrose périnéale
supérieure ou aponévrose pelvienne.

Au-dessous de l'aponévrose moyenne, se trouvent appliqués les formations érectiles qui entourent l'urètre, et les muscles qui les engainent : c'est l'étage superficiel du périnée que revêt l'aponévrose périnéale superficielle.

Reprenons maintenant chacune de ces parties.

L'ogive pubienne est constituée par les deux branches ischio-pubiennes
et par le bord inférieur de la symphyse des pubis.

Étage moyen. — L'aponévrose moyenne ne peut être décrite
comme une simple membrane comblant l'espace interosseux. Elle est
formée de lames aponévrotiques, de fibres musculaires striées et de
fibres lisses, et contient, en partie, dans son épaisseur, les glandes de
Cowper.

Le périnée superficiel étant supposé disséqué et l'urètre coupé au ras de la face inférieure de cette aponévrose, on trouve successivement, en allant d'avant en arrière :

1° **Le ligament arqué sous-pubien**, qui comble le point culminant de l'ogive, sous la symphyse.

2° **Un large hiatus**, au travers duquel passent les deux veines hon-

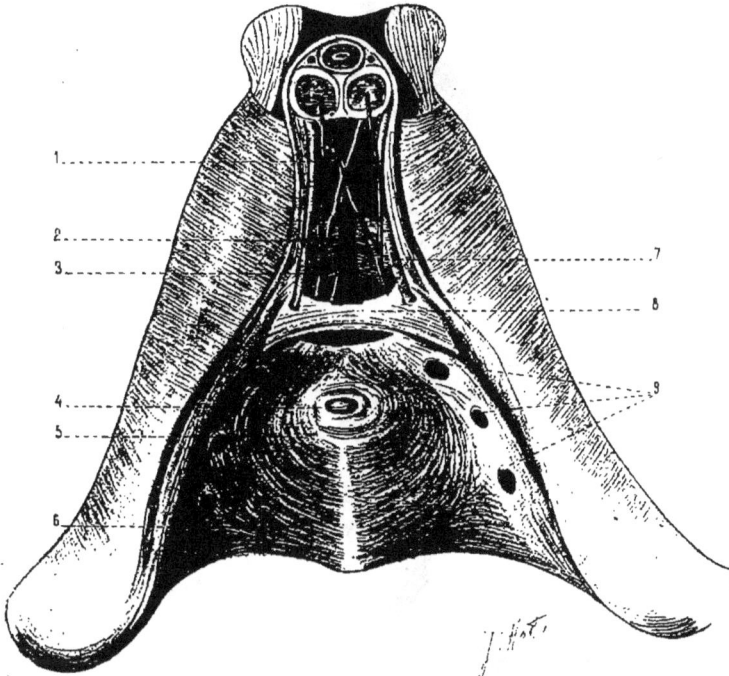

Fig. 456. — Étage moyen du périnée. Aponévrose moyenne.

1. Nerf dorsal de la verge. — 2. Artère dorsale de la verge. — 3. Veine dorsale de la verge. — 4. Urètre coupé. — 5. Sphincter strié. — 6. Transverse profond. — 7. Ligament sous-pubien. — 8. Ligament transverse du périnée. — 9. Rameaux de la veine honteuse interne.

teuses, qui s'unissent pour former la veine dorsale profonde de la verge, unique.

3° **Une bandelette transversale, le ligament transverse du périnée** de **Henle**, percé, sur les côtés, de trous qui livrent passage à l'artère et au nerf dorsal de la verge (organes pairs).

4° **La portion principale de l'aponévrose moyenne**, qui a une forme trapézoïde et se subdivise en deux parties :

a) Une *partie antérieure*, percée, en son milieu, par l'urètre, entouré de sa couche de fibres lisses, puis du sphincter strié ;

b) Une *partie postérieure*, formée de deux muscles pairs, les deux transverses profonds, engainés dans leur aponévrose.

Nous décrirons successivement ces deux muscles.

Le **muscle sphincter strié de l'urètre** n'appartient pas seulement à l'étage moyen du périnée, il se continue dans l'étage supérieur, mais seulement devant la prostate : nous le décrivons ici tout entier, pour

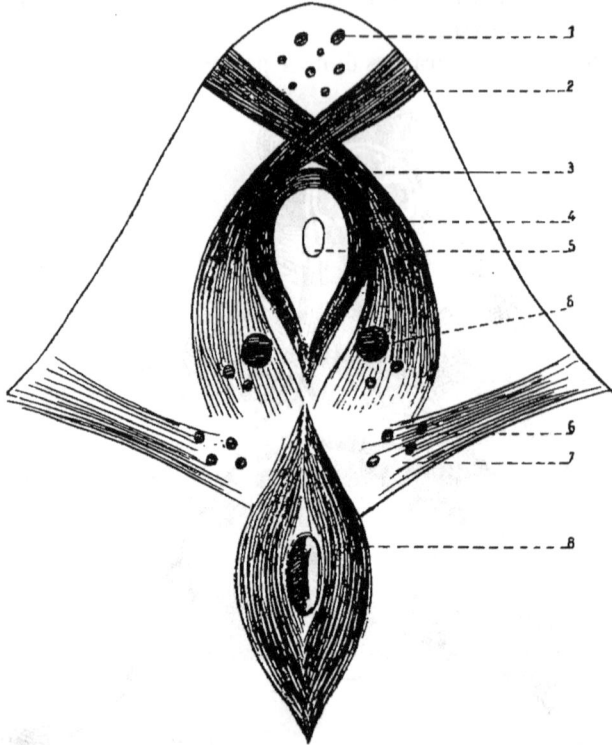

Fig. 437. — Muscles de l'étage moyen du périnée. Glandes de Cooper.

1. Veines du pseudo-plexus de Santorini. — 2. Faisceaux du sphincter externe formant le muscle de Wilson. — 3. Portion inférieure du sphincter strié. — 4. Sa portion moyenne ou membraneuse.— 5. Coupe de l'urètre. — 6, 6. Glandes de Cowper. — 7. Transverse profond. — 8. Sphincter anal.

ne pas scinder sa description. Il faut, avec Kalischer, lui distinguer 3 portions :

1° *Partie antérieure ou Cowpérienne :* ce sont des faisceaux, qui commencent en arrière de l'urètre de chaque côté de la ligne médiane, engainant les glandes de Cowper et qui viennent, en avant de l'urètre, se croiser sur la ligne médiane, pour se diriger vers le pubis, sans l'atteindre toutefois : c'est à ces fibres musculaires préurétrales qu'on donnait, autrefois, le nom de muscle de Wilson (fig. 437).

2° *Partie moyenne ou membraneuse proprement dite :* elle s'étend, en hauteur, depuis les glandes de Cowper jusqu'à la prostate. C'est un anneau musculaire presque complet; il n'est interrompu, en arrière, que par le raphé médian, sur lequel ses fibres s'insèrent (voir fig. 354, page 747).

3° *Partie postérieure ou prostatique :* ce sont des fibres arquées, convexes en avant, qui tapissent la partie antérieure de la prostate.

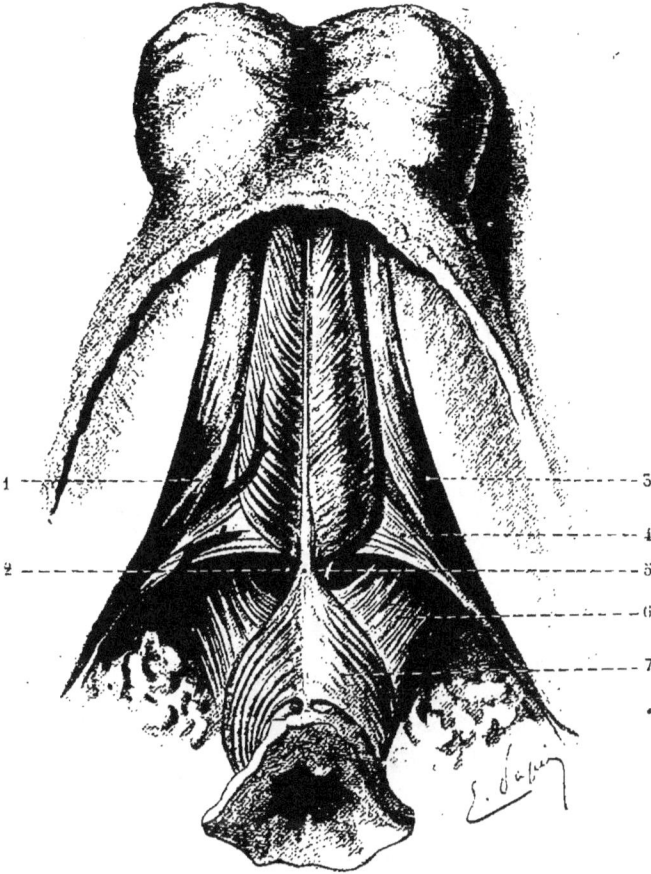

Fig. 438. — Muscles superficiels du périnée.

1. Artère bulbaire. — 2. Muscle recto-urétral. — 3. Muscle ischio-caverneux. — 4. Muscle transverse superficiel. — 5. Raphé ano-bulbaire. — 6. Releveur de l'anus. — 7. Sphincter anal.

Les choses se passent, en somme, comme si la prostate avait brisé l'anneau musculaire, en arrière (fig. 357, page 747).

Le **muscle transverse profond** est formé de faisceaux, à direction transversale, qui s'insèrent en dehors sur la branche ischio-pubienne, et se terminent en dedans sur le raphé ano-bulbaire, prolongement du noyau fibreux du périnée. Les fibres sont un peu obliques en dedans et en avant, et le bord postérieur du muscle est un peu concave en arrière.

Enfin, à cette musculature striée, viennent se mélanger, en arrière, les fibres lisses du muscle recto-urétral ; ce sont des faisceaux détachés de la musculature longitudinale du rectum, qui viennent se fixer au-dessus du transverse profond et se perdent autour de l'urètre.

Ainsi est constitué l'étage moyen du périnée (voyez fig. 346, page 759).

Étage inférieur. — L'étage inférieur est formé par l'urètre périnéo-scrotal, entouré de ses formations spongieuses, et des muscles bulbo-caverneux, ischio-caverneux et transverse superficiel, qui s'y rattachent.

L'urètre, ayant traversé l'aponévrose moyenne, s'enfonce aussitôt

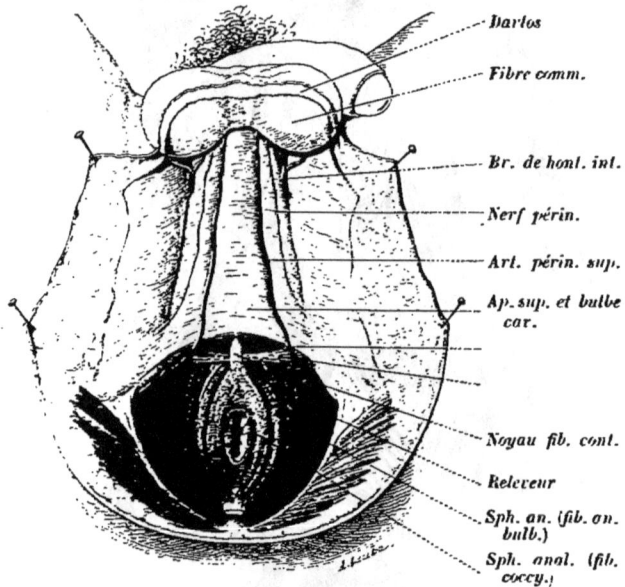

Fig. 459. — Aponévrose périnéale superficielle.

L'aponévrose a été réséquée en arrière pour laisser voir le transverse superficiel.

obliquement dans le corps spongieux : la grosse partie renflée du corps spongieux, formant le bulbe de l'urètre, reste en arrière et au-dessous, puis, le manchon devient régulier, entourant circulairement l'urètre.

Sur les côtés du triangle, s'attachent, à la branche ischio-pubienne, les deux **corps caverneux** qui convergent l'un vers l'autre et viennent, au niveau du bord inférieur de la symphyse, se placer au-dessus du corps spongieux : effilés en arrière, ils s'accolent en avant, en canons de fusil.

Les deux **muscles bulbo-caverneux** engainent complètement le bulbe et la partie initiale du corps spongieux : leur couche superficielle, la plus importante, est formée de fibres qui partent d'un long raphé médian antéro-postérieur et se dirigent obliquement, en avant et en dehors, jusqu'à l'aponévrose moyenne ; les faisceaux les plus antérieurs s'enroulent autour de la verge, formant une sangle, appelée **muscle de Houston**. Au-dessous de cette couche principale, le bulbo-caverneux contient quelques fibres longitudinales et transversales.

Le **muscle ischio-caverneux** est formé de trois faisceaux de fibres : les externes, insérées sur la branche ischio-pubienne, en dehors du corps caverneux, sont obliques en avant et en dedans ; les internes, insérées sur l'os, en dedans du corps caverneux, sont obliques en sens inverse ; enfin, les moyennes, insérées en arrière du corps caverneux, sont parallèles à sa direction.

Le **muscle transverse superficiel** est formé de fibres transversales, insérées en dehors à la branche ischio-pubienne et se dirigeant en avant et en dedans vers le noyau du périnée.

Au point où se rencontrent les deux bulbo-caverneux, les deux transverses superficiels et où vient aussi s'insérer le sphincter externe de l'anus, ces différents muscles s'intriquent et échangent des fibres : c'est le noyau fibreux ou « **centrum** » du périnée.

Chacun des 3 muscles superficiels est recouvert d'une aponévrose, et, de chaque côté, les 3 muscles limitent un triangle à base postérieure.

Étage supérieur. — Au-dessus de l'aponévrose moyenne, le bassin est formé par les deux **releveurs de l'anus** qui, insérés à la face postérieure des pubis, à l'arcus tendinosus et à l'épine sciatique, vont de là se fixer aux faces postéro-latérales du rectum et au raphé anococcygien.

L'aponévrose supérieure du releveur de l'anus forme avec les aponévroses des muscles du bassin (ischio-coccygien, obturateur interne et pyramidal) l'aponévrose supérieure du périnée ou aponévrose pelvienne (fig. 541, page 734).

Ici, le périnée devient commun à l'urètre, entouré de la prostate, en avant, et, au rectum, en arrière : un feuillet aponévrotique tendu du cul-de-sac recto-vésical du péritoine à l'aponévrose moyenne, le subdivise en deux loges : rectale et prostatique.

Telle est, très schématiquement décrite, la disposition des organes du périnée.

Aponévroses. — Il nous faut revenir sur les aponévroses. La description classique, très simple, est celle-ci. Il y a 3 aponévroses.

La moyenne, formée de deux feuillets, engaine tous les organes que nous avons décrits dans l'étage moyen.

En arrière, son feuillet inférieur se replie, en bas, sur les organes de l'étage superficiel et les recouvre, c'est l'**aponévrose superficielle** ; son feuillet supérieur se replie en haut, vers le cul-de-sac péritonéal, c'est l'aponévrose de **Denonvilliers**.

Quant à l'aponévrose supérieure ou pelvienne, c'est, nous l'avons vu, la couverture aponévrotique des muscles du petit bassin.

La conception actuelle (Zuckerkandl, Paul Delbet, etc.,) ne diffère de celle-ci que pour les aponévroses inférieure et moyenne.

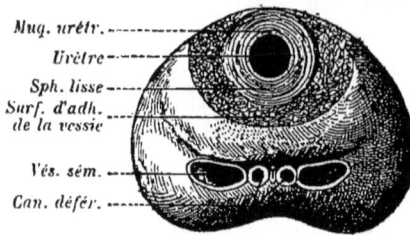

Muq. urétr.
Urètre
Sph. lisse
Surf. d'adh. de la vessie
Vés. sém.
Can. défér.

Fig. 440. — Base de la prostate.

Chacun des muscles superficiels, bulbo-caverneux, ischio-caverneux et transverse, a une mince gaine aponévrotique, qui se continue en avant avec la gaine aponévrotique du pénis.

Il n'y a point d'aponévrose moyenne, mais deux feuillets, l'un pré- et sus-urétral, l'autre sous- et rétro-urétral (fig. 342, page 735 et fig. 344 page 736).

Le **feuillet sus- et pré-urétral** est formé par la face supérieure de la gaine du pénis, qui se continue avec le ligament transverse du périnée, puis, avec une mince lame préprostatique, appliquée devant le sphincter strié (portion prostatique).

Le **feuillet sous-urétral** est plus complexe. Il est formé par : 1° la gaine des corps spongieux et caverneux, solidement adhérente au transverse profond et qu'il faut se garder de confondre avec l'aponévrose superficielle, qui recouvre les muscles ; 2° la gaine aponévrotique du transverse profond ; 5° l'aponévrose de Denonvilliers.

Ainsi, l'urètre, y compris le sphincter strié et les corps érectiles, glisse entre les deux feuillets de l'aponévrose moyenne, et l'on devait dire réellement que les corps spongieux et caverneux font partie de l'étage moyen.

Peu importent, du reste, ces questions de mots : il suffisait de fixer le trajet exact des aponévroses bien visibles, sur deux coupes, une antéro-postérieure et une frontale.

Avant de passer à la région pénienne, disons un mot des glandes de Cowper.

Glandes de Cowper. — Les glandes de Cowper sont, en réalité, deux groupes de glandules, éparses de chaque côté dans la région du bulbe ; aussi, les appelle-t-on, glandes bulbo-urétrales. Quelques-unes de ces glandes se trouvent dans l'espace qui sépare le bulbe de l'aponévrose moyenne (angle ouvert en arrière), les autres sont logées dans le bulbe, les autres enfin, dans le sphincter strié (portion dite cowpérienne) et même dans le transverse profond (fig. 359, page 732 et fig. 457, page 866).

Les canaux excréteurs se réunissent de chaque côté en un canal collecteur, qui glisse entre le bulbe et le transverse profond, puis sous la muqueuse de l'urètre et ne débouche dans la paroi inférieure du canal qu'après un trajet de 3 à 4 centimètres.

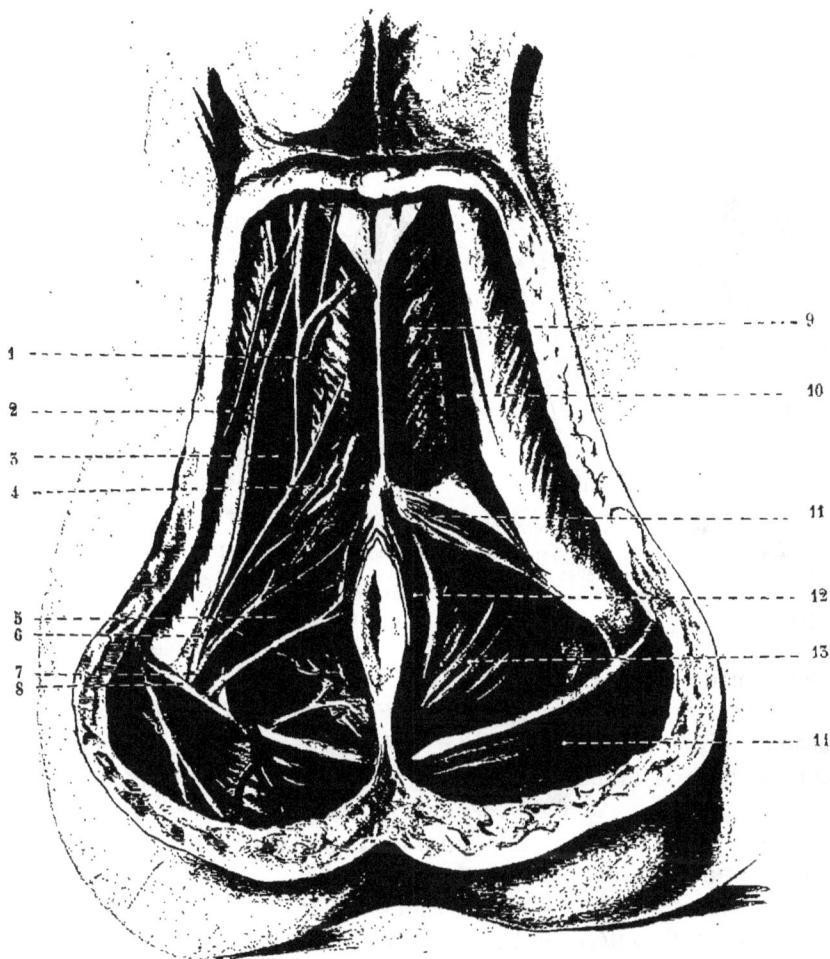

Fig. 441.

1. Artère du bulbo-caverneux. — 2. Nerf périnéal du fémoro-cutané. — 3. Artère périnéale. — 4. Artère et nerf bulbaires. — 5. Artère hémorroïdale inférieure. — 6. Nerf périnéal. — 7. Nerf honteux interne. — 8. Artère honteuse interne. — 9. Muscle bulbo-caverneux. — 10. Muscle ischio-caverneux. — 11. Muscle transverse du périnée. — 12. Muscle sphincter anal. — 13. Releveur de l'anus. — 14. Grand fessier.

II. — PORTION PÉNIENNE DE L'URÈTRE

Il est très facile de se rendre compte des rapports de l'urètre, dans cette région, par une simple coupe frontale.

Au-dessous des couches communes : peau, dartos pénien, aponévrose pénienne, qui se continue en arrière avec l'aponévrose moyenne, on trouve la coupe de l'urètre entouré du corps spongieux, et au-dessus, les deux corps caverneux accolés.

Ces rapports restent les mêmes jusqu'à la région balanique.

Dans cette région, il se produit les changements suivants : les corps caverneux s'effilent en pointe, tandis que le corps spongieux se renfle, s'évase en un cône creux, qu'on a comparé au chapeau de certains champignons, et c'est dans la cupule ainsi formée que viennent se loger les extrémités des corps caverneux (fig. 429, page 859).

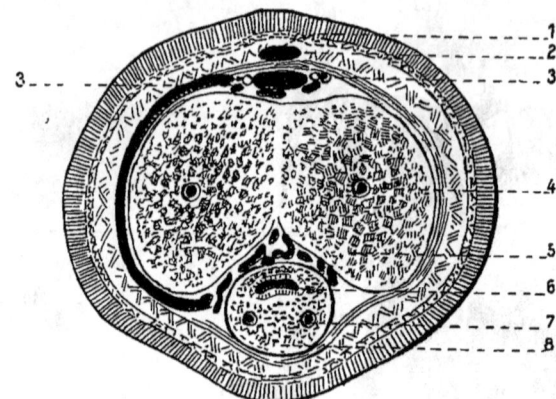

Fig. 442 — Coupe transversale de la verge.

1. Veine dorsale superficielle. — 2 Veine dorsale profonde. — 3 Artère dorsale. — 4 Artère caverneuse — 5. Corps caverneux — 6 Coupe de l'uretre — 7 Artère bulbo-urétrale — 8 Corps spongieux de l'uretre.

La peau de la région balanique offre aussi une disposition particulière : c'est le prépuce ; le pénis est couvert de peau, le gland est couvert de muqueuse : s'il n'y avait point de prépuce, comme après la circoncision, la peau du pénis se continuerait avec la muqueuse du gland : en réalité, la peau se continue jusqu'au niveau du méat, puis, se réfléchit jusqu'à la base du gland, où commence la muqueuse balanique : le doigt ou un stylet peuvent ainsi contourner le gland sous le prépuce, sauf en arrière : à ce niveau, il existe une ligne antéro-postérieure où le prépuce adhère au gland : c'est le frein. Le pénis est rattaché au-devant de la symphyse par le ligament suspenseur de la verge. Ce sont des fibres élastiques qui s'attachent à la partie antéro-supérieure de la symphyse, descendent jusqu'à la verge et s'y divisent en deux groupes de faisceaux, droit et gauche, qui sanglent la verge et se rejoignent au-dessous d'elle.

Vaisseaux et nerfs de l'urètre et du périnée.

Les vaisseaux et les nerfs de l'urètre prostatique étant étudiés au chapitre consacré à la prostate, nous n'avons à envisager ici que ceux de l'urètre membraneux et de l'urètre spongieux : en d'autres termes, il nous faut décrire les vaisseaux et les nerfs du périnée.

I. *Les artères.* — Elles proviennent toutes de la **honteuse interne**.

Sortie du bassin par la grande échancrure sciatique, la honteuse contourne l'épine sciatique et croise la portion horizontale de l'obturateur, pour rentrer, avec la veine et le nerf honteux, dans le plancher pelvien (fig. 874). Elle est d'abord appliquée sur la face pelvienne de l'obturateur interne par l'aponévrose de ce muscle ; elle se recourbe ensuite, pour monter le long de la branche ischio-pubienne, dans l'épaisseur du plancher uro-génital (aponévrose moyenne).

Arrivée au-dessous de la symphyse, elle traverse les faisceaux du ligament suspenseur et devient dorsale de la verge.

Après avoir donné l'hémorrhoïdale inférieure, la honteuse arrivée au périnée antérieur fournit :

1° La périnéale superficielle ;

2° La bulbaire ou transverse profonde ;

3° La caverneuse ;

4° L'urétrale ;

5° Des rameaux ascendants que nous énumérerons seulement, sans y revenir.

Elle s'anastomose avec l'obturatrice, la vésicale antérieure, la rétro-symphysienne, la pré-symphysienne.

1° **La périnéale superficielle.** — On la considère parfois, comme une branche de bifurcation. Elle naît au point où la honteuse va pénétrer dans le plancher uro-génital ; elle passe tantôt derrière, tantôt à travers le muscle transverse superficiel.

Elle suit alors le sillon qui sépare les mucles ischio- et bulbo-caverneux : on la découvre dès qu'on a enlevé la peau et disséqué l'aponévrose superficielle. Elle fournit des rameaux au transverse superficiel et à l'anus ; un de ces rameaux s'appelle la transverse superficielle et ne doit pas être confondu avec la transverse profonde ou bulbaire, bien plus volumineuse. Elle donne ensuite des branches au bulbo-caverneux en dedans, à l'ischio-caverneux en dehors et va se terminer dans la partie postérieure de la peau du scrotum.

2° **La bulbaire ou transverse profonde.** — Il faut, pour la voir, ouvrir largement la rainure ischio-bulbaire et luxer le bulbe vers le côté opposé, puis, déchirer le feuillet inférieur de la gaine du transverse profond.

C'est la plus grosse collatérale de la honteuse interne.

Pour gagner le bulbe, elle doit perforer le feuillet inférieur du plancher.

Elle se dirige transversalement en dedans, perfore alors ce feuillet aponévrotique et pénètre dans le bulbe, par sa partie supérieure. C'est cette artère qu'on risquait de blesser dans la taille latéralisée.

L'artère bulbaire fournit au bulbe et à la portion bulbaire de l'urètre.

3° **La caverneuse.** — Le corps caverneux est fixé contre le plancher, le long de la branche ischio-pubienne : pour y pénétrer, l'artère caverneuse n'a qu'à perforer le feuillet aponévrotique, sous-jacent à la honteuse, et, aussitôt, elle est en plein tissu érectile : sa longueur est donc presque nulle. C'est près de l'angle de réunion des deux corps caver-

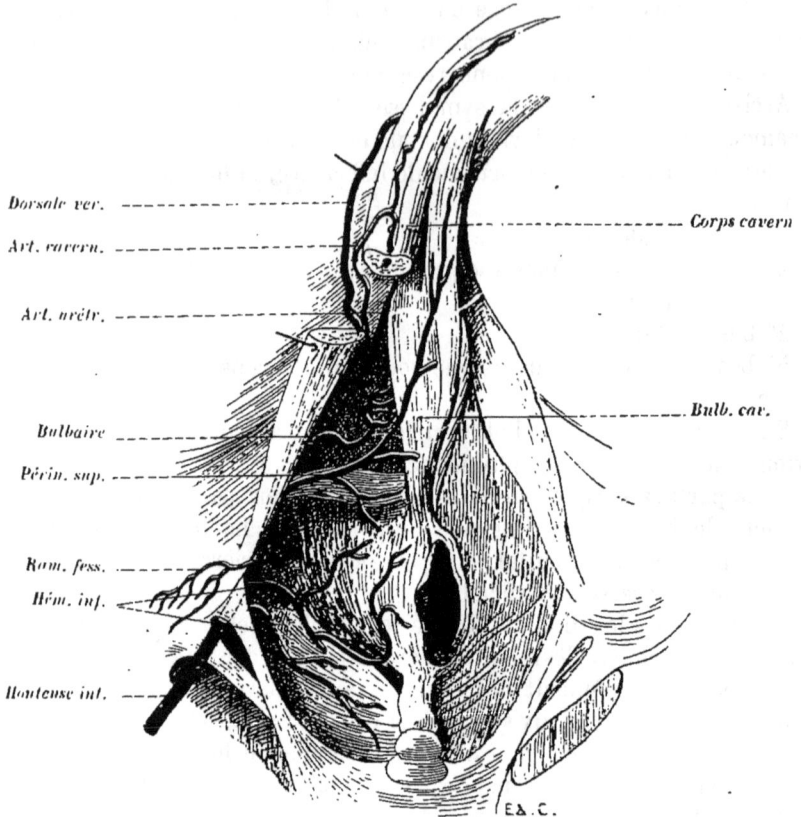

Dorsale ver.

Art. cavern.

Art. urétr.

Bulbaire

Périn. sup.

Ram. fess.

Hém. inf.

Honteuse int.

Corps cavern

Bulb. cav.

E.A.C.

Fig. 445. — L'artère honteuse interne. (Poirier et Charpy.)

neux que se fait la pénétration ; aussi, détache-t-elle immédiatement un rameau récurrent pour la portion initiale du corps caverneux; puis, le tronc principal se dirige en avant, dans l'axe du corps caverneux, jusqu'à son extrémité. Ses branches, dites artères hélicines, se déversent dans les mailles du tissu érectile.

4° **L'urétrale.** — Elle nourrit la portion moyenne du corps spongieux et de l'urètre (la partie postérieure bulbaire étant nourrie par la bulbaire et le gland par la dorsale de la verge).

Pour la voir, il faut décoller la racine de la verge de l'arc sous-pubien. On voit alors les deux artères urétrales descendre vers le corps spongieux, dans l'intervalle qui sépare les deux racines caverneuses. Elle fournit au tissu érectile du corps spongieux jusqu'au gland.

5° **La dorsale de la verge.** — C'est la branche terminale de la honteuse ; elle passe à travers les faisceaux du ligament pubo-caverneux latéral (partie latérale de l'appareil suspenseur de la verge) et suit la face supérieure du corps caverneux correspondant, jusqu'à la couronne du gland. Son trajet est flexueux : elle est recouverte par l'enveloppe élastique de la verge.

Elle est accompagnée de deux veinules satellites et du nerf homo-

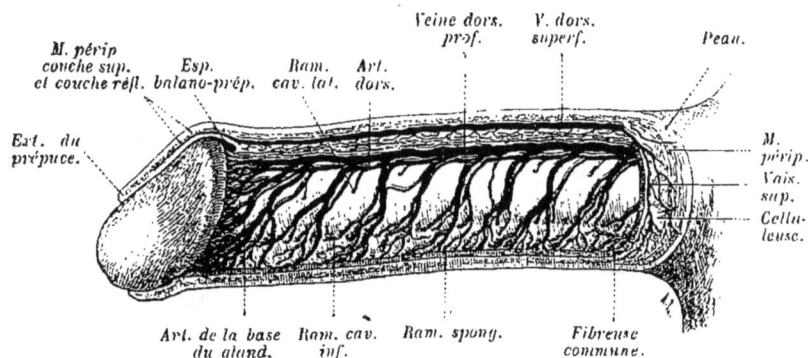

Fig. 444. — Enveloppes et vaisseaux de la verge. D'après Paul Delbet.

nyme et séparée de son homologue, par la grosse veine dorsale profonde.

Elle donne des branches fines aux corps caverneux et au corps spongieux ; arrivé au gland, elle se divise avant de pénétrer dans l'épaisseur du tissu érectile, dans lequel elle se termine.

II. Les veines. — Sous la couronne du gland apparaît la dorsale profonde de la verge, unique et médiane, qu'il ne faut pas confondre avec la dorsale sous-cutanée.

Elle naît des veines du gland et reçoit en chemin des veinules de l'urètre des corps caverneux.

L'artère dorsale présente, en outre, deux petites collatérales qui rejoignent, en haut, la veine dorsale.

Arrivée dans la fissure qui sépare le ligament arqué sous-pubien du ligament transverse, entre les deux racines caverneuses, la dorsale se bifurque en deux veines honteuses internes, qui s'appliquent aux côtés des artères, pour cheminer entre les deux feuillets du plancher.

Les branches collatérales sont calquées sur le système artériel, mais, pour plusieurs d'entre elles, le volume est très différent. Ce sont :

1° Les caverneuses ;

2° Les urétrales ;

5° La bulbaire ;

4° Les périnéales superficielles ;

5° Des troncs descendants, qui sont ici bien plus importants que les troncs ascendants artériels correspondants, formant :

Des veines pré-symphysiennes ;

Des veines rétro-symphysiennes ;

Des veinules graisseuses ;

La veine vésicale antérieure, bien plus grosse que l'artère correspondante (décrite à l'article vessie) ;

Les anastomoses avec la veine vésico-prostatique et avec la veine obturatrice.

La veine hémorroïdale inférieure, dernière branche de la honteuse, est en dehors de notre région.

1° **Veines caverneuses.** — Pour les bien voir, il faut abaisser l'urètre détaché des corps caverneux, qu'on relève au contraire, contre la symphyse : on voit les caverneuses, émerger des corps caverneux, sous forme de 2 ou 5 gros troncs qui perforent l'aponévrose pour se jeter dans la veine honteuse.

2° **Veines urétrales.** — Elles émergent de la face supérieure de l'urètre, passent entre les corps caverneux écartés, et gagnent aussitôt la honteuse.

5° **La veine bulbaire.** — Satellite de l'artère homonyme, est formée par deux ou trois troncs, qui perforent le feuillet inférieur de la gaine du transverse et se dirigent obliquement, en arrière et en dehors, pour gagner la veine honteuse.

4° **Les veines périnéales superficielles.** — Sont satellites des artères correspondantes, au nombre de deux par artère : elles recueillent donc le sang de la peau du scrotum (face postérieure) et des muscles superficiels, puis passant, soit à travers, soit derrière le muscle transverse superficiel, rejoignent la veine honteuse.

La veine honteuse, ayant encore reçu les hémorroïdales inférieures, suit le trajet de l'artère honteuse, contournant, avec elle, l'épine sciatique pour pénétrer dans le bassin ; au cours de ce trajet elle est souvent dédoublée par places. Elle se termine dans la veine hypogastrique.

La portion prostatique de l'urètre est drainée par le système des veines prostatiques et vésicales, mais, comme toutes les veines de l'urètre communiquent par leurs branches d'origine, on voit que ce système veineux est unique, avec des déversoirs multiples, les uns périnéaux, les autres pelviens ; ces différentes voies efférentes étant, elles-mêmes, réunies encore par de multiples et volumineuses anastomoses.

III. *Lymphatiques de l'urètre et de la verge.* — Les lymphatiques de l'urètre prostatique s'unissent à ceux de la prostate (V. prostate).

Les **lymphatiques de la portion membraneuse** et de la région bulbaire traversent l'aponévrose moyenne et se terminent, en partie, dans les

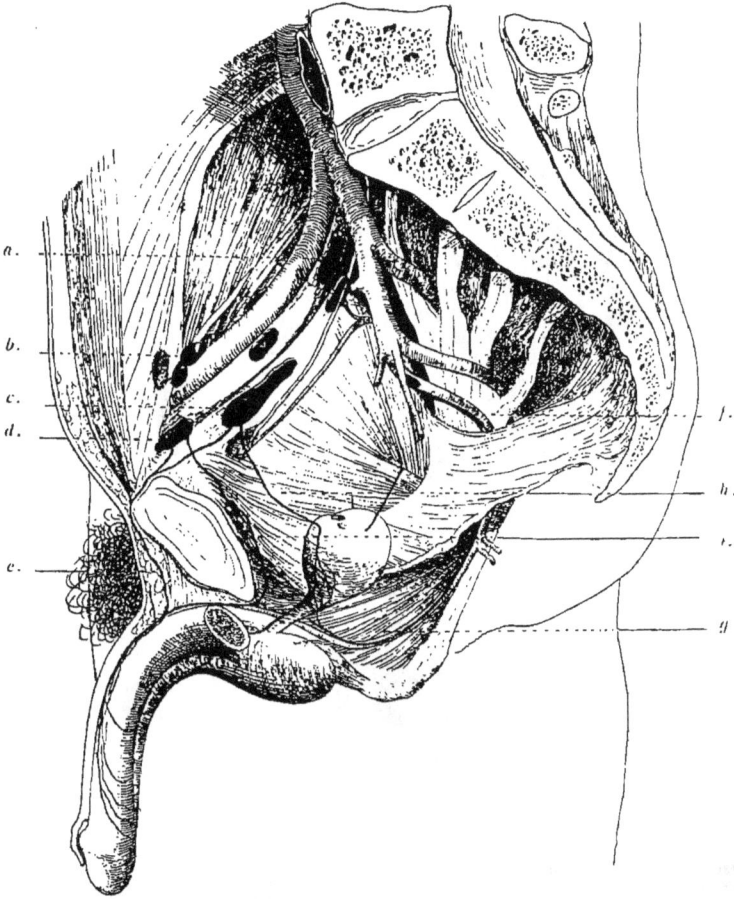

Fig. 445. — Lymphatiques des portions pénienne et membraneuse de l'urètre.
(Cunéo et Marcille.)

a, b, c, d. Ganglions iliaques externes. — *e.* Collecteur pénien pré-symphysien. — *f, g.* Tronc satellite des vaisseaux honteux internes. — *h.* Collecteur venu de la face antérieure de la prostate. — *i.* Collecteur pénien rétro-symphysien.

ganglions iliaques externes, en partie dans les ganglions qui longent l'artère honteuse interne (Cunéo et Marcille).

Les **lymphatiques de la portion spongieuse** sortent de l'urètre, les uns au niveau du frein, les autres sur la face inférieure de la verge; ils contournent la verge pour gagner sur la face dorsale les lymphatiques issus du gland.

Les **lymphatiques de la verge** se divisent en superficiels et profonds. Les superficiels, issus du prépuce et de la peau du pénis, se collectent en un rameau dorsal satellite de la veine dorsale superficielle, qui se bifurque pour gagner les ganglions inguinaux supéro-internes. Les profonds naissent du gland, par un double réseau très serré (muqueux et sous-muqueux), et se réunissent en plusieurs troncs dorsaux, qui

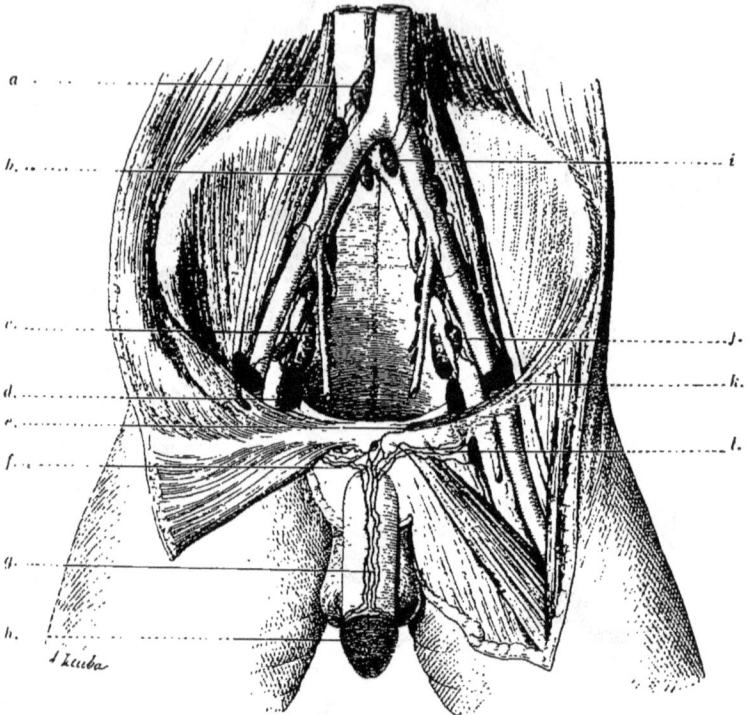

Fig. 446. — Lymphatiques du gland (nouveau-né). (Cunéo et Marcille.)

a. Ganglion latéro-aortique. — b. Ganglion du promontoire. — c. Ganglion iliaque externe (chaîne interne). — d. Ganglion rétro crural interne. — e. Nodule ganglionnaire placé dès l'entrée du canal inguinal. — f. Nodule ganglionnaire pré-symphysien. — g. Collecteurs du réseau balanique. — h. réseau balanique. — i. Ganglion du promontoire. — j. Ganglion iliaque externe (chaîne moyenne). — k. Ganglion rétro-crural externe. — l. Collecteurs cruraux du gland.

suivent la veine homonyme, là ils se divisent de chaque côté en troncs cruraux, qui vont se terminer dans les ganglions inguinaux profonds et iliaques externes, et troncs inguinaux, qui vont aux ganglions iliaques externes en traversant le canal inguinal (Cunéo et Marcille).

IV. **Nerfs de l'urètre et du périnée.** — Comme pour les vaisseaux, la région prostatique doit être mise à part.

Les nerfs du périnée antérieur proviennent tous du nerf honteux interne.

Issu des troisième et quatrième paires sacrées et anastomosé avec les deuxième et cinquième paires, le nerf honteux soit du bassin, au-dessous du pyramidal, contourne l'épine sciatique et se place, en dedans et en arrière, des vaisseaux satellites. Suivant le trajet de ces vaisseaux, il est appliqué d'abord contre l'obturateur interne et se divise là en ses deux branches terminales :

1° Le nerf périnéal ;

2° Le nerf dorsal de la verge.

Le nerf périnéal. — Se dirige en avant, en décrivant une ligne courbe, à concavité supérieure, et arrivé au bord postérieur de l'aponévrose moyenne, se bifurque à son tour, en un rameau superficiel et un rameau profond.

Au cours de son trajet, il donne une branche collatérale, le nerf périnéal externe, qui, longeant la branche ischio-pubienne, va se terminer dans la peau de la région externe du périnée et du scrotum.

Le rameau superficiel du nerf périnéal, traverse l'aponévrose moyenne et chemine en dehors de l'artère homonyme, puis, il perfore l'aponévrose superficielle, et, devenu sous-cutané, suit la rainure ischio-bulbaire pour aller se terminer dans la peau de la partie postérieure du scrotum.

Le rameau profond, satellite de l'artère bulbaire, perfore avec elle l'aponévrose moyenne, suit le triangle ischio-bulbaire sous l'aponévrose superficielle et fournit à tous les muscles superficiels ischio-caverneux, bulbo-caverneux, transverse superficiel et sphincter anal. Il se termine dans le bulbe en fournissant des rameaux aux artères hélicines.

Le nerf dorsal de la verge. — Chemine avec les vaisseaux honteux internes, le long et en dedans de la branche ascendante de l'ischion.

A 1 centimètre ou 1 cent. 5 au-dessous de la symphyse, il perfore l'aponévrose moyenne, derrière le ligament transverse ou à travers ce ligament, puis, se place sur le dos de la verge, en passant dans le ligament pubo-caverneux latéral. Il se divise alors, en :

un rameau externe, ou pénien cutané, qui fournit aux corps caverneux et à la peau de la verge;

un rameau interne, ou rameau du gland, qui va se terminer dans cet organe, dans des corpuscules spéciaux de la muqueuse balanique.

Urètre chez la femme.

Beaucoup plus court que celui de l'homme, l'urètre de la femme est purement urinaire. Il commence également au col vésical, traverse le plancher urogénital et vient déboucher à la partie antérieure de la vulve, dans le vestibule. Il n'offre donc plus que deux segments : un supérieur, pelvien, et un inférieur, périnéal.

La **direction** est sensiblement rectiligne, avec une légère courbure à concavité antérieure. Sur un sujet debout, il est vertical, un peu oblique en bas et en avant. Sa longueur est de 3 centimètres, dont 2 pour la portion pelvienne, et 1 pour la portion périnéale.

Ses **rapports topographiques osseux** diffèrent un peu de ceux de l'urètre de l'homme. Le col vésical, chez la femme, est plus bas situé ; il

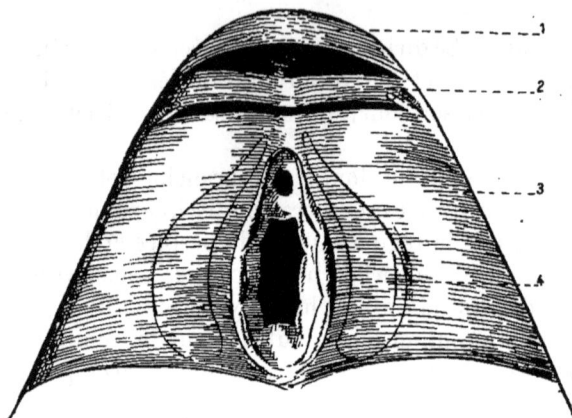

Fig. 447. — Aponévrose moyenne de la femme, perforée au milieu par l'urètre et le vagin.
1. Arc sous-pubien. — 2. Ligament transverse. — 3. Segment principal de l'aponévrose moyenne.
4. Projection des bulbes du vagin.

se trouve au niveau du bord inférieur de la symphyse pubienne. En outre, il en est légèrement plus rapproché, 15 millimètres (au lieu de 20 chez l'homme). Cette situation plus basse avait donné à Lisfranc, l'idée de la taille sous-pubienne ou vestibulaire chez la femme.

Le **périnée de la femme**, bien que modifié par la présence de l'orifice vaginal, présente schématiquement les mêmes dispositions que le périnée de l'homme.

Dans l'ogive pubienne s'insère une lame de constitution complexe : l'aponévrose moyenne. On y trouve d'avant en arrière :

1° Le ligament arqué sous-pubien ;

2° Un large hiatus, où passe la veine dorsale du clitoris ;

3° Le ligament transverse du périnée ou pré-urétral (Waldeyer) ;

4° La masse principale de l'aponévrose moyenne, percée au milieu du large orifice urétro-vaginal ;

5° Les muscles transverses profonds, engainés dans leur aponévrose d'enveloppe.

A l'aponévrose moyenne, sont fixés les bulbes du vagin et les corps caverneux, comme le sont chez l'homme les organes érectiles.

L'étage superficiel comprend les muscles ischio-caverneux, bulbo-

caverneux et transverse superficiel, recouverts par l'aponévrose superficielle.

L'étage supérieur est formé par les deux releveurs que tapisse
l'aponévrose pelvienne. Ces aponévroses fixent l'urètre pelvien, qui est
encore maintenu par ces lames fibro-conjonctives, dites sacro-recto-
génitales, qui vont du sacrum au pubis, en passant contre les viscères.

Le calibre de l'urètre féminin présente deux portions rétrécies : le
début ou col, et la fin, ou méat urinaire, avec toute la portion intermédiaire plus large. Des sondes de 10 à 12 millimètres passent facilement ;
Simon, de Heidelberg, a pu le dilater jusqu'à 20 millimètres et Reliquet
jusqu'à 30 millimètres, mais ces dilatations forcées laissent à leur
suite de l'incontinence d'urine.

Le *méat*, ou orifice inférieur, s'ouvre à la partie antérieure de la
vulve, en arrière du vestibule. Rarement superficiel et apparent, il est
le plus souvent enfoncé dans une dépression de la muqueuse. D'autre
part, sa moitié circonférentielle postérieure est fréquemment hérissée
de rugosités irrégulières, qui en rendent alors la recherche difficile.
Quant à la forme, elle est éminemment variable d'un sujet à l'autre :
ou en fente longitudinale, ou arrondie, ou étoilée.

La *conformation intérieure* est la suivante sur une série de
coupes : transversale en haut, étoilée au milieu, longitudinale en bas.
Elle présente des plis longitudinaux sans intérêt et de nombreux orifices ; les uns, en cæcum, constituent les lacunes de Morgagni, dont
quelques-unes mesurent jusqu'à 15 et 20 millimètres de profondeur,
— les autres représentent l'embouchure des glandes urétrales.

La *structure* diffère de celle de l'urètre masculin, en ce qu'il n'y a
que deux parois, la muqueuse et la musculeuse ; la troisième, la vasculaire ou spongieuse, n'existe pas distincte, ses éléments étant disséminés dans la musculeuse.

A l'inverse de ce qui se passe chez l'homme, la muqueuse est séparée
de la tunique sous-jacente musculeuse par une couche de tissu conjonctif lâche, qui permet le glissement et le déplissement de la première sur la seconde.

Vaisseaux et nerfs sont distribués suivant le même type que chez
l'homme. Les artères viennent des vésicale et vaginale, pour la partie
supérieure, des bulbaire et urétrale, pour la partie inférieure. Les
veines sont disposées de même, mais avec un volume beaucoup plus
considérable et se rendent aux soi-disant plexus pudendalis en bas, —
de Santorini et latéro-vésico-vaginaux en haut.

Enfin, les nerfs viennent du sympathique, du plexus hypogastrique
et du nerf honteux interne, et donnent des rameaux vasculaires,
moteurs, sensitifs.

I. — EXTRACTION DES CORPS ÉTRANGERS

Les corps étrangers de l'urètre peuvent être de nature très variée. Le meilleur procédé d'extraction diffère, nécessairement, suivant la nature du corps étranger, suivant son siège et suivant les modifications secondaires que l'urètre a subies. Je ne puis envisager ici que les règles générales de conduite chirurgicale et les cas particuliers les plus fréquents.

Il nous faut tout d'abord distinguer les corps étrangers qui se trouvent dans l'urètre postérieur, au delà du sphincter membraneux, de ceux qui siègent dans l'urètre antérieur.

Corps étrangers de l'urètre postérieur.

On observe, dans l'urètre prostatique, deux variétés principales de corps étrangers, les calculs et des fragments de sonde.

Calculs — Lorsqu'un calcul venant de la vessie s'est engagé et demeure dans la portion prostatique de l'urètre, on réussit, le plus souvent, à le faire revenir dans la vessie, où l'on peut facilement faire la lithotritie.

Pour repousser le calcul dans la vessie, on commencera par faire un lavage urétro-vésical sans sonde, à l'aide d'un simple bock et d'une canule de Janet ; on peut même faire ce lavage avec une seringue vésicale, munie d'un embout conique : souvent, le courant du liquide suffit à entraîner le calcul, ce dont on s'assure en passant ensuite dans l'urètre un explorateur à boule olivaire. Si le calcul reste encore dans l'urètre, on peut essayer de le refouler avec ce même explorateur. Si on n'y parvient pas, on pourra introduire jusqu'au niveau de la pierre une sonde à petite béquille munie de deux larges yeux latéraux et on injectera de l'eau bouillie ou de l'huile stérilisée, avec force, par le pavillon.

Lorsque, malgré l'emploi de ces moyens simples, on ne réussit pas, on pourra essayer de voir le calcul avec un tube endoscopique et le refouler directement dans la vessie avec une tige métallique : exceptionnellement, il pourrait être possible de l'enlever directement avec une longue pince coudée.

Lorsque le calcul séjourne depuis quelque temps dans la prostate et

s'y est creusé une loge, lorsque ses irrégularités l'empêchent de pénétrer dans la vessie, on devra recourir à l'extraction directe à travers le
périnée, comme il a été dit, page 854, à propos des calculs de la
prostate.

Fragments de sonde. — Lorsqu'un fragment de sonde est arrêté
dans la portion prostatique de l'urètre, on peut essayer de l'enlever
directement, à l'aide d'un tube endoscopique. On introduira le tube,
muni de son mandrin, jusqu'au corps étranger, on retirera ensuite le
mandrin et, en s'éclairant bien par la petite lampe intérieure, on
essayera de faire entrer l'extrémité de la sonde dans l'intérieur du tube
ou de la placer en face de la lumière de ce tube : on la saisit ensuite
avec une fine et longue pince. Si cette manœuvre ne réussit pas, on pourra
essayer l'injection d'eau ou d'huile dont j'ai parlé plus haut.

Corps étrangers de l'urètre antérieur.

Ce sont encore, le plus souvent, des calculs, arrêtés derrière un point
pathologiquement rétréci, ou au niveau du méat. Parfois, le malade a
introduit lui-même dans l'urètre les corps étrangers les plus variés,
épingles, épingles à cheveux, épis de graminées, etc.

Lorsque le corps étranger séjourne quelque temps dans l'urètre, il
détermine une abondante suppuration ; l'inflammation peut, dans ces
cas, dépasser les limites de l'urètre et donner naissance à des abcès et
des fistules.

Calculs. — Souvent, un calcul arrêté dans l'urètre, tout particulièrement près du méat, ne peut sortir, parce que son grand axe n'est pas
parallèle à celui du canal. Un simple mouvement de bascule imprimé
au calcul avec un stylet suffit, dans ces cas, à le redresser, ce qui permet ensuite de le saisir avec une pince. Au besoin, on fera pour sortir le calcul un débridement du méat sur son bord inférieur.

Si le calcul séjourne depuis peu de temps dans un urètre non rétréci,
on essayera de l'extraire avec la pince à corps étrangers ou avec la
curette à bascule.

Pour **enlever un calcul avec la pince** (fig. 448), on tend la verge avec
la main gauche, tandis qu'avec la main droite on introduit la pince
fermée, bien enduite de vaseline, jusqu'au corps étranger, pendant
qu'on appuie sur le périnée au delà du calcul, pour l'empêcher de
rétrograder. On ouvre ensuite la pince et on essaie de passer sa branche
fixe entre le calcul et la paroi urétrale, pour le saisir entre les mors de
la pince : on s'aide, au besoin, de mouvements d'inclinaison de la
verge, pour mieux réussir à passer le mors fixe entre la pierre et le
canal.

En cas d'insuccès avec la pince, on peut essayer la **curette à bascule** (fig. 450). On introduit l'instrument entre la paroi urétrale et la pierre, de manière à ce que son extrémité dépasse le corps étranger; puis on fait sortir la petite curette qui l'engaine ainsi en arrière et on fixe sur elle le corps étranger, à l'aide d'une sonde introduite par le canal : on

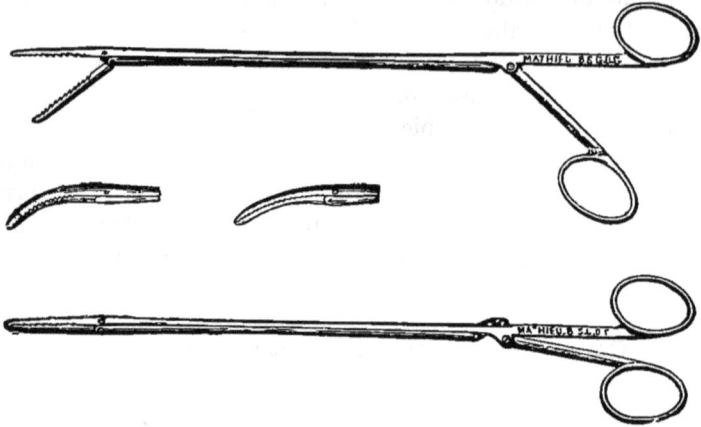

Fig. 448. — Pince a bascule.

retire ensuite, ensemble, la curette, la sonde et la pierre qui se trouve entre elles.

Lorsque les manœuvres indiquées ont échoué ou lorsque la pierre est

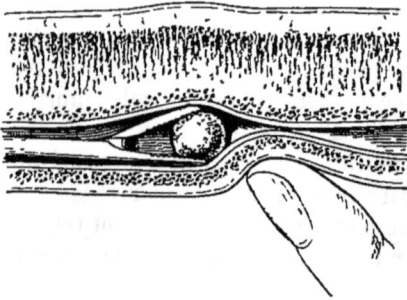

Fig 449. — Extraction d'un calcul de l'urètre antérieur à l'aide d'une pince à corps étranger.

arrêtée derrière un point rétréci, on peut essayer de la mobiliser, en plaçant une fine bougie conductrice à demeure, entre le calcul et le canal. La bougie sera laissée en place quarante-huit heures. On pourra ensuite, dans les cas simples, essayer à nouveau d'enlever la pierre avec les pinces ou la curette. Si on n'y parvient pas, le mieux sera de pratiquer l'urétrotomie externe, pour arriver directement sur le corps étranger.

Épingles. — Les épingles à tête se trouvent le plus souvent dans la première portion du canal, la pointe regardant le méat; souvent la pointe est enfoncée dans la paroi urétrale. Le plus simple est d'essayer d'abord d'introduire un tube endoscopique en tendant fortement la verge pour dégager la pointe de l'épingle et la faire entrer dans l'intérieur du tube, où on la saisira avec une pince. En cas d'insuccès, on fera la manœuvre de **version de l'épingle**, représentée dans la figure 451.

On fléchit la verge sur l'épingle, de manière que sa pointe, perforant la paroi de l'urètre, vienne faire saillie à travers la peau : la pointe de l'épingle est saisie avec une pince et attirée au dehors, en la basculant, afin que sa tête se retourne dans l'intérieur de l'urètre. Poussant alors la pointe de l'épingle, la tête se dirige vers le méat et on peut la saisir avec une pince.

S'il s'agissait d'une **épingle à cheveux**, placée les pointes en avant dans l'urètre d'un homme, je crois qu'il vaudrait mieux pratiquer d'emblée l'urétrotomie externe que de risquer les déchirures irrégulières, déterminées par des tentatives d'extraction.

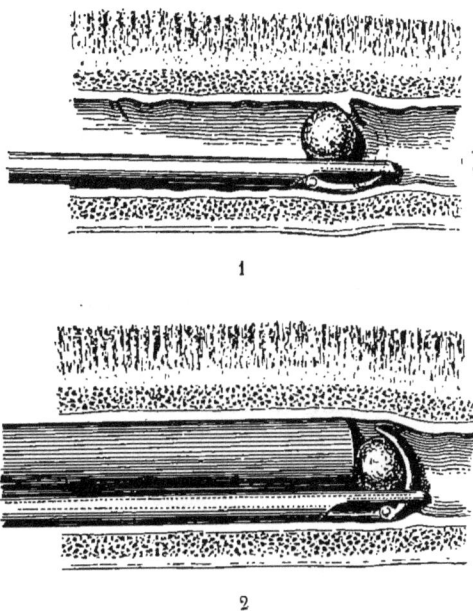

Fig. 450. — Corps étranger. Ablation avec la curette.

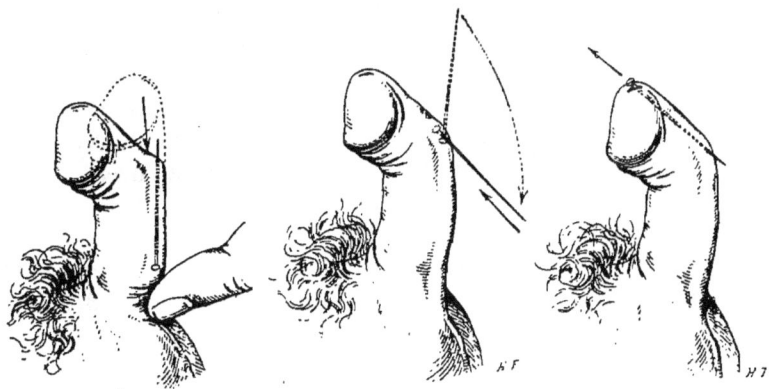

Fig. 451. — Ablation d'une épingle engagée dans l'urètre par la manœuvre de la version.

Chez la femme, on repousserait l'épingle dans la vessie, pour la retirer ensuite, comme il a été dit page 537.

On essaie de retirer les **épis de blé**, en plaçant un tube endoscopique, de manière à ce que l'épi se trouve en entier dans l'intérieur du tube ; dans ce but, on saisit son extrémité antérieure avec une pince, avant d'enfoncer le tube. Si on essayait de retirer directement l'épi, on en serait empêché par ses barbes qui s'écartent et se fixent dans l'urètre.

Quel que soit le corps étranger, on ne doit jamais prolonger outre mesure les tentatives d'extraction par les voies naturelles : le chirurgien estimera qu'il vaut mieux arriver rapidement sur le corps étranger par une incision franche de l'urètre, que de trop meurtrir le canal. Si l'urètre est intact, on pourra suturer la petite plaie, en ayant soin de ne pas perforer la muqueuse avec les fils de suture et obtenir rapidement la guérison.

Lorsque l'inflammation secondaire au corps étranger a déterminé une urétrite intense, lorsque surtout il existe un abcès péri-urétral, il vaut mieux procéder, d'emblée, à l'urétrotomie externe ; dans ce cas, la plaie urétrale ne sera pas suturée. On ne laissera pas de sonde à demeure, et on laissera la plaie se fermer par granulation. Une huitaine de jours après l'opération, on commencera à passer des sondes métalliques, pour empêcher la trop longue durée de la fistule et le rétrécissement du canal.

II. — MÉATOTOMIE

Lorsqu'on veut élargir le méat congénitalement rétréci, la simple incision de son bord inférieur suffit ; en ayant soin de maintenir ouverte la petite section, on obtient rapidement une ouverture permanente, parce que la portion souple sectionnée se recouvre d'épithélium. Lorsque le méat a été rétréci par une cicatrice, ce procédé peut ne pas suffire, parce que la rétraction du tissu inodulaire reforme le rétrécissement ; il est alors nécessaire de suturer la muqueuse de l'urètre à celle du gland.

Méatotomie simple. — Voici comment je procède à l'ordinaire :

On introduit, dans le canal, une bougie métallique ou une simple bougie en gomme : avec l'index et le pouce gauches, on tend la peau de la partie inférieure du méat. Avec la pointe d'un bistouri, de dehors en dedans et de bas en haut, on coupe le bord inférieur du méat dans l'étendue que l'on désire. La section doit être assez large pour qu'une bougie métallique à bout rond du n° 60 puisse pénétrer aisément dans l'urètre ; aussi convient-il d'en faire immédiatement l'essai et, au besoin, d'agrandir de suite l'incision.

Pansement. — On écarte bien les lèvres du méat et, avec une sonde cannelée, on insinue dans le canal une fine mèche de coton hydrophile dont la partie moyenne écarte, en s'insinuant entre elles, les lèvres de la plaie. Pas d'autre pansement. Le malade urine sans s'inquiéter du petit morceau de coton qui reste souvent en place deux ou trois jours; lorsque le coton est tombé, on recommande au malade d'écarter les lèvres de la petite plaie chaque fois qu'il doit uriner. Pendant quelques jours, jusqu'à complète cicatrisation, il est utile, après la chute du coton, de passer dans le méat l'extrémité d'une bougie métallique n° 60.

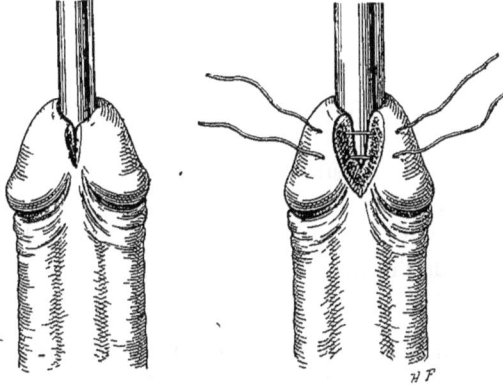

Fig 452 — Méatotomie sur Béniqué

On peut encore faire avec avantage la méatotomie sur une bougie métallique en pratiquant la section avec le galvano-cautère : ce procédé n'exige aucun pansement.

La plupart des chirurgiens pratiquent la méatotomie, à l'aide du petit instrument représenté figure 453, en limitant l'ouverture des lames, soit avec une vis, qui empêche la lame coupante de

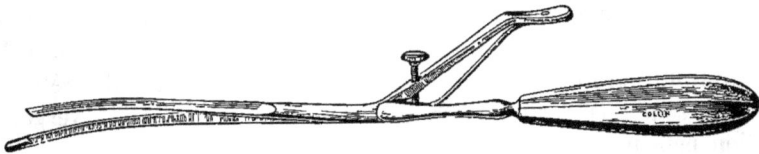

Fig 453. — Méatotome

s'ouvrir au delà du point désiré, soit avec la simple pression des doigts. L'urétrotomie ainsi faite est moins précise dans ses résultats que lorsqu'on emploie mon petit procédé; on coupe souvent trop ou pas assez.

Méatotomie avec sutures. — On commence par ouvrir le méat sur sa lèvre inférieure, comme il a été dit ci-dessus; on saisit ensuite avec des pinces à griffes la muqueuse urétrale et on la réunit, en bas, à la plaie superficielle, par un point au catgut double O. Au besoin, si la

muqueuse s'amène difficilement, on la dégage un peu au bistouri et on
fait, en outre, de chaque côté, un point de suture latéral, en plus du
point médian inférieur.

III. — URÉTROTOMIES ET URÉTRECTOMIES

En exceptant les cas de corps étrangers, déjà étudiés, ces opérations
ne sont guère pratiquées que pour combattre les rétrécissements de
l'urètre. J'étudierai l'urétrotomie interne, l'urétrotomie externe et la
résection de l'urètre dans les rétrécissements blennorragiques de
l'urètre. J'indiquerai, ensuite, les particularités que ces opérations présentent dans les rétrécissements traumatiques et dans les ruptures
récentes de l'urètre.

Anatomie pathologique chirurgicale des rétrécissements inflammatoires de l'urètre.

Dans la très grande majorité des cas, les rétrécissements inflammatoires ne se trouvent que dans l'urètre antérieur, en deçà de la portion
membraneuse du canal. Plus rarement, on observe des rétrécissements
de l'urètre postérieur.

Rétrécissements de l'urètre antérieur. — Il est rare que le rétrécissement blennorragique soit unique ; dans ce cas, il siège presque toujours au niveau du bulbe. Habituellement, les rétrécissements sont multiples et d'autant plus étroits qu'ils s'éloignent davantage du méat : il
est des malades dont tout l'urètre est rétréci et chez qui la boule exploratrice indique, à courts intervalles, des ressauts correspondant à des
portions plus étroites. Les localisations les plus fréquentes des rétrécissements sont : la région périnéo-bulbaire, la racine de la verge, la
portion pénienne.

La configuration et l'étendue des rétrécissements sont très variables.
Certains rétrécissements sont si légers, qu'on peut à peine les sentir par
une exploration minutieuse du canal ; dans certains endroits, l'urètre
est moins dilatable qu'à l'état normal, mais si, à l'autopsie, on fend le
canal et qu'on l'examine à l'œil nu, il paraît normal. Entre ces minimes
rétrécissements et ceux dans lesquels on ne peut passer une bougie fili-
forme, on peut observer toutes les variétés.

Les coupes transversales de l'urètre, étagées d'avant en arrière, permettent de se rendre compte des modifications du canal rétréci.

À l'état normal, un urètre coupé en travers se présente, dans la portion pénienne, sous la forme d'une fente verticale, tandis que, dans la région bulbaire, la coupe du canal dessine une fente transversale : sur la coupe, on voit la muqueuse d'un rose pâle, entourée par le tissu spongieux, alvéolaire, de couleur rougeâtre, qu'enveloppe une mince membrane. Lorsque l'urétrite chronique intense a modifié la structure du canal et que le rétrécissement est constitué, les parois de l'urètre ne s'appliquent plus pour fermer le canal; ces parois deviennent rigides et la fente est transformée en un orifice, plus ou moins large (fig. 455), de forme variable, vaguement ovalaire, triangulaire, en croissant, ou tout à fait irrégulier. Il est fréquent, surtout au niveau du bulbe, que la fente urétrale prenne la forme d'un

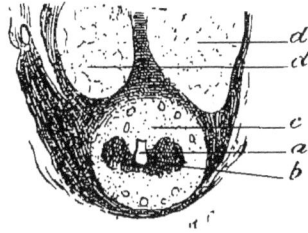

Fig. 454. — Coupe totale de l'urètre.
(Wassermann et Hallé.)

a. Urètre. — b. Sclérose inféro-latérale. — c. Corps spongieux. — d. Corps caverneux.

croissant, dont les angles aigus se prolongent plus ou moins dans les parties latérales (Wassermann et Hallé). Cette disposition doit être retenue, parce qu'elle explique l'ouverture très fréquente des fistules périnéales, non dans la partie inférieure la plus superficielle du canal, mais bien sur ses portions latérales, vers la paroi supérieure (fig. 456).

Le trou béant, que la coupe transversale de l'urètre montre au commencement du point rétréci, devient plus étroit à mesure qu'on avance vers le bulbe; il garde, à peu de chose près, le même calibre dans une étendue qui est, en général, de quelques millimètres, puis l'urètre s'élargit de nouveau. Il résulte de cette disposition que, d'une manière schématique, on peut représenter le point rétréci comme la jonction de deux par-

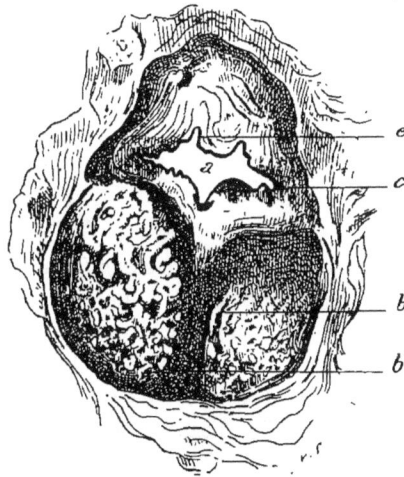

Fig. 455. — Urétrite chronique. Région sus-bulbaire.

a. Urètre en forme d'orifice quadrilatéral irrégulier. — b. Bulbe sclérosé d'un seul côté. — c. Angles latéraux de l'urètre. — e. Épithélium de l'urètre. (M. Wassermann et X. Hallé)

ties infundibuliformes, l'une antérieure, l'autre postérieure; le cône postérieur, celui qui s'ouvre du côté de la vessie, est plus large et plus court que le cône antérieur (fig. 457), mais la portion rétrécie n'est pas régulière dans toute son étendue : l'orifice antérieur correspond rarement à l'axe du canal ; il est dévié vers un point quelconque de la périphérie : il en est de même pour l'orifice postérieur, et ces deux orifices peuvent ne pas se correspondre ; souvent encore, entre les deux points extrêmes, antérieur et postérieur, qui représentent la portion étroite du rétrécissement, on observe des changements d'axe dans le canal, devenu tortueux.

L'étude des coupes transversales au niveau du point rétréci démontre que, dans tous les rétrécissements un peu avancés, les lésions ne sont pas limitées à la muqueuse, mais bien qu'elles s'étendent en profondeur, qu'elles atteignent, en particulier, le tissu spongieux. Le tissu alvéolaire du corps spongieux est sclérosé, plus dur, ratatiné et diminué d'épaisseur ; il se confond avec la muqueuse urétrale, et, en dehors, avec sa propre enveloppe. Les lésions scléreuses s'éten-

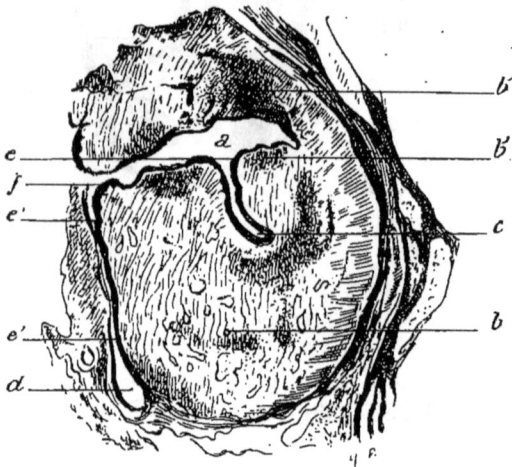

Fig. 456. — Urétrite chronique. Région bulbaire antérieure.

a. Urètre en fente transversale. — *b*. Bulbe scléreux. — *b'*. Nodule de tissu fibreux péri-urétral. — *c*. Diverticule médian inférieur. — *d*. Trajets fistuleux communiquant avec l'urètre. — *e*. Épithélium urétral. — *e'*. Épithélium de revêtement des trajets fistuleux. — *f*. Angle urétral largement ouvert. (M. Wassermann et N. Hallé.)

dent souvent plus loin, excentriquement, et on peut voir des bandes fibreuses jusque dans l'épaisseur des corps caverneux de la verge (fig. 458). Les lésions scléreuses péri-urétrales présentent une étendue variable, suivant les points de la paroi qu'on examine : dans certains cas, la sclérose est circulaire, entourant assez régulièrement tout l'urètre (fig. 456) ; d'autres fois, les lésions sont limitées à l'une des parois, supérieure, inférieure ou latérale de l'urètre, et dans une étendue variable la circonférence du canal paraît saine. Sur la foi d'un travail, basé sur un nombre de cas trop restreint, publié par Segond et Brissaud, on avait cru que le rétrécissement siégeait plus particulièrement sur la paroi inférieure de l'urètre. Baraban, Hallé et Wassermann ont démontré que cette localisation n'a rien de fixe, et j'ai pu, moi-même, constater, sur plus de cent de mes opérés, examinés à ce point de vue, que la portion la plus dure, la plus scléreuse de la circonférence du canal siège aussi fréquemment en haut qu'en bas ou sur les côtés.

Degré. — Le degré du rétrécissement est, comme nous l'avons vu, très variable; en clinique, on nomme **rétrécissements larges**, ceux qui, tout en se laissant traverser par des explorateurs assez volumineux, déterminent une diminution dans le calibre du canal. Par opposition à ceux-là, on décrit les **rétrécissements étroits.**

On peut observer tous les degrés des rétrécissements, depuis la très légère diminution du calibre jusqu'à l'oblitération complète, qu'on ne voit que lorsqu'il existe des fistules livrant passage à l'urine, en arrière du point rétréci.

Lésions macroscopiques de l'urètre en avant du point rétréci. — Lorsque le rétrécissement est unique et peu prononcé, les lésions urétrales, assez légères, ne peuvent guère être observées que chez le vivant, à l'aide du tube endoscopique. Lorsque le rétrécissement est ancien, on trouve toujours, en avant du point rétréci, des lésions intenses d'urétrite avec des changements de coloration de muqueuse, présentant des parties plus pâles, à côté d'autres de coloration rouge vineux; on voit les lacunes de Morgagni élargies, des orifices glandulaires béants, des irrégularités, des anfractuosités du canal qui constituent des amorces à de fausses routes faciles.

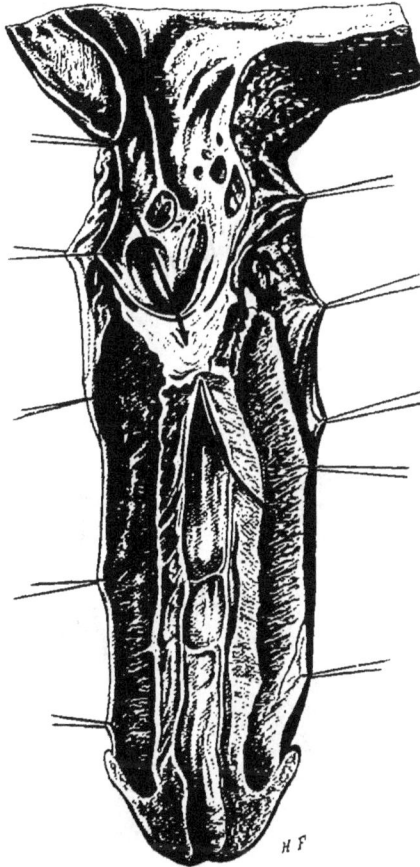

Fig. 457. — Rétrécissements blennorragiques multiples, dilatation rétro-stricturale et ulcération de la muqueuse à ce niveau.

Toujours à ce niveau, l'urètre est plus ou moins dilaté et altéré : dilatation et lésions légères d'urétrite chronique, dans les cas légers; dilatation extrême, lésions profondes, destructives, dans les cas graves. La dilatation rétro-stricturale peut être énorme : tout le segment postérieur de l'urètre forme parfois une large poche qui se continue avec la vessie. La destruction des parois de l'urètre peut aller de la simple ulcération sans fistule, jusqu'à la destruction gangreneuse presque totale des parois urétrales, dans certains cas d'infiltration d'urine.

Lésions péri-urétrales chroniques. — La lésion essentielle des rétrécissements que nous étudions est l'inflammation propagée de la muqueuse au tissu spongieux de l'urètre; souvent, l'étendue du processus aux tissus péri-urétraux modifie les conditions anatomiques et commande des procédés opératoires particuliers.

On observe dans la région périnéo-scrotale des lésions très variables des tissus péri-urétraux. Dans les cas les plus simples, on constate l'existence d'un noyau induré, allongé dans le sens de l'urètre, englobant une petite partie des corps caverneux ; ce noyau fibreux, à limites imprécises, se termine, en forme de fuseau, en avant et en arrière du point rétréci. Lorsqu'on sectionne longitudinalement ce noyau, on arrive sur l'urètre rétréci, de couleur blanc gris, tapissé d'une muqueuse qui se reconnaît à sa surface plus humide et brillante; au delà du point rétréci, la muqueuse reprend graduellement sa couleur normale rosée.

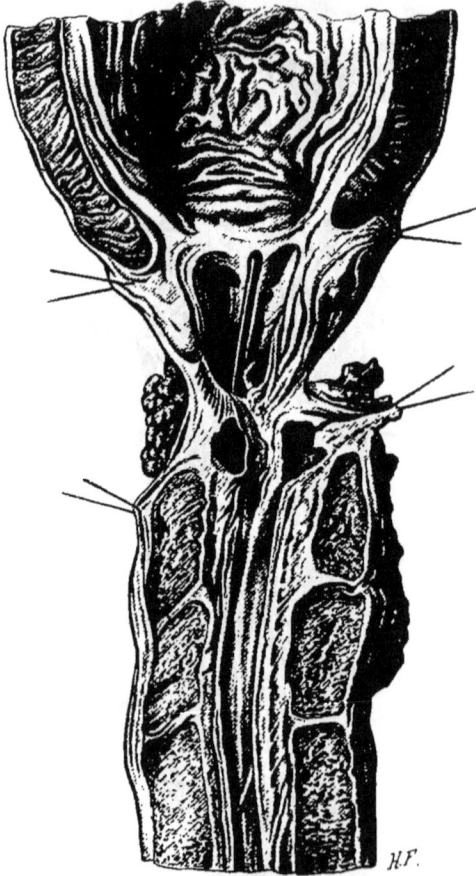

Fig. 458. — Rétrécissements blennorragiques multiples : bandes scléreuses dans le corps caverneux. Fistule urétrale en arrière du rétrécissement.

Dans des cas plus graves, il s'est formé à un moment donné un abcès péri-urétral, qui s'est ouvert à l'extérieur, laissant à sa suite une fistule. Lorsque la fistule s'est fermée d'elle-même, sans qu'il y ait eu de nouvelles poussées inflammatoires, les lésions peuvent être encore assez limitées. Tout se borne, dans quelques-uns de ces cas, à l'existence d'un noyau péri-urétral, analogue à celui que nous avons décrit, avec une

traînée scléreuse dans les tissus du périnée qui s'étend de l'ancienne
ouverture fistuleuse à l'urètre.

Lorsque la fistule persiste, en cas d'abcès simple, les lésions peuvent
être encore assez limitées : le trajet fistuleux, entouré de tissus indurés,
se dirige le plus souvent sur un des côtés de l'urètre, qu'il contourne,
et aboutit à un foyer péri-urétral latéral d'étendue variable. Le foyer
présente des fongosités violacées qui tapissent sa cavité et se prolongent
dans la fistule. L'urètre lui-même peut être fermé ou communiquer
avec le foyer péri-urétral par un orifice irrégulier.

Il n'est pas très exceptionnel d'observer des lésions formant une
masse scléreuse qui englobe en partie les corps caverneux et les muscles du périnée ; de voir dans cette masse des trajets fistuleux simples
ou ramifiés et un foyer péri-urétral rétracté, revenu sur lui-même,
sans que l'urètre présente des lésions graves. Le rétrécissement du canal
peut être peu considérable, mais l'urètre traverse des tissus rigides
qui le compriment. Dans ces cas, lorsque les lésions périphériques
ont une plus grande importance que le rétrécissement lui-même,
l'opération consistera essentiellement à faire la **libération externe de
l'urètre**.

Lorsque des poussées inflammatoires successives ont donné lieu à la
formation d'abcès multiples, lorsque les fistules consécutives se refer-
ment pour s'ouvrir à nouveau dans des endroits plus ou moins éloignés,
on peut observer des désordres considérables ; il se forme alors de ces
tumeurs urineuses chroniques, qui transforment complètement la structure du périnée. Déjà, à simple vue de la région, on constate l'existence
de masses scléreuses hypertrophiques, ravinées de sillons, montrant
des ouvertures fistuleuses multiples dans le périnée, dans les fosses
ischio-rectales, ou même dans la partie supérieure et interne des cuisses :
les bourses sont souvent englobées dans ces tissus scléreux hypertrophiques et prennent un aspect éléphantiasique ; la verge, elle-même,
peut devenir énorme.

Si on dissèque un de ces périnées, on voit la peau épaissie se continuer directement avec la masse scléreuse dure, lamelliforme, que le
bistouri divise sans que les tissus, privés d'élasticité, s'écartent. Les
muscles, englobés dans le tissu, sclérosés eux-mêmes, ne sont plus
reconnaissables ; il faut aller loin, sur les parties latérales, jusqu'au
niveau des branches ischio-pubiennes, pour trouver un tissu graisseux
ayant une apparence normale et pour voir des parties musculaires
encore conservées. Ces tissus indurés sont parcourus par des fistules à
trajet direct ou contourné, simples ou ramifiées, élargies parfois en
clapiers secondaires. Le point de départ de ces fistules est un foyer
juxta-urétral, plus ou moins anfractueux, de dimensions généralement
restreintes : ce foyer se trouve situé presque toujours dans la partie

périnéale, sur un des côtés de l'urètre, empiétant plus ou moins sur
sa paroi supérieure.

Du côté de l'urètre, on constate dans certains cas une communication assez large pour être visible dans les fongosités qui l'entourent ;
d'autres fois, il est impossible de découvrir un orifice de communication entre l'abcès et l'urètre ; les parois du canal, modifiées par la sclérose, sont épaissies et non perforées. Plus souvent, il existe plusieurs
pertuis faisant communiquer l'urètre avec le foyer juxta-urétral. Perdu
dans les masses scléreuses qui l'entourent, l'urètre peut être méconnaissable et difficile à trouver par une incision médiane : même lorsqu'on ouvre le canal en avant du point rétréci, il est difficile de le
suivre d'avant en arrière. De même, si on coupe en travers la masse
fibreuse du périnée, il n'est pas toujours facile de voir la coupe du
canal. En arrière, du côté de la vessie, les lésions s'arrêtent habituellement au niveau de la portion membraneuse ; lorsqu'on opère par
une incision périnéale médiane, ce n'est parfois qu'au niveau même de
l'aponévrose périnéale moyenne qu'on peut trouver le bout postérieur
du canal. Lorsqu'on pratique une incision pré-rectale, on trouve plus
aisément la portion membraneuse au niveau du bec de la prostate ;
même lorsque les lésions s'étendent jusqu'à l'urètre membraneux, il
est plus aisé de reconnaître le canal par cette voie.

Rétrécissements de l'urètre postérieur. — Les rétrécissements
inflammatoires de l'urètre postérieur sont rares. Ils ont été décrits par
Ricord et Leroy d'Étiolles, niés ensuite par les classiques, et de nouveau étudiés par Chetwood, Bazy, Le Fur et Keyes. J'ai pu en observer
moi-même quelques cas.

Dans l'urètre membraneux, on peut observer la propagation des
lésions scléreuses de l'urètre bulbaire ; souvent on observe en même
temps des lésions simultanées de prostatite.

L'urètre prostatique présente lui-même dans certains cas des lésions inflammatoires qui modifient son calibre et qui s'accompagnent de
prostatite hypertrophiante ou de prostatite scléreuse. Chetwood a surtout insisté sur ce que le col de la vessie forme un anneau dur qui ne
se laisse pas dilater au doigt ; souvent encore, le canal prostatique se
déchire plutôt que de se laisser brusquement dilater.

Anatomie pathologique chirurgicale des rétrécissements traumatiques de l'urètre.

Les plaies par instruments piquants ou tranchants sont relativement
rares et donnent lieu à des rétrécissements plus ou moins étendus, suivant différentes conditions, dont la plus importante est, dans les cou-
pures complètes, l'écartement plus ou moins considérable des deux

bouts de l'urètre sectionné. Dans les **plaies contuses**, les lésions sont analogues à celles que nous étudierons dans les ruptures. Les **plaies par armes à feu** peuvent déterminer des délabrements considérables et des rétrécissements très variables dans leur siège, leur étendue et leur degré : ce sont là des faits faciles à comprendre, qu'il est oiseux de décrire en détail. Les **ruptures** de l'urètre sont la cause ordinaire des rétrécissements traumatiques.

Les **ruptures de la portion membraneuse** pourraient, d'après Ollier et Poncet, être consécutives à des traumatismes périnéaux ; dans presque tous les cas, sinon dans tous, on les observe à la suite des fractures du bassin et, très rarement, après la simple disjonction du pubis sans fracture (cas de Voillemier, de Coctaud et un cas personnel). Le rétrécissement consécutif siège dans ces cas très profondément, au-dessous du pubis : son étendue d'avant en arrière n'excède guère 1 centimètre, mais, dans la plupart des cas, le canal est plus ou moins confondu avec les parties périphériques, sans qu'il y ait un nodule cicatriciel facilement isolable. La forme de ces rétrécissements est très régulière et leur ouverture antérieure excentrique rend leur cathétérisme difficile.

Parmi les ruptures de l'urètre, les **bulbaires** sont les plus fréquentes. Il est très rare que le bulbe soit arraché au niveau de la portion membraneuse ; dans ce cas, le siège du rétrécissement serait très profond. Dans la plupart des cas, le rétrécissement traumatique siège sur la portion antérieure ou moyenne du bulbe.

Lorsque la **rupture de l'urètre est complète et totale**, lorsque les deux extrémités de l'urètre ecartées se sont cicatrisées isolément, l'étendue du rétrécissement peut atteindre plusieurs centimètres ; le canal peut être interrompu et l'urine, dans sa totalité, s'écouler par le périnée ; d'autres fois, l'urètre est constitué par une étroite filière tortueuse, plus ou moins confondue avec les masses indurées d'un périnée fistuleux.

Dans les **ruptures des trois tuniques, mais avec conservation de la paroi supérieure**, cas le plus commun, le rétrécissement est presque toujours unique ; son étendue antéro-postérieure est le plus souvent de quelques millimètres ou d'un millimètre : le rétrécissement est constitué par une virole qui entoure plus ou moins complètement la lumière du canal, mais toujours plus marquée, plus épaisse, sur la paroi inférieure ; en haut, il reste, dans un très grand nombre de cas, une lanière de muqueuse urétrale que le traumatisme épargna. Dans les rétrécissements ordinaires de la région bulbaire, le nodule cicatriciel est assez nettement isolable des parties voisines, ce qui permet de l'extirper sans grande difficulté.

Au niveau du bulbe, on voit rarement les ruptures **incomplètes** qui se bornent à déchirer la muqueuse et le tissu spongieux en respectant

la gaine qui entoure celui-ci; plus rarement encore on observe des
ruptures interstitielles (cas de Grauck et de Terrillon); dans ces
cas, les rétrécissements consécutifs sont très limités dans leur étendue
et laissent libre une assez grande partie de la circonférence de l'urètre.

Dans la **région pénienne**, les rétrécissements traumatiques sont dus
surtout à des ruptures incomplètes n'atteignant que la muqueuse et le
tissu spongieux; ils peuvent se rencontrer dans toute l'étendue de la
verge, mais leur siège d'élection est au niveau de l'angle pénoscrotal
ou un peu en avant. Ces rétrécissements sont souvent courts d'avant en
arrière et le nodule qui les constitue n'a guère plus d'un demi ou d'un
centimètre. D'autres fois, le rétrécissement est plus long, il atteint plusieurs centimètres d'étendue.

Quel que soit le siège d'un rétrécissement traumatique, ce qui le
distingue essentiellement du rétrécissement blennorragique c'est la
limitation de la lésion. Sauf des cas très rares, il n'y a qu'un seul rétrécissement : en avant de lui, l'urètre est sain, et la transition est brusque
entre la portion saine et la partie rétrécie; en arrière du rétrécissement,
on voit, au contraire, des lésions qui peuvent acquérir une grande
importance dans les cas anciens. C'est ainsi que l'urètre se dilate et
s'enflamme; que l'urétrite peut arriver à déterminer des lésions analogues à celles que nous avons décrites dans les rétrécissements blennorragiques. Notons encore l'extrême fréquence des complications périnéales, des abcès, des phlegmons et des fistules : ces lésions sont souvent
consécutives au traumatisme qui, dès le début, a donné naissance aux
complications; d'autres fois, sans que les tissus péri-urétraux aient été
gravement atteints par le trauma, les complications surviennent, consécutives à l'inflammation septique qui se développe en arrière du point
rétréci.

Je dois encore insister, avec M. Guyon, sur le développement plus
rapide des lésions vésicales et rénales dans les rétrécissements traumatiques. M. Guyon a fait remarquer que dans les rétrécissements traumatiques la vessie ne subit pas la même hypertrophie de ses parois que
dans les rétrécissements blennorragiques : la lésion urétrale, l'obstacle
contre lequel la vessie doit lutter, se développe très vite et le réservoir,
qui n'a pas eu le temps de s'hypertrophier, se laisse plus facilement
distendre : de là, la rétention incomplète d'urine dans la vessie, condition la mieux appropriée au développement de l'infection vésicale et
des lésions rénales ascendantes.

URÉTROTOMIE INTERNE

Déjà pratiquée par Ambroise Paré et par Diaz, en 1576, l'urétrotomie
interne, à peu près oubliée, renaît, à la fin du xviiie siècle, avec Physick,

en 1795, et, au début du xixe, avec Amussat (1824). Ces auteurs ne faisaient guère que des scarifications, mais Reybard, en 1835, décrivit son dangereux procédé qui consiste, à l'aide de son urétrotome (fig. 459),

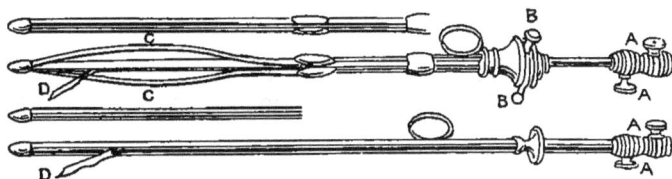

Fig 459 — Urétrotome de Reybard

à couper l'urètre dans toute son épaisseur, « jusqu'aux couches sous-cutanées ». La pratique plus prudente de Civiale et de Maisonneuve, les travaux de Guyon et de ses élèves, ont fait que l'urétrotomie interne est devenue une opération d'emploi courant en France.

Je décrirai l'urétrotomie interne, d'avant en arrière, avec l'instrument de Maisonneuve et l'opération, d'arrière en avant, avec mon urétrotome. Ces procédés s'appliquent à la section des rétrécissements étroits. Je décrirai, en outre, l'urétrotomie avec dilatation, employée dans les cas de rétrécissements larges de l'urètre.

URÉTROTOMIE INTERNE D'ARRIERE EN AVANT

Instruments. — 1° **Une bougie souple**, pourvue à son extrémité externe d'un pas de vis, destiné à articuler la bougie avec la pointe du conducteur de l'urétrotome. La pièce métallique qui porte le pas de vis doit être recouverte par le tissu de la bougie, de manière à éviter qu'elle puisse se plier et se casser à l'union de la partie souple et de l'armature métallique (fig. 460).

2° **L'urétrotome d'Albarran** est représenté figure 461. Il se compose d'une tige creuse, terminée par un pas de vis, qui contient dans son intérieur une fine tige pleine, terminée à son extrémité vésicale par une lame coupante

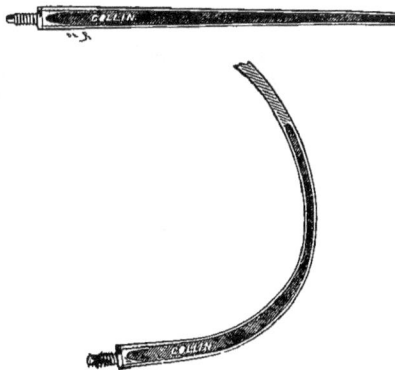

Fig 460 — Coupe du talon de la bougie conductrice. On voit que la pièce métallique portant le pas de vis est en grande partie recouverte par le tissu de la bougie.

et dans sa partie périphérique par un petit manche. Lorsqu'on tourne le manche de gauche à droite, la lame coupante apparaît et sort par la cannelure que présente la tige creuse, d'autant plus haute qu'on tourne davantage le manche : le petit index du manche indique, en numéros de la filière, la hauteur de la lame. Lorsqu'on tourne le manche de droite à gauche, la lame rentre et se cache. La lame coupante est triangulaire et ne coupe que sur une partie du versant qui regarde le manche de l'instrument ; dans la portion où ce versant se réunit à la tige de l'urétrotome, il existe une partie mousse, qui permet de tâter le rétrécissement avant de le couper.

3° **Deux sondes à bout coupé,** à deux yeux, des nos 16 et 17 ; une de ces sondes devra être laissée à demeure.

4° **Deux sondes bougies,** à bout conique, nos 14 et 15, qui pourront être utilisées si on ne peut placer de sonde à bout coupé.

5° **Un instillateur fin** du n° 8 au 10.

6° **Une seringue à instillation.**

7° **Une seringue à lavages vésicaux.**

8° **Une muselière** ou du **gros fil de coton,** pour fixer la sonde à demeure.

Précautions préliminaires. — Lorsque le rétrécissement est difficile à franchir, il est utile de placer, dès la veille de l'opération, la fine bougie conductrice armée du pas de vis, après s'être assuré qu'elle s'articule bien avec l'urétrotome qui devra être employé. On évite ainsi le désagrément possible de ne pas pouvoir passer la bougie au moment de l'opération, qui devrait, dans ce cas, être remise. *La bougie conductrice, placée d'avance, est toujours utile;* même dans les cas simples elle présente l'avantage de ramollir le rétrécissement, facilitant la pénétration de l'urétrotome et la section du rétrécissement.

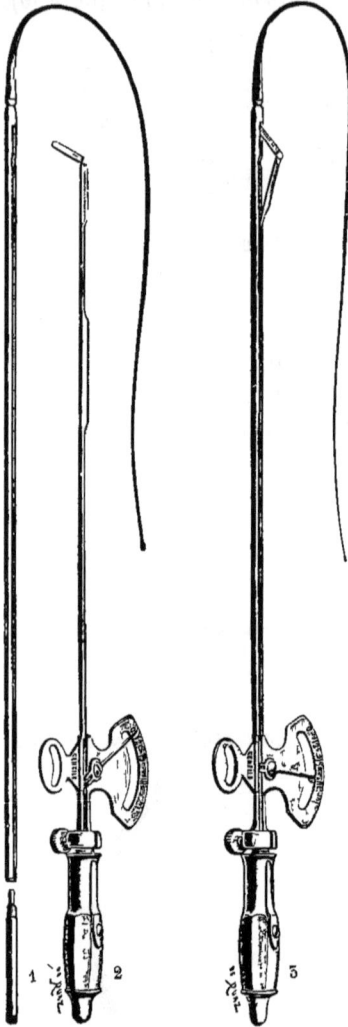

Fig. 461 — Urétrotome d'Albarran.

1 Tige cannelée de l'urétrotome — 2. Tige formant la lame coupante — 3. L'urétrotome monté avec la lame ouverte.

Lavage du canal et anesthésie. — L'urétrotomie interne étant une opération très rapide et peu douloureuse, il est inutile d'avoir recours à l'anesthésie générale ou même à la rachistovaïnisation. La simple anesthésie locale suffit.

Si la bougie n'a pas été mise la veille, on commence par la placer avant de laver le canal; j'ai, en effet, remarqué souvent que, lorsque le canal est bien lavé, il est plus difficile de placer la bougie conductrice. Lorsque la bougie est en place, on lave le canal à pleine eau, sans essayer de pénétrer jusque dans la vessie, avec une grande seringue vésicale ou un irrigateur : on se sert pour ce lavage d'une solution d'oxycyanure de mercure à 1 pour 2000. On introduit alors dans le canal, à côté de la bougie, un fin instillateur qu'on fait avancer jusqu'au niveau du rétrécissement : on fait une petite injection de 3 ou 4 centimètres cubes de la solution de cocaïne à 2 pour 100, on ferme le méat avec les doigts et on retire l'in-

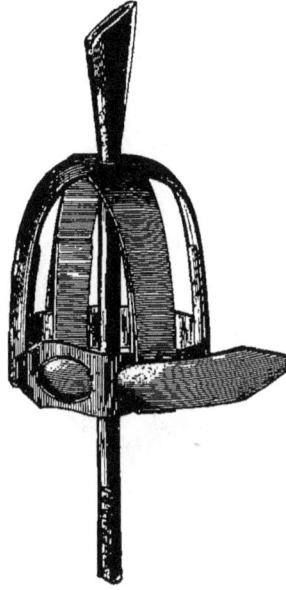

Fig. 463. — Muselière pour fixer la sonde au gland.

stillateur, en laissant la solution dans le canal pendant trois minutes. Nouveau lavage du canal pour enlever la cocaïne.

Introduction de l'urétrotome. — L'urétrotome formant une tige droite, il faut l'introduire par la manœuvre du cathétérisme rectiligne, qui est très facile à exécuter par mon procédé habituel.

L'instrument bien huilé est vissé à fond sur la bougie conductrice et on s'assure que la bougie va bien jusque dans la vessie, sans s'entortiller dans le canal, en enfonçant un peu l'urétrotome dans l'urètre. On saisit ensuite, avec la main gauche, la verge et on l'attire sur l'urétrotome, en l'abaissant entre les cuisses du malade, pour qu'elle devienne presque horizontale; la verge étant ainsi bien tendue, la main droite pousse directement l'urétrotome, en lui imprimant de très légers mouvements de rotation et le fait avancer jusqu'au delà du rétrécissement. On peut encore introduire l'urétrotome par la manœuvre suivante : on prend la verge, entre le pouce

Fig. 462. — Sonde à bout coupé sur la bougie.

et l'index de la main gauche, et on lui donne une direction perpendiculaire aux cuisses du malade; on pousse alors l'instrument jusqu'au
contact du rétrécissement, en même temps que la main gauche tire sur
la verge, en la tendant sur l'instrument; lorsque la tige n'avance plus
dans cette direction, on abaisse à la fois l'urétrotome et la verge, qu'on
a soin de tenir toujours tendue; la verge étant amenée dans le plan

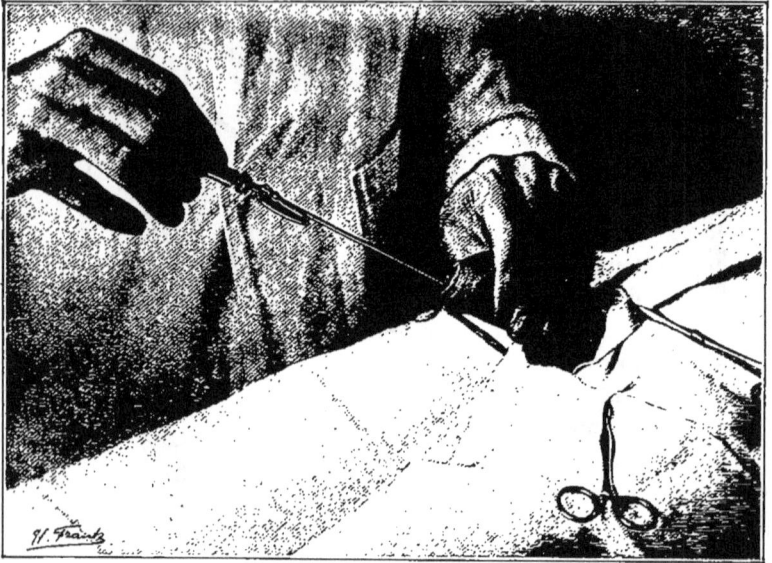

Fig. 464. — Manière d'introduire l'urétrotome.

horizontal, on introduit facilement l'urétrotome, jusqu'au delà du rétrécissement, en lui imprimant de légers mouvements de rotation.

Section du ou des rétrécissements. — Lorsque l'urétrotome a
dépassé le dernier rétrécissement, on soulève la verge et on lui donne
une inclinaison de 45° sur l'horizontale; il ne faut pas que la verge soit
trop abaissée, pour ne pas tendre outre mesure la paroi supérieure de
l'urètre, ce qui exposerait à la couper trop profondément, et même à
blesser les veines péri-urétrales. On fait ensuite tourner le manche de
l'instrument, de gauche à droite, pour faire saillir la lame de la hauteur
qu'on désire et qu'on lit sur le cadran; en moyenne, le n° 23 ou 26
suffit. A ce moment, on attire doucement l'instrument, et on sent le moment où la lame, dans sa partie mousse, touche le point rétréci; on tire
ensuite un peu plus fort, jusqu'à ce que le défaut de résistance indique
que toute la longueur du rétrécissement est sectionnée.

Lorsque l'exploration préalable du canal a démontré l'existence d'une
série de rétrécissements étagés, on les sectionne successivement. Si les

rétrécissements sont très près les uns des autres, on se hâte d'attirer la
lame ouverte; si un long intervalle de canal sain sépare les rétrécissements, on peut faire rentrer temporairement la lame pour l'ouvrir à
nouveau, en arrivant près des points rétrécis; ce dernier cas est exceptionnel. Lorsqu'on sent que le principal rétrécissement est complètement sectionné, on attire doucement l'urétrotome ouvert et, si d'autres
points rétrécis se trouvent plus en avant, on a soin de chercher à les

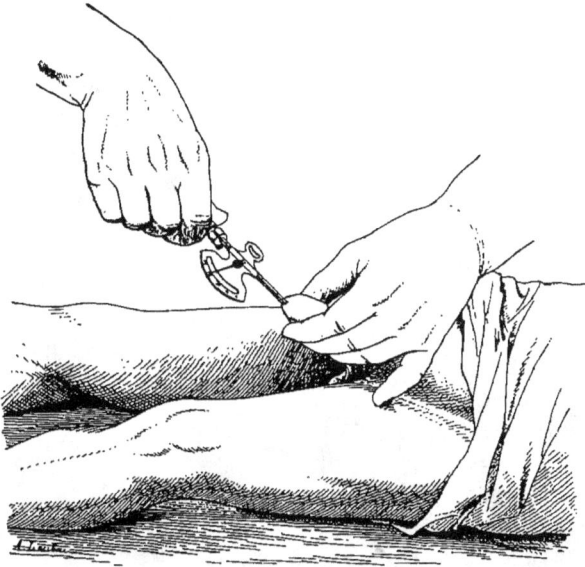

Fig. 465. — Section du rétrécissement d'arrière en avant.

sentir très bien, avec la partie non coupante de la lame, avant de les
sectionner à leur tour.

D'une manière générale, je fais quatre sections du rétrécissement :
supérieure, inférieure et latérales. Pour faire les autres sections,
lorsque la première a déjà été pratiquée, on fait rentrer la lame dans
la gouttière en tournant le manche de droite à gauche, on pousse à
nouveau l'instrument au delà du point rétréci et on recommence la
manœuvre ci-dessus décrite.

Placer la sonde à demeure. — Après avoir pratiqué les multiples
sections du rétrécissement que je recommande, on dévisse l'urétrotome
de la bougie et, à sa place, on visse sur celle-ci la tige métallique droite.
Sur la tige tenue de la main gauche, on fait glisser la sonde à bout
coupé, du n° 16 ou 17; la sonde doit s'avancer un peu au delà de l'armature métallique de la bougie conductrice pour éviter pendant son
introduction que la bougie ne se plie au niveau de son union avec l'ar-

mature. Lorsque la sonde est ainsi placée sur la tige, on prend de nouveau la verge entre le pouce et l'index de la main gauche, pendant qu'avec la main droite on saisit à la fois les extrémités périphériques de la tige et de la sonde, rendues ainsi solidaires; on pousse alors dans

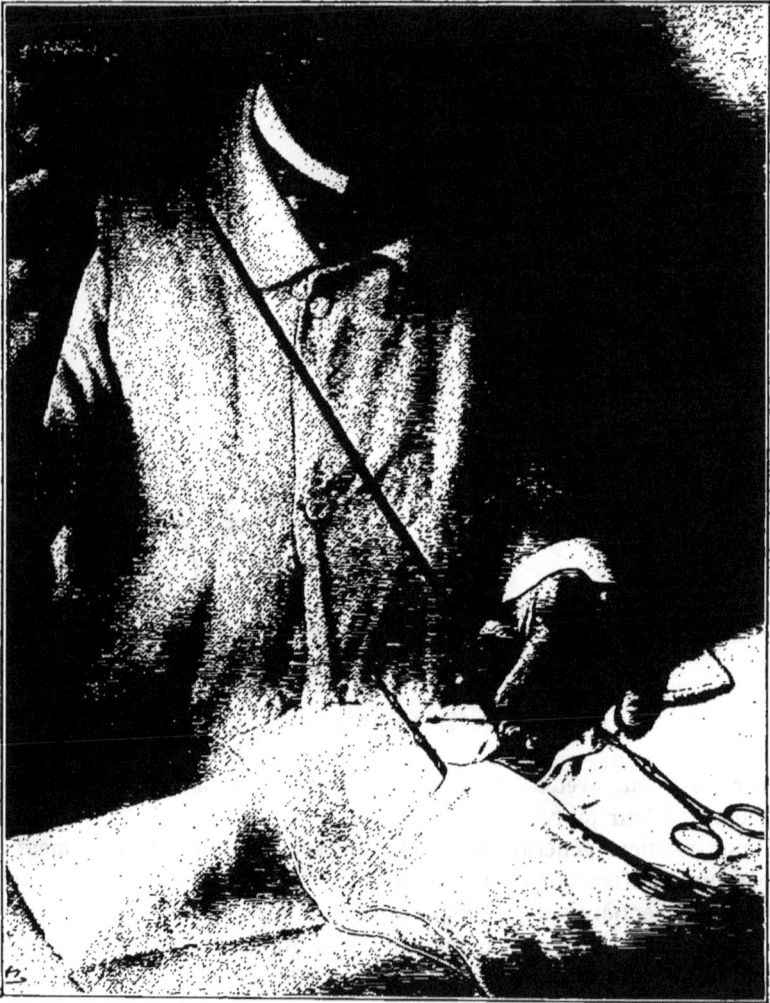

Fig. 466. — Mise en place de la sonde à demeure.

le canal ces deux instruments jusqu'au niveau du rétrécissement. A ce moment, l'aide prend solidement la tige métallique, tandis que le chirurgien pousse la sonde à travers le rétrécissement et la fait pénétrer dans la vessie. Il ne reste plus qu'à retirer la tige et la bougie, à vérifier si la sonde coule bien et à la fixer.

On termine l'opération, en faisant un grand lavage de la vessie, avec une solution faible de protargol ou d'oxy-cyanure de mercure lorsque l'urine n'est pas infectée, avec du nitrate d'argent à 1 pour 1000, dans le cas contraire. On place la sonde, de manière que le liquide de la vessie s'écoule goutte à goutte et on la fixe avec une muselière ou avec des fils.

URÉTROTOMIE D'AVANT EN ARRIERE

L'urétrotome de Maisonneuve se compose :

1° D'un conducteur courbe, cannelé sur sa concavité, et terminé à son extrémité vésicale par un pas de vis, qui se rive sur la bougie souple, préalablement introduite dans l'urètre ; 2° d'une lame coupante, triangulaire, à sommet mousse, montée sur une tige flexible et destinée à glisser dans la rainure du conducteur ; 3° d'une tige métallique droite, terminée par un pas de vis, qui se visse, elle aussi, sur la bougie conductrice ; elle sert à vérifier si cette bougie est bien en place et à faciliter l'introduction de la sonde à demeure.

Manuel opératoire

Les précautions préliminaires prises, comme il a été dit pour l'urétrotomie d'arrière en avant, on s'assure, en vissant la tige métallique sur la bougie conductrice, que celle ci glisse dans le rétrécissement sans se replier sur elle-même dans l'urètre. On dévisse alors la tige droite et on met à sa place le conducteur cannelé courbe, qu'on fait pénétrer jusque dans la vessie en suivant les règles ordinaires du cathétérisme avec des instruments courbes rigides.

Section des rétrécissements. — Lorsque le conducteur cannelé est en place, on confie à un aide le talon de l'instrument, en le priant de maintenir

Fig. 467
Urétrotome de Maisonneuve.

ce conducteur, dans une position telle que la verge forme un angle de

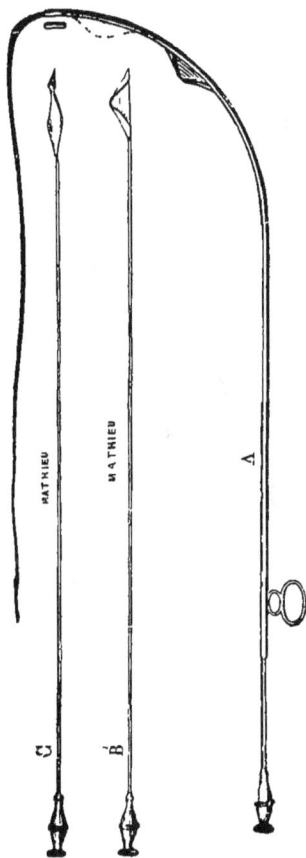

45°, avec le plan horizontal du corps. Pendant que l'aide, placé en face du chirurgien, tient solidement la tige cannelée, l'opérateur prend la lame coupante (en général le n° 22 ou 23) et l'introduit dans la cannelure du conducteur, en s'assurant qu'elle glisse facilement sans dévier. Avec la main gauche l'opérateur saisit alors la verge entre le pouce et l'index, en ayant soin de maintenir le méat dans la direction antéro-postérieure; la main droite prend l'extrémité périphérique de la tige à lame coupante et, rapidement, avec une certaine force, mais sans brutalité, il la pousse contre le rétrécissement qu'elle sectionne, en ne s'arrêtant qu'à l'extrémité de la cannelure; à peine la lame coupante est-elle amenée à la fin de sa course, qu'on la fait ressortir du canal en la ramenant à l'extérieur. La lame coupe en avant et en arrière, mais si l'urétrotomie est bien faite, elle passe en revenant, sans

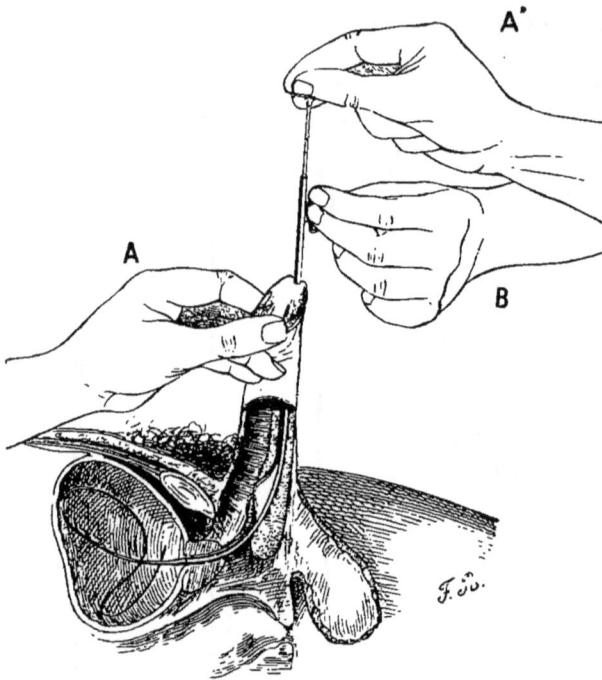

Fig. 468. — L'urétrotomie interne, d'avant en arrière. Section du rétrécissement.

trouver de résistance, dans la section faite en allant.

La **sonde à demeure** est placée, comme dans l'urétrotomie d'arrière en avant.

Soins consécutifs à l'urétrotomie interne. — Le malade reste couché deux jours dans les cas ordinaires et pendant ce temps on fait trois ou quatre lavages de la vessie chaque vingt-quatre heures. On enlève la sonde après quarante-huit heures, si le malade n'a pas de fièvre : dans le cas contraire, on doit la laisser en place plus longtemps. Si, après l'enlèvement de la sonde à demeure, la fièvre survient, il est utile de la remettre pendant deux ou trois jours, mais en se servant alors d'une sonde-bougie qui passera mieux que la sonde à bout coupé.

La dilatation consécutive est le complément indispensable de l'urétrotomie interne; on doit la conduire suivant les règles de la dilatation
lente, progressive, et ne commencer le passage des bougies que six ou
sept jours après l'opération. Si le rétrécissement est très dur, on laissera la sonde à demeure pendant trois ou quatre jours et on commencera la dilatation deux ou trois jours après l'avoir enlevée.

Difficultés et accidents opératoires.

1° **La bougie conductrice s'entortille dans le canal sans pénétrer dans la ves-
sie**; l'urétrotome
ne peut alors pas-
ser à travers le point
rétréci. Pour éviter
cet accident, il suf-
fit de bien s'assu-
rer, avec mon in-
strument fermé, ou
avec la tige droite
dans l'urétrotome
d'avant en arrière,
que la bougie est
bien placée.

2° **Hémorragie**.
— La perte de sang
doit être minime,
même lorsqu'on
fait plusieurs sec-
tions; je n'ai ja-
mais vu d'hémor-
ragie inquiétante.
On évitera l'hémor-
ragie : 1° en tenant
la verge à 45° pour
ne pas trop tendre
la paroi supérieure
du canal; 2° en ne
faisant pas saillir
la lame de mon uré-
trotome au delà du

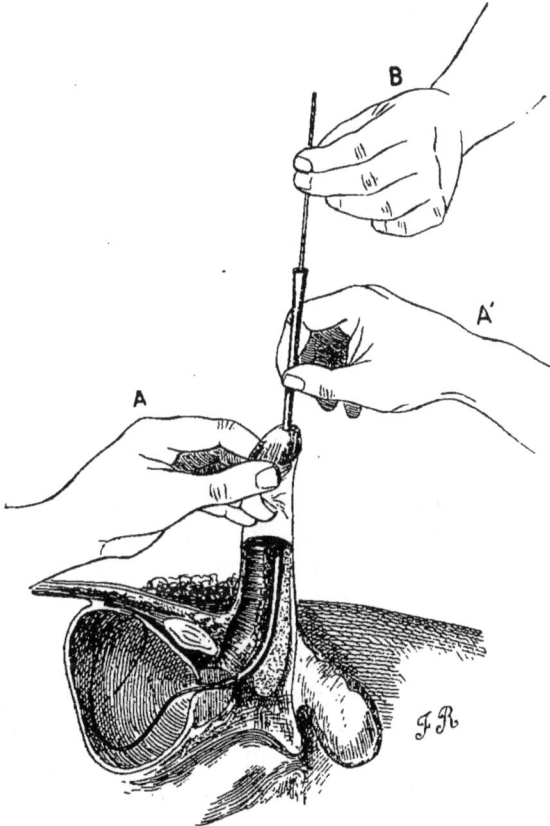

Fig. 409. — Mise en place de la sonde à demeure glissée sur le
mandrin fixe à la bougie. L'aide (B) retire d'un seul coup le
mandrin de la bougie, tandis que le chirurgien maintient la
sonde.

n° 26 et en n'employant que la lame 22 du Maisonneuve (la lame 22 de
ce dernier instrument correspond, avec l'épaisseur du conducteur, au

n° 26 du mien). En cas d'hémorragie, faire la compression du périnée; si l'accident est grave pratiquer l'urétrotomie externe pour tamponner directement le point qui saigne.

3° *La sonde à bout coupé ne peut passer.* — Cela arrive rarement, si on se contente d'introduire une sonde n° 16 ou 17. Si malgré l'essai d'une sonde n° 15, on ne peut passer, le mieux est de retirer la bougie conductrice et d'essayer, avec douceur, d'introduire une sonde-bougie à bout olivaire n° 14.

Guyon a beaucoup insisté sur l'utilité de **ne pas placer de trop grosses sondes**, les instruments trop volumineux peuvent causer des déchirures étendues. Certains chirurgiens pensent qu'il n'est pas besoin de placer une sonde à demeure après l'urétrotomie. C'est là, à mon avis, une très grosse imprudence dans le cas où l'urine est infectée, c'est-à-dire dans presque tous les cas : on s'expose à des accidents terribles d'infection générale. Je garderai toujours le souvenir d'un malade, que j'ai vu opérer pendant mon internat, chez qui on ne put placer la sonde et qui mourut avec de violents frissons le jour même de l'opération. Dans des conditions analogues, j'ai vu souvent des accidents fébriles plus ou moins graves qui disparaissent lorsqu'on place la sonde, évitant ainsi le contact de l'urine avec la plaie. Lorsque la sonde à demeure n'a pu être placée, ou lorsque, malgré la sonde, la fièvre persiste, il faut surveiller attentivement le malade et se tenir prêt, en cas d'accident grave, à pratiquer l'urétrotomie externe ou la cystostomie sus-pubienne.

4° *La sonde ne peut être bien tolérée.* — L'irritabilité vésicale trop grande, la cystite, peuvent gêner beaucoup le malade. Cet accident exceptionnel sera évité avec des lavages très doux de la vessie, des suppositoires morphinés ou des lavements laudanisés. Les érections, parfois très douloureuses ou gênantes, seront traitées par les compresses froides et le bromure de potassium à l'intérieur.

5° *Fièvre après l'urétrotomie.* — Dans les cas ordinaires, il ne doit pas y avoir d'élévation de la température après l'opération. La fièvre est due à un fonctionnement imparfait de la sonde, l'urine passe entre elle et le canal et se trouve en contact avec la plaie; souvent même, pendant les efforts de miction, l'urine est poussée sous pression contre la plaie béante. Pour remédier aux accidents d'infection générale, il faut : 1° surveiller attentivement le fonctionnement de la sonde; 2° faire le mieux possible, par des lavages au nitrate d'argent, l'antisepsie de l'urine. Si les accidents fébriles surviennent, il est prudent de laisser la sonde en place jusqu'à ce qu'ils aient disparu depuis un ou deux jours. Si ces accidents apparaissent lorsque la sonde à demeure est retirée, il convient de la replacer. En cas d'accidents graves, dont on ne pourrait se rendre maître par les moyens indiqués, il ne faudrait pas hésiter à pratiquer la cystostomie sus-pubienne.

Chez deux de mes malades, j'ai vu des accidents fébriles inquiétants, alors que la sonde paraissait bien fonctionner ; lorsque je songeais déjà à pratiquer la cystostomie, les accidents cessèrent après que la sonde eut été enlevée. Hallé a observé un cas analogue. Il est probable que, chez ces malades, la sonde écartait les lèvres de la plaie urétrale et facilitait l'absorption d'une certaine quantité d'urine qui filtrait entre l'instrument et les parois du canal. Ces faits nous montrent que lorsque la fièvre persiste malgré l'emploi bien réglé de la sonde à demeure, on peut commencer par laisser le malade sans sonde ; si le lendemain les phénomènes d'infection persistent ou s'aggravent, il faut pratiquer la cystostomie sus-pubienne pour dériver le cours des urines. Ce mode d'intervention m'a donné de remarquables résultats chez deux de mes opérés.

URÉTROTOMIE INTERNE SUR DILATATION

Dans les cas de rétrécissements larges, ou lorsqu'un rétrécissement ne se laisse dilater que d'une manière incomplète, il peut être utile de pratiquer l'urétrotomie en sectionnant le rétrécissement, tendu sur l'instrument tranchant. Dans ce but, on se sert fréquemment de l'urétrotome d'Otis, ou de celui que j'ai fait construire.

Opération avec l'urétrotome dilatateur. — L'instrument que j'ai fait construire est représenté figure 470 ci-contre. Lorsque l'urétrotome est fermé, il représente une bougie métallique pleine du n° 38, dont l'unique courbure, de 3 centimètres de rayon, est assez peu développée pour que le bec de l'instrument puisse tourner facilement à droite et à gauche du col de la vessie. L'extrémité vésicale de l'urétrotome porte un pas de vis semblable à celui que M. Guyon a fait placer dans les béniqués, et, comme dans ceux-ci, destiné à la bougie conductrice qui doit favoriser l'introduction de l'instrument. La portion droite de l'urétrotome est formée de deux pièces superposées, dont la plus petite, qui regarde la concavité, peut glisser sur la pièce inférieure, lorsqu'on manœuvre la vis placée dans le manche de l'instrument. Cette portion mobile de l'urétrotome porte sur la face par laquelle elle répond à la portion fixe,

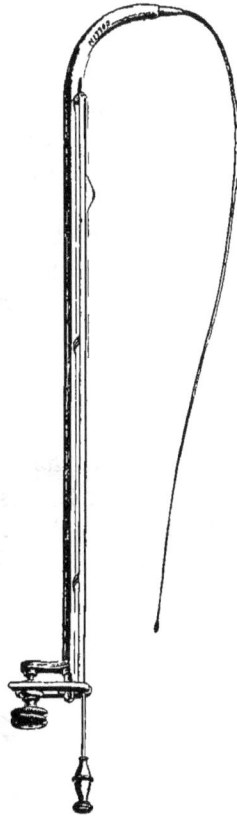

Fig 470 — Urétrotome dilatateur d'Albarran

trois petites tiges métalliques inclinées, qui, lorsque l'instrument est fermé, se logent dans des orifices ménagés à cet effet dans la portion fixe. Lorsqu'on manœuvre la vis extérieure, la portion mobile descend et les tiges, quittant leurs orifices, produisent un écartement variable des deux branches de l'urétrotome. La vis est graduée de telle manière que chacun de ses tours augmente d'un tiers de millimètre le calibre de l'instrument, qui peut passer ainsi du n° 38 au n° 58. Sur la convexité et sur la concavité de l'urétrotome, se trouvent deux rainures destinées à recevoir une petite lame coupante qui a la forme de celles de Maisonneuve. Ces rainures permettent, sans changer l'instrument de place, de sectionner le rétrécissement en haut et en bas, et on comprend qu'il suffira de tourner l'instrument d'un quart de cercle pour pouvoir couper, sur sa concavité et sur sa convexité, les côtés droit et gauche du point rétréci.

La manœuvre de cet urétrotome est simple et rapide : on passe l'instrument, avec ou sans un conducteur; on tourne ensuite la vis extérieure, qui écarte les branches de l'instrument jusqu'à ce qu'on obtienne le degré de dilatation voulu; l'urètre est ainsi bien tendu et il suffit, pour couper le rétrécissement en haut et en bas, de faire glisser rapidement la lame coupante dans les rainures supérieure et inférieure. On imprime alors à l'instrument un mouvement de rotation, qui tourne son bec du côté gauche de la vessie et on fait de nouveau glisser la lame dans les rainures pour faire des sections à droite et à gauche.

Béniqués tranchants de Guyon. — Ces instruments, qui portent sur leur concavité, près de l'extrémité vésicale, une lame coupante, triangulaire, en légère saillie (fig. 471), peuvent être vissés sur une bougie conductrice. Le manuel opératoire est simple : on place d'abord la

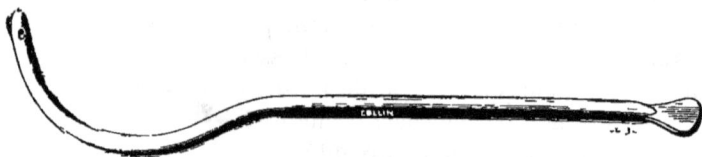

Fig 471. — Béniqué tranchant de Guyon

bougie conductrice dans le canal et on visse sur elle le béniqué tranchant, dont le calibre correspond à celui du rétrécissement : on fait pénétrer l'instrument jusque dans la vessie, comme un béniqué ordinaire; on passe ensuite quatre ou cinq autres béniqués, chacun de cinq numéros au-dessus du précédent. Si l'on a introduit d'abord le n° 35, on passera successivement les n°s 40, 45, 50 et 55. Après les sections du rétrécissement, on laisse en place une sonde à demeure.

URÉTROTOMIE COMPLEMENTAIRE

Lorsque le point rétréci du canal est très limité et la diminution du calibre peu considérable; si la dilatation ne peut progresser parce que des anneaux rétrécis, trop durs, persistent dans le canal; lorsqu'on se trouve en présence de rétrécissements valvulaires, il est indiqué de pratiquer, avec ou sans urétrotomie préalable, la section des points rétrécis. On peut, dans ces cas, faire l'urétrotomie sur dilatation, décrite page 907, mais, si l'on veut agir avec plus de précision sur des points limités de l'urètre, on peut, avec avantage, se servir de mon urétrotome, modifié par Desnos.

Cet instrument (fig. 472) est mon urétrotome ordinaire, portant, à

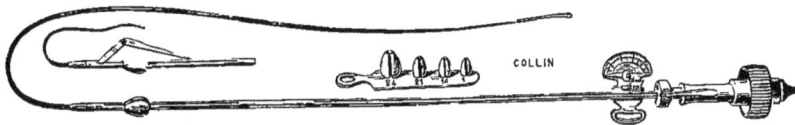

Fig. 472 — Urétrotome d'Albarran, modifié par Desnos, par l'addition d'une boule olivaire

son extrémité vésicale, une boule olivaire destinée à sentir le rétrécissement avec plus de facilité, avant de le sectionner. La manœuvre est la même que celle de mon procédé d'urétrotomie interne.

Effets de l'urétrotomie interne. Choix de procédé opératoire

Lorsque Reybard, par son procédé d'urétrotomie, sectionnait toute l'épaisseur du rétrécissement et même les tissus péri-uréthraux, il se proposait de « mettre une pièce à l'urètre » et il y réussissait, mais en faisant courir de sérieux dangers à son malade. Dans l'urétrotomie interne, telle qu'on la pratique aujourd'hui, l'urètre est coupé dans une petite profondeur. La section faite avec l'instrument de Maisonneuve, porte tantôt sur la portion la plus dure de l'urètre, tantôt sur une partie de la circonférence de l'anneau où les lésions de sclérose sont moins avancées : dans ce procédé, la section a toujours lieu sur la paroi supérieure de l'urètre et nous savons que le point le plus malade de la circonférence urétrale siège indifféremment en haut, en bas ou sur les côtés. Avec mon urétrotome on sectionne l'anneau rétréci dans les endroits qu'on choisit.

Lorsque la section ne dépasse pas, en profondeur, l'épaisseur du rétrécissement, elle ne peut agir qu'en écartant le tissu malade :

l'élargissement est tout entier obtenu aux dépens du rétrécissement lui-même. Je pense que l'action de l'urétrotomie interne est analogue à celle de la dilatation, en partie mécanique et en partie dynamique ; la section élargit jusqu'à un certain point, et le travail inflammatoire qui se fait au niveau de la plaie aboutit à une diapédèse abondante et à la formation de tissu embryonnaire. Ce travail inflammatoire s'étend plus ou moins sur chacune des deux lèvres de la plaie urétrale, et ramollit toute cette partie du retrécissement. Si l'urètre était abandonné après la section, la cicatrice, en s'organisant à nouveau, reproduirait le rétrécissement ; mais, par l'emploi de la sonde à demeure et de la dilatation consécutive, on entretient l'irritation inflammatoire, et la cicatrisation s'organise lentement, par interposition de tissu embryonnaire entre les lèvres écartées de la plaie.

Si le mécanisme que je viens d'indiquer est exact, on conçoit bien l'utilité qu'il y a, à ne pas borner la section à un seul point de la circonférence du canal : si on pratique trois ou quatre sections, on provoque, en autant d'endroits différents, les mêmes phénomènes, qui aboutissent, en somme, à la régression plus ou moins complète du rétrécissement. On comprend en outre l'utilité de faire porter les sections, non sur un point quelconque de la circonférence de la portion rétrécie, mais bien sur l'anneau lui-même, sur les parties les plus sclérosées en particulier.

Cette raison me paraît suffisante pour préférer les sections multiples à la section unique, et comme avec l'instrument de Maisonneuve on n'en fait qu'une seule, je préfère, en règle générale, l'urétrotomie d'arrière en avant à sections multiples avec mon urétrotome.

Une autre raison qui me fait préférer l'urétrotomie d'arrière en avant est la sûreté plus grande du procédé opératoire ; on ne coupe ainsi que le point rétréci, la section s'arrête lorsque ce point est dépassé et n'entame point les parties saines de l'urètre. Pour agir avec sûreté, j'ai fait construire la lame de mon urétrotome, de manière qu'elle ne coupe pas dans sa partie basse ; cette disposition permet de tâter le rétrécissement avant de le couper.

Maisonneuve avait essayé de limiter la section au point rétréci, et dans ce but, qu'il crut atteindre, il rendit mousse le sommet du triangle formé par la lame coupante, il croyait que les tissus souples de l'urètre normal s'écartaient d'eux-mêmes devant la lame, soulevés par son sommet mousse, et que la section portait exclusivement sur les portions rétrécies ; théoriquement, on devrait objecter à cette manière de voir que l'urètre rétréci présente des lésions étendues qui le rendent plus ou moins rigide, en dehors même du point rétréci ; du reste, au point de vue pratique, Voillemier a démontré que, dans l'urétrotomie de Maisonneuve, la section porte souvent sur toute l'étendue du canal.

URÉTROTOMIE EXTERNE

L'incision de l'urètre de dehors en dedans est pratiquée pour l'extraction des calculs et des corps étrangers et pour sectionner les rétrécissements : on fait encore la boutonnière périnéale ou incision de l'urètre de dehors en dedans, dans le but de drainer la vessie.

Depuis longtemps, je ne pratique plus l'urétrotomie externe dans les rétrécissements de l'urètre ; dans tous les cas où cette opération est applicable, je fais une résection plus ou moins étendue partielle ou circonférentielle du canal. Je décrirai pourtant ici l'urétrotomie externe pour les rétrécissements, parce que les premiers temps de cette opération sont semblables à ceux de la résection de l'urètre.

Dans un remarquable travail, Phelip établit que la priorité de l'opération doit être attribuée à Marianus Sanctus (1554) et non, comme on l'écrit, à Jérôme Cardanus et à Durante Saccachi. Tombée dans l'oubli, l'urétrotomie externe fut peu pratiquée jusqu'au milieu du siècle dernier. J.-L. Petit la défendit alors, devant l'Académie royale de chirurgie, mais l'opération ne devait entrer dans la pratique courante qu'avec Syme, en 1844, et les travaux de Sédillot et de Beckel. Aujourd'hui, la section des rétrécissements de l'urètre à ciel ouvert est très fréquemment pratiquée en France et à l'étranger.

Manuel opératoire.

L'opération, facile lorsqu'on a pu placer au préalable une bougie conductrice, devient parfois très laborieuse, dans le cas contraire : je décrirai le manuel opératoire dans les deux cas.

A. *Urétrotomie externe sur conducteur.* — 1° Position de l'opéré. — Le malade est placé dans la position de la taille périnéale, page 666. On fait le nettoyage du périnée et de l'hypogastre afin que, s'il en est besoin, on puisse pratiquer le cathétérisme rétrograde.

2° **Urétrotomie interne préliminaire.** — Lorsque j'ai pu placer une fine bougie conductrice dans l'urètre, pénétrant dans la vessie à travers le rétrécissement, je fais toujours l'urétrotomie externe, combinée à l'urétrotomie interne.

On commence par faire, avec mon urétrotome ou avec celui de Maisonneuve, une urétrotomie interne simple, à section unique, portant sur la paroi supérieure de l'urètre et on place la sonde à demeure dans la vessie. On a ainsi le grand avantage d'exécuter très facilement, dès le début de l'opération, la manœuvre la plus difficile, la mise en place de la sonde à demeure.

3° **Incision du rétrécissement.** — Le malade est mis ensuite dans la position de la taille et, en incisant le périnée sur la ligne médiane, on arrive toujours facilement jusqu'à l'urètre, repéré par la sonde : on incise le retrécissement sur la sonde et on prolonge l'incision de manière à dépasser en avant et en arrière le point rétréci.

Cette manière de faire me paraît très préférable à l'opération classique de Syme.

Procédé de Syme. — On commence par placer dans l'urètre le conducteur courbe de Syme, cannelé sur sa concavité (fig. 473) : ou, en son lieu et place, sur une bougie conductrice, le fin conducteur de l'urétrotome de Maisonneuve. Ces instruments sont destinés à servir de guide et permettent de retrouver facilement l'urètre à travers les tissus souvent indurés du périnée.

Le conducteur métallique étant placé, on pratique sur la ligne médiane du périnée une incision de 6 à 8 centimètres et on cherche le conducteur avec le doigt introduit dans la plaie : on incise la paroi inférieure de l'urètre sur le conducteur, et on prolonge l'incision de manière à dépasser en avant et en arrière le point rétréci.

En se guidant sur le conducteur, on introduit dans la vessie par le périnée une bougie fine armée, sur laquelle on visse la tige métallique

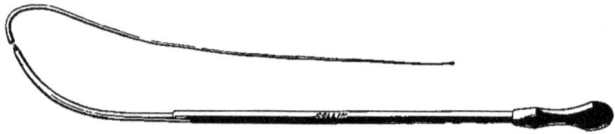

Fig 473 — Conducteur cannelé de Syme pour urctrotomie externe.

conductrice de Maisonneuve; sur cette tige, on fait pénétrer dans la vessie une sonde à bout coupé, dont le pavillon sort à ce moment par la plaie périnéale.

On introduit alors par le méat une bougie conique, dont l'extrémité pointue vient sortir au périnée, et on engage à frottement cette extrémité dans l'intérieur du pavillon de la sonde à bout coupé; au besoin, avec un fil de soie, on fixe avec soin l'extrémité de la bougie dans l'intérieur de la sonde; il ne reste plus qu'à tirer la bougie par le méat pour entraîner avec elle l'extrémité périphérique de la sonde, dont l'autre extrémité est déjà dans la vessie et qui se trouve ainsi parcourir l'urètre dans toute sa longueur (fig. 479). Dans les cas simples, on peut passer directement une sonde par le méat, faire sortir son extrémité par la plaie périnéale et l'introduire directement dans la vessie comme le représente la figure 478.

B. *Urétrotomie externe sans conducteur.* — Lorsqu'on n'a pu passer une bougie conductrice dans le rétrécissement, on commence par introduire par le méat, jusqu'au point rétréci, un instrument métallique assez gros pour être facilement senti par le périnée; un cathéter de Syme ou, à son défaut, une bougie métallique Béniqué. Cet

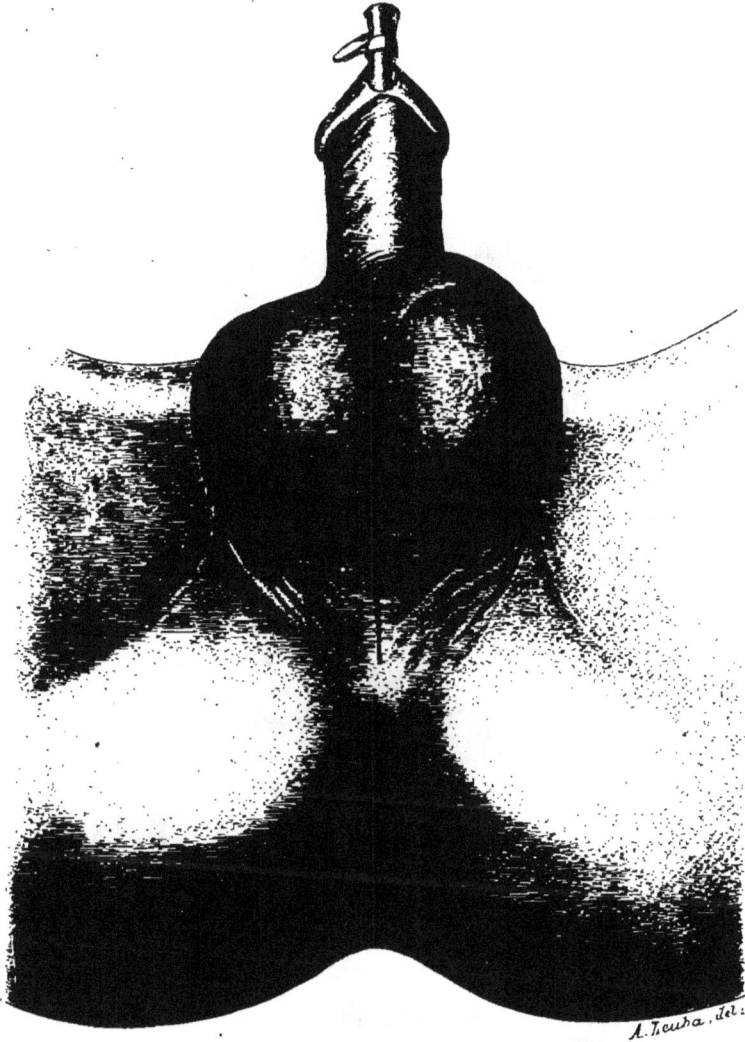

Fig. 474. — Urétrotomie externe. On a d'abord pratiqué l'urétrotomie interne et placé une sonde dans l'urètre. Incision du périnée sur la ligne médiane.

instrument est confié à un aide, qui le maintient sur la ligne médiane.

Incision. — On fait sur la ligne médiane, même lorsqu'il existe des fistules s'ouvrant sur les côtés, une longue incision, qui s'étend des bourses à un travers de doigt au-devant de l'anus. On sectionne, toujours sur la ligne médiane, les parties molles du périnée, pour aller à la recherche, non du retrécissement lui-même, mais du conducteur introduit dans le canal. Sur ce conducteur, on incise la paroi inférieure

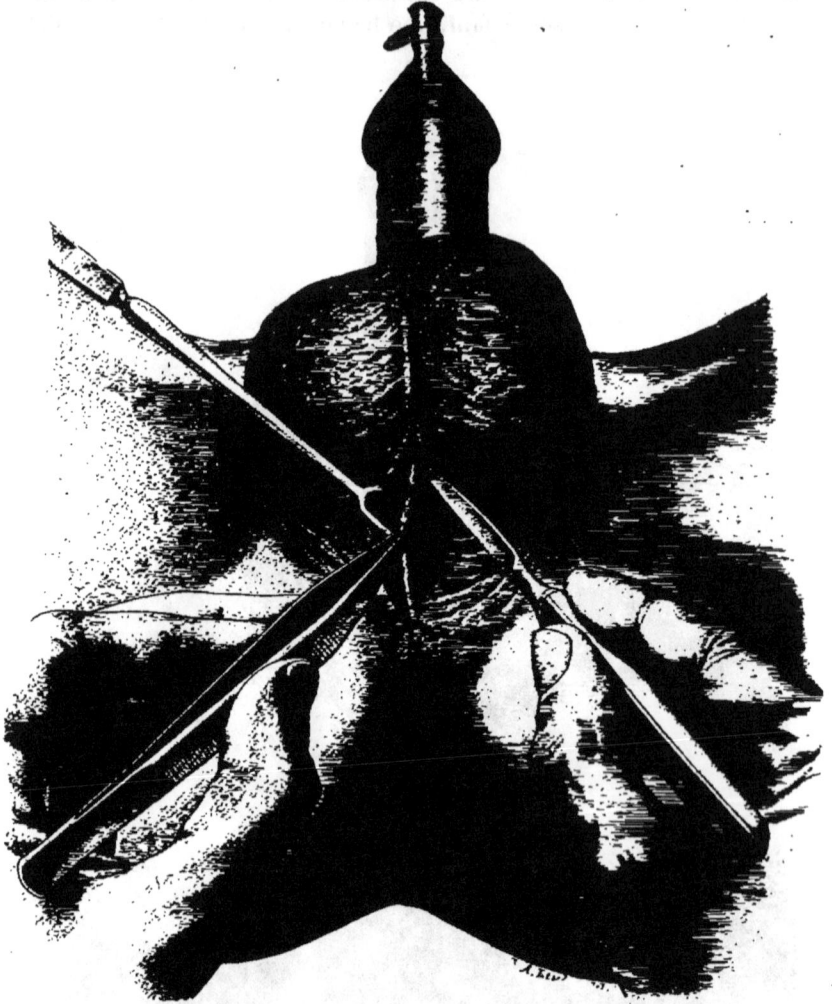

Fig. 475. — Résection d'une partie des parties molles du périnée avant d'arriver à l'urètre, pour pratiquer l'urétrotomie externe ou la résection du canal.

de la partie de l'urètre qui se trouve en avnat du rétrécissement. On peut alors placer, sur chacune des lèvres de cette incision, un fil suspenseur, qui les écarte, et on retire le conducteur.

Recherche du bout postérieur de l'urètre. — Les deux lèvres de la plaie urétrale étant bien écartées, on essuie la plaie avec soin et en suivant la paroi supérieure de l'urètre on va à la recherche du bout postérieur, avec un fin stylet. Parfois, on réussit du premier coup, d'autres fois, on ne peut engager le stylet. Au lieu de procéder par de petites incisions successives, je préfère dans ce cas fendre largement le rétrécissement et arriver jusqu'auprès de l'aponévrose moyenne du périnée. À nouveau, en tâtonnant avec le stylet si on ne voit pas bien, on cherche le bout postérieur, au-dessous du ligament sous-pubien.

La recherche de l'urètre et l'incision du rétrécissement sont facilitées par l'emploi des écarteurs à griffes, comme ceux représentés dans la figure 476 dont je me sers habituellement ou des écarteurs à griffes ordinaires comme dans la figure 475.

Si les recherches demeurent vaines, on peut encore voir la section de l'urètre, en coupant franchement, **en travers**, le tissu fibreux profond du périnée altéré. Parfois, j'ai pu réussir ainsi dans des cas difficiles. Plus souvent, je **résèque large-ment**, de chaque côté de la ligne médiane, toutes les parties molles du périnée, sans m'inquiéter de l'urètre : lorsque toutes ces masses sont enlevées, on voit, le plus souvent, l'orifice postérieur de l'urètre sectionné.

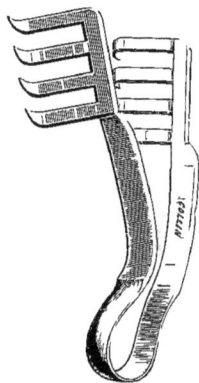

Fig. 476 — Écarteur périnéal à griffes d'Albarran

On peut encore **aller à la recherche de l'urètre, au niveau du bec de la prostate**. Dans ce but, on fait à un large travers de doigt au-devant de l'anus une incision bi-ischiatique, analogue à celle de la prostatectomie, dont le milieu correspond à l'incision longitudinale du périnée. Introduisant ensuite un doigt de la main gauche, gantée avec un gant de Chaput, dans le rectum, on fait, comme dans la prostatectomie, le décollement du rectum et de la prostate. On place ensuite un écarteur qui refoule le rectum en arrière, en le protégeant, et on incise l'urètre membraneux au niveau du bec de la prostate ; il est ensuite facile d'introduire dans la vessie, à travers le périnée, un instrument quelconque, qui guidera la sonde.

Depuis bien des années, j'ai toujours réussi à trouver le bout postérieur, à l'aide des procédés que je viens de décrire et je n'ai plus eu besoin d'avoir recours au cathétérisme rétrograde, dernière ressource que l'on puisse employer pour trouver le bout postérieur de l'urètre.

Le **cathétérisme rétrograde**, quoique déjà essayé, en 1857, par Vergnier, n'est entré dans la pratique que dans ces dernières années. La manœuvre est simple et consiste à pratiquer la taille hypogastrique longitudinale, en ne faisant qu'une courte incision à la vessie ; on introduit, par le col, un instrument métallique qui vient faire saillie dans la plaie périnéale, et dès lors, le bout postérieur de l'urètre étant retrouvé, il est très facile de terminer l'opération comme

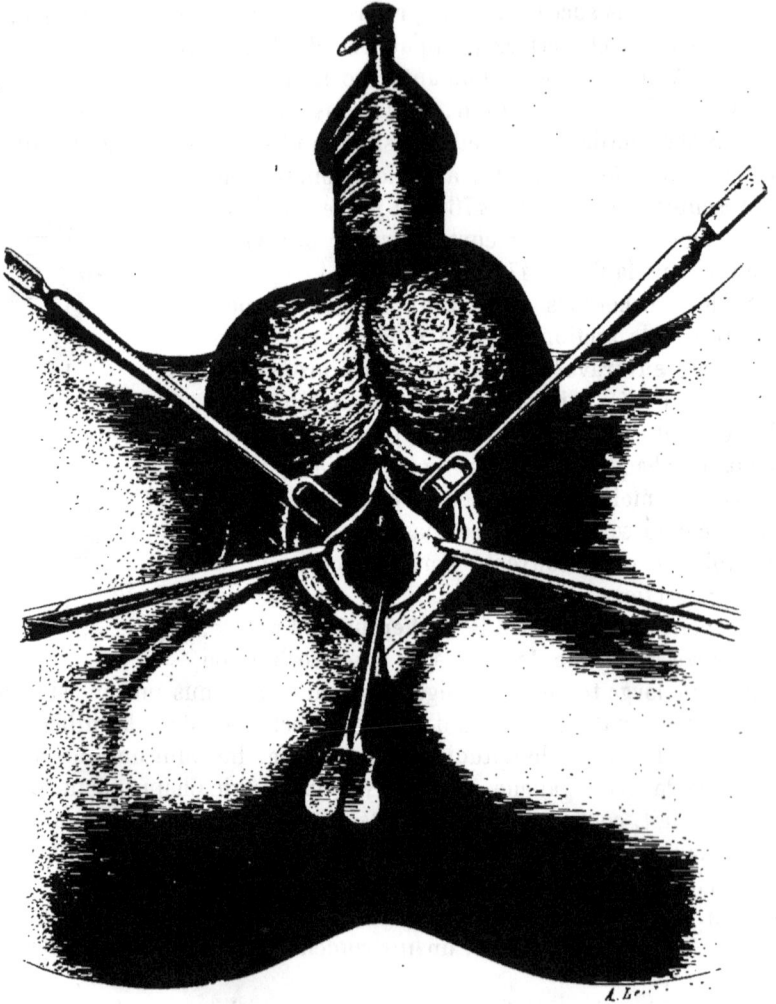

Fig. 477. — Urétrotomie externe. L'urètre a été incisé sur la sonde ; les lèvres de l'incision sont écartées et une sonde cannelée a pénétré dans l'orifice du bout postérieur.

dans l'urétrotomie externe sur conducteur. Le passage, d'arrière en avant, du col vésical vers le périnée, est grandement facilité par la bougie métallique de Guyon et Farabeuf, dont la courbure est calculée de telle sorte que, d'elle-même, en contournant le pubis, l'extrémité de la bougie pénètre dans l'orifice du col (fig. 480).

Sonde à demeure. — Lorsque le bout postérieur de l'urètre a
été trouvé, on introduit jusque dans la vessie une sonde cannelée et
on s'assure que toute l'étendue du rétrécissement a été incisée. S'il

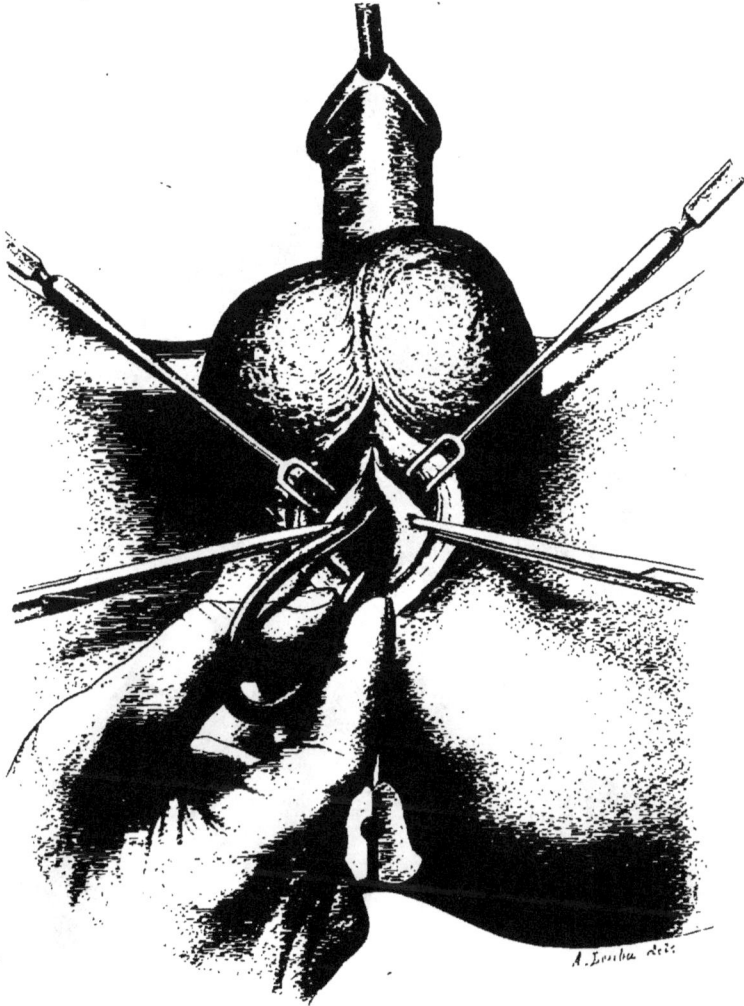

Fig. 478. — Urétrotomie externe. Une sonde introduite par le méat sort par la plaie
périnéale : son extrémité est introduite directement dans la vessie.

reste encore une portion non incisée, il est facile de la sectionner
largement, à l'aide d'un bistouri guidé sur la sonde cannelée : l'incision
sera faite en bas, assez profonde pour qu'on puisse, sans faire de
force, introduire dans la vessie la sonde qu'on laissera à demeure.

La manœuvre à exécuter pour que la sonde parcoure tout l'urètre, du méat à la vessie, est celle précédemment décrite, page 916.

Traitement de la plaie. — Le traitement de la plaie et les soins

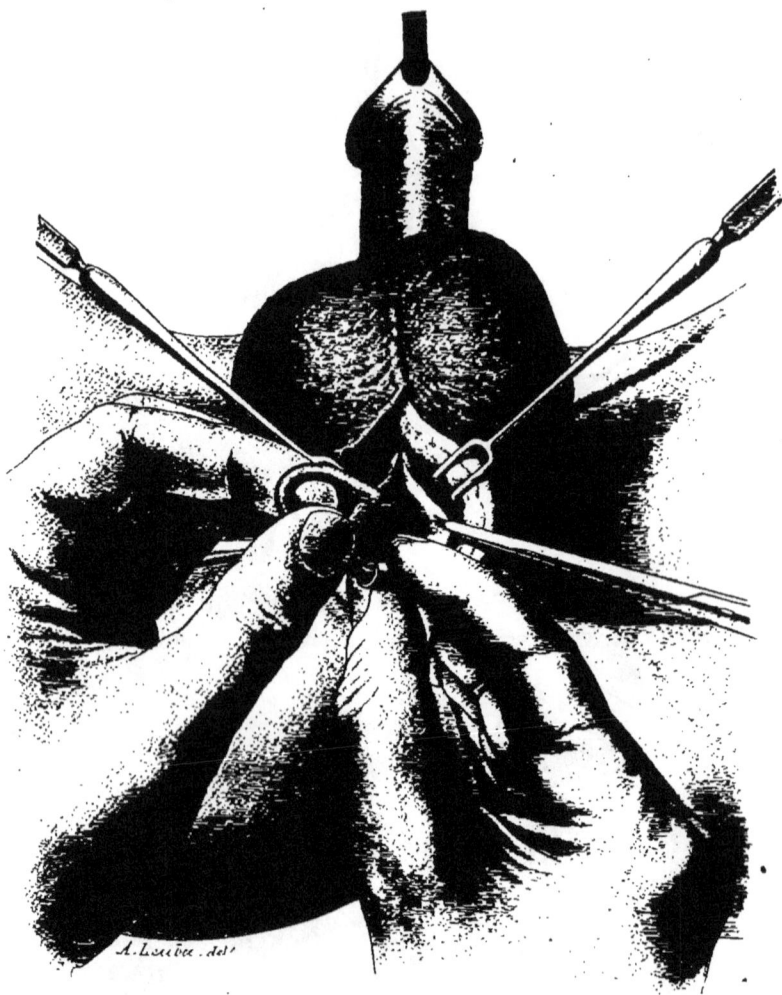

Fig. 479. — Urétrotomie externe. La sonde qui restera à demeure a été introduite dans la vessie par le périnée ; son extrémité périphérique est fixée à une bougie introduite par l'urètre qui servira à la faire sortir par le méat.

consécutifs sont les mêmes que dans la résection de l'urètre. En vérité, je ne pratique pas la simple urétrotomie externe : toutes les fois qu'il n'existe pas de complication d'abcès ou de phlegmon diffus du péri-née, j'extirpe complètement toutes les portions indurées, et je ferme partiellement ou je laisse complètement ouverte la plaie, suivant les cir-

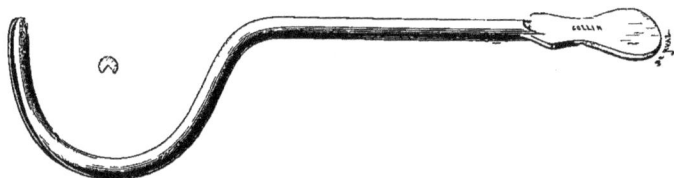

Fig 480 — Sonde de Guyon-Farabeuf

constances qui seront indiquées, à propos de la résection de l'urètre.

RÉSECTION DE L'URÈTRE

On attribue souvent à Le Dran la première résection de l'urètre ; ce chirurgien excisa bien des masses calleuses au périnée, mais il ne pratiqua pas une vraie résection. Dugas, en 1835, réséqua complètement un segment de canal rétréci. Depuis, on publia quelques observations isolées, dont une de Sédillot, remarquable parce qu'il fit une résection complète, mais l'attention ne fut attirée sur l'extirpation des rétrécissements qu'en 1860, avec le mémoire de Bourguet (d'Aix) que Gosselin combattit. Chez son malade, Bourguet voulait pratiquer la suture des deux bouts de l'urètre après la résection, mais il ne put y réussir. Heusner, le premier, pratiqua la suture. Avec le travail de Daniel Mollière (de Lyon) et la thèse de Parizot en 1884, la résection commence réellement à entrer dans la pratique chirurgicale ; elle est surtout pratiquée par les chirurgiens lyonnais : à Paris, la résection est faite par Quénu, par Guyon et par moi-même. En 1892, la thèse de Noguès, celle de Vergues et d'autres travaux moins importants généralisent les différents procédés de résection. Actuellement, la résection de l'urètre est entrée dans la pratique courante.

On pratique la résection de l'urètre, en extirpant toute la circonférence d'un segment de l'urètre : c'est la résection dite complète ; ou bien, on limite l'excision à une partie de la circonférence : c'est la résection incomplète. Dans l'un ou dans l'autre cas, la réparation de la perte de substance est obtenue par des procédés variables.

J'essayerai de mettre quelque clarté dans la description confuse des résections de l'urètre, en étudiant l'opération dans quatre cas différents : 1° dans les rétrécissements traumatiques simples de la région bulbaire et dans les cas de rétrécissements inflammatoires très limités, qui peuvent leur être assimilés, au point de vue opératoire ; 2° dans les rétrécissements traumatiques compliqués; 3° dans les rétrécissements inflammatoires accompagnés de tumeur urineuse péri-urétrale; 4° dans les ruptures de l'urètre.

A. RÉSECTION DE L'URÈTRE DANS LES RÉTRÉCISSEMENTS TRAUMATIQUES SIMPLES ET DANS LES RÉTRÉCISSEMENTS INFLAMMATOIRES TRES LIMITES

L'opération comprend deux parties distinctes : dans la première, on place une sonde qui restera à demeure et qui sort par le méat; dans la seconde, on résèque la partie rétrécie et on fait la réparation de l'urètre.

L'anatomie pathologique chirurgicale nous a appris que, dans les cas de rétrécissements traumatiques, on se trouve, le plus souvent, en présence d'une lésion urétrale limitée et que, pendant un temps variable, en avant et en arrière du rétrécissement, les parois urétrales sont saines. Dans ces conditions, l'espoir est légitime de réussir à pratiquer la résection franche du canal, avec réunion primitive de la plaie urétrale. Dans certains cas de rétrécissement inflammatoire, constitué par un noyau urétral induré sans lésions péri-urétrales, l'urètre lui-même peut être très peu altéré, en avant et en arrière du point rétréci; les conditions sont analogues, mais non pas aussi bonnes que dans les cas de rétrécissement traumatique. La portion rétrécie est ici plus longue, l'urètre plus ou moins infecté et la réussite de la réunion primitive aléatoire. Lorsque, enfin, le rétrécissement, même traumatique, a donné lieu à des complications infectieuses secondaires, les conditions sont les mêmes que celles que nous étudierons à propos des rétrécissements avec lésions péri-urétrales. Je décris ici la résection, dans les cas les plus simples.

Manuel opératoire.

1° *Faire l'urétrotomie interne préalable ou placer un conducteur métallique.* — Les premiers temps de l'opération sont les mêmes que dans l'urétrotomie externe (voir page 912) : comme dans cette dernière opération, lorsque je puis passer une bougie conductrice. je commence par pratiquer l'urétrotomie interne et par placer une sonde à demeure, avant de pratiquer l'incision périnéale. Lorsqu'il n'a pas été possible de passer une bougie conductrice à travers le rétrécissement. on introduit, comme il a été dit pour l'urétrotomie externe, un conducteur métallique qui arrive jusqu'au point rétréci.

2° *Incision longitudinale du périnée et de l'urètre.* — L'incision périnéale sera longue et franche, conduite jusqu'à la sonde, déjà placée, ou jusqu'au conducteur métallique : on incise l'urètre, comme il a été dit page 916, et, si on ne l'a pas déjà fait, en pratiquant l'urétrotomie interne, on met une sonde, destinée à rester à demeure. Tous ces temps opératoires ne présentent rien de particulier dans le cas que nous étudions; je noterai seulement que, lorsqu'il n'existe pas de lésions péri-urétrales, il est généralement facile de trouver le bout postérieur,

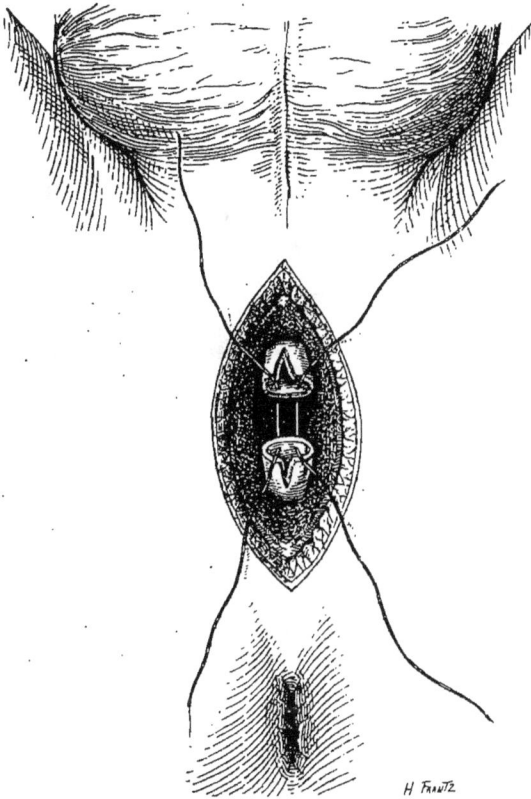

Fig. 481. — Suture circonférentielle complète de l'urètre. — Placement des premiers fils.

même lorsqu'on n'a pas pu placer un conducteur. L'incision longitudinale du rétrécissement doit être franche et assez longue pour dépasser ses limites, en avant et en arrière.

3° *Résection circonférentielle complète.* — Lorsque la portion rétrécie est circulairement complète et peu étendue en longueur, si l'écartement des deux bouts de l'urètre qui résultera de son extirpation ne doit pas excéder 2 1/2 à 3 centimètres, on peut, dans les cas aseptiques, essayer la résection circonférentielle du canal.

On commence par disséquer l'urètre, sur les côtés, jusqu'à sa paroi supérieure, en le libérant soigneusement, puis, avec le bistouri, on fait deux sections franches, en travers, comprenant dans leur intervalle toute la portion rétrécie; on saisit ce tronçon de l'urètre avec des

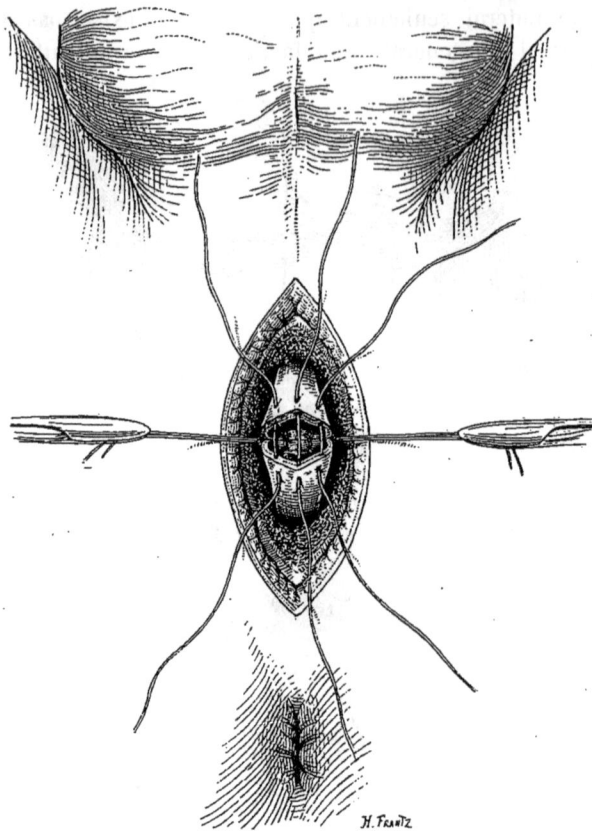

Fig. 482. — Suture circonférentielle complète de l'urètre. — Placement des fils sur les parois latérale et inférieure.

pinces à griffes et on l'extirpe, en libérant les attaches celluleuses qui retiennent encore sa paroi supérieure.

Pour exécuter facilement cette résection, il faut attirer sur le côté la sonde qui garnit le canal, laissant ainsi libre le champ opératoire. On peut encore ne placer la sonde à demeure que lorsqu'on a déjà extirpé le rétrécissement et pratiqué la suture de la demi-circonférence supérieure de l'urètre.

4° **La suture des deux bouts de l'urètre** se fait avec de très fins catguts double O et de fines aiguilles. On commence par réunir le

plafond de l'urètre, avec deux fils placés à droite et à gauche, près
de la ligne médiane : nécessairement, ces deux premiers fils seront
noués du côté de la muqueuse (fig. 481). Les points suivants, qui
réunissent les deux tronçons de l'urètre sur ses parties latérale et
inférieure, seront placés de dehors en dedans et traversent les parois
du canal sans comprendre la muqueuse; les nœuds de ces fils se
trouvent en dehors du canal, sur sa surface extérieure (fig. 482).

5° *Suture des muscles.* — Par-dessus l'urètre réuni, on suture les
muscles du périnée avec des points entrecoupés au catgut n° 1, de
manière à doubler la suture urétrale d'un épais plan musculaire.

6° *Suture de la peau.* — Quelques points de suture réunissent les
deux bords de la plaie cutanée : jamais je ne fais cette suture complète, laissant toujours un intervalle ouvert qui correspond à la portion d'urètre suturée; dans ces conditions, la réunion de la plaie est
aussi rapide et, en cas d'infection, on a créé d'avance une soupape
de sûreté.

Résection circonférentielle incomplète. — A peu près constamment, même dans les cas simples, je ne pratique pas la résection circonférentielle complète de l'urètre; je laisse de propos délibéré une
bande de la paroi supérieure du canal qui réunit les deux portions
antérieure et postérieure. Après avoir incisé la paroi urétrale inférieure, je fais récliner la sonde qui se trouve dans le canal sur le côté
pour bien me rendre compte de l'étendue des lésions et j'enlève, avec
le bistouri et les pinces à griffes, la moitié correspondante du rétrécissement, limitant la résection sur la paroi supérieure de l'urètre,
par une incision longitudinale passant à quelques millimètres en
dehors de la ligne médiane. La même manœuvre est pratiquée de l'autre
côté et le rétrécissement se trouve ainsi extirpé en laissant une lanière
de la paroi supérieure de l'urètre.

Lorsque la portion réséquée de l'urètre est peu considérable, je fais
sur chacun des bouts antérieur et postérieur une petite section longitudinale au niveau de la paroi inférieure, pour élargir les deux orifices
qu'on suture ensuite bout à bout en nouant tous les fils à l'extérieur.
Lorsque les deux bouts de l'urètre ne peuvent être amenés au contact,
on peut, soit refaire la partie inférieure de l'urètre aux dépens des parties molles du périnée, soit, et cela vaut mieux, faire intentionnellement
une large fistule périnéale, voir page 928.

Dès 1892, j'ai fait valoir, avec mon maître Guyon, les avantages de
conserver une lanière de la paroi urétrale; la pratique n'a fait depuis
que me confirmer dans ces idées.

En premier lieu, il faut considérer que, dans le plus grand nombre des
rétrécissements traumatiques non compliqués (cas que nous étudions
maintenant), la paroi supérieure de l'urètre n'est pas altérée et qu'il est

inutile de l'enlever. D'un autre côté, la conservation d'une lanière de la
paroi supérieure rend l'opération plus facile; elle permet surtout de
pratiquer beaucoup plus aisément la suture du bout postérieur de
l'urètre au bout antérieur, parce qu'elle empêche le grand écartement
qui sépare ces deux portions du canal dans la résection circonférentielle.
Les expériences ont démontré que la réparation du canal se fait bien

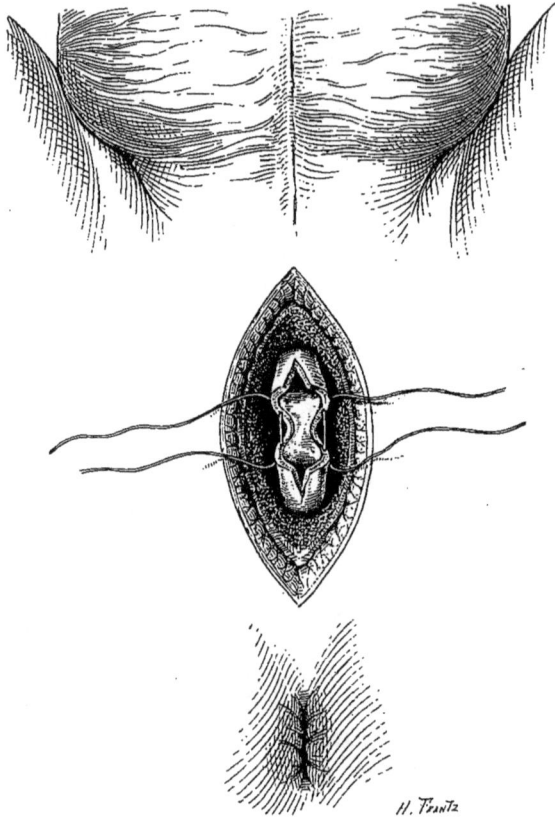

Fig. 483. — Suture de l'urètre lorsqu'une lanière de la paroi supérieure a été conservée.

dans la résection circonférentielle, mais les mensurations de Noguès
nous enseignent que dans cette résection l'écartement des deux bouts
sectionnés est beaucoup plus considérable que le tronçon enlevé : c'est
ainsi que, lorsqu'on enlève sur le cadavre 2 centimètres d'urètre périnéal, l'écartement est de 4 centimètres et que, pour 3 centimètres
extirpés, l'écartement atteint 6 centimètres. J'ai fait remarquer, ailleurs,
que la conservation d'une lanière de la muqueuse urétrale présente
l'avantage de favoriser la reconstitution du canal, ce qui est surtout à

considérer lorsque la résection trop étendue empêche de suturer les deux bouts de l'urètre. Dans ces conditions, en effet, le nouveau canal est formé aux dépens des parties molles du périnée et il finit par être tapissé d'une couche épithéliale; or, cet épithélium ne peut venir que de la prolifération de la couche épithéliale des portions antérieure et postérieure, saines, du canal : on comprend combien la conservation

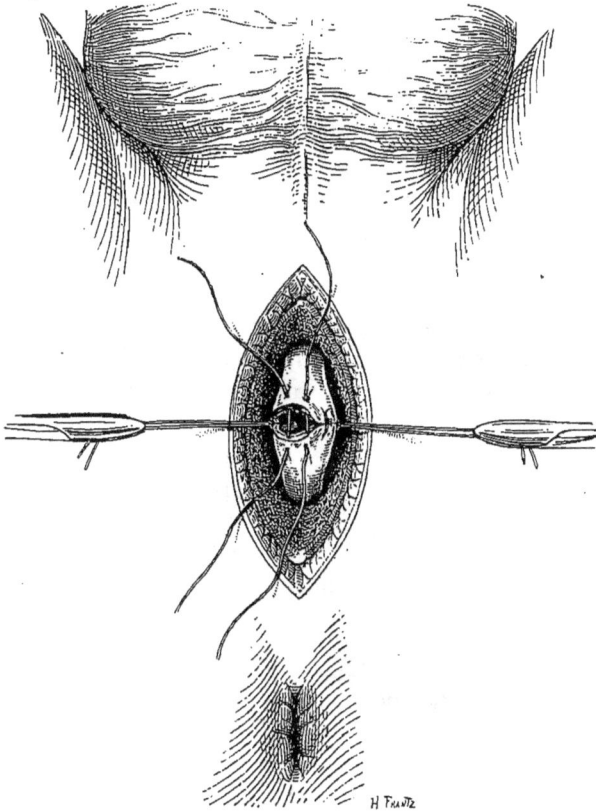

Fig. 484. — Suture de l'urètre lorsqu'une lanière de la paroi supérieure a été conservée.

d'une bande épithéliale continue sur la paroi supérieure favorise la formation de l'épithélium qui doit recouvrir le nouveau canal.

J'ajouterai enfin que la conservation d'une lanière de la paroi supérieure de l'urètre a l'avantage de supprimer les deux points, noués du côté de la muqueuse, qui sont nécessaires pour amorcer la reconstitution du canal, dans la résection circonférentielle : on peut ainsi placer, en dehors de la cavité du canal, tous les points de suture, ce qui constitue une garantie de premier ordre contre l'infection.

Soins consécutifs.

Je ne laisse habituellement la sonde à demeure que pendant 5 jours : pendant qu'elle est en place, on fait deux fois par jour des lavages de la vessie. Lorsque le canal suppure autour de la sonde, mieux vaut l'enlever que de persister dans son emploi ; lorsqu'au contraire on ne voit pas de suppuration au niveau du méat, autour de la sonde, on peut la laisser jusqu'au 7ᵉ jour.

Après l'enlèvement de la sonde, on passe tous les deux jours dans le canal de grosses bougies métalliques de Beniqué, du n° 46 au 60, pour maintenir, tout en faisant une dilatation graduelle et modérée, le bon calibre de l'urètre au niveau du point réséqué.

Suppuration de la plaie. — La plaie doit être attentivement surveillée, surtout si on est intervenu pour un rétrécissement inflammatoire, parce que, dans ces cas, elle peut facilement suppurer, sans donner lieu à des accidents généraux qui appellent l'attention. Il n'est pas rare de voir la suppuration de la plaie lorsque la température du malade n'excède pas 37°,5 le soir. En cas de suppuration, le malade guérit plus vite si on désunit la peau et si on coupe de suite les catguts qui réunissent les muscles du périnée, en même temps qu'on enlève la sonde. On laisse la plaie ouverte et deux fois par jour on la lave à l'eau oxygénée. Dans ce cas, l'urine passera totalement ou en partie par le périnée, sans que cela doive inquiéter le chirurgien. Trois ou quatre jours après la désunion de la plaie on commencera à passer des Beniqué, graduellement plus gros et, rapidement, d'elle-même la plaie périnéale se fermera.

B RÉSECTION DE L'URETRE DANS LES RÉTRÉCISSEMENTS TRAUMATIQUES ÉTENDUS OU COMPLIQUÉS DE LÉSIONS PÉRI-URÉTRALES

Dans les cas de rétrécissements traumatiques étendus ou compliqués de phénomènes inflammatoires secondaires du périnée, avec ou sans fistules, les règles à suivre pour la résection du noyau cicatriciel sont les mêmes que celles qui viennent d'être indiquées, mais le procédé de réparation de l'urètre diffère. On ne peut, dans ces cas, réunir bout à bout les deux tronçons, antérieur et postérieur, de l'urètre.

Pour réparer l'urètre dans ces résections étendues, on peut reconstituer d'emblée le canal aux dépens des parties molles du périnée ou pratiquer l'opération en deux temps : un premier temps consistant à aboucher les deux bouts de l'urètre à la peau, créant ainsi une fistule qu'on ferme ultérieurement, par autoplastie, dans un second temps opératoire.

En 1891, mon maître Guyon, que j'aidais dans l'opération, eut à refaire chez un jeune garçon une partie de la portion périnéale de l'urètre, qui avait été détruit antérieurement par un traumatisme : la portion vésicale de l'urètre s'ouvrait au périnée par un large orifice; de même, plus en avant, s'ouvrait l'orifice de la portion antérieure de l'urètre : M. Guyon refit un nouveau canal par une autoplastie à double lambeau et il forma ainsi un urètre souple qui, quatorze ans après, conservait son calibre. Ce beau succès fit penser à M. Guyon qu'il y aurait avantage, dans les cas mauvais de rétrécissement, à pratiquer deux opérations successives : une première, pour créer une large fistule périnéale, une seconde, pour fermer cette fistule par autoplastie.

MM. Pasteau et Iselin ont complètement étudié cette question : ils ont constaté les médiocres résultats obtenus par les différents procédés de réparation de l'urètre, après la résection, dans les cas de rétrécissement traumatique, et ils ont préconisé l'opération en deux temps et précisé sa technique. Les résultats obtenus par ces auteurs paraissent montrer que la récidive des rétrécissements est moins à craindre avec l'opération en deux temps que lorsqu'on essaie, d'emblée, de reconstituer l'urètre aux dépens des parties molles du périnée.

Reconstitution de l'urètre d'emblée.

L'urètre étant réséqué, en laissant une lanière de la paroi supérieure qui réunit les deux bouts antérieur et postérieur, on reconstitue le périnée, au-dessous de la sonde à demeure, avec les parties molles qui se trouvent de chaque côté de l'incision périnéale médiane. M. Guyon, qui a réglé ce procédé, faisait trois plans superposés de suture; le premier comprenait les muscles bulbo-caverneux, le second les parties molles superficielles du périnée, le troisième la peau. J'ai simplifié le procédé, en ne faisant qu'un seul plan avec toutes les parties molles du périnée, qu'on réunit au-dessous de la sonde à demeure avec quelques points de suture entrecoupés, au catgut. La peau n'est que partiellement suturée et la plaie est laissée largement ouverte.

Reconstitution de l'urètre en deux temps.

Voici comment procèdent Pasteau et Iselin :

Premier temps : résection et fistulisation de l'urètre. — Lorsque les deux bouts de l'urètre peuvent être amenés au contact, après résection de la portion rétrécie, on les suture l'un à l'autre, en laissant l'urètre longitudinalement ouvert en bas, de manière à obtenir le même résultat que lorsqu'on conserve la paroi urétrale supérieure. On passe

ensuite, sur chacune des lèvres de la plaie longitudinale de l'urètre,
3 ou 4 fils et on les fait traverser de chaque côté la peau du périnée :
en nouant ces fils, la peau s'invagine et on créé un large canal cutanéomuqueux, qui réunit l'urètre à la surface du périnée (fig. 485). On met
en place la sonde à demeure, qu'on enlève quelques jours après pour

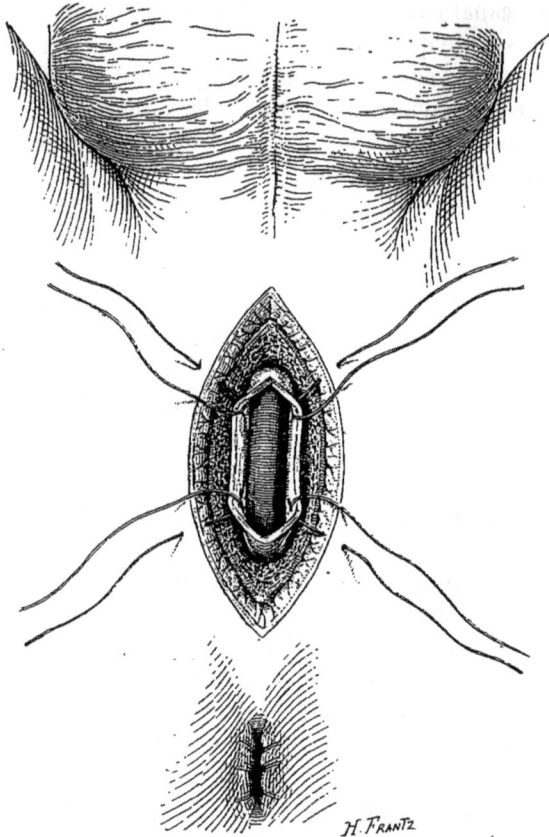

Fig. 485. — Urétrostomie. Les bords de l'urètre incisé sont réunis à la peau du périnée.

passer ensuite régulièrement des bougies Béniqué, jusqu'à ce que la
plaie se ferme d'elle-même ou qu'il reste une fistule définitive.

Lorsqu'on ne peut rapprocher suffisamment les deux bouts de
l'urètre l'un de l'autre on abouche séparément chacun de ces bouts à
la peau du périnée, en les plaçant aussi près que possible l'un de l'autre
sur la ligne médiane. Dans ce cas, on ne met pas de sonde à demeure.
L'éperon qui sépare les deux bouts s'atrophie et il reste une seule fistule
médiane.

Chez les malades ainsi opérés, la plaie périnéale se ferme souvent

seule ou il reste une fistule peu étendue qu'on peut aisément fermer par
simple avivement. Si la
fistule qui s'établit est
large, on la ferme deux
ou trois mois après par
un procédé autoplasti-
que.

Deuxième temps :
autoplastie. — L'auto-
plastie de l'urètre peut
être faite par des pro-
cédés à un ou à deux
lambeaux. Quel que soit
le procédé employé, la
paroi inférieure de l'u-
rètre sera constituée par
la peau du périnée et on
doit veiller à ce que
cette peau soit absolu-
ment glabre ; pour obte-
nir ce résultat, M. Guyon

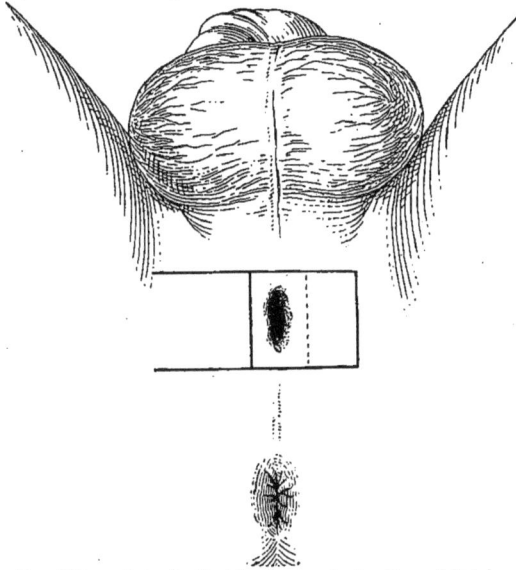

Fig. 486. — Autoplastie à lambeaux de l'urètre périnéal
Procédé de Guyon. 1er temps.

la cautérise à la pâte de Canquoin et ne pratique l'opération que lors-

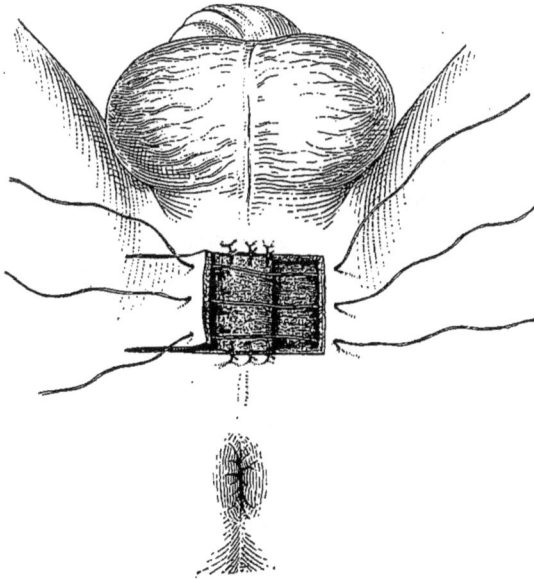

Fig. 487. — Autoplastie à lambeaux de l'urètre périnéal. Procédé de Guyon. 2e temps.

qu'il ne reste aucun poil. Le mode d'autoplastie qui paraît préférable est le procédé à deux lambeaux de Guyon, analogue à celui de Benjamin Anger, pour les fistules péniennes (fig. 486, 487 et 488). Sur un des côtés de la gouttière urétrale, on taille un lambeau quadrilatère à base interne, qu'on dissèque de manière à pouvoir le retourner pour que sa face cutanée, devenue interne, constitue la paroi inférieure du futur canal : un deuxième lambeau, à base externe, est taillé sur l'autre lèvre de la gouttière et est amené par glissement de manière à recouvrir la surface cutanée du premier lambeau renversé. Les bords de ce lambeau superficiel sont fixés de manière à couvrir la surface cruentée, créée par le renversement du premier lambeau.

Lorsque ce second temps d'autoplastie ne réussit pas complètement, il reste un orifice fistuleux réduit, qu'on ferme par avivement.

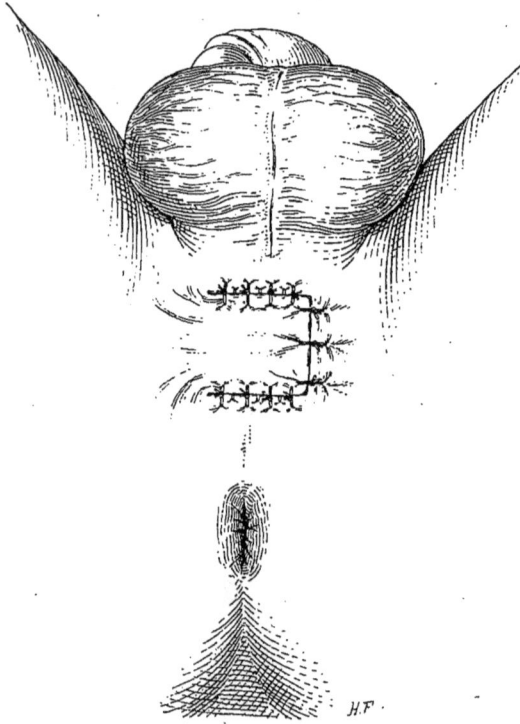

Fig. 488. — Autoplastie à lambeaux de l'urètre périnéal.
Procédé de Guyon. 3ᵉ temps.

Le procédé de résection en deux temps peut s'imposer à l'opérateur lorsque, la résection faite, il reste une brèche périnéale trop large pour être comblée ; il ne me paraît point douteux que, dans ces cas, il ne soit utile de réunir autant que possible l'urètre, ou ce qui en reste, à la peau, dût-on mobiliser pour cela cette dernière, à l'aide d'incisions libératrices, qui permettent de la rapprocher de l'urètre : on crée ainsi complètement, ou du moins on amorce, les parois latérales du futur canal dont on fera plus tard, par autoplastie, la paroi inférieure. Toute cette partie nouvelle du canal, formée, en haut, par une partie de l'urètre, en bas et sur les côtés, par la peau, n'aura pas par la suite tendance à se rétracter, ce qui empêchera la récidive du rétrécissement.

Il est pourtant à craindre que, par la suite, l'orifice du bout postérieur se rétrécisse ; aussi, faut-il faire grande attention à cet orifice postérieur et, autant qu'on le pourra, le dilater de manière à ce qu'il reste largement béant. Si on le peut, on isolera ce bout postérieur, on l'incisera sur sa paroi inférieure et on le fixera à la peau ou aux parties molles du périnée, si on ne peut l'amener à soi suffisamment par des points de suture qui le maintiendront béant. En tous cas, **avant de faire l'opération autoplastique, on s'assurera de la large béance de ce bout postérieur** et on pratiquera, au besoin, la méatotomie, avec suture cutanéo-muqueuse de son orifice périnéal.

Récemment, j'ai eu à réparer une large brèche périnéale, consécutive à une résection très étendue de l'urètre : l'orifice de l'extrémité antérieure du canal était oblitéré; l'orifice du bout postérieur froncé et rétréci. Je fis une première opération, fixant les deux bouts de l'urètre, largement béants à la peau : dans ce but, après avoir libéré l'urètre, je l'incisai sur sa paroi inférieure et je le fixai, ainsi élargi, à la peau.

J'insiste sur la nécessité de se mettre en garde, contre les rétrécissements consécutifs du bout postérieur, parce que j'ai vu un malade opéré depuis quelques mois par le procédé en deux temps, chez qui, au delà de la portion périnéale, celle de l'autoplastie souple et large, on trouvait un canal rétréci. Il ne suffit pas d'entretenir l'ouverture postérieure par des sondages régulièrement faits jusqu'au moment de l'autoplastie, parce que, lorsque le canal sera fermé, on ne pourra que difficilement pratiquer cette dilatation et que d'ailleurs le procédé en deux temps n'est vraiment justifiable que s'il affranchit le malade du sondage consécutif. Il est nécessaire que l'ouverture cutanée des deux orifices de l'urètre soit définitivement large, par continuité directe de la peau et de la muqueuse.

Lorsque, dans les rétrécissements de l'urètre, il reste après résection une assez grande partie de l'urètre, en avant de la portion membraneuse, on pourra obtenir cette large béance de l'orifice postérieur : ce sera le cas de bon nombre de rétrécissements traumatiques; plus rarement cette condition sera réalisée dans les rétrécissements blennorragiques.

C. — RÉSECTION DE L'URETRE DANS LES RÉTRÉCISSEMENTS INFLAMMATOIRES COMPLIQUÉS DE LÉSIONS PÉRI-URÉTRALES

Lorsque des masses fibreuses péri-urétrales transforment le périnée, englobant les muscles et le canal; lorsque des fistules, des clapiers fongueux ou purulents parcourent la région, on ne peut songer à pratiquer la résection du canal, avec réunion des deux bouts de l'urètre.

D'un côté, il est essentiel d'enlever tous les tissus indurés qui entourent le canal pour avoir un périnée souple ; d'un autre côté, le segment urétra rétréci qu'il faudra enlever sera souvent très étendu ; on devra sacrifier souvent 6 ou 7 centimètres en longueur, ce qui ne permet pas de pratiquer la réunion, bout à bout, des deux parties antérieure et postérieure de l'urètre, lorsque la portion malade aura été extirpée.

Dans ces cas, on pourra avoir recours à un des trois procédés suivants :

1° Réséquer l'urètre, en laissant une lanière de la paroi supérieure du canal, et reconstituer la paroi inférieure avec les muscles du périnée,

2° Laisser la plaie périnéale ouverte et, si elle ne se cicatrise pas, fermer ensuite la brèche périnéale par autoplastie ;

3° Après résection de la partie malade, aboucher à la peau les deux orifices urétraux, ceux du bout antérieur et du bout postérieur, créant ainsi une fistule urinaire périnéale, et, dans un deuxième temps opératoire, reconstituer par autoplastie la portion intermédiaire du canal.

1° Résection incomplète avec reconstitution immédiate du canal.

Les premiers temps de l'opération sont ceux de l'urétrotomie externe. Par les procédés décrits page 912, on incise le périnée, on cherche les deux bouts, antérieur et postérieur, de l'urètre et on place dans la vessie la sonde qui restera à demeure.

Résection des parties indurées du périnée. — Lorsque la sonde a déjà été mise en place, on extirpe à droite et à gauche de l'incision périnéale médiane toutes les parties indurées du périnée : à l'aide du bistouri et des ciseaux, sans craindre d'aller profondément, sans se préoccuper de l'étendue de tissus, qu'il faudra extirper, à droite et à gauche, on excise largement tous les tissus fibreux enflammés et indurés. Toutes ces parties sont enlevées par tranches successives, en se guidant plus par le toucher que par la vue pour enlever les portions malades. Du côté du canal, on supprime toute la portion malade quelle que soit la brèche qui devra rester, même si la sonde reste à nu, depuis les bourses jusqu'à l'aponévrose moyenne ; mais on a soin de conserver une lanière de la paroi supérieure de l'urètre, qui servira de guide à la cicatrisation ultérieure.

Reconstitution de l'urètre. — Lorsque toutes les parties malades ont été enlevées, il reste dans le périnée, sur les parties latérales, des masses musculaires, plus ou moins épaisses suivant les cas, qui serviront à reconstituer les parties latérales et inférieures de l'urètre. Par une série de points profonds, au catgut n° 1, on rapproche d'avant en arrière ces parties molles, en les suturant sur la ligne médiane, de manière à entourer complètement la sonde à demeure. Le nouveau canal sera formé par les parties molles et il se recouvrira d'une sorte de muqueuse tapissée par l'épithélium, qui viendra des deux bouts de l'urètre et de la lanière muqueuse conservée sur la paroi supérieure.

Suture de la peau. — Quelques points au crin de Florence peuvent rapprocher les deux extrémités antérieure et postérieure de la plaie : sa portion médiane restera largement ouverte.

Soins consécutifs. — La sonde à demeure ne restera en place que pendant 5 jours. Les jours suivants, on passera dans le canal de gros Béniqués, du n° 50 au n° 60 ou 62.

Difficultés opératoires. — Les difficultés opératoires sont celles de l'urétrotomie externe.

L'hémorragie, souvent abondante, est déterminée surtout par le saignement des petits vaisseaux, dont la lumière reste béante après qu'ils ont été sectionnés : on s'en rend toujours facilement maître à l'aide des pinces hémostatiques de Kocher ou de Reverdin, qui mordent bien dans ces tissus indurés.

Difficultés dans la recherche de l'urètre. — Il est plus difficile d'arriver à l'urètre en suivant les trajets fistuleux, souvent ramifiés, qu'en incisant franchement, sur la ligne médiane. Le mieux est d'aller de suite à la recherche du bout antérieur, c'est-à-dire de la portion saine de l'urètre, bien repérée par le conducteur métallique et de suivre ensuite les conseils que nous avons donnés, page 916, pour trouver le bout postérieur.

Difficulté de reconstituer l'urètre avec les parties molles du périnée. — Lorsque la résection périnéale a dû être très étendue sur les côtés du périnée, on peut constater, en essayant de suturer au-dessous de la sonde ce qui reste de parties molles, que les fils sont trop tendus ; parfois même, la brèche trop large ne peut être comblée. Dans l'un et l'autre cas, on laissera le périnée ouvert, avec la sonde à nu dans la plaie, en se contentant de diminuer un peu l'étendue de la plaie par quelques points de suture sur les parties molles. On n'essayera pas de pratiquer de suite un procédé autoplastique quelconque ; la plaie à coup sûr suppurerait et la réunion ne pourrait être obtenue.

Accidents post-opératoires. — **Hémorragie.** — Lorsque les ligatures n'ont pas été soigneusement faites, on peut observer une abondante hémorragie post-opératoire. Il faut dans ce cas ouvrir largement la plaie et lier les vaisseaux qui saignent ; si on ne le peut, on tamponnera.

Infection de la plaie. — Quels que soient les soins d'asepsie ou d'antisepsie que l'on prenne, on doit toujours craindre la suppuration. Comme je l'ai déjà dit, on voit parfois l'infection de la plaie, sans que la température s'élève d'une manière notable. En cas de suppuration, il vaut mieux désunir totalement la plaie, que de faire des désunions partielles toujours insuffisantes. On pansera deux fois par jour, en lavant à l'eau oxygénée et on laissera le malade sans sonde, en se contentant de passer régulièrement des Béniqués.

Il est trop fréquent de voir des malades à qui on laisse pendant très longtemps la sonde à demeure, dans la crainte de voir s'établir une fistule. En réalité, on a plus de chances de fistulisation par la prolongation du séjour de la sonde : lorsqu'on dilate régulièrement le canal, la plaie périnéale se ferme plus vite. Si, malgré le passage régulier des instruments métalliques. la fermeture de la fistule n'avance pas, on peut avec avantage remettre la sonde pendant quelques jours, pour recommencer ensuite à nouveau la dilatation. Ce qu'il faut éviter, c'est de laisser la sonde, sans interruption, pendant des semaines et des mois, parce qu'on entretient ainsi la suppuration du canal.

Fistules. — Il est fréquent d'observer la formation d'une fistule périnéale, lorsqu'on opère pour des lésions étendues ; en suivant les règles de conduite ci-dessus indiquées, on obtient généralement la fermeture des fistules. Si on ne réussit pas, on pourra suivant les cas fermer la fistule par avivement direct ou par un des procédés autoplastiques, décrits page 930.

Rétrécissement consécutif. — Malgré la résection large que nous avons décrite, on observe parfois des récidives dans les cas de résection de l'urètre. Pour les éviter, on devra, après l'opération, bien calibrer le canal — au moins jusqu'au n° 60 Béniqué — et conseiller de suite au malade de venir se faire examiner pour qu'on entretienne le calibre obtenu au moyen de séances de dilatation, plus ou moins espacées, suivant la tendance à la récidive variable dans chaque cas.

2° Résection de l'uretère à périnée ouvert.

Nous avons dit que lorsque la large résection du périnée ne conserve pas assez de tissu sain, pour que l'urètre puisse être reconstitué, il faut laisser la plaie périnéale ouverte se combler par bourgeonnement. On peut, de propos délibéré, agir ainsi, même lorsque l'étendue des parties molles conservées est suffisante pour pouvoir être suturée au-dessous de la sonde : on se borne dans ces cas à réséquer toutes les parties indurées du périnée et à extirper la portion rétrécie de l'urètre, en conservant une lanière de sa paroi supérieure ; la sonde à demeure est laissée pendant quelques jours ou même n'est pas employée. En tous cas, on calibre l'urètre par les Béniqués.

D'une manière générale, la guérison est ainsi plus tardive ; souvent, avec le procédé décrit précédemment, qui reconstitue la paroi inférieure de l'urètre, on réussit très rapidement à obtenir un canal souple. J'ai

dit d'ailleurs que, si la plaie périnéale suppure, lorsqu'on a reconstitué
l'urètre avec les parties molles du périnée, il ne faut pas tarder à la
désunir.

Au reste, lorsque par nécessité ou intentionnellement on laisse la
plaie périnéale complètement ouverte, on voit souvent des brèches
énormes se combler et la plaie se fermer tout à fait, en quelques
semaines.

A la suite de l'opération ainsi pratiquée, il peut rester une large brèche
ou une fistule périnéale ; dans ce cas, on appliquera secondairement un
des procédés d'autoplastie, décrits page 950.

5° Résection de l'urètre avec abouchement des deux bouts à la peau.

Nous avons décrit ce procédé à propos des rétrécissements traumatiques, cas dans lesquels son indication est plus fréquente. Dans les
rétrécissements blennorragiques compliqués, les conditions anatomiques sont moins favorables à son application. Le plus souvent, le
rétrécissement s'étend en arrière jusqu'à la portion membraneuse ou
même empiète sur elle, en sorte que, en arrière du point rétréci, il ne
reste pas une portion d'urètre que l'on puisse aboucher à la peau. De
même, il existe souvent en avant du point le plus rétréci des lésions
d'urétrite ou d'autres rétrécissements qui obligent, malgré de larges
résections, à entretenir le calibre du nouveau canal par la dilatation.

En tous cas, lorsque dans un rétrécissement blennorragique compliqué
on décide de pratiquer la résection en deux temps, il faudra surtout
veiller à ce que l'ouverture du bout postérieur de l'urètre au périnée soit
largement béante : on ne pratiquera l'opération autoplastique secondaire
qu'après s'être bien assuré que cette ouverture postérieure, recouverte
d'une surface épithéliale, n'a pas de tendance à se rétrécir.

D — RÉSECTION DE L'URETRE DANS LES RUPTURES DU CANAL

Anatomie pathologique chirurgicale.

J'ai en vue ici les ruptures de la portion périnéo-bulbaire de l'urètre,
qui sont les seules dans lesquelles la résection immédiate puisse être
appliquée. Les ruptures de la portion pénienne, que l'on voit surtout
au niveau de l'angle du pénis, sont presque toujours interstitielles, sans
déchirure de la tunique fibreuse du canal : les ruptures de la portion
membraneuse, avec ou sans fracture du pubis, trop profondément placées, ne permettent pas de pratiquer la résection proprement dite.

Les ruptures de la portion périnéo-bulbaire sont **complètes ou incomplètes**, suivant que toutes les tuniques du canal ont été déchirées ou que
la membrane fibreuse externe a résisté. On dit que la rupture est **totale**,
lorsque, l'urètre étant déchiré dans toute sa circonférence, ses deux bouts
peuvent s'écarter librement l'un de l'autre : la rupture est **partielle**
lorsque toute la circonférence n'a pas été rompue ; il persiste une lanière
plus ou moins large de la paroi supérieure, qui réunit les deux bouts de
l'urètre.

Les ruptures complètes de l'urètre s'observent le plus souvent au
niveau du bulbe, à quelques centimètres en avant de la portion membraneuse, en sorte que, en arrière du point déchiré, il persiste un morceau du canal. Le sang, venant de l'urètre déchiré et des parties molles
du périnée, s'accumule au-dessous du canal et constitue un foyer irrégulier rempli de caillots. Lorsque le chirurgien enlève ces caillots peu
de temps après l'accident, il voit souvent des vaisseaux qui saignent ;
le bulbe est plus ou moins écrasé, les aréoles du tissu spongieux sont
déchirées, violacées. L'urètre, lui-même, présente des lésions variables.
Dans les ruptures partielles, c'est le plus souvent la demi-circonférence
inférieure du canal qui est déchirée ; parfois, il ne subsiste en haut
qu'une mince bande de la paroi urétrale ; d'autres fois, plus rarement,
l'urètre présente sur les parties latérales une fente verticale. Malgré la
persistance d'une partie de la paroi supérieure, les deux bouts de
l'urètre s'écartent l'un de l'autre : la section peut être nette, mais
habituellement les deux bouts sont contus, déchiquetés ; à leur niveau,
la muqueuse est violacée, ecchymosée. Lorsque la rupture est complète,
les deux bouts sont séparés l'un de l'autre par un intervalle qui dépasse
parfois trois centimètres : perdu dans les caillots et dans les parties molles
péri-urétrales contusionnées, le bout postérieur surtout peut être très
difficile à trouver. Dans ces cas de rupture complète, la muqueuse est
souvent recroquevillée dans la lumière du canal ; souvent encore, la
rupture est irrégulière et les deux morceaux de l'urètre sont frangés et
portent des languettes.

Dans les cas les plus simples, lorsqu'on n'intervient pas chirurgicalement, même lorsqu'on a pu placer une sonde à demeure et que l'hématome péri-urétral est peu développé, le mieux qui puisse arriver est
qu'il se forme un rétrécissement cicatriciel à marche rapide. Habituellement, avec ou sans sonde à demeure, le foyer de la rupture s'infecte ;
il se développe dans le périnée des abcès circonscrits ou diffus qui
aboutissent à la formation de fistules, entourées de masses fibreuses
indurées : l'urètre, lui-même, est le siège d'un rétrécissement cicatriciel
plus ou moins irrégulier ; parfois même, la continuité du canal est
interrompue et l'urine s'écoule à l'extérieur par une fistule plus ou
moins directe.

Tous les chirurgiens sont aujourd'hui d'accord sur la nécessité de l'intervention chirurgicale immédiate dans les ruptures complètes de l'urètre, mais le procédé employé diffère, suivant le chirurgien et suivant les cas. J'étudierai l'urétrorraphie simple ou après résection ; la reconstitution de l'urètre par les parties molles du périnée ; la fixation de l'urètre à la peau du périnée.

Manuel opératoire.

Quel que soit le procédé qu'on se propose de suivre, il faut tout d'abord aller à la recherche de l'urètre rompu : la conduite à suivre variera ensuite suivant les cas.

Incision. — Longue incision longitudinale sur la ligne médiane, partant de la racine des bourses jusqu'à un travers de doigt au-devant de l'anus, de manière à bien exposer les parties profondes.

Nettoyage du foyer. — Poursuivant l'incision sur les plans profonds à travers l'interstice des muscles bulbo-caverneux, on arrive au foyer sanguin péri-urétral : avec les doigts, on le débarrasse rapidement des caillots qui l'encombrent et, avec des compresses, on nettoie ses parois. On voit souvent alors quelques vaisseaux qui saignent, sur lesquels on met des pinces hémostatiques.

Recherche des deux bouts de l'urètre. — Dans le foyer débarrassé des caillots, on voit souvent facilement les deux bouts de l'urètre, surtout dans les ruptures partielles, lorsqu'il persiste une languette de la paroi supérieure du canal. D'autres fois, surtout lorsque la rupture est complète, on devine, plus qu'on ne voit, le bout antérieur, tandis que le bout postérieur est perdu dans les parties molles contuses et noirâtres.

Il est toujours aisé de découvrir le **bout antérieur**, en introduisant une bougie conique par le méat ; parfois, la bougie refoule la muqueuse recroquevillée.

Pour chercher le **bout postérieur**, on suivra, si elle existe, la lanière de la paroi supérieure. Dans le cas contraire, on essaiera de le trouver avec un stylet, en tâtonnant un peu ; parfois, on le verra mieux, en le cherchant sous un jet d'eau stérilisée, qui fait voir quelque frange muqueuse. On essaiera encore, en pressant sur le ventre, de faire sortir l'urine par le périnée, procédé qui ne réussit que fort rarement. Au besoin, comme nous l'avons dit page 916, on ira à la recherche du bout postérieur par une incision transversale pré-anale, qui découvrira la portion membraneuse, ou par le cathétérisme rétrograde, à travers une boutonnière hypogastrique. Il faut dans tous les cas trouver ce bout postérieur. Certains chirurgiens se sont contentés d'ouvrir largement le foyer périnéal et ont laissé se créer ainsi une fistule périnéale qu'ils ont secondairement fermée : cette conduite me paraît mauvaise. Lorsqu'on ne s'occupe pas des extrémités de l'urètre rompu, il se fait toujours une cicatrice irrégulière et la fistule spontanée se complique d'un fort rétrécissement; ultérieurement, il faudra une opération compliquée pour rétablir la continuité du canal. La simple incision du foyer écarte les dangers de l'infection, sans chercher à sauvegarder du rétrécissement ultérieur fatal.

Lorsque les deux bouts de l'urètre sont bien en vue, on pourra suivant les cas choisir un des trois procédés suivants :

1° *Urétrorraphie.* — Lorsque la section de l'urètre est nette, à bords non mâchés; lorsqu'en même temps l'écartement des deux bouts est peu considérable, l'urétrorraphie simple me paraît nettement indiquée. Elle l'est encore, lorsque la rupture étant complète ou incomplète, l'état de l'urètre est tel que la partie à réséquer n'excède pas 2 centimètres. On peut à la rigueur, et les expériences de Noguès le démontrent, suturer bout à bout l'urètre, lorsque l'écartement ne dépasse pas 5 centimètres : je crois pourtant qu'on s'expose trop, dans ce dernier cas, à une réunion imparfaite, laissant à sa suite un rétrécissement.

Le grave inconvénient des sutures de l'urètre, c'est que la désunion partielle empêche souvent la formation d'une cicatrice linéaire : cette désunion partielle est due à l'infection de la plaie ou à la mortification d'une partie de la portion suturée. L'infection de la plaie est facile, parce que l'urètre antérieur contient à l'état normal des micro-organismes, et parce que le séjour de la sonde à demeure la favorise. La mortification de la suture peut être due à ce qu'on réunit des portions de l'urètre que le traumatisme a trop meurtries. Pour cette raison, **on ne devra jamais suturer que des parties dont la vitalité ne paraît pas suspecte**; mieux vaut, si on veut faire la suture, sacrifier d'emblée toute la portion qui paraîtra trop contusionnée ou, si la portion à réséquer est trop étendue, employer un des deux autres procédés que nous décrirons bientôt : la reconstitution de l'urètre par les parties molles du périnée ou la fistulisation chirurgicale. Lorsqu'on a reconnu que l'urètre rompu présente les conditions requises par la suture, je procède comme il suit :

Si la rupture est partielle, on régularise avec de fins ciseaux bien tranchants les bords des deux bouts de l'urètre et on fait ensuite sur la face inférieure de ces deux bouts, dans le but de les élargir, une petite entaille de 3 à 4 millimètres. On réunit ensuite les parties latérales de chaque bout urétral par des points séparés au catgut double 0, qui ne doivent pas perforer la muqueuse. Ces points latéraux noués, on met la sonde dans la vessie, soit en la passant directement par le méat, soit en la faisant d'abord entrer par le périnée directement dans la vessie, pour la ramener ensuite dans la partie antérieure de l'urètre à l'aide d'une

bougie introduite par le méat (voir p. 913). J'emploie une sonde à
béquille de calibre moyen, n° 17.

La sonde étant mise en place, on finit au-dessous d'elle la suture de
l'urètre par des points non perforants.

Plus superficiellement, quelques points séparés, au catgut n° 1, réunissent les muscles du périnée; ces fils sont passés de manière à solidariser ce plan musculaire avec l'urètre, sans laisser d'espace mort.

On termine par quelques crins qui réunissent la plaie cutanée, tout
en laissant une surface cruentée, non suturée, au niveau qui correspond à la suture urétrale.

2° *Reconstitution de l'urètre aux dépens des parties molles du
périnée.* — Je n'applique ce procédé qu'en cas de rupture partielle,
lorsque l'étendue de l'urètre, meurtri par le traumatisme, ne permet pas
de faire la suture dans de bonnes conditions et lorsqu'une bande de la
paroi supérieure réunit les deux bouts du canal. Dans ce cas, on peut
espérer une bonne restauration de l'urètre; en haut, ce qui persiste
du canal constitue une paroi souple et régulière, dont l'épithélium con-
tribuera à revêtir le nouvel urètre avec celui des deux bouts antérieur
et postérieur. Lorsque la rupture de l'urètre est complète, cette paroi
souple supérieure manque et si on reconstitue tout le nouveau canal
avec les tissus du périnée, on a grandes chances de n'obtenir qu'un
mauvais urètre, que des dilatations répétées parviendront à peine à
maintenir dans de médiocres conditions. Après avoir ébarbé les deux
bouts de l'urètre rompu, et réséqué les portions trop altérées, on met
une sonde-béquille, n° 17, à demeure. On suture ensuite par points
séparés les muscles du périnée, en un seul plan, qui recouvre la sonde.
La peau est ensuite suturée au crin, en laissant toujours ouverte, comme
pour toutes les opérations sur l'urètre périnéal, une partie de la plaie
cutanée.

Après l'urétrorraphie, comme après la reconstitution de l'urètre par
les parties molles du périnée, il ne faut pas laisser trop longtemps la
sonde à demeure. La sonde favorise l'infection de la plaie et la désunion
de la suture, cause de futurs rétrécissements. J'enlève généralement la
sonde le 5ᵉ jour; on passe ensuite, tous les deux jours, des bougies
métalliques dans l'urètre, en commençant par le n° 40 ou 42, pour
arriver graduellement au n° 60.

Plus tard, lorsque le malade sera guéri, on devra encore surveiller
l'urètre par crainte de rétrécissements consécutifs.

3° *Abouchement de l'urètre au périnée.* — Lorsque la rupture
de l'urètre est totale, circonférentielle, et que l'écart des deux bouts
est trop grand pour que l'urétrorraphie puisse être pratiquée, dans de
bonnes conditions, je crois que la meilleure conduite à suivre est de
fixer les deux bouts de l'urètre à la peau du périnée. Je suis en cela la

pratique recommandée en 1902 par M. Guyon et soutenue depuis par MM. Pasteau et Iselin : dans ces cas graves, les sutures partielles ou totales sur des tissus contusionnés voués au sphacèle conduisent trop souvent à la formation de rétrécissements secondaires. L'opération consiste à fixer directement à la peau les deux bouts de l'urètre, laissant, entre eux, un espace vide, dont la paroi inférieure se refermera spontanément ou sera fermée par autoplastie secondaire.

Après avoir placé une sonde à demeure dans la vessie, comme il a été dit précédemment, on fixe le mieux possible les deux bouts de l'urètre étalé aux parties molles du périnée et, autant que possible, à la peau. On profite pour cela des franges qui peuvent exister ; au besoin, on incise sur leur paroi inférieure les deux bouts de l'urètre pour les mieux étaler ; en tout cas, par des sutures perforantes au catgut, on fixe les bouts du canal.

La sonde à demeure est retirée le cinquième ou le sixième jour et, à partir de ce moment, on passe régulièrement des bougies métalliques. Si la fistule ne se ferme pas spontanément, on pratiquera secondairement une autoplastie à double lambeau (voir ci-dessous).

Lorsqu'on fixe à la peau du périnée les deux bouts de l'urètre rompu, on peut ne pas mettre de sonde à demeure et commencer le passage des Beniqués le cinquième jour.

IV. — AUTOPLASTIE DE L'URÈTRE PÉRINÉAL

Les opérations autoplastiques ont surtout été pratiquées pour combler des pertes de substance, plus ou moins étendues, de l'urètre, consécutives au traumatisme ou à l'infiltration d'urine.

D'autres fois, il s'agissait de fistules périnéales avec tumeur urineuse. Dans tous ces cas, la perte de substance déjà existante dans la paroi urétrale, ou celle qui est déterminée par l'ablation des masses fibreuses du périnée et de la portion malade de l'urètre, est trop considérable pour être comblée par la suture directe du canal ; souvent même, les parties molles du périnée sont trop altérées et ne peuvent être mobilisées pour fermer le canal par leur suture. C'est dans des conditions semblables que les opérations autoplastiques ont été pratiquées.

Dans les observations que je connais, l'autoplastie s'est bornée à reconstituer la paroi inférieure du canal : les auteurs ont employé des procédés variés, inspirés des circonstances particulières toujours analogues à ceux qui seront décrits, à propos des fistules péniennes. On emploie surtout l'autoplastie par glissement et le procédé à double lambeau.

1° *Autoplastie par glissement*. — On emprunte des lambeaux aux parties latérales du périnée ou au scrotum et, par glissement, on les fait passer au-devant de la fistule : la plaie est ainsi comblée, la face cruentée des lambeaux étant située en dedans, du côté du canal.

2° *Autoplastie à double plan de lambeaux*. — Un lambeau est renversée au-devant de la perte de substance, avec la peau dirigée du côté du canal, sa face cruentée reste superficielle et se trouve recouverte par un autre lambeau glissé par-dessus le premier. On réalise ainsi au périnée l'augmentation de l'épaisseur par doublure du lambeau. comme on le fait pour les fistules péniennes dans le procédé de Zymanowski ou pour l'hypospadias dans le procédé de Th. Anger (voir page 930).

Quand on pratique un procédé autoplastique quelconque pour combler la perte de substance de l'urètre, il faut bien savoir que rarement l'opération atteint complètement son but : presque toujours, il faut y revenir, à deux ou trois reprises.

Hétéroplastie. — Dans ce procédé, la perte de substance de l'urètre est comblée avec un lambeau de muqueuse d'une autre partie du corps du malade, d'une autre personne ou d'un animal. En 1888, à peu près simultanément, Mensel ([1]) et Wolfler ([2]) ont essayé la restauration de l'urètre, en se servant de lambeaux de muqueuse : le premier de ces auteurs se servit avec succès, chez un enfant, d'un lambeau muqueux pris dans le prépuce. Plus récemment, Keyes ([3]) employa le même procédé, son malade guérit et le canal restauré pouvait recevoir, quinze mois après, le n° 21 ; Wolfler opéra trois malades : pour restaurer l'urètre, il se servit deux fois d'un lambeau de muqueuse détaché d'un utérus prolabé ; une autre fois, de la muqueuse vaginale d'une chienne ; malgré la réussite obtenue dans ces trois cas, cet auteur n'a plus, depuis, pratiqué cette opération. Je citerai encore l'observation de Walker ([4]) qui échoua, en transplantant sur les surfaces cruentées un lambeau de la muqueuse intestinale du lapin.

L'important travail de Lapiejko ([5]) a de nouveau appelé l'attention, sur la reconstitution de l'urètre par transplantation des muqueuses. Cet auteur établit que les muqueuses des animaux prennent d'abord, mais que la greffe s'atrophie ensuite. Il conseille de se servir de la muqueuse labiale du malade : il a ainsi opéré, dans trois cas, avec

1 Mensel. *Berlin klin Wochensch.*, 1888, n° 29
2 Wolfler *Archiv f. klin. Chir*, 1888, p 709
3. Keyes. *Journ. of cutan. and gen.-urin Dis.*, nov. 1891.
4 Valker, cite par Nogues, *Thèse*, p 39.
5. Lapiejko. *Ann. des mal. des Org gén -urin*, 1894, p 41

réussite, malgré la longueur de la perte de substance (7 centimètres dans un cas). La guérison se maintenait, après deux ans, chez un de ses malades qu'il put revoir. Dans le procédé de Lapiejko, le lambeau de muqueuse est suturé en avant et en arrière à l'urètre, latéralement aux parties molles du périnée. Cette manière de faire a été suivie, dans ces derniers temps, avec succès en Italie.

Je dois encore mentionner dans la cure des rétrécissements par autoplastie, quoique dans son cas il n'y eut pas de résection, l'opération de Dittel (¹); elle consiste, lorsque par une fistule ou une brèche périnéale on peut rapprocher, en l'introduisant d'arrière en avant, un instrument d'une sonde introduite par le méat, à perforer le rétrécissement et à placer dans le canal ainsi créé une greffe épidermique de Thiersch roulée sur elle-même, de manière que la surface épidermique superficielle regarde la lumière du canal.

V. — URÉTROSTOMIE PÉRINÉALE

Nous avons vu, à propos des résections de l'urètre, que le chirurgien abouche parfois l'urètre à la peau, créant ainsi une fistule temporaire, destinée à se fermer spontanément ou à être fermée secondairement par avivement ou autoplastie.

L'urétrostomie périnéale, que Poncet a préconisée dans certains cas de rétrécissements incurables, crée une fistule urétrale permanente, donnant régulièrement passage à l'urine pendant la miction.

Manuel opératoire.

Par une longue incision périnéale, on va à la recherche du bout postérieur de l'urètre, au delà du dernier rétrécissement; on suit, dans ce but, le manuel indiqué pages 916 à 920, suivant qu'on a pu, ou non, placer une bougie conductrice.

Au delà du dernier rétrécissement, on coupe transversalement l'urètre dans toute son épaisseur puis on dissèque le bout postérieur dans l'étendue de 10 à 15 millimètres. On incise ensuite, sur une longueur d'un centimètre, la paroi inférieure du bout postérieur pour donner une large lumière au nouveau méat et on le fixe par quelques points de suture à la partie la plus reculée de la plaie périnéale, en suturant la muqueuse à la peau.

Le bout antérieur de l'urètre est fermé par quelques points séparés. La plaie des parties molles est réunie, au-dessus du nouveau méat, par quelques points de suture, au crin de Florence.

1. DITTEL. *Wiener klin. Wochensch*, 1895. n° 20.

VI. — FISTULES URÉTRALES

Nous étudierons les fistules péniennes et les urétro-rectales ; les fistules périnéales ont été étudiées avec les rétrécissements (voir page 955).

FISTULES URÉTRO-PÉNIENNES

Lorsque les fistules urétro-péniennes sont de très petites dimensions, il peut suffire de les cautériser avec une fine pointe de galvano-cautère ou avec un fil de platine rougi, pour détruire l'épithélium qui les tapisse et obtenir leur fermeture.

Lorsque les fistules sont plus larges, on ne peut les fermer que par avivement ou par autoplastie. Suivant le siège et les dimensions de la fistule, on choisira un procédé différent; l'avivement portera sur des points distincts ou les lambeaux seront taillés aux dépens de la peau du prépuce, du fourreau de la verge ou du scrotum.

Toutes les fistules urétro-péniennes se caractérisent par la brièveté de leur trajet et par la continuation de la muqueuse de l'urètre avec la peau. Ces conditions anatomiques imposent de minutieuses dissections, qui exigent des instruments fins et coupant très bien.

Avivement. — On place une sonde de calibre moyen, n° 18 ou 20, dans l'urètre pour soutenir la muqueuse et la mettre bien à fleur de peau. L'aide tend la peau du fourreau pour éverser autant que possible la muqueuse au niveau de la fistule.

Tout autour de la fistule et à 5 millimètres de ses bords, on circonscrit avec le bistouri un ovale, dont le grand axe correspond autant que possible à celui de la verge. Lorsque la fistule siège dans le sillon balano-préputial, le grand axe de la partie avivée correspond à celui de ce sillon. En s'aidant du bistouri et de fins ciseaux courbes, on avive la surface ainsi circonscrite, en ayant soin de décoller un peu la peau au pourtour de la surface avivée. On rapproche ensuite, par quelques points de suture au crin de Florence, les surfaces avivées.

Autoplastie. — Voici les procédés les plus souvent employés :

Autoplastie par glissement combinée à l'urétrorraphie. — Habituellement, je me sers du procédé suivant. On circonscrit l'orifice de la fistule par une incision pratiquée à 2 ou 3 millimètres de ses bords et on avive soigneusement toute la partie circonscrite, jusqu'à la muqueuse urétrale. Deux incisions transversales, passant au-dessus et au-dessous du losange avivé, délimitent deux lambeaux rectangulaires à base externe qu'on dissèque suffisamment pour pouvoir les rapprocher sans les tirailler (fig. 491).

Deux ou trois points perdus au catgut double 0, faits à la manière de

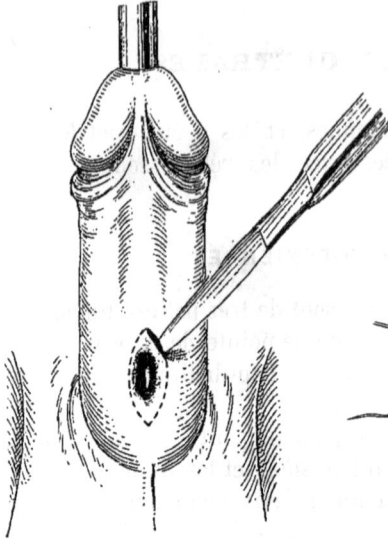

Fig. 489. — Fistule urétro-pénienne. Procédé de l'avivement simple : tracé de l'avivement.

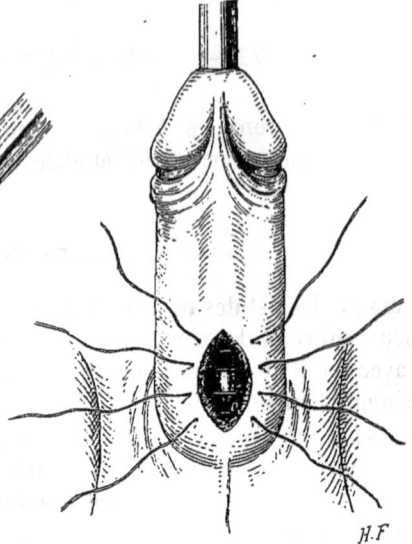

Fig. 490. — Fistule urétro-pénienne. Fermeture par avivement; manière de passer les fils.

Lembert, rapprochent les bords de la fistule, ces points sont passés loin

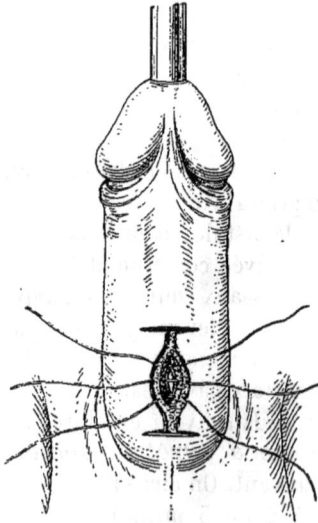

Fig. 491. — Fistule urétro-pénienne. Procédé à *lambeaux*. Suture enfouissant l'orifice fistuleux.

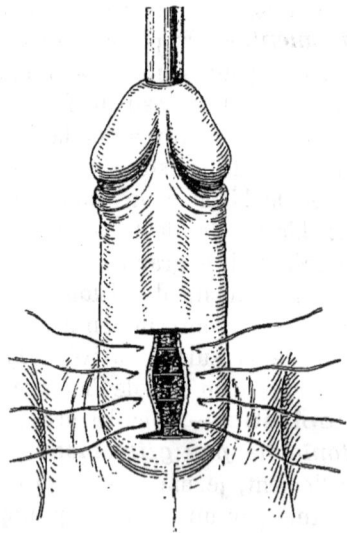

Fig. 492. — Fistule urétro-pénienne. Plan superficiel des sutures.

du bord, près de la base disséquée des lambeaux latéraux. Lorsque ces points sont serrés, l'orifice de la fistule se renverse en dedans du côté de l'urètre. Si la fistule est longue, on peut faire un fin surjet au catgut au lieu des points séparés.

Sur ces points perdus on rapproche les lambeaux latéraux par quelques points au crin de Florence (fig. 492).

Ce procédé diffère de celui de Reybard, en ce qu'il ne laisse pas autour de la fistule une collerette de peau qu'on renverse en dedans ; j'ai constaté que, même après une dissection minutieuse, le renversement de la collerette ne se fait pas bien.

Procédé de Loumeau. — On avive en carré les bords de la fistule et on taille, sur un des côtés de l'orifice, un seul lambeau de forme quadrilatère, qui devra s'appliquer sur la surface correspondante de l'autre côté de la fistule. On réunit les bords de la fistule au catgut fin et on passe ensuite, par-dessus cette suture, le lambeau mobilisé qu'on fixe aux bords de la plaie. Au besoin, on fait une incision libératrice sur le dos

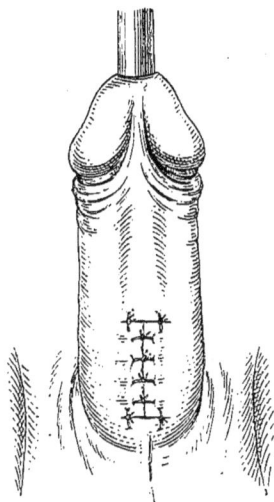

Fig. 493. — Fistule urétro-pénienne. Sutures de la peau.

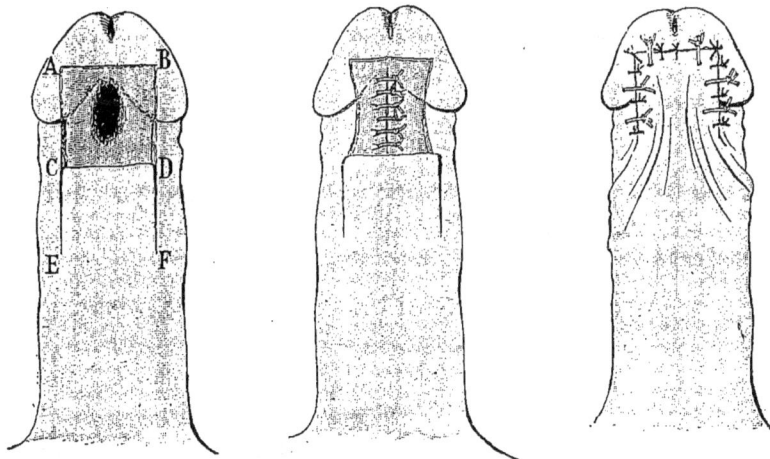

Fig. 494, 495, 496. — Autoplastie associée à l'urétrorraphie. Procédé de Loumeau.

de la verge pour empêcher le tiraillement du lambeau (fig. 494 à 496).

Autoplastie à un seul lambeau. — Le procédé dit *à tiroir*, imaginé par Alliot, consiste à aviver en carré la surface de la fistule et à tailler sur un des côtés un lambeau que l'on fait glisser comme un rideau au-dessus de l'orifice en le suturant à la surface avivée de l'autre côté (fig. 497 et 498).

Autoplastie à deux lambeaux. — Le procédé de Guyon-Pasteau est bien représenté dans les figures 499, 500 et 501. Après avivement de la fistule, on renverse sur elle un lambeau quadrilatère, taillé sur la

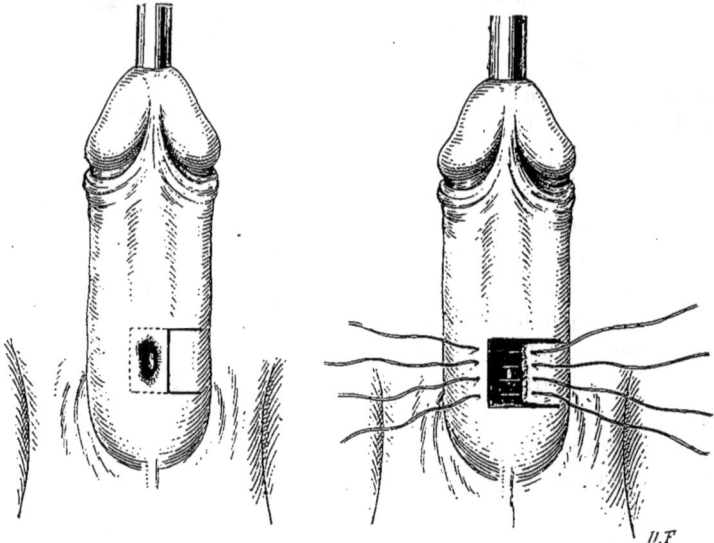

Fig. 497, 498. — Autoplastie de l'urètre. Procédé dit *à tiroir*, d'Alliot.

partie inférieure de la verge, et on le fixe par deux points de suture. Deux autres lambeaux latéraux, taillés sur les côtés de la fistule, viennent glisser au-dessus du premier qu'ils recouvrent par sa face cruentée; ces lambeaux sont suturés l'un à l'autre sur la ligne médiane. On fait disparaître la surface cruentée qui reste au-dessous, là où le lambeau médian a été disséqué, par quelques points de suture qui rapprochent ses bords.

Soins consécutifs à la fermeture des fistules péniennes.

Quel que soit le procédé employé, je ne laisse jamais de sonde à demeure après la fermeture d'une fistule pénienne. Il se produit toujours, autour de la sonde, un peu de suppuration qui empêche souvent la réunion de se faire.

Avant l'opération, j'habitue mes malades à n'uriner que deux fois dans les 24 heures; après l'opération, ils boivent le moins possible et sont sondés lorsqu'ils ont besoin d'uriner.

En cas d'échecs répétés, on serait autorisé à pratiquer temporaire-

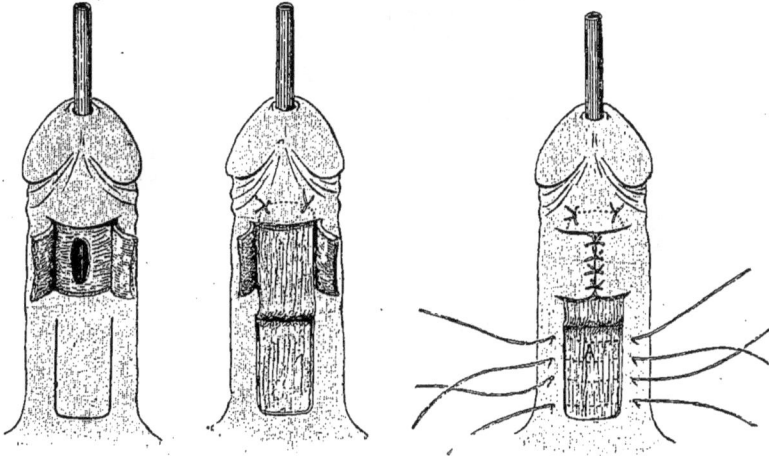

Fig. 499, 500, 501. — Procédé de Guyon-Pasteau.

ment une boutonnière périnéale ou le drainage hypogastrique de la vessie, pour dériver le cours de l'urine et éviter la nécessité des sondages.

Les points de suture seront enlevés assez tôt, pour qu'ils ne coupent pas la peau fine de la verge : en général, vers le 5e jour.

FISTULES URÉTRO-RECTALES

Les fistules urétro-rectales peuvent être presque directes, avec un trajet intermédiaire très court; d'autres fois, le trajet est plus long et forme un clapier entre l'urètre et le rectum. Parfois encore, ce clapier intermédiaire communique avec le périnée par une ouverture fistuleuse de largeur variable.

Dans tous les cas, pour opérer avec succès lorsqu'il existe un foyer entre le rectum et l'urètre, il est nécessaire de nettoyer le clapier intermédiaire et, s'il existe des phénomènes inflammatoires ou une suppuration abondante, d'opérer en deux temps : une première opération ouvre largement le périnée, au devant du rectum, pour mettre le foyer

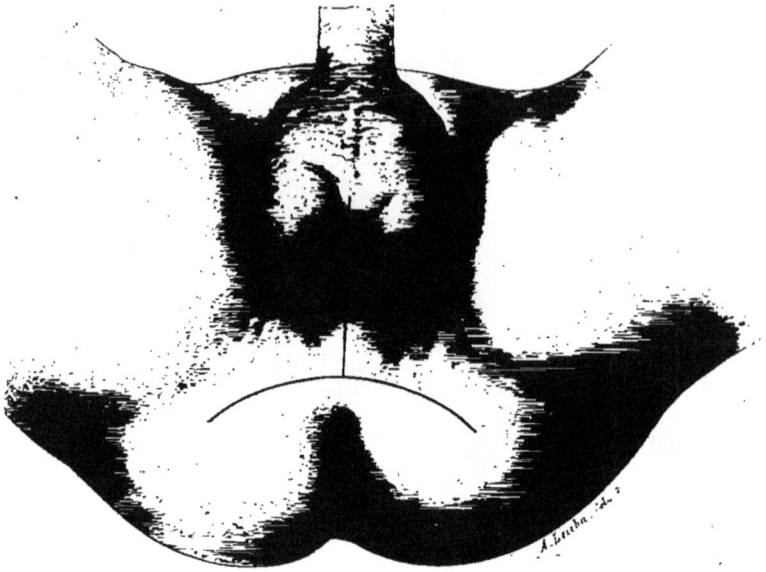

Fig. 502. — Fistule recto-urétrale. Incision de la peau.

en communication avec l'extérieur et permettre de nettoyer ses parois

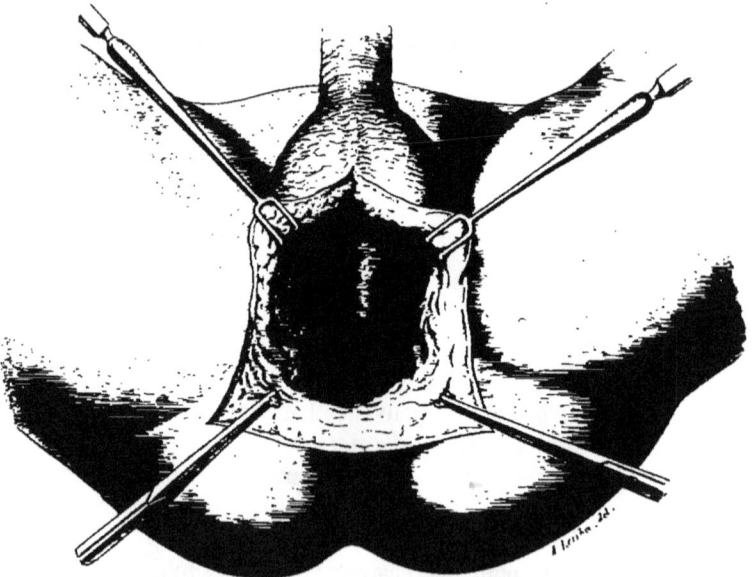

Fig. 503. — Fistule recto-urétrale. Dissection de l'urètre.

par le grattage; ultérieurement, si la fistule ne se ferme pas spontanément, on pratiquera l'opération que je vais décrire.

L'opération consiste à séparer d'abord le rectum de l'urètre, à suturer ensuite isolément ces deux conduits.

Manuel opératoire.

Voici le procédé que j'ai employé, avec succès, chez plusieurs malades :

Placer une sonde vésicale à demeure. — Si on le peut, on placera,

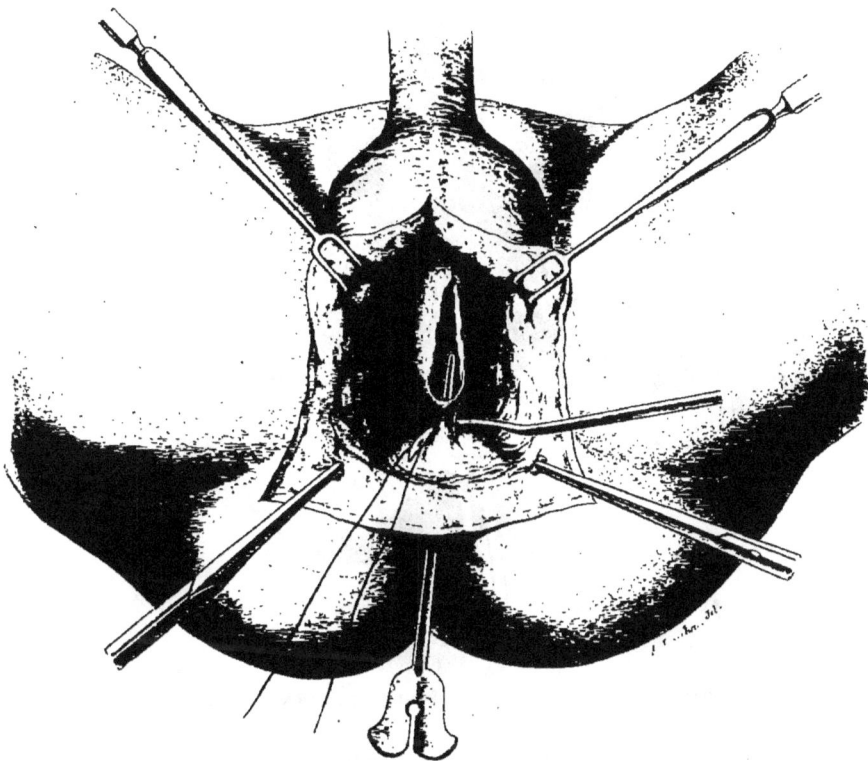

Fig. 504. — Fistule recto-urétrale. Isolement et ligature du trajet fistuleux.

avant d'opérer, une sonde à demeure de calibre moyen, n° 18 ou 19. Si la fistule urétro-rectale se complique de rétrécissement du canal, on emploiera d'abord un conducteur métallique pour servir de guide et on placera la sonde, après avoir réséqué la portion rétrécie.

Incision. — Au devant de l'anus, dans la dépression rétro-bulbaire, pratiquer une incision transversale, légèrement concave en arrière, s'étendant d'un ischion à l'autre. Sur la partie médiane de cette incision, vient tomber une autre incision longitudinale, longue de 5 ou 6 centimètres, qui suit le raphé périnéal.

Découverte du bulbe et du trajet fistuleux. — A la faveur des incisions faites, on va à la recherche du bulbe de l'urètre et on suit en arrière le raphé fibreux, qui sépare les muscles bulbo-caverneux, pour contourner sa partie postérieure. On arrive ainsi jusqu'au trajet fistuleux recto-urétral, dont la disposition commandera les manœuvres ultérieures.

Isolement et ligature du trajet fistuleux. — Dans certains cas, le trajet recto-urétral, assez étroit et bien limité, pourra être isolé, en

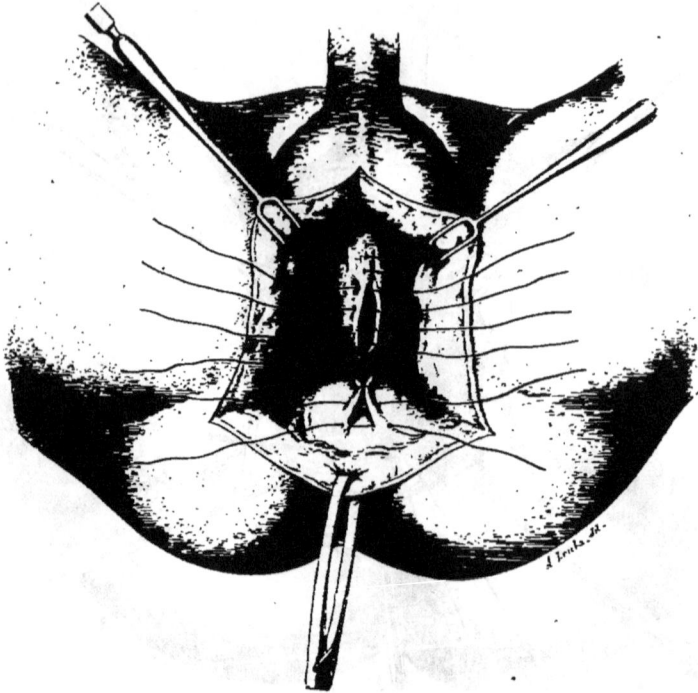

Fig. 505. — Fistule recto-urétrale. Suture de l'urètre et du rectum.

décollant avec les doigts ses parties latérales et supérieures; on peut alors passer un fil autour du trajet et le ligaturer tout près du rectum, comme je l'ai fait dans l'opération représentée figures 502 à 506.

D'autres fois, le trajet intermédiaire est très court et on ne peut l'isoler; il faut, dans ce cas, le sectionner directement, en se tenant toujours plus près de l'urètre que du rectum.

Suture du rectum. — Lorsque le trajet a été ligaturé, on enfouit le moignon, en faisant sur la paroi rectale une suture à points séparés ou une suture en surjet à la Lembert. Lorsqu'on a dû couper directement le trajet, on régularisera le pourtour de l'orifice du côté du rectum et on pratiquera ensuite un double plan de suture : le premier plan fer-

mera directement l'orifice, en ayant soin que le fil ne traverse pas la
muqueuse; le second plan, fait à la Lembert, recouvrira le premier.

Suture de l'urètre. — Du côté de l'urètre, on réséquera le bord
de la fistule, en enlevant au besoin une portion du canal, et on
pratiquera ensuite l'urétrorraphie; les points séparés au catgut fin,
distants l'un de l'autre de 5 millimètres, ne traverseront pas la
muqueuse urétrale.

Réunion superficielle. — La partie longitudinale de la plaie péri-

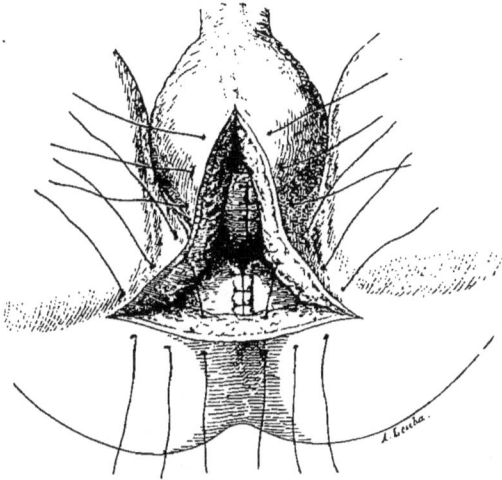

Fig. 506. — Fistule recto-urétrale. Sutures superficielles.

néale sera suturée et, dans des circonstances très favorables, on
pourra en outre réunir les lèvres de la plaie transversale pré-rectale, en
laissant un drain au milieu. Plus souvent, par crainte d'infection de la
plaie, on laissera ouverte l'incision transversale et on isolera le rectum
de l'urètre par un drain entouré de mèches de gaze non tassées.

Soins consécutifs.

Le malade sera constipé pendant huit jours. La sonde à demeure sera
enlevée le 5e ou 6e jour et on passera ensuite des bougies métalliques,
tous les deux jours.

Les premières mèches périnéales et le drain seront retirés le 2e jour;
on n'en placera pas d'autres, mais la plaie sera lavée, une ou deux fois
par jour, à l'eau oxygénée.

Procédé de Ziembicki. — Dans ce procédé, l'anus est circonscrit

par une incision circulaire sur laquelle tombent, en avant, une incision
périnéale médiane, en arrière, une autre incision qui va jusqu'au coccyx.
Le rectum est libéré jusqu'au-dessus de la fistule ; les deux orifices rectal
et urétral de la fistule sont ensuite suturés isolément.

On imprime ensuite au rectum un mouvement de rotation et on le fixe
dans cette position, pour éviter que les deux orifices fistuleux se correspondent.

Ce procédé a l'inconvénient de sectionner, sans qu'il en soit besoin,
les nerfs du sphincter ; d'autre part, il est inutile de tordre le rectum.

Le décollement circulaire du rectum n'est justifié que dans des cas
très compliqués, lorsqu'il s'agit plutôt d'un cloaque recto-urétral que
d'une simple fistule.

Cloaque recto-urétral ouvert au périnée.

Chez un malade qui, à la suite d'un violent traumatisme, avait eu un
sphacèle étendu de la paroi antérieure du rectum et de la partie mem-

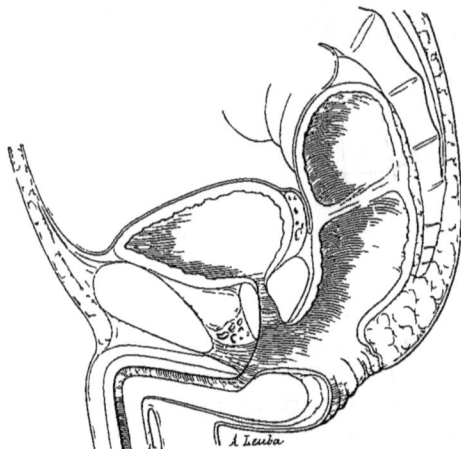

Fig. 507 — Cloaque recto-urétral Schema montrant la disposition du cloaque

braneuse de l'urètre, j'ai eu à traiter un vaste cloaque recto-urétral,
résultant de la communication large et directe de l'urètre et du rectum.
Le schéma ci-dessus, figure 507, nous montre la disposition complexe
des parties et la large communication des deux canaux anal et urétral. Je ne pouvais songer, pour opérer cette fistule si large, à pratiquer
le procédé ci-dessus décrit et je me décidai à intervenir en deux temps.
Dans le premier temps, je fermai le rectum et je me servis d'une partie
de la paroi antérieure de l'intestin pour faire un canal, comprenant la

fistule qui de l'urètre allait directement au périnée. Dans un second temps, je fermai cet orifice fistuleux par un procédé autoplastique. Les figures 508 à 512 donneront une bonne idée du manuel opératoire.

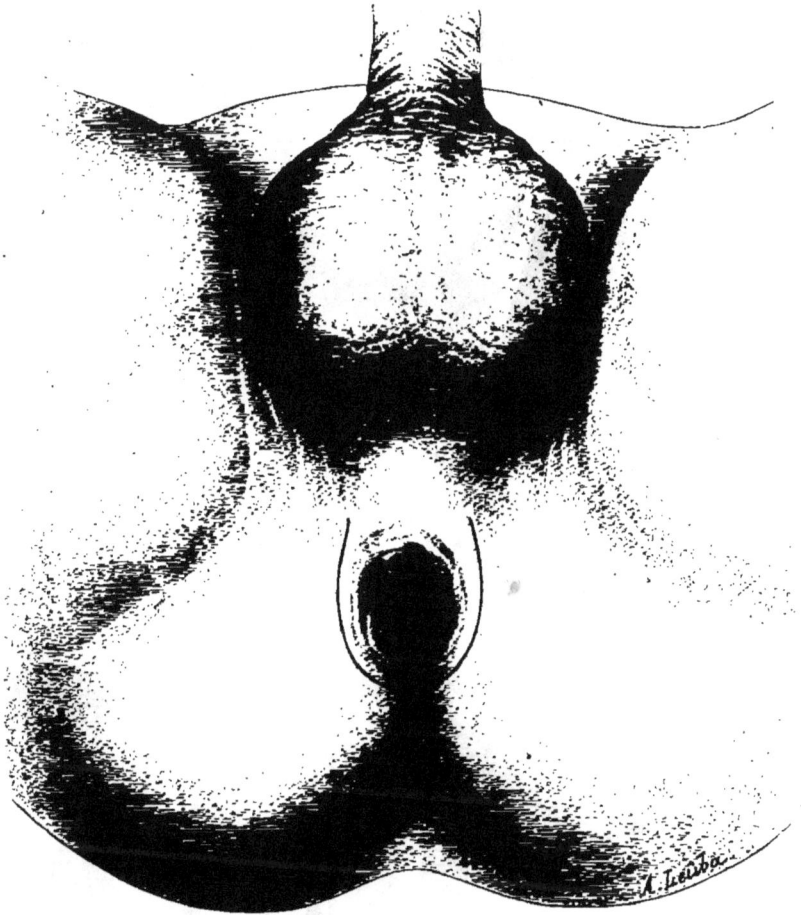

Fig. 508. — Cloaque recto-urétral. Incision cutanée.

Je fis d'abord l'incision en U représentée figure 508, qui circonscrivait en avant l'orifice anal en dehors du sphincter, les deux branches de l'U regardant en avant du côté des bourses. Sur la partie médiane de cette incision, je menai une autre incision longitudinale jusqu'au coccyx. A la faveur de ces incisions, le rectum fut disséqué profondément et isolé jusqu'au-dessus du point de communication, entre l'intestin et la partie profonde de l'urètre (fig. 509).

Le rectum ainsi isolé dans presque toute sa circonférence fut sectionné à partir de l'anus en deux moitiés antérieure et postérieure.

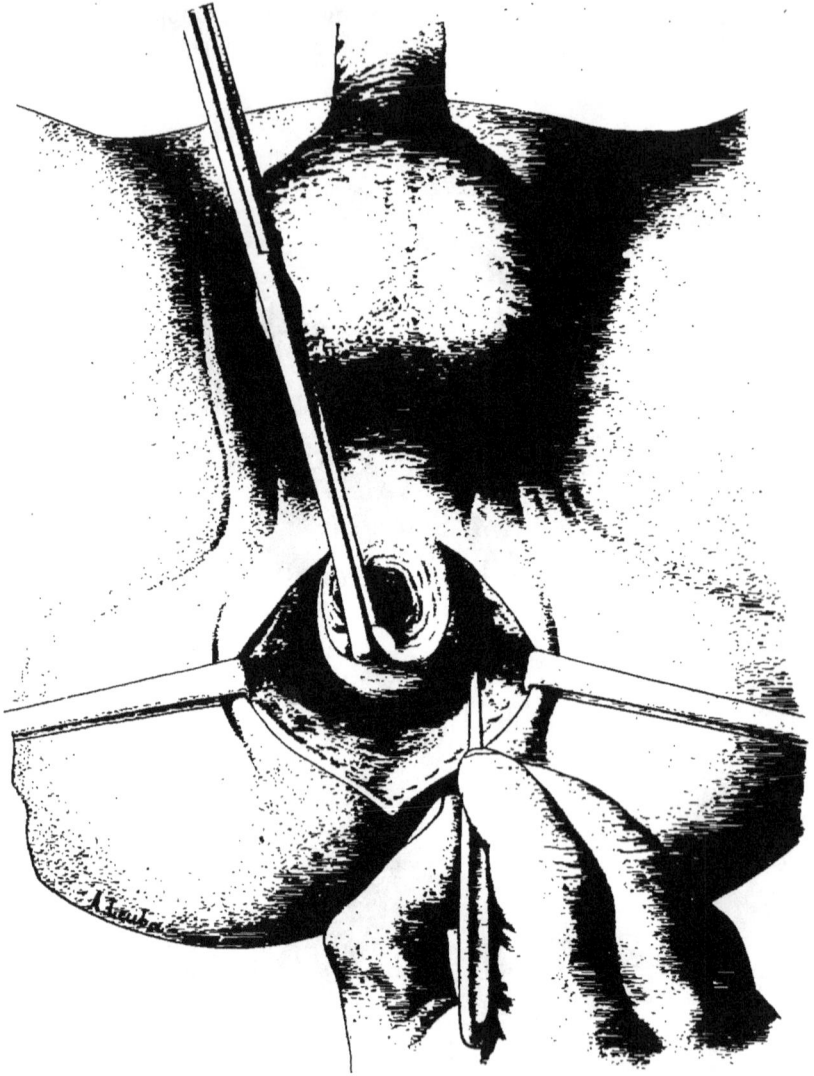

Fig. 509. — Cloaque recto-urétral. Dissection du rectum.

Dans ce but, je coupai la paroi rectale avec les ciseaux en faisant,
de chaque côté de la ligne médiane, une section qui se réunissait avec
celle du côté opposé, en formant un V renversé, au-dessus de la communication urétro-rectale (fig. 510).

Un lambeau de la paroi antéro-latérale du rectum, destiné à former le nouvel urètre, se trouvait ainsi séparé : je le repliai sur lui-même et, en suturant ses bords l'un à l'autre, je formai un canal qui venait

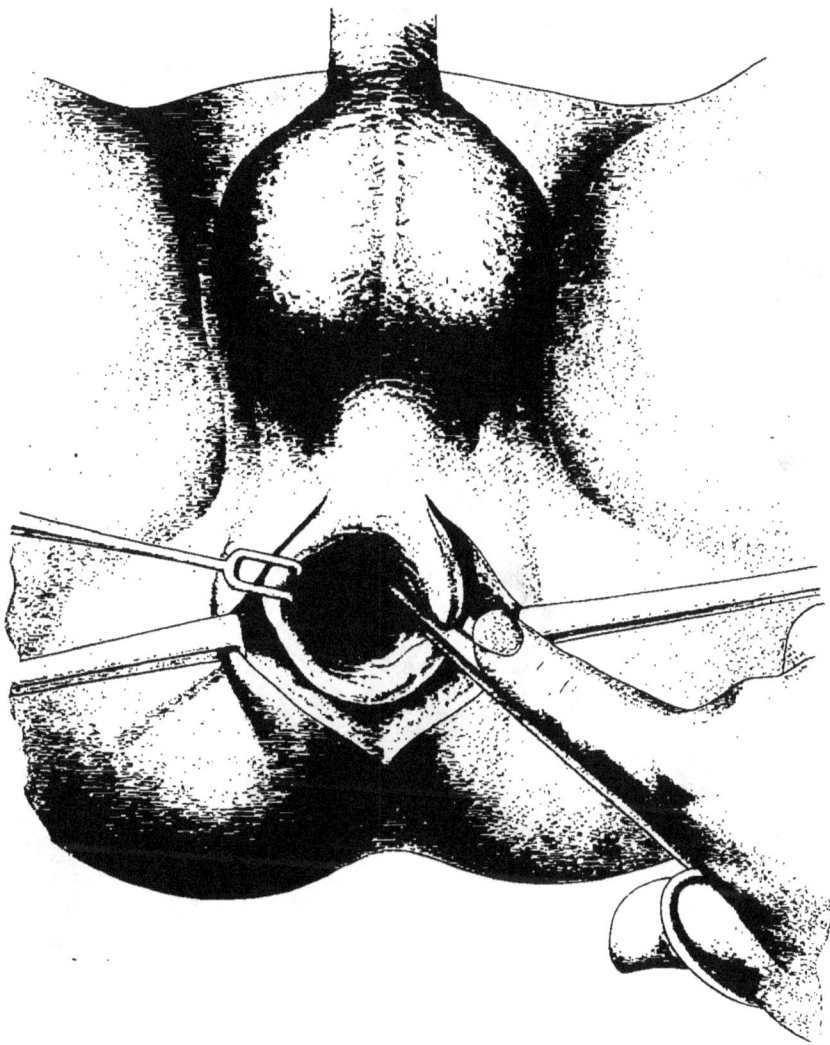

Fig. 510. — Cloaque recto-urétral. Section longitudinale du rectum.

s'ouvrir au périnée par un orifice indépendant; en haut, ce canal se continuait avec la portion prostatique de l'urètre et conduisait directement à la vessie (fig. 511).

Pour reconstituer le rectum et l'anus, les deux bords de la plaie de la

paroi rectale furent suturés l'un à l'autre par une série de points entrecoupés au catgut. Les deux orifices, urétral et rectal, venaient ainsi

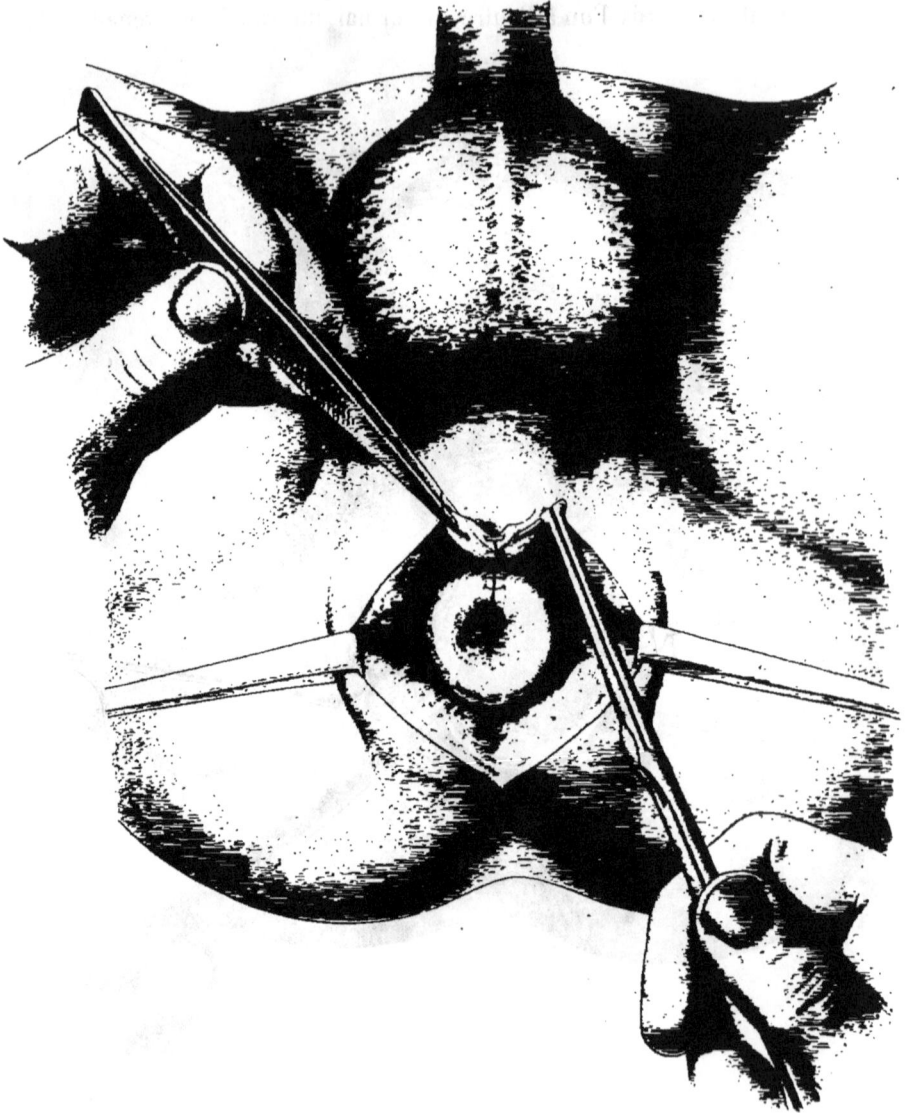

Fig. 511. — Cloaque recto-urétral. Suture du rectum et formation du nouvel urètre aux
dépens d'une partie de la paroi antérieure du rectum.

s'ouvrir dans le périnée, l'un devant l'autre : les bords de chacun d'eux
furent fixés de chaque côté à la peau. Quelques points de suture finirent
de fermer la plaie cutanée.

Après guérison des plaies, le malade avait une fistule urinaire péri-néale, s'ouvrant immédiatement en avant de l'anus : l'orifice antérieur

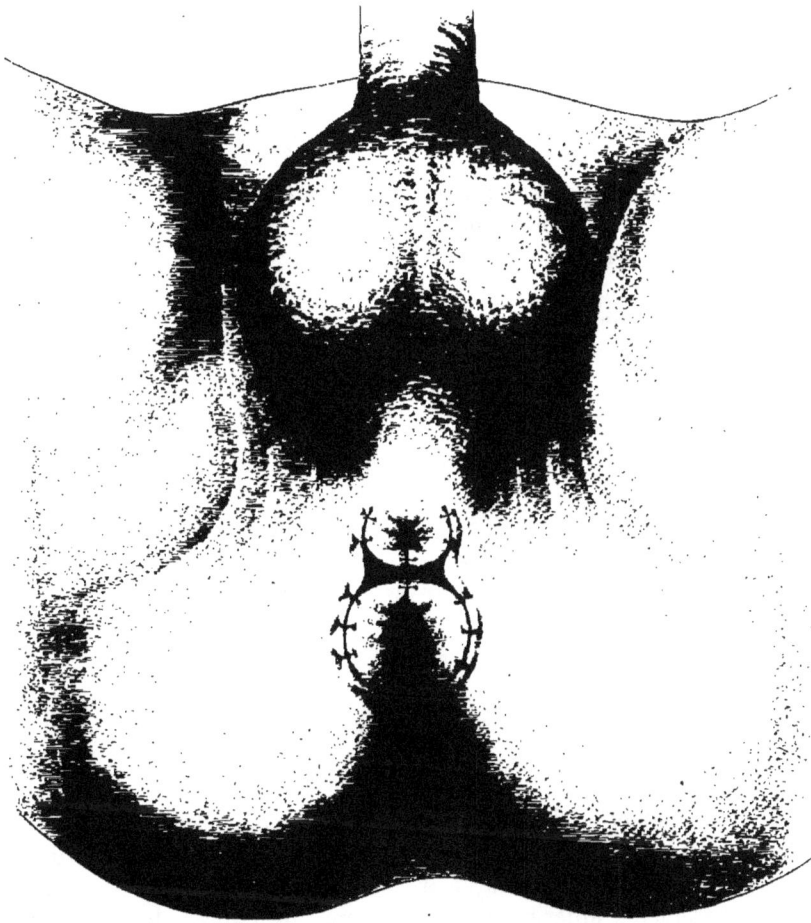

Fig. 512. — Cloaque recto-urétral. Sutures superficielles. En avant, l'orifice périnéal du nouvel urètre ; en arrière, l'orifice anal.

de l'urètre périnéal se trouvait à trois centimètres en avant. Pour reconstituer la partie de l'urètre qui manquait, je fis une autoplastie à double lambeau et je fermai secondairement un orifice fistuleux qui persistait.

VII. — OUVERTURE DES ABCÈS URINEUX
ET DES PHLEGMONS DIFFUS

Qu'il s'agisse d'un abcès urineux circonscrit ou qu'on ait affaire à ce qu'on nomme l'infiltration d'urine (qui n'est en réalité qu'un phlegmon urineux diffus, comme nous l'avons démontré, Delbet Escat, et moi-même). il existe toujours un foyer péri-urétral qu'il faudra d'abord inciser ; les fusées périphériques, si éloignées soient-elles, seront en outre ouvertes chirurgicalement.

Dans les cas d'abcès circonscrits, comme dans les phlegmons diffus, il nous faut envisager l'ouverture des foyers et la conduite à tenir pour l'urètre.

Abcès périnéal circonscrit.

1° *Ouvrir l'abcès.* — M. Guyon a démontré, et j'ai vérifié maintes fois, que dans tout abcès urineux il existe une poche juxta-urétrale où les accidents débutèrent; cette poche se trouve, le plus souvent, sur un des côtés et, plus rarement, à la partie inférieure de l'urètre, car les lésions urétrales favorisent cette invasion latérale des tissus périphériques. Le point de départ des accidents est toujours profondément situé, le plus souvent, comme Motz et Bartrina l'ont montré, au niveau de la glande de Cooper et, sous peine d'intervention incomplète, sous peine de voir les accidents évoluer malgré l'incision, il est nécessaire de l'atteindre. Peu importe l'épaisseur des tissus gonflés par l'œdème infectieux qu'il faille traverser, peu importe encore que, la collection étant devenue superficielle, le pus s'écoule au premier coup de bistouri ; il faut aller plus loin, arriver à l'urètre et mettre largement en communication avec l'extérieur le foyer juxta-urétral. Il faut encore songer aux prolongements antérieurs ou postérieurs de l'abcès, les ouvrir et les drainer largement.

L'incision sera longue et profonde. Le malade est mis dans la position de la taille et les bourses sont relevées par un aide; avant d'inciser, on explore encore en avant, sur la ligne médiane, les limites de la tuméfaction. On commence l'incision, toujours médiane, même si l'abcès proémine d'un côté, au niveau ou au delà de sa limite antérieure, sans se soucier de couper ou non le scrotum; en arrière, l'incision se termine à un travers de doigt au-devant de l'anus dans les cas ordinaires, en tout cas au niveau ou au delà des limites de l'abcès. On coupe successivement, sur la ligne médiane, les tissus infiltrés jusqu'à ce que la collection purulente soit ouverte. Abandonnant alors le bistouri, on introduit l'index gauche dans la cavité de l'abcès et avec les ciseaux on l'ouvre largement, en avant et en arrière. On explore alors l'urètre, qu'on voit plus ou moins disséqué au centre du foyer, et

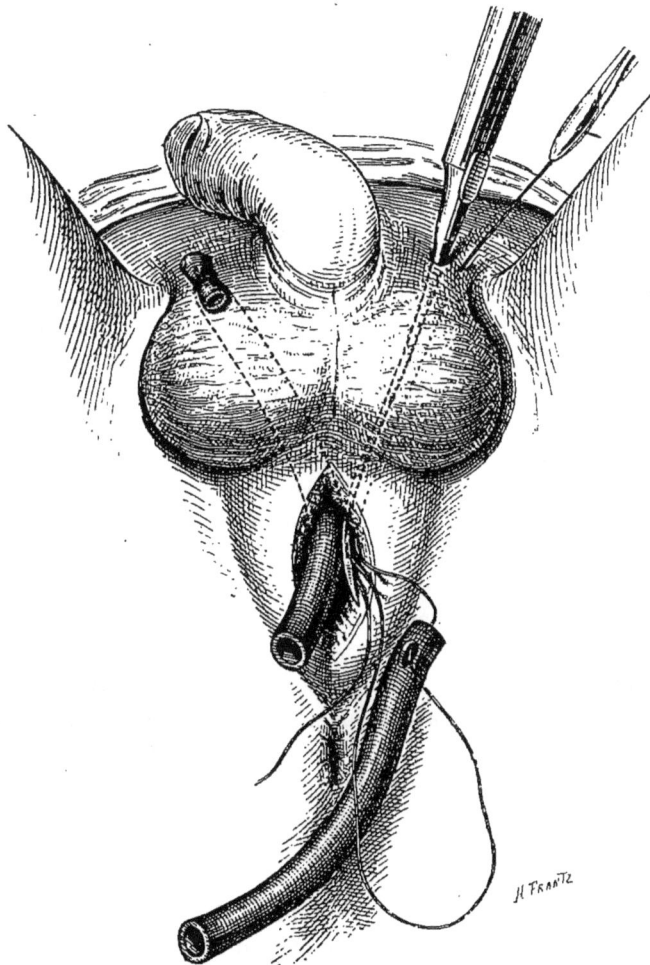

Fig. 515.— Manière de placer le *drain au plafond* après l'ouverture d'un abcès urineux.

on déchire les brides qui cloisonnent le foyer, mettant ainsi bien à découvert la portion juxta-urétrale de l'abcès. Il faut alors se rendre compte : 1° si en avant, au niveau de la partie médiane, sous les bourses, la collection est bien ouverte ; 2° s'il existe des prolongements antéro-latéraux ; 3° s'il n'y a rien du côté des fosses ischio-rectales.

Les prolongements qui se font en avant, du côté du cordon, seront mis en large communication avec le périnée et bien drainés. On peut dans ce but faire une contre-ouverture et placer un drain en anse, ou, encore mieux, mettre ce que M. Guyon appelle un **drain au plafond**; on passe à l'extrémité d'un drain un crin de Florence formant une anse; on traverse ensuite la partie latérale du scrotum, en allant du pubis vers la plaie, avec une longue aiguille de Reverdin qui fera sortir sur le côté du pubis les deux chefs du crin attaché au drain, et on fixe ces deux chefs du crin sorti sur un morceau de drain ou sur un rouleau de gaze : on a ainsi placé, dans le périnée, un drain qui va jusqu'au fond du prolongement antérieur de l'abcès et qui ne peut se déplacer (fig. 515).

Si le pus a envahi la fosse ischio-rectale, on pratique à ce niveau une incision et on passe un drain communiquant avec le foyer périnéal. La plaie est largement lavée avec de l'eau oxygénée et on panse par bourrage.

2° *Traiter l'urètre*. — Voillemier indiquait déjà très explicitement qu'il vaut mieux ne s'occuper d'abord que d'inciser la collection purulente et dans une seconde intervention, pratiquée de quatre à six jours après, lorsque la plaie granule, intervenir sur le rétrécissement. M. Guyon surtout a insisté sur ce précepte; il a montré notamment les dangers pouvant résulter de la pratique qui consiste à faire, en même temps que l'incision de la plaie, l'urétrotomie interne. La plaie du canal peut être dans ces cas le point de départ d'une redoutable infection, comme nous l'avons observé avec M. Tuffier chez deux malades qu'il avait opérés à Necker, tandis que l'opération faite quelques jours plus tard est exempte de dangers. La pratique courante de Necker, celle de M. Guyon que j'enseigne, consiste, lorsque l'abcès est bien ouvert, à ne pas s'inquiéter pour le moment du canal; s'il y avait de la rétention, on la voit cesser avec l'ouverture périnéale. Le malade urine ensuite, soit par le méat, soit en partie par la plaie; les tissus se détergent, la plaie devient granuleuse et les prolongements de l'abcès se comblent pendant ce temps; le plus souvent, dès le premier jour, la fièvre tombe et l'état général s'améliore. C'est lorsque tout marche ainsi, dans un délai de quinze jours après l'ouverture de l'abcès, qu'on explore l'urètre et qu'on applique, suivant les cas, les différentes méthodes de traitement étudiées plus haut pour guérir le rétrécissement. Le plus souvent, il est nécessaire d'avoir recours à l'urétrotomie interne, et une sonde à demeure est laissée en place pendant plus ou moins longtemps. Chez nombre de malades, en quelques semaines, la plaie est cicatrisée; chez certains, une fistule persiste et on doit la traiter (Voy. p. 927).

D'autres chirurgiens comprennent le danger de l'urétrotomie interne immédiate, mais voulant néanmoins soigner dès le début le rétrécissement urétral, associent l'urétrotomie externe et le drainage périnéal de la vessie. Cette pratique est assez répandue en Allemagne, mais ne me paraît guère présenter d'avantages, parce que la multiplicité habituelle des rétrécissements oblige quand même à une intervention ultérieure. D'un autre côté il n'est guère possible d'opérer régulièrement dans les tissus suppurés : mieux vaut laisser les choses s'arranger d'elles-mêmes et intervenir secondairement, s'il le faut par résection de l'urètre dans de bonnes conditions ou par la simple urétrotomie interne lorsque le nombre des rétrécissements le commande.

Phlegmon urineux diffus.

Comme dans les abcès urineux circonscrits, il faut ici ne pas s'inquiéter dès le début de l'urètre et se contenter de soigner le phlegmon; en France, cette règle est unanimement acceptée. J'ai vu en Allemagne ouvrir le périnée infiltré, inciser l'urètre et par cette boutonnière drainer la vessie. Cette pratique ne me paraît présenter aucun avantage et elle expose à quelques inconvénients : il n'y a pas d'avantage à drainer la vessie dans ces cas, parce que la maladie elle-même a détruit plus ou moins largement l'urètre, et que l'urine s'écoulera facilement au dehors par la large incision périnéale; d'autre part l'opération est inutilement compliquée, parce que dans l'urètre plus ou moins largement sphacélé on ne peut savoir l'étendue qu'il convient d'inciser; si l'on se propose de traiter en même temps le rétrécissement, la réparation spontanée changera l'aspect de la région, on pourra avoir fait trop ou trop peu.

Il convient de commencer par rechercher le point de départ du phlegmon, d'inciser largement le périnée, les bourses ou la verge, jusqu'à ce que l'on arrive au foyer central péri-urétral. On fera ensuite de longues incisions dans toutes les parties infiltrées, si reculées soient-elles ; ces incisions arriveront jusqu'à l'aponévrose d'enveloppe et seront séparées les unes des autres par des intervalles suffisants pour que le sphacèle de la peau, entre les points incisés, ne soit pas à craindre.

On peut pratiquer les incisions avec le thermocautère ou avec le bistouri : je préfère ce dernier instrument, tout particulièrement lorsque les lésions sont très étendues et qu'il est besoin d'incisions très multipliées. Dans ce cas, le thermocautère est trop lent. Les incisions faites, on drainera largement les foyers périnéaux et tous les clapiers existants et, suivant les besoins, entre les incisions on placera de larges tubes à drainage, en anse. Les plaies seront ensuite lavées avec de l'eau oxygénée et on les couvrira avec de larges pansements humides, renouvelés aussi souvent qu'il en sera besoin. Il est sage d'éviter, chez ces malades profondément intoxiqués, l'emploi d'antiseptiques toxiques, comme le sublimé ou l'acide phénique. L'eau oxygénée donne d'excellents résultats dans les infiltrations gangreneuses : son action spéciale sur les microbes anaérobies explique la rapide et remarquable modification des plaies.

Quelque soin que l'on ait pris d'inciser toutes les parties envahies par le phlegmon, il n'est pas rare de voir, le lendemain ou le surlendemain, que sur quelque point l'inflammation septique gagne encore : dans ce cas, on doit de nouveau pratiquer d'autres larges incisions sur les points envahis.

Traitement général : l'alcool à l'intérieur et les injections de sérum (à 1 ou 2 litres dans les vingt-quatre heures) seront d'une grande utilité.

VIII. — INCONTINENCE D'URINE D'ORIGINE MÉCANIQUE CHEZ LA FEMME

L'incontinence d'urine d'origine mécanique chez la femme est due à la trop grande largeur de l'urètre, déterminée le plus souvent par la dilatation brusque du canal ou par la chute de la paroi antérieure du vagin. Dans des cas plus complexes, l'urètre a été plus ou moins détruit et manque en totalité ou en partie.

Les conditions anatomiques sont si dissemblables dans ces différents cas, que les procédés opératoires qui leur sont applicables présentent une grande variété. J'étudierai trois groupes de cas :

1° L'urètre trop large conserve sa longueur normale ;

2° L'urètre est trop large et diminué de longueur ;

3° L'urètre est partiellement ou complètement détruit.

I — URÈTRE TROP LARGE, DE LONGUEUR NORMALE

Dans ces cas, qui sont les plus simples, le sphincter conserve sa contractilité : une opération simple suffit le plus souvent à obtenir un bon résultat. Je conseille de pratiquer la simple urétro-colporraphie qui rétrécit la paroi antérieure du vagin et la paroi postérieure de l'urètre.

Manuel opératoire.

Une incision demi-circulaire circonscrit la moitié inférieure du méat, passant à trois millimètres en dehors de l'orifice : sur chacune des cornes latérales de ce croissant, vient tomber une petite incision trans-versale, longue d'un centimètre. De la partie externe de ces incisions partent deux autres incisions, qui, d'avant en arrière, coupent la muqueuse vaginale pour se réunir en V, au delà du col de la vessie, plus ou moins loin suivant que la paroi du vagin est plus ou moins lâche.

Toute la partie de muqueuse vestibulaire et vaginale, circonscrite par ces incisions, est disséquée et extirpée.

On réunit ensuite les deux lèvres latérales de l'incision par une série de points entrecoupés, au catgut n° 1, en commençant dans la profon-deur, du côté du vagin pour finir près du méat.

Chaque point de suture est passé de manière à plisser et à rejeter du côté de la vessie et de l'urètre la partie médiane de la surface cruentée formant ainsi une sorte d'arête longitudinale tout le long de l'urètre et jusqu'au col de la vessie. Dans ce but, l'aiguille enfilée pénètre dans la muqueuse vaginale près de la plaie, traverse la muqueuse et la partie voisine de la surface concentrée; passant ensuite par-dessus la partie moyenne de la plaie, l'aiguille parcourt de l'autre côté un chemin analogue, en s'enfonçant d'abord dans la partie cruentée, à quelques millimètres de la ligne médiane, pour traverser ensuite de dedans en dehors la muqueuse vaginale.

Soins consécutifs.

Pas de sonde à demeure; pas de mèches vaginales. Un peu de gaze aseptique sur la vulve, recouverte avec du coton hydrophile et un ban-dage en T. On sondera la malade, le moins souvent possible, avec une sonde-bougie n° 13. Deux fois par jour, irrigation du vagin et de la vulve avec de l'eau oxygénée coupée de 2 fois son volume d'eau bouillie.

II — URETRE TROP LARGE ET TROP COURT

Dans ce cas il est plus difficile de réussir, surtout lorsque le sphincter répond mal à l'excitation électrique. Habituellement, lorsque l'urètre est large et court, la paroi vaginale antérieure est flasque, souvent même, il y a un certain degré de cystocèle.

On emploie dans ces cas deux ordres de procédés opératoires, suivant qu'on se propose de resserrer simplement l'urètre ou de diminuer son calibre par allongement, torsion ou cloisonnement simples ou combinés.

a) **Procédés de resserrement simple de l'urètre.** — Les diffé-rents procédés sanglants qui, par des techniques plus ou moins ana-logues à celle de la colporraphie, se proposent de resserrer le canal de l'urètre, échouent le plus souvent. Je crois inutile de les décrire, ren-voyant le lecteur au procédé décrit dans les cas de longueur normale du canal.

Injection de paraffine. — En 1900, Gersuny a préconisé les injections de paraffine autour de l'urètre et du col de la vessie pour diminuer le calibre du canal ; Wertheim, von Frisch, Kapsammer ont employé ce pro-cédé.

On a fait ces injections avec la vaseline ; cette substance a été aban-donnée à la suite d'un cas d'embolie : on injecte habituellement de la paraffine, fusible à 55 degrés, en se servant d'une seringue, dont le corps est chauffé par circulation d'eau. On emploie encore la paraffine solide en pratiquant l'injection, sous pression, avec des seringues spéciales.

On fait d'abord, autour de l'urètre et du col, plusieurs injections de cocaïne. On injecte ensuite la paraffine, en introduisant l'aiguille autour du méat ou à travers la paroi du vagin pour faire pénétrer autour du col vésical une série de petites masses de paraffine. On fait ainsi une ou deux injections, de 2 1/2 centimètres cubes, qu'on peut renouveler dans une séance ultérieure.

Je n'ai pas d'expérience personnelle sur ce procédé.

b) **Procédés d'allongement, de torsion, de cloisonnement de l'urètre et procédés combinés.** — Pawlick eut le premier l'idée de déplacer et d'allonger l'urètre ; Gersuny celle de le tordre pour lui donner un trajet spiroïde ; moi-même, de le cloisonner. La combinai-son de ces procédés et du simple resserrement de l'urètre a donné naissance à un grand nombre de variantes opératoires ; je ne crois pas utile de les décrire ici.

Le procédé opératoire, que j'ai imaginé et que j'ai employé à plusieurs reprises avec succès, se propose :

1° D'allonger l'urètre ;

2° De le rétrécir ;

3° De le tordre pour rendre difficile l'issue de l'urine ;

4° De lui donner une courbure à concavité antérieure.

Le procédé est complété par une colporraphie antérieure, avec ou sans périnéorraphie.

Préparation de la malade.

Le seul point particulier dans la préparation de ces malades consiste dans les soins à donner au vagin et à la vulve, pendant plusieurs jours avant l'opération. Matin et soir, le vagin sera lavé au savon et largement irrigué avec une solution d'oxycyanure de mercure à 1 pour 2000. La veille de l'opération, la malade reste couchée pour empêcher, autant que possible, la vulve d'être mouillée par l'urine. Au moment de l'opération, les lavages antiseptiques de la vulve, du périnée et du vagin seront très soigneusement faits.

Manuel opératoire.

Position de l'opérée. — La malade sera placée dans la position indiquée pour la taille vaginale. La paroi postérieure du vagin est déprimée par la valve de mon écarteur mécanique, dont la plaque est placée au-dessous des fesses.

Incision. — L'incision longitudinale part en dessous du clitoris et se prolonge jusqu'au méat, qu'elle contourne à droite et à gauche jusqu'au niveau de son bord inférieur (fig. 514); en ce point, une incision transversale, tangente à la première, permet de dessiner deux lambeaux latéraux, de forme triangulaire. Des deux extrémités droite et gauche de cette incision transversale partent deux incisions qui vont se rencontrer en forme de V sur la paroi vaginale antérieure circonscrivant un triangle de la muqueuse qui sera extirpé. Dans toute la portion qui entoure le méat, l'incision passe à 5 millimètres de l'orifice, ce qui permet ensuite de conserver autour de l'urètre une épaisseur suffisante de tissus pour en assurer la nutrition.

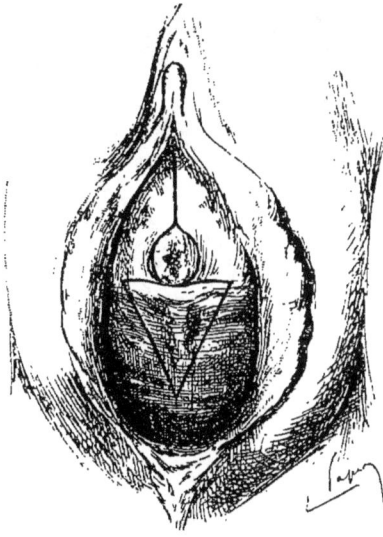

Fig. 514. — Incontinence urétrale d'urine chez la femme. Tracé des incisions.

Dissection de l'urètre. — Les deux lambeaux triangulaires situés de chaque côté de l'urètre sont disséqués et relevés avec des crochets, comme le montre la figure 515. L'urètre est ensuite disséqué par petits coups de ciseaux dans toute sa circonférence jusqu'au niveau du col de la vessie. Ce temps opératoire important doit être exécuté très soigneusement : il faut laisser, autour du canal, des fibres musculaires et pour cela ne pas le serrer de trop près; il faut encore aller profondément, en dégageant bien la paroi vaginale et sur tout le pourtour, arriver un peu au delà du col de la vessie. On peut alors, avec une pince à griffes, attirer le méat, en bas et en arrière, du côté du vagin et bien découvrir la paroi supérieure de l'urètre.

Formation d'un éperon intra-urétral. — On passe dans la paroi supérieure du canal un fil de catgut nº 1, comme le montre la figure 515. Ce fil a pour but de plisser la paroi supérieure de l'urètre pour former un éperon dans l'intérieur du canal. Une aiguille de Hagedorn passe dans la moitié gauche de la demi-circonférence supérieure du canal et sort à quelques millimètres de la ligne médiane ; elle parcourt ensuite dans la moitié droite le même chemin, en sens inverse, en ayant toujours soin de ne pas faire pénétrer l'aiguille dans la lumière du canal. Un premier fil est ainsi passé au niveau du col de la vessie et, si l'urètre est assez long, un deuxième fil plus près du méat. On introduit alors dans la vessie une sonde-bougie nº 13 et on noue successivement les deux fils, qu'on coupe au ras du nœud. L'urètre présente alors la forme représentée figure 515, et son calibre rétréci se trouve parcouru dans toute sa longueur par la cloison que forme sa paroi supérieure.

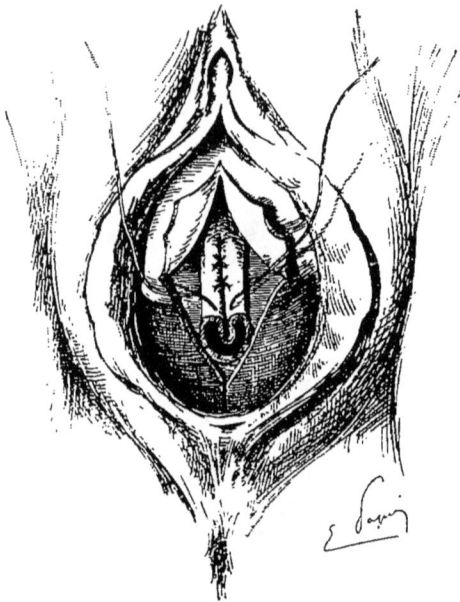

Fig. 515. — Incontinence urétrale d'urine chez la femme. Formation de l'éperon urétral.

Torsion de l'urètre, élévation du méat. — On saisit le méat, avec deux pinces à fines griffes, placées l'une en haut, l'autre en bas, et tournant les pinces de gauche à droite de l'opérateur, dans le sens des aiguilles d'une montre, on tord l'urètre suffisamment pour que la pince supérieure devienne inférieure et inversement. En même temps, on attire l'urètre en haut, de manière que le méat se trouve placé au-dessous du clitoris, point où il devra être fixé.

Sutures de l'urètre. — Les deux petits lambeaux latéraux qui ont été disséqués au début de l'opération sont alors rabattus et suturés entre eux au-dessous de l'urètre avec des fils de catgut nº 1 : les points qui les fixent traversent en même temps, dans son épaisseur, la paroi urétrale et assurent la fixité de l'urètre tordu et relevé.

Sutures superficielles. — Après avoir fixé le méat au-dessous du clitoris par deux points de suture, on réunit toute la plaie, d'arrière en avant, au-dessous de l'urètre, qui se trouve ainsi rejeté en avant et soutenu par toute la ligne de sutures.

En cas de besoin, on finit l'opération, en pratiquant la périnéorraphie.

Pansement, soins consécutifs. — La sonde-bougie n° 15 est laissée à demeure dans la vessie et, pour qu'elle reste bien en place, on la fixe à une grande lèvre par un point de suture. Pour tout pansement quelques compresses stérilisées, un peu d'ouate et un bandage en T.

Deux fois par jour, irrigation de la vulve et du vagin avec de l'eau oxygénée coupée de moitié d'eau bouillie.

La sonde n'est laissée en place que pendant 48 heures ; à partir de ce moment, après chaque miction on fait l'irrigation de la vulve.

La malade est constipée pendant une semaine, en lui donnant tous les jours deux ou trois pilules d'extrait d'opium de 2 centigrammes chacune.

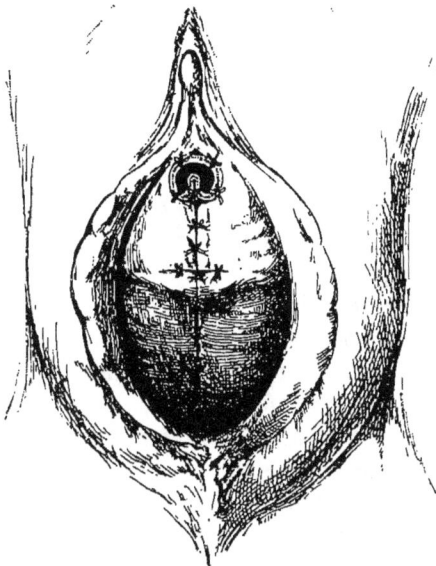

Fig. 516. — Incontinence urétrale d'urine chez la femme. Les sutures liées, l'urètre est tordu, relevé et muni d'un éperon qui le cloisonne.

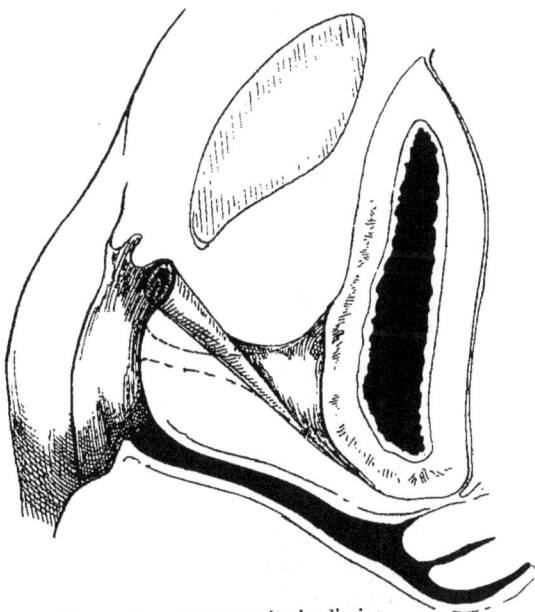

Fig. 517. — Incontinence urétrale d'urine chez la femme. Schéma montrant le résultat du procédé décrit.

III — L'URETRE EST PARTIELLEMENT OU COMPLÈTEMENT DÉTRUIT

Lorsque l'urètre est détruit, on peut essayer soit de le reconstituer, soit de dériver le cours des urines.

a) *Restauration de l'urètre.* — Dans la plupart des cas, la restauration de l mètre, même partiellement détruit, ne donne que des résultats thérapeutiques incomplets. On réussit parfois à refaire un canal par où l'urine s écoule ; rarement ce canal est continent parce que le sphincter urétral est détruit.

Les procédés de reconstitution de l'urètre chez la femme ne peuvent être décrits d une manière générale parce que, dans chaque cas, les conditions anatomiques sont différentes : on se sert en somme des débris du canal qui persistent pour le reconstituer et, au besion, on ajoute des lambeaux pris dans le vagin ou dans les petites lèvres. Je me bornerai à indiquer comment on peut opérer, lorsque la paroi urétrale inférieure est seule détruite et lorsqu'il faut refaire le canal en sa totalité.

1° **La paroi inférieure de l'urètre est détruite.** — Dans ce cas, le plus simple est de procéder comme dans une fistule vésico-vaginale. Profitant des débris de l urètre on fait un large avivement sur les deux bords du canal, qu'on prolonge dans le vagin au delà du col de la vessie. Partout où cela est possible, on fait un dédoublement en disséquant la muqueuse sur le bord externe de l'incision : tout particulièrement autour du col de la vessie on fait une soigneuse dissection pour le libérer le mieux possible. On suture ensuite au catgut par points entrecoupés toutes les surfaces avivées ; si possible, du côté du col vésical on fait, grâce au dédoublement, un double plan de sutures.

Il ne faut pas laisser de sonde à demeure après l'opération, parce qu elle favorise l'infection et la désunion de la plaie.

2° **Restauration de l'urètre avec des lambeaux vulvo-vaginaux.** — **Procédé de Péan.** — *a*) Dans un premier temps, on fait de chaque côté une incision à 4 centimètres de la ligne médiane, en commençant à la hauteur d une ligne qui passerait transversalement au niveau du clitoris, et en descendant dans le vagin jusque sur le bas-fond de la vessie à 1 centimètre plus bas que l orifice par lequel cet organe laisse passer l'urine.

Ces incisions intéressent les téguments et le tissu cellulaire sous-jacent jusqu'à une profondeur de 2 à 4 millimètres. Dès qu'elles sont tracées, on dissèque de chaque côté ces lambeaux par la face profonde jusqu'à ce que leurs bords opposés puissent s'adosser l'un à l'autre sur la ligne médiane. Au-dessous de l'orifice urinaire de la vessie, on excise transversalement ses tuniques et la muqueuse vaginale sur une hauteur d'un demi-centimètre et, immédiatement au-dessus de cet orifice, on fait une incision verticale, perpendiculaire à l'autre. On suture ensuite l'un à l'autre, sur la ligne médiane, les bords libres des lambeaux au moyen de fils de catgut à anses séparées, très rapprochées, qui serrent les bords affrontés depuis le clitoris jusqu'à la vessie. On met dans le nouveau canal une sonde en caoutchouc qu'on a soin de fixer à la peau, près du clitoris, par un point de suture au crin de Florence, afin de l'empêcher de sortir.

b) Le deuxième temps de l'opération consiste à disséquer par la méthode française, de chaque côté de la perte de substance, un lambeau assez grand pour recouvrir à la fois la face saignante des lambeaux précédents et la perte de substances qu'ils ont laissée. Dans ce but, on dissèque largement de dedans en dehors les téguments du vagin et de la vulve, jusqu'à ce qu'il soit possible, au moyen du glissement, d'adosser et de suturer l'un à l'autre leurs bords internes. Grâce à la laxité des tissus de cette région, ce deuxième temps est facilement exécuté. On suture l'un à l'autre ces lambeaux, un peu en dehors de la ligne médiane, pour que les deux sutures, verticales au lambeau superficiel et au lambeau profond, ne se correspondent pas et pour que leur réunion par première intention en soit facilitée. On termine l'opération en suturant l'un à l'autre les bords antérieurs des lambeaux qui entourent le méat du nouvel urètre. De la sorte, toutes les surfaces saignantes sont masquées et il ne reste plus à l'extérieur que les surfaces tégumentaires.

Les procédés de restauration de l'urètre par simple suture, après avivement ou par lambeaux, ne permettent le plus souvent d'arriver à former un nouvel urètre qu'après des opérations successives : la désunion partielle ou totale de la plaie est fréquente par la facilité de l'infection et par la mauvaise qualité des tissus sur lesquels on opère. Pawlick a recommandé avec raison, quel que soit le procédé qu'on adopte, de modifier autant que possible la souplesse et la vitalité des tissus avant l'opération : dans ce but, on peut surtout sectionner des brides cicatricielles et employer le massage préalable. J'insiste sur ce qu'il vaut mieux ne pas placer de sonde à demeure, qui favorise la désunion de la plaie et ne pas mettre de pansement dans le vagin : l'antisepsie est mieux faite par de simples lavages du vagin et de la vulve.

b) *Dérivation du cours des urines.* — Lorsqu'il n'est pas possible d'obtenir un urètre continent, on peut essayer de dériver le cours des urines pour empêcher les malades d'être constamment souillées.

En cas de destruction de l'urètre, on peut employer toutes les méthodes de dérivation des urines qui ont été longuement étudiées à propos de l'exstrophie de la vessie et notamment faire l'abouchement des uretères à la peau ou à l'intestin. Mais la **greffe des uretères** est toujours une opération sérieuse faisant courir des risques à la vie des malades, aussi je préfère pratiquer la **cystostomie sus-pubienne** qui permet de bien recueillir les urines lorsqu'on ferme la brèche vésico-urétrale par simple avivement (voir la technique de la cystostomie sus-pubienne, page 604).

D'autres opérations ont été exécutées que je me bornerai à mentionner parce que je ne les trouve indiquées dans aucun cas.

Baker a pratiqué une **fistule sous-pubienne** de la vessie par simple ponction, laissant une sonde dans le nouveau canal. L'appareil nécessaire pour recueillir l'urine est de plus difficile application que dans la cystotomie hypogastrique.

Jobert de Lamballe et Rose ont fait d'abord une **fistule recto-vaginale**, puis ils ont fermé la vulve ; les résultats opératoires ont été très mauvais pour le mélange des fèces et de l'urine dans le cloaque ainsi créé et on a eu à déplorer la mort par pyélonéphrite ascendante.

IX. — HYPOSPADIAS

Nous devons distinguer, au point de vue opératoire, l'hypospadias balanique de l'hypospadias pénien, péno-scrotal ou périnéal. Dans la première variété, l'opération peut se faire dans une seule séance ; dans les trois autres, l'incurvation de la verge réclame une première intervention pour la redresser, et l'hypospadias lui-même, nécessitant la réfection d'une plus ou moins grande partie de l'urètre, ne peut souvent être guéri que par plusieurs opérations successives.

A. — HYPOSPADIAS BALANIQUE

Dans l'hypospadias balanique ou juxta-balanique, l'urètre s'ouvre en arrière du gland, au niveau du sillon balano-préputial. Dans ce cas, le gland peut ne présenter aucune trace d'urètre ; un urètre balanique, creusé en gouttière ouverte en bas, disposition la plus fréquente ; enfin, un canal balanique complet, séparé complètement ou partiellement du canal urétral. Dans ce dernier cas, rare d'ailleurs, il suffit de perforer complètement l'urètre, déjà amorcé et de fermer ensuite la fistule qui reste entre les deux tronçons du canal, comme il a été dit page 944.

J'envisagerai ici les cas dans lesquels il n'existe pas de canal en avant de l'orifice de l'urètre. Pour remédier à la déformation, je décrirai trois procédés différents : celui de von Hacker, que je préfère, et ceux de Duplay et de Beck.

Procédé de Duplay. — C'est le plus simple : il n'est indiqué que lorsque le gland est creusé en gouttière. Sur les deux berges de cette gouttière, on fait deux incisions profondes, de 8 à 10 millimètres, en plein tissu spongieux. On place une sonde dans la gouttière balanique et l'on ramène, au-devant de la sonde, les deux lambeaux, qui ont été détachés par les deux incisions latérales ; on place deux ou trois points

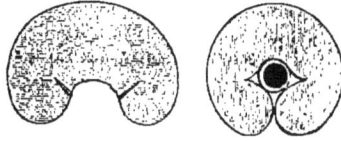

Fig. 518. — Hypertrophie balanique. Procédé de Duplay.

de suture solides, profonds, sur la ligne médiane, devant la sonde.

Procédé de von Hacker. — C'est le meilleur, quand le gland est plein et l'orifice anormal tout près du gland. Une incision circonscrit l'orifice urétral et descend au-dessous de lui, sur la ligne médiane,

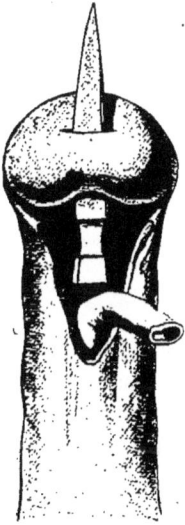
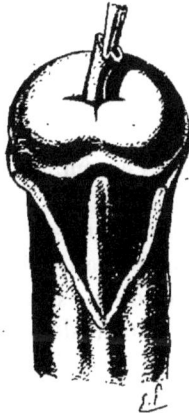
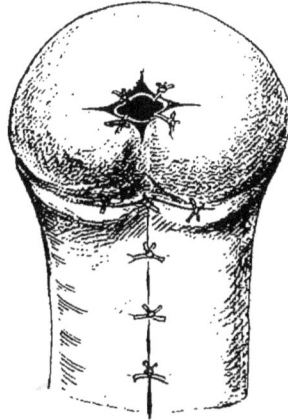

Fig. 519. Fig. 520. Fig. 521.

Hypospadias balanique. Procédé de von Hacker.

verticalement. On écarte les lèvres et l'on peut ainsi disséquer l'urètre et le mobiliser sur quelques centimètres de longueur.

On ponctionne le gland, d'avant en arrière ou d'arrière en avant, dans la direction de l'urètre normal, soit avec un gros trocart de 4 à 5 millimètres de diamètre, soit avec un bistouri introduit à plat, de façon à faire une fente transversale. On peut élargir le méat, en complétant par une fente antéro-postérieure, de manière à avoir une incision cruciale.

On introduit une pince de Kocher dans ce canal balanique et l'on va

chercher le bout antérieur de l'urètre disséqué, qu'on attire au dehors.
L'urètre est fixé par quatre points de suture aux quatre bords de l'incision cruciale, qui s'écarte en losange. Une suture en T répare l'incision verticale et l'incision péri-urétrale à la face inférieure du pénis.

Procédé de Beck. — Comme le procédé de Duplay, il est applicable aux hypospadias balaniques ou juxta-balaniques, dont le gland est creusé en gouttière.

On mobilise l'urètre comme dans le procédé de von Hacker par une incision circulaire autour de l'orifice et une incision verticale, partant

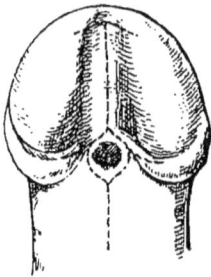 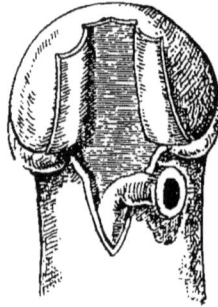 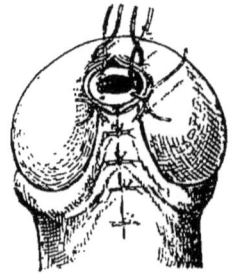

Fig. 522.   Fig. 523.   Fig. 524.

Hypospadias balanique. Procédé de Beck.

du bord inférieur de cet orifice, l'ensemble formant une sorte de raquette.

Puis, on taille dans la gouttière balanique deux volets, qui s'ouvrent de chaque côté de la ligne médiane. On attire l'urètre jusqu'à la partie antérieure de la surface cruentée et on y fixe sa lèvre postérieure par deux points; puis, on rabat les deux volets devant l'urètre, on les suture l'un à l'autre sur la ligne médiane; par-dessus, on suture les deux lèvres de l'incision cutanée du pénis, en les ramenant en haut pour former le prépuce. Enfin, on fixe la lèvre antérieure de l'urètre à la paroi antérieure du gland, ainsi reconstitué, par deux points de suture.

Les procédés que je viens de décrire présentent des indications spéciales.

Le procédé de Duplay convient aux cas dans lesquels le gland est profondément creusé d'une gouttière. Lorsque la gouttière est peu profonde, mais assez large pour que le gland soit très aplati et étalé, on peut choisir le procédé de Beck. Dans les cas, où la gouttière urétrale manque ou est peu prononcée, le procédé de von Hacker donne de bons résultats.

B. — HYPOSPADIAS PÉNIEN OU PÉNO-SCROTAL.

Dans l'hypospadias pénien, l'urètre s'ouvre en un point quelconque de la face inférieure de la verge, loin du gland. Dans l'hypospadias péno-scrotal, cette ouverture se fait au niveau de l'angle péno-scrotal.

Dans la plupart des cas d'hypospadias pénien ou balanique, l'urètre manque complètement en avant de l'orifice ou ne se trouve représenté que par un sillon sur la face inférieure de la verge. La verge, elle-même, est rabattue au-devant des bourses et maintenue dans cette situation par une bride de tissu fibreux, qui siège à la face inférieure des corps caverneux. Pour reconstituer le canal, il faudra commencer, dans une opération préalable, par redresser la verge et ne s'occuper de l'urètre qu'ultérieurement.

Dans des cas plus rares, en avant de l'orifice pénien ou scrotal de l'urètre, il existe une autre partie du canal, le plus souvent obturée partiellement ou totalement du côté du gland.

Je n'envisagerai ici que les cas communs dans lesquels l'urètre manque totalement en avant du point d'abouchement du canal.

Manuel opératoire.

1ᵉʳ Temps : *Redressement de la verge.* — La verge étant relevée par l'aide, l'opérateur tâte du doigt la région et, sur la bride dure, il sectionne transversalement la peau et le tissu fibreux sous-jacent, qui empiète plus ou moins profondément dans les corps caverneux. La verge alors peut être redressée et la plaie prend l'aspect d'un losange à grand axe parallèle à celui de la verge. Cette section transversale est alors réunie par une suture antéro-postérieure. La

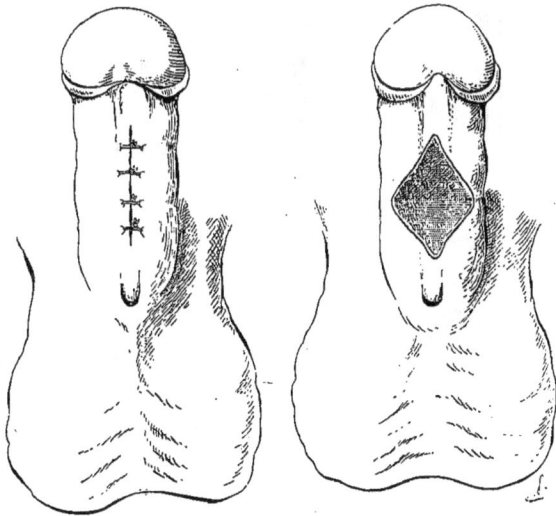

Fig. 525. Fig. 526.

Hypospadias péno-scrotal. Redressement de la verge.

verge est ensuite maintenue relevée par un pansement, qui la fixe à la
paroi abdominale antérieure.

2° Temps : *Traitement de l'hypospadias pénien ou péno-scrotal.*
— Ce deuxième temps opératoire sera exécuté longtemps après le redressement de la verge, lorsqu'on est déjà certain qu'il n'y aura plus
de rétraction secondaire.

Les procédés sont extrêmement nombreux. Nous en décrirons trois
qui, avec des variantes, sont les plus couramment employés :

1° Procédé de Duplay ;

2° Procédé de Beck ;

3° Procédé de Nové-Josserand.

Le premier prend ses lambeaux sur la verge, le second sur la verge
et les bourses, le troisième prend une greffe sur un point quelconque
du corps.

Procédé de Duplay. — Le canal balanique étant reconstitué par
le procédé décrit ci-dessus, on y engage une sonde en gomme, qui chemine sous la verge
et s'enfonce dans l'o-
rifice pénien de l'u-
rètre. De chaque
côté, parallèlement à
la sonde et à 5 milli-
mètres environ de
ses bords, on incise
l'enveloppe cutanée
de la verge, du gland
à l'orifice urétral. On
complète, en haut et
en bas par une petite
incision perpendi-
culaire, de façon à
avoir de chaque côté
deux volets qu'on
dissèque : un petit,
interne, qu'on rabat
sur la sonde ; un plus

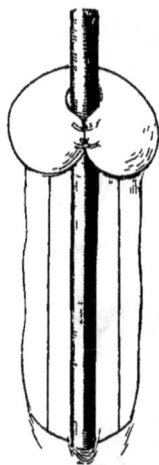 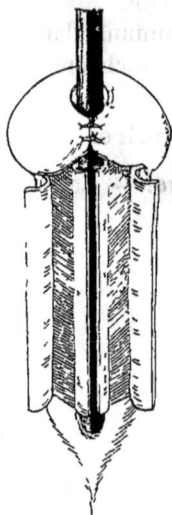 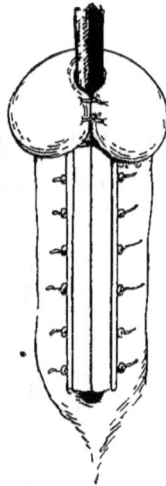

Fig. 527.   Fig. 528.   Fig. 529.

Hypospadias péno-scrotal Procédé de Duplay

grand, externe, qu'on décolle pour l'attirer par-dessus le premier.
Ainsi, le lambeau interne formera la paroi urétrale, le lambeau externe
reformera l'enveloppe pénienne (fig. 527, 528 et 529).

Pour la suture, Duplay emploie de petits fils d'argent qu'il passe successivement dans le lambeau superficiel puis dans le lambeau profond
d'un côté et inversement du côté opposé. Il les enfile, de chaque
côté, dans deux tubes de plomb perforés (tubes de Galli), et les fixe

à droite et à gauche, par un grain de plomb fendu, écrasé sur le fil.

J'opère habituellement en faisant deux plans de sutures, un premier profond au catgut double 0 qui reconstitue l'urètre : un deuxième, plus superficiel, au crin de Florence, pour la peau (fig. 530).

Procédé de Beck. — Sur la face inférieure du pénis, de chaque côté de la gouttière urétrale, on trace deux incisions, parallèles à l'axe de la verge, allant du sommet du gland à l'orifice hypospade et limitant une bande assez large pour former, en s'enroulant, la paroi urétrale. On complète, en haut et en bas, par deux incisions transversales ; puis, décollant de dehors en dedans les deux bords de ce ruban cutané, on les enroule en dedans et on les suture sur la ligne médiane, de façon à former le canal urétral (fig. 531 et 532).

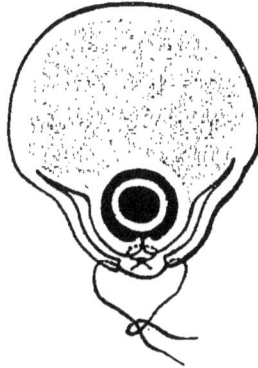

Fig. 530. — Hypospadias pénoscrotal.

Pour reformer l'enveloppe pénienne, on découpe sur les bourses une languette de peau de mêmes dimensions que la surface cruentée et

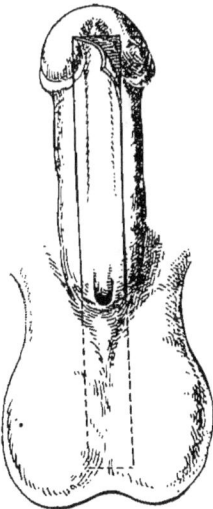
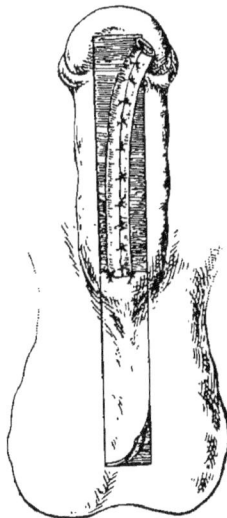
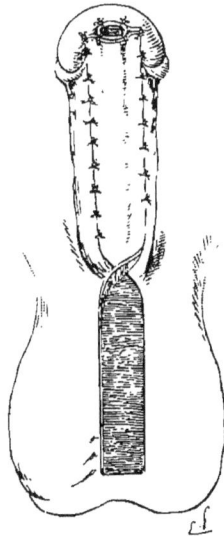

Fig. 531.   Fig. 532.   Fig. 533.

Hypospadias péno-scrotal. Procédé de Beck.

dont l'extrémité supérieure répond à l'extrémité inférieure de celle-ci ; on décolle entièrement cette languette, sauf à cette extrémité supérieure qui lui sert de pédicule. On la rabat alors, de bas en haut, sur la face inférieure du pénis, en la tordant sur son axe pour que sa face cruentée vienne recouvrir la surface cruentée du pénis. On suture ses bords latéraux aux bords de l'incision pénienne. Enfin, l'extrémité antérieure est suturée à l'orifice urétral, qui lui-même est fixé au gland (fig. 533).

Procédé de Nové-Josserand. — Dans ce procédé très ingénieux, on prend, ordinairement sur la cuisse, un ruban de greffe épi-

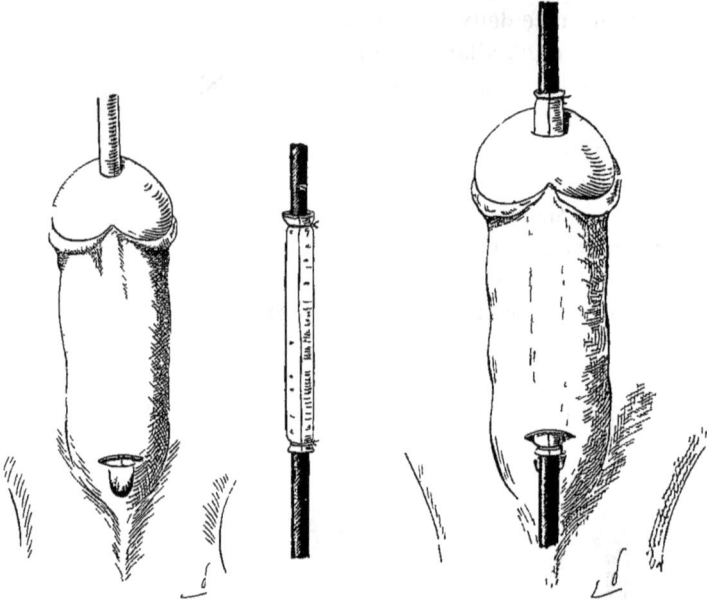

Fig. 534   Fig. 535.

Hypospadias peno-scrotal. Procédé de Nové-Josserand.

dermique de la longueur de l'urètre à réparer et on l'enroule autour d'une sonde, comme un papier à cigarettes ; on le fixe, par deux ligatures, aux deux bouts.

On fait ensuite la tunnellisation du pénis, d'abord en incisant audevant de l'orifice anormal et en décollant à la sonde cannelée jusqu'au gland, puis en perforant le gland avec un gros trocart, comme dans le procédé de von Hacker. On glisse alors la sonde, revêtue de la greffe, dont la face cruentée regarde en dehors.

Au bout de huit jours, la greffe doit être prise. Quand le procédé réussit, on a de beaux succès, mais il échoue fréquemment. Il faut cathétériser le malade, pendant assez longtemps, pour maintenir le calibre.

5ᵉ Temps : *Reconstituer le gland*. — Quel que soit le procédé employé, il faudra ultérieurement reconstituer le mieux possible le gland, en s'inspirant des circonstances, par des procédés qui se rapprocheront toujours plus ou moins de celui de Duplay.

C'est toujours œuvre délicate que de reconstituer l'urètre : le plus souvent, les trois temps opératoires que je viens de décrire, pour redresser la verge, pour reformer le canal et pour reconstituer le gland, ne suffisent pas à obtenir un résultat satisfaisant. Il faudra, une ou plusieurs fois, intervenir à nouveau pour parfaire l'opération et fermer des fistules.

En dehors de la difficulté opératoire, il faut tenir compte du développement des organes et de la facilité d'infection de la plaie.

Pour que le nouveau canal présente des dimensions convenables, pour qu'il ne représente pas une corde rigide, qui incurve secondairement la verge, lorsqu'elle se développera, il convient, à mon avis, de ne refaire l'urètre qu'à un âge assez avancé pour que la verge ait acquis un bon développement : j'entends après la puberté, vers seize ou dix-huit ans. Mais il y a avantage à essayer plus tôt de redresser la verge qui pourra ainsi mieux se développer.

On pourra donc pratiquer le redressement de la verge, vers l'âge de six à huit ans, et attendre ensuite plusieurs années pour pratiquer les autres opérations.

Je crois que la cause la plus fréquente des désunions de la plaie, qui forcent à de multiples interventions, est la sonde à demeure qui favorise grandement l'infection. Pour cette raison, dans les cas compliqués, je mets une sonde dans l'orifice périnéal de l'urètre pour dériver le cours des urines et je maintiens le drainage vésical par le périnée jusqu'à la complète réfection de l'urètre.

En résumé, lorsqu'on peut disposer du temps nécessaire, je conseille de procéder ainsi en cas d'hypospadias pénien ou péno-scrotal.

1° Redressement de la verge vers l'âge de six ans. Au besoin, dans les années qui suivent, recommencer l'opération si le résultat obtenu n'est pas parfait ;

2° Vers seize ou dix-huit ans, refaire l'urètre, en avant de l'orifice périnéal, et le gland en laissant une sonde à demeure introduite dans la vessie par le méat hypospade de l'urètre.

3° Fermer ensuite l'orifice périnéal.

X. — ÉPISPADIAS

L'épispadias est une malformation bien plus rare que l'hypospadias, surtout si l'on met à part l'épispadias lié à l'exstrophie vésicale. Il consiste dans l'ouverture anormale de l'urètre à la paroi supérieure de la verge.

On distingue, suivant le siège de l'orifice, l'épispadias balanique,

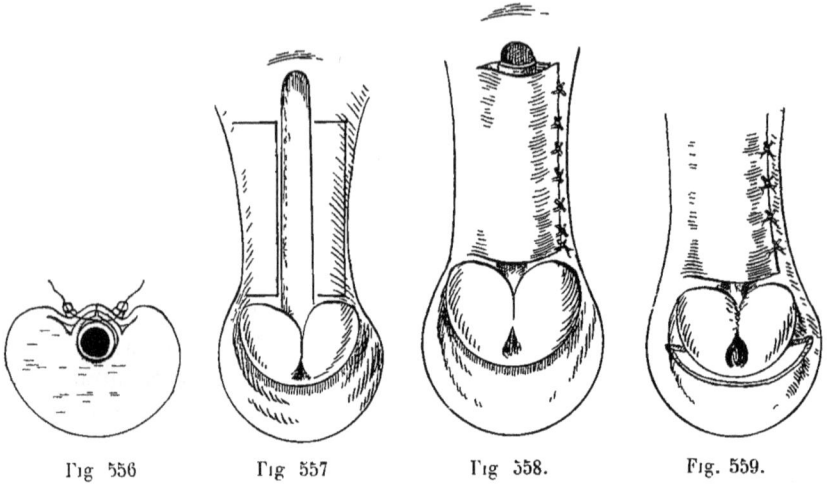

Fig 556   Fig 557   Fig 558.   Fig. 559.

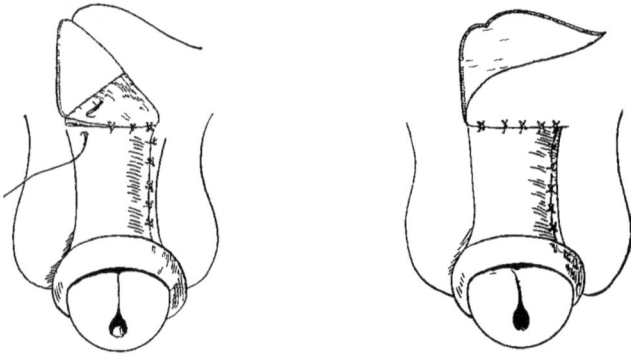

Fig 560   Fig. 561.

Epispadias Procedé de Thiersch

Fig 556 — Refection du gland à la manière de Duplay.
Fig 557 — Trace des lambeaux
Fig 558 — Le lambeau droit recouvie le lambeau gauche qui a été renversé, face cutanée en dessous
Fig 559 — Incision du prepuce pour laisser passer le gland.
Fig 560 — Renversement d'un lambeau triangulaire pour recouvrir la fistule de la base du penis
Fig 561 — Ce lambeau est recouvert par un autre.

pénien et péno-pubien. La partie de la verge, antérieure à l'orifice, se creuse en gouttière.

L'épispadias péno-pubien est de beaucoup la forme la plus fréquente.

Deux méthodes de traitement sont en usage :

1° Procédé de Duplay, déjà décrit pour l'hypospadias péno-scrotal;

2° Procédé de Thiersch, que nous allons maintenant décrire.

Procédé de Thiersch. — Dans un premier temps, on fait une urétrostomie périnéale pour éviter la rétention et l'infiltration d'urine après l'opération.

L'opération, elle-même, comprend quatre temps :

1° *Réfection du gland par la méthode de Duplay.* — On fait deux incisions sur les côtés de la gouttière balanique et on ramène, par-dessus la sonde, les deux lambeaux ainsi tracés;

2° *Formation d'un urètre pénien.* — On trace deux lambeaux longitudinaux, parallèles à l'axe de la verge, de l'orifice anormal au gland.

Le lambeau droit est à charnière externe, le lambeau gauche à charnière interne.

On rabat le lambeau gauche sur la sonde, face cruentée dessus; on ramène le lambeau droit, largement décollé, par-dessus le premier, face cruentée dessous. Chaque lambeau est suturé au bord de l'incision correspondante, le lambeau gauche à l'incision droite, le lambeau droit à l'incision gauche;

3° *Réfection du prépuce.* — Il y a ordinairement un prépuce exubérant mais incomplet, entourant la demi-circonférence inférieure du gland. On le fend transversalement et on fait passer le gland au travers. Puis on suture les deux feuillets de la lèvre antérieure de cette fente aux deux lèvres de la fistule, qui reste derrière le gland, entre le canal balanique et le canal pénien;

4° *Fermeture de l'orifice anormal.* — On taille sur la peau du ventre, au-dessus de l'orifice anormal, deux lambeaux : l'un, qui a la forme d'un triangle à charnière inférieure, est rabattu sur l'orifice, face cruentée dessus; le second, rectangulaire, est rabattu sur le premier, face cutanée dessus. La plaie qui persiste se ferme par granulation.

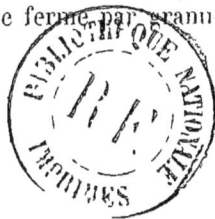

TABLE ALPHABÉTIQUE DES MATIÈRES

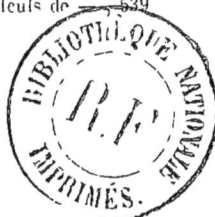

MASSON ET Cᴵᴱ, ÉDITEURS

LIBRAIRES DE L'ACADÉMIE DE MÉDECINE

120, BOULEVARD SAINT-GERMAIN, 120 — PARIS — VIᵉ ARR.

PR. Nᵒ 572 *bis* 🜲 🜲 🜲 🜲 🜲 🜲 🜲 🜲 🜲 🜲 🜲 🜲 🜲 SEPTEMBRE 1908

EXTRAIT DU CATALOGUE MÉDICAL [1]

RÉCENTES PUBLICATIONS

COLLECTION DE PRÉCIS MÉDICAUX

Cette nouvelle collection s'adresse aux etudiants, pour la preparation aux examens, et a tous les praticiens qui, a côte des grands Traites, ont besoin d ouvrages concis, mais vraiment scientifiques, qui les tiennent au courant D'un format maniable, ces livres sont abondamment illustres ainsi qu il convient a des livres d'enseignement

Précis de Thérapeutique
et de Pharmacologie

Par A. RICHAUD

Professeur agrege a la Faculté de Medecine, Docteur ès Sciences

1 vol petit in 8° de VIII-930 pages, avec figures, cartonne toile souple. . **12** fr.

PRÉCIS DES
Examens de Laboratoire

Employés en Clinique

Par L. BARD

Professeur de clinique medicale a l'Universite de Geneve

AVEC LA COLLABORATION DE G. HUMBERT ET H. MALLET

1 vol. in-8° de XX-627 p avec 138 fig. en noir et en coul., cart toile souple. **9** fr.

Précis de Médecine légale

Par A. LACASSAGNE

Professeur de medecine légale a l'Universite de Lyon.

1 vol. petit in-8° de XVIII-892 pages, avec 112 figures en noir et en couleurs et 2 planches hors texte en couleurs, cartonne toile anglaise souple. **10** fr.

---

(1) *La librairie Masson et Cⁱᵉ envoie gratuitement et franco de port les catalogues suivants a toutes les personnes qui lui en font la demande* — Catalogue général *contenant, classes par subdivisions, tous les ouvrages ou periodiques publies a la librairie* — Catalogues de l'Encyclopedie scientifique des Aide-Memoire. ·1. Section de l'ingenieur. — 11. Section du biologiste. — Catalogue des ouvrages d'enseignement

*Les livres de plus de 5 francs sont expedies franco au prix du Catalogue
Les volumes de 5 francs et au-dessous sont augmentes de 10 %, pour le port.*

Toute commande doit être accompagnée de son montant.

COLLECTION DE PRÉCIS MÉDICAUX (Suite).

Précis de Dissection

PAR

Paul POIRIER	A. BAUMGARTNER
Professeur	Prosecteur
a la Faculté de Medecine de Paris.	a la Faculté de Medecine de Paris.

1 vol. petit in-8° de xx-279 pages, avec 169 figures toutes-originales dans le texte, cartonné toile anglaise souple. . . . . **6 fr.**

Précis de Microbiologie Clinique

Par Fernand BEZANÇON

Professeur agregé a la Faculte de Médecine de Paris, médecin des hôpitaux.

1 vol. petit in-8° de xvi-432 pages, avec 82 fig. dans le texte, cart. souple. **6 fr.**

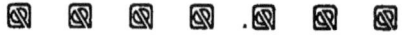

Précis de Physique Biologique

Par G. WEISS

Agrege a la Faculté de Paris, Ingénieur des Ponts et Chaussees.

1 vol. petit in-8° de 528 pages, avec 543 fig., cart. toile anglaise souple. **7 fr.**

Précis de Chimie Physiologique

Par Maurice ARTHUS

Professeur de Physiologie a l'Universite de Lausanne.

CINQUIÈME ÉDITION, REVUE ET AUGMENTÉE

1 vol. petit in-8° de vi-427 pages, avec 111 figures et 2 planches hors texte en couleurs, cartonné toile souple. . . . . **6 fr.**

Vient de paraître :

Éléments de Physiologie

Par Maurice ARTHUS

TROISIÈME ÉDITION REVUE ET AUGMENTÉE

1 vol. petit in-8° de xvi-840 pages, avec 286 figures en noir et en couleurs, cart. toile anglaise souple. . , ... , . . **10 fr.**

COLLECTION DE PRÉCIS MÉDICAUX (Suite)

Vient de paraître :

Introduction
à l'Étude de la Médecine

Par G.-H. ROGER

Professeur a la Faculté de Medecine de Paris, Médecin de l'hopital de la Charite.

QUATRIÈME ÉDITION REVUE ET CORRIGÉE

1 volume petit in-8°, avec un lexique des termes techniques. Cartonne toile anglaise souple.

Précis de Chirurgie infantile

Par E. KIRMISSON

Professeur de clinique chirurgicale infantile a la Faculte de Médecine de Paris
Chirurgien de l'hopital des Enfants Malades, Membre de l'Academie de Médecine.

1 vol. petit in-8° de XII-800 pages, avec 462 figures, cartonne toile anglaise souple . . . . **12** fr.

Précis de Médecine infantile

Par P. NOBÉCOURT

Professeur agrége a la Faculté de Médecine de Paris.

1 volume petit in-8° de 744 pages, avec 77 figures et une planche hors texte en couleurs, cartonné toile anglaise souple. . . . . **9** fr.

Précis de Diagnostic médical
et d'Exploration Clinique

PAR

P. SPILLMANN
Professeur a l'Université de Nancy

P. HAUSHALTER
Professeur a l'Université de Nancy

L. SPILLMANN
Professeur agrégé a la Faculté de Médecine de Nancy.

1 volume petit in-8° de XII-532 pages, avec 153 figures en noir et en couleurs, cartonne toile anglaise souple.. . . . . **7** fr.

Précis d'Ophtalmologie

Par V. MORAX

Ophtalmologiste de l'hôpital Lariboisiere.

1 volume in-8° de XX-639 pages, avec 339 figures dans le texte et 3 planches en couleurs, cartonné toile anglaise souple. . . . . **12** fr.

TRAITÉ DE
PATHOLOGIE GÉNÉRALE

PUBLIÉ PAR

CH. BOUCHARD

Membre de l'Institut, professeur a la Faculté de Medecine de Paris.

SECRÉTAIRE DE LA RÉDACTION

G.-H. ROGER

Professeur agrégé a la Faculté de Médecine de Paris, Médecin des hôpitaux.

COLLABORATEURS :

MM Arnozan — D'Arsonval — Benni — F. Bezançon — R Blanchard — Boinet — Boulay — Bourcy — Brun — Cadiot — Chabrie — Chantemesse — Charrin — Chauffard — J Colrmont — Dejerine — Pierre Delbet — Devic — Ducamp — Mathias Duval — Fère — Gaucher — Gilbert — Gley — Gouget — Guignard — Louis Guinon — J.-F. Guyon — Halle — Henocque — Hugounenq — M Labbé — Lambling — Landouzy — Laveran — Lebreton — Le Gendre — Lejars — Le Noir — Lermoyez — Lesne — Letulle — Lubet-Barbon — Marfan — Mayor — Menetrier — Morax — Netter — Pierret — Ravaut — G.-H. Roger — Gabriel Roux — Ruffer — Sicard — Raymond Tripier — Vuillemin — Fernand Widal.

6 *vol. grand in-8°, avec figures dans le texte :* **126 fr.**
Chaque volume est vendu separement.

Tome I. — 1 vol. in-8° de 1018 pages, avec figures : **18 fr.**
Tome II. — 1 vol. in-8° de 940 pages, avec figures: **18 fr.**
Tome III. — 1 vol. in-8° de 1400 pages, avec figures, publie en deux fasc.: **28 fr.**
Tome IV. — 1 vol. in-8° de 719 pages, avec figures **16 fr.**
Tome V. — 1 vol. in-8° de 1180 pages, avec nombreuses figures : **28 fr.**
Tome VI. — 1 vol. in-8° de 935 pages · **18 fr.**

PATHOLOGIE GÉNÉRALE EXPÉRIMENTALE
Processus généraux

PAR LES

Dr CHANTEMESSE	Dr PODWYSSOTZKY
Professeur a la Faculté de Paris.	Professeur a l'Université d'Odessa.

Tome I. — 1 vol. gr. in-8° avec 162 fig. en noir et en couleurs . . . . **22 fr.**
Tome II — 1 vol. gr. in-8°. avec 94 figures en noir et en couleurs . . **22 fr.**

LES DIFFÉRENTES FORMES CLINIQUES ET SOCIALES DE LA
TUBERCULOSE PULMONAIRE

PRONOSTIC, DIAGNOSTIC, TRAITEMENT

Par G. DAREMBERG

Membre correspondant de l'Academie de Medecine.

1 volume in-8° de 400 pages . . . . **6 fr.**

Vient de paraître :

Le Traitement pratique

DE LA

Tuberculose pulmonaire

(Sept conférences faites à l'Hôpital de la Pitié)

Par Louis RÉNON

Professeur agrege a la Faculté de Médecine de Paris, Medecin de la Pitie

1 volume petit in-8° de VIII-260 pages . . . . **3 fr. 50**

MÉDECINE

CHARCOT — BOUCHARD — BRISSAUD

BABINSKI — BALLET — P. BLOCQ — BOIX — BRAULT — CHANTEMESSE — CHARRIN
CHAUFFARD — COURTOIS-SUFFIT — O. CROUZON — DUTIL — GILBERT — GRENET —
GUIGNARD — G GUILLAIN — L. GUINON — GEORGES GUINON — HALLION
— LAMY — CH. LAUBRY — LE GENDRE — A. LÉRI — P. LONDE — MARFAN
— MARIE — MATHIEU — H. MEIGE — NETTER — ŒTTINGER —
ANDRÉ PETIT — RICHARDIÈRE — ROGER — ROGUES DE
FURSAC — RUAULT — SOUQUES — THOINOT
THIBIERGE — TOLLEMER — FERNAND WIDAL

TRAITÉ DE MÉDECINE

DEUXIÈME ÉDITION ENTIÈREMENT REFONDUE PUBLIÉE SOUS LA DIRECTION DE MM.

BOUCHARD	BRISSAUD
Professeur a la Faculté de Médecine de Paris, Membre de l'Institut.	Professeur a la Faculté de Médecine de Paris Médecin de l'hôpital St-Antoine.

10 volumes grand in-8°, avec figures dans le texte. . 160 francs.

Chaque volume est vendu séparément.

Tome I. — *Les Bacteries.* — *Pathologie genérale infectieuse.* — *Troubles et maladies de la nutrition.* — *Maladies infectieuses communes a l'homme et aux animaux.* 1 vol. grand in-8° de 845 pages, avec figures dans le texte . . . . **16 fr.**

Tome II — *Fièvre typhoïde.* — *Maladies infectieuses* — *Typhus exanthematique.* — *Fièvres éruptives.* — *Erysipèle.* — *Diphterie* — *Rhumatisme articulaire aigu* — *Scorbut.* — 1 vol. grand in-8° de 896 pages, avec figures dans le texte. . . . **16 fr.**

Tome III. — *Maladies cutanées.* — *Maladies veneriennes.* — *Maladies du sang* — *Intoxications.* — 1 vol. grand in-8° de 702 pages, avec figures dans le texte . . . . **16 fr.**

Tome IV. — *Maladies de l'estomac* — *Maladies du pancreas* — *Maladies de l'intestin.* — *Maladies du peritoine.* — *Maladies de la bouche et du pharynx* — 1 vol grand in-8° de 680 pages, avec figures dans le texte. . . . . **16 fr.**

Tome V. — *Maladies du foie et des voies biliaires.* — *Maladies du rein et des capsules surrénales.* — *Pathologie des organes hematopoietiques et des glandes vasculaires sanguines, moelle osseuse, rate, ganglions, thyroide, thymus.* — 1 vol. grand in-8°, avec figures en noir et en couleurs dans le texte. . . . . **18 fr.**

Tome VI. — *Maladies du nez et du larynx.* — *Asthme.* — *Coqueluche.* — *Maladies des bronches.* — *Troubles de la circulation pulmonaire.* — *Maladies aigues du poumon.* — 1 vol. grand in-8° de 612 pages, avec figures dans le texte. . . . . . . **14 fr**

Tome VII. — *Maladies chroniques du poumon.* — *Phtisie pulmonaire.* — *Maladies de la plèvre* — *Maladies du médiastin.* — 1 vol. grand in-8° de 550 pages, avec figures dans le texte. . . . . **14 fr.**

Tome VIII. — *Maladies du cœur.* — *Maladies des vaisseaux sanguins.* — 1 vol. grand in-8° de 580 pages, avec figures dans le texte. . . . . **14 fr**

Tome IX. — *Maladies de l'encéphale.* — *Maladies de la protubérance et du bulbe.* — *Maladies intrinsèques de la moelle épinière.* — *Maladies extrinsèques de la moelle épinière.* — *Maladies des méninges.* — *Syphilis des centres nerveux.* — 1 vol. grand in-8° de 1092 pages, avec figures dans le texte. . . . . **18 fr.**

Tome X. — *Des Névrites.* — *Pathologie des différents muscles et nerfs moteurs* — *Tics, Crampes fonctionnelles et professionnelles* — *Chorées, Myoclonies* — *Maladie de Thomsen.* — *Paralysie agitante.* — *Myopathie primitive, progressive.* — *Amyotrophie Charcot-Marie et Werdnig-Hoffmann.* — *Acromegalie, Gigantisme, Achondroplasie, Myxœdème.* — *Goitre exophtalmique.* — *Pathologie du grand sympathique.* — *Neurasthénie.* — *Epilepsie.* — *Hystérie.* — *Paralysie generale progressive.* — *Les Psychoses.* — **Table analytique des 10 volumes.** — 1 vol. gr. in-8° de 1050 pages, avec fig. en noir et en couleurs et 3 planches hors texte en couleurs . . . . **18 fr.**

Vient de paraître :

Aide-Mémoire
de Thérapeutique

PAR MM.

G.-M. DEBOVE
Doyen honoraire de la Faculté de Médecine
Professeur de Clinique
Membre de l'Académie de Médecine

G. POUCHET
Professeur de Pharmacologie et matière
médicale a la Faculté de Médecine de Paris,
Membre de l'Académie de Médecine

A. SALLARD
Ancien interne des Hôpitaux de Paris.

1 *volume in-8° de 790 pages, imprimé sur 2 colonnes, cartonné toile.* **16 fr.**

Cet *Aide-Mémoire de Thérapeutique* est destiné à parer aux defaillances de memoire, inévitables dans l'exercice de la pratique journalière. Il réunit, sous une forme concise mais aussi complète que possible, toutes les notions thérapeutiques indispensables au médecin. Pour faciliter la recherche rapide, les questions sont classees par ordre alphabétique. Elles comprennent : 1° l'exposé du *traitement de toutes les affections médicales et des grands syndromes morbides* ; 2° l'étude résumée des *agents thérapeutiques principaux, medicaments et agents physiques* ; 3° la mention des *principales stations hydrominérales* (situation, composition, indications) et *climatériques* ; 4° l'exposé des *connaissances essentielles en hygiène et en bromatologie.*

En ce qui concerne le traitement des maladies, le problème du diagnostic est suppose résolu et les details cliniques sont réduits au strict nécessaire. L'étude de chaque médicament comprend non seulement celle de ses caractères physiques et chimiques, de ses indications thérapeutiques, de sa posologie, de ses effets utiles, mais encore celle de ses actions nuisibles et toxiques, de ses effets physiologiques expérimentaux (s'il y a lieu), des signes traduisant, chez l'homme, l'intolérance ou l'intoxication. A propos de tous les agents médicamenteux usuels sont donnés des spécimens de formules applicables aux cas les plus fréquents de la pratique courante.

Traité élémentaire
de Clinique Médicale

PAR

G.-M. DEBOVE
Doyen de la Faculté de Medecine de Paris, Professeur de Clinique medicale, Médecin des hôpitaux

ET

A. SALLARD
Ancien interne des hôpitaux.

1 volume grand in-8° de XVI-1296 pages, avec 275 figures. Relié toile . . . . . **25 fr.**

===== THÉRAPEUTIQUE — CLINIQUE =====

Vient de paraître :

SIXIÈME ÉDITION, REVUE ET CORRIGÉE DU

Formulaire Thérapeutique

PAR MM

G. LYON | **P. LOISEAU**

AVEC LA COLLABORATION DE

L. DELHERM | **Paul-Émile LEVY**

1 vol. in-18 tiré sur papier indien très mince, relié maroquin souple. . . . . . . **7** fr.

Traité élémentaire

de

Clinique Thérapeutique

PAR

Le Dr Gaston LYON

Ancien chef de clinique médicale a la Faculté de Médecine de Paris.

SEPTIÈME ÉDITION REVUE ET AUGMENTÉE

1 vol. grand in-8° de XVI-1726 pages, relié toile . . . . **25** fr.

Dans cette nouvelle édition figurent quelques chapitres nouveaux : l'auteur a accordé une mention aux *paresthesies pharyngées*, c'est-à-dire a ces troubles nerveux assez fréquents dont le pharynx est le point de départ et qui sont susceptibles de donner lieu à de multiples erreurs de diagnostic ; sont mentionnées également les *pleurésies hémorragiques* et les *paralysies du voile du palais*. Des maladies du sommeil ont été distraites les *trypanosomiases* ; l'intérêt qu'elles présentent, au point de vue de la pathogénie générale, justifie suffisamment la place qui leur est réservée.

Vient de paraître :

Les Médicaments usuels

Par le Dr A. MARTINET

Ancien Interne des hôpitaux de Paris

TROISIÈME ÉDITION, REVUE ET AUGMENTÉE

1 volume in-8°. . . . . **5** fr.

Vient de paraître :

LEÇONS SUR LES

Troubles fonctionnels du Cœur

(INSUFFISANCE CARDIAQUE, ASYSTOLIE)

Par Pierre MERKLEN

Medecin de l'Hôpital Laënnec

Publiées par **Jean HEITZ**

1 vol. in-8° de 423 pages, avec 38 figures dans le texte et un portrait de P. Merklen. **10** fr.

TRAITE

DES

Maladies de l'Enfance

DEUXIÈME ÉDITION, REVUE ET AUGMENTÉE

PUBLIÉE SOUS LA DIRECTION DE MM.

J. GRANCHER   ET   J. COMBY

PROFESSEUR A LA FACULTÉ DE PARIS, | MÉDECIN DE L'HÔPITAL DES ENFANTS-MALADES.

5 volumes grand in-8°, avec figures dans le texte. . . . . **112 francs.**

Tome I. 1 volume grand in-8° de 1060 pages, avec figures : 22 fr.
Physiologie et Hygiène de l'Enfance. — Maladies infectieuses. — Maladies générales de nutrition. — Intoxications.

Tome II. 1 volume grand in-8° de 964 pages, avec figures : 22 fr.
Maladies du tube digestif. — Maladies du pancréas. — Maladies du péritoine. — Maladies du foie. — Rate et ses maladies. — Maladies des capsules surrénales. — Maladies génito-urinaires.

Tome III. 1 volume grand in-8° de 994 pages, avec figures : 22 fr.
Maladies de l'appareil respiratoire. — Maladies de l'appareil circulatoire.

Tome IV. 1 volume grand in-8° de 1076 pages, avec figures : 22 fr.
Système nerveux. — Maladies de la peau.

Tome V. 1 vol. gr. in-8° de 1224 pages, avec figures : 24 fr.
Maladies du fœtus et du nouveau-né. — Organes des sens. — Maladies chirurgicales. — Thérapeutique. — Formulaire.

Leçons cliniques sur la Diphtérie

ET

quelques maladies des premières voies

Par A.-B. MARFAN

Professeur agrégé à la Faculté de Médecine de Paris.

1 volume gr. in-8°, avec 68 figures. . . . . **10 fr.**

G.-M. DEBOVE

Doyen de la Faculté de Médecine, Membre de l'Académie de Médecine.

CH. ACHARD   J. CASTAIGNE

Professeur agrégé a la Faculté   Professeur agrégé a la Faculté,
Médecin des hôpitaux.   Médecin des Hôpitaux.

DIRECTEURS

Manuel des Maladies
de l'Appareil circulatoire et du Sang

PAR MM.

CH. AUBERTIN — L. BRODIER — J. CASTAIGNE
M. COURTOIS-SUFFIT — JEAN FERRAND — ANDRÉ JOUSSET — MARCEL LABBÉ
CH. LAUBRY — M. LOEPER — P. NOBÉCOURT — F. RATHERY
JULES RENAULT - PIERRE TEISSIER — H. VAQUEZ.

1 vol. grand in-8° de 844 pages avec figures dans le texte . . . . . . **14 fr.**

MÉDECINE

G.-M. DEBOVE
Doyen de la Faculté de Médecine de Paris, Membre de l'Académie de Médecine

Ch. ACHARD
Professeur agrégé à la Faculté,
Médecin des Hôpitaux.

J. CASTAIGNE
Professeur agrégé à la Faculté,
Médecin des Hôpitaux

DIRECTEURS

Manuel des Maladies du Tube digestif

TOME I

BOUCHE, PHARYNX, OESOPHAGE, ESTOMAC

PAR

G. PAISSEAU, F. RATHERY, J.-Ch. ROUX

1 vol. grand in-8° de 725 pages avec figures dans le texte. . . . . **14** fr.

Cette première partie comprend les maladies de la bouche et du pharynx que M. Paisseau a décrites minutieusement, les affections de l'œsophage que M. Rathery a su présenter d'une façon aussi intéressante que pratique. Enfin l'étude des maladies de l'estomac, par M. J.-Ch. Roux, constitue la partie capitale de ce volume. Les chapitres consacrés à la sémiologie et à l'étude des dyspepsies rendront les plus grands services aux praticiens, ainsi que ceux relatifs aux rapports des maladies nerveuses avec les affections de l'estomac et à la question souvent si complexe des régimes et des médications au cours des dyspepsies.

TOME II

INTESTIN, PÉRITOINE, GLANDES SALIVAIRES, PANCRÉAS

PAR MM.

M. LOEPER, Ch. ESMONET, X. GOURAUD, L.-G. SIMON, L. BOIDIN et F. RATHERY

1 vol. grand in-8° de 810 pages avec 116 figures dans le texte. . . . . **14** fr.

Dans l'article de M. Simon sur les glandes salivaires se trouvent exposées les recherches si intéressantes poursuivies par l'auteur sous la direction du professeur Roger. De même, M. Rathery a su exposer tous les travaux récents qui ont transformé depuis quelques années l'étude clinique des maladies du Pancréas. L'article de M. Boidin est une mise au point de la pathologie du péritoine envisagée surtout au point de vue clinique et thérapeutique. Enfin la plus grande partie de l'ouvrage est consacrée à l'étude de la pathologie intestinale par M. le professeur agrégé Loeper. Bien que ce livre soit avant tout un manuel de pratique courante, le lecteur trouvera dans cet article l'exposé de toutes les recherches nouvelles.

Manuel des Maladies des Reins
et des Capsules surrénales

PAR MM.

J. CASTAIGNE, E. FEUILLIÉ, A. LAVENANT, M. LOEPER R. OPPENHEIM, F. RATHERY

1 vol. in-8°, avec figures dans le texte . . . . **14** fr.

Ces maladies, qui ont donné lieu à tant de travaux au cours des dernières années, ont été étudiées d'une façon particulièrement documentée tout en restant claire et pratique. Les chapitres consacrés par M. le professeur agrégé Castaigne à la division clinique des néphrites, à l'étude des fonctions rénales, à la tuberculose des reins, à la thérapeutique des néphrites, fourniront aux médecins toute une série de notions pratiques indispensables. De même, l'article consacré par M. le professeur agrégé Loeper et M. le docteur Oppenheim à la pathologie des capsules surrénales met au point toute l'histoire clinique des surrénalites, naguère encore si confuse.

LA QUINZIÈME ÉDITION

entièrement refondue et considérablement augmentée du

Manuel de ❦ ❦ ❦ ❦ ❦ ❦ ❦ ❦ ❦ ❦ ❦
❦ ❦ ❦ ❦ ❦ ❦ ❦ ❦ Pathologie interne

Par G. DIEULAFOY

Professeur de Clinique medicale a la Faculte de Médecine de Paris,
Medecin de l'Hôtel-Dieu, Membre de l'Academie de Medecine.

4 vol. in-16 diamant, comprenant ensemble 4300 pages avec figures en noir et en couleurs, cartonnés à l'anglaise, tranches rouges. . . . . **32 fr.**

Cette quinzième édition du Manuel s'est enrichie de bon nombre de chapitres qui n'existaient pas dans les éditions précédentes. Citons les chapitres suivants : Rapports des pancréatites avec la lithiase biliaire : syndrome pancréatico-biliaire, drame pancréatique : cytostéatonécrose et hémorragies pancréatico–péritonéales. — Tréponème pâle, variétés de formes du chancre syphilitique. — Ulcères perforants du duodénum et de l'estomac, consecutifs à l'appendicite. — Epilepsie traumatique et traitement chirurgical. — Trypanosomiase et maladie du sommeil. — Anevrisme de l'aorte abdominale, son diagnostic avec les battements nerveux de l'aorte. — Phlebite syphilitique. — Tension artérielle. — Cancers du canal thoracique. — Epanchements puriformes de la plèvre, intégrité des polynucleaires. — Les fausses appendicites. — Gangrène foudroyante de la verge, discussion sur les gangrènes gazeuses et non gazeuses. — Syphilis nécrosante et perforante de la voûte cranienne. — Hémothorax traumatique.

Clinique Médicale ❦ ❦ ❦ ❦ ❦ ❦ ❦ ❦ ❦
❦ ❦ ❦ ❦ ❦ ❦ de l'Hôtel-Dieu de Paris

Par G. DIEULAFOY

5 vol. grand in-8°, avec figures dans le texte.

I. 1896-1897. 1 vol. in-8°. . . **10 fr.** | III. 1898-1899. 1 vol. in-8°. . . **10 fr.**
II. 1897-1898. 1 vol. in-8°. . . **10 fr.** | IV. 1900-1901. 1 vol. in-8°. - . **10 fr.**

V. 1905-1906. 1 volume in-8°, avec nombreuses planches. . **10 fr.**

Clinique Médicale de l'Hôtel-Dieu (Pr G. DIEULAFOY)

CLINIQUE ET LABORATOIRE

CONFÉRENCES DU MERCREDI

PAR MM.

L. NATTAN-LARRIER et **O. CROUZON**, Chefs de Clinique,
V. GRIFFON et **M. LOEPER**, Chefs de Laboratoire

1 vol. in-8° de 330 pages, avec 37 figures et 2 planches hors texte. . . . . **6 fr.**

Pratique
Médico=Chirurgicale
(P. M. C.)

MÉDECINE ET CHIRURGIE GÉNÉRALES ET SPÉCIALES
OBSTÉTRIQUE, PUÉRICULTURE, HYGIÈNE
MÉDECINE LÉGALE, ACCIDENTS DU TRAVAIL, PSYCHIATRIE
CHIMIE ET BACTERIOLOGIE CLINIQUES, ETC.

Directeurs :
E. BRISSAUD, A. PINARD, P. RECLUS
Secrétaire général . HENRY MEIGE

Collaborateurs :

ALLARD, BACH, BAUER, BAUMGARTNER, BOIX, BONNIER, BOUFFE DE SAINT-BLAISE
BOURGES, BRECY, CARRION, CHEVASSU, CHEVRIER, CLERC, COUVELAIRE, CROUZON, DOPTER
DUVAL, ENRIQUEZ, FAURE, FEINDEL, FIEUX, FORGUE, FRUHINSHOLZ, GOSSET
R. GRÉGOIRE, GRENET, HALLION, HERBET, JEANBRAU, KENDIRDJY, LABLY, LAPOINTE
LARDENNOIS, LAUNAY, LECENE, LENORMANT, LEPAGE, P. LEREBOULLET, LONDE
DE MASSARY, H. MEIGE, MORAX, MOUTIER, OUI, PARISET, PECHIN, PIQUAND
POTOCKI, RATHERY, SAUVEZ, SAVARIAUD, SCHWARTZ, SEE, SICARD, SOUQUES
TOLLEMER, TREMOLIERES, TRENEL, VEAU, WALLICH, WIART, WURTZ

**Six volumes in-8°, formant ensemble 5700 pages, abondamment illustrés,
demi-reliure amateur, tête dorée. L'ouvrage complet. 110 francs.**

Traité de
MICROSCOPIE CLINIQUE

PAR

M. DEGUY
Ancien Interne des Hopitaux de Paris,
Ancien Chef de Laboratoire
a l'Hôpital des Enfants-Malades.

A. GUILLAUMIN
Docteur en Pharmacie,
Ancien Interne des Hopitaux de Paris.

I *vol. grand in-8° de 428 pages, avec 38 figures dans le texte,*
93 planches en couleurs

Relié toile anglaise . . . . **50 fr.**

Cet important ouvrage est un traité et aussi un atlas. Essentiellement pratique, il s'adresse
a la fois au médecin et au pharmacien et leur rendra les plus grands services

*Sang. — Sérosités pathologiques (cytodiagnostic). — Lait et colostrum.
— Matières fécales. — Parasites animaux de l'organisme et leurs œufs.
— Teignes cryptogamiques et dermatoses. — Microbes pathogènes. —
Crachats. — Conjonctivites. — Flore et maladies de l'appareil génital.
— Urines. — Sperme. — Cheveux, poils, fibres et textiles. — Trypa-
nosomes. — Champignons vénéneux.*

BIBLIOTHÈQUE
D'HYGIÈNE THÉRAPEUTIQUE

Fondée par le Professeur PROUST

Chaque volume in-16, cartonné toile, tranches rouges, **4** fr.

L'**Hygiène du Goutteux** (2ᵉ *edition*), par A. MATHIEU.
L'**Hygiène de l'Obèse** (2ᵉ *edition*), par A. MATHIEU.
L'**Hygiène des Asthmatiques**, par le Pʳ E. BRISSAUD.
Hygiène et Thérapeutique thermales, par G. DELFAU.
Les Cures thermales, par G. DELFAU.
L'**Hygiène du Neurasthénique** (3ᵉ *edition*), par G. BALLET.
L'**Hygiène des Albuminuriques**, par le Dʳ SPRINGER.
L'**Hygiène du Tuberculeux** (2ᵉ *edition*), par le Dʳ CHUQUET, preface du Dʳ DAREMBERG.
Hygiène et Thérapeutique des Maladies de la Bouche (2ᵉ *edition*), par le Dʳ CRUET, dentiste des hôpitaux de Paris, avec une préface du Pʳ LANNELONGUE.
L'**Hygiène des Diabétiques**, par le Pʳ PROUST et A. MATHIEU.
L'**Hygiène des Maladies du Cœur**, par le Dʳ VAQUEZ.
L'**Hygiène du Dyspeptique** (2ᵉ *edition*), par le Dʳ LINOSSIER.
Hygiène thérapeutique des Maladies des Fosses nasales, par MM. les Dʳˢ LUBET-BARBON et R. SARREMONE.
Hygiène des Maladies de la Femme, par A. SIREDEY.

Traité d'Hygiène par le Professeur A. PROUST
Membre de l'Académie de Médecine,
Inspecteur général des services sanitaires

Troisieme edition, revue et considerablement augmentee
Avec la collaboration de

A. NETTER   ET   **H. BOURGES**
Professeur agrege a la Faculté   Chef du laboratoire d'hygiène a la Faculté,
Médecin de l'hopital Trousseau   Auditeur au Comite consultatif d'hygiène publique

OUVRAGE COURONNE PAR L'INSTITUT ET LA FACULTE DE MEDECINE
1 fort volume in 8ᵉ, avec figures et cartes   **25** fr.

MANUEL ÉLÉMENTAIRE
de Dermatologie Topographique
=== Régionale ===

Par R. SABOURAUD
Chef du laboratoire de la Ville de Paris, a l'hopital Saint Louis
1 volume in-8ᵉ de 740 pages, avec 231 figures dans le texte.
Broché. . . . . **15** fr. | Relie toile.. . . . . **16** fr.

Les Maladies du Cuir chevelu
Par le Dʳ R. SABOURAUD
Cnef du laboratoire de la Ville de Paris, a l'hopital Saint-Louis

I. — Maladies séborrhéiques : Séborrhée, Acnés, Calvitie.
1 vol. in-8ᵉ, avec 91 figures, dont 40 aquarelles en couleurs . . . . . **10** fr.

II. — Maladies desquamatives : Pityriasis et Alopécies pelliculaires.
1 vol. in-8ᵉ, avec 122 fig. dans le texte, en noir et en couleurs . . . . **22** fr.

LA PRATIQUE ✿ ✿ ✿ ✿ ✿ ✿ ✿ ✿
✿ ✿ ✿ ✿ ✿ DERMATOLOGIQUE

Traité de Dermatologie appliquée

PUBLIÉ SOUS LA DIRECTION DE MM.

ERNEST BESNIER, L. BROCQ, L. JACQUET

PAR MM.

AUDRY, BALZER, BARBE, BAROZZI, BARTHÉLEMY, BÉNARD, ERNEST BESNIER,
BODIN, BRAULT, BROCQ, DE BRUN, DU CASTEL, COURTOIS-SUFFIT, A. CASTEX,
J. DARIER, DÉHU, DOMINICI, W. DUBREUILH, HUDELO, L. JACQUET, JEANSELME,
J.-B. LAFFITTE, LENGLET, LEREDDE, MERKLEN, PERRIN, RAYNAUD, RIST,
SABOURAUD, MARCEL SÉE, GEORGES THIBIERGE, F. TRÉMOLIÈRES, VEYRIERES.

Depuis la publication de la **PRATIQUE DERMATOLOGIQUE,** *les appli-
cations électrothérapiques ont acquis une grande importance. Aussi
MM.* **Besnier, Brocq et Jacquet** *ont-ils fait refondre entièrement, en
Janvier 1907, l'article* **ÉLECTRICITÉ.**

*On y trouvera maintenant exposées, avec clarté et précision, les diverses
modalités de la cure électrique : courants galvaniques, électrolyse et ioni-
sation ; courants faradiques et sinusoïdaux ; franklinisation ; courants de
haute fréquence ; radiothérapie, etc., etc.*

*En outre, à chacune des dermatoses justiciables de ces méthodes, on
trouvera les renvois et indications nécessaires.*

4 volumes reliés toile, illustrés de figures en noir et de planches en couleurs.
156 *fr.*
Chaque volume est vendu séparément.

Tome I. Avec 230 figures et 24 planches.. . . . . **36** fr.
Anatomie et Physiologie de la Peau. — Pathologie générale de la Peau. — Symptomatologie générale des Dermatoses. — Acanthosis nigricans à Ecthyma.

Tome II. Avec 168 figures et 21 planches. . . . . **40** fr.
Eczéma à Langue.

Tome III. Avec 201 figures et 19 planches. . . . . **40** fr.
Lèpre à Pityriasis.

Tome IV. Avec 213 figures et 25 planches. . . . . **40** fr.
Poils à Zona.

Thérapeutique des Maladies de la Peau

Par le Dr LEREDDE
Directeur de l'Établissement Dermatologique de Paris.

1 volume in-8° de 700 pages . . . . **10** fr.

Vient de paraître :

MALADIES DES PAYS CHAUDS

Manuel de Pathologie exotique

Par Sir Patrick MANSON

DEUXIÈME ÉDITION FRANÇAISE

Traduite par M. GUIBAUD sur la quatrieme edition anglaise, entièrement refondue.

1 vol. grand in-8° de XVI-815 pages, avec 241 figures et 7 planches en couleurs. **16** fr.

❧❧❧ LES VENINS ❧❧❧

LES ANIMAUX VENIMEUX ET LA SÉROTHÉRAPIE ANTIVENIMEUSE

PAR

A. CALMETTE

Directeur de l'Institut Pasteur de Lille

1 vol. in-8°, de XVI-396 pages, avec 125 figures. Relié toile . . . . **12** fr.

Trypanosomes et Trypanosomiases

PAR

A. LAVERAN	F. MESNIL
De l'Institut et de l'Académie de Médecine.	Chef de laboratoire a l'Institut Pasteur.

1 vol. grand in-8°, avec 61 figures et 1 planche en couleurs. . . . . **10** fr

TRAITÉ DU PALUDISME

Par A. LAVERAN

Deuxieme edition refondue

1 volume de VIII-622 pages, avec 58 figures et une planche en couleurs . . . . **12** fr

DIAGNOSTIC ET SÉMÉIOLOGIE

DES MALADIES TROPICALES

PAR MM.

R. WURTZ	A. THIROUX
Agrege, Chargé de cours a l Institut de Medecine coloniale de Paris	Médecin-major de première classe des troupes coloniales

1 vol. grand in-8°, de XII-544 pages, avec 97 figures en noir et en couleurs. . . **12** fr.

Cours de Dermatologie exotique

Par E. JEANSELME

Professeur agrégé a la Faculté de médecine de Paris

1 vol. in-8°, avec 5 cartes et 108 figures en noir et en couleurs . . . . **10** fr.

Vient de paraître :

Abrégé d'Anatomie

PAR

P. POIRIER
Professeur d'Anatomie
a la Faculté de Médecine de Paris.

A. CHARPY
Professeur d'Anatomie
a la Faculté de Médecine de Toulouse.

B. CUNÉO
Professeur agrégé a la Faculté de Médecine de Paris.

CONDITIONS DE PUBLICATION

L'*Abrégé d'Anatomie* formera trois volumes qui ne seront point vendus séparément.
Deux volumes sont en vente a la date de ce jour, le tome III paraîtra en Juin 1908.

DÉTAIL DES VOLUMES

TOME I. — **EMBRYOLOGIE — OSTÉOLOGIE — ARTHROLOGIE — MYOLOGIE.**
1 vol. grand in-8° de 560 pages avec 402 figures en noir et en couleurs.

TOME II. — **CŒUR — ARTÈRES — VEINES LYMPHATIQUES — CENTRES NERVEUX — NERFS CRANIENS — NERFS RACHIDIENS.**
1 vol. grand in-8° de 500 pages avec 248 figures en noir et en couleurs.

Ces deux volumes pris ensemble, reliés toile anglaise. **35** *fr.*
Reliure spéciale, dos maroquin. **38** *fr*

Pour paraître en 1908 :

TOME III. — **TUBE DIGESTIF ET ANNEXES — ORGANES RESPIRATOIRES — APPAREIL URINAIRE — ORGANES GÉNITAUX DE L'HOMME ET DE LA FEMME — ORGANES DES SENS.**
1 vol. grand in-8° d'environ 650 pages et 300 figures.

Ce volume sera mis en vente au prix de **15** *fr. relié toile.*
et de **17** *fr relié maroquin.*

A dater de la publication du tome III, les tomes I et II ne seront plus
vendus séparément.

Traité de Physiologie

PAR

J.-P. MORAT
PROFESSEUR A L'UNIVERSITÉ DE LYON.

Maurice DOYON
PROFESSEUR ADJOINT A LA FACULTÉ DE MÉDECINE
DE LYON.

5 *vol. grand in-8°. En souscription (Septembre 1908).* **60** *fr.*

Volumes publiés :

TOME I. — **Fonctions élémentaires.** — 1 vol. grand in-8°, avec 194 figures. **15** fr.
TOME II. — **Fonctions d'innervation.** — 1 vol. grand in-8°, avec 263 figures. **15** fr.
TOME III. — **Fonctions de nutrition.** — 1 vol. grand in-8°, avec 173 figures. **15** fr.
TOME IV. — **Fonctions de nutrition** (*suite et fin*). — 1 vol. grand in-8°, avec
167 figures. . . . . **12** fr.
Sous presse. TOME V et dernier. — **Fonctions de relation et de réproduction.**

TRAITÉ
d'ANATOMIE· HUMAINE

PUBLIÉ SOUS LA DIRECTION DE

P. POIRIER   et   A. CHARPY

Professeur d'anatomie à la Faculté
de Médecine de Paris,
Chirurgien des hôpitaux.

Professeur d'anatomie
a la Faculté de Médecine
de Toulouse.

AVEC LA COLLABORATION DE

O. AMOEDO — A. BRANCA — A CANNIEU — B CUNÉO — G DELAMARE
Paul DELBET — A. DRUAULT — P. FREDET — GLANTENAY — A GOSSET — M GUIBÉ
P. JACQUES — TH JONNESCO — E LAGUESSE — L MANOUVRIER
M. MOTAIS — A. NICOLAS — P. NOBÉCOURT — O PASTEAU — M PICOU
A. PRENANT — H. RIEFFEL — CH SIMON — A SOULIÉ

5 volumes grand in-8°, avec figures noires et en couleurs   .   . . 160 fr

---

Petite
Chirurgie Pratique

PAR

TH. TUFFIER
Professeur agrégé a la Faculté de Médecine de Paris
Chirurgien de l'hôpital Beaujon

P. DESFOSSES
Ancien interne des hôpitaux de Paris
Chirurgien du Dispensaire de la Cité du Midi

DEUXIÈME ÉDITION, REVUE ET AUGMENTÉE

1 vol. petit in-8° de VIII-568 pages, avec 353 fig., cartonné à l'anglaise. **10 fr.**

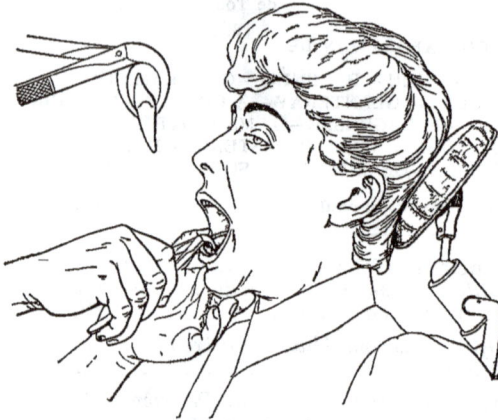

Fig. 346 — Extraction d'une incisive inférieure

Le but de ce livre est d'exposer aussi clairement que possible les éléments de petite chirurgie indispensables a l'infirmière, à l'étudiant, au praticien.

Les remaniements de cette édition portent sur plus du cinquième du livre.

Les additions comprennent le *pansement des brûlures*, les *greffes dermo-épidermiques*, *l'anesthésie par la stovaïne*, la *méthode de Bier*, la *gymnastique de la respiration et du maintien*, etc....

Les médecins de campagne sont dans la nécessité de s'occuper de la bouche de leurs malades; le Dr Neveu a écrit pour eux un chapitre très substantiel sur les *extractions dentaires* et l'*hygiène de la bouche et des dents*.

Guide anatomique
aux Musées de Sculpture

PAR

A. CHARPY
Professeur d'Anatomie a la Faculté de
Médecine de Toulouse

L. JAMMES
Professeur adjoint a l'Université
de Toulouse

1 vol. petit in-8° de VIII-112 pages, avec figures. . . . . **2 fr.**

Ce guide n'a point pour but d'apprendre l'anatomie aux artistes : il se propose simplement de permettre aux visiteurs de musées d'étudier avec fruit et de comprendre les œuvres de sculpture.

Guide pratique du Médecin
dans les Accidents du Travail
et leurs suites médicales et judiciaires

PAR

E. FORGUE
Professeur a la Faculté de Montpellier.

E. JEANBREAU
Agrégé a la Faculté de Montpellier

DEUXIÈME ÉDITION CONSIDÉRABLEMENT AUGMENTÉE

1 vol. petit in-8° avec figures dans le texte (*sous presse*).

Traité de Chirurgie

PUBLIÉ SOUS LA DIRECTION DES PROFESSEURS

Simon DUPLAY | Paul RECLUS

PAR MM.

BERGER — BROCA — Pierre DELBET — DELENS — DEMOULIN
J.-L FAURE — FORGUE — GÉRARD-MARCHANT
HARTMANN — HEYDENREICH — JALAGUIER — KIRMISSON — LAGRANGE
LEJARS — MICHAUX — NÉLATON
PEYROT — PONCET — QUÉNU — RICARD — RIEFFEL — SEGOND
TUFFIER — WALTHER

DEUXIÈME ÉDITION, ENTIÈREMENT REFONDUE

8 volumes grand in-8°, avec nombreuses figures dans le texte . . **150** fr.

TOME PREMIER. 1 vol. grand in-8° de 912 pages, avec 218 figures. . **18** fr.
TOME II. 1 vol. grand in-8° de 996 pages, avec 361 figures. . . . **18** fr.
TOME III. 1 vol. grand in-8° de 940 pages, avec 285 figures . . . **18** fr.
TOME IV. 1 fort vol. de 896 pages, avec 354 figures.. . . . . **18** fr.
TOME V. 1 fort vol. de 948 pages, avec 187 figures. . . . . **20** fr.
TOME VI. 1 fort vol. de 1127 pages, avec 218 figures. . . . . **20** fr.
TOME VII. 1 fort vol. de 1272 pages, avec 297 figures. . . . . . . **25** fr.
TOME VIII. 1 fort vol. de 971 pages, avec 163 figures . . . . . **20** fr.

TABLE ALPHABÉTIQUE des 8 volumes du *Traité de Chirurgie.*

Chaque volume est vendu séparément.

PRÉCIS

DE

TECHNIQUE OPÉRATOIRE

PAR LES

Prosecteurs de la Faculté de Médecine de Paris

Avec introduction par le Professeur **Paul BERGER**

Pratique courante et Chirurgie d'urgence, par VICTOR VEAU. 2° édition revue et
augmentée.
Tête et cou, par CH. LENORMANT. 2° édition revue et augmentée.
Thorax et membre supérieur, par A. SCHWARTZ. 2° édition revue et augmentée.
Abdomen, par M. GUIBE. 2° édition revue et augmentée.
Appareil urinaire et appareil génital de l'homme, par PIERRE DUVAL. 2° édition,
revue et augmentée.
Membre inférieur, par GEORGES LABEY.
Appareil génital de la femme, par R. PROUST.

7 volumes — Chaque volume cartonné toile et illustré d'environ 200 figures. **4 fr. 50**

Vient de Paraître :

TRAITÉ

DE

TECHNIQUE OPERATOIRE

PAR

Ch. MONOD	J. VANVERTS
Agrégé à la Faculté de Médecine de Paris, Chirurgien honoraire des hôpitaux, Membre de l'Académie de Médecine.	Ancien chef de clinique à la Faculté de Lille, Ancien interne, lauréat des Hôpitaux de Paris Membre corresp. de la Société de Chirurgie.

DEUXIÈME ÉDITION, ENTIÈREMENT REFONDUE

Tome Premier. — *1 vol. gr. in-8° de* XII-*1016 pages, avec 1189 figures.* **20 fr.**

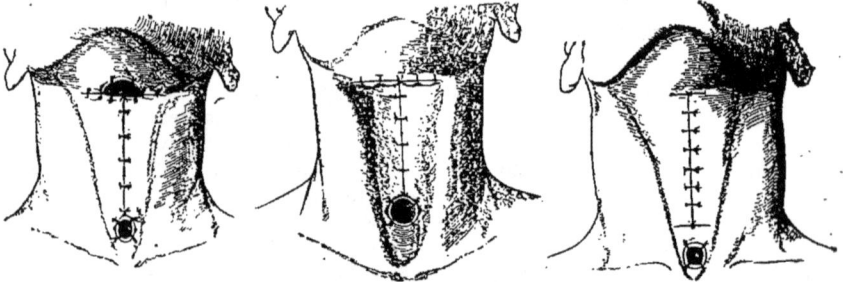

Laryngectomie totale sans trachéotomie préalable. — Opération terminée.

FIG. 1072. — La plaie est complètement suturée, sauf au niveau de ses deux extrémités qui correspondent à l'orifice du pharynx et à celui de la trachée.

FIG. 1073. — La plaie est complètement suturée, sauf au niveau de son extrémité inférieure qui correspond à l'orifice de la trachée.

FIG. 1074. — La plaie est complètement suturée. L'orifice de la trachée est fixé au niveau d'une incision sous-jacente à la plaie.

La deuxième édition du *Traité de Technique opératoire* paraîtra ===== en deux volumes =====

Le Tome I est vendu 20 fr. — Le Tome II, qui paraîtra en octobre ===== 1908, sera vendu 18 fr. =====

A dater de l'apparition du Tome II, le Tome I ne sera plus vendu séparément et le prix de l'ouvrage complet sera ===== augmenté =====

De nombreuses additions et améliorations ont été apportées à cette nouvelle édition.

La principale de celles-ci a été l'introduction, dans le premier volume, des chapitres nouveaux : *Ligatures des artères* et *Amputations des membres.*

Nous signalerons aussi l'étude de l'*intervention dans les ankyloses ;* celle de l'*oblitération des anévrismes,* des *anastomoses artério-veineuses et veino-veineuses,* des *transplantations périostales des tendons,* des *anastomoses spino- et hypoglosso-faciales,* des *injections anesthésiques aux points d'émergence à la base du crâne des branches du trijumeau,* de la *suture de la moelle,* des *injections épidurales,* des *injections rétrorectales de sérum artificiel,* des *injections prothétiques de paraffine,* de la *résection et de la suture de la trachée,* de la *laryngoplastie et de la trachéoplastie,* de la *bronchoscopie,* de la *bronchotomie,* de la *chirurgie du thymus,* de la *cure des fistules congénitales du cou,* de la *ponction du cœur,* de la *chirurgie de l'épiploon (omentopexie),* de la *chirurgie du pancréas,* de la *chirurgie de l'inversion de l'utérus,* de l'*intervention dans les phlébites utéro-pelviennes puerpérales,* des *nouveaux procédés en cours pour la chirurgie viscérale.*

OBSTÉTRIQUE

Précis 🔲🔲🔲🔲🔲🔲🔲🔲🔲🔲🔲

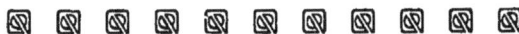

🔲🔲🔲🔲🔲 d'Obstétrique

PAR

A. RIBEMONT-DESSAIGNES

Professeur agrége a la Faculté de Medecine de Paris, Accoucheur de l hôpital Beaujon,
Membre de l'Académie de Médecine

ET

G. LEPAGE

Professeur agrégé a la Faculté de Médecine de Paris,
Accoucheur de l hopital de la Pitié.

SIXIÈME EDITION, ENTIEREMENT REFONDUE

1 volume grand in-8° de 1420 pages, avec 568 figures dans le texte dont 400 dessinées par
M RIBEMONT-DESSAIGNES Relié toile **30** fr.

Iconographie Obstétricale

Par A. RIBEMONT-DESSAIGNES

Professeur agrége a la Faculté de Médecine de Paris, Accoucheur de la Maternité de Beaujon,
Membre de l Académie de Médecine.

FASCICULE I

Rétention du Fœtus mort dans l'Utérus avec intégrité des membranes

1 volume grand in-8° de 12 planches en couleurs, avec texte explicatif et
observations . . . . **12** fr.

FASCICULE II

Anomalies et Monstruosités Fœtales·

1 volume grand in-8° de 12 planches en couleurs, avec texte explicatif et
observations. . . . . **12** fr

Sous presse : **FASCICULE III**

PRÉCIS ÉLÉMENTAIRE

d'Anatomie, de Physiologie ✶ ✶ ✶ ✶

✶ ✶ ✶ ✶ ✶ ✶ ✶ ✶ ✶ et de Pathologie

Par P. RUDAUX

. Ancien chef de clinique a la Faculté de Medecine de Paris.

Avec préface par M. RIBEMONT-DESSAIGNES

1 volume in-16 avec 462 figures, cartonne toile. . . . . **8** fr.

TRAITÉ
DE GYNÉCOLOGIE
Clinique et Opératoire

Par
Samuel POZZI

Professeur de Clinique gynécologique à la Faculté de Médecine de Paris
Membre de l'Académie de Médecine, Chirurgien de l'hôpital Broca.

QUATRIÈME ÉDITION, ENTIÈREMENT REFONDUE

AVEC LA COLLABORATION DE **F. JAYLE**

Chef de Clinique à la Faculté de Paris.

2 vol. grand in-8° de xvi-1500 pages, avec 894 figures, reliés toile. **40 fr.**

Tome I. — Asepsie et Antisepsie. — Anesthésie. — Moyens de réunion et d'hémostase. — Exploration gynécologique. — Métrites. — Adénomes et Adéno-myomes de l'utérus. — Cancer de l'utérus. — Sarcome et endothéliome de l'utérus. — Tumeurs utérines d'origine placentaire. — Déviations de l'utérus. — Prolapsus des organes génitaux. — Inversion de l'utérus. — Difformités du col de l'utérus. — Atrésie. — Sténose. — Atrophie. — Hypertrophie.

Tome II. — Des troubles de la menstruation. — Inflammation des annexes de l'utérus. — Péri-métro-salpingite. — Kystes de l'ovaire. — Tumeurs solides de l'ovaire. — Tumeurs des trompes et des ligaments. — Tuberculose génitale. — Hématocèle pelvienne. — Grossesse extra-utérine. — Vaginites. — Tumeurs du vagin. — Fistules vaginales. — Vaginisme. — Déchirures du périnée. — Inflammation. — Œdème. — Gangrène. — Erysipèle. — Eczéma. — Herpès de la vulve. — Esthiomène de la vulve. — Tumeurs de la vulve. — Kystes et abcès des glandes de Bartholin. — Prurit vulvaire. — Coccygodinie. — Plaies de la vulve et du vagin. — Sténoses et atrésies acquises. — Corps étrangers. — Leucoplasie. — Kraurosis vulvæ. — Malformations des organes génitaux. — Accidents de rétention consécutifs aux atrésies génitales. — Index analytique. — Table des noms propres.

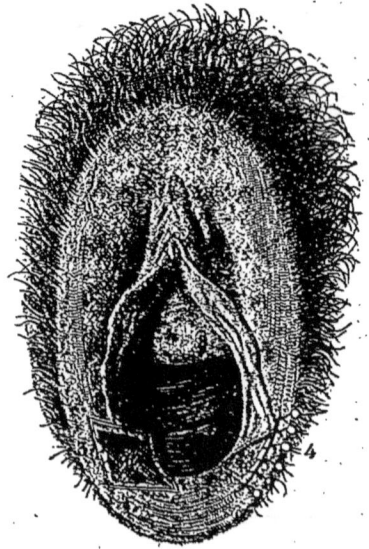

Fig. 755. — Opération contre le vaginisme (Pozzi).

3. Écartement des bords de l'incision après dissection et libération sous-cutanée. — 4. Suture de l'incision ramenée à une ligne parallèle à la marge de la vulve.

Ce volume de 735 pages, avec 368 fig. dans le texte, relié toile, est vendu aux acheteurs du Tome I . . . . **15 fr.**

Le tome I⁰ⁿ n'est plus vendu séparément.

DIVERS

ACHARD. — Nouveaux Procédés d'Exploration — Leçons professées a la Faculté de Médecine de Paris par CH. ACHARD, agrégé, recueillies et redigées par P. SAINTON et M. LŒPER. *Deuxieme édition*, 1 vol. grand in-8°, avec figures. . **8 fr.**

ALBARRAN et IMBERT. — Les Tumeurs du Rein, par MM. J. ALBARRAN, professeur à la Faculté de Paris, et L. IMBERT, agrégé a la Faculté de Montpellier 1 vol. grand in-8°, avec 106 figures . . . . **20 fr.**

— Exploration des Fonctions rénales : *Étude medico chirurgicale*, par J ALBARRAN. 1 vol. gr. in-8, avec 143 figures et tracés en couleurs . . . . **12 fr.**

ARSONVAL (D'), GARIEL, CHAUVEAU, MAREY. — Traité de Physique biologique, publié sous la direction de MM D'ARSONVAL, GARIEL, CHAUVEAU, MAREY. Secrétaire de la redaction **G. WEISS,** agrégé a la Faculté de Paris

> TOME I. — *Mécanique, Actions moléculaires, Chaleur*. 1 vol in-8 de 1150 pages, avec 591 fig. . . . . **25 fr**
>
> TOME II. — *Radiations, Optique*. 1 vol in-8 de 1160 pages, avec figures **25 fr.**
>
> TOME III. — *Electricité, Acoustique (Sous presse).*
>
> Les tomes I et II sont vendus **25 fr.** chacun On souscrit a l'ouvrage complet au prix de **70 fr.** — Ce prix restera tel jusqu'à la publication du tome III.

BARD.—Précis d'Anatomie pathologique, par M L.BARD, professeur a la Faculté de Lyon. *Deuxieme édition*, 1 vol avec 125 figures . . . . **7 fr. 50**

BERLIOZ. — Précis de Bactériologie médicale, par le Dr F BERLIOZ, avec une préface du professeur LANDOUZY. 1 vol, avec figures. . . . . **6 fr**

BRISSAUD — Leçons sur les Maladies nerveuses (*Deuxieme serie*, hôpital Saint-Antoine), par le professeur BRISSAUD, recueillies et publiées par HENRY MEIGE 1 vol. in-8° avec 165 figures. . . . . **15 fr**

BROCA. — Leçons cliniques de Chirurgie infantile, par A. BROCA, chirurgien de l'hôpital Tenon (Enfants-Malades), professeur agrégé 2° SERIE 1 vol. in-8° broché, avec 99 figures . . . . **10 fr**

— Précis de Chirurgie cérébrale, par AUG BROCA. 1 vol. avec figures. . . **6 fr.**

CALMETTE. — L'Ankylostomiase, *maladie sociale (anemie des mineurs)*, par A CALMETTE, directeur de l'Institut Pasteur de Lille, et M BRETON, avec un *appendice*, par E. FUSTER. 1 vol. in-8, avec fig. dans le texte . . . . **5 fr**

— Recherches sur l'épuration biologique et chimique des Eaux d'égout effectuées a l'Institut Pasteur de Lille et a la Station expérimentale de la Madeleine, par le Dr A. CALMETTE, avec la collaboration de MM E. ROLANTS, E BOULLANGER, F CONSTANT, L. MASSOL, de l'Institut Pasteur de Lille, et M le professeur A. BUISINE

> TOME I. — 1 vol. gr in-8, de v-194 pages, avec 39 fig et tracés et 2 planches. **6 fr**
>
> TOME II. — 1 vol. gr. in-8, de IV-314 pages, avec 45 fig. et 6 planches. . **10 fr**

CALOT. — Traité pratique de technique orthopédique, par le Dr F. CALOT, chirurgien en chef de l'hôpital Rothschild, etc..

> I. — *Technique du traitement de la coxalgie* 1 vol. gr. in-8, avec 178 figures **7 fr.**
>
> II. — *Technique du traitement de la luxation congénitale de la hanche.* 1 vol gr in-8 avec 206 figures dans le texte et 5 planches . . . . **7 fr**
>
> III — *Technique du traitement des tumeurs blanches* 1 vol. gr. in-8 avec 192 fig. **7 fr.**

DEGUY et WEIL. — Manuel pratique du Traitement de la Diphtérie (*Serotherapie, Tubage, Trachéotomie*), par DEGUY, chef du laboratoire a l'hopital des Enfants, et BENJAMIN WEILL Introduction par A.-B. MARFAN. 1 vol. in-8° br, avec figures. **6 fr**

DEHAU et LEDOUX-LEBARD. — La lutte anti-tuberculeuse en France, par le Dr H. DEHAU et R LEDOUX-LEBARD. 1 vol. petit in-8 de XXVI-271 pages . . **3 fr. 50**

DUCLAUX. — Pasteur. Histoire d'un Esprit, par E. DUCLAUX, membre de l'Institut, directeur de l'Institut Pasteur. 1 vol. gr in-8°, avec 22 figures . . . . . **5 fr.**

DIVERS

DUCLAUX. — **Traité de Microbiologie,** par E. DUCLAUX. 4 volumes.
TOME I. *Microbiologie générale.* — TOME II. *Diastases, toxines et venins.* — TOME III. *Fermentation alcoolique.* — TOME IV. *Fermentations variées des diverses substances ternaires.* Chaque volume gr. in-8° avec figures . . . . **15 fr.**

DUVAL. — **Précis d'Histologie,** par M. MATHIAS DUVAL, professeur a la Faculté de Paris. *Deuxieme édition.* 1 vol gr. in-8°, avec 427 figures dans le texte.. . . . **18 fr.**

FOURNIER (Edmond). — **Recherche et diagnostic de l'Hérédo-Syphilis tardive,** par le Dr EDMOND FOURNIER, ex-chef de clinique de la Faculté. 1 volume grand in-8°, de 412 pages, avec 108 figures et une planche . . . . **12 fr.**

GALIPPE. — **L'Hérédité des stigmates de dégénérescence et les familles souveraines,** par V. GALIPPE, membre de l'Académie de médecine. 1 vol. gr. in-8° avec 278 figures dans le texte. . . . . **15 fr.**

GAUTIER (A.). — **Cours de Chimie minérale et organique,** par M. ARM. GAUTIER, membre de l'Institut, professeur a la Faculté de Paris. 2 vol. grand in-8° avec figures.
    I. *Chimie minerale.* 2e *edition.* 1 vol. grand in-8°, avec 244 fig. dans le texte. **16 fr.**
    II. *Chimie organique Troisieme édition,* mise au courant des travaux les plus récents, avec la collaboration de MARCEL DELEPINE, professeur agrégé a l'École superieure de pharmacie, 1 vol. gr. in-8°, avec figures . . . . **18 fr.**

— **Leçons de Chimie biologique normale et pathologique.** *Deuxieme édition,* publiee avec la collaboration de M. ARTHUS, 1 vol. in-8°, avec 110 figures. **18 fr.**

HAYEM. — **Leçons sur les maladies du sang,** par GEORGES HAYEM, professeur, medecin des hôpitaux, recueillies par MM. E PARMENTIER et R. BENSAUDE, 1 vol. in-8°, avec 4 planches . . . . **15 fr.**

— **Les Évolutions pathologiques de la digestion stomacale.** par le professeur G. HAYEM. 1 vol. in-12 avec figures, cartonne toile . . . . **5 fr.**

HENNEQUIN et LŒWY. — **Les Fractures des Os longs (Leur traitement pratique),** par les docteurs J. HENNEQUIN, membre de la Société de Chirurgie, et Robert LŒWY, 1 vol. in-8°, avec 215 fig. . . . . **16 fr.**

KENDIRDJY. — **L'Anesthésie chirurgicale par la stovaïne,** par LÉON KENDIRDJY, ancien interne des hôpitaux. 1 vol. in-12 de xi-206 pages. . . . . **3 fr.**

KIRMISSON. — **Leçons cliniques sur les maladies de l'appareil locomoteur** (*os, articulations, muscles*), par le Dr KIRMISSON, professeur a la Faculté de Medecine, chirurgien des hôpitaux. 1 vol. in-8°, avec figures. . . . . **10 fr.**

— **Traité des Maladies chirurgicales d'origine congénitale,** par le Pr KIRMISSON. 1 vol. in-8°, avec 311 fig. et 2 pl. en couleurs. . . . . **15 fr.**

— **Les Difformités acquises de l'Appareil locomoteur pendant l'enfance et l'adolescence,** par le Pr KIRMISSON. 1 vol. in-8°, avec 430 figures . . . . . **15 fr.**

LANDOUZY et LABBÉ. — **Planches murales destinées à l'Enseignement de l'Hématologie et de la Cytologie,** publiées sous la direction de L. LANDOUZY, professeur a la Faculté de Paris, et M. LABBE, chef de laboratoire à la clinique de l'hôpital Laennec. 15 planches tirées sur papier toile tres fort et munies d'œillets, avec texte explicatif rédigé en français, allemand, anglais. Prix de la collection. . **60 fr.**

LANNELONGUE. — **Leçons de clinique chirurgicale,** par O. LANNELONGUE, professeur a la Faculté de Paris. 1 vol. gr. in-8°, avec 10 fig. et 2 planches. **12 fr.**

LAUNOIS. — **Manuel d'Anatomie microscopique et d'Histologie,** par M. P -E LAUNOIS, agrégé a la Faculté de Médecine. Préface de M. le professeur MATHIAS DUVAL *Deuxieme édition.* 1 vol. avec 261 figures.. . . . . **8 fr.**

LÉTIENNE et MASSELIN. — **Précis d'Urologie Clinique,** par Auguste LÉTIENNE et Jules MASSELIN. 1 vol. in-8° de 470 pages, avec 58 fig. et une planche. **12 fr.**

LUYS. — **La Séparation de l'Urine des deux reins,** par GEORGES LUYS, assistant a l'hôpital Lariboisière, préface de HENRI HARTMANN, avec 35 figures. . . . . **6 fr.**

— **Exploration de l'appareil urinaire,** par GEORGES LUYS. 1 vol. in-8°, avec 165 figures et 5 planches. . . . . **15 fr.**

DIVERS

MANUEL DE PATHOLOGIE EXTERNE, par MM. Reclus, Kirmisson, Peyrot, Bouilly. 7° *édition refondue et illustree* 4 vol. in-8° . . . . **40** fr.

I. *Maladies des tissus et des organes*, par le Dr P. Reclus. — II. *Maladies des régions · Tête et rachis*, par le Dr Kirmisson. — III *Maladies des régions Poitrine et abdomen*. par le Dr Peyrot.—IV *Maladies des régions Organes génito-urinaires, membres*, par le Dr Bouilly.
Chaque volume est vendu séparément. . . . . **10** fi.

MEIGE (Henry) et FEINDEL (E) — Les Tics et leur Traitement. Préface de M. le Professeur Brissaud. 1 vol in-8°, de 640 pages. . . . . **6** fi.

MÉNARD. — Étude sur la Coxalgie, par le docteur V Menard, chirurgien de l'hôpital maritime de Berck. 1 vol. in 8°, de 'ix-439 pages, avec 26 planches. **15** fi.

PASTEUR (Institut). — Collection de planches murales destinées à l'enseignement de la Bactériologie, publiée par l'Institut Pasteur de Paris. 65 planches du format 80×62 centimètres, tirées sur papier toile très fort et munies d'œillets avec texte explicatif rédigé en français, allemand, anglais Prix de la collection. **250** fr.
Chaque planche séparément, **4** fr. Le texte explicatif, **3** fr

PICQUÉ. — Chirurgie des aliénés. *Recueil de travaux* publiés sous la direction de Lucien Picqué, chirurgien en chef des asiles de la Seine

Tome I. Année 1901 1 volume grand in-8° . . . . **6** fr
Tome II. Année 1902. 1 volume grand in-8° . . . . **10** fr
Tome III Année 1903. 1 volume grand in-8°. . . . . **8** fi
Tome IV. Année 1904 1 volume grand in-8°. . . . . **10** fi
Tome V. Année 1905. 1 volume grand in-8° . . . . **10** fi
Tome VI. Année 1906. 1 volume grand in-8° . . . . **10** fi

PROUST. — La Prostatectomie dans l'hypertrophie de la prostate: *prostatectomie perineale et prostatectomie transvesicale*, par R. Proust, agregé a la Faculté de Paris, chirurgien des hôpitaux 1 vol grand in-8, avec 100 figures . . . **10** fi

QUINTON — L'Eau de mer milieu organique. par René Quinton, Assistant du laboratoire de Physiologie pathologique des Hautes-Études au Collège de France 1 volume . . . . **15** fr.

RECLUS — L'Anesthésie localisée par la cocaïne, par le Dr Paul Reclus, professeur a la Faculté de Paris 1 vol. petit in-8°, avec 59 figures dans le texte. **4** fi.

ROGER — Les Maladies infectieuses, par G.-H. Roger, professeur a la Faculté de Paris, 1 vol. in-8° de 1520 pages, publié en 2 fasc., avec figures . . **28** fr

THIBIERGE. — Syphilis et Déontologie, par Georges Thibierge, médecin de l'hôpital Broca 1 vol in-8°, broché . . . . **5** fi

THOINOT et MASSELIN. — Précis de Microbie. *Technique et microbes pathogenes*, par M le Dr L.-H Thoinot, professeur à la Faculté de Paris, et E.-J. Masselin. *Quatrième edition*. 1 vol., avec figures en noir et en couleurs . . **8** fr.

TRABUT — Précis de Botanique médicale, par L. Trabut, professeur a l'Ecole de medecine d'Alger. *Deuxième edition*. 1 vol. in-8°, avec 954 figures . . . . . **8** fi.

TRIBOULET, MATHIEU et MIGNOT. — Traité de l'Alcoolisme, par les Drs H. Triboulet, Félix Mathieu et Roger Mignot, préface de M le professeur Joffroy 1 vol. grand in-8° de 480 pages. . . . . **6** fi.

WEISS. — Leçons d'Ophtalmométrie (*Cours de perfectionnement de l'Hôtel-Dieu*), par G. Weiss, professeur agrégé a la Faculté de Medecine Avec une préface de M. le professeur de Lapersonne. 1 vol. in-8 de viii-224 pages, avec 149 figures. **5** fr.

WURTZ. — Précis de Bactériologie clinique par le Dr R. Wurtz, agregé a la Faculté de Paris *Deuxième edition*, 1 volume avec tableaux et figures . . . **6** fr

COLLECTIONS

Encyclopédie Scientifique ✤ ✤ ✤ ✤ ✤
✤ ✤ ✤ ✤ ✤ ✤ des Aide-Mémoire

Publiée sous la direction de H. LÉAUTÉ, Membre de l'Institut

Au 1ᵉʳ Septembre 1908, 394 VOLUMES publiés

Chaque ouvrage forme un vol. petit in-8°, vendu : Br., **2** fr. **50**. Cart. toile, **3** fr.

DERNIERS VOLUMES MÉDICAUX PUBLIÉS

dans la *SECTION DU BIOLOGISTE*

BAZY. — *Maladies des Voies urinaires, Urètre, Vessie*, par le Dʳ Bazy, 4 vol.
I. *Moyens d'exploration et tratement.* 2ᵉ édition. II. *Séméiologie.* III. *Thérapeutique générale. Médecine opératoire.* IV. *Thérapeutique spéciale.*

BERGÉ. — *Guide de l'Étudiant à l'hôpital*, par A. Bergé, interne des hôpitaux. *Deuxieme édition.*

BODIN. — *Biologie générale des Bactéries*, par E. Bodin, professeur à Rennes.
— — *Les Bactéries de l'Air, de l'Eau et du Sol*, par E. Bodin.
— — *Les Conditions de l'Infection microbienne et l'Immunité*, par E. Bodin.

BONNIER. — *L'Oreille*, par Pierre Bonnier. 5 vol.
I. *Anatomie de l'oreille.* II. *Pathogénie et mécanisme.* III. *Physiologie : Les Fonctions.* IV. *Symptomatologie de l'oreille.* V. *Pathologie de l'oreille.*

BROCQ ET JACQUET. — *Précis élémentaire de Dermatologie*, par MM. Brocq et Jacquet, médecins des hôpitaux de Paris. 2ᵉ édition entierement revue. 5 vol.
I. *Pathologie générale cutanée.* II. *Difformités cutanées, éruptions artificielles, dermatoses parasitaires.* III. *Dermatoses microbiennes et néoplasies.* IV. *Dermatoses inflammatoires.* V. *Dermatoses d'origine nerveuse. Formulaire thérapeutique.*

DEMMLER. — *La Chirurgie du champ de bataille. Methodes de pansement et interventions d'urgence d'apres les enseignements modernes*, par le Dʳ Demmler, membre correspondant de la Societe de Chirurgie de Paris.

FAISANS. — *Maladies des Organes respiratoires.* — *Méthodes d'Exploration, Signes physiques*, par le Dʳ Léon Faisans, médecin de l'hôpital de la Pitié. *Troisième édition.*

HÉDON. — *Physiologie normale et pathologique du Pancréas*, par E. Hédon.

JACQUET. — *Traitement de la Syphilis*, par L. Jacquet, médecin de l'hôpital Saint-Antoine, et M⸲ Ferrand, interne à l'hôpital Broca.

JEANSELME. — *Le Béribéri*, par E. Jeanselme, professeur agrégé à la Faculté de Médecine de Paris, Médecin de l'hôpital Tenon.

LABBE. — *Analyse chimique du Sang*, par H. Labbe, chef de Laboratoire à la Faculté de médecine de Paris.

LABIT ET POLIN. — *Le Péril vénérien*, par MM. Labit et Polin, médecins principaux de l'armée.

MATHIEU ET ROUX. — *L'Inanition chez les dyspeptiques et les nerveux*, par A. Mathieu, médecin à l'hôpital Andral et J.-Ch. Roux.

MENETRIER ET AUBERTIN. — *La Leucémie myéloïde*, par P. Menetrier, professeur agrégé, et Ch. Aubertin, ancien interne des hôpitaux.

MERKLEN. — *Examen et Séméiotique du Cœur*, par le Dʳ Pierre Merklen, médecin de l'hôpital Laënnec, et J. Heitz. *Troisième édition.*
I. *Inspection. Palpation. Percussion. Auscultation.* II. *Le Rythme du cœur et ses modifications.*

SERGENT ET BERNARD. — *L'Insuffisance surrénale*, par E. Sergent, ancien interne, médaille d'or des Hôpitaux, et L. Bernard, chef de clinique adjoint à la Faculté. *Ouvrage couronné par la Faculté de médecine de Paris.*

SIMON. — *Les Applications thérapeutiques de l'eau de mer*, par le Dʳ Robert-Simon.

VINAY. — *La Ménopause*, par Ch. Vinay, professeur agrégé à la Faculté de Médecine de Lyon, medecin des hôpitaux.

COLLECTIONS

L'ŒUVRE MÉDICO-CHIRURGICAL

Dr CRITZMAN, directeur.

SUITE DE
MONOGRAPHIES CLINIQUES
SUR LES QUESTIONS NOUVELLES
En Médecine, en Chirurgie et en Biologie

La science médicale réalise journellement des progrès incessants Les traités de médecine et de chirurgie auront toujours grand'peine a se tenir au courant C'est pour obvier a ce grave inconvénient que nous avons fondé ce recueil de Monographies, avec le concours des savants et des praticiens les plus autorisés

Chaque monographie est vendue séparément. . . . . **1 fr. 25**

Il est accepté des abonnements pour une série de 10 Monographies consécutives, au prix a forfait et payable d'avance de **10** francs pour la France et **12** francs pour l'étranger (port compris).

DERNIÈRES MONOGRAPHIES PUBLIÉES (Avril 1908).

15. **Le Pronostic des tumeurs**, *basé sur la recherche du glycogène*, par A. BRAULT.
16. **La Kinésithérapie gynécologique**, par H. STAPFER.
18. **Traitement de l'Appendicite**, par FÉLIX LEGUEU, prof. agr., chir. des hôp.
19. **Les Lois de l'Énergétique dans le régime du diabète sucré**, par E. DUFOURT.
20. **La Peste**, par H. BOURGES.
21. **La Moelle osseuse à l'état normal et dans les infections**, par G.-H. ROGER.
23. **L'Exploration clinique des fonctions renales par l'élimination provoquée**, par CH. ACHARD, prof. agr a la Faculté, méd. des hôp., et J. CASTAIGNE.
24. **L'Analgésie chirurgicale par voie rachidienne**, par le Dr TUFFIER
25. **L'Asepsie opératoire**, par MM. PIERRE DELBET et LOUIS BIGEARD.
26. **Anatomie chirurgicale et médecine opératoire de l'Oreille moyenne**, par A BROCA, prof. agr. à la Faculté de Paris, chir des hop
27. **Traitements modernes de l'hypertrophie de la prostate**, par E. DESNOS.
28. **La Gastro entérostomie**. par les professeurs ROUX et BOURGET (de Lausanne).
29. **Les Ponctions rachidiennes accidentelles**, par E. MATHIEU.
32. **La Médication hémostatique**, par le Dr P. CARNOT, docteur ès sciences.
33. **L'Élongation trophique**, par le Dr A. CHIPAULT, de Paris.
34. **Les Consultations de nourrissons**, par Ch. MAYGRIER, agrégé.
35. **Le Rhumatisme tuberculeux**, par le professeur A PONCET et M. MAILLAND.
36. **La Médication phosphorée**, par le professeur GILBERT et le Dr POSTERNAK.
37. **Pathogénie et traitement des névroses intestinales**, *en particulier de la « Colite » ou entéro névrose muco-membraneuse*, par le Dr GASTON LYON.
38. **De l'Énucléation des fibromes utérins**, par Th TUFFIER, professeur agrégé.
39. **Le Rôle du Sel en Pathologie**, par CH. ACHARD, professeur agrégé.
40. **Le Rôle du Sel en Thérapeutique**, par CH ACHARD
41. **Traitement de la Syphilis**, par le professeur GAUCHER.
42. **Tics**, par le Dr HENRY MEIGE
43. **Diagnostic de la Tuberculose par les nouveaux procédés de laboratoire**, par le Dr NATTAN-LARRIER, chef de clinique de la Faculté de Paris.
44. **Traitement de l'hypertrophie prostatique par la prostatectomie**, par R PROUST, professeur agrégé a la Faculté de Paris
45. **De la Lactosurie**, par M CH. PORCHER, professeur à l'École vétérinaire de Lyon.
46. **Les Gastro-entérites des nourrissons**. *Étude clinique*, par A LESAGE, médecin de l'Hôpital des Enfants.
47. **Le Traitement des gastro-enterites des nourrissons et du choléra infantile**, par A LESAGE.
48. **Les Ions et les médications ioniques**, par S LEDUC, professeur a l'École de médecine de Nantes
49. **Physiologie de l'acide urique**, par P. FAUVEL, docteur ès sciences, professeur a l'Université catholique d'Angers
50. **Le Diagnostic fonctionnel du cœur**, par W JANOWSKI, professeur agrégé a l'Académie médicale de St-Pétersbourg.
51. **Les Arriérés scolaires**, par R. CRUCHET, professeur agrégé à la Faculté de Médecine de Bordeaux.
52. **Artério-Sclérose et Athéromasie**, par le Pr TEISSIER, professeur a l'Université de Lyon.
53. **Les Sulfo-éthers urinaires** (physiologie et valeur clinique dans l'auto-intoxication intestinale), par H. LABBÉ, chef de laboratoire à la Faculté de Paris et G. VITRY, chef de clinique a la Faculté de Paris.

REVUE D'ORTHOPÉDIE

Paraissant tous les deux mois

SOUS LA DIRECTION DE

M. le Pr KIRMISSON

Avec la collaboration de MM. les Professeurs

O. LANNELONGUE, DENUCÉ, A PONCET et PHOCAS

Secretaire de la Redaction. Dr GRISEL

La **Revue d'Orthopédie** parait tous les deux mois, par fascicules grand in-8°, illustrés de nombreuses figures dans le texte et de *planches hors texte*, et forme chaque année un volume d'environ 5oo pages.

===== ABONNEMENT ANNUEL =====

PARIS, SEINE ET SEINE ET-OISE, **15** fr. | AUTRES DÉPARTEMENTS, **17** fr. | UNION POSTALE, **18** fr.
LE NUMÉRO **6** fr.

REVUE DE GYNÉCOLOGIE
et de CHIRURGIE ABDOMINALE

DIRECTEUR : **S. POZZI**

Professeur de clinique gynecologique a la Faculté de Médecine de Paris,
Chirurgien de l hopital Broca, Membre de l'Académie de Médecine

Secretaire de la Redaction F JAYLE | *Secretaire adjoint :* X BENDER

La **Revue** parait tous les deux mois en fascicules très grand in-8° de 16o a 2oo pages, avec figures et planches en noir et en couleurs.

===== ABONNEMENT ANNUEL =====

France (Paris et Departements), **28** fr. | Étranger (Union postale), **30** fr.

REVUE D'HYGIÈNE
et de POLICE SANITAIRE

Organe de la Société de Médecine publique et de Génie sanitaire

FONDÉE PAR E VALLIN

PARAISSANT TOUS LES MOIS SOUS LA DIRECTION DE

A.-J. MARTIN

Inspecteur general des Services d'Hygiène de la Ville de Paris

===== ABONNEMENT ANNUEL =====

Paris, Seine et Seine et Oise, **20** fr | Autres Départements, **22** fr. | Union postale, **23** fr.

JOURNAL DE PHYSIOLOGIE
et de PATHOLOGIE GÉNÉRALE

PUBLIE PAR MM.

BOUCHARD et CHAUVEAU

Comite de Redaction

MM J COURMONT, E. GLEY, P. TEISSIER

Le *Journal de Physiologie et de Pathologie Generale* parait tous les deux mois dans le format grand in-8°, avec planches hors texte et figures dans le texte. Outre les memoires originaux, chaque numéro contient un *index bibliographique* de 30 ou 40 pages comprenant l'analyse des travaux français et etrangers.

===== ABONNEMENT ANNUEL =====

PARIS ET DÉPARTEMENTS, **35** fr. | UNION POSTALE, **40** fr. | LE NUMÉRO : **7** fr.

ANNALES
de DERMATOLOGIE
et de SYPHILIGRAPHIE

Fondées par **A. DOYON**

PUBLIEES PAR MM.

**ERNEST BESNIER — L. BROCQ — J DARIER
A. FOURNIER — H HALLOPEAU — W DUBREUILH**

Directeur de la publication : **Dr G. THIBIERGE**

ABONNEMENT ANNUEL

Paris, Seine et Seine-et-Oise **30** fr | Autres Départements et Union postale. **32** fr.

Les abonnés des Annales reçoivent, sans augmentation de prix, le *Bulletin de la Société française de Dermatologie et de Syphiligraphie.*

BULLETIN DE LA SOCIÉTÉ FRANÇAISE
DE DERMATOLOGIE ET DE SYPHILIGRAPHIE

Paraissant tous les mois (excepte pendant les vacances de la Société) par fascicules in 8°, donnant le compte rendu complet de la séance précédente.

ABONNEMENT ANNUEL

PARIS ET DEPARTEMENTS . . **15** fr. | UNION POSTALE . . . . . **16** fr.

BULLETIN DE L'INSTITUT PASTEUR
REVUES ET ANALYSES

DES TRAVAUX DE MICROBIOLOGIE, MÉDECINE, BIOLOGIE GÉNERALE, PHYSIOLOGIE
CHIMIE BIOLOGIQUE

dans leurs rapports avec la MICROBIOLOGIE

COMITE DE REDACTION **G. BERTRAND — A. BESREDKA — A. BORREL — C. DELEZENNE —
A. MARIE — F. MESNIL**, de l'Institut Pasteur de Paris.

Le *Bulletin* parait deux fois par mois en fascicules grand in-8°, d'environ 5o pages.

ABONNEMENT ANNUEL

PARIS, SEINE ET SEINE-ET-OISE **24** fr. | AUTRES DEPARTEMENTS **25** fr. | UNION POSTALE. **26** fr.

ANNALES DE L'INSTITUT PASTEUR

Fondées sous le Patronage de PASTEUR
par E. DUCLAUX

COMITÉ DE RÉDACTION : MM. CALMETTE, CHAMBERLAND, CHANTEMESSE.
LAVERAN, METCHNIKOFF, ROUX et VAILLARD

Les *Annales* paraissent tous les mois dans le format grand in-8°, avec planches et figures.

ABONNEMENT ANNUEL

PARIS, SEINE ET SEINE-ET-OISE **18** fr | AUTRES DEPARTEMENTS **20** fr. | UNION POSTALE. **20** fr.

Nouvelle publication.

BULLETIN
DE LA
SOCIÉTÉ DE PATHOLOGIE EXOTIQUE

PRIX DE L'ABONNEMENT

FRANCE. . . . . **14** FR. | UNION POSTALE, ... **16** FR.

Le Bulletin parait dix fois par an et forme chaque année un volume d'au moins 500 pages.

══ PÉRIODIQUES MÉDICAUX ══

LA
PRESSE MÉDICALE

JOURNAL BI-HEBDOMADAIRE
Paraissant le Mercredi et le Samedi

Par numéros de 16 pages, grand format, avec de nombreuses figures noires

Direction scientifique :

F. DE LAPERSONNE
Professeur
de clinique ophtalmologique
a l Hotel Dieu

E. BONNAIRE
Professeur agrégé,
Accouch de l hop Lariboisière

J.-L. FAURE
Professeur agrégé,
Chirurgien de l'hôpital Cochin

L. LANDOUZY
Doyen de la Faculté de Médecine
Professeur de clinique médicale
Membre de l Acad de médecine

M. LETULLE
Professeur agrégé,
Médecin de l'hopital Boucicaut

H. ROGER
Professeur de pathologie expé
rimentale a la l aculté de Paris
Méd de l hôpital de la Charité

M. LERMOYEZ
Médecin
de l hôpital Saint Antoine

F. JAYLE
Ex chef de clin gyn a l hop Broca,
Secrétaire de la Direction

Redaction

P. DESFOSSES, SECRETAIRE DE LA REDACTION
J. DUMONT — R. ROMME, SECRETAIRES

ABONNEMENTS :

Paris et Départements. . . . **10 fr** | Union postale. . . . . . . **15 fr.**

Les Abonnements partent du commencement de chaque mois

Le Numéro Paris, 10 centimes. Départements et Étranger, 15 centimes.

BULLETIN DE L'ACADÉMIE DE MÉDECINE

PUBLIE PAR MM.

S. JACCOUD, Secrétaire perpétuel, et **E. TROISIER**, Secrétaire annuel

Abonnement annuel. PARIS, SEINE ET SEINE-ET-OISE, **15** fr ; AUTRES DEPARTEMENTS, **18** fr.
UNION POSTALE, **20** fr. — LE NUMÉRO, **50** CENTIMES

Comptes rendus hebdomadaires des Séances
DE LA SOCIÉTÉ DE BIOLOGIE

Abonnement annuel : PARIS ET DEPARTEMENTS . . **25** fr. — ÉTRANGER . . **28** fr.
LE NUMÉRO, **1** fr.

Bulletins et Mémoires
DE LA SOCIÉTÉ DE CHIRURGIE DE PARIS

Publiés chaque semaine par les soins des Secrétaires de la Société

Abonnement annuel: PARIS, SEINE ET SEINE-ET-OISE, **18** fr., AUTRES DEPARTEMENTS, **20** fr.
UNION POSTALE, **22** fr. — LE NUMÉRO, **60** CENTIMES.

Bulletins et Mémoires de la Société Médicale
DES HOPITAUX DE PARIS

Abonnement annuel : PARIS, **18** fr. — DÉPARTEMENTS, **20** fr. — UNION POSTALE, **22** fr.
LE NUMERO, **60** CENTIMES.

JOURNAL

DE

CHIRURGIE

REVUE CRITIQUE PUBLIÉE TOUS LES MOIS

PAR MM.

B. CUNÉO — A. GOSSET — P. LECÈNE — CH. LENORMANT
R. PROUST

Professeurs agrèges a la Faculté de medecine de Paris, Chirurgiens des Hôpitaux.

AVEC LA COLLABORATION DE MM

BAROZZI — A. BAUMGARTNER — L. BAZY — BENDER — CAPETTE — CARAVEN
M. CHEVASSU — CHEVRIER — CHIFOLIAU — DE JONG — DESFOSSES
DEMAREST — DUJARIER — FREDET — GRISEL — GUIBE — P HALLOPEAU — JEANBRAU
KENDIRDJY — KUSS — LABEY — GEORGES LAURENS — LERICHE — LETIENNE
LEW — P. LUTAUD — MASCAREÑAS — P MATHIEU — MERCADE — MOCQUOT — MUNCH
OKINCZIC — PAPIN — PICOT — SAUVE — WIART

SECRETAIRE GENERAL
J. DUMONT

Le **JOURNAL DE CHIRURGIE** paraît le 15 de chaque mois, a partir du 15 avril 1908.

Il a pour but de tenir le chirurgien au courant des plus récents et des plus intéressants travaux de chirurgie parus dans le monde entier

Chaque numéro contient régulièrement

Les *Sommaires des principaux Periodiques chirurgicaux*, speciaux et de medecine générale,

Les *Sommaires des Comptes rendus des Congres et Societes de Chirurgie*, ainsi que des principaux Congres et Societes mixtes de Médecine et de Chirurgie,

L Index des *Thèses* et des *Livres de Chirurgie* les plus importants,

Des *Analyses* tres completes — souvent illustrées — des principaux articles, communications, ouvrages enumérés dans le Sommaire,

Des *Informations* de nature a intéresser le chirurgien

En outre chaque numéro contient une *Revue generale* sur une question nouvelle de pathologie ou de thérapeutique chirurgicales.

PRIX DE L'ABONNEMENT ANNUEL :

PARIS : **30** fr. — DEPARTEMENTS : **32** fr. — ÉTRANGER : **34** fr. — LE NUMÉRO . **0** fi.

Exceptionnellement le prix pour l'année 1908 (9 numéros, Avril à Décembre) a été fixé comme suit :

PARIS . **22** fr — DEPARTEMENTS . **23** fi — ÉTRANGER · **24** fr.

════════════════════════════════

REVUE GÉNÉRALE

D'HISTOLOGIE

Comprenant l'exposé successif des principales questions d'anatomie générale, de structure, de cytologie, d'histogenèse, d'histophysiologie et de technique histologique

PUBLIEE PAR LES SOINS DE

J. RENAUT	CL. REGAUD
Professeur d'Anatomie générale a la Faculté de Medecine de Lyon, Membre associe de l'Academie de Medecine	Professeur agrege Chef des travaux pratiques d'Histologie a la Faculté de Medecine de Lyon.

AVEC LA COLLABORATION DE SAVANTS FRANÇAIS ET ETRANGERS

La *REVUE GENÉRALE D'HISTOLOGIE* paraît sans périodicité rigoureuse par fascicules autant que possible monographiques.

Un nombre de fascicules successifs, variables suivant l'importance de chacun d'eux, mais formant un total d'environ 800 pages, avec de nombreuses figures, constitue un volume. Il paraît un volume par annee, en moyenne. L'abonnement est de **35** francs par volume. Chaque fascicule est vendu separement.

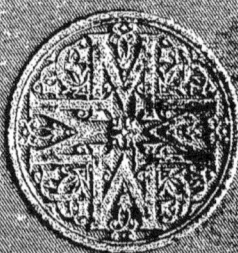

www.ingramcontent.com/pod-product-compliance
Lightning Source LLC
Chambersburg PA
CBHW060708220326
41598CB00020B/2025